Birgit Ertl-Wagner · Pädiatrische Neuroradiologie

Birgit Ertl-Wagner

Pädiatrische Neuroradiologie

Mit 292 Abbildungen in 786 Einzeldarstellungen
und 81 Tabellen

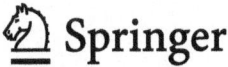

PD Dr. med. BIRGIT ERTL-WAGNER
Institut für klinische Radiologie
Klinikum Großhadern der Universität München
Marchioninistraße 15
81377 München

ISBN 978-3-642-51767-9   ISBN 978-3-540-68508-1 (eBook)
DOI 10.1007/978-3-540-68508-1

Bibliografische Information der Deutschen Bibliothek
Die Deutsche Bibliothek verzeichnet diese Publikation in der Deutschen Nationalbibliografie; detaillierte bibliografische Daten sind im Internet über <http://dnb.ddb.de> abrufbar.

Dieses Werk ist urheberrechtlich geschützt. Die dadurch begründeten Rechte, insbesondere die der Übersetzung, des Nachdrucks, des Vortrags, der Entnahme von Abbildungen und Tabellen, der Funksendung, der Mikroverfilmung oder der Vervielfältigung auf anderen Wegen und der Speicherung in Datenverarbeitungsanlagen, bleiben, auch bei nur auszugsweiser Verwertung, vorbehalten. Eine Vervielfältigung dieses Werkes oder von Teilen dieses Werkes ist auch im Einzelfall nur in den Grenzen der gesetzlichen Bestimmungen des Urheberrechtsgesetzes der Bundesrepublik Deutschland vom 9. September 1965 in der jeweils geltenden Fassung zulässig. Sie ist grundsätzlich vergütungspflichtig. Zuwiderhandlungen unterliegen den Strafbestimmungen des Urheberrechtsgesetzes.

Springer-Verlag Berlin Heidelberg New York
Springer ist ein Unternehmen von Springer Science + Business Media

springer.de

© Springer-Verlag Berlin Heidelberg 2007

Die Wiedergabe von Gebrauchsnamen, Handelsnamen, Warenbezeichnungen usw. in diesem Werk berechtigt auch ohne besondere Kennzeichnung nicht zu der Annahme, dass solche Namen im Sinne der Warenzeichen- und Markenschutz-Gesetzgebung als frei zu betrachten wären und daher von jedermann benutzt werden dürften.

Produkthaftung: Für Angaben über Dosierungsanweisungen und Applikationsformen kann vom Verlag keine Gewähr übernommen werden. Derartige Angaben müssen vom jeweiligen Anwender im Einzelfall anhand anderer Literaturstellen auf ihre Richtigkeit überprüft werden.

Editor: Dr. Ute Heilmann
Desk Editor: Dörthe Mennecke-Bühler
Production Editor: Joachim W. Schmidt
Umschlaggestaltung: deblik, 10119 Berlin
Satz: FotoSatz Pfeifer GmbH, 82166 Gräfelfing

Gedruckt auf säurefreiem Papier   21/3130 – 5 4 3 2 1 0

Für Bernd, Sophie und Hannah
Und für meine Eltern

Geleitwort

Wenn mich eine ehemalige Mitarbeiterin nach weniger als zwei Jahren Tätigkeit in meiner Abteilung und nunmehr schon über acht Jahren Tätigkeit andernorts um ein Geleitwort zu ihrem opus magnum bittet und es damit begründet, ich sei ja schließlich ihr erster akademischer Lehrer gewesen, freut mich das über alle Maßen. Ich nehme die Bitte nämlich als Indiz dafür, dass ich während meiner Zeit als Leiter der Heidelberger Neuroradiologie im Umgang mit jungen Menschen womöglich doch etwas richtig gemacht habe. Knapp vor dem Ende meiner Universitätslaufbahn lindert es sogar ein wenig den Abschiedsschmerz, denn zunehmend frage ich mich, was von der eigenen beruflichen Tätigkeit – höher trabend ausgedrückt, dem Lebenswerk – übrig bleibt. In guter Erinnerung geblieben zu sein (also vielleicht auch weiter zu bleiben), erscheint mir da als etwas sehr Schönes. Vielleicht ist es das Beste, was einem widerfahren kann.

Gute Erinnerungen können auf vielfältige Weise entstehen. In der klinischen Radiologie, zumal der akademischen, erwirbt man/frau sich „einen Namen" primär durch hohe Sachkenntnis und deren Weitergabe an Andere. Ob die Weitergabe von Wissen und Erfahrung mündlich erfolgt (individuell bzw. in Kursen) oder schriftlich (per Buch bzw. Veröffentlichung in Zeitschriften) ist dabei eigentlich unerheblich. Entscheidend ist, dass es mit Sorgfalt und Enthusiasmus geschieht.

Birgit Ertl-Wagner hat sich diesmal, nach Kompetenzbeweisen in Vorträgen und Einzelpublikationen, das Buch als Medium ausgesucht und dabei im deutschsprachigen Raum mit großer Sorgfalt und hohem Enthusiasmus etwas geschaffen, das alle Chancen hat, ein Standardwerk zu werden. Unterstützt wurde sie dabei in einem Kapitel von Stefan Hähnel, einem Noch-Heidelberger.

Während es im angelsächsischen Sprachraum zur Pädiatrischen Neuroradiologie gleich mehrere Bücher gibt, herausragend darunter „den Barkovich", fehlte bis jetzt ein deutschsprachiges Buch gleicher Zielsetzung. Dass sich eine Frau der Thematik angenommen hat, ist so bemerkenswert wie natürlich.

Was die Autorin, habilitierte Oberärztin an der Radiologischen Klinik der Ludwig-Maximilian-Universität in München, zustande gebracht hat, ist nichts weniger als eine umfassende, kenntnisreiche Abhandlung der Radiologie neurologischer und neurochirurgischer Krankheiten von Gehirn und Rückenmark bei Kindern – vom Neugeborenen bis zum Adoleszenten. Bekanntlich sind Kinder keine kleinen Erwachsenen, und das gilt erst recht bei medizinischer Betrachtung: Das Spektrum der Krankheiten, auch derjenigen des Zentralnervensystems und seiner Hüllen, unterscheidet sich bei Kindern in vielen Aspekten von dem bei Erwachsenen. Zudem manifestieren sich Krankheiten, die bei Kindern wie bei Erwachsenen vorkommen, in ersterer Altersgruppe häufig anders. Hinzu kommen die vielfältigen methodischen Besonderheiten, die bei der neuroradiologischen Untersuchung von Kindern zu berücksichtigen sind, von der Lagerung über die Sedierung bis hin zur Anatomie und Physiologie.

Auf bewundernswerte Weise, nämlich praktisch im Alleingang, hat Birgit Ertl-Wagner ein außerordentlich „dichtes" Buch geschaffen: eines mit klarer Binnenstruktur (und lerntechnisch hilfreichem Layout), hoher Instruktivität und viel Gehalt. Der Text wirkt homogen und liest sich so angenehm, dass man/frau vermutlich noch dann Lust haben wird, nachzulesen oder gar zu „studieren", wenn schon ein Arbeitstag hinter einem liegt und die Konzentration nicht mehr da ist, wo sie morgens war.

Welche Arbeit und Mühe es gekostet hat, das aktuelle pädiatrisch-neuroradiologische Wissen derart kompakt zusammen zu bringen, noch dazu in didaktisch so wirksamer Form, wird nur ermessen können, wer sich selbst schon einmal der Produktion eines derart umfangreichen Buchwerks unterzogen hat.

Wie es nach Veröffentlichung eines jeden Lehrbuch vorkommt, und zwar nicht nur bei der ersten, besonders kritisch beäugten Auflage, werden die Autorin selbst wie ihre (vermutlich zahlreichen) Leser Ergänzungs- und Verbesserungswürdiges finden; man/frau wird sich noch dieses oder jenes wünschen. Das ist natürlich, tut der Sache keinen Abbruch und kann leicht in weiteren Auflagen berücksichtigt werden. Dass dieses Buch mindestens unter Radiologen, Neurologen, Neurochirurgen und Pädiatern eine begeisterte Leserschaft finden und weitere Auflagen erleben wird, daran zweifle ich nicht.

Klaus Sartor
Heidelberg im Februar 2007

Vorwort

*Die nützlichsten Bücher sind diejenigen,
welche den Leser zu ihrer Ergänzung
auffordern.*

Voltaire (1694 – 1778,
Philosophisches Wörterbuch, Vorrede, Paris)

Die Kinderneuroradiologie beschäftigt sich mit Erkrankungen des zentralen Nervensystems bei Kindern – Erkrankungen, deren bloßer Verdacht bei den Eltern und je nach Alter auch bei den betroffenen Kindern große Angst und Verunsicherung hervorruft. Die Diagnose sollte daher so rasch und präzise wie möglich gestellt werden, um die quälende Zeit der Unsicherheit zu minimieren.

Allerdings wird die Kinderneuroradiologie von den Ärzten oft als schwierig empfunden, man weicht ihr bisweilen lieber aus. Begegnungen mit kinderneuroradiologischen Themen sind jedoch nicht selten, selbst wenn sie nicht das eigene Spezialgebiet sind. Kinder- und Neuroradiologen, aber auch Allgemeinradiologen, Kinderärzte und Kinderneurologen werden immer wieder mit derartigen Fragestellungen und Untersuchungen konfrontiert.

Dieses Buch soll eine Brücke schlagen, um auch dem nicht täglich kinderneuroradiologisch Tätigen den Zugang zu diesem Fach zu erleichtern. Es soll vor allem ein Lehrbuch sein, also ein primär didaktisch orientierter Text. Das wichtigste Ziel war für mich daher eine gute Verständlichkeit. Merksätze und Tabellen sollen die Einprägung des Gelesenen erleichtern. Anhand von Entwicklungskonzepten soll vor allem das Verständnis für die Entstehung der verschiedenen Krankheitsbilder gefördert werden. Ich habe dabei besonderen Wert auf häufige Krankheitsbilder gelegt und auf Krankheiten, die wichtige Konzepte der Kinderneuroradiologie besonders gut veranschaulichen. Zugleich soll das Buch jedoch auch als Nachschlagewerk dienen, weshalb ich auch seltene und sehr seltene Krankheitsbilder zumindest kurz anhand ihrer wichtigsten neuroradiologischen Kriterien erläutert habe.

Der gesamte Text ist bewusst knapp gehalten. Dies bedeutet auf der einen Seite zwar, dass ich nicht in jedem Aspekt der Kinderneuroradiologie in die Tiefe gehen konnte. Andererseits aber ermöglicht ein solches vom Volumen her übersichtliches Lehrbuch eine raschere Orientierung und einen einfacheren Zugang – zwei Vorteile, die mir gerade im Bereich der oft – zu unrecht – gefürchteten Kinderneuroradiologie eminent wichtig erschienen.

Ich habe mich bemüht, dieses Lehrbuch nicht allzu technisch auszurichten, um auch dem Nicht-Radiologen einen einfachen Zugang zu ermöglichen. Aus diesem Grund habe ich auch die verwendeten magnetresonanztomographischen Aufnahmen der Einfachheit halber lediglich als beispielsweise T1- oder T2-Wichtung beschrieben, ohne jeweils auf die einzelnen Akquisitionsparameter einzugehen. Zudem habe ich im Anhang ein Glossar radiologischer Fachbegriffe angeführt, um dem nicht primär radiologisch Tätigen ein rasches Nachschlagen zu ermöglichen. Selbstverständlich kann und soll dieses kurze Glossar kein Lehrbuch der MR-Physik ersetzen.

Insgesamt habe ich versucht, in diesem Buch einen möglichst präzisen und gut verständlichen Überblick über die Kinderneuroradiologie zu geben. Es liegt mir am Herzen, einer möglichst breiten Leserschaft einen Zugang zu diesem Fachgebiet zu ermöglichen, um zu einer optimalen Versorgung und Diagnostik der kleinen Patienten beizutragen.

Sicher wird manches Detail und mancher Zusatzaspekt der Verständlichkeit zum Opfer gefallen sein. Und sicher wird es Ergänzungen und Anmerkungen geben, für die ich jederzeit dankbar bin. Doch wie Voltaire schon gesagt hat – nützliche Bücher sind die, die zur Ergänzung auffordern.

Birgit Ertl-Wagner
München

Danksagung

An dieser Stelle möchte ich allen Kolleginnen und Kollegen danken, die mich über die Jahre hinweg in meinem Berufsleben begleitet haben und mit denen das gemeinsame Lernen und Lehren immer eine Freude war und ist.

Mein ganz besonderer Dank gilt meinem langjährigen Chef und Mentor, Prof. Dr. Dr. Maximilian Reiser, der mich über all die Jahre hinweg unterstützt und gefördert hat und mir mit Rat und Tat zur Seite stand und steht. Er hat es mir ermöglicht, auch mit eigenen Kindern meine berufliche Laufbahn weiter zu verfolgen.

Besonderen Dank schulde ich auch Prof. Dr. Klaus Sartor, Abteilung für Neuroradiologie der Universität Heidelberg, der mich die Grundlagen der Neuroradiologie gelehrt hat, und der dieses Buch in seiner Entstehung begleitet hat. Seine kritische Durchsicht, sein Rat und vor allem seine Ermunterung und sein positiver Zuspruch haben dieses Buchprojekt auch durch schwierige Phasen seiner Entstehung getragen. In diesem Zuge möchte ich mich auch bei Prof. Dr. Stefan Hähnel, Abteilung für Neuroradiologie der Universität Heidelberg, ganz herzlich bedanken, der das Kapitel 8 in großen Teilen verfasst hat und trotz allen Termindrucks wunderbar zeitnah und effektiv gearbeitet hat.

Mein ganz besonderer Dank gilt auch Prof. Dr. Dr. Hubertus von Voß und den Kolleginnen und Kollegen vom Kinderzentrum des Bezirks Oberbayern und dem Institut für soziale Pädiatrie und Jugendmedizin der Universität München – in dieser über all die Jahre immer schönen und fruchtbaren Zusammenarbeit wurden viele entscheidende Grundlagen für dieses Buch gelegt. Auch möchte ich mich bei Prof. Dr. Hartmuth Brückmann herzlich bedanken, mit dem mich seit langem eine angenehme und enge Zusammenarbeit verbindet.

Mein Dank geht auch an die Klinik für Neurochirurgie des Klinikums Großhadern unter der Leitung von Prof. Dr. Tonn – hier ganz besonders an Frau PD Dr. Aurelia Peraud und Frau PD Dr. Claudia Götz, die beiden Kinderneurochirurginnen –, an die Klinik für Neurologie des Klinikums Großhadern unter der Leitung von Prof. Dr. Brandt und an die Abteilung für Neuropädiatrie des Dr. von Haunerschen Kinderspitals unter der Leitung von Prof. Dr. Heinen.

Bedanken möchte ich mich auch bei den Mitarbeitern und Mitarbeiterinnen des Springer-Verlags, insbesondere bei Frau Dr. Heilmann und Frau Mennecke-Bühler, die dieses Projekt professionell und liebevoll begleitet haben.

Nicht zuletzt möchte ich mich bei meinem Mann, meinen Töchtern Sophie und Hannah und bei meinen Eltern bedanken, für ihre Liebe, ihre Geduld und ihr Verständnis. Ihnen ist dieses Buch in Liebe und Dankbarkeit gewidmet.

Inhaltsverzeichnis

Das Gehirn des Kindes

1	**Embryologische Entwicklung des Gehirns**	3
1.1	Frühe Entwicklung des zentralen Nervensystems	3
1.2	Entwicklung des Gehirns	3
1.2.1	Telenzephalon	4
1.2.2	Dienzephalon	7
1.2.3	Mesenzephalon	8
1.2.4	Metenzephalon	8
1.2.5	Myelenzephalon	8
	Weiterführende Literatur	8
2	**Kongenitale Störungen des kindlichen Gehirns**	11
2.1	Kongenitale Störungen, die vorwiegend das Großhirn betreffen	11
2.1.1	Störungen des Balkens	11
2.1.2	Enzephalozelen	19
2.1.3	Störungen der Kortexentwicklung	20
	Störungen der neuronalen und glialen Proliferation und Apoptose	23
	Störungen der neuronalen Migration	25
	Störungen der kortikalen Organisation	33
2.1.4	Holoprosenzephalie	36
2.1.5	Septooptische Dysplasie	40
2.1.6	Arhinenzephalie	41
2.2	Kongenitale Störungen, die vorwiegend das Kleinhirn betreffen	41
2.2.1	Chiari-Malformation Typ I	41
2.2.2	Chiari-Malformation Typ II (Arnold-Chiari-Malformation)	42
2.2.3	Dandy-Walker-Komplex	45
2.2.4	Joubert-Syndrom	46
2.2.5	Rhombenzephalosynapsis	47
2.2.6	Lhermitte-Duclos-Syndrom	47
2.2.7	Zerebelläre Hypogenesien und Hypoplasien	47
	Weiterführende Literatur	49
3	**Phakomatosen**	51
3.1	Neurofibromatose vom Typ 1	51
3.2	Neurofibromatose vom Typ 2	58
3.3	Tuberöse Sklerose	61
3.4	von Hippel-Lindau-Syndrom	67
3.5	Sturge-Weber-Syndrom	70
3.6	Seltenere Phakomatosen	74
3.6.1	Ataxie-Teleangiektasie	74
3.6.2	Neurokutane Melanose	74
3.6.3	Incontinentia pigmenti	76
3.6.4	Epidermales Nävussyndrom	76

3.6.5	Hypomelanosis Ito	76
3.6.6	Parry-Romberg-Syndrom	76
3.6.7	Gorlin-Syndrom	76
	Weiterführende Literatur	77

4 Metabolische Erkrankungen des kindlichen Gehirns … 79

4.1	Metabolische Erkrankungen der weißen Substanz	79
4.1.1	Leukodystrophien, die primär die tiefe weiße Substanz betreffen	80
4.1.2	Leukodystrophien, die primär die periphere weiße Substanz betreffen	90
4.1.3	Leukodystrophien mit unspezifischem Verteilungsmuster	96
4.2	Metabolische Erkrankungen der grauen Substanz	98
4.3	Metabolische Erkrankungen, die graue und weiße Substanz betreffen	100
4.4	Erkrankungen, die zu einer Kleinhirnatrophie oder -hypoplasie führen	106
	Weiterführende Literatur	107

5 Autoimmun oder toxisch bedingte Erkrankungen des kindlichen Gehirns … 109

5.1	Akute disseminierte Enzephalomyelitis	109
5.2	Multiple Sklerose des Kindesalters	109
5.3	Subakute sklerosierende Panenzephalitis	112
5.4	Systemischer Lupus erythematodes des Kindesalters	113
5.5	Neurosarkoidose	114
5.6	Toxisch bedingte Demyelinisierungen	114
5.7	Radiogene Veränderungen	117
5.8	Zerebrale Veränderungen nach Chemotherapie	118
5.9	Paraneoplastische Veränderungen des Gehirns	119
	Weiterführende Literatur	119

6 Entzündliche Erkrankungen des kindlichen Gehirns

6.1	Konnatale und neonatale Infektionen des Gehirns	121
6.1.1	Konnatale Toxoplasmose	122
6.1.2	Konnatale Zytomegalievirusinfektion	123
6.1.3	Konnatale Rötelninfektion	124
6.1.4	Konnatale Syphilis	125
6.1.5	Konnatale HIV-Infektion	125
6.1.6	Neonatale Herpes-simplex-Enzephalitis	126
6.2	Bakterielle Infektionen des Gehirns	126
6.2.1	Bakterielle Zerebritis	126
6.2.2	Hirnabszess	128
6.3	Virale Infektionen des Gehirns	129
6.3.1	Herpes-simplex-Enzephalitis	129
6.3.2	Rasmussen-Enzephalitis	131
6.3.3	Progressive multifokale Leukenzephalitis	131
6.3.4	Varizella-Zoster-Enzephalitis	133
6.3.5	Subakute sklerosierende Panenzephalitis	134
6.3.6	Frühsommermeningoenzephalitis	134
6.4	Infektionen des Gehirns durch Pilze, Parasiten und Protozoen	134
6.4.1	Pilzinfektionen des Gehirns	134
6.4.2	Zerebrale Zystizerkose	134
6.4.3	Zerebrale Malaria	135
6.5	Entzündungen der Hirnhäute	136
6.5.1	Bakterielle und virale Meningitiden	136
6.5.2	Tuberkulöse Meningitis	139
	Weiterführende Literatur	142

7	**Hypoxisch-ischämische Läsionen im Kindesalter**	145
7.1	Allgemeine Schädigungsmuster des kindlichen Gehirns	145
7.2	Schädigungsmuster beim frühgeborenen Kind	149
7.3	Schädigungsmuster beim reif geborenen Kind	154
7.4	Schädigungsmuster beim älteren Kind	157
7.5	Kernikterus	159
	Weiterführende Literatur	161
8	**Erkrankungen der Gefäße im Kindesalter**	163
	S. Hähnel, B. Ertl-Wagner	
8.1	Neuroangiographie bei Kindern	163
8.1.1	Indikationen zur Neuroangiographie	163
8.1.2	Planung der Katheterangiographie	163
8.1.3	Zugang zum Gefäßsystem	164
8.1.4	Kontrastmittel	164
8.1.5	Katheterauswahl	164
8.1.6	Strahlendosis	164
8.1.7	Nachsorge	164
8.2	Schlaganfall im Kindesalter	165
8.2.1	Häufigkeit	165
8.2.2	Ursachen	165
8.2.3	Neuroradiologische Befunde	169
8.2.4	Spezielle Befundmuster	172
8.3	Hirn- und Sinusvenenthrombosen bei Kindern	173
8.3.1	Häufigkeit, Ursachen und klinische Befunde	173
8.3.2	Neuroradiologische Befunde	174
8.3.3	Therapie und Prognose	177
8.4	Arteriovenöse Malformationen	177
8.4.1	Definition und Häufigkeit	177
8.4.2	Klinische Symptomatik	178
8.4.3	Neuroradiologische Befunde	178
8.4.4	Therapie	181
8.5	Durale arteriovenöse Fisteln	183
8.5.1	Häufigkeit, Lokalisation und Ursache	183
8.5.2	Klinische Befunde	183
8.5.3	Neuroradiologische Befunde	183
8.5.4	Therapie und Prognose	186
8.6	Aneurysmen	187
8.6.1	Häufigkeit	187
8.6.2	Ursachen	189
8.6.3	Klinische Befunde	189
8.6.4	Genetische, familiäre oder individuelle Disposition	190
8.6.5	Neuroradiologische Befunde	190
8.6.6	Therapie	190
8.7	Kavernome	192
8.7.1	Definition und klinische Befunde	192
8.7.2	Neuroradiologische Befunde	192
8.8	Formenkreis der V.-Galeni-Malformationen	195
8.8.1	V.-Galeni aneurysmale Malformationen	195
8.8.2	V.-Galeni aneurysmale Dilatationen	198
8.8.3	Durale arteriovenöse Shunts mit Erweiterung der V. Galeni	199
8.8.4	Varix der V. Galeni	199
8.9	Moyamoya-Syndrom	199
8.9.1	Definition und klinische Befunde	199
8.9.2	Neuroradiologische Befunde	200
8.9.3	Therapie	205
	Weiterführende Literatur	205

9	**Hydrozephalus im Kindesalter**	207
9.1	Radiologisch-diagnostische Kriterien für einen Hydrozephalus	207
9.2	Hydrocephalus hypersecretorius	209
9.3	Hydrocephalus non communicans	211
9.3.1	Aquäduktstenose	211
9.3.2	Tumoren mit Kompression der Liquorpassage	213
9.3.3	Arachnoidalzysten	215
9.3.4	CRASH-Syndrom	216
9.3.5	Kongenitale Malformationen	216
9.4	Hydrocephalus communicans	217
9.5	Behandlungsstrategien des Hydrozephalus	218
9.5.1	Liquorableitung durch Shuntsysteme	218
9.5.2	Liquorableitung durch eine Ventrikulostomie des 3. Ventrikels	219
9.6	Komplikationen nach einer Hydrozephalustherapie	219
9.6.1	Shuntdysfunktion	219
9.6.2	Shuntinfektionen	220
9.6.3	Subdurale Hämatome	221
9.6.4	Überdrainagesyndrome	222
	Weiterführende Literatur	222
10	**Traumatische Erkrankungen des kindlichen Gehirns**	223
10.1	Intrakranielle geburtstraumatische Veränderungen	223
10.2	Extrakranielle geburtstraumatische Veränderungen	225
10.2.1	Caput succedaneum	225
10.2.2	Subgaleales Hämatom	225
10.2.3	Zephalhämatom	225
10.3	Traumatische Veränderungen nach der Geburtsperiode	226
10.3.1	Epidurale Hämatome	227
10.3.2	Subdurale Hämatome	228
10.3.3	Traumatische Subarachnoidalblutungen	229
10.3.4	Kontusionsblutungen	230
10.3.5	Scherverletzungen	231
10.3.6	Subkortikale Verletzungsmuster	233
10.3.7	Intraventrikuläre Blutungen	234
10.3.8	Traumatisch bedingtes Hirnödem	234
10.3.9	Traumatisch bedingte Ischämien	235
10.3.10	Einklemmungssyndrome	236
10.3.11	Kalottenfrakturen	237
10.4	Kindesmisshandlung	237
	Weiterführende Literatur	241
11	**Intrakranielle Tumoren bei Kindern**	243
11.1	Supratentorielle Tumoren	243
11.1.1	Supratentorielle Astrozytome	243
11.1.2	Oligodendrogliome	249
11.1.3	Gangliogliome und Gangliozytome	249
11.1.4	Dysembryoplastische neuroepitheliale Tumoren	252
11.1.5	Desmoplastische infantile Gangliogliome und desmoplastische infantile Astrozytome	253
11.1.6	Astroblastome	254
11.1.7	Supratentorielle Ependymome	254
11.1.8	Atypische Teratoid-/Rhabdoidtumoren	254
11.1.9	Supratentorielle primitive neuroektodermale Tumoren	255
11.2	Infratentorielle Tumoren	257
11.2.1	Pilozytische Astrozytome	257
11.2.2	Medulloblastome	258

11.2.3	Ependymome	260
11.2.4	Atypische Teratoid-/Rhabdoidtumoren	261
11.2.5	Hämangioblastome	262
11.2.6	Hirnstammtumoren	264
11.2.7	Dysplastisches zerebelläres Gangliozytom (Lhermitte-Duclos-Erkrankung)	268
11.3	Tumoren der Pinealisloge	269
11.3.1	Germinome	269
11.3.2	Teratome	270
11.3.3	Embyronalzellkarzinome	271
11.3.4	Pineozytome	272
11.3.5	Pineoblastome	274
11.3.6	Pinealiszysten	275
11.4	Selläre und periselläre Tumoren	276
11.4.1	Kraniopharyngeome	276
11.4.2	Tuber-cinereum-Hamartome	277
11.4.3	Germinome	279
11.4.4	Teratome	280
11.4.5	Embryonalzellkarzinome	280
11.4.6	Hypophysenadenome	281
11.4.7	Rathke-Taschen-Zyste	283
11.4.8	Lymphozytäre Hypophysitis	283
11.4.9	Langerhans-Zell-Histiozytose	284
11.5	Sonstige extraaxiale Tumoren	285
11.5.1	Arachnoidalzysten	285
11.5.2	Epidermoide	287
11.5.3	Dermoide	289
11.5.4	Neurenterische Zysten	289
11.5.5	Neurogliale Zysten	290
11.5.6	Ependymale Zysten	291
11.5.7	Kolloidzysten	292
11.5.8	Plexuspapillome	293
11.5.9	Plexuskarzinome	294
11.5.10	Zentrale Neurozytome	294
11.5.11	Schwannome	295
11.5.12	Meningeome	295
11.5.13	Neuroblastommetastasen	295
11.5.14	Leukämie	297
	Weiterführende Literatur	297

Die Wirbelsäule des Kindes

12	**Embryologische Entwicklung der Wirbelsäule**	301
12.1	Frühe Entwicklung des zentralen Nervensystems	301
12.2	Entwicklung der Wirbelsäule	301
	Weiterführende Literatur	302
13	**Kongenitale Störungen der kindlichen Wirbelsäule**	303
13.1	Spina bifida aperta	303
13.2	Dermalsinus	308
13.3	Myelozystozele	309
13.4	Spinale Lipome	310
13.5	Tethered cord/Filum-terminale-Syndrom	311
13.6	Kaudale Regressionssyndrome	312
13.7	Terminale Myelozystozele	313

13.8	Anteriore sakrale Meningozele	314
13.9	Sakrokokzygeale Teratome	314
13.10	Diastematomyelie	314
13.11	Enterogene Zysten	315
13.12	Segmentale spinale Dysgenesien	315
13.13	Dorsale Meningozele	317
13.14	Laterale Meningozele	318
	Weiterführende Literatur	318
14	**Entzündliche Erkrankungen der kindlichen Wirbelsäule**	**321**
14.1	Bakterielle Diszitis und Spondylitis	321
14.2	Tuberkulöse Diszitis und Spondylitis	321
14.3	Spinale Empyeme	323
14.4	Myelitis	325
14.5	Spinale Meningitis	325
14.6	Radiogene Veränderungen des Myelons	326
14.7	Multiple Sklerose des Myelons	327
	Weiterführende Literatur	327
15	**Traumatische Erkrankungen der kindlichen Wirbelsäule**	**329**
15.1	Geburtstraumatische Veränderungen der Wirbelsäule	329
15.2	Spinale Verletzungen bei älteren Kindern	329
	Weiterführende Literatur	332
16	**Spinale Tumoren bei Kindern**	**333**
16.1	Intramedulläre Tumoren	333
16.1.1	Spinale Astrozytome	334
16.1.2	Spinale Ependymome	335
16.1.3	Myxopapilläre Ependymome	338
16.1.4	Sonstige intramedulläre Tumoren bei Kindern	339
16.2	Extramedullär-intradurale Tumoren	340
16.2.1	Abtropfmetastasen intrakranieller Tumoren	341
16.2.2	Epidermoide und Dermoide	342
16.2.3	Meningealzysten/Arachnoidalzysten	343
16.2.4	Spinale Meningeome	345
16.2.5	Tumoren der Nervenscheiden (Schwannome/Neurofibrome)	345
16.3	Extradurale Tumoren	348
16.3.1	Tumoren der Wirbelsäule	348
16.3.2	Extraspinale Tumoren mit epiduraler Invasion	354
	Weiterführende Literatur	356

Die Augen des Kindes

17	**Embryologische Entwicklung der Augen**	**359**
	Weiterführende Literatur	360
18	**Kongenitale Malformationen des Auges**	**361**
18.1	Anophtalmie	361
18.2	Mikrophtalmie	362
18.2.1	Persistierender, hyperplastischer primärer Glaskörper	362
18.2.2	Kolobome	363
18.2.3	Retinopathie des Frühgeborenen	364
18.3	Makrophtalmie	364
18.4	Morbus Coats	365
	Weiterführende Literatur	365

19	**Tumoren des Auges im Kindesalter**	367
19.1	Retinoblastom	367
19.2	Hämangiome der Orbita	369
19.3	Lymphangiome der Orbita	370
19.4	Rhabdomyosarkome der Orbita	370
19.5	Optikusgliome	371
19.6	Chlorome der Orbita	371
19.7	Neuroblastommetastasen	372
19.8	Plexiforme Neurofibrome	373
	Weiterführende Literatur	373

Glossar radiologischer Fachbegriffe ... 375

Sachverzeichnis ... 379

Das Gehirn des Kindes

Embryologische Entwicklung des Gehirns

Viele Krankheitsbilder in der Kinderneuroradiologie lassen sich ohne Kenntnis der Embryonal- und Fetalentwicklung des Gehirns und der Wirbelsäule nicht verstehen. Zudem haben die Fortschritte in der Perinatalmedizin dazu geführt, dass wir zunehmend Kinder untersuchen, die noch deutlich vor dem eigentlich errechneten Geburtstermin stehen. Deshalb ist es notwendig, die physiologischen Entwicklungsvorgänge im Gehirn zu kennen, um Fehldiagnosen zu vermeiden.

In den folgenden Kapiteln wird immer wieder auf die Entwicklungsvorgänge in utero und auf dieses Kapitel zur embryologischen Entwicklung Bezug genommen.

Wenn im Folgenden von Wochen gesprochen wird, so bezieht sich das immer auf die Entwicklungswochen des Embryos bzw. des Feten. Das heißt also, dass immer die Woche nach der Konzeption und nicht die Woche nach der letzten Menstruation der Mutter angegeben wird.

1.1 Frühe Entwicklung des zentralen Nervensystems

Früh in der Entwicklung des Embryo, um die 3. Woche, ist von dem zentralen Nervensystem nichts als eine flache Neuralplatte zu sehen. In den nächsten Tagen entstehen am Rand Ausstülpungen, die so genannten Neuralwülste. Diese Wülste richten sich zunehmend auf und bilden die Neuralfalten, die die Neuralrinne einschließen. Wenig später verschmelzen die beiden Wülste miteinander, sodass das Neuralrohr entsteht. Am Anfang ist es oben und unten offen, und zwar im Bereich des Neuroporus anterior und posterior. Aus dem kranialen Abschnitt entsteht das Gehirn, aus dem kaudalen das Rückenmark.

1.2 Entwicklung des Gehirns

Kurz nach dem Verschluss des Neuralrohrs lassen sich im Bereich des kranialen Endes bereits 3 kleine Bläschen erkennen, die primären Hirnbläschen. Diese bezeichnet man als:

- Prosenzephalon (Vorderhirn),
- Mesenzephalon (Mittelhirn),
- Rhombenzephalon (Rautenhirn).

Zugleich „biegt" sich das Neuralrohr 2-mal, und zwar im Bereich der Nackenbeuge und der Scheitelbeuge (Schema 1.1 a). Aus dem Prosenzephalon stülpen sich schließlich in der 5. Woche die beiden Großhirnbläschen aus; außerdem bilden sich 2 kleine Augenbläschen, die später zu den so genannten Augenbechern werden. Zwischen den beiden Großhirnbläschen kommt die Lamina terminalis zu liegen (Schema 1.1 b). Die Großhirnbläschen und die Lamina terminalis nennt man zusammen *Telenzephalon* (Endhirn). Das

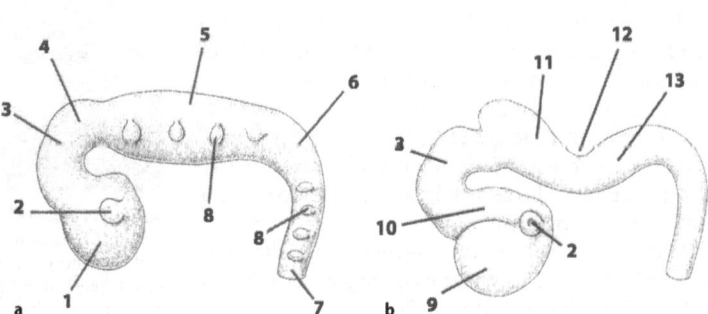

Schema 1.1 a, b. Frühe Hirnentwicklung des Embryo in **a** der 4. und **b** der 6. Gestationswoche. Das Prosenzephalon differenziert sich zu den Großhirnhemisphären und zum Dienzephalon. Durch die Brückenbeuge wird das Rhombenzephalon zum Metenzephalon und Myelenzephalon. (*1* Prosenzephalon, *2* Augenbläschen, *3* Mesenzephalon, *4* Scheitelbeuge, *5* Rhombenzephalon, *6* Nackenbeuge, *7* Rückenmark, *8* Kopf- und Spinalganglien, *9* Großhirnbläschen, *10* Dienzephalon, *11* Metenzephalon, *12* Brückenbeuge, *13* Myelenzephalon)

1 Embryologische Entwicklung des Gehirns

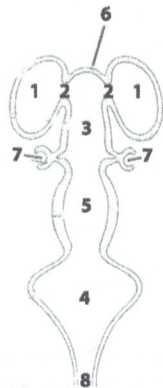

Schema 1.2. Entwicklung der inneren Liquorräume bei einem 6 Wochen alten Embryo. Seitenventrikel, sowie 3. und 4. Ventrikel sind bereits angelegt. Aus der Lamina terminalis entstehen schließlich Balken, Kommissuren und das Septum pellucidum.
(*1* Seitenventrikel, *2* Foramina Monroi, *3* 3. Ventrikel, *4* 4. Ventrikel, *5* Vorläufer des Aquädukts, *6* Lamina terminalis, *7* Augenbecher, *8* Zentralkanal des Rückenmarks)

Der Okzipitalpol des Großhirns beginnt sich etwas am Ende der 6. Woche zu entwickeln, der Temporalpol gegen Anfang der 8. Woche. Am Anfang ist das Gehirn ganz glatt, die Gyri und Sulci fehlen noch vollständig. Der 1. Sulcus, der abzugrenzen ist, ist die Sylvi-Fissur. Das Gehirn sieht zu diesem Zeitpunkt, etwa im 4. Monat, aus wie eine angedeutete Zahl „8". Das Rindenband ist noch sehr dünn. Die Abb. 1.1 und Abb. 1.2 zeigen in

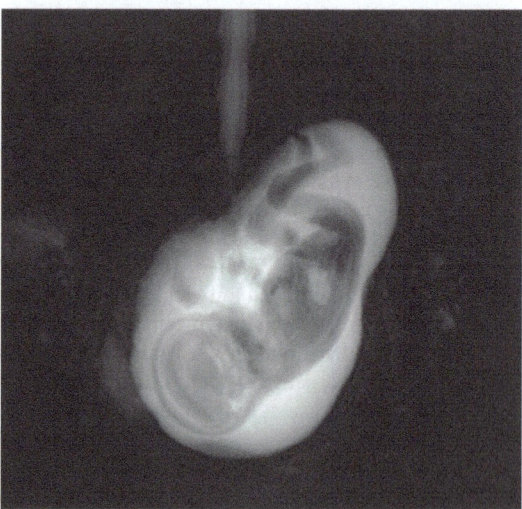

Abb. 1.1. Fetale MRT in der 12. Schwangerschaftswoche, sagittale Schichtführung in Relation zum Feten, RARE-Sequenz. Die Untersuchung wurde aus mütterlicher Indikation durchgeführt. Das noch vollständig glatte Gehirn des Feten ist für diese Schwangerschaftswoche physiologisch

übrige Prosenzephalon wird *Dienzephalon* (Zwischenhirn) genannt. Die eigentlichen Großhirnbläschen bilden schließlich die Seitenventrikel der inneren Liquorräume (Schema 1.2).

Im Rhombenzephalon entsteht durch abermalige Biegung die Brückenbeuge. Der vordere Abschnitt des Rhombenzephalon wird nun als *Metenzephalon* bezeichnet; aus seinem Dach entsteht später das Kleinhirn. Der hintere Abschnitt wird als *Myelenzephalon* bezeichnet.

1.2.1 Telenzephalon

Um das Ende der 6. Woche beginnt sich der Boden der Seitenventrikel vorzuwölben – hier entstehen die *Basalganglien*. Die übrige Wand der Hemisphären bildet die Anlage der Großhirnrinde (Pallium). Am Übergang von der Hemisphärenwand zum Dienzephalon entsteht der *Plexus choroideus*, direkt angrenzend verdickt sich das Pallium zum *Hippocampus*.

Die Entwicklung des *Balkens und der Kommissuren* beginnt bereits in der 7. Woche mit einer Verdickung des dorsalen Anteils der Lamina terminalis. Dieser verdickte Anteil wird dann Lamina reuniens genannt. Im ventralen Anteil dieser Lamina reuniens entsteht die so genannte Meninx primitiva. Die Axone beginnen nun, die Mittellinie zu überkreuzen, wahrscheinlich vermittelt durch Adhäsionsmoleküle und chemische Botenstoffe. Sie bilden schließlich die „Brücken" zwischen den Hemisphären – die Commissura anterior, den Balken und die Commissura posterior. Allerdings geschieht dies nicht simultan – zuerst kreuzen die Axone des posterioren Anteils des Genu, hierauf der Corpus und der anteriore Anteil des Genu und – etwas später – das Splenium. Als Letztes bildet sich schließlich das Rostrum des Balkens aus.

Während der Balken sich vergrößert, wird die Lamina terminalis immer dünner ausgezogen – aus ihr entsteht schließlich das *Septum pellucidum*.

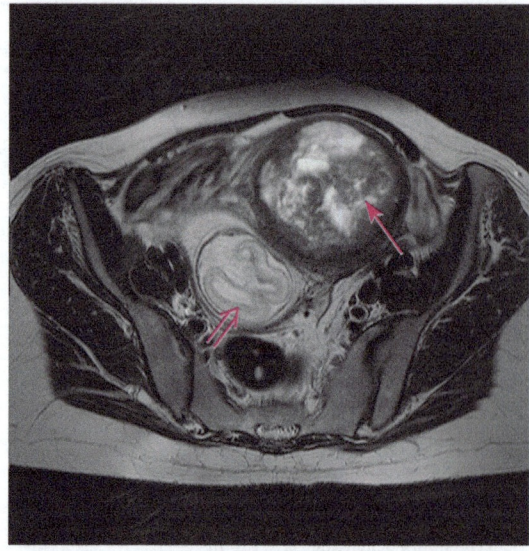

Abb. 1.2. Fetale MRT in der 15. Schwangerschaftswoche, axiale Schichtführung in Relation zum Feten, HASTE-Sequenz. Die Untersuchung wurde zur Abklärung eines mütterlichen Myoms (*Pfeil 1*) durchgeführt. Das glatte Gehirn bildet angedeutet die Zahl „8" (*Pfeil 2*)

Embryologische Entwicklung des Gehirns

Viele Krankheitsbilder in der Kinderneuroradiologie lassen sich ohne Kenntnis der Embryonal- und Fetalentwicklung des Gehirns und der Wirbelsäule nicht verstehen. Zudem haben die Fortschritte in der Perinatalmedizin dazu geführt, dass wir zunehmend Kinder untersuchen, die noch deutlich vor dem eigentlich errechneten Geburtstermin stehen. Deshalb ist es notwendig, die physiologischen Entwicklungsvorgänge im Gehirn zu kennen, um Fehldiagnosen zu vermeiden.

In den folgenden Kapiteln wird immer wieder auf die Entwicklungsvorgänge in utero und auf dieses Kapitel zur embryologischen Entwicklung Bezug genommen.

Wenn im Folgenden von Wochen gesprochen wird, so bezieht sich das immer auf die Entwicklungswochen des Embryos bzw. des Feten. Das heißt also, dass immer die Woche nach der Konzeption und nicht die Woche nach der letzten Menstruation der Mutter angegeben wird.

1.1
Frühe Entwicklung des zentralen Nervensystems

Früh in der Entwicklung des Embryo, um die 3. Woche, ist von dem zentralen Nervensystem nichts als eine flache Neuralplatte zu sehen. In den nächsten Tagen entstehen am Rand Ausstülpungen, die so genannten Neuralwülste. Diese Wülste richten sich zunehmend auf und bilden die Neuralfalten, die die Neuralrinne einschließen. Wenig später verschmelzen die beiden Wülste miteinander, sodass das Neuralrohr entsteht. Am Anfang ist es oben und unten offen, und zwar im Bereich des Neuroporus anterior und posterior. Aus dem kranialen Abschnitt entsteht das Gehirn, aus dem kaudalen das Rückenmark.

1.2
Entwicklung des Gehirns

Kurz nach dem Verschluss des Neuralrohrs lassen sich im Bereich des kranialen Endes bereits 3 kleine Bläschen erkennen, die primären Hirnbläschen. Diese bezeichnet man als:

- Prosenzephalon (Vorderhirn),
- Mesenzephalon (Mittelhirn),
- Rhombenzephalon (Rautenhirn).

Zugleich „biegt" sich das Neuralrohr 2-mal, und zwar im Bereich der Nackenbeuge und der Scheitelbeuge (Schema 1.1 a). Aus dem Prosenzephalon stülpen sich schließlich in der 5. Woche die beiden Großhirnbläschen aus; außerdem bilden sich 2 kleine Augenbläschen, die später zu den so genannten Augenbechern werden. Zwischen den beiden Großhirnbläschen kommt die Lamina terminalis zu liegen (Schema 1.1 b). Die Großhirnbläschen und die Lamina terminalis nennt man zusammen *Telenzephalon* (Endhirn). Das

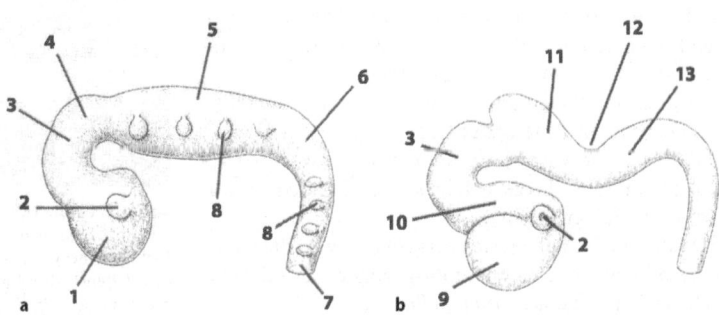

Schema 1.1 a, b. Frühe Hirnentwicklung des Embryo in **a** der 4. und **b** der 6. Gestationswoche. Das Prosenzephalon differenziert sich zu den Großhirnhemisphären und zum Dienzephalon. Durch die Brückenbeuge wird das Rhombenzephalon zum Metenzephalon und Myelenzephalon. (*1* Prosenzephalon, *2* Augenbläschen, *3* Mesenzephalon, *4* Scheitelbeuge, *5* Rhombenzephalon, *6* Nackenbeuge, *7* Rückenmark, *8* Kopf- und Spinalganglien, *9* Großhirnhemisphären, *10* Dienzephalon, *11* Metenzephalon, *12* Brückenbeuge, *13* Myelenzephalon)

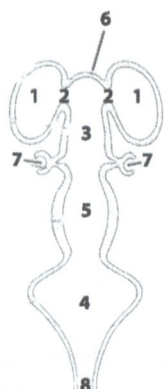

Schema 1.2. Entwicklung der inneren Liquorräume bei einem 6 Wochen alten Embryo. Seitenventrikel, sowie 3. und 4. Ventrikel sind bereits angelegt. Aus der Lamina terminalis entstehen schließlich Balken, Kommissuren und das Septum pellucidum.
(*1* Seitenventrikel, *2* Foramina Monroi, *3* 3. Ventrikel, *4* 4. Ventrikel, *5* Vorläufer des Aquädukts, *6* Lamina terminalis, *7* Augenbecher, *8* Zentralkanal des Rückenmarks)

übrige Prosenzephalon wird *Dienzephalon* (Zwischenhirn) genannt. Die eigentlichen Großhirnbläschen bilden schließlich die Seitenventrikel der inneren Liquorräume (Schema 1.2).

Im Rhombenzephalon entsteht durch abermalige Biegung die Brückenbeuge. Der vordere Abschnitt des Rhombenzephalon wird nun als *Metenzephalon* bezeichnet; aus seinem Dach entsteht später das Kleinhirn. Der hintere Abschnitt wird als *Myelenzephalon* bezeichnet.

1.2.1
Telenzephalon

Um das Ende der 6. Woche beginnt sich der Boden der Seitenventrikel vorzuwölben – hier entstehen die *Basalganglien*. Die übrige Wand der Hemisphären bildet die Anlage der Großhirnrinde (Pallium). Am Übergang von der Hemisphärenwand zum Dienzephalon entsteht der *Plexus choroideus*, direkt angrenzend verdickt sich das Pallium zum *Hippocampus*.

Die Entwicklung des *Balkens und der Kommissuren* beginnt bereits in der 7. Woche mit einer Verdickung des dorsalen Anteils der Lamina terminalis. Dieser verdickte Anteil wird dann Lamina reuniens genannt. Im ventralen Anteil dieser Lamina reuniens entsteht die so genannte Meninx primitiva. Die Axone beginnen nun, die Mittellinie zu überkreuzen, wahrscheinlich vermittelt durch Adhäsionsmoleküle und chemische Botenstoffe. Sie bilden schließlich die „Brücken" zwischen den Hemisphären – die Commissura anterior, den Balken und die Commissura posterior. Allerdings geschieht dies nicht simultan – zuerst kreuzen die Axone des posterioren Anteils des Genu, hierauf der Corpus und der anteriore Anteil des Genu und – etwas später – das Splenium. Als Letztes bildet sich schließlich das Rostrum des Balkens aus.

Während der Balken sich vergrößert, wird die Lamina terminalis immer dünner ausgezogen – aus ihr entsteht schließlich das *Septum pellucidum*.

Der Okzipitalpol des Großhirns beginnt sich etwas am Ende der 6. Woche zu entwickeln, der Temporalpol gegen Anfang der 8. Woche. Am Anfang ist das Gehirn ganz glatt, die Gyri und Sulci fehlen noch vollständig. Der 1. Sulcus, der abzugrenzen ist, ist die Sylvi-Fissur. Das Gehirn sieht zu diesem Zeitpunkt, etwa im 4. Monat, aus wie eine angedeutete Zahl „8". Das Rindenband ist noch sehr dünn. Die Abb. 1.1 und Abb. 1.2 zeigen in

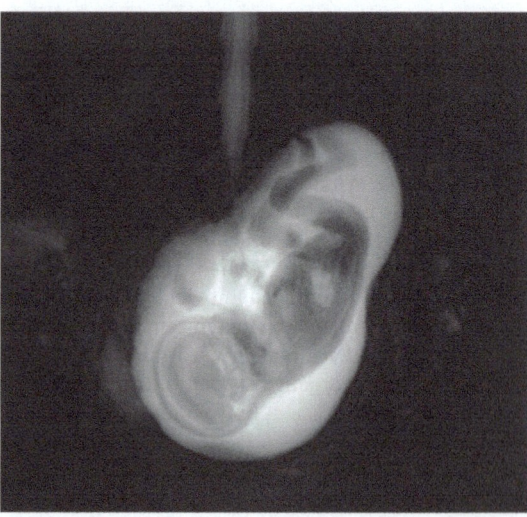

Abb. 1.1. Fetale MRT in der 12. Schwangerschaftswoche, sagittale Schichtführung in Relation zum Feten, RARE-Sequenz. Die Untersuchung wurde aus mütterlicher Indikation durchgeführt. Das noch vollständig glatte Gehirn des Feten ist für diese Schwangerschaftswoche physiologisch

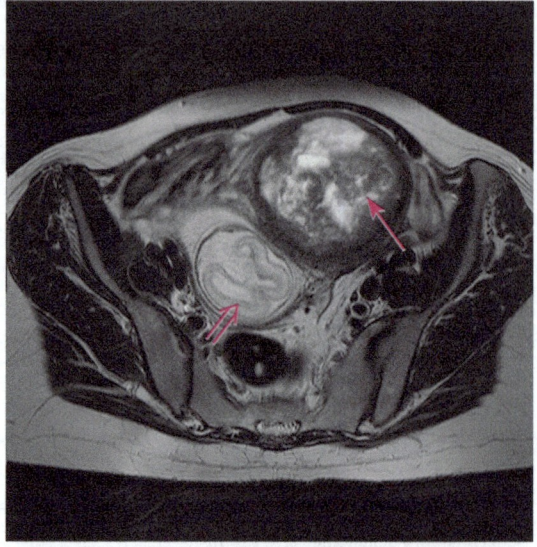

Abb. 1.2. Fetale MRT in der 15. Schwangerschaftswoche, axiale Schichtführung in Relation zum Feten, HASTE-Sequenz. Die Untersuchung wurde zur Abklärung eines mütterlichen Myoms (*Pfeil 1*) durchgeführt. Das glatte Gehirn bildet angedeutet die Zahl „8" (*Pfeil 2*)

der 12. und in der 15. Schwangerschaftswoche angefertigte fetale MRT-Untersuchungen. Das Gehirn der Feten ist noch vollständig glatt, die Gyrierung hat noch nicht begonnen. Beide Untersuchungen wurden aus mütterlicher Indikation durchgeführt, die Feten waren jeweils vollständig gesund.

Zwischen der 20. und der 22. Woche entstehen dann weitere Sulci und Gyri, und zwar der Gyrus cinguli, sowie parietookzipitale Sulci und Gyri (Schema 1.3). Die *Gyrierung* schreitet am raschesten in den Regionen fort, in denen sensomotorische und visuelle Funktionen angelegt sind. Abbildung 1.3 a, b zeigt die Gyrierung in der 34. Schwangerschaftswoche. Im Vergleich zu den vorher gezeigten, frühen fetalen MR-Untersuchungen zeigen sich hier bereits eine Vielzahl an Sulci und Gyri. Die Untersuchung wurde zur Abklärung einer Zwerchfellhernie durchgeführt; die Hirnentwicklung des Kindes ist normal.

Erst um den eigentlichen Geburtstermin herum haben sich die Gyri und Sulci ähnlich wie beim erwachsenen Gehirn auch ausgebildet. Erst dann sieht das Gehirn seiner Form nach aus wie man es von der Erwachsenenneuroradiologie gewöhnt ist. (vgl. Schema 1.3). Allerdings sind in den ersten Lebenswochen nach einer termingerechten Geburt die Sulci noch nicht so tief wie später. Es ist sehr wichtig, an die erst relativ spät einsetzende Gyrierung in der Entwicklung des Gehirns zu denken, wenn man fetale MRTs oder MRTs bei Frühgeborenen befundet. Je nach dem Entwicklungsalter des Kindes bzw. des Feten kann ein glattes bzw. ein vermindert gyriertes Gehirn ein physiologisches Entwicklungsstadium darstellen.

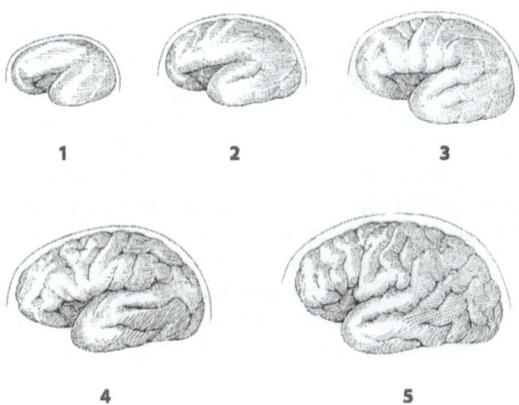

Schema 1.3. Entwicklung der Gyrierung in der *1:* 22. Woche, *2:* 28. Woche, *3:* 32. Woche, *4:* 35. Woche und *5:* um den Geburtstermin. Erst nahe des errechneten Geburtstermins gleicht die Gyrierung der eines Erwachsenen. Um die 20. Woche ist das Gehirn hingegen noch vollständig glatt

> **Merke**
>
> Die Gyrierung beginnt um die 22. Woche und ist erst etwa zum eigentlichen Geburtstermin vollständig ausgeprägt. Zuvor ist das Gehirn vollständig „glatt", also physiologischerweise „lissenzephal". Es ist wichtig, hieran zu denken, wenn man MR-Untersuchungen von Frühgeborenen oder intrauterine MR-Untersuchungen durchführt.

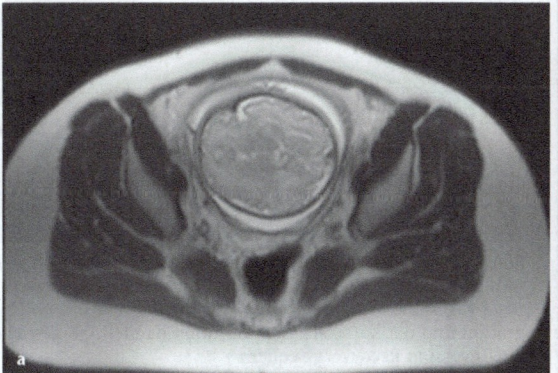

Abb. 1.3 a, b. Fetale MR-Untersuchung in der 34. Schwangerschaftswoche. **a** Axiale und **b** koronare Schichtführung in Relation zum Feten, True-fisp-Sequenzen. Die Untersuchung wurde zur Abklärung einer Zwerchfellhernie durchgeführt (*Pfeil*); die Hirnentwicklung ist für dieses Alter physiologisch, es zeigen sich bereits multiple Sulci und Gyri

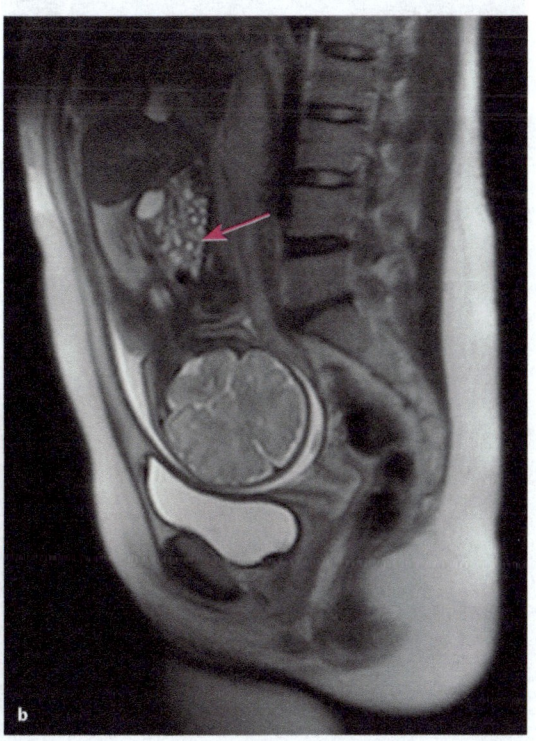

1 Embryologische Entwicklung des Gehirns

Ein weiteres wichtiges Konzept in der Entwicklung des Gehirns ist das der *neuronalen Migration und Organisation*. Um die 7. Woche beginnen sich Neuronen in den subependymalen Schichten der Wände der Seitenventrikel zu bilden. Diese Zone wird als *germinale Matrixzone* bezeichnet. Hier werden durch Mitose neue Neuronen gebildet. Nachdem Neuronen hier neu gebildet wurden, müssen sie zu ihrer eigentlichen Lokalisation im Bereich des Rindenbandes wandern. Dieser Prozess der *Migration* beginnt für die ersten Neuronen etwa in der 8. Woche. Die Wanderung erfolgt vorwiegend zentrifugal entlang stützender Gliazellen, die radiär angeordnet sind. Wenn die Neuronen im Bereich des Kortex angekommen sind, beginnen sie sich zu organisieren, und werden in den verschiedenen, von der Histologie her bekannten Zellschichten angeordnet. Dies nennt man den Prozess der *kortikalen Organisation*.

Abbildung 1.4 zeigt einzelne Zellnester aus grauer Substanz, die im Bereich der germinalen Matrixzone liegen geblieben sind. Dies entspricht einer Störung der neuronalen Migration und wird subependymale Heterotopie genannt. Abbildung 1.5 zeigt einzelne Nester an grauer Substanz, die auf ihrer Wanderung zum Kortex liegen geblieben ist. Zugleich findet sich auch eine Störung der Gyrierung. Es liegen also fokale, subkortikale Heterotopien und eine Polymikrogyrie vor. Im Kap. 2, „Kongenitale Störungen des Gehirns", wird auf diese Erkrankungsbilder genauer eingegangen.

Merke

Neuronen werden in der subependymal gelegenen germinalen Matrixzone gebildet und wandern von dort zu ihrem eigentlichen Bestimmungsort im Kortex. Diese Migration ist in der frühen Entwicklung physiologisch; bleiben jedoch Zellnester in der weißen Substanz liegen, spricht man von Heterotopien.

Die *Myelinisierung* der weißen Substanz beginnt erst etwa im 5. Entwicklungsmonat. Zuvor ist die weiße Substanz noch vollständig unmyelinisiert. Bis zum eigentlichen Geburtstermin zeigt sich noch eine relativ geringgradige Myelinisierung – zum Zeitpunkt einer termingerechten Geburt sind in der Regel die Medulla, das dorsale Mittelhirn, die oberen und unteren Kleinhirnschenkel und die hinteren Schenkel der Capsula interna myelinisiert. Der größte Teil der weißen Substanz ist allerdings noch unmyelinisiert, also deutlich hyperintens in der T2-Gewichtung und hypointens in der

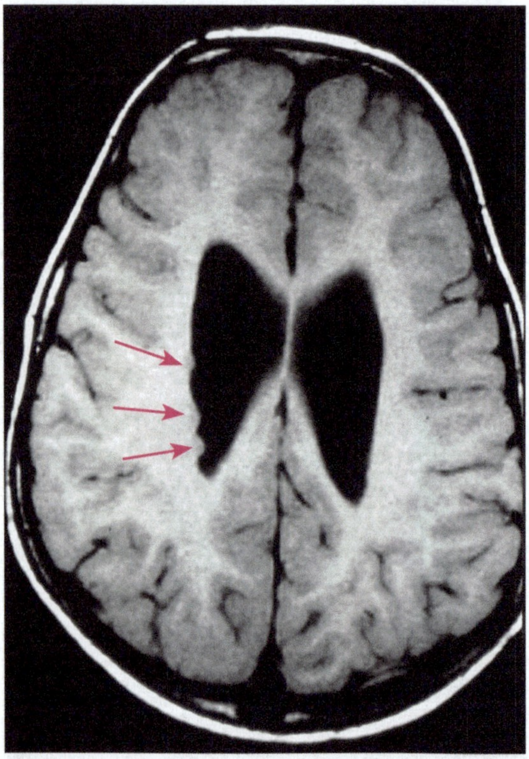

Abb. 1.4. Periventrikuläre, subependymale Heterotopien entsprechen „liegen gebliebener" grauer Substanz im Bereich der geminalen Matrixzone (*Pfeile*). Es liegt also eine **neuronale Migrationsstörung** vor. T1-gewichtete axiale Aufnahmen

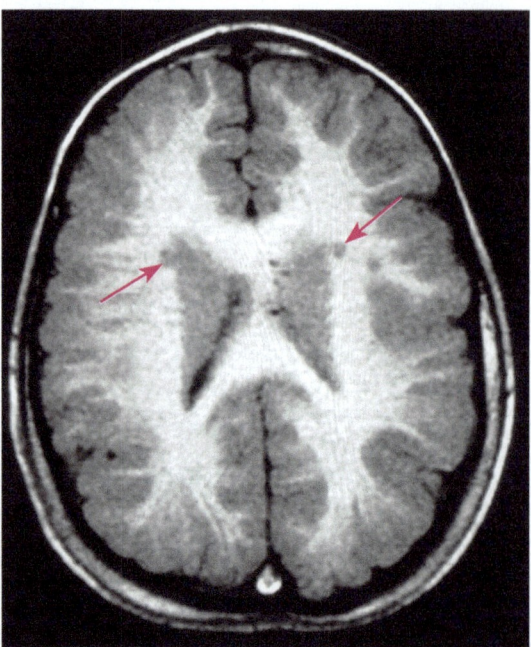

Abb. 1.5. Fokale, subkortikale Heterotopien im Bereich der weißen Substanz (*Pfeile*). Zugleich liegt eine **Gyrierungsstörung** vor, sodass es sich um eine Störung der neuronalen Migration und der kortikalen Organisation handelt. T1-gewichtete Inversion Recorvery Sequenz

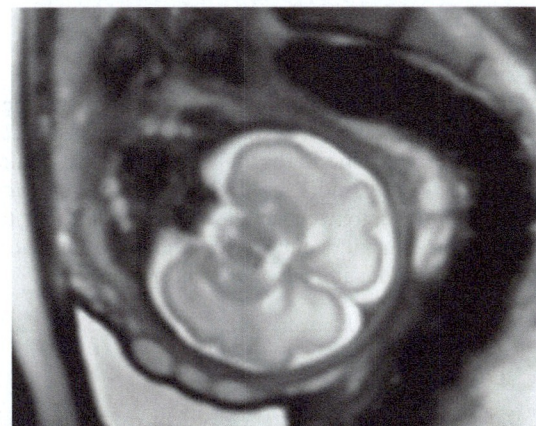

Abb. 1.6. Fetale MR-Untersuchung in der 30. Schwangerschaftswoche, koronare Schichtführung in Relation zum Feten, HASTE-Sequenz. Beachte die noch nahezu unmyelinisierte weiße Substanz, die in der T2-Gewichtung hyperintens zum Kortex zur Darstellung kommt

Abbildung 1.6 zeigt eine physiologische Myelinisierung in der 30. Schwangerschaftswoche, Abb. 1.7 a, b eine altersgerechte Myelinisierung in der 36. Schwangerschaftswoche. Es ist zu beachten, dass die weiße Substanz im unmyelinisierten Zustand im Vergleich zum Kortex in der T2-Gewichtung noch deutlich hyperintens ist. Vergleicht man hierzu die bereits myelinisierte weiße Substanz eines 3-jährigen Kindes (Abb. 1.8), so stellt sich das myelinisierte Marklager deutlich dunkler dar als die Rinde in der T2-Gewichtung.

Merke

Zum Zeitpunkt einer termingerechten Geburt sind weite Teile der weißen Substanz physiologischerweise noch nicht myelinisiert. Dies darf nicht mit einer Leukodystrophie verwechselt werden.

T1-Gewichtung. Nach der Geburt schreitet die Myelinisierung nach einem festen Schema fort, auf das im Kap. 4, „Metabolische Störungen des kindlichen Gehirns", näher eingegangen wird.

1.2.2
Dienzephalon

Wie schon oben erwähnt, entsteht das Dienzephalon aus dem mittleren Abschnitt des Prosenzephalon. Der kaudale Teil der Deckplatte des Dienzephalon entwi-

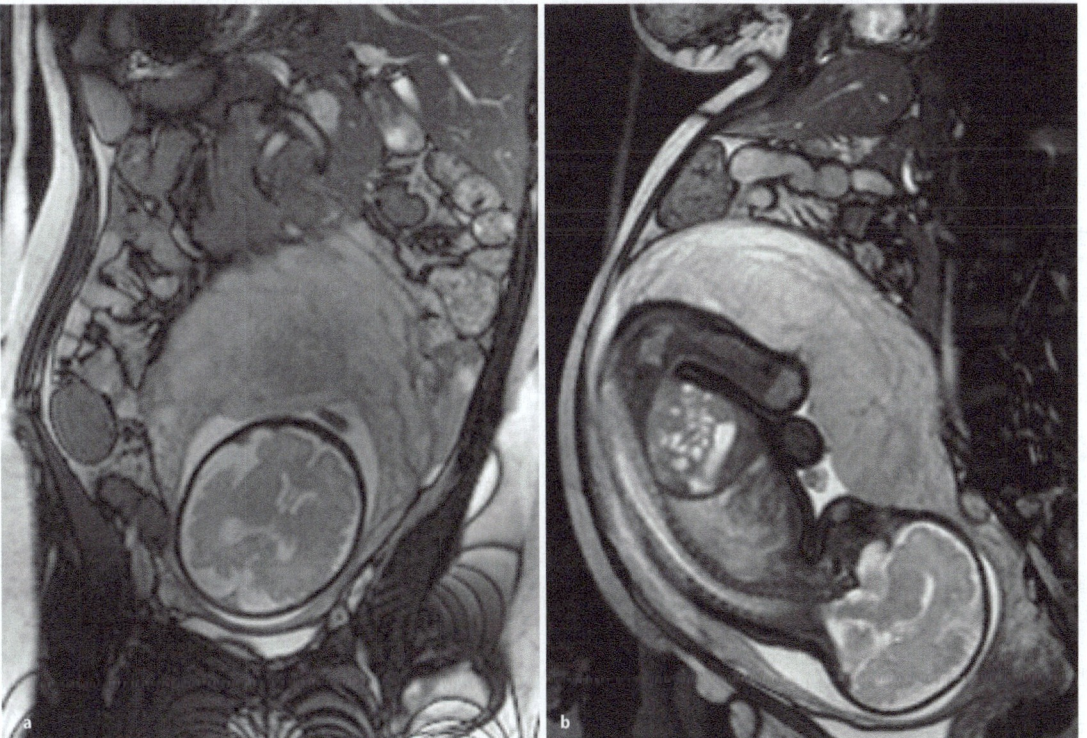

Abb. 1.7 a, b. Fetale MR-Untersuchung in der 36. Schwangerschaftswoche. **a** Axiale und **b** sagittale Schichtführung in Relation zum Feten, HASTE-Sequenz. Auch zu diesem Zeitpunkt nahe des Geburtstermins sind noch weite Teile der weißen Substanz physiologisch unmyelinisiert

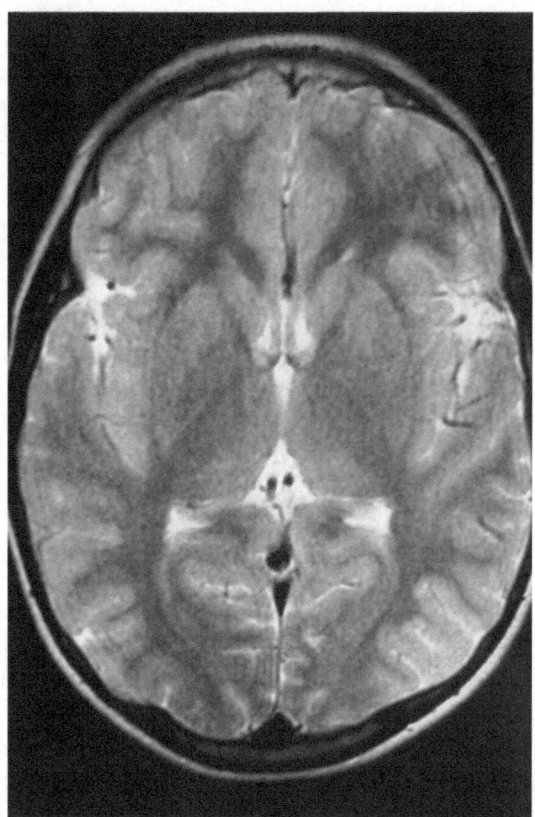

Abb. 1.8. Axiale T2-Sequenz des physiologisch entwickelten Gehirns eines 3-jährigen Mädchens. Beachte das nun in der T2-Gewichtung im Vergleich zum Kortex dunkel erscheinende Marklager

1.2.3
Mesenzephalon

Aus den Grundplatten des Mesenzephalon entstehen die *Hirnschenkel* (Crura cerebri). Zudem entstehen aus ihnen verschiedene Kerngruppen, die für die Okulomotorik wichtig sind. Die Flügelplatten bilden die *Vierhügelplatte*. Angrenzend an die Vierhügelplatte entstehen Substantia nigra und Nucleus ruber, die eine wichtige Rolle im dopaminergen System spielen.

1.2.4
Metenzephalon

Das Metenzephalon entsteht aus dem vorderen Anteil des Rhombenzephalon. Aus dem ventralen Abschnitt des Metenzephalon entsteht im weiteren Verlauf die Brücke (*Pons*), die wichtige Kerngruppen enthält und eine entscheidende Verbindungsstation zwischen Großhirn und Rückenmark darstellt. Zusätzlich entstehen aus diesem Teil des Metenzephalon die mittleren Kleinhirnschenkel.

Aus der Rückseite des Metenzephalon hingegen bildet sich das *Kleinhirn*. In der frühen Kleinhirnentwicklung nähern sich die beiden dorsalen Rautenlippen des Rhombenzephalon aneinander an und werden schließlich zur Kleinhirnplatte. Bereits im Alter von 12 Wochen lassen sich Kleinhirnhemisphären und Vermis unterscheiden. Etwas später spalten sich Nodulus und Flocculus durch Querfurchen ab. Die Deckplatte des 4. Ventrikels wird schließlich zum Velum medullare.

1.2.5
Myelenzephalon

Das Myelenzephalon entsteht aus dem hinteren Anteil des Rhombenzephalon. Es differenziert sich schließlich zur *Medulla oblongata*. Hierbei entstehen verschiedene Kerngruppen: somatomotorische, viszeromotorische, somatosensible und viszerosensible.

Die Deckplatte bildet das Dach des 4. Ventrikels. Im 4. Monat bilden sich schließlich die beiden lateral gelegenen Foramina Luschkae und das medial gelegene Foramen Magendii aus.

Weiterführende Literatur

Barkovich AJ (2000) Normal development. In: Barkovich AJ (ed) Pediatric Neuroimaging, 3rd edn. Lippincott, Williams & Wilkins, Philadelphia/PA, pp 13–69

Barkovich AJ, Kjos BO, Jackson DE Jr, Norman D (1988) Normal maturation of the neonatal and infant brain: MR imaging at 1.5 T. Radiology 166: 173–180

Childs AM, Ramenghi LA, Cornette L et al. (2001) Cerebral maturation in premature infants: Quantitative assessment using MR imaging. AJNR Am J Neuroradiol 22: 1577–1582

ckelt sich etwa in der 7. Woche zur Zirbeldrüse, zum Corpus pineale. Aus den Flügelplatten des Dienzephalon entstehen sowohl *Thalamus* als auch *Hypothalamus* – sie sind durch den Sulcus hypothalamicus unterteilt. Im Bereich der Thalami verschmelzen die mittleren Anteile im weiteren Verlauf – die Adhäsio interthalamica entsteht.

Die *Hypophyse* entsteht zum einen Teil aus dem Dienzephalon, dieser Teil wird Infundibulum genannt. Aus ihm entstehen später Hypophysenstiel und Hypophysenhinterlappen. Zum anderen entsteht die Hypophyse auch aus der *Rathke-Tasche*, einer ektodermalen Ausstülpung des Stomodeum vor der Rachenmembran. Diese bildet später den Hypophysenvorderlappen. Persistiert ein Teil der Rathke-Tasche im Bereich der Pharynxwand, so entsteht eine Rachendachhypophyse. Bleibt hingegen ein kleiner Spalt im Bereich der ehemaligen Tasche bestehen, so nennt man dies Rathke-Taschenzyste.

Engelbrecht V, Scherer A, Raddek M, Witsack HJ, Modder U (2002) Diffusion-weighted MR imaging in the brain in children: Findings in the normal brain and in the brain with white matter diseases. Radiology 222: 410–418

Girard N, Raybaud C, Poncet M (1995) In vivo MR study of brain maturation in normal fetuses. AJNR Am J Neuroradiol 16: 407–413

Mukherjee P, Miller JH, Shimony JS et al. (2001) Normal brain maturation during childhood: Developmental trends characterized with diffusion-tensor MR imaging. Radiology 221: 349–358

Ruoss K, Lovblad K, Schroth G, Moessinger AC, Fusch C (2001) Brain development (sulci and gyri) as assessed by early postnatal MR imaging in preterm and term newborn infants. Neuropediatrics 32: 69–74

Sadler TW, Langman J (1998) Medizinische Embryologie. Die normale menschliche Entwicklung und ihre Fehlbildungen, 9. Aufl. Thieme, Stuttgart

Schmithorst VJ, Wilke M, Dardzinski BJ, Holland SK (2002) Correlation of white matter diffusivity and anisotropy during childhood and adolescence: A cross sectional diffusion-tensor MR imaging study. Radiology 222: 212–218

Sowell ER, Trauner DA, Gamst DA, Jernigan TL (2002) Development of cortical and subcortical brain structures in childhood and adolescence: A structural MRI study. Dev Med Child Neurol 44: 4–16

Van der Knaap MS, van Wezel-Meijler G, Barth PG, Barkhof F, Ader HJ, Valk J (1996) Normal gyration and sulcation in preterm and term neonates: Appearance on MR images. Radiology 200: 389–396

Kongenitale Störungen des kindlichen Gehirns

2.1 Kongenitale Störungen, die vorwiegend das Großhirn betreffen

2.1.1 Störungen des Balkens

Balkenentwicklung und Anteile des Balkens

Der Balken nimmt eine entscheidende Stellung in der Embryonalentwicklung des menschlichen Gehirns ein – nicht unbedingt durch seine Funktion selbst, sondern durch den Zeitraum, in dem er angelegt wird, nämlich der 7. bis 20. Woche. In diesem Zeitraum finden entscheidende Differenzierungsvorgänge des Gehirns statt, sodass dem Balken eine Art „Markerfunktion" zukommt: Ist seine Anlage gestört, so muss man immer auch nach anderen, assoziierten Anlagestörungen suchen.

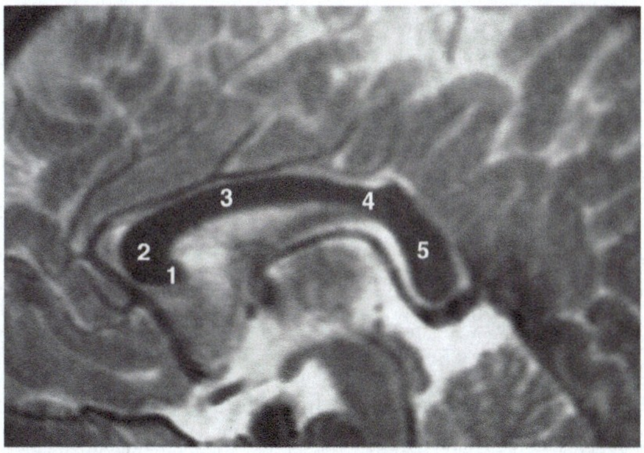

Abb. 2.1. T2-gewichtete sagittale Sequenz durch den Balken. Es kommen die physiologischen Anteile des Balkens zur Darstellung. (*1* Rostrum, *2* Genu (Knie), *3* Corpus, *4* Isthmus, *5* Splenium des Corpus callosum)

> **Merke**
>
> Jede MRT-Untersuchung des kindlichen Gehirns sollte mindestens eine sagittale Schichtführung beinhalten. Der Blick auf den Balken ist in der Beurteilung jedes kindlichen Gehirns obligat.

Die Entwicklung des Balkens findet bereits in der 7. Embryonalwoche mit einer Verdickung des dorsalen Anteils der Lamina terminalis statt. Dieser verdickte Anteil wird dann Lamina reuniens genannt. Im ventralen Anteil dieser Lamina reuniens entsteht dann die so genannte Meninx primitiva. Die Axone beginnen nun, die Mittellinie zu überkreuzen, wahrscheinlich vermittelt durch Adhäsionsmoleküle und chemische Botenstoffe. Sie bilden schließlich die „Brücken" zwischen den Hemisphären: die Commissura anterior, den Balken und die Commissura posterior. Allerdings geschieht dies nicht simultan; zuerst kreuzen die Axone des posterioren Anteils des Genu, hierauf des Corpus und des anterioren Anteils des Genu und – etwas später – des Spleniums. Als letztes bildet sich schließlich das Rostrum des Balkens aus. Am Ende der Differenzierungsvorgänge zeigt sich der vollständig angelegte Balken mit Rostrum, Genu („Balkenknie"), Corpus, Isthmus und Splenium. Hierbei stellt der Isthmus eine kurzstreckige physiologische Verschmälerung zwischen Corpus und Splenium dar.

Abbildung 2.1 zeigt einen sagittalen Schnitt durch das Gehirn mit den verschiedenen Anteilen des Corpus callosum.

Störungen der Balkenentwicklung

Ist der oben beschriebene Entwicklungsprozess gestört, so kann es zu einem vollständigen Fehlen des Balkens, einer Balkenagenesie kommen. Fehlen nur Teile des Balkens, so spricht man von einer Hypogenesie des Corpus callosum. In der Regel fehlen bei einer Hypogenesie die posterioren Anteile des Balkens, also posteriorer Corpus und Splenium. Die anterioren Anteile sind hingegen meist angelegt, da sie bereits früher gebildet werden. Ein Fehlen des Balkenknies oder des Corpus, bzw. Isthmus ist fast immer sekundär bedingt, wenn die posterioren Anteile angelegt sind. Eine Ausnahme für diese Regel sind die Holoprosenzephalien. Abbildung 2.2 zeigt eine Balkenhypagenesie. Es fehlen die posterioren Anteile des Balkens, die anterioren Anteile sind hingegen physiologisch angelegt.

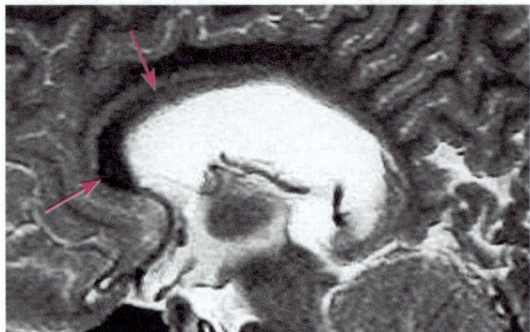

Abb. 2.2. T2-gewichtete sagittale Sequenz durch den Balken bei **Balkenhypagenesie**. Die vorderen Anteile des Balkens sind regelrecht angelegt (*Pfeile*), die hinteren fehlen

> **Merke**
>
> Fehlen die anterioren Anteile des Balkens bei intakten posterioren Anteilen, so spricht dies in der Regel für eine sekundäre Schädigung und nicht für eine Hypogenesie.

Welche sekundären Schädigungen des Balkens sind möglich? Sind Anteile der Großhirnhemisphären beispielsweise durch hypoxische Vorgänge geschädigt, so kreuzen auch weniger Axone aus diesen Anteilen die Mittellinie – der entsprechende Anteil des Balkens erscheint ausgedünnt. Auch betreffen Erkrankungen des Marklagers den Balken – ein Phänomen, das bei der multiplen Sklerose gut bekannt ist, aber auch bei anderen Erkrankungen des Myelins, wie z. B. den Leukodystrophien vorkommt.

Abbildung 2.3 zeigt den Balken eines 5-jährigen Mädchens, das eine hypoxischen Schädigung des Gehirns erlitt, die perinatal aufgetreten war. Durch die Schädigung des Marklagers ist es zu einer sekundären Ausdünnung des Balkens, vor allem im periisthmischen Bereich, gekommen. Es scheint, als ob ein Teil des Balkens fehlte – dies beruht jedoch nicht auf einer partiellen Agenesie, sondern lediglich auf einer sekundären Schädigung.

Abbildung 2.4 zeigt hingegen eine diffuse Verschmächtigung des Balkens bei einem 2-jährigen Mädchen. Auch dies beruht nicht auf einer Anlagestörung, sondern auf einer sekundären Schädigung des Balkens durch eine neurodegenerative Erkrankung mit Schädigung des Marklagers. Diese Erkrankungsgruppe wird im Kap. 4, „Metabolische Erkrankungen des kindlichen Gehirns", genauer erörtert.

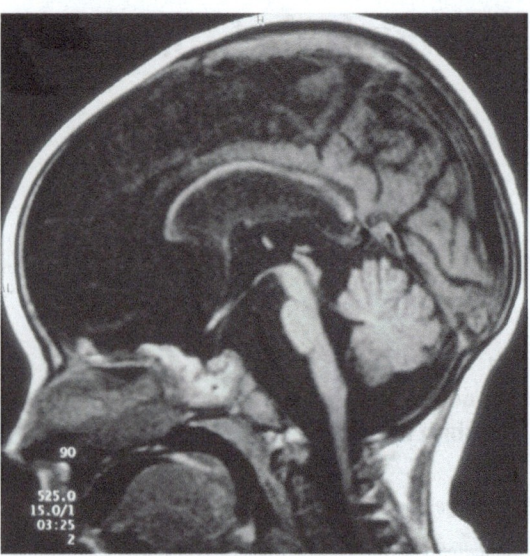

Abb. 2.4. T1-gewichtete sagittale Sequenz durch den Balken bei einem 2-jährigen Mädchen mit einer **metabolisch bedingten neurodegenerativen Erkrankung**. Durch den Substanzverlust des Marklagers ist es zu einer ausgedehnten Verschmächtigung des gesamten Balkens gekommen. Dies entspricht jedoch nicht einer Anlagestörung

Folgen der gestörten Balkenentwicklung

Der Balken ist strukturell entscheidend für die Formstabilität der Seitenventrikel. Wenn der Balken vollständig fehlt, wenden sich die Axone, bevor sie die Mittellinie erreichen, ab und bilden das Probst-Bündel. Dies verläuft an der medialen Begrenzung der Seitenventrikel entlang und „dellt" die Seitenventrikel von medial ein. So entsteht eine Halbmondform der Seitenventrikel, insbesondere im Bereich der Vorderhörner – eine der charakteristischen Zeichen der Balkenagenesie (Abb. 2.5). Allerdings gibt es auch Formen der Balkenagenesie ohne Probst-Bündel.

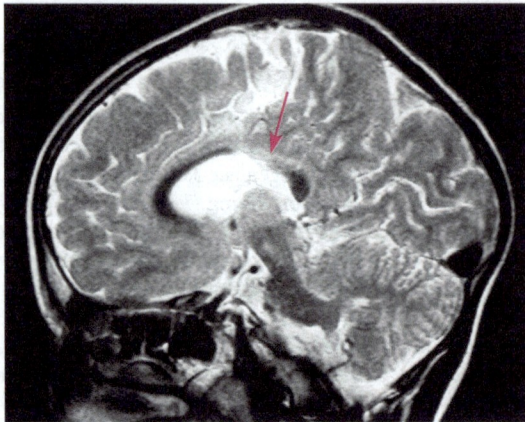

Abb. 2.3. T2-gewichtete sagittale Sequenz durch den Balken bei einem 5-jährigen Mädchen mit einem Zustand nach **perinataler Asphyxie**. Der scheinbare Defekt des Balkens (*Pfeil*) beruht nicht auf einer partiellen Agenesie sondern auf einer sekundären Volumenminderung durch den Verlust der kreuzenden Fasern

2.1 Kongenitale Störungen, die vorwiegend das Großhirn betreffen

Bündel eingeengt sind. Zusätzlich fällt eine deutliche Erweiterung der Temporalhörner der Seitenventrikel auf, die sich in die Region ausdehnen, die normalerweise das Cingulum einnimmt. Abbildung 2.6 zeigt axiale Aufnahmen bei einem anderen Jungen mit vollständiger Balkenagenesie. Hier fallen die gerade, parallele Anordnung der Corpora der Seitenventrikel und die ausgedehnte Erweiterung der Hinterhörner auf.

Ein weiteres indirektes, und oft hilfreiches Zeichen der gestörten Balkenentwicklung beruht ebenfalls auf der oft assoziierten Eversion des Gyrus cinguli bzw. seinem Fehlen. Die Sulci der medialen Hemisphäre strahlen dadurch direkt bis in den 3. Ventrikel ein, ohne auf das Cingulum oder den Balken zu treffen: Ein Effekt, der gut in der sagittalen Schichtführung zu sehen ist. Abbildung 2.7 zeigt ein vollständige Agenesie des Balkens bei einem 8 Monate alten Jungen in der sagittalen Schichtführung. Die Sulci der medialen Hemisphären reichen hier direkt in den 3. Ventrikel hinein, ein Zeichen, das gerade bei Kindern mit einem nicht vollständig myelinisierten Gehirn hilfreich ist.

Da bei Geburt ein Großteil der supratentoriellen weißen Substanz, und somit auch des Balkens, noch nicht myelinisiert ist, erscheint der Balken sehr schmächtig – oft so schmächtig und dünn, dass man ihn kaum abgrenzen kann. Hier helfen die oben beschriebenen indirekten Zeichen der Balkenagenesie weiter.

Tabelle 2.1 fasst die Zeichen der Balkenagenesie noch einmal zusammen.

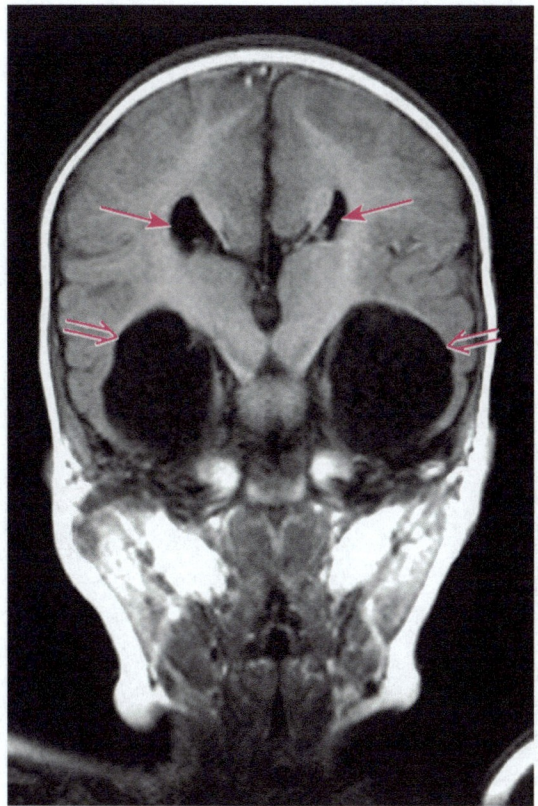

Abb. 2.5. T1-gewichtete koronare Sequenz bei einem 15 Monate alten Jungen mit **vollständiger Balkenagenesie**. Die Vorderhörner der Seitenventrikel sind durch die Probst-Bündel eingedellt und nehmen daher eine Halbmondform an (*Pfeile*). Die Temporalhörner sind ausgeweitet und dehnen sich in die Region aus, die normalerweise von Cingulum bzw. Hippocampus eingenommen wird (*Doppelpfeile*)

Die Corpora der Seitenventrikel erscheinen bei der Balkenagenesie gerade und parallel angeordnet – es entsteht eine so genannte Stierhornform (Abb. 2.6 a, b).

Die dicht gepackten Axone des Balkens wahren normalerweise die Form der Seitenventrikel. Fehlen sie, so verlieren die Seitenventrikel einen großen Teil ihrer Formstabilität. Im Bereich der Vorderhörner tragen die relativ „festen" Strukturen des Linsenkerns und des Nucleus caudatus jedoch ebenfalls zur Stabilität bei, sodass hier eine Aufweitung meist nur geringgradig ist. Im Bereich der Hinterhörner fehlt jedoch diese Stabilität – sie erscheinen bei einem Fehlen des Balkens ausgezogen. Dieser Effekt wird häufig noch durch ein oft assoziiertes Fehlen oder einer Hypogenesie des Cingulum verstärkt. Diese Aufweitung der Hinterhörner der Seitenventrikel nennt man Kolpozephalie.

Abbildung 2.5 zeigt eine koronare Schichtführung bei einem Jungen mit vollständiger Balkenagenesie. Die Vorderhörner der Seitenventrikel zeigen hier die charakteristische Halbmondform, da sie durch die Probst-

Tabelle 2.1. Charakteristische Zeichen der Balkenagenesie

- Ausziehungen der Hinterhörner der Seitenventrikel (Kolpozephalie)
- Stierhornform der Seitenventrikel
- Halbmondform der Seitenventrikel in der koronaren Schichtführung
- Einstrahlen der Sulci der medialen Hemisphäre in den 3. Ventrikel

Merke

Zeichen der Balkenagenesie sind eine Halbmondform bzw. eine Stierhornform der Seitenventrikel in der koronaren bzw. axialen Schichtführung, Ausziehungen der Hinterhörner der Seitenventrikel und ein Einstrahlen der Sulci der medialen Hemisphäre in den 3. Ventrikel.

Assoziierte Fehlbildungen bei Balkenanomalien

Die Balkenentwicklung findet in einer kritischen Phase der Entwicklung des Gehirns statt. Eine Störung dieser Entwicklung ist mit einer Vielzahl von Syndromen assoziiert. Es ist wichtig, bei Fehlbildungen des Corpus callosum immer auch nach anderen Anlagestörungen

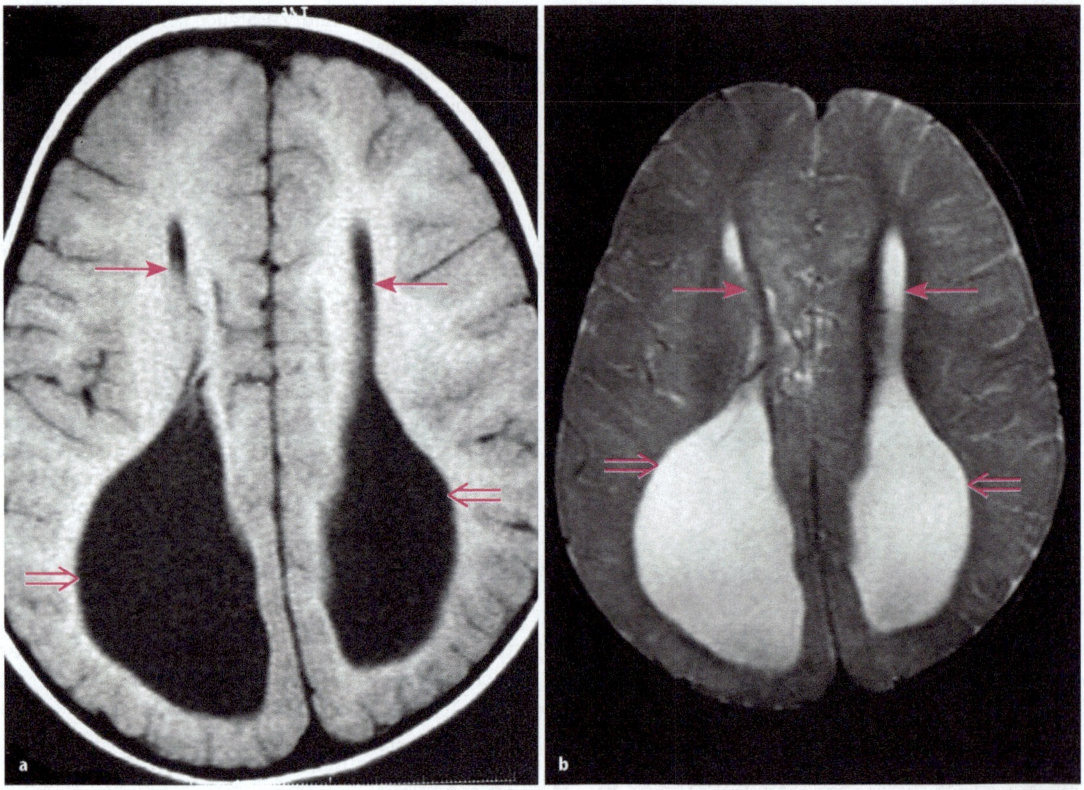

2 Kongenitale Störungen des kindlichen Gehirns

Abb. 2.6. a T1-gewichtete und **b** (s. S.14) T2-gewichtete axiale Aufnahmen bei einem 3-jährigen Jungen mit **vollständiger Balkenagenesie**. Die Corpora der Seitenventrikel sind gerade und parallel angeordnet (*Pfeile*), die Hinterhörner deutlich aufgeweitet (*Doppelpfeile*)

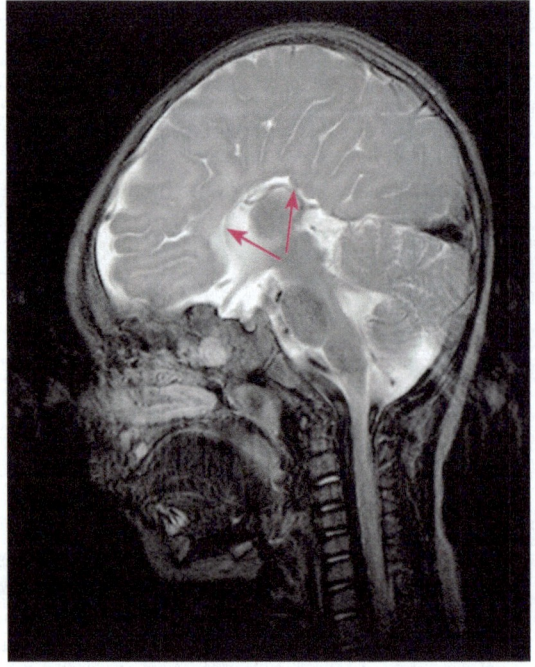

zu suchen, wenngleich ein Fehlen des Balkens natürlich auch einmal isoliert vorkommen kann. Ein isoliertes Fehlen des Balkens kann dabei auch klinisch stumm sein.

Relativ häufig ist eine Balkenanomalie mit dem Arnold-Chiari-II-Syndrom assoziiert. Abbildung 2.8 a, b zeigt eine Arnold-Chiari-Malformation Typ II bei einem 13-jährigen Jungen, bei dem zugleich eine Balkenhypagenesie vorliegt.

Nicht selten findet man auch die Assoziation mit dem Dandy-Walker-Syndrom. Aber auch Störungen der neuronalen Migration und der Organisation des Kortex wie auch Enzephalozelen werden überzufällig häufig bei Kindern mit einer Balkenanomalie gefunden. Abbildung 2.9 a–c zeigt MR-Aufnahmen bei einem 15 Monate alten Jungen mit einer vollständigen Balkenagenesie, bei dem zugleich Störungen der kortikalen Entwicklung vorliegen.

◁
Abb. 2.7. T2-gewichtete sagittale Aufnahmen durch die Mittellinie bei einem 8 Monate alten Jungen mit **vollständiger Balkenagenesie**. Die Sulci der medialen Hemisphäre strahlen direkt in den 3. Ventrikel ein (*Pfeile*). Die Myelinisierung ist bei diesem Jungen noch nicht abgeschlossen

2.1 Kongenitale Störungen, die vorwiegend das Großhirn betreffen

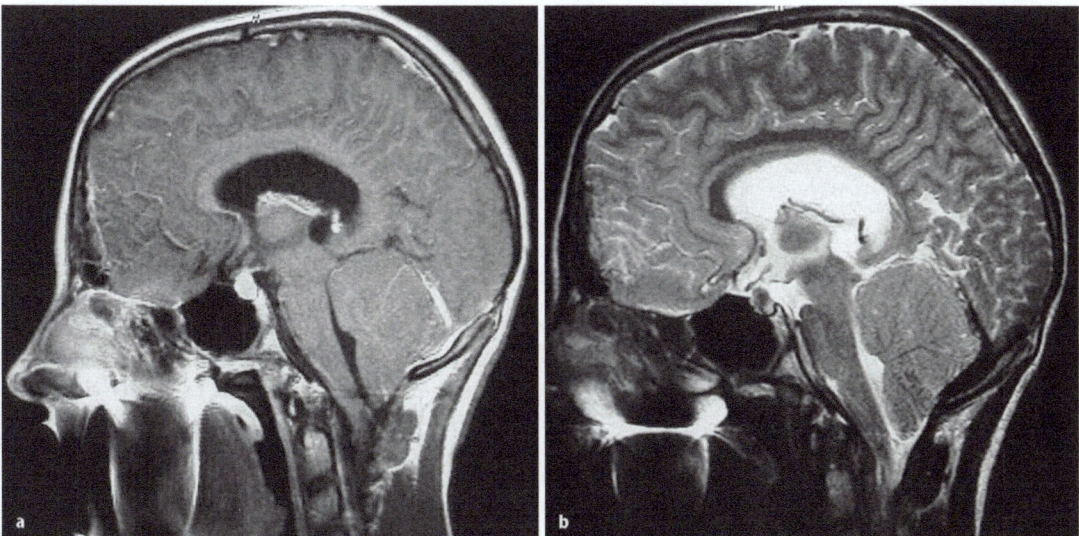

Abb. 2.8. a T1- und **b** T2-gewichtete sagittale Aufnahmen durch die Mittellinie bei einem 13-jährigen Jungen mit einer **Arnold-Chiari-II-Malformation und einer partiellen Balkenagenesie**

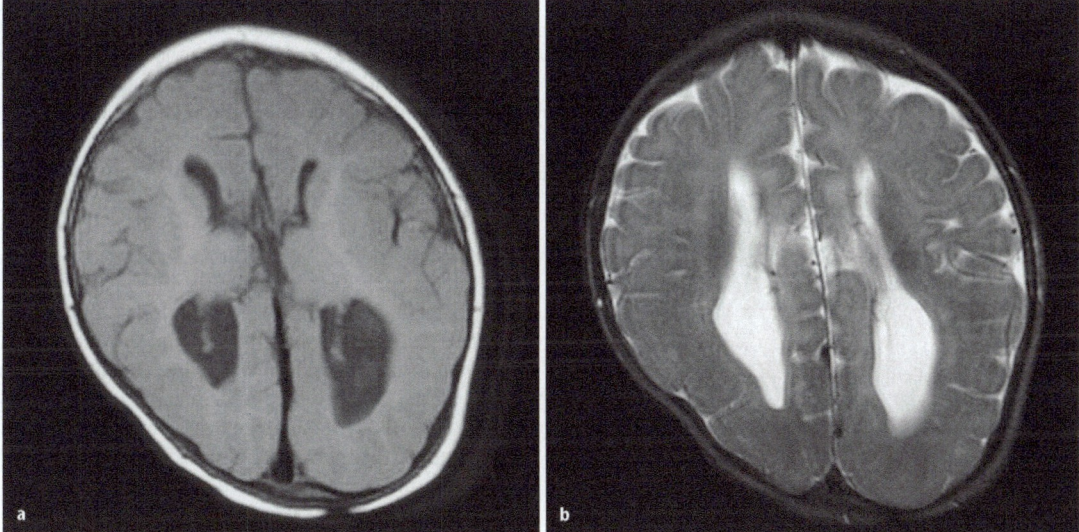

Abb. 2.9. a T1- und **b** T2-gewichtete axiale und **c** T1-gewichtete koronare Aufnahmen bei einem 15 Monate alten Jungen mit einer vollständigen Balkenagenesie und assoziierten Fehlbildungen der Kortexentwicklung

Natürlich gibt es auch eine Vielzahl chromosomaler Störungen, die mit einer Balkenagenesie oder -hypogenesie einhergehen. Hier seien exemplarisch nur das Aicardi-Syndrom, das Cogan-Syndrom und das Rubinstein-Taybi-Syndrom genannt. Tabelle 2.2 gibt einen Überblick über einige mit einer Balkenagenesie vergesellschaftete Syndrome; es handelt sich hierbei jedoch nur um eine Auswahl, da die Vielzahl der bekannten Syndrome den Rahmen dieses Buches sprengen würde. Tabelle 2.3 fasst intrakranielle Fehlbildungen zusammen, die häufig mit einer – kompletten oder partiellen – Balkenagenesie einhergehen.

Tabelle 2.2. Mit einer Balkenagenesie vergesellschaftete Syndrome

- Chiari-II-Malformation
- Dandy-Walker-Malformation
- Aicardi-Syndrom
- Morning-glory-Syndrom
- Apert-Syndrom
- Rubinstein-Taybi-Syndrom
- Cogan-Syndrom
- Goltz-Syndrom

2 Kongenitale Störungen des kindlichen Gehirns

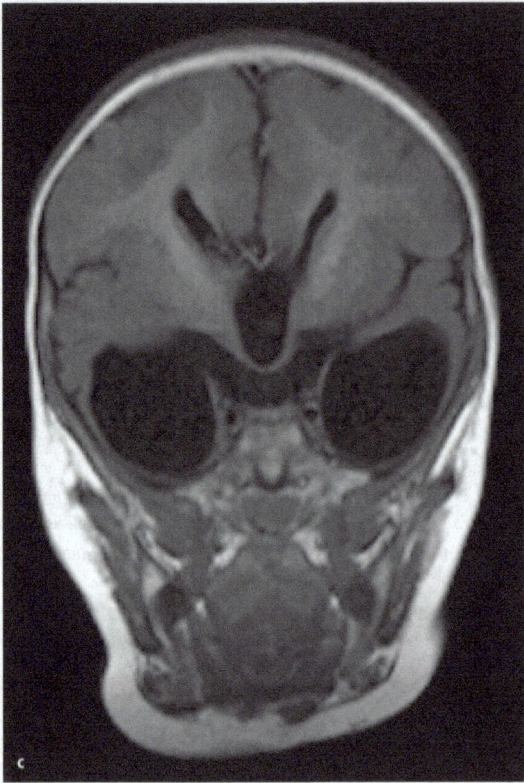

Abb. 2.9 c

Tabelle 2.3. Mit einer Balkenagenesie vergesellschaftete intrakranielle Fehlbildungen

- Heterotopien
- Lissenzephalien
- Schizenzephalien
- Enzephalozelen
- Holoprosenzephalien
- Interhemisphärenzysten
- „Balkenlipome"

Merke

Findet man eine Störung des Balkens, so muss immer nach assoziierten Störungen gesucht werden. Insbesondere sollte man auf das Kleinhirn und eventuelle Gyrierungsstörungen und Heterotopien achten.

Balkenfehlbildungen mit intrakraniellem Lipom

Intrakranielle Lipome sind wahrscheinlich Fehldifferenzierungen der Meninx primitiva, also des undifferenzierten Mesenchyms, das während der Embryonalentwicklung das Gehirn umgibt. Es handelt sich hierbei also um kongenitale Malformationen und nicht um neoplastische Läsionen. Sie bedürfen in der Regel keiner Therapie.

Meistens finden sie sich im Interhemisphärenspalt. Sie können aber auch in den suprasellären und suprazerebellären Zisternen oder im Kleinhirnbrückenwinkel vorkommen. Bei einer Lage im Interhemisphärenspalt sind sie eigentlich immer mit einer Störung der Balkenentwicklung vergesellschaftet, also einer Agenesie oder Hypogenesie. Aber auch andere Störungen der Mittellinienstrukturen, wie z. B. Lippen-Kiefer-Gaumen-Spalten kommen überzufällig häufig vor.

Balkenassoziierte Lipome können verkalken und stellen sich dann mitunter bereits auf der Röntgenübersichtsaufnahme dar. In der CT weisen sie fettisodense Dichtewerte auf; es können aber auch lineare oder noduläre, hyperdense Verkalkungen auftreten. In der MRT stellen sich die Lipome fettisointens dar; sie sind also in der T1 Gewichtung sehr signalreich. Eine T1-gewichtete Aufnahme mit einem Fettunterdrückungsimpuls kann zur weiteren Klärung helfen. In der Regel lässt sich die Diagnose jedoch einfach aus der Kombination einer Balkenfehlanlage mit einer mittellinienassoziierten, fettisointensen Raumforderung stellen.

Abbildung 2.10 a, b zeigt ein Balkenlipom mit Bal-

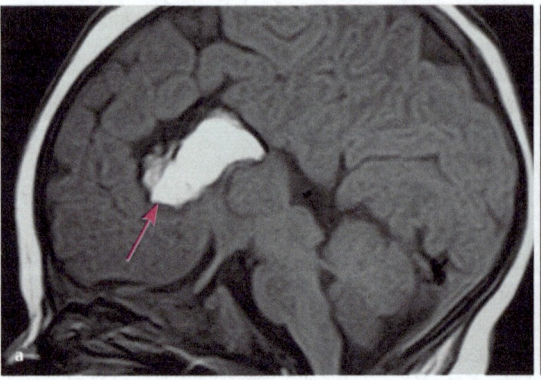
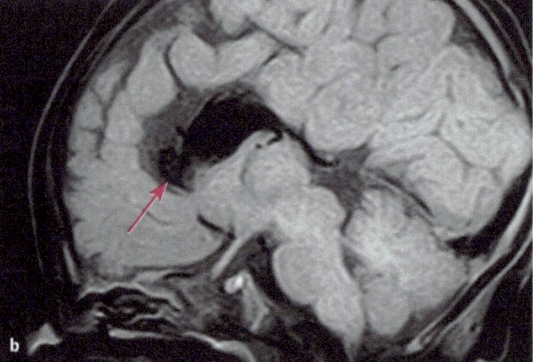

Abb. 2.10. T1-gewichtete sagittale Aufnahmen **a** ohne und **b** mit Fettsättigungsimpuls bei einem 2 Monate alten Jungen mit **Balkenlipom** (*Pfeil*) **und Balkenagenesie.** In der fettunterdrückten Sequenz kommt das Lipom deutlich hypointens zur Darstellung

2.1 Kongenitale Störungen, die vorwiegend das Großhirn betreffen

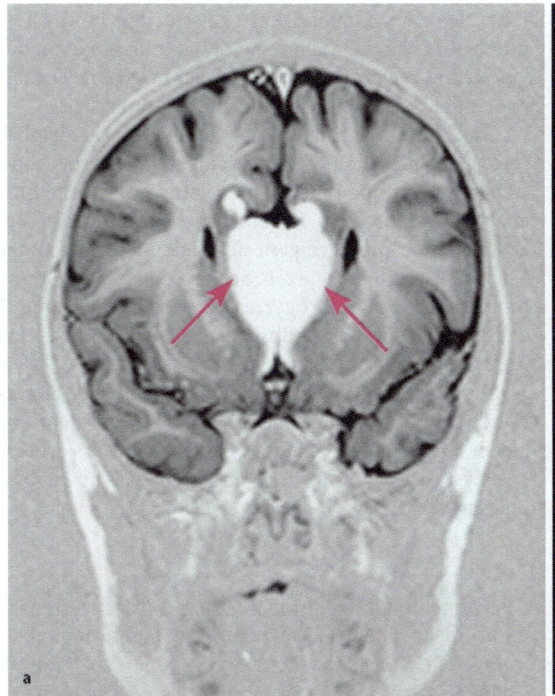

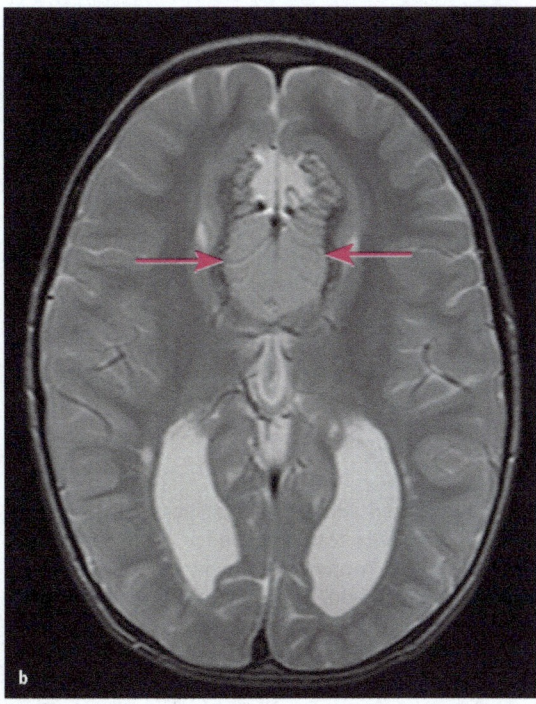

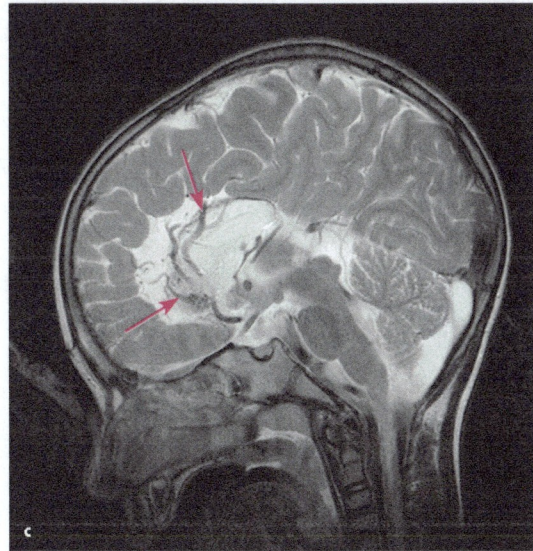

Abb. 2.11. a T1-gewichtete koronare Inversion-Recovery-Sequenz und T2-gewichtete **b** axiale und **c** sagittale Aufnahmen bei einem 5-jährigen Jungen mit **Balkenlipom** (*Pfeile*) und **Balkenagenesie**. Das Lipom kommt in der T1-Gewichtung deutlich hyperintens, in der T2-Gewichtung in mittlerer Signalintensität zur Darstellung

kenagenesie bei einem 2 Monate alten Jungen in einer T1-gewichteten Sequenz ohne und mit Fettsättigungsimpuls. Abbildung 2.11 a–c zeigt MR-Aufnahmen eines Balkenlipoms mit Balkenagenesie bei einem 5-jährigen Jungen in T1- und in T2-Gewichtung.

> **Merke**
>
> Balkenassoziierte Lipome sind Fehldifferenzierungen der Meninx primitiva und keine wirklichen Neoplasien. Sie bedürfen in der Regel keiner Therapie.

Balkenfehlbildungen mit interhemisphärischer Zyste

Balkenagenesien und -hypogenesien mit Interhemisphärenzysten kommen etwas häufiger bei Jungen vor. Klinisch werden die betroffenen Kinder nicht selten durch Epilepsien auffällig. Interhemisphärenzysten können aber auch klinisch stumm sein, oder nur geringe entwicklungsneurologische Auffälligkeiten hervorrufen.

Nach einer neueren Klassifikation werden die interhemisphärischen Zysten in 2 Hauptgruppen eingeteilt (Tabelle 2.4).

Hierbei stehen Zysten vom Typ I mit den Seitenventrikeln oder dem 3. Ventrikel in Verbindung, wohingegen Zysten vom Typ II septiert sind und nicht mit dem Ventrikelsystem kommunizieren.

Zysten vom Typ Ia sind mit einem Hydrocephalus communicans, aber nicht mit anderen Malformationen assoziiert. Bei Zysten vom Typ Ib kommt es zu einem Hydrocephalus non-communicans, der durch Malformationen des Dienzephalon entsteht. Kinder mit Zysten vom Typ Ic weisen einen verminderten Kopfumfang und Dysplasien des Kortex auf.

Zysten vom Typ IIa sind subseptiert; sie sind lediglich mit einer Balkenagenesie bzw. -hypogenesie asso-

Tabelle 2.4. Arten der Interhemisphärenzysten

Gruppen-einteilung	Charakteristische Darstellung/assoziierte Fehlbildungen
Gruppe I	Kommunikation mit dem Ventrikelsystem
Gruppe Ia	Hydrocephalus communicans
Gruppe Ib	Hydrocephalus non-communicans durch dienzephale Malformationen
Gruppe Ic	Veminderter Kopfumfang und kortikale Dysplasien
Gruppe II	Septierung, keine Kommunikation mit dem Ventrikelsystem
Gruppe IIa	Lediglich Balkenagenesie bzw. -hypogenesie, keine weiteren Fehlbildungen
Gruppe IIb	Subependymale Heterotopien, Polymikrogyrie; z. T. Assoziation mit dem Aicardi-Syndrom
Gruppe IIc	Subkortikale Heterotopien

ziiert. Bei Zysten vom Typ IIb zeigen sich hingegen subependymale Heterotopien oder auch eine Polymikrogyrie. Sie können mit einem Aicardi Syndrom vergesellschaftet sein. Zysten vom Typ IIc sind mit subkortikalen Heterotopien assoziiert. Die Anteile einer septierten Zyste vom Typ II können, müssen aber nicht miteinander kommunizieren. Ihre Signalintensität kann unterschiedlich sein, je nach dem Proteinanteil der enthaltenen Flüssigkeit. Nicht selten entsteht durch die Druckwirkung der Interhemisphärenzyste eine Liquorzirkulationsstörung und hierdurch ein Hydrozephalus. Die Zysten müssen dann dekomprimiert werden, beispielsweise durch eine Fensterung oder durch Einbringung eines Shuntsystems.

Eine ältere Klassifizierung hatte die Interhemisphärenzysten in 3 Hauptgruppen eingeteilt. Hierbei fand sich in der Gruppe 1 meist eine relativ große Mittellinienzyste, die mit dem 3. Ventrikel kommuniziert. Bei Zysten der Gruppe 2 zeigten sich zudem Störungen der Kortexentwicklung, wie z. B. Schizenzephalien, Heterotopien oder Polymikrogyrien. Zysten der Gruppe 3 wiesen eine komplexere Binnenstruktur auf, mit asymmetrischen Subseptierungen.

Abbildung 2.12 a–c zeigt eine Interhemisphärenzyste bei einem ein Monat alten Mädchen, bei dem zugleich auch eine vollständige Balkenagenesie vorliegt. Die Zyste ist asymmetrisch und septiert, die Hemisphären werden durch die Zyste verdrängt.

Merke

Balkenfehlbildungen mit Interhemisphärenzysten sind nicht selten und werden in 2 Hauptgruppen eingeteilt. Hierbei stehen Zysten vom Typ I mit dem Ventrikelsystem in Verbindung. Zysten vom Typ II sind septiert und kommunizieren nicht mit dem Ventrikelsystem.

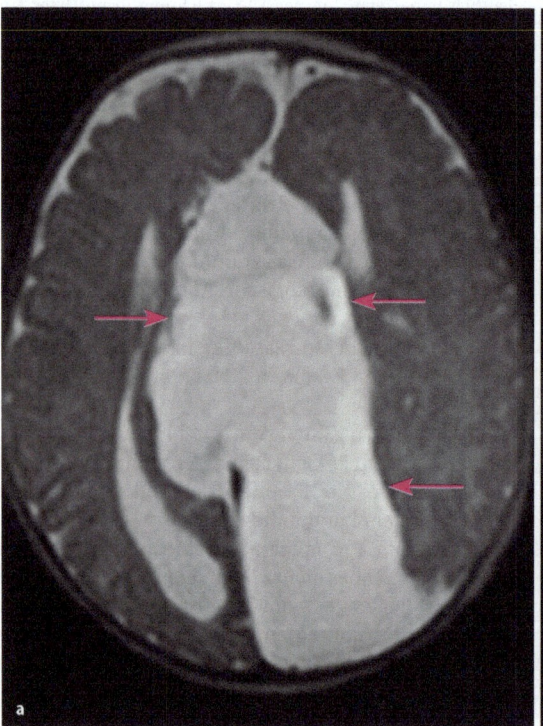 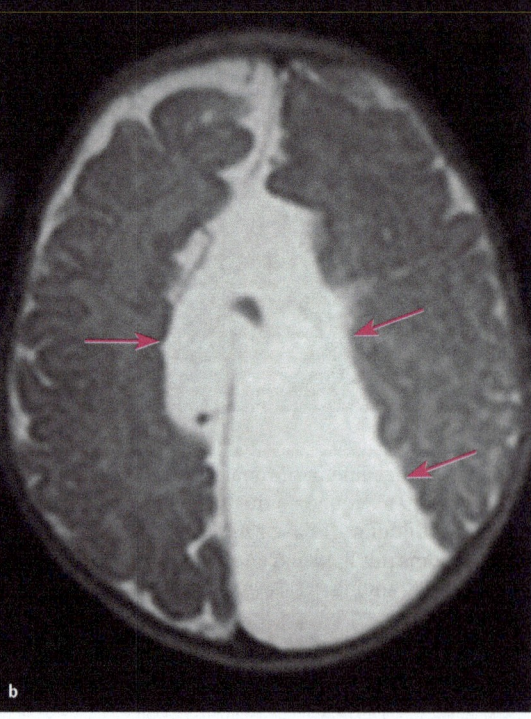

Abb. 2.12. T2-gewichtete **a, b** axiale, **c** koronare und **d** sagittale Aufnahmen bei einem ein Monat alten Mädchen mit **vollständiger Balkenagenesie und einer Interhemisphärenzyste** (*Pfeile*). Die Zyste weist Septierungen auf und ist asymmetrisch

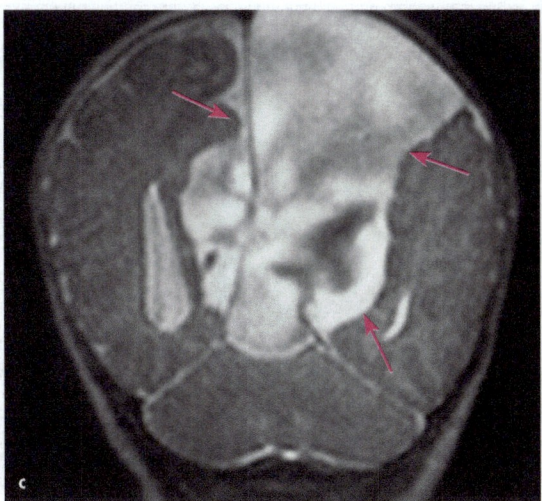
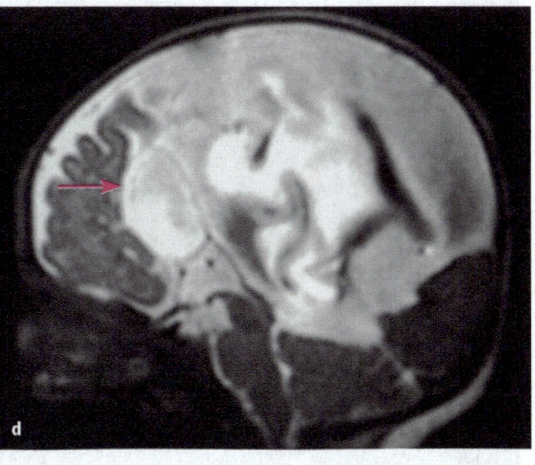

Abb. 2.12. c, d

2.1.2
Enzephalozelen

Enzephalozelen sind sehr seltene Störungen der Hirnentwicklung. Bei einer Enzephalozele besteht ein Defekt der Kalotte. Durch diesen Defekt treten intrakranielle Strukturen nach extrakranial. Der Inhalt des Zelensacks kann variieren. Es gibt folgende Kategorien der Enzephalozelen, gruppiert nach dem jeweiligen Inhalt der Zele:

- *Meningoenzephalozelen*: Der Zelensack beinhaltet Hirnsubstanz, Hirnhäute und Liquor.
- *Meningozelen*: Der Zelensack beinhaltet Hirnhäute und Liquor.
- *Gliozelen*: Gliozelen sind liquorgefüllte Zysten, die mit Gliazellen ausgekleidet sind.
- *Atretische Enzephalozelen*: Bei atretischen Zelen finden sich lediglich Dura und Bindegewebe in einem Kanal, der durch die Kalotte reicht.

Enzephalozelen können auch nach ihrer Lage eingeteilt werden. Folgende Lokalisationen sind hierbei möglich: Okzipital, okzipitozervikal, parietal, frontal, temporal, frontoethmoidal, sphenomaxillär, sphenoorbital, nasopharyngeal und lateral. Am häufigsten sind Enzephalozelen jedoch okzipital oder frontoethmoidal lokalisiert. Hierbei kommen okzipitale Enzephalozelen vor allem in Europa vor, wohingegen frontoethmoidale Zelen in Asien, insbesondere in Südostasien, deutlich häufiger sind.

Merke

Im europäischen Raum sind okzipitale Enzephalozelen am häufigsten, im südostasiatischen Raum sinzipitale.

Okzipitale Enzephalozelen sind in der Regel bereits bei Geburt klinisch eindeutig (und werden meist bereits im pränatalen Ultraschall diagnostiziert). Eine MRT hilft, die genauen Lagebeziehungen zwischen Hirngewebe und Zelensack zu dokumentieren, um die Operationsplanung zu erleichtern. Hierbei ist es besonders wichtig, auf die Lage der großen Blutleiter, insbesondere auch der venösen Sinus, zu achten, um eine optimale Operationsplanung mit einer Minimierung intraoperativer Komplikationen zu erreichen. Es muss unbedingt festgestellt werden, ob durale venöse Blutleiter in der Zele verlaufen. Hierfür eignet sich eine venöse MR-Angiographie. Außerdem sollte auf begleitende Fehlbildungen des Gehirns geachtet werden. Das Neugeborene sollte bei einer okzipitalen Zele zur Untersuchung in Bauch- oder Seitenlage gelagert werden.

Abbildung 2.13 a zeigt ein Neugeborenes mit einer okzipitalen Enzephalozele. Der Zelensack ist bereits klinisch eindeutig. Hirngewebe reicht in den Zelensack hinein, außerdem finden sich Hirnhäute, Liquor und zystische Anteile in der Zele. Es handelt sich also um eine echte Meningoenzephalozele. In Abb. 2.13 b ist die Zele bereits chirurgisch versorgt.

Frontoethmoidale Zelen werden oft erst später klinisch auffällig. Häufig werden sie durch eine Behinderung der nasalen Atmung als eine Raumforderung in der Nase bemerkt. Gelegentlich können sie jedoch auch mit einer Dysmorphie des Gesichts einhergehen; sie werden dann meist bereits kurz nach der Geburt bemerkt. Es gibt 3 Gruppen der frontoethmoidalen Enzephalozelen: die nasofrontalen, die nasoethmoidalen und die nasoorbitalen Enzephalozelen.

Wenn bei der klinische Untersuchung ein Dermalsinus, also eine fokale Einziehung der Haut auffällt, sollte auch nach einem möglichen Dermoid oder Epidermoid gesucht werden. Durch den Dermalsinus können Zellnester verschleppt werden, die dann zur Ausbildung eines Dermoid- oder Epidermoidtumors führen kön-

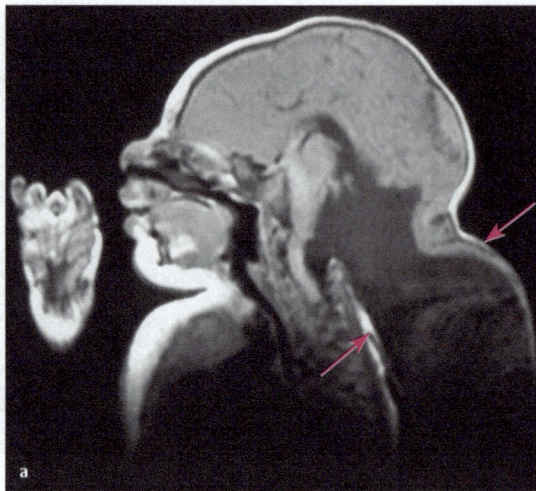 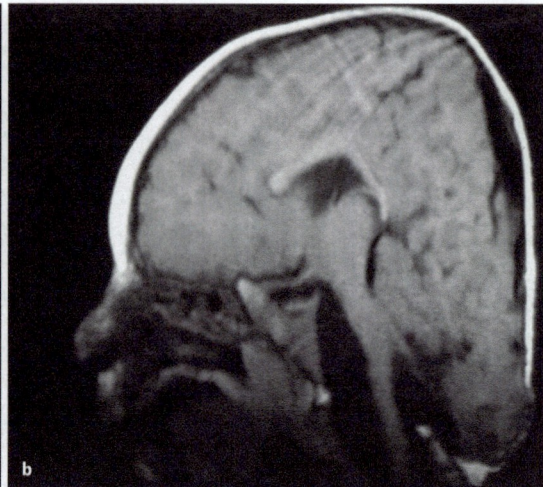

Abb. 2.13 a, b. T1-gewichtete sagittale Aufnahmen bei einem Neugeborenen mit einer großen **okzipitalen Enzephalozystozele** (*Pfeile*). In **b** ist die Zele operativ versorgt

nen (zur Theorie der Entstehung von Dermoid- und Epidermoidtumoren s. auch Kap. 13, „Kongenitale Störungen der kindlichen Wirbelsäule").

Eine möglicherweise Katastrophale Situation entsteht, wenn die Zele für eine nasale Struktur, also beispielsweise einen nasalen Polypen, gehalten wird und dieser reseziert wird. Es ist daher wichtig, bei der MRT auf die genauen Lagebeziehungen zwischen „Verschattungen" der Nasenneben- und -haupthöhle und intrakraniellen Strukturen zu achten.

Wird eine frontoethmoidale Enzephalozele vermutet, so sollten unbedingt dünnschichtige T1- und T2-gewichtete MR-Aufnahmen angefertigt werden. Meist ist die Anfertigung einer dünnschichtigen MRT hilfreicher als die Anfertigung einer CT. Wird dennoch eine CT angefertigt, so muss unbedingt beachtet werden, dass beim Neugeborenen die frontoethmoidale Region noch nicht verknöchert ist. Selbst im Alter von 2 Jahren ist die Verknöcherung der Frontobasis noch nicht vollständig. Diese fehlende Verknöcherung ist also physiologisch und per se kein Zeichen einer Zelenbildung.

Abbildung 2.14 a–c zeigt MR-Aufnahmen eines 6 Wochen alten Mädchens, das klinisch durch eine Dysmorphie der Augenpartie aufgefallen war. In der MR-Untersuchung stellte sich dann die frontoethmoidale Enzephalozele dar.

> **Merke**
>
> Man sollte immer auf die genauen Lagebeziehungen zwischen „Verschattungen" der frontoethmoidalen Region und intrakraniellen Strukturen achten, um eine mögliche frontoethmoidale Enzephalozele nicht zu übersehen.

Atretische Zelen sind bisweilen schwierig zu diagnostizieren. Meist handelt es sich lediglich um einen kleinen Kanal, der die Kalotte durchbricht und intramit extrakraniellen Strukturen verbindet. Liegt eine solche atretische Enzephalozele in der parietalen Region, so ist sie sehr häufig mit schwerwiegenden anderen Fehlbildungen vergesellschaftet. Findet sie sich jedoch in der okzipitalen Region, sind assoziierte Fehlbildungen selten. Abbildung 2.15 a, b zeigt eine atretische Enzephalozele auf Höhe des Tentorium. Die Kalotte ist an dieser Stelle durchbrochen und es besteht eine schmale, mit Glia und Bindegewebe ausgekleidete Verbindung zwischen intrakraniellem und extrakraniellem Kompartiment.

Nasopharyngeale Zelen sind insgesamt sehr selten. Sie werden oft erst spät diagnostiziert, manchmal sogar erst im 2. Lebensjahrzehnt. Meist fallen sie durch eine Nasenatmungsbehinderung und durch eine nasopharyngeale Raumforderung auf. Die „Raumforderung" nimmt typischerweise während eines Valsalva-Manövers an Größe zu. Begleitende Fehlbildungen des ZNS sind insgesamt nicht selten. Der Inhalt des Zelensacks kann variieren; er kann Anteile der Hypophyse und des Chiasma opticum beinhalten. Entscheidend ist hier wiederum, an die Diagnose zu denken und genau auf die Lagebeziehungen zwischen der Raumforderung und den intrakraniellen Strukturen zu achten.

2.1.3
Störungen der Kortexentwicklung

Wie im Kap. 1 bereits erörtert, beginnt die Entwicklung des Kortex in der 7. Embryonalwoche. Die Neuronen des Kortex werden nicht an der Hirnoberfläche, sondern im subependymalen Bereich der Seitenventrikel,

2.1 Kongenitale Störungen, die vorwiegend das Großhirn betreffen

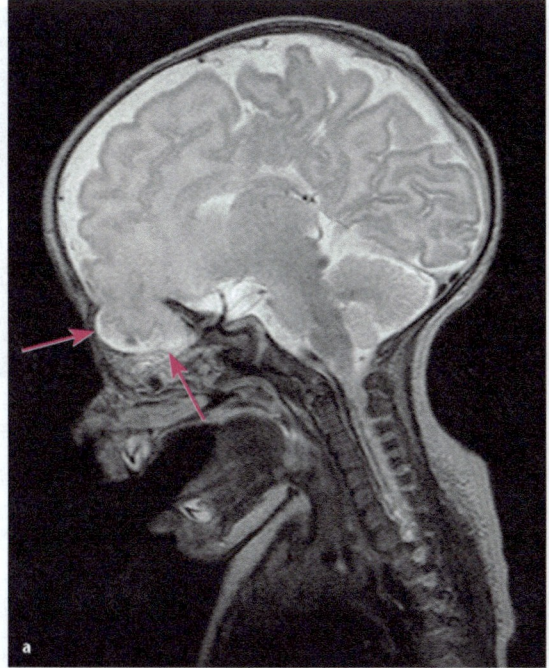
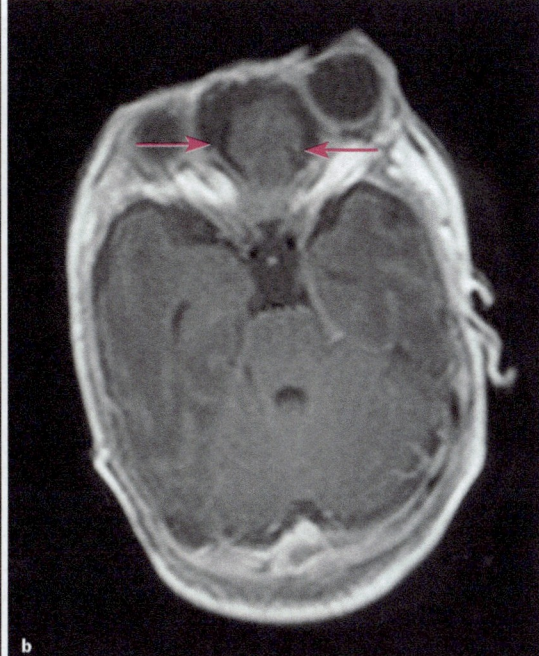
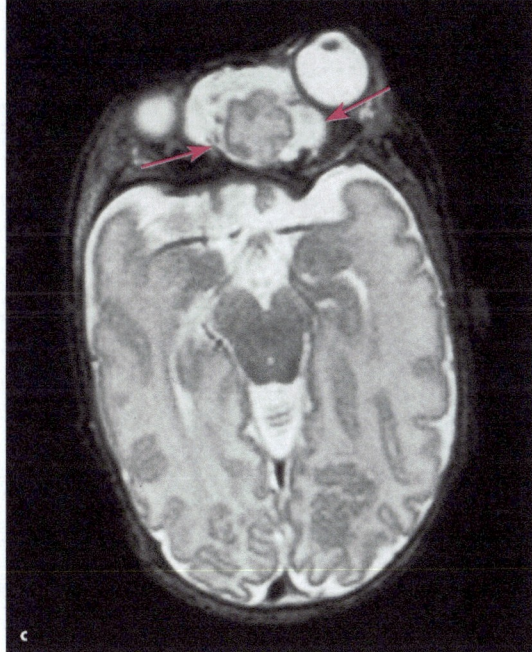

Abb. 2.14. a Sagittale T2-gewichtete und **b** axiale T1- und **c** T2-gewichtete Aufnahmen eines 6 Wochen alten Mädchens mit einer **frontoethmoidalen Enzephalozele** (*Pfeile*)

Eine Störung der Kortexentwicklung kann in den verschiedenen, oben beschriebenen Stadien auftreten. 1996 wurde daher eine Klassifikation beschrieben, die die Malformationen unterteilte in (Tabelle 2.5)

1. Störungen der neuronalen Proliferation, also der Entwicklung der neuronalen Stammzellen,
2. Störungen der neuronalen Migration und
3. Störungen der kortikalen Organisation.

Aufgrund neuerer molekularbiologischer und histopathologischer Erkenntnisse wurde diese Klassifikation vor kurzem weiter modifiziert. Man teilt die neuronalen Proliferationsstörungen nun ein

- in Störungen mit einer verminderten Proliferation und erhöhten Apoptose – hierzu zählen die Mikrolissenzephalie und andere Formen der Mikrozephalie,
- in Störungen mit einer erhöhten Proliferation und verminderten Apoptose – hierzu zählen die Megalenzephalien – sowie
- in Erkrankungen mit einer gestörten Proliferation – hierzu zählen als nichtneoplastische Störungen die kortikalen Hamartome der tuberösen Sklerose, die kortikalen Dysplasien mit Ballonzellen und die Hemimegalenzephalie, sowie als neoplastische Störungen Gangliogliome, Gangliozytome und dysembryoplastische neuroepitheliale Tumoren.

der so genannten germinalen Matrixzone, gebildet. Wenig später beginnen die Neuronen im Rahmen der Migration bereits in Richtung der Hirnoberfläche zu wandern. Nachdem die Neuronen die Hirnoberfläche erreicht haben, findet die so genannte kortikale Organisation statt – die Neuronen werden in Zellschichten angeordnet und bilden Synapsen aus.

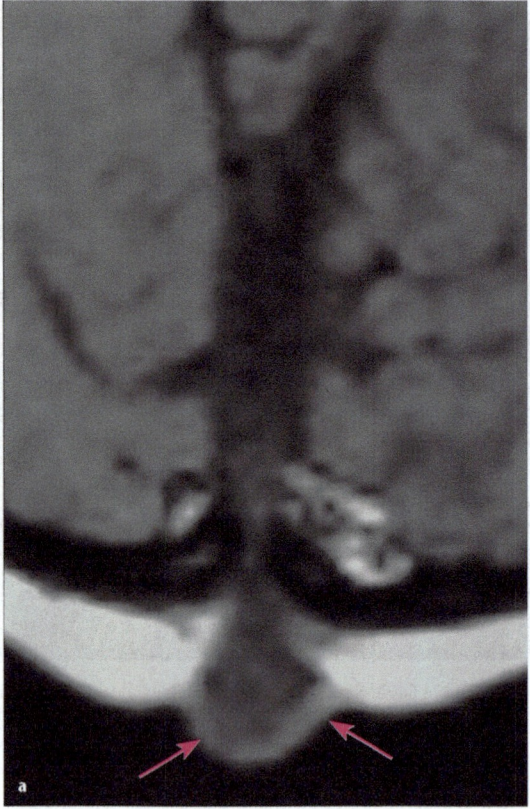
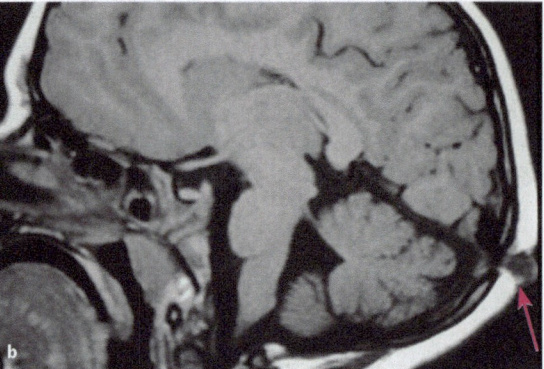

Abb. 2.15. T1-gewichtete **a** axial und **b** sagittale Aufnahme einer **atretischen Enzephalozele** (*Pfeile*). Der Kanal ist mit Bindegewebe und Glia ausgekleidet und befindet sich auf Höhe des Tentoriums

Tabelle 2.5. Neue Klassifikation der kortikalen Entwicklungsstörungen

Störungen der zellulären Proliferation oder Apoptose
Störungen mit einer verminderten Proliferation und erhöhten Apoptose
Mikrolissenzephalie
Andere Mikrozephalien mit oder ohne Polymikrogyrie und kortikalen Dysplasien
Störungen mit einer erhöhten Proliferation und verminderten Apoptose
Megalenzephalien
Störungen mit einer pathologischen Proliferation
Nicht-neoplastisch: Kortikale Dysplasien mit Ballonzellen
Kortikale Hamartome bei tuberöser Sklerose
Hemimegalenzephalie
Neoplastisch: Gangliogliome, Gangliozytome, Dysembryoplastische neuroepitheliale Tumoren (DNET)
Neuronale Migrationsstörungen
Spektrum der Lissenzephalien einschließlich der bandförmigen Heterotopien
Komplex der Pflastersteinlissenzephalien
Walker-Warburg-Syndrom
Fukuyama-kongenitale-Muskeldystrophie
Muscle eye brain disease
Heterotopien: Subependymal, Fokal subkortikal
Organisationsstörungen des Kortex
Komplex aus Polymikrogyrie und Schizenzephalie
Schizenzephalie
Bilaterale Polymikrogyrie
Polymikrogyrie mit anderen kortikalen Malformationen
Kortikale Dysplasien ohne Ballonzellen
Mikrodysgenesie
Anderweitig nicht klassifizierte Störungen
Neurometabolische Erkrankungen mit kortikalen Störungen
Störungen des mitochondrialen Metabolismus und des Pyruvat-Stoffwechsels
Störungen der Peroxisomen

Neuronale Migrationsstörungen werden nun eingeteilt

- in das Spektrum der Lissenzephalien, zu denen nun auch die bandförmigen Heterotopien gehören,
- in den Komplex der Pflastersteinlissenzephalien sowie
- in die Heterotopien, mit Ausnahme der oben erwähnten bandförmigen.

Organisationsstörungen des Kortex werden eingeteilt

- in den Komplex aus Polymikrogyrie und Schizenzephalie – hierzu zählen die Syndrome einer bilateralen Polymikrogyrie, die Schizenzephalien, sowie Polymikrogyrien mit anderen Malformationen oder als Teil eines Syndroms –,
- in kortikale Dysplasien ohne Ballonzellen, sowie
- in die Mikrodysgenesie.

Zusätzlich gibt es nun eine 4. Kategorie, unter die anderweitig nicht klassifizierte Störungen subsumiert werden – hierzu zählen vor allem auch metabolische Störungen, die zu kortikalen Malformationen führen.

Es gibt eine Vielzahl von Ursachen für Störungen der Kortexentwicklung. Ihnen können chromosomale Störungen, aber auch destruktive Prozesse, wie intrauterine Infektionen oder Ischämien, sowie Toxine zugrunde liegen. Häufig bleibt die Ursache jedoch ungeklärt.

Tabelle 2.6. Gruppeneinteilung der Mikrolissenzephalien

Gruppen-einteilung	Charakteristische Darstellung
Gruppe 1	Unkomplizierte Geburt und Schwangerschaft Mikrozephalie mit wenigen, breiten Gyri Kortex selbst nicht dysplastisch
Gruppe 2	Komplizierte Geburt Mikrozephalie mit wenigen, breiten Gyri Kortex selbst nicht dysplastisch Oft Myelinisierungsverzögerung
Gruppe 3	Unkomplizierte Geburt und Schwangerschaft Weniger und breitere Gyri als bei 1 und 2 Oft Heterotopien und Arachnoidalzysten
Gruppe 4	Bereits pränatale Probleme Oft Polyhydramnios, jejunale Atresie und Arthrogryposis multiplex
Gruppe 5	Schwerste Form Massive Mikrozephalie Maximal 5 Gyri pro Hemisphäre, ausgedünnt erscheinender Kortex

Störungen der neuronalen und glialen Proliferation und Apoptose

Mikrolissenzephalie. Die Mikrolissenzephalie wird inzwischen als eigene Kategorie und nicht mehr als Untergruppe der Lissenzephalien geführt. Alte Bezeichnungen waren u. a. „radiäre Mikroenzephalie" und „Microcephalia vera". Bei der Mikrolissenzephalie bestehen eine verminderte Proliferation und eine erhöhte Apoptose. Kinder mit einer Mikrolissenzephalie haben einen Kopfumfang, der jenseits von 3 Standardabweichungen unter dem Durchschnitt liegt, also eine Mikrozephalie. Zudem zeigen sich in der MRT pathologisch flache Sulci und zu wenige, breite Gyri. Bevor die Diagnose der Mikrolissenzephalie gestellt wird, sollten bekannte Ursachen einer Mikroenzephalie ausgeschlossen werden.

Es gibt 5 Gruppen der Mikrolissenzephalie, auf die im Folgenden kurz eingegangen werden soll (Tabelle 2.6).

- *Gruppe 1*: Kinder mit einer Mikrolissenzephalie der Gruppe 1 werden typischerweise nach einer unauffälligen Schwangerschaft geboren und fallen bei Geburt nur durch ihren geringen Kopfumfang auf. Im weiteren Verlauf tritt jedoch ein zunehmender Entwicklungsrückstand auf. In der MRT zeigen sich zu wenige Gyri und flache Sulci. Der Kortex selbst ist jedoch normal.
- *Gruppe 2*: Kinder mit einer Mikrolissenzephalie der Gruppe 2 hatten meist eine komplizierte Geburt, häufig aus einer Steißlage heraus. Sie werden in der Regel bereits kurz nach der Geburt durch eine Spastik auffällig. Oft treten bereits früh epileptische Anfälle auf. In der MRT zeigen sich wie bei der Gruppe 1 auch flache Sulci und zu wenige, breite Gyri. Auch hier ist die Dicke des Kortex selbst normal. Die Myelinisierung ist meist verzögert.
- *Gruppe 3*: Kinder mit einer Mikrolissenzephalie der Gruppe 3 hatten meist eine unauffällige Schwangerschaft und Geburt, fallen jedoch direkt nach der Geburt durch verminderte Reflexe und Anfälle auf. In der MRT zeigen sich weniger Gyri und flachere Sulci als bei den Gruppen 1 und 2. Zusätzlich zeigen sich Arachnoidalzysten und subependymale Heterotopien, wohingegen die Myelinisierung unauffällig ist.
- *Gruppe 4*: Kinder mit einer Mikrolissenzephalie der Gruppe 4 haben in der Regel ausgeprägte prä- oder postnatale Probleme. Oft besteht eine Arthrogryposis multiplex; auch ein Polyhydramnion und eine jejunale Atresie finden sich gehäuft. Die Kinder haben meist bereits in der Neonatalperiode Anfälle. Die MRT ähnelt der der Gruppen 1 und 2.
- *Gruppe 5*: Die Gruppe 5 ist die schwerste Form der Mikrolissenzephalie. Die Kinder weisen eine extreme Mikrozephalie auf, der Kopfumfang liegt oft 4–5 Standardabweichungen unter dem Durchschnitt. Klinisch sind die Kinder bereits bei Geburt auffällig mit Anfällen und einer Hypotonie von Geburt an. Die Prognose ist außerordentlich schlecht. In der MRT zeigt sich eine extrem reduzierte Gyrierung mit maximal 5 Gyri in jeder Hemisphäre. Der Kortex erscheint oft besonders ausgedünnt.

Abbildung 2.16 a–d zeigt eine Mikrolissenzephalie der Gruppe 5 mit einer ausgeprägten Reduzierung der Gyrierung und einer massiven Mikrozephalie bei einem 6 Monate alten Jungen.

> **Merke**
>
> Die Mikrolissenzephalie stellt eine eigene Kategorie der kortikalen Entwicklungsstörungen mit 5 Untergruppen dar. Sie ist charakterisiert durch eine Mikrozephalie und eine inkomplette Lissenzephalie mit wenigen breiten Gyri und flachen Sulci. Andere Ursachen der Mikrozephalie sollten ausgeschlossen sein.

Hemimegalenzephalie. Die Hemimegalenzephalie ist eine komplexe und relativ seltene Störung der neuronalen Proliferation, Migration und Organisation. Sie wird im Allgemeinen zu den zellulären Proliferationsstörungen gezählt. Hierbei besteht eine hamartomatöse Vergrößerung einer Hemisphäre, die die ganze Hemisphäre oder aber Teile einer Hemisphäre betreffen kann. Die Hemimegalenzephalie kann mit einer Hemihypertrophie des Körpers einhergehen, sie kann aber auch isoliert vorkommen.

Die betroffenen Kinder leiden meist an medikamentös nicht kontrollierbaren Epilepsien. Oft besteht auch schon von Geburt an eine Makrozephalie. Die Prognose ist meist schlecht. Bisweilen wird als Ultima ratio die Resektion der gesamten zerebralen Hemisphäre empfohlen. Allerdings ist eine solche Hemisphärenre-

2 Kongenitale Störungen des kindlichen Gehirns

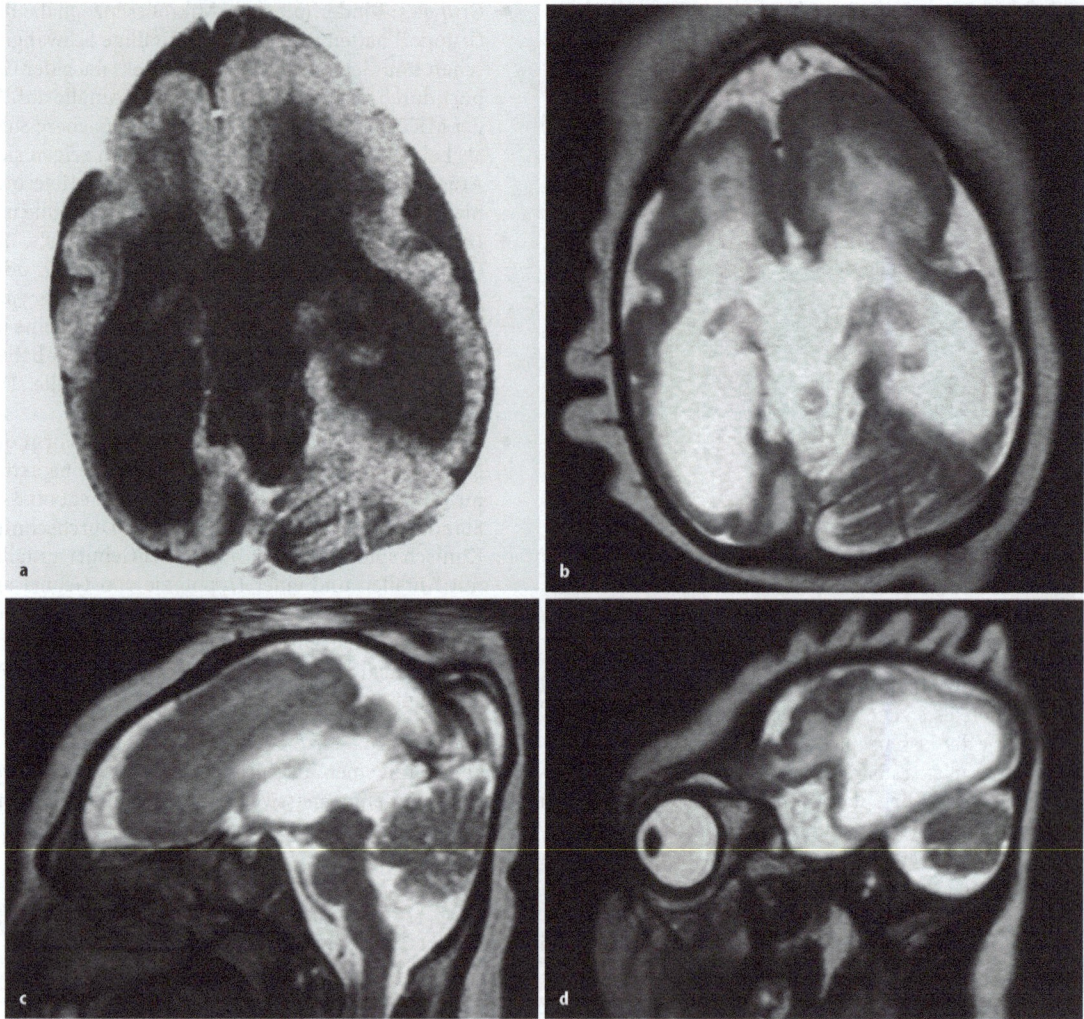

Abb. 2.16. Axiale **a** T1- und **b** T2-gewichtete und **c, d** sagittale T2-gewichtete Aufnahme bei einem 6 Monate alten Jungen mit einer **Mikrolissenzephalie der Gruppe 5**. Die Gyrierung ist extrem reduziert, zudem besteht eine sehr ausgeprägte Mikrozephalie

sektion kontraindiziert, wenn auch die andere Hemisphäre Malformationen wie beispielsweise kortikale Dysplasien aufweist.

In der MRT zeigt sich in der Regel eine Vergrößerung entweder einer gesamten Hemisphäre oder eines Teils einer Hemisphäre. Der Kortex ist meist dysplastisch. Oft finden sich eine Pachygyrie oder sogar eine Agyrie im betroffenen Bereich. Der Seitenventrikel der betroffenen Hemisphäre ist normalerweise ebenfalls vergrößert – meist im gleichen Ausmaß wie Kortex und weiße Substanz. Es ist entscheidend, dass unbedingt auch die andere Hemisphäre eingehend begutachtet wird. Ist sie ebenfalls betroffen – und sei es nur in geringem Maße – so ist die Hemisphärektomie kontraindiziert.

Abbildung 2.17 zeigt eine Hemimegalenzephalie der rechten Hemisphäre bei einem 9-jährigen Mädchen mit einer medikamentös nicht einstellbaren Epilepsie. Es besteht eine Vergrößerung sowohl des Parenchyms als auch des Seitenventrikels. Die Gyri sind flach und breit.

Merke

Die Hemimegalenzephalie ist eine hamartomatöse Vergrößerung einer Hemisphäre oder Teile einer Hemisphäre. Sie ist klinisch durch medikamentös schlecht einstellbare Epilepsien charakterisiert. Es ist wichtig, immer auch auf die kontralaterale Hemisphäre zu achten, insbesondere wenn eine Hemisphärektomie geplant ist.

zone und Kortex. Histologisch zeigen sich hierbei atypische Neuronen und Gliazellen, sowie die oben erwähnten „Ballonzellen". Der histologische Befund entspricht dem einer tuberösen Sklerose, weswegen die fokalen transhemisphärischen kortikalen Dysplasien bisweilen auch als abortive Form der tuberösen Sklerose bezeichnet werden. Klinisch werden die betroffenen Kinder meist durch fokale epileptische Anfälle auffällig.

In der MRT zeigt sich eine Dysplasie, die von der subependymalen Ventrikeloberfläche bis zum Kortex reicht und meist linear bzw. trichterförmig konfiguriert ist. Der angrenzende Kortex ist in der Regel ebenfalls dysplastisch. Die Dysplasie ist im Vergleich zur umliegenden weißen Substanz in der T2-Gewichtung und in der FLAIR Sequenz hyperintens. Der Übergang zwischen grauer und weißer Substanz erscheint unscharf. Sehr schmale transhemisphärische kortikale Dysplasien können bisweilen schwer zu diagnostizieren sein. Hier müssen hochauflösende MRT Aufnahmen in 3 Raumebenen angefertigt werden.

Störungen der neuronalen Migration

Lissenzephaliespektrum und bandförmige Heterotopien. Lissenzephalie bedeutet „glattes Gehirn". Die Lissenzephalie ist charakterisiert durch ein Fehlen oder eine Verminderung der physiologischen Gyrierung des Gehirns.

- Bei der Agyrie fehlt die Gyrierung komplett, das Gehirn ist also vollständig glatt. Eine Agyrie entspricht also einer Maximalvariante, im Sinne einer vollständigen Lissenzephalie.
- Bei der Pachygyrie hingegen zeigt sich noch eine rudimentäre Gyrierung. Die Gyri sind jedoch flacher und breiter als physiologische Gyri. Eine Pachygyrie stellt also eine unvollständige Lissenzephalie dar. Sie kann auch fokal sein und nur Teile des Kortex betreffen.

Bei der Interpretation von Lissenzephalien ist es wichtig, daran zu denken, dass die Lissenzephalie ein physiologisches Stadium in der Embryonal- und Fetalentwicklung ist. Das Gehirn beginnt sich erst ab der 22. Woche einzufalten. Die Gyrierung ist erst um den Geburtstermin vollständig ausgeprägt. Dies bedeutet, dass die Gyrierung bei einer fetalem MRT physiologischerweise noch nicht vollständig ausgeprägt ist. Das Gleiche gilt auch für die Bildgebung bei Frühgeborenen – hier gilt es immer, den eigentlichen Geburtstermin im Hinterkopf zu behalten, wenn man MR-Aufnahmen des Gehirns beurteilt.

Abbildung 2.18 zeigt eine intrauterine, fetale MRT der Gehirne von Zwillingen in der 15. Schwangerschaftswoche. Zu diesem Zeitpunkt ist das Gehirn noch vollständig glatt, die Einfaltung hat noch nicht begon-

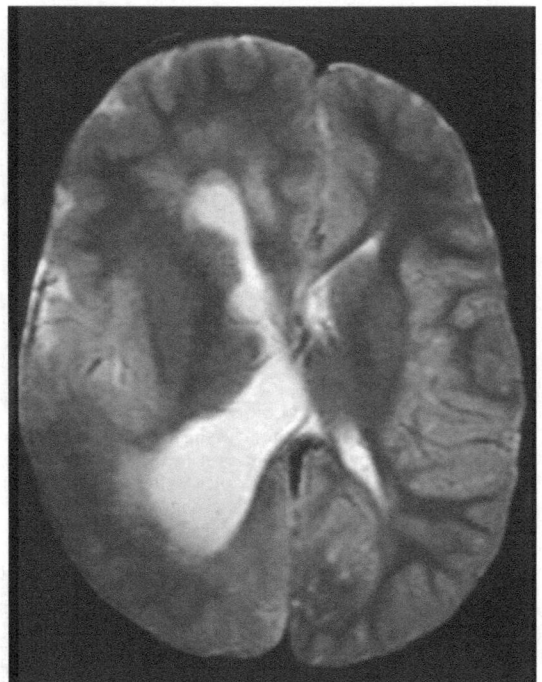

Abb. 2.17. Axiale T2-gewichtete Aufnahme bei einem 9-jährigen Mädchen mit einer **Hemimegalenzephalie**. Die rechte Hemisphäre ist vergrößert. Auch der rechte Seitenventrikel ist vergrößert, die Gyri wirken plump

Fokale kortikale Dysplasien mit Ballonzellen. Die fokalen kortikalen Dysplasien werden eingeteilt in kortikale Dysplasien mit und ohne Ballonzellen („balloon cells") in der Histopathologie, wobei diese Zellen ein ausgedehntes Zytoplasma besitzen und wahrscheinlich Stammzellen entsprechen, die sich nicht differenziert haben. Vor kurzem wurde eine weitere Klassifizierung der kortikalen Dysplasien vorgeschlagen, die ebenfalls auf der histopathologischen Darstellung beruht. Hierbei wird differenziert zwischen

- einer Dysplasie der Kortexarchitektur mit ektopen Neuronen in der weißen Substanz,
- einer Dysplasie der Zytoarchitektur des Kortex mit vergrößerten Neuronen, die Neurofilamente enthalten, und
- Dysplasien vom Typ Taylor, bei denen dysmorphe Neuronen und Ballonzellen zur Darstellung kommen.

Fokale Dysplasien mit Ballonzellen werden zu den Störungen der neuronalen Proliferation gezählt, fokale kortikale Dysplasien ohne Ballonzellen hingegen zu den Störungen der kortikalen Organisation.

Bei den transhemisphärischen kortikalen Dysplasien finden sich dysplastische Zellen auf der gesamten Länge zwischen subependymaler germinaler Matrix-

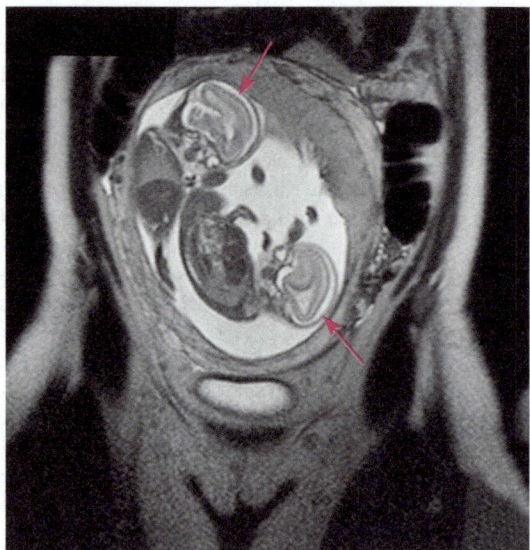

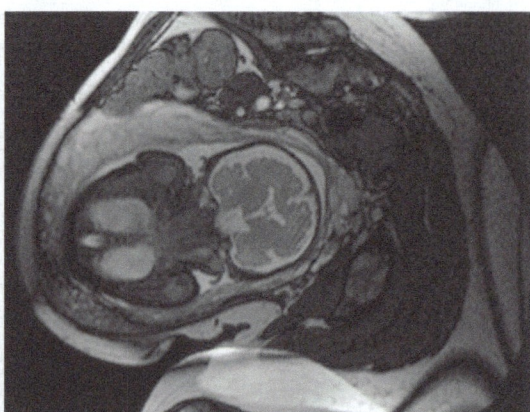

Abb. 2.19. Fetale MRT in der 36. Schwangerschaftswoche, koronare Schichtführung in Relation zum Fetus, T2-Gewichtung. Die Gyrierung ist hier bereits deutlich weiter fortgeschritten, es lassen sich multiple Gyri und Sulci abgrenzen

Abb. 2.18. Fetale MRT bei Zwillingen in der 15. Schwangerschaftswoche, sagittale Schichtführung in Relation zu den Feten, T2-Gewichtung. Die **Hirnentwicklung ist physiologisch „lissenzephal"** in diesem Alter (*Pfeile*), also vollständig glatt. Die Einfaltung hat noch nicht begonnen

nen. Die Untersuchung wurde aus mütterlicher Indikation durchgeführt, die Hirnentwicklung ist regelrecht. Abbildung 2.19 zeigt eine physiologische, intrauterine MRT bei einem 36 Wochen alten Fetus. Hier hat die Gyrierung bereits begonnen, die Gyri und Sulci sind deutlich abzugrenzen.

> **Merke**
>
> Die Lissenzephalie („glattes Gehirn") ist durch ein Fehlen der Gyrierung oder durch eine unvollständige Gyrierung charakterisiert. Sie ist jedoch ein physiologisches Stadium während der Fetalentwicklung.

In letzter Zeit wird eine neue Klassifikation der Lissenzephalien verwendet. Hierbei werden die Mikrolissenzephalie und die Polymikrogyrie als getrennte Einheiten geführt; sie werden nicht mehr als Teil der Lissenzephalien betrachtet. Auch die Pflastersteinlissenzephalien („cobblestone lissencephalies") werden inzwischen als eigene Untergruppe geführt. Die bandförmigen Heterotopien werden hingegen nun als Untergruppe der Lissenzephalien betrachtet.

Bei Kindern mit einer *klassischen Lissenzephalie* finden sich gehäuft chromosomale Aberrationen, insbesondere des Chromosoms 17 und des X-Chromosoms. Wenn das Chromosom 17 betroffen ist und zugleich Auffälligkeiten im Gesichtsbereich vorliegen, spricht man von einem Miller-Dieker-Syndrom. Bei

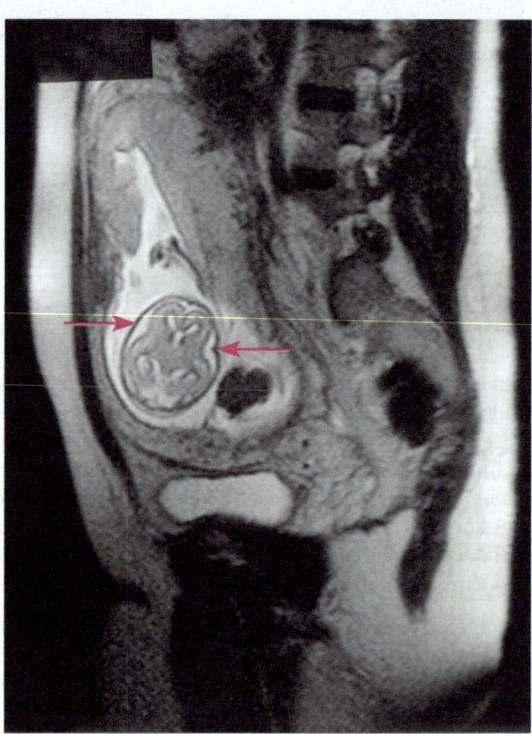

Abb. 2.20. Fetale MRT in der 15. Schwangerschaftswoche, axiale Schichtführung in Relation zum Fetus, T2-Gewichtung. Das glatte Gehirn stellt sich dar wie eine Zahl „8" (*Pfeile*). Dies entspricht der Konfiguration bei einer **vollständigen Lissenzephalie**

Jungen mit einer X-chromosomalen Lissenzephalie findet sich bei der Mutter, also der heterozygoten Trägerin des X-Chromosoms, meist eine bandförmige Heterotopie. Hier empfiehlt es sich, eine genaue Familienanamnese zu erheben und ggf. die Mutter des betroffenen Kindes ebenfalls zu untersuchen.

2.1 Kongenitale Störungen, die vorwiegend das Großhirn betreffen

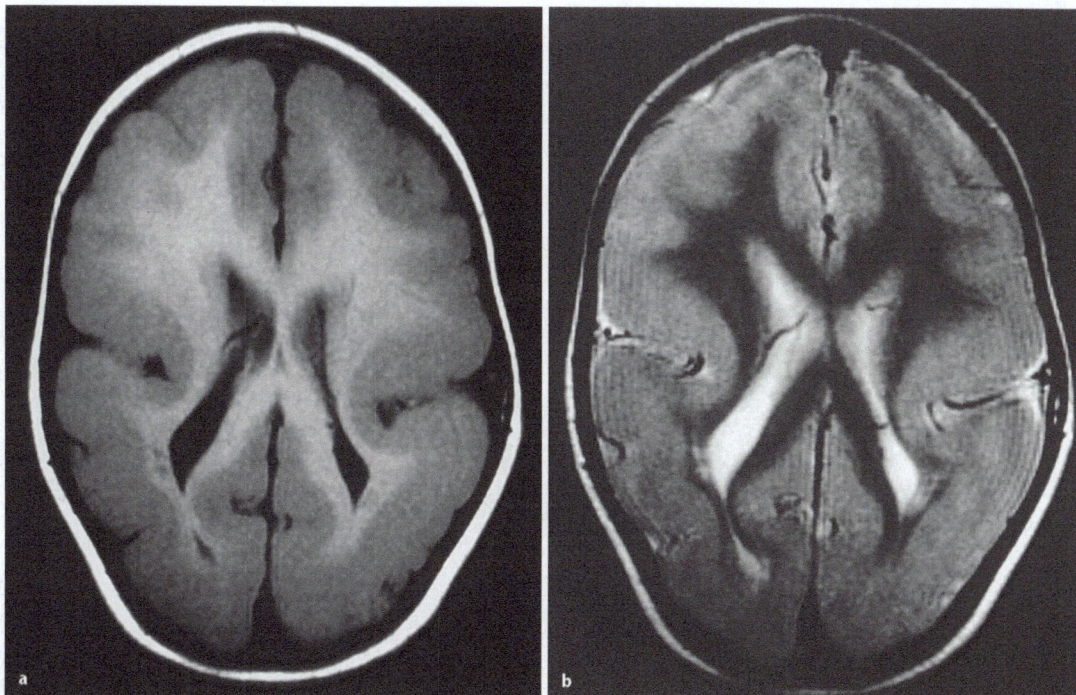

Abb. 2.21. Axiale **a** T1- und **b** T2-gewichtete Aufnahmen bei einem Kind mit einer **partiellen Lissenzephalie**. Es zeigen sich zwar einzelne Gyri und Sulci, sie sind jedoch deutlich zu flach und das Rindenband ist verdickt. Die Zahl „8" ist in der Hirnkonfiguration noch annähernd zu erkennen

> **Merke**
>
> Eine klassische Lissenzephalie kann mit Störungen des Chromosom 17 (Miller-Dieker-Syndrom) und des X-Chromosom assoziiert sein.

Bei einer vollständigen, klassischen Lissenzephalie ist das Gehirn wirklich „glatt" und sieht aus wie bei einem Fetus vor Beginn der physiologischen Einfaltung des Kortex. Die Sylvi-Fissur ist beiderseits flach und lässt das Gehirn auf axialen Aufnahmen wie eine „8" aussehen. Die Seitenventrikel sind meist erweitert, vor allem im Bereich der Hinterhörner.

Abbildung 2.20 zeigt eine fetale MRT in etwa der 15. Schwangerschaftswoche. Auch hier ist das Gehirn noch vollständig glatt, in der axialen Schichtführung bildet es angedeutet eine Konfiguration wie die Zahl „8".

> **Merke**
>
> Bei einer vollständigen, klassischen Lissenzephalie ist das Gehirn glatt und sieht aus wie die Zahl „8" („figure 8 lissencephaly").

Eine unvollständige Lissenzephalie ist deutlich häufiger als eine komplette. Hier können Zonen mit einer Pachygyrie und Zonen mit einer Agyrie vorkommen. In den Zonen der Pachygyrie ist der Kortex zwar verdickt, es lassen sich jedoch noch flache Sulci und breite, grobe Gyri abgrenzen. Der Übergang von der weißen zur grauen Substanz ist bei der Pachygyrie – im Gegensatz zur Polymikrogyrie – glatt. Die Einfaltung hat bei Kindern mit einer partiellen Lissenzephalie zumindest partiell begonnen.

Abbildung 2.21 a, b zeigt MR-Aufnahmen eines Kindes mit einer partiellen Lissenzephalie. Es zeigen sich zwar einzelne Gyri und Sulci. Das Rindenband ist jedoch deutlich verdickt, die Gyri und Sulci sind zu flach und ihrer Zahl nach zu wenig.

Bei Patienten mit einem Miller-Dieker-Syndrom ist die Lissenzephalie meist in den okzipitalen Regionen des Gehirns stärker ausgeprägt. Bei Kindern mit einer X-chromosomalen Lissenzephalie dagegen sind die Frontallappen stärker betroffen. Bei Kindern mit einer vorwiegend frontal ausgeprägten Lissenzephalie sollte man also ganz besonders auf die Familienanamnese achten (s. oben).

Ein Pachygyrie kann auch fokal vorkommen. Die Ursache hierfür kann in einer fokalen Schädigung in utero liegen. Angrenzend findet sich dann meist eine fokale Gliosezone. Die fokale Pachygyrie stellt häufig einen epileptogenen Fokus dar. Die Kinder fallen oft durch medikamentös schwierig einstellbare, fokal eingeleitete Epilepsien auf. Abbildung 2.22 a, b zeigt eine solche fokale Pachygyrie bei einem Mädchen mit Epi-

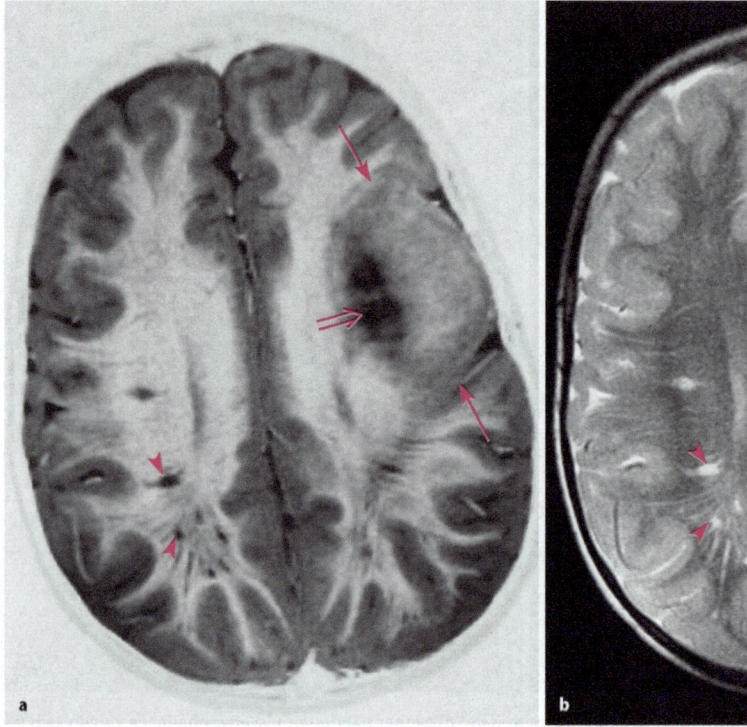

Abb. 2.22. Axiale **a** T1-gewichtete Inversion-Recovery- und **b** T2-gewichtete Aufnahmen bei einem 2 1/2-jährigen Mädchen mit einer **fokalen Lissenzephalie** (*Pfeile*). Das angrenzende Areal mit einer Relaxationszeitverlängerung in der T1- und T2-Gewichtung entspricht einer Gliosezone (*Doppelpfeile*). Die kleinen liquorisointensen Strukturen im Marklager sind Virchow-Robin-Räume, also perivaskuläre Räume und als solche nicht als pathologisch zu werten (*Pfeilspitzen*)

lepsie. Die Gyrierung fehlt fokal, der Kortex erscheint im Bereich der Pachygyrie verdickt. Die angrenzende Signalintensitätssteigerung in den T2-gewichteten Aufnahmen entspricht der oben beschriebenen Gliosezone. Eine Darstellung solcher fokaler Pachygyrien ist wichtig, da sie ggf. operativ behandelt werden können. Dies kann die Prognose der Kinder deutlich verbessern.

Eine Pachygyrie kann aber auch ein Teil eines Kontinuums aus Pachygyrie/Agyrie und Polymikrogyrie sein. Beide Störungen können bei demselben Kind vorkommen. Dies stellt dann meistens keine fokale Störung, wie die oben beschriebene durch eine lokale intrauterine Schädigung verursachte fokale Pachygyrie, sondern eine generalisierte Störung der Hirnentwicklung dar. Um Pachygyrien von Polymikrogyrien abzugrenzen, empfiehlt es sich, hochauflösende, dünnschichtige MR-Aufnahmen anzufertigen. Bei der Pachygyrie findet sich ein glatter Übergang von grauer zu weißer Substanz. Bei der Polymikrogyrie hingegen ist der Übergang nicht glatt, sondern ungleichmäßig. Abbildung 2.23 a, b zeigt eine solche Pachygyrie der Temporallappen bei einem Jungen mit Entwicklungsverzögerung und Epilepsie. Derselbe Junge wies auch eine parietale Polymikrogyrie sowie fokale subkortikale Heterotopien auf.

Merke

Bei der Pachygyrie ist der Übergang von weißer zu grauer Substanz glatt, bei der Polymikrogyrie ungleichmäßig. Um eine Abgrenzung zu ermöglichen, werden normalerweise hochauflösende, dünnschichtige MR-Aufnahmen benötigt.

Bandförmige Heterotopien werden nach der neuesten Einteilung nicht mehr zu den Heterotopien, sondern zum Spektrum der Lissenzephalien gerechnet. Sie sind oft chromosomal bedingt. Meist ist das X-Chromosom betroffen. Die Neuronen sind bei der bandförmigen Heterotopie zwar von der germinalen Matrixzone in Richtung Kortex gewandert; ein Teil ist jedoch breitbasig in der weißen Substanz verblieben.

Die klinische Ausprägung einer bandförmigen Heterotopie kann variieren – sie reicht von tiefgreifenden Entwicklungsstörungen bis zu gering ausgeprägten Symptomen.

Mädchen sind deutlich häufiger betroffen als Jungen. Söhne von Frauen mit einer bandförmigen Heterotopie können eine X-chromosomale, klassische Lissenzephalie aufweisen (s. oben). Der Übergang von

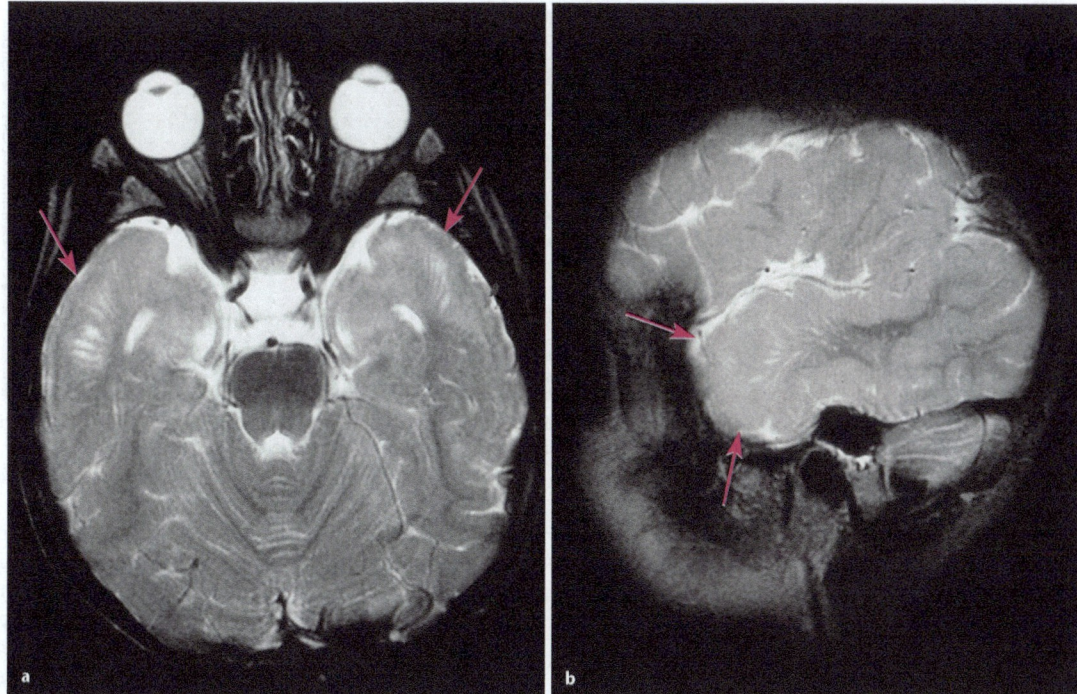

Abb. 2.23. a Axiale und **b** sagittale Aufnahmen durch den Temporallappen bei einem 3-jährigen Jungen mit einer **Störung der kortikalen Organisation und neuronalen Migration**. Im Bereich des Temporallappens zeigt sich eine **Pachygyrie** (*Pfeile*). Zudem bestanden bei diesem Jungen auch eine **Polymikrogyrie** und **Heterotopien**

einer bandförmigen Heterotopie zu einer klassischen Lissenzephalie kann fließend sein.

Bandförmige Heterotopien können wie ein doppelter Kortex aussehen. Sie können die gesamte periventrikuläre weiße Substanz betreffen oder nur partiell vorhanden sein. Der zugehörige Kortex weist in der Regel eine normale Dicke auf. Der Grad der kortikalen Dysplasie scheint von der Breite des heterotopischen Bandes abzuhängen.

Gelegentlich kann es bei einem Neugeborenen oder Kleinkind schwierig sein, die Heterotopie von einer möglichen Myelinisierungsstörung abzugrenzen. Hier sollte man genau auf die normale weiße Substanz achten, die bei der Heterotopie zwischen Ependym und dem heterotop Band und wiederum zwischen dem heterotop Band und dem Kortex liegt. Dies macht eine Myelinisierungsstörung unwahrscheinlich. Außerdem erleichtert die Isointensität zum Kortex die Diagnose.

Abbildung 2.24 a, b zeigt MR-Aufnahmen eines Jungen mit einer bandförmigen Heterotopie. Wie die anderen Heterotopien auch, sind bandförmige Heterotopien in allen Sequenzen isointens zur grauen Substanz. Zwischen der Heterotopie auf der einen Seite und dem Ependym bzw. dem Kortex auf der anderen Seite lassen sich jeweils Bänder einer regelrecht myelinisierten weißen Substanz abgrenzen.

> **Merke**
>
> Bandförmige Heterotopien sind häufig X-chromosomal bedingt und können wie ein doppelter Kortex erscheinen. Sie sollten nicht mit einer Myelinisierungsstörung verwechselt werden.

Pflasterstein-(Cobblestone-)Lissenzephalie. Die Pflasterstein-Lissenzephalie ist mit kongenitalen Muskeldystrophien assoziiert. Wahrscheinlich führt das Fehlen bestimmter Proteine, das die kongenitale Muskeldystrophie verursacht, zu einer Übermigration der Neuronen. Man nimmt an, dass diese Proteine wichtig sind, um die neuronale Migration zu begrenzen. Zu dieser Gruppe an Proteinen gehören die so genannten Laminine. Zu der Erkrankungsgruppe zählen das Walker-Warburg-Syndrom, die Fukuyama-kongenitale-Muskeldystrophie und die „Muscle-eye-brain-Erkrankung" (Tabelle 2.7).

Beim Walker-Warburg-Syndrom bestehen neben der Pflasterstein-Lissenzephalie ein kongenitaler Hydrozephalus, schwere, angeborene okuläre Malformationen sowie eine Muskeldystrophie. In der MRT lässt es sich von den anderen Lissenzephalien durch den fast immer vorliegenden Hydrozephalus und durch die Fehlbildungen der Augen (meist liegt ein Mikrophtal-

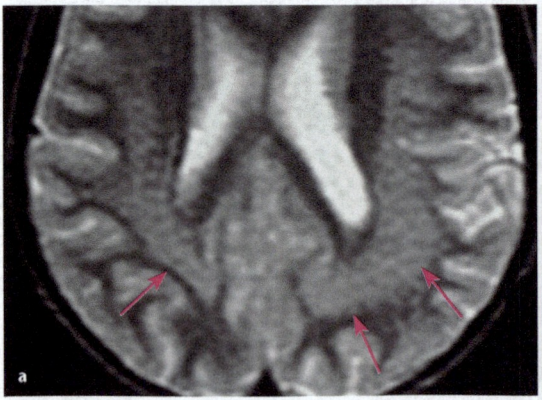 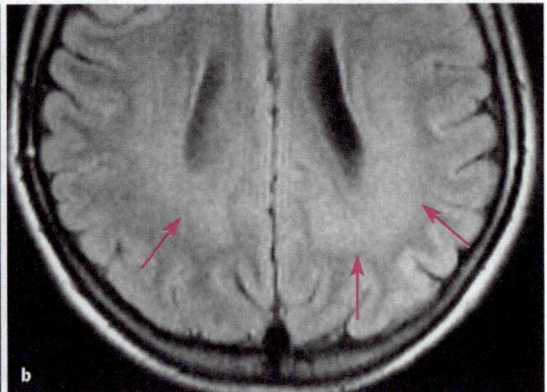

Abb. 2.24. Axiale **a** T2-gewichtige und **b** FLAIR-Aufnahmen bei einem Jungen mit einer **bandförmigen Heterotopie** (*Pfeile*). Die Heterotopie ist isointens zum Kortex, auf beiden Seiten lässt sich regelrecht myelinisierte weiße Substanz abgrenzen

Tabelle 2.7. Mit einer Pflasterstein-Lissenzephalie assoziierte Erkrankungen

Erkrankung	Charakteristische Darstellung
Walker-Warburg-Syndrom	Fast immer Fehlbildungen der Augen, vor allem Mikrophtalmos Hydrozephalus Muskeldystrophie Oft Störungen von Balken und Kleinhirn, evtl. Zele
Fukuyama-Dystrophie	Vorwiegend in Japan Lissenzephalie vor allem okzipitotemporal, frontal oft Polymikrogyrie Subkortikale Zysten, vor allem im Kleinhirn Zentripetales Ausbreiten der Myelinisierung
„Muscle-Eye-Brain"-Erkrankung	Vorwiegend in Finnland Ähnelt dem Walker-Warburg-Syndrom Augen und Balken oft mitbetroffen

mos vor) abgrenzen. Oft liegen Fehlbildungen des Balkens und des Kleinhirns, gelegentlich sogar eine okzipitale Enzephalozele vor.

Die Fukuyama-Muskeldystrophie kommt vor allem bei japanischen Kindern vor. Hierbei findet sich die Pflasterstein-Lissenzephalie in der Regel im okzipitotemporalen Bereich, wohingegen im Frontallappen meist eine Polymikrogyrie besteht. Meist finden sich darüber hinaus subkortikale Zysten, besonders häufig in den Kleinhirnhemisphären. Dies ist für die Fukuyama-Dystrophie recht charakteristisch und erleichtert die Diagnosestellung. Zusätzlich ist die Myelinisierung verzögert. Die Myelinisierung beginnt bei betroffenen Kindern im Bereich des subkortikalen Myelins und breitet sich von dort zentripetal aus – sie findet also genau umgekehrt statt wie bei gesunden Kindern.

Die „Muscle-Eye-Brain"-Erkrankungen kommt gehäuft bei Kindern aus Finnland vor, wobei sie durchaus auch im deutschsprachigen Raum anzutreffen ist. Wie beim Walker-Warburg-Syndrom auch, sind bei der Muscle-Eye-Brain-Erkrankung die Augen mitbetroffen. Es kann recht schwierig sein, die beiden Syndrome klinisch und mit der MRT zu unterscheiden. In letzter Zeit können jedoch genetische Charakterisierungen angewendet werden. Die Kinder sind meist bereits bei Geburt hypoton und entwickeln dann im Vorschulalter eine Spastik. Der Kortex ist bei der Muscle-Eye-Brain-Erkrankung meist diffus betroffen, die Myelinisierung ist verzögert. Es liegen gehäuft Balkenfehlbildungen vor.

> **Merke**
>
> Die Pflasterstein-(Cobblestone-)Lissenzephalie ist durch eine Übermigration der Neurone gekennzeichnet. Meist bestehen gleichzeitig andere kongenitale Störungen des Gehirns, eine verzögerte Myelinisierung sowie eine kongenitale Muskeldystrophie. Die zugehörigen Syndrome heißen Walker-Warburg-Syndrom, Fukuyama-Muskeldystrophie und Muscle-Eye-Brain-Erkrankung.

Heterotopien. Heterotopien stellen eine fokale Ansammlung von Nervenzellen in einer Lokalisation außerhalb des Kortex und außerhalb der Stammganglien dar. Die Neuronen bleiben auf ihrem Weg von der subependymalen, germinalen Matrix zum Kortex „liegen", sodass sich ein „Nest" an grauer Substanz innerhalb der weißen Substanz bildet. Es handelt sich also um eine Störung der neuronalen Migration. Klinisch werden die Kinder oft durch eine Epilepsie auffällig.

Ursprünglich unterschied man 3 Gruppen von Heterotopien. Sie wurden ihrer Lage nach eingeteilt in:

1. subependymale Heterotopien,
2. fokale subkortikale Heterotopien,
3. bandförmige Heterotopien.

Inzwischen wird aber die Gruppe der bandförmigen Heterotopien zum Spektrum der Lissenzephalien gerechnet; sie wurde daher bereits oben besprochen.

Merke

Heterotopien sind extrakortikale Ansammlungen von neuronalen Zellen und beruhen auf einer Störung der neuronalen Migration. Sie sind in allen Sequenzen isointens zur grauen Substanz.

Subependymale Heterotopien. Subependymale Heterotopien liegen direkt periventrikulär, angrenzend an das ventrikuläre Ependym. Die neuronalen Zellen sind hier direkt im Bereich der germinalen Matrixzone verbleiben. Die wichtigste Differenzialdiagnose sind die subependymalen Knötchen bei der tuberösen Sklerose. Es ist daher besonders wichtig, auf die Signalintensität der subependymalen Strukturen zu achten. Heterotopien sind in allen Sequenzen isointens zum Kortex. Subependymale Knötchen bei der tuberösen Sklerose sind dagegen nicht isointens zur grauen Substanz. Sie weisen eine variable Signalintensität auf und sind häufig verkalkt. Auf die tuberöse Sklerose wird im Kap. 3, „Phakomatosen", genauer eingegangen.

Subependymale Heterotopien können rundlich oder queroval sein. Sind sie oval, so ist ihre lange Achse parallel zum Ventrikel ausgerichtet. Subependymale Heterotopien können mit anderen kortikalen Fehlbildungen vergesellschaftet sein. Sind sie sehr zahlreich, sodass nahezu die gesamte Ventrikelwand mit Heterotopien ausgekleidet zu sein scheint, so liegt oft eine chromosomale Störung vor, welche meist auf dem X-Chromosom zu suchen ist.

Abbildung 2.25 a, b zeigt fokale, subependymale Heterotopien. Die Signalintensität der Knötchen entspricht sowohl im T2- als auch im T1-gewichteten Bild der des Kortex. Abbildung 2.26 a, b zeigt hingegen subependymale Knötchen bei einem Mädchen mit tuberöser Sklerose. Die Signalintensität dieser Knötchen unterscheidet sich deutlich von der des Kortex. Einzelne Knötchen weisen eine zentrale Signalintensitätsminderung, entsprechend einer zentralen Kalzifikation, auf.

Merke

Subependymale Heterotopien sind im Gegensatz zu subependymalen Knötchen bei der tuberösen Sklerose *immer* isointens zur grauen Substanz.

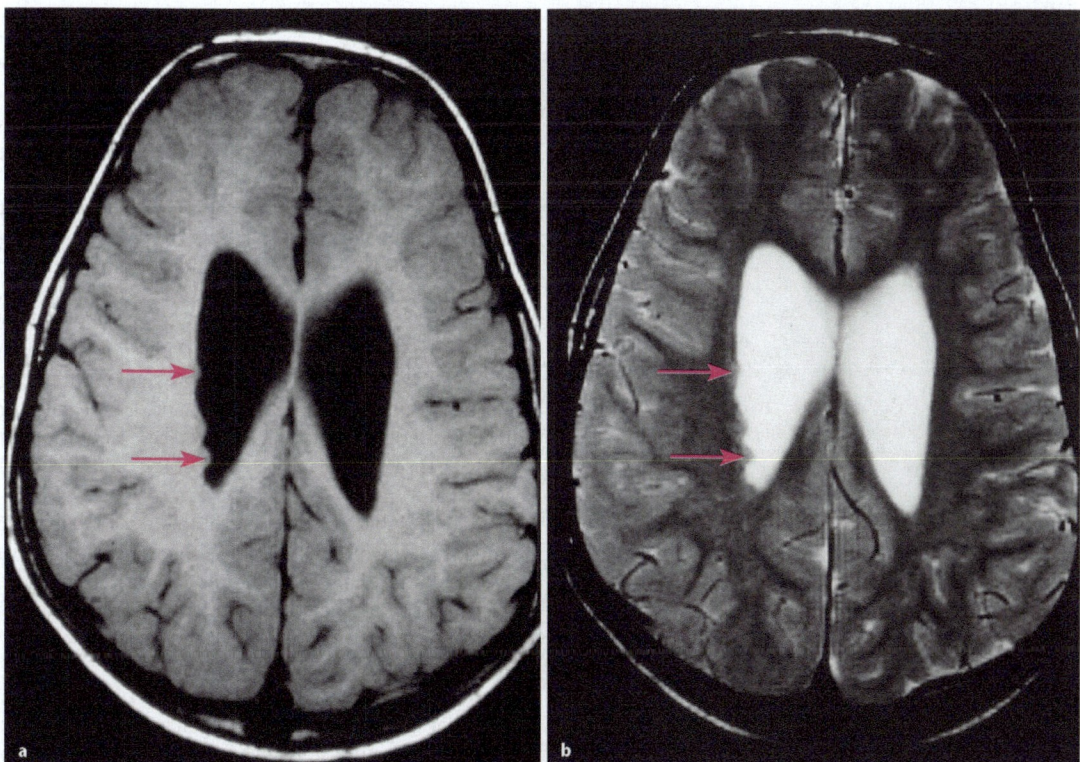

Abb. 2.25. Axiale **a** T1- und **b** T2-gewichtete Aufnahmen bei einem Jungen mit **periventrikulären, subependymalen Heterotopien** (*Pfeile*). Die Heterotopien zeigen in allen Sequenzen die gleiche Signalintensität wie das Rindenband

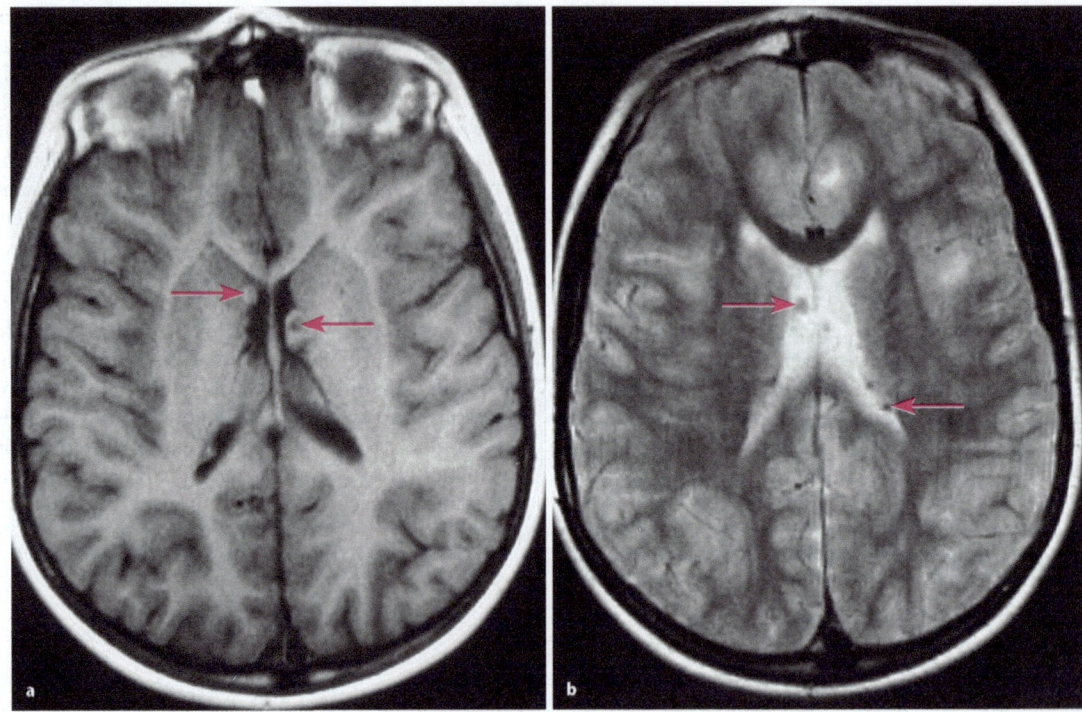

Abb. 2.26. Axiale **a** T1- und **b** T2-gewichtete Aufnahmen bei einem Mädchen mit **tuberöser Sklerose**. Die subependymalen Knötchen (*Pfeile*) haben im Vergleich zum Kortex eine unterschiedliche Signalintensität. Einzelne Knötchen sind verkalkt

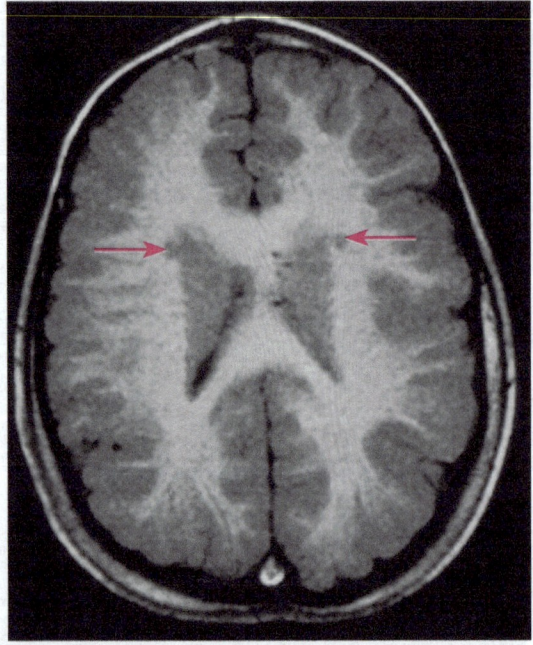

Abb. 2.27. Axiale T1-gewichtete Aufnahme bei einem 3-jährigen Jungen mit **fokalen subkortikalen Heterotopien** (*Pfeile*). Zugleich liegt eine **Polymikrogyrie** vor

Fokale subkortikale Heterotopien. Heterotopien können auch fokal subkortikal gelegen sein. Die Neuronen sind in diesem Fall ein Stück weit von der germinalen Matrix in Richtung Kortex gewandert, haben diesen jedoch nicht erreicht.

Fokale subkortikale Heterotopien stellen Zellnester an grauer Substanz dar, die in der weißen Substanz gelegen sind. Sie können einzeln oder multipel vorkommen. Ihrer Kontur nach können sie rundlich, aber auch länglich konfiguriert sein. Sind sie einzeln und sehr groß, so können sie gelegentlich mit einem Tumor verwechselt werden. Hier empfiehlt es sich, auf den zugehörigen Kortex zu achten: Er ist in der Regel ausgedünnt oder dysplastisch. Auch weisen Heterotopien – im Gegensatz zu Tumoren – niemals ein perifokales Ödem auf.

Fokale subkortikale Heterotopien sind häufig mit anderen kongenitalen Fehlbildungen des Gehirns vergesellschaftet. Hier sind besonders die Balkenstörungen und Dysplasien der ipsilateralen Stammganglien hervorzuheben – beide kommen in etwa $^2/_3$ der betroffenen Kinder, also sehr häufig vor.

Abbildung 2.27 zeigt fokale subkortikale Heterotopien bei einem 3-jährigen Jungen mit einer Entwicklungsverzögerung. Zugleich fand sich bei diesem Jungen eine Polymikrogyrie. Wie alle Heterotopien, sind auch die fokalen subkortikalen Heterotopien immer isointens zur grauen Substanz. Sie stellen Zellnester innerhalb der weißen Substanz dar. Abbildung 2.28 a, b zeigt fokale subkortikale Heterotopien bei einem neugeborenen Mädchen. Da hier die weiße Substanz noch nicht myelinisiert ist, kommen die Heterotopien in der T2-Gewichtung im Vergleich zum Marklager hypointens zur Darstellung. Auch in dieser Situation sind sie jedoch isointens zum Rindenband. Bei diesem Mädchen bestand zugleich eine partielle Balkenagenesie.

Merke

Fokale subkortikale Heterotopien sind nichtphysiologische, fokale Ansammlungen grauer Substanz innerhalb der weißen Substanz. Eine einzelne, subkortikale Heterotopie sollte nicht mit einem Tumor verwechselt werden.

Störungen der kortikalen Organisation

Schizenzephalie. Schizenzephalie bedeutet eigentlich „gespaltenes Gehirn". Bei der Schizenzephalie findet sich eine „Spalte", die durch eine gesamte Hemisphäre hindurch reicht. Es besteht also eine direkte Verbindung zwischen der den inneren Liquorräumen zugewandten Hirnoberfläche und der äußeren, kortikalen Hirnoberfläche. Diese Spalte ist immer auf ihrer gesamten Länge mit grauer Substanz ausgekleidet.

Merke

Die Spalte einer Schizenzephalie ist immer auf ihrer gesamten Länge mit grauer Substanz ausgekleidet – dies unterscheidet sie von später erworbenen sekundären Substanzdefekten.

Eine Schizenzephalie kann auf genetischen oder auf erworbenen Ätiologien beruhen. Ist die Ursache erworben, so liegt in der Regel eine fokale, intrauterine Schädigung vor. Sie kommt in etwa 60 % der Fälle einseitig vor, in etwa 40 % ist sie bilateral. Man sollte also immer auch auf der kontralateralen Seite nach einer möglichen zweiten Spaltbildung suchen, wenn die Diagnose einer Schizenzephalie gestellt wurde.

Schizenzephalien werden in 2 Gruppen unterteilt (Tabelle 2.8):

- Schizenzephalien mit einer offenen Spalte, „Open-lip-Schizenzephalien", sowie
- Schizenzephalien mit einer geschlossenen Spalte, „Closed-lip-Schizenzephalien".

Das klinische Bild der Patienten ist meist durch eine Epilepsie und eine globale Entwicklungsverzögerung charakterisiert. Die klinische Symptomatik bei einer einseitigen Closed-lip-Schizenzephalie ist oft verhältnismäßig gering. Bei einer Open-lip-Schizenzephalie

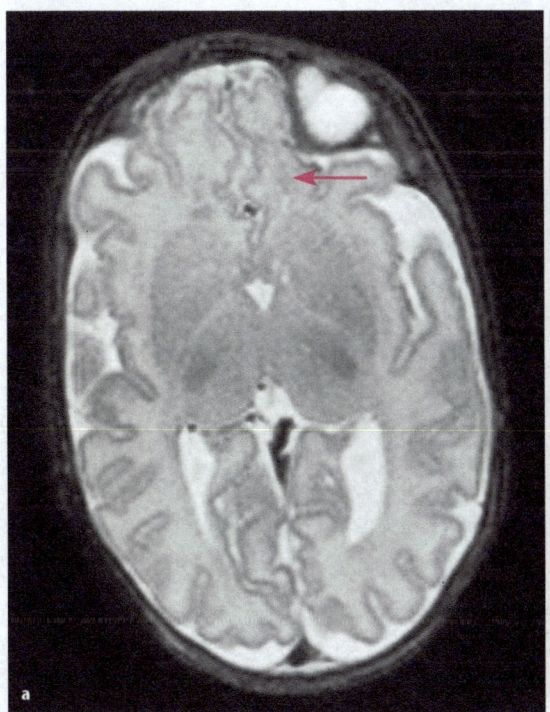 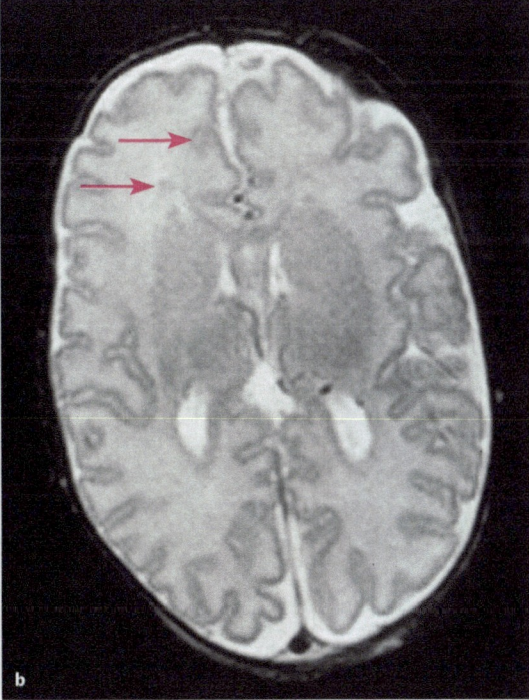

Abb. 2.28 a, b. Axiale T2-gewichtete Aufnahmen bei einem neugeborenen Mädchen mit **fokalen subkortikalen Heterotopien** (*Pfeile*). Da hier die weiße Substanz noch nicht myelinisiert ist, sind die Heterotopien in der T2-Gewichtung hypointens zur weißen Substanz, jedoch isointens zum Kortex. Bei dem Mädchen fand sich zugleich eine **partielle Balkenagenesie**

2 Kongenitale Störungen des kindlichen Gehirns

Tabelle 2.8. Arten der Schizenzephalien

Einteilung	Charakteristische Darstellung
Open lip	Offene Kommunikation zwischen inneren und äußeren Liquorräumen
	Die Wände der Spalte berühren sich nicht
	Oft fokale Vorwölbung der Kalotte im Bereich der Spalte, wahrscheinlich durch Liquorpulsation
Closed lip	Die Wände der Spalte berühren sich
	Oft ist eine kleine Ausziehung der Wände der Seitenventrikel der erste Hinweis auf die Diagnose

liegt hingegen meist eine Hemiparese vor; häufig besteht auch eine Makrozephalie. Am schwersten sind in der Regel Patienten mit einer bilateralen open lip Schizenzephalie betroffen. Kinder mit einer solchen Störung sind häufig zusätzlich blind.

In der MRT zeigt sich bei einer Closed-lip-Schizenzephalie die direkte Berührung der beiden Wände der Spalte. Die Spalte ist vollständig mit grauer Substanz ausgekleidet. Diese graue Substanz weist jedoch keine physiologische Struktur auf, sondern ist dysplastisch. Häufig zeigen sich auch Dysplasien der angrenzenden kortikalen Strukturen.

Abbildung 2.29 a, b zeigt eine unilaterale Closed-lip-Schizenzephalie. Die Spalte ist mit grauer Substanz ausgekleidet, die „Lippen" berühren sich. Bisweilen kann es schwierig sein, eine solche Closed-lip-Schizenzephalie zu diagnostizieren. Es empfiehlt sich hier, nach einer fokalen, meist asymmetrischen Ausziehung der lateralen Wand des Seitenventrikels zu suchen. Diese kann oft der erste Hinweis auf eine Schizenzephalie sein. Darüber hinaus sind stark T1-gewichtete Inversion-Recovery-Sequenzen-Bilder meist am hilfreichsten, da sie gut zwischen grauer und weißer Substanz differenzieren und die graue Substanz entlang der Spalte darstellen. Auch ist eine koronare Schichtführung oft hilfreich. MR-Untersuchungen bei Kindern mit Epilepsie oder Entwicklungsverzögerungen sollten immer in mindestens 2 Ebenen durchgeführt werden.

Merke

Eine Closed-lip-Schizenzephalie ist nicht immer eine Blickdiagnose. Es empfiehlt sich, nach einer fokalen Ausziehung der lateralen Wand der Seitenventrikel und nach der entlang der Spalte angeordneten grauen Substanz zu suchen.

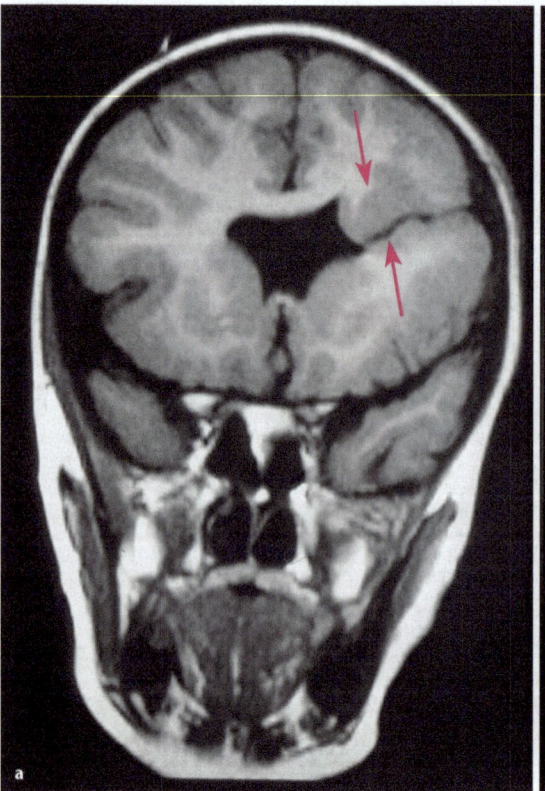 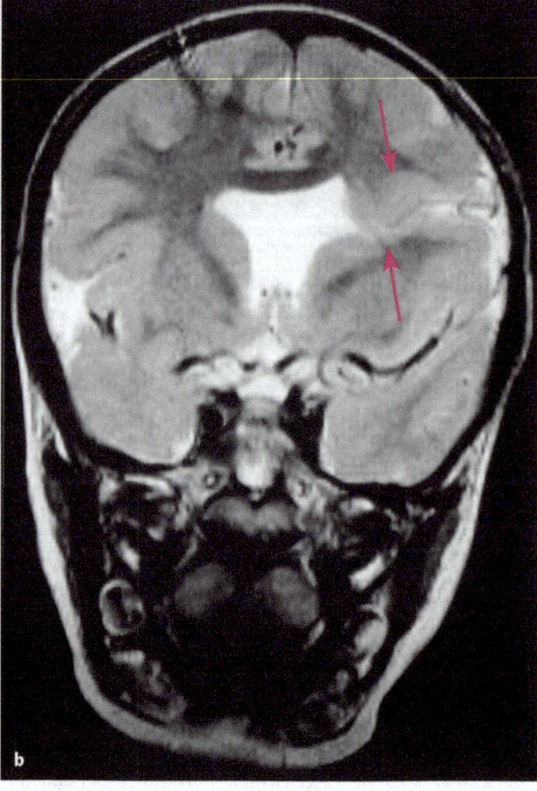

Abb. 2.29. Koronare **a** T1- und **b** T2-gewichtete Aufnahmen einer **linksseitigen, Closed-lip-Schizenzephalie** (*Pfeile*). Die „Lippen" der Spalte berühren sich, die Störung ist einseitig. Beachte auch das Fehlen des Septum pellucidum

Bei Open-lip-Schizenzephalien besteht ein direkter Liquoraustausch zwischen inneren und äußeren Liquorräumen über die Spalte. Die beiden „Lippen" der Spalte berühren sich nicht. Sie sind meist leichter zu diagnostizieren. Wie bei der Closed-lip-Schizenzephalie ist die graue Substanz, die die Spalte auskleidet, dysplastisch. Die angrenzenden kortikalen Strukturen sind ebenfalls häufig dysplastisch.

Abbildung 2.30 a–d zeigt eine Open-lip-Schizenzephalie. Hier besteht eine weite Verbindung zwischen inneren und äußeren Liquorräumen; die Diagnose ist oft einfacher zu stellen als bei der Closed-lip-Schizenzephalie.

Beide Formen der Schizenzephalie liegen am häufigsten im Bereich des Sulcus centralis. In etwa 2 Dritteln der Fälle fehlt das Septum pellucidum (vgl. Abb. 2.29 a, b). Bei den Open-lip-Schizenzephalien kann es zusätzlich zu einer fokalen Vorwölbung der Kalotte kommen (vgl. Abb. 2.30 a–d). Dies beruht am ehesten auf den Liquorpulsationen in diesem Bereich, die durch die direkte Verbindung zwischen inneren und äußeren Liquorräumen entstehen.

Polymikrogyrie. Die Polymikrogyrie ist eine Störung der neuronalen Organisation. Die Neuronen erreichen hier zwar den Kortex, verteilen sich aber pathologisch.

Die Nomenklatur ist umstritten; die Einteilung hat sich in den letzten Jahrzehnten immer wieder geändert. Prinzipiell stellen Lissenzephalien, kortikale Dysplasien und die Polymikrogyrie ein Kontinuum dar. Eine genaue Abgrenzung kann schwierig sein. In der neuesten Klassifikation werden die Polymikrogyrie und die Schizenzephalie in einer Gruppe zusammengefasst. Dennoch ist der Begriff der Polymikrogyrie für den klinischen Alltag eine sinnvolle Kategorie und wird oft verwendet.

Für die Polymikrogyrie gibt es viele Ursachen. Häufig beruht sie auf einer intrauterinen Infektion, insbesondere auf einer intrauterinen Infektion mit dem Zytomegalievirus. Andere Ursachen sind intrauterine Durchblutungsstörungen und chromosomale Aberrationen. Nicht selten bleibt die Ursache allerdings unklar.

Betroffene Kinder fallen meist durch eine Epilepsie oder eine Entwicklungsverzögerung auf. Gelegentlich lässt sich auch eine syndromale Einordnung, wie beispielsweise beim Aicardi-Syndrom oder bei der bilateralen, operkulären Polymikrogyrie, durchführen.

Eine Polymikrogyrie ist oft nicht einfach zu erkennen. In der CT oder in MR-Aufnahmen mit niedriger Auflösung kann sie oft nicht von der Pachygyrie unterschieden werden. Die Polymikrogyrie ist durch eine Vielzahl kleiner und kleinster Gyri charakterisiert. Am häufigsten ist die Inselrinde betroffen. Prinzipiell kann jedoch jede Region involviert sein. Der gesamte Kortex muss genau gemustert werden.

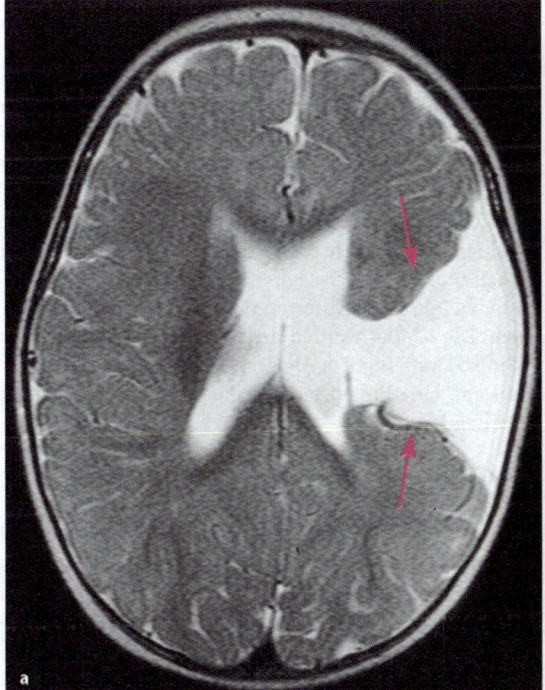
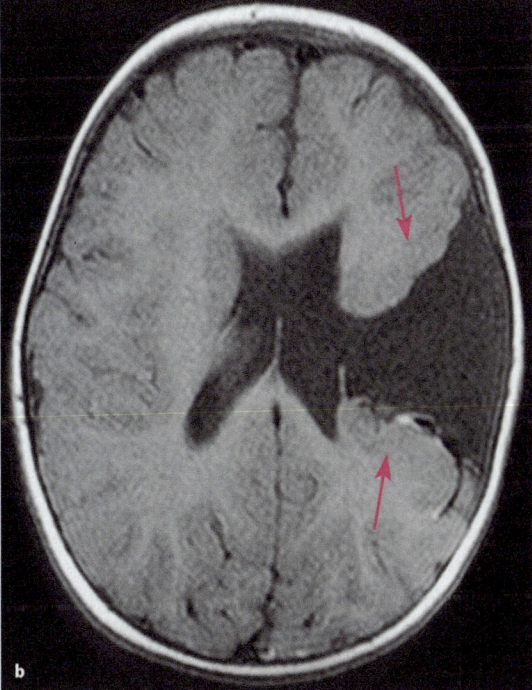

Abb. 2.30. Axiale **a** T2- und **b**, **c** T1-gewichtete sowie **d** koronare T1-gewichtete Aufnahmen bei einem 9 Monate alten Mädchen mit einer **linksseitigen Open-lip-Schizenzephalie** (*Pfeile*). Es besteht eine direkte Kommunikation zwischen inneren und äußeren Liquorräumen, die Störung ist einseitig. Beachte auch die geringgradige fokale Vorwölbung der Kalotte

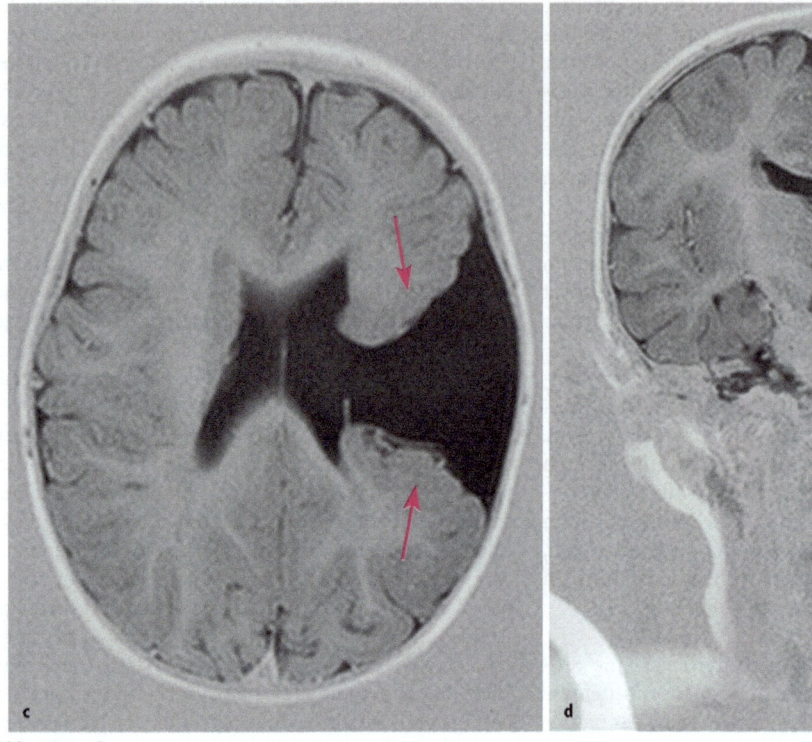

Abb. 2.30 c, d

In der Regel ist die Zone der Polymikrogyrie isointens zur grauen Substanz. Gelegentlich kann die angrenzende weiße Substanz jedoch eine fleckige Signalintensitätssteigerung aufweisen. Relativ häufig besteht auch eine venöse Dysplasie. Diese ist im Rahmen der gestörten kortikalen Organisation zu sehen und nicht weiter abklärungsbedürftig. Eine Angiographie ist nicht notwendig. Selten einmal kann die Zone der Polymikrogyrie Verkalkungen aufweisen. Dies kann insbesondere nach einem intrauterinen Infekt auftreten.

Abbildung 2.31 a, b zeigt eine Polymikrogyrie in der T1- und in der T2-Gewichtung – es sind zu viele und zu kleine Gyri vorhanden. Bei einer raschen Betrachtung oder bei einer zu niedrigen Auflösung täuscht die Polymikrogyrie eine verminderte, plumpe Gyrierung, also eine Pachygyrie vor. Allerdings ist bei der Pachygyrie der Übergang zur weißen Substanz immer glatt.

Merke

Bei der Polymikrogyrie bestehen zu viele (poly) und zu kleine (mikro) Gyri. Sie ist eine Störung der neuronalen Organisation. Auf den ersten Blick und bei zu niedriger Auflösung kann sie leicht mit einer Pachygyrie verwechselt werden; der Übergang zwischen grauer und weißer Substanz ist jedoch im Gegensatz zur Pachygyrie unregelmäßig.

Fokale kortikale Dysplasien ohne Ballonzellen. Bei der fokalen kortikalen Dysplasie ohne Ballonzellen besteht eine fokale Dysplasie des Kortex, ohne dass sich in der Histologie Ballonzellen zeigen. Sie reicht nicht durch die gesamte Hemisphäre hindurch und kann häufig sehr schwierig in der MRT zu diagnostizieren sein.

Hier ist es ganz entscheidend, dass dünnschichtige Aufnahmen in mehreren Ebenen angefertigt werden. Auch sind häufig 3D-Sequenzen hilfreich, die dann entsprechend rekonstruiert und segmentiert werden können. Die Kinder werden meist durch fokale Epilepsien klinisch auffällig. Die Diagnosestellung ist wichtig, damit ggf. eine Epilepsiechirurgie in Erwägung gezogen werden kann.

2.1.4
Holoprosenzephalie

Die Holoprosenzephalie ist eine Störung der Differenzierung und Aufspaltung des Prosenzephalon. Wie schon im Kap. 1, „Embryologische Entwicklung des Gehirns" erläutert, spaltet sich das Telenzephalon um den 35. Tag vom Dienzephalon ab. Die Hemisphären spalten sich wiederum aus dem Telenzephalon ab. Bei der Holoprosenzephalie ist die Differenzierung der Hemisphären gestört.

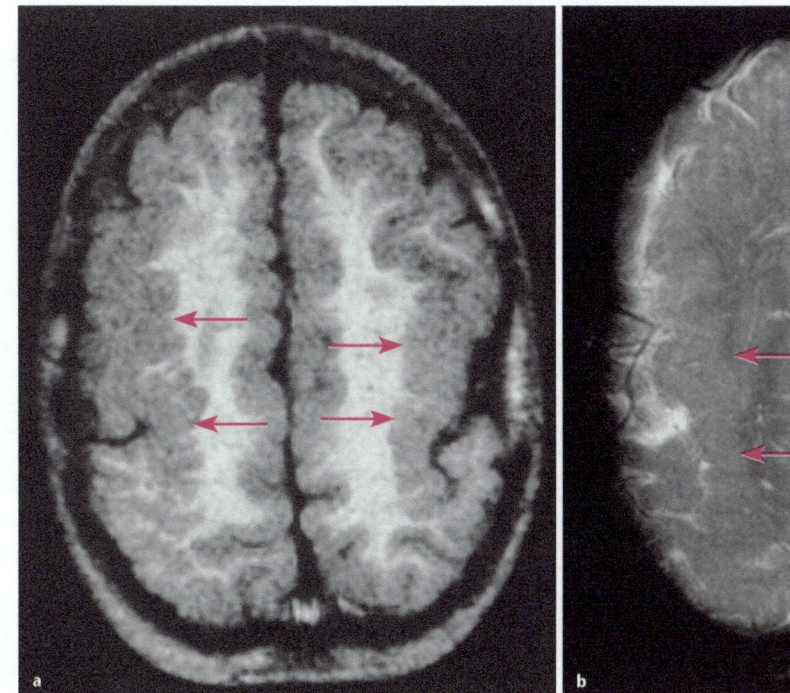

Abb. 2.31. Axiale **a** T1- und **b** T2-gewichtete Aufnahmen bei einem 3-jährigen Jungen mit einer **Polymikrogyrie**. Es sind zu viele und zu kleine Gyri vorhanden; der Übergang zur weißen Substanz erscheint gewellt (*Pfeile*)

Holoprosenzephalien können bei verschiedenen Syndromen, wie bei der Trisomie 18 (Edward-Syndrom) und bei der Trisomie 13 (Patau-Syndrom) vorkommen. Es gibt jedoch auch verschiedene andere genetische Formen, darunter eine autosomal-dominante Form auf dem Chromosom 7. Die Holoprosenzephalie kommt zudem gehäuft bei mütterlichem Diabetes vor.

Es gibt verschiedene Formen der Holoprosenzephalie (Tabelle 2.9):

- die alobäre Holoprosenzephalie,
- die semilobäre Holoprosenzephalie, und
- die lobäre Holoprosenzephalie.

Tabelle 2.9. Formen der Holoprosenzephalie

Form	Charakteristische Darstellung
Alobär	Schwerste Form Halbmondförmiger Holoventrikel Keine Trennung der Hemisphären
Semilobär	Hemisphären im vorderen Anteil verschmolzen Im hinteren Anteil Hemisphären getrennt Splenium des Balkens angelegt, vordere Anteile fehlen
Lobär	Fehlen des Septum pellucidum Vorderhörner der Seitenventrikel rudimentär angelegt Eventuell Kontinuum der septooptischen Dysplasie

Merke

Die Holoprosenzephalie ist eine Störung der Ausbildung von getrennten Hemisphären aus dem Telenzephalon.

Alobäre Holoprosenzephalie

Die alobäre Holoprosenzephalie ist die schwerste Störung. Die Lebenserwartung der Kinder ist deutlich reduziert. Häufig sind betroffene Kinder tot geboren oder leben nur sehr kurz.

Bei der alobären Holoprosenzephalie besteht keine Differenzierung der Hemisphären. Es sind weder ein Interhemisphärenspalt noch eine Falx cerebri angelegt. Auch der Balken fehlt vollständig. Man findet lediglich einen halbmondförmigen Holoventrikel, der in eine große, dorsal gelegene Zyste übergeht. Die Seitenventrikel sind nicht getrennt.

Meist bestehen bei der alobären Holoprosenzephalie schwere assoziierte Malformationen. In der Regel ist auch das Gesicht der Kinder deutlich auffällig.

Abbildung 2.32 a, b zeigt eine alobäre Holoprosenzephalie bei einem neugeborenen Mädchen. Der Holoventrikel ist durch eine Zyste balloniert. Eine Kontroll-CT nach Anlage eines Shuntsystems in die Zyste zeigt die vollständig fehlende Differenzierung der Hemisphären (Abb. 2.33 a, b). Es lassen sich weder Inter-

2 Kongenitale Störungen des kindlichen Gehirns

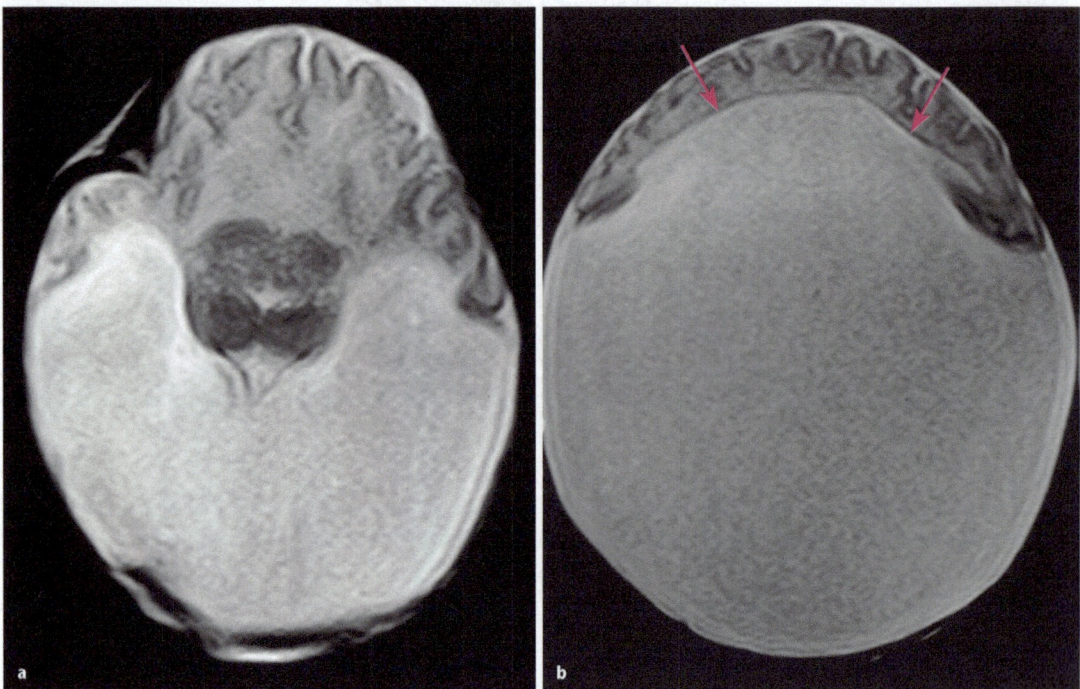

Abb. 2.32 a, b. T2-gewichtete Aufnahmen bei einem neugeborenen Mädchen mit einer **alobären Holoprosenzephalie**. Der Holoventrikel ist durch eine große Zyste balloniert (*Pfeile*)

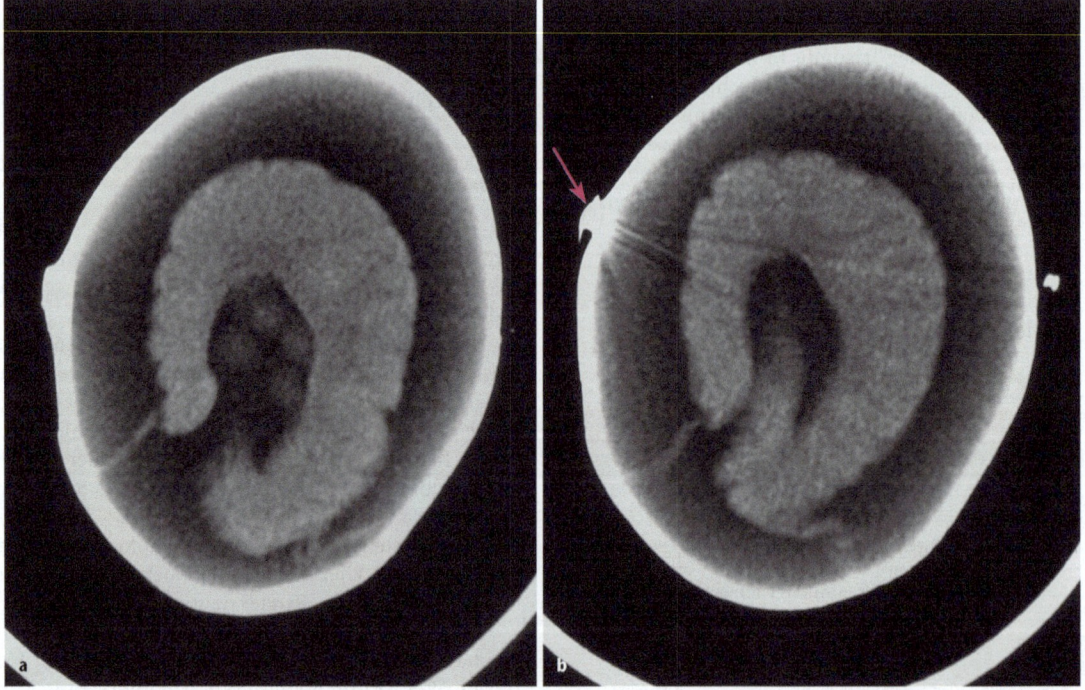

Abb. 2.33 a, b. CT bei dem gleichen Mädchen wie in Abb. 2.32 a, b, ein halbes Jahr später, nach Anlage eines Shuntsystems in die Zyste (das Artefakt entspricht dem Shuntventil; *Pfeil*). Der halbmondförmige Holoventrikel und die vollständig fehlende Differenzierung der Hemisphären stellen sich nun gut dar

hemisphärenspalt und Falx, noch ein Balken abgrenzen.

> **Merke**
>
> Die alobäre Holoprosenzephalie ist die schwerste Form der Holoprosenzephalie. Ein halbmondförmiger Holoventrikel geht in eine dorsale Zyste über, die Hemisphären sind nicht getrennt.

Semilobäre Holoprosenzephalie

Die semilobäre Holoprosenzephalie ist eine etwas mildere Form der Holoprosenzephalie. Hier sind die Hemisphären typischerweise im anterioren Bereich verschmolzen. Im posterioren Bereich ist in der Regel das Splenium des Balkens angelegt, wohingegen er im anterioren Bereich fehlt. Dies ist die einzige Ausnahme zu der Regel, dass ein Fehlen der anterioren Anteile eine sekundäre Schädigung bedeutet (s. Abschn. 2.2.1, „Störungen des Balkens"). Das Ausmaß des Fehlens des Balkens korreliert mit dem Schweregrad der klinischen Störung. Je weiter nach anterior der Balken entwickelt ist, desto milder ist die klinische Symptomatik. Bei der semilobären Holoprosenzephalie sind im Gegensatz zur alobären Holoprosenzephalie die Hinterhörner und meist auch rudimentäre Temporalhörner der Seitenventrikel abzugrenzen. Dorsale Zysten können, müssen aber nicht vorkommen.

Abbildung 2.34 a, b zeigt eine semilobäre Holoprosenzephalie. Die anterioren Anteile sind verschmolzen. Die posterioren Anteile sind jedoch regelrecht angelegt; ein Interhemisphärenspalt lässt sich in diesem Bereich klar abgrenzen.

> **Merke**
>
> Die semilobäre Holoprosenzephalie ist die einzige kongenitale Störung, bei der der *anteriore* Teil des Balkens fehlt, der posteriore Balken jedoch angelegt ist. Dies stellt eine Ausnahme dar – ansonsten bedeutet ein isoliertes Fehlen des anterioren Balkens eine sekundäre Schädigung.

Lobäre Holoprosenzephalie

Die lobäre Form der Holoprosenzephalie ist die klinisch mildeste Form der Holoprosenzephalie. Meist bestehen eine relativ milde Entwicklungsverzögerung und Störungen des visuellen Systems oder der hypothalamisch-hypophysären Achse.

Bei der lobären Holoprosenzephalie fehlt das Septum pellucidum. Die Vorderhörner der Seitenventrikel

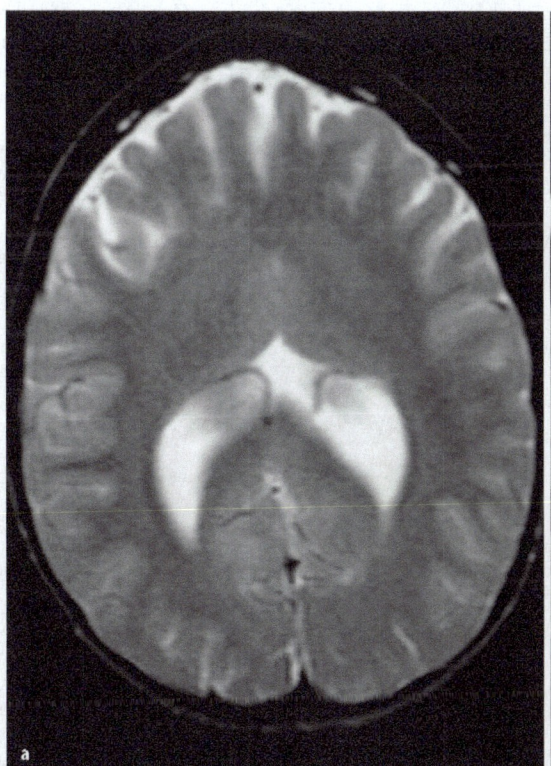 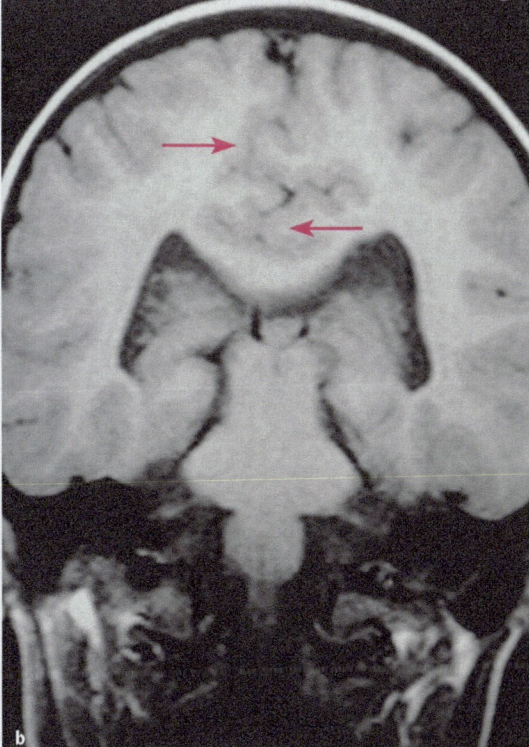

Abb. 2.34. a T2-gewichtete axiale und **b** T1-gewichtete koronare Aufnahmen bei einem Mädchen mit **semilobärer Holoprosenzephalie**. Die Hemisphären sind im vorderen Anteil verschmolzen. In der koronaren Schichtführung zeigt sich auch eine Interdigitation der Gyri (*Pfeile*)

sind meist rudimentär angelegt, der 3. Ventrikel ist regelrecht ausgebildet. Bisweilen wird diskutiert, ob die lobäre Holoprosenzephalie eigentlich ein Kontinuum der septooptischen Dysplasie darstellt.

2.1.5
Septooptische Dysplasie

Bei der septooptischen Dysplasie fehlt das Septum pellucidum entweder teilweise oder vollständig. Zusätzlich sind die Nn. optici hypoplastisch.

Die Kinder können Sehstörungen aufweisen – dies ist jedoch nicht obligat. Relativ häufig liegt zugleich eine Störung der hypothalamisch-hypophysären Achse vor, die oft durch eine Wachstumsverzögerung auffällt. Das klinische Bild dieser Störung ist jedoch insgesamt sehr variabel, und auch ätiologisch ist die septooptische Dysplasie wahrscheinlich keine homogene Einheit.

Fällt bei einem Kind in der MRT ein Fehlen oder eine Hypoplasie des Septum pellucidum auf, so sollte immer auch nach einer Hypoplasie der Nn. optici gesucht werden. Man muss sich jedoch bewusst machen, dass eine Optikushypoplasie in der MRT oft schwer und bisweilen selbst bei eindeutiger klinischer Symptomatik nicht darzustellen ist. Es empfiehlt sich, dünnschichtige MRT-Aufnahmen der vorderen Sehbahn anzufertigen. Zusätzlich sind oft oblique Aufnahmen, die sich entlang der Nn. optici orientieren, hilfreich. Abbildung 2.35 a, b zeigt das Fehlen des Septum pellucidum bei einem neugeborenen Jungen mit septooptischer Dysplasie; zugleich findet sich eine deutliche Aufweitung der inneren Liquorräume mit einer Volumenminderung der weißen Substanz.

Merke

> Die septooptische Dysplasie ist durch ein partielles oder vollständiges Fehlen des Septum pellucidum und eine Hypoplasie der Nn. optici charakterisiert. Die Hypoplasie der vorderen Sehbahn kann bisweilen schwierig darzustellen sein.

Eine septooptische Dysplasie kann mit anderen kongenitalen Malformationen des Gehirns vergesellschaftet sein. Deswegen sollte man immer auch nach anderen Fehlbildungen suchen. Einerseits kann sie mit einer Schizenzephalie und kortikalen Heterotopien assoziiert sein. Andererseits kann sie aber auch ein abortive Form der Holoprosenzephalie darstellen, mit einer zugleich vorliegenden Aufweitung der Seitenventrikel und einer Atrophie der weißen Substanz. Ein Fehlen des Septum pellucidum kann zwar isoliert vorkommen, ist als solches aber relativ selten. Ähnlich wie beim Balken, gilt hier also auch: Fehlt das Septum pellucidum, in seiner Gesamtheit oder in Teilen, so muss immer auch nach anderen Störungen gesucht werden, insbesondere nach einer Hypoplasie der vorderen Sehbahn, nach Schizenzephalien und nach Heterotopien.

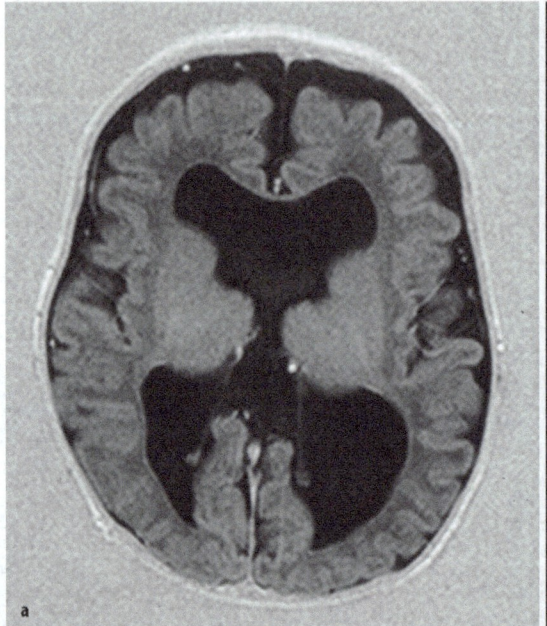 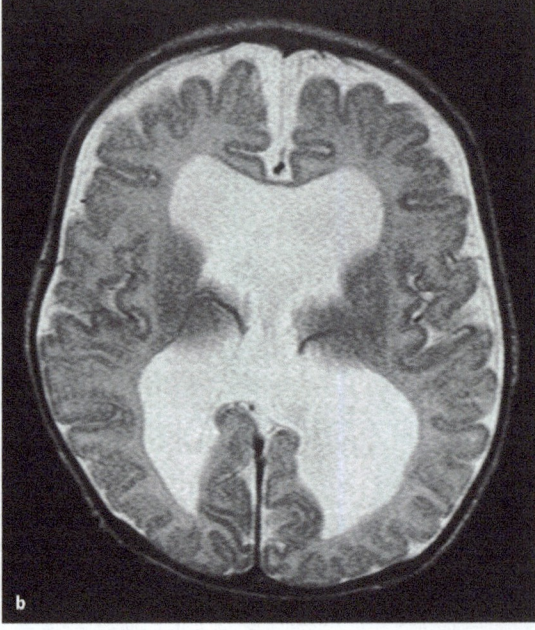

Abb. 2.35. a Axiale T1-gewichtete Inversion-Recovery- und **b** T2-gewichtete Aufnahmen bei einem neugeborenen Jungen mit **septooptischer Dysplasie**. Beachte das Fehlen des Septum pellucidum und die deutliche E-vacuo-Erweiterung der inneren Liquorräume

> **Merke**
>
> Liegt eine septooptische Dysplasie vor, so sollte man immer auch nach anderen Fehlbildungen des Gehirns suchen, insbesondere nach Schizenzephalien und nach Heterotopien.

2.1.6 Arhinenzephalie

Eine Arhinenzephalie ist eine seltene Störung, bei der sowohl Bulbus olfactorius als auch Tractus olfactorius fehlen. Der erste Hirnnerv ist also nicht vorhanden. In der Regel fehlt auch der Sulcus olfactorius. Oft sind ausgeprägte begleitende Malformationen vorhanden, insbesondere Lippen-Kiefer-Gaumen-Spalten und Holoprosenzephalien.

In der MRT lässt sich die Arhinenzephalie am besten in der koronaren Schichtführung durch das Frontalhirn darstellen. Weder Bulbus und Tractus olfactorius noch Sulcus olfactorius lassen sich abgrenzen. Bisweilen liegt auch ein partielles oder vollständiges Fehlen der Nasenhaupthöhle und der sie begrenzenden Knochen vor. Dies lässt sich meist besser in der CT darstellen.

Wie auch bei der septooptischen Dysplasie gilt: Liegt eine Arhinenzephalie vor, so muss immer auch nach anderen Malformationen gefahndet werden. Umgekehrt sollte bei einem Kind mit einer Dysplasie der Nasenhaupthöhle immer auch nach einer möglichen Arhinenzephalie gesucht werden.

> **Merke**
>
> Eine Arhinenzephalie ist charakterisiert durch eine Fehlen des N. olfactorius und des Sulcus olfactorius. Sie ist oft mit anderen Malformationen vergesellschaftet, insbesondere mit der Lippen-Kiefer-Gaumen-Spalte und der Holoprosenzephalie.

2.2 Kongenitale Störungen, die vorwiegend das Kleinhirn betreffen

2.2.1 Chiari-Malformation Typ I

Der Pathologe Hans Chiari hatte 1891 die später nach ihm benannten Malformationen als „Veränderungen des Kleinhirns infolge von Hydrocephalie des Großhirns" beschrieben. Tatsächlich stellen die Chiari-Malformationen Störungen dar, die sowohl das Kleinhirn als auch das Großhirn betreffen können; ein Hydrozephalus kann Folge, aber nicht Ursache sein.

Die Chiari-Malformationen nehmen also eine Zwischenstellung zwischen dem Kapitel der Malformationen, die vorwiegend das Großhirn betreffen, und derer, die vorwiegend das Kleinhirn betreffen, ein.

Streng genommen sollte der Begriff „Arnold-Chiari-Malformation" nur für die Malformation vom Typ II verwendet werden.

Bei der Chiari-Malformation Typ I liegen die Kleinhirntonsillen tief – das bedeutet unterhalb des Eintritts in das Foramen magnum. Die betroffenen Kinder leiden meist unter Kopfschmerzen. Bisweilen treten auch Lähmungen der unteren Hirnnerven auf. Sekundär kann es zu einer Syringohydromyelie kommen (s. auch Kap. 13, „Kongenitale Störungen der kindlichen Wirbelsäule").

Die Chiari-Malformation Typ I beruht meist auf einer Fehlbildung der hinteren Schädelgrube. Hierbei ist die hintere Schädelgrube zu klein ausgebildet, sodass die Kleinhirntonsillen nach kaudal treten. Der Clivus ist verkürzt. Nicht selten kommen auch kraniovertebrale Übergangsanomalien und Wirbelkörperfusionen vor. Allerdings wurden auch Formen der Chiari-Malformation Typ I beschrieben, die nicht primär auf einer Fehlbildung der hinteren Schädelgrube beruhen. Chiari-Malformationen vom Typ I können auch bei anderen Störungen des Foramen magnum wie beispielsweise der basilären Invagination vorkommen.

> **Merke**
>
> Bei der Chiari-Malformation vom Typ I zeigt sich ein Tiefstand der Kleinhirntonsillen im Foramen magnum. Die häufigste Ursache ist eine Fehlbildung der hinteren Schädelgrube.

In der MRT zeigt sich ein Tiefstand der Kleinhirntonsillen. Hierfür sollten unbedingt sagittale Schichten angefertigt werden. Als einfache Referenzlinie empfiehlt es sich, eine Gerade zwischen Basion und Opisthion zu ziehen (Abb. 2.36). Stehen die Kleinhirntonsillen bis zu 5 mm unterhalb dieser Linie, ist dies noch als normal zu bewerten – bei diesen Kindern liegt in der Regel keine klinische Symptomatik vor. Eine solche Situation sollte nicht als Chiari-Malformation Typ I gewertet werden. Bei Kindern können die Kleinhirntonsillen auch physiologisch etwas tiefer stehen, sodass man im Allgemeinen empfiehlt, einen Tiefstand der Kleinhirntonsillen bis zu 6 mm unterhalb der Referenzlinie bei asymptomatischen Kindern als nicht pathologisch zu werten. Abbildung 2.36 zeigt einen Tiefstand der Kleinhirntonsillen mit einer eingezeichneten Referenzlinie zwischen Basion und Opisthion.

> **Merke**
>
> Ein Tiefstand der Kleinhirntonsillen bis zu 6 mm unterhalb einer Linie zwischen Basion und Opisthion ist bei asymptomatischen Kindern als noch physiologisch zu werten. Erst darüber oder bei symptomatischen Kindern spricht man von einer Chiari-Malformation Typ I.

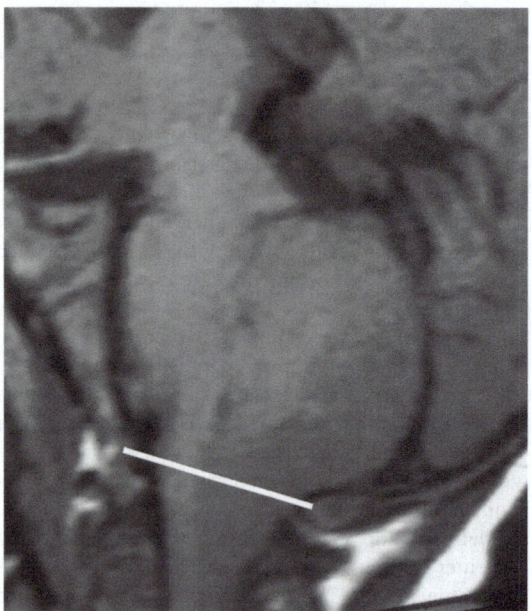

Abb. 2.36. Eingezeichnete Referenzlinie zwischen Basion und Opisthion bei einem Kind mit einer **Arnold-Chiari-I-Malformation**. Stehen die Kleinhirntonsillen mehr als 6 mm unterhalb dieser Linie, so ist dies als pathologisch zu werten

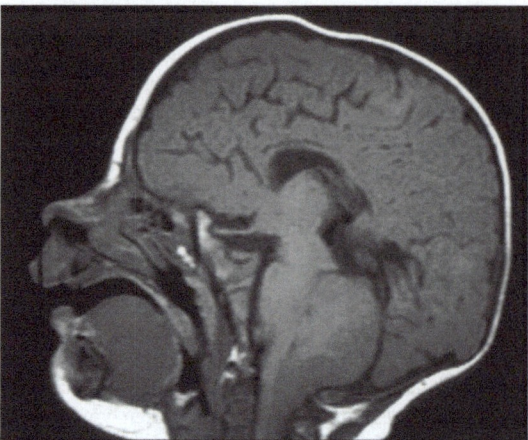

Abb. 2.37. T1-gewichtete sagittale Aufnahme bei einem 3-jährigen Jungen mit einer **Chiari-I-Malformation**. Die Kleinhirntonsillen stehen deutlich zu tief (*Pfeil*), die hintere Schädelgrube ist hypoplastisch

Bisweilen helfen Liquorflussmessungen, die Situation bei einem Kind mit einer Chiari-Malformation Typ I genauer einzuschätzen. Der Fluss im Bereich des Foramen magnum ist bei diesen Patienten erniedrigt, die Bewegung von Hirnstamm und Kleinhirntonsillen in der Regel erhöht. Die Therapie der Chiari-Malformation Typ I besteht in einer chirurgischen Dekompression der hinteren Schädelgrube.

Wird bei einem Kind eine Chiari-Malformation Typ I festgestellt, so muss das gesamte Myelon untersucht werden, um eine Syringomyelie auszuschließen (s. auch Kap. 13, „Kongenitale Störungen der kindlichen Wirbelsäule"). Diese kommt bei Kindern mit einer Chiari-Malformation Typ I deutlich gehäuft vor.

Abbildung 2.37 zeigt eine T1-gewichtete sagittale Aufnahme bei einem 3-jährigen Jungen mit einer Chiari-I-Malformation. Die Kleinhirntonsillen stehen tief im Foramen magnum, die hintere Schädelgrube ist deutlich zu klein ausgebildet.

Merke

Bei der Chiari-Malformation Typ I muss immer auch nach einer möglichen begleitenden Syringohydromyelie gesucht werden.

Wichtig ist es, die Chiari-Malformation Typ I nicht mit einem Liquorunterdrucksyndrom zu verwechseln. Beim Liquorunterdrucksyndrom (intrakranieller Hypotonus) kommt es auch zu einem Tiefstand der Kleinhirntonsillen. Dieser beruht jedoch nicht auf einer Hypoplasie der hinteren Schädelgrube, sondern auf einem „Liquorleck" und einem daraus resultierenden Tiefertreten der Hirnstrukturen. Die betroffenen Patienten leiden meist auch an Kopfschmerzen. Diese sind allerdings anders als bei Kindern mit einer Chiari-I-Malformation, häufig schlimmer im Stehen; sie bessern sich hingegen im Liegen. Die Dura ist verdickt und nimmt meist deutlich Kontrastmittel auf. Wenn man sich mit der Diagnose eines Liquorunterdrucksyndroms oder einer Chiari-I-Malformation nicht sicher ist, sollte man bei einem Kind mit Tiefstand der Kleinhirntonsillen daher Kontrastmittel geben. Bei Kindern mit einem Liquorunterdrucksyndrom muss genau nach der Ursache gefahndet werden. Ist das Liquorleck gefunden, muss es verschlossen werden. Es ist daher für die Prognose und Therapie des Kindes wichtig, dass die Diagnose korrekt gestellt wird.

Merke

Es ist für die Therapie des Kindes entscheidend, die Chiari-Malformation Typ I nicht mit einem Liquorunterdrucksyndrom zu verwechseln. Bei beiden Syndromen stehen die Kleinhirntonsillen tief, beim Liquorunterdrucksyndrom bestehen jedoch eine Verdickung und vermehrte Kontrastmittelaufnahme der Dura. Zudem unterscheidet sich die klinische Symptomatik.

2.2.2
Chiari-Malformation Typ II (Arnold-Chiari-Malformation)

Eine Arnold-Chiari-Malformation vom Typ II geht eigentlich immer mit einer Meningomyelozele im Sinne einer Spina bifida aperta einher (s. auch Kap. 13, „Kongenitale Störungen der kindlichen Wirbelsäule"). Bei der Arnold-Chiari-Malformation vom Typ II ist die hintere Schädelgrube in Relation zum übrigen Neurokranium zu klein. Das Tentorium setzt tief an.

> **Merke**
>
> Bei der Arnold-Chiari-Malformation vom Typ II ist die hintere Schädelgrube zu klein und das Tentorium setzt zu tief an. Alle übrigen Veränderungen lassen sich daraus ableiten.

Das Kleinhirn wird durch die Form der hinteren Schädelgrube nach kaudal und nach vorne gepresst. Hierdurch treten Kleinhirnstrukturen durch das Foramen magnum in den zervikalen Spinalkanal. Auch die pontinen Strukturen werden abgeflacht und nach kaudal und ventral gedrückt. Die Medulla oblongata tritt ebenfalls tiefer. Das zervikale Myelon ist hingegen durch laterale Bandstrukturen verhältnismäßig fest mit der jeweiligen Höhe verbunden. Hierdurch entsteht eine Knickbildung („medullary kinking") zwischen der nach kaudal dislozierten Medulla oblongata und dem relativ „ortsgebundenen" Halsmark.

Um mehr Platz zu finden, legt sich das Kleinhirn oft um den Hirnstamm herum. Der Vermis liegt mit seiner Spitze meist im oberen zervikalen Spinalkanal. Der 4. Ventrikel wird durch den Druck von posterior flacher und nach kaudal ausgezogen. Gelegentlich kann durch die hieraus resultierende Liquorzirkulationsstörung ein so genannter „gefangener 4. Ventrikel" entstehen. Der 4. Ventrikel ist dann aufgeweitet und rundlich konfiguriert und nicht mehr flach und schmal wie sonst bei der Arnold-Chiari-Malformation vom Typ II. Man sollte bei der Arnold-Chiari-Malformation vom Typ II immer daran denken, dass die „normale" Situation hier ein schmaler 4. Ventrikel ist, da das Kleinhirn unweigerlich gegen die Strukturen des Hirnstamms drückt.

Zu beachten ist auch, dass es durch die chronische Druckeinwirkung auf das Kleinhirn zu einer Atrophie kommen kann. Die zerebellären Strukturen sind dann bisweilen nur noch schmächtig abzugrenzen.

Die Vierhügelplatte ist bei der Arnold-Chiari-Malformation vom Typ II typischerweise nach hinten und unten verdrängt. In der axialen Schichtführung wirkt sie hierdurch oft schnabelförmig (entsprechend dem so genannten „beaked tectum"). Auf sagittalen Aufnahmen sieht man ihre Verdrängung nach inferior.

Tabelle 2.10 fasst die infratentoriellen Veränderungen bei der Arnold-Chiari Malformation vom Typ II zusammen. Abbildung 2.38 zeigt eine typische Arnold-Chiari-II-Situation. Der Pons ist abgeflacht und nach ventral gedrückt. Der 4. Ventrikel ist durch die Druckwirkung ebenfalls abgeflacht, er erscheint sehr schmal. Die Medulla oblongata weist eine angedeutete Knickbildung auf.

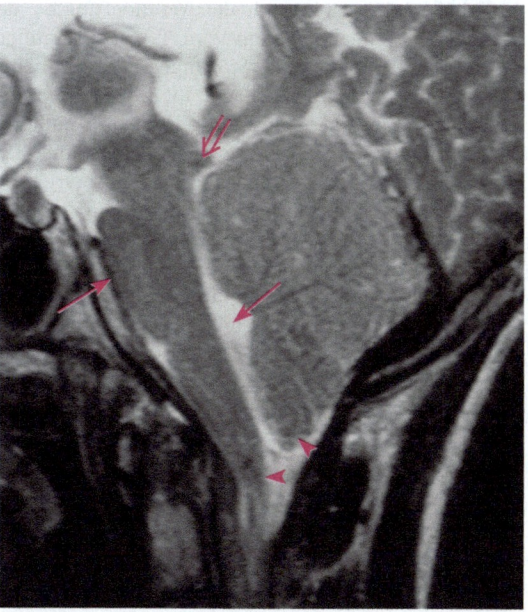

Abb. 2.38. T2-gewichtete sagittale Aufnahme bei einer **Arnold-Chiari-II-Malformation**. Pons und 4. Ventrikel sind deutlich abgeflacht und nach ventral gepresst (*Pfeile*). Die Vierhügelplatte weist ein annähernde Schnabelform auf (*Doppelpfeil*). Die Kleinhirntonsillen stehen tief und die Medulla oblongata weist eine angedeutete Knickbildung auf (*Pfeilspitzen*)

Tabelle 2.10. Infratentorielle Veränderungen bei der Arnold-Chiari-Malformation Typ II

- Zu kleine hintere Schädelgrube
- Tiefe Anheftung eines dysplastischen Tentorium
- Nach kaudal dislozierte Kleinhirnstrukturen
- Tiefertreten der Hirnstammstrukturen
- Knickbildung zwischen Medulla oblongata und Zervikalmark („medullary kinking")
- Länglicher, schmaler 4. Ventrikel
- Eventuell „gefangener 4. Ventrikel" (Zeichen der Liquorzirkulationsstörung)
- Umgreifen der Kleinhirnstrukturen um den Hirnstamm
- Schnabelförmige Vierhügelplatte in axialen Schichten („beaked tectum")

Wie auch die Chiari-Malformation vom Typ I, ist die Arnold-Chiari-Malformation vom Typ II recht häufig mit einer Syringohydromyelie assoziiert. Die Arnold-Chiari-Malformation vom Typ II geht zudem in fast allen Fällen mit einer lumbosakralen Spina bifida aperta einher.

> **Merke**
>
> Bei der Arnold-Chiari-Malformation vom Typ II kommt es zu einem Tiefertreten von Kleinhirnstrukturen und Hirnstamm. Zwischen Medulla oblongata und Halsmark entsteht ein Knick („medullary kink"), die Vierhügelplatte erscheint schnabelförmig („tectal beak").

Tabelle 2.11 fasst die spinalen Veränderung bei der Arnold-Chiari-Malformation vom Typ II zusammen. Im Kap. 13, „Kongenitale Störungen der kindlichen Wirbelsäule", wird noch genauer auf die Meningomyelozele im Rahmen der Spina bifida aperta und auf mögliche Komplikationen eingegangen. Abbildung 2.39 zeigt eine Syringohydromyelie des Halsmarks bei einem Kind mit einer Arnold-Chiari-II-Malformation.

Die Arnold-Chiari-Malformation vom Typ II geht zudem sehr häufig auch mit Störungen der Großhirnentwicklung einher. Hat man eine Arnold-Chiari-Malformation vom Typ II festgestellt, so muss man also immer auch genau nach begleitenden supratentoriellen

Merke

Die Arnold-Chiari-Malformation vom Typ II ist fast immer mit einer Meningomyelozele assoziiert. Eine begleitende Syringohydromyelie ist häufig.

Fehlbildungen suchen. Am häufigsten sind hierbei Störungen der Balkenentwicklung. Abbildung 2.40 a, b zeigt eine Balkenhypagenesie bei einem Jungen mit einer Arnold-Chiari-Malformation vom Typ II. Die Falx cerebri weist darüber hinaus häufig „Fenster" auf. Die Gyri der beiden Großhirnhemisphären greifen im Bereich der fehlenden Falx wie Finger ineinander über. Die Hinterhörner der Seitenventrikel sind oft aufgeweitet und bleiben auch nach einer adäquaten Liquoraußenableitung häufig noch recht prominent. Die Gyri sind im Bereich der Okzipitallappen, vor allem im medialen Aspekt, oft zu zahlreich und zu klein. Die Dicke des Kortex ist jedoch normal, sodass es sich um keine wirkliche Polymikrogyrie handelt. Diese Art der Gyrierung wurde Stenogyrie genannt.

Zusätzlich kann es zur Ausbildung eines so genannten „Lückenschädels" kommen. Hier zeigen sich diffuse Unregelmäßigkeiten der Kalotte, entsprechend „Lücken" in der Verknöcherung. Dieses Zeichen wurde vor Einführung der Schnittbilddiagnostik zur Diagnosefindung herangezogen. Ihm kommt heute nurmehr historische Bedeutung zu.

Tabelle 2.12 fasst die supratentoriellen Veränderung bei der Arnold-Chiari-Malformation vom Typ II zusammen.

Tabelle 2.11. Spinale Veränderungen bei der Arnold-Chiari-Malformation Typ II

- Meningomyelozele (lumbosakrale Spina bifida aperta)
- Syringohydromyelie
- Eventuell Diastematomyelie
- Eventuell intraspinales Dermoid, Epidermoid oder Lipom

Merke

Die Arnold-Chiari-Malformation vom Typ II ist häufig mit Störungen der Großhirnentwicklung assoziiert; am häufigsten sind Störungen der Balkenentwicklung. Außerdem entwickelt sich in fast allen Fällen ein Hydrozephalus, der in der Regel mit einem Shuntsystem versorgt werden muss.

Auf die Chiari-Malformation vom Typ III soll hier nicht näher eingegangen werden, da sie extrem selten ist. Bei ihr findet sich eine Zele auf Höhe HWK 1 und 2, wobei Kleinhirngewebe innerhalb des Zelensacks liegt.

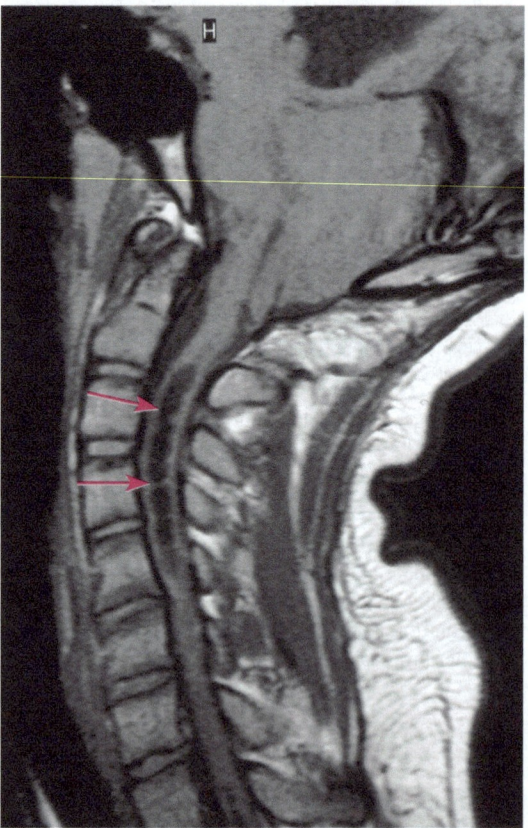

Abb. 2.39. T1-gewichtete sagittale Aufnahme der Halswirbelsäule bei einem 11-jährigen Jungen mit einer **Arnold-Chiari-II-Malformation**. Es zeigt sich eine deutliche Syringohydromyelie im Bereich des Halsmarks (*Pfeile*)

Tabelle 2.12. Supratentorielle Veränderungen bei der Arnold-Chiari-Malformation Typ II

- Störungen der Balkenentwicklung
- Hydrozephalus
- Erweiterung der Hinterhörner der Seitenventrikel
- Stenogyrie
- Fenestrierung der Falx mit Ineinandergreifen der Gyri beider Hemisphären
- „Lückenschädel"

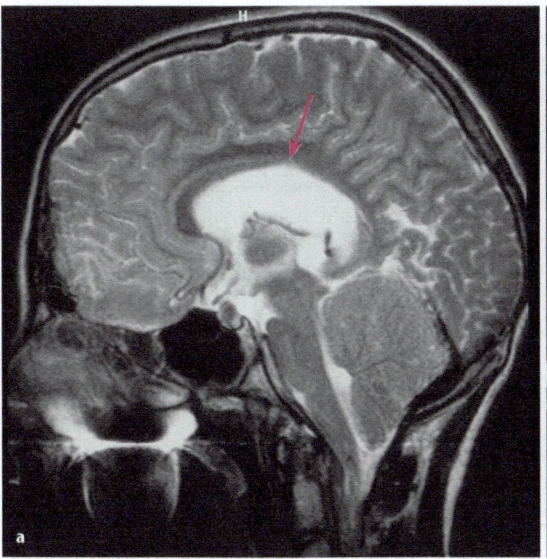 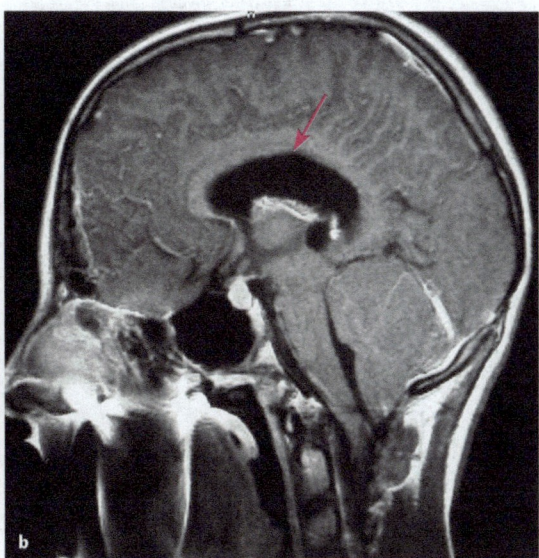

Abb. 2.40. Sagittale **a** T2- und **b** T1-gewichtete Aufnahmen bei einem 13-jährigen Jungen mit einer **Arnold-Chiari-II-Malformation** und einer **partiellen Balkenagenesie** (*Pfeil*)

2.2.3
Dandy-Walker-Komplex

Der Dandy-Walker-Komplex wird meist in 3 Gruppen eingeteilt:

- die Dandy-Walker-Malformation,
- die Dandy-Walker-Variante und
- die Megacisterna magna.

Hierbei ist der Begriff der Dandy-Walker-Variante jedoch sehr umstritten. Ihre Abgrenzung gegenüber der Dandy-Walker-Malformation und der Kleinhirnhypoplasie ist unscharf. Der Begriff wird oft ungenau verwendet.

> **Merke**
>
> Der Dandy-Walker-Komplex ist durch eine zystische Malformation der hinteren Schädelgrube charakterisiert.

Die *Dandy-Walker-Malformation* ist – im Gegensatz zur Chiari-Malformation – durch eine Vegrößerung der hinteren Schädelgrube charakterisiert. Hierbei ist der Vermis hypoplastisch, er kann aber auch ganz fehlen. Der 4. Ventrikel ist zystisch aufgeweitet; die Zyste füllt in der Regel beinahe die gesamte hintere Schädelgrube aus.

Die *Dandy-Walker-Variante* bezeichnet meist eine Hypogenesie des Vermis und eine zystische Dilatation des 4. Ventrikels ohne eine Vergrößerung der hinteren Schädelgrube. Andere Autoren beziehen allerdings die Bezeichnung der Dandy-Walker-Variante auf die Durchgängigkeit der Foramina Luschkae und Magendii. Es ist fraglich, ob der Begriff der Dandy-Walker-Variante überhaupt noch verwendet werden sollte, da er mehr Verwirrung als Klärung mit sich zu bringen scheint.

Abbildung 2.41 zeigt eine zystische Malformation der hinteren Schädelgrube, die dem Dandy-Walker-Komplex zuzuordnen ist. Der 4. Ventrikel ist zystisch erweitert, der Vermis hypoplastisch. Die hintere Schädelgrube ist allerdings nicht vergrößert, sodass die Fehlbildung der Nomenklatur nach als Dandy-Walker-Variante bezeichnet werden kann.

Die *Megacisterna magna* stellt eine Vergrößerung der hinteren Schädelgrube als Folge einer vergrößerten Cisterna magna dar. Vermis und 4. Ventrikel sind bei dieser Störung jedoch weitgehend normal. Abbildung 2.42 zeigt eine Megacisterna magna. Die Cisterna magna ist deutlich vergrößert, die hintere Schädelgrube erweitert. Der Vermis kommt hingegen nahezu regelrecht zur Darstellung.

Insgesamt stellen die 3 oben beschriebenen Gruppen am ehesten ein Kontinuum dar. Die Übergänge können bisweilen fließend sein. Sie stellen zystische Malformationen der hinteren Schädelgrube dar und können unter der Gruppe des Dandy-Walker-Komplexes zusammengefasst werden.

Die betroffenen Kinder werden meist durch eine Entwicklungsverzögerung, gelegentlich auch durch Epilepsien auffällig. In den meisten Fällen liegt ein Hydrozephalus vor.

Zudem sind Störungen der Balkenentwicklung nicht selten. Hier kann eine vollständige Agenesie vorliegen. Es werden jedoch auch Balkenhypogenesien beobachtet.

2 Kongenitale Störungen des kindlichen Gehirns

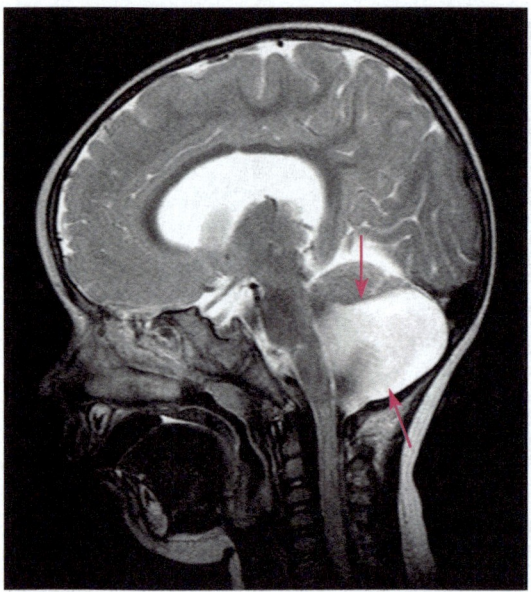

Abb. 2.41. T2-gewichtete sagittale Aufnahme bei einem 18 Monate alten Mädchen mit einer dem **Dandy-Walker-Komplex** zuzuordnenden Störung. Der 4. Ventrikel ist zystisch erweitert (*Pfeile*), der Vermis hypoplastisch. Die hintere Schädelgrube ist allerdings nicht erweitert

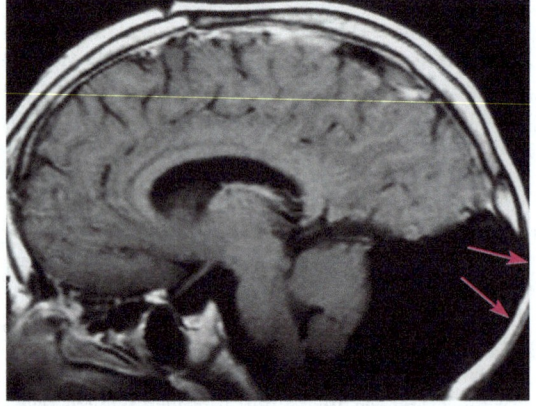

Abb. 2.42. T1-gewichtete sagittale Aufnahmen bei einem 11-jährigen Jungen mit einer **Megacisterna magna**. Die Cisterna magna ist deutlich erweitert, die hintere Schädelgrube vergrößert. Durch die Druckwirkung ist die Kalotte im Bereich der hinteren Schädelgrube ausgedünnt

> **Merke**
>
> Die Dandy-Walker-Malformation ist charakterisiert durch eine Vergrößerung der hinteren Schädelgrube, eine Vermishypoplasie oder -aplasie und eine zystische Dilatation des 4. Ventrikels. Die Megacisterna magna hingegen ist eine Vergrößerung der hinteren Schädelgrube mit Erweiterung der Cisterna magna; 4. Ventrikel und Kleinhirn sind hier meist regelrecht.

Kortikale Entwicklungsstörungen, wie Heterotopien oder eine Polymikrogyrie. Auch okzipitale Enzephalozelen können mit einer Dandy-Walker-Malformation vergesellschaftet sein.

In der MRT sollten unbedingt sagittale Schichten angefertigt werden. Bei der Dandy-Walker-Malformation fällt eine Hypogenesie oder Agenesie des Vermis auf. Auch die Kleinhirnhemisphären können hypoplastisch sein. Bei der Megacisterna magna hingegen ist das Kleinhirn meist intakt. Im Bereich der Zyste ist die Kalotte oft fokal etwas aufgeweitet und ausgedünnt. Es ist wichtig, auf das Vorliegen eines Hydrozephalus zu achten. Auch sollte nach Störungen des Balkens und nach kortikalen Malformationen gesucht werden.

> **Merke**
>
> Die Dandy-Walker-Malformation geht oft mit einem Hydrozephalus einher. Zudem sollte auf Störungen des Balkens und auf kortikale Malformationen geachtet werden.

2.2.4 Joubert-Syndrom

Das Joubert-Syndrom wurde 1969 zum ersten Mal von Joubert und Mitarbeitern beschrieben. Kinder mit einem Joubert-Syndrom weisen meist eine Entwicklungsverzögerung, eine Ataxie, eine episodisch auftretende Atmungsstörung im Sinne einer Hyperpnoe sowie Störungen der Augenbewegungen auf. Der Vermis ist hypoplastisch, die Kleinhirnkerne sind in der Regel dysplastisch und auch die Struktur der Kleinhirnschenkel ist atypisch. Die genaue syndromale Einordnung von 2 Untergruppen wird derzeit erörtert; sie lassen sich in der MRT jedoch nicht unterscheiden.

In der MRT stellt sich eine ausgeprägte Hypogenesie des Vermis dar. Die Struktur ist hierbei atypisch, die Folia fehlen fast vollständig. Meist ist ein Anteil des kranialen Vermis vorhanden, wohingegen die kaudalen Anteile vollständig fehlen. Im kaudalen Anteil liegen die beiden Kleinhirnhemisphären direkt aneinander an. Die oberen Kleinhirnschenkel verlaufen nahezu parallel. Das Mittelhirn ist relativ schmächtig.

Diese Konstellation führt zu einer recht charakteristischen Darstellung in der axialen Schichtführung. Der 4. Ventrikel nimmt im oberen Anteil typischerweise die Form von Fledermausflügeln an („bat wing fourth ventricle"). Die parallel verlaufenden oberen Kleinhirnschenkel und das schmächtige Mittelhirn hingegen sehen aus wie ein Backenzahn („molar tooth sign"), wobei das Mittelhirn dem Zahn selbst und die parallel verlaufenden Kleinhirnschenkel seinen Wurzeln entsprechen. Der 4. Ventrikel sieht im mittleren Anteil hingegen wie ein umgekehrtes Dreieck aus. An der Spitze dieses Dreiecks liegen die Kleinhirnhemisphären direkt aneinander an.

Abbildung 2.43 a–d zeigt ein Joubert-Syndrom bei einem 5 Monate alten Jungen. Die Kleinhirnschenkel verlaufen parallel, die Kleinhirnhemisphären liegen einander direkt an. Mittelhirn und obere Kleinhirnschenkel sind wie ein Backenzahn konfiguriert („molar tooth sign"), der 4. Ventrikel nimmt die Konfiguration eines Fledermausflügels an.

Merke

Beim Joubert-Syndrom ist der Vermis deutlich hypoplastisch. Es lassen sich 2 typische Zeichen in der axialen Schichtführung feststellen:
- das „Bat-wing-Zeichen" auf Höhe des kranialen 4. Ventrikels und
- das „Molar-tooth-Zeichen" auf Höhe der oberen Kleinhirnschenkel.

2.2.5
Rhombenzephalosynapsis

Bei der Rhombenzephalosynapsis sind die beiden Kleinhirnhemisphären miteinander verschmolzen. Der Kleinhirnwurm fehlt vollständig. Der Schweregrad dieser Fehlbildung kann deutlich variieren. Häufig finden sich zusätzlich andere Fehlbildungen des Gehirns. Auch ist ein begleitender Hydrozephalus häufig.

In der MRT zeigt sich ein vollständiges Fehlen des Kleinhirnwurms. Die Kleinhirnhemisphären sind typischerweise in ihrem dorsalen Anteil miteinander verschmolzen. Auch die oberen Kleinhirnschenkel sind miteinander verschmolzen. Supratentoriell fehlt oft das Septum pellucidum; die Seitenventrikel sind erweitert.

In der axialen Schichtführung fällt meist als erstes auf, dass die Kleinhirnhemisphären direkt ineinander übergehen, da die trennende Struktur des Vermis fehlt. Wie oben bereits angedeutet, ist es wichtig, nach weiteren Fehlbildungen, wie kortikalen Heterotopien und Störungen des limbischen Systems zu suchen. Auch muss ein Hydrozephalus ausgeschlossen werden. Abbildung 2.44 a, b zeigt eine Rhombenzephalosynapsis bei einem 9-jährigen Jungen. Die Kleinhirnhemisphären sind miteinander verschmolzen. Zudem bestehen deutliche supratentorielle kortikale Malformationen.

Merke

Die Rhombenzephalosynapsis ist durch eine Fusion der Kleinhirnhemisphären und durch ein Fehlen des Vermis charakterisiert. Die Strukturen der Kleinhirnhemisphären gehen im dorsalen Anteil direkt ineinander über. Begleitende Fehlbildungen des Gehirns sind häufig.

2.2.6
Lhermitte-Duclos-Syndrom

Das Lhermitte-Duclos-Syndrom stellt ein dysplastisches Gangliozytom des Kleinhirns dar. Bisweilen wird es auch als diffuse Hypertrophie der Kleinhirnhemisphären bezeichnet.

Symptomatisch wird das Lhermitte-Duclos-Syndrom in der Regel nur durch seine Druckwirkung und den daraus resultierenden Hydrozephalus. Eine zerebelläre Symptomatik fehlt meist vollständig. Ein Lhermitte-Duclos-Syndrom kann in jedem Lebensalter auffällig werden; bisweilen ist es auch nur ein Zufallsbefund. Assoziierte Fehlbildungen sind nicht selten; diese können eine Hemimegalenzephalie und Heterotopien einschließen. Auch wurde eine Assoziation mit dem Cowden-Syndrom, bei dem multiple Hamartome in verschiedenen Organen vorkommen, beschrieben. Die Inzidenz für verschiedene Karzinomarten, u. a. für das Mammakarzinom, ist deutlich erhöht.

In der MRT stellt sich eine Raumforderung des Kleinhirns dar, die in der Regel nur eine Hemisphäre betrifft. Gelegentlich können jedoch auch der Kleinhirnwurm und die kontralaterale Hemisphäre mitbetroffen sein. Die Raumforderung grenzt sich scharf gegenüber dem restlichen Kleinhirn ab. Die Signalintensität ist meist inhomogen mit Anteilen, die in ihrer Signalintensität grauer Substanz entsprechen. Die Raumforderung ist hypointens in der T1-Gewichtung und hyperintens in der T2-Gewichtung in Relation zum umgebenden Kleinhirngewebe.

Merke

Das Lhermitte-Duclos-Syndrom ist ein dysplastisches Gangliozytom des Kleinhirns, das sich scharf gegenüber dem umliegenden Kleinhirngewebe abgrenzt. Symptomatisch wird es meist erst durch die Ausbildung eines Hydrozephalus oder durch assoziierte Fehlbildungen.

2.2.7
Zerebelläre Hypogenesien und Hypoplasien

Die Differenzierung zwischen einer Hypogenesie/Agenesie und einer Hypoplasie/Aplasie ist mit der Bildgebung alleine nicht zu stellen. Meist kann nur beurteilt werden, ob das Kleinhirn vollständig oder partiell fehlt, und nicht ob dies ein primärer oder sekundärer Prozess ist. Oft korreliert das Ausmaß der Volumenminderung auch nicht mit der klinischen Symptomatik des Kindes. Volumenminderungen des Kleinhirns können metabolische, chromosomale, toxische oder infektiöse Ursachen haben. Auch können sie symmetrisch oder asymmetrisch sein. In der Befundung sollten sie

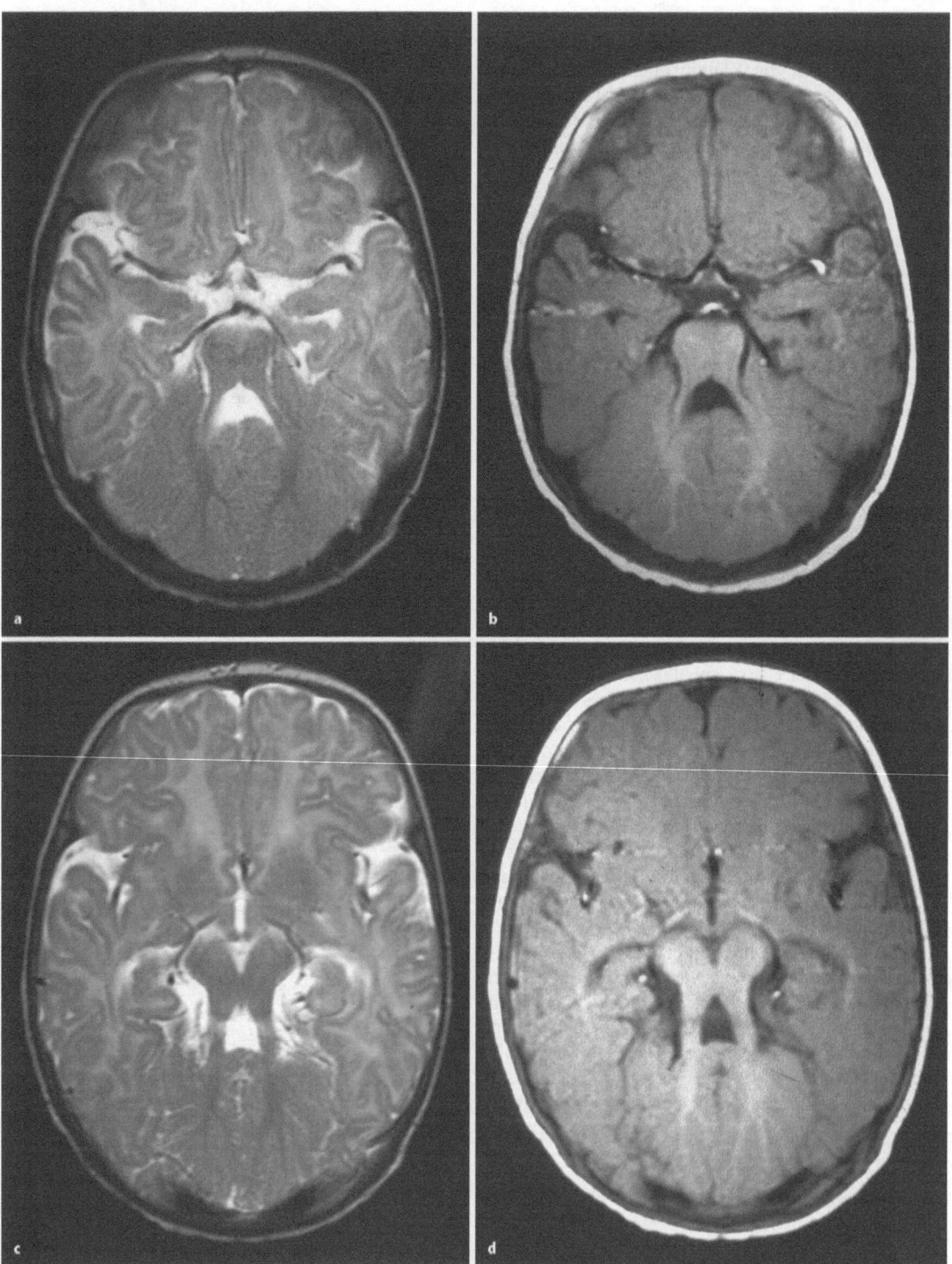

Abb. 2.43. Axiale **a, c** T2- und **b, d** T1-gewichtete Aufnahmen bei einem 5 Monate alten Jungen mit einem **Joubert Syndrom**. Die Kleinhirnschenkel verlaufen parallel, Mittelhirn und Kleinhirnschenkel bilden die Konfiguration eines Backenzahns („molar tooth sign"). Der 4. Ventrikel nimmt die Konfiguration eines Fledermausflügels an („bat wing fourth ventricle")

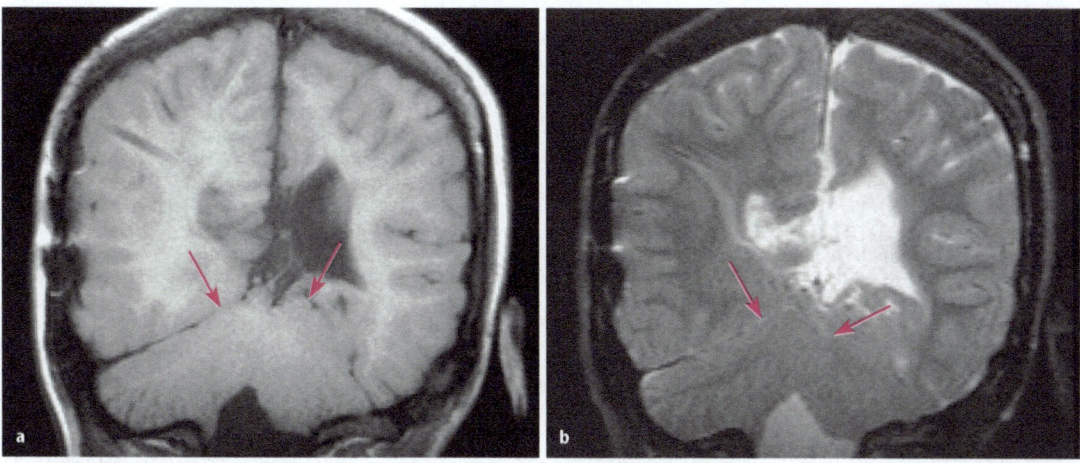

Abb. 2.44. Koronare **a** T1- und **b** T2-gewichtete Aufnahmen bei einem 9-jährigen Jungen mit einer **Rhombenzephalosynapsis**. Die beiden Kleinhirnhemisphären sind miteinander verschmolzen (*Pfeile*). Zudem bestehen kortikale Malformationen

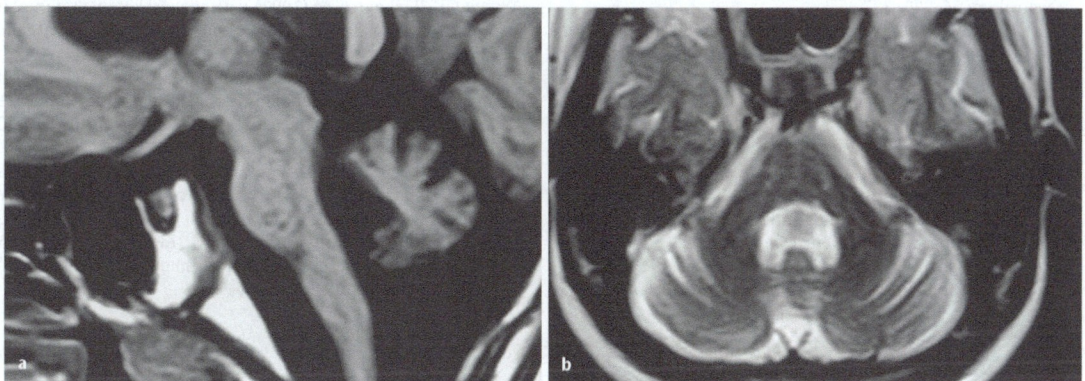

Abb. 2.45. a T1-gewichtete sagittale und **b** T2-gewichtete axiale Aufnahmen bei einem 7-jährigen Jungen mit einer **symmetrischen Volumenminderung des Kleinhirns** entsprechend einer zerebellären Hypoplasie bzw. Hypogenesie

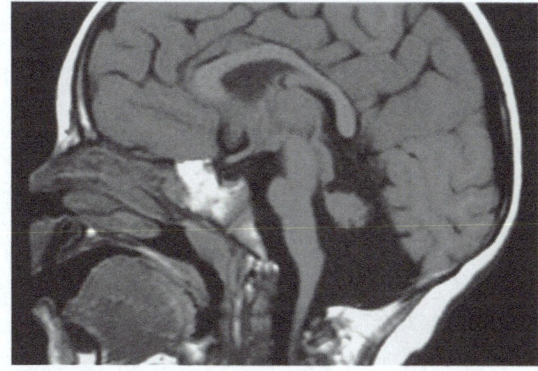

Abb. 2.46. T1-gewichtete sagittale Aufnahme bei einem Kind mit einer sehr ausgeprägten **Hypoplasie bzw. Hypogenesie des Kleinhirns**

genau beschrieben werden. Zudem sollte immer auf mögliche begleitende Fehlbildungen geachtet werden.

Abbildung 2.45 a, b und 2.46 zeigen eine symmetrische Volumenminderung des Kleinhirns unterschiedlichen Ausmaßes, entsprechend einer zerebellären Hypogenesie bzw. Hypoplasie.

Weiterführende Literatur

Barkovich AJ (1990) Apparent atypical callosal dysgenesis: Analysis of MR findings in six cases and their relationship to holoprosencephaly. AJNR Am J Neuroradiol 11: 333–339

Barkovich AJ (1998) Neuroimaging manifestations and classification of congenital muscular dystrophies. AJNR Am J Neuroradiol 19: 1389–1396

Barkovich AJ (2002) Magnetic resonance imaging: Role in the understanding of cerebral malformations. Brain Dev 24: 2–12

Barkovich AJ, Chuang SH (1990) Unilateral megalencephaly: Correlation of MR imaging and pathologic characteristics. AJNR Am J Neuroradiol 11: 523–531

Barkovich AJ, Kjos BO (1992) Schizencephaly: Correlation of clinical findings with MR characteristics. AJNR Am J Neuroradiol 13: 85–94

Barkovich AJ, Kuzniecky RI (1996) Neuroimaging of focal malformations of cortical development. J Clin Neurophysiol 13: 481–494

Barkovich AJ, Norman D (1988) Anomalies of the corpus callosum: Correlation with further anomalies of the brain. AJR Am J Roentgenol 151: 171–179

Barkovich AJ, Norman D (1989) Absence of the septum pellucidum: A useful sign in the diagnosis of congenital brain malformations. AJR Am J Roentgenol 152: 353–360

Barkovich AJ, Kuzniecky RI, Dobyns WB, Jackson GD, Becker LE, Evrard P (1996) A classification scheme for malformations of cortical development. Neuropediatrics 27: 59–63

Barkovich AJ, Ferriero DM, Barr RM et al. (1998) Microlissencephaly: A heterogenous malformation of cortical development. Neuropediatrics 29: 113–119

Barkovich AJ, Kuzniecky RI, Jackson GD, Guerrini R, Dobyns WB (2001) Classification system for malformations of cortical development: Update 2001. Neurology 57: 2168–2178

Barkovich AJ, Simon EM, Walsh CA (2001 b) Callosal agenesis with cyst: A better understanding and new classification. Neurology 56: 220–227

Chiari H (1891) Über Veränderungen des Kleinhirns infolge von Hydrocephalie des Großhirns. Dtsch Med Wochenschr 17: 1172–1175

Dean B, Drayer BP, Beresini DC, Bird CR (1988) MR imaging of pericallosal lipoma. AJNR Am J Neuroradiol 9: 929–931

Franzoni E, Bernardi B, Marchiani V, Crisanti AF, Marchi R, Fonda C (1995) Band brain heterotopia. Case report and literature review. Neuropediatrics 26: 37–40

Golden JA (2001) Cell migration and cerebral cortical development. Neuropathol Appl Neurobiol 27: 22–28

Joubert M, Eisenring JJ, Robb JP, Andermann F (1969) Familial agenesis of the cerebellar vermis. A syndrome of episodic hyperpnea, abnormal eye movements, ataxia, and retardation. Neurology 19: 813–825

Kulkantrakorn K, Awwad EE, Levy B et al. (1997) MRI in Lhermitte-Duclos disease. Neurology 48: 725–731

Meadows J, Kraut M, Guarnieri M, Haroun RI, Carson BS (2000) Asymptomatic Chiari I malformations identified on magnetic resonance imaging. J Neurosurg 92: 920–926

Naidich TP, Altman NR, Braffman BH, McLone DG, Zimmerman RA (1992) Cephaloceles and related malformations. AJNR Am J Neuroradiol 13: 655–690

Packard AM, Miller VS, Delgado MR (1997) Schizencephaly: Correlations of clinical and radiologic features. Neurology 48: 1427–1434

Parrish ML, Roessmann U, Levinsohn MW (1979) Agenesis of the corpus callosum: A study of the frequency of associated malformations. Ann Neurol 6: 349–354

Patel S, Barkovich AJ (2002) Analysis and classification of cerebellar malformations. AJNR Am J Neuroradiol 23: 1074–1087

Rakic P, Yakovlev PI (1968) Development of the corpus callosum and cavum septae in man. J Comp Neurol 132: 45–72

Soto-Ares G, Delmaire C, Deries B, Vallee L, Pruvo JP (2000) Cerebellar cortical dysplasia: MR findings in a complex entity. AJNR Am J Neuroradiol 21: 1511–1509

Truwit CL, Barkovich AJ (1990) Pathogenesis of intracranial lipoma: An MR study in 42 patients. AJR Am J Roentgenol 155: 855–864

Truwit CL, Barkovich AJ, Shanahan R, Maroldo TV (1991) MR imaging of rhombencephalosynapsis: Report of three cases and review of the literature. AJNR Am J Neuroradiol 12: 957–965

Utsonomiya H, Takano K, Ogasawara T, Hashimoto T, Fukushima T, Okazaki M (1998) Rhombencephalosynapsis: Cerebellar embryogenesis. AJNR Am J Neuroradiol 19: 547–549

Wolpert SM, Anderson M, Scott RM, Kwan ES, Runge VM (1987) Chiari II malformation: MR imaging evaluation. AJR Am J Roentgenol 149: 1033–1049

Phakomatosen

Phakomatosen sind neuroektodermale Erkrankungen. Das bedeutet, dass vorwiegend Strukturen die aus dem Ektoderm entstehen, betroffen sind, also das Nervensystem, die Haut und die Augen. Die häufigsten Phakomatosen sind die Neurofibromatosen Typ 1 und 2, die tuberöse Sklerose, das Sturge-Weber-Syndrom und die Hippel-Lindau-Erkrankung.

3.1 Neurofibromatose vom Typ 1

Die Neurofibromatose vom Typ 1 wird auch Recklinghausen-Erkrankung genannt; sie wurde 1882 von F.D. von Recklinghausen beschrieben. Die Vererbung ist autosomal-dominant. Der genetische Locus auf Chromosom 17 wurde inzwischen identifiziert – es scheint sich dabei um ein Tumorsuppressorgen zu handeln.

Klinische Veränderungen

Klinisch manifestiert sich die Neurofibromatose vom Typ 1 meist recht charakteristisch. Die betroffenen Kinder weisen in der Regel multiple „Café-au-lait-Flecken" auf, milchkaffeeartige, nichterhabene Verfärbungen der Haut. Sommersprossen im Bereich der Axilla sind ebenfalls häufig, treten jedoch meist erst bei älteren Kindern auf. Typisch sind auch Lisch-Knötchen, kleine Hamartome der Iris, die sich am besten in einer Spaltlampenuntersuchung darstellen lassen. Neurofibrome der Haut treten meist erst bei Jugendlichen auf, nehmen dann aber mit der Zeit an Größe und Zahl zu. Knöcherne Läsionen sind nicht selten; besonders charakteristisch sind Dysplasien des Sphenoids. Auch leiden die Kindern nicht selten unter einer ausgeprägten Kyphoskoliose. Auch Gliome treten bei Kindern mit Neurofibromatose vom Typ 1 gehäuft auf. Besonders typisch sind hierbei Gliome des N. opticus. Eine geistige Behinderung kann bei der Neurofibromatose vom Typ 1 vorkommen; die meisten Kinder haben jedoch einen normalen Intelligenzquotient.

Tabelle 3.1 fasst die typischen klinischen Veränderungen, die mit der Neurofibromatose vom Typ 1 einhergehen, zusammen. Im Folgenden soll auf die Veränderungen, die für die Bildgebung wichtig sind, einge-

Tabelle 3.1. Charakteristische klinische Zeichen bei der Neurofibromatose Typ 1

- Café-au-lait-Flecken der Haut
- Sommersprossen im Bereich der Axillae
- Neurofibrome (plexiforme Neurofibrome sind besonders charakteristisch)
- Gliome des ZNS, insbesondere Gliome des N. opticus
- Lisch-Knötchen der Iris (pigmentierte Hamartome)
- Knöcherne Läsionen, insbesondere Dysplasien des Sphenoids

Tabelle 3.2. Kraniale Veränderungen bei der Neurofibromatose vom Typ 1

Veränderung	Charakteristische Darstellung in der MRT
„Myelinvakuolen"	T2-Hyperintensität, T1-Isointensität zur weißen Substanz
Astrozytome	Meist niedriggradig; oft pilozytisch; häufig Hirnstamm
Optikusgliome	Aufweitung der vorderen Sehbahn; T2-Hyperintensität; Gd-Enhancement
Plexiforme Neurofibrome	T1-Hyperintensität zu Muskel, T2 oft Schießscheibenmuster, meist Gd-Aufnahme
Vaskuläre Malformationen	Stenosierungen der großen Gefäße, Erweiterung der Aa. lenticulostriatae; Aneurysmen; arteriovenöse Malformationen
Knöcherne Dysplasien	Insbesondere Dysplasie des Os sphenoidale; kann zu Exophthalmos oder Enophthalmos führen

Tabelle 3.3. Spinale Veränderungen bei der Neurofibromatose vom Typ 1

Veränderung	Charakteristische Darstellung in der MRT
Neurofibrome	Intra- und oder extraspinal; T1 geringgradige Hyperintensität, T2 variabel gegenüber Muskel; Neurofibrosakrome können auftreten
Intramedulläre Tumoren	Meist Astrozytome mit einer fokalen Aufweitung des Myelon
Skoliose	Eine Dextroskoliose beruht meist auf Wirbelkörperdysplasien; eine Läsion des Myelon muss vor allem bei einer Lävoskoliose ausgeschlossen werden
Durale Dysplasien/Meningozelen	Laterale Zele des Durasackes im Bereich eines dysplastischen Wirbels; allseits liquorisointens

3 Phakomatosen

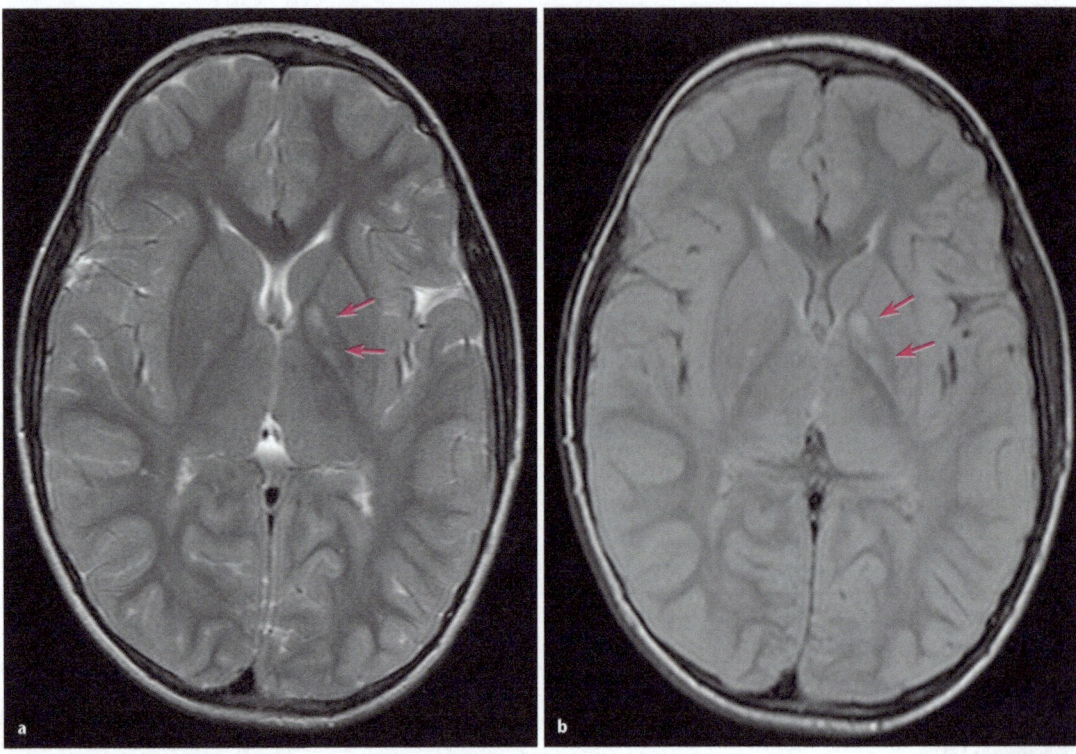

Abb. 3.1. a, b Myelinvakuolen bei einer Neurofibromatose vom Typ 1. Die axiale FLAIR Sequenz **a** und die axiale T2-gewichteten Sequenz **b** zeigen fleckige Signalanhebungen in der Capsula interna links (*Pfeile*)

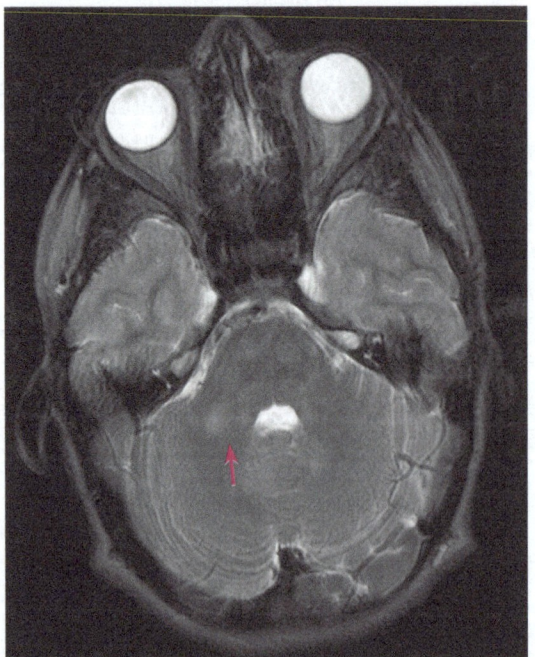

Abb. 3.2. Infratentorielle Myelinvakuolen bei einer Neurofibromatose vom Typ 1. Die axiale T2-gewichtete Sequenz zeigt fleckige Signalanhebungen im Bereich des Pons und der Kleinhirnstiele (*Pfeil*)

gangen werden. Hierbei sind die charakteristischen kranialen Veränderungen in Tabelle 3.2, die charakteristischen spinalen Veränderungen in Tabelle 3.3 zusammengefasst.

Myelinvakuolen

In der T2-gewichteten MRT bei Kindern mit Neurofibromatose vom Typ 1 fallen sehr häufig fokale, rundliche Hyperintensitäten in der weißen Substanz auf. Die Signalintensität ist hierbei nur in den T2-gewichteten Aufnahmen hyperintens, in den T1-gewichteten Aufnahmen sind die Läsionen hingegen isointens zur weißen Substanz. In den T1-gewichteten Aufnahmen sind sie also nicht zu erkennen.

Die *Myelinvakuolen* genannten Veränderungen treten meist erst im Kleinkindalter auf und verschwinden im Lauf der Pubertät wieder. Bei Erwachsenen sind sie sehr selten.

Der Begriff der „Vakuole" ist histopathologisch wahrscheinlich nicht korrekt. Die Läsionen stellen am ehesten fokal angeordnetes, dysplastisches Myelin dar. Sie haben per se keine pathologische Bedeutung. Wichtig ist jedoch, dass ein Gliom nicht übersehen und als „Myelinvakuole" bezeichnet wird. Es ist also wichtig, die folgenden Charakteristika von „Myelinvakuolen" in der Befundung zu beachten:

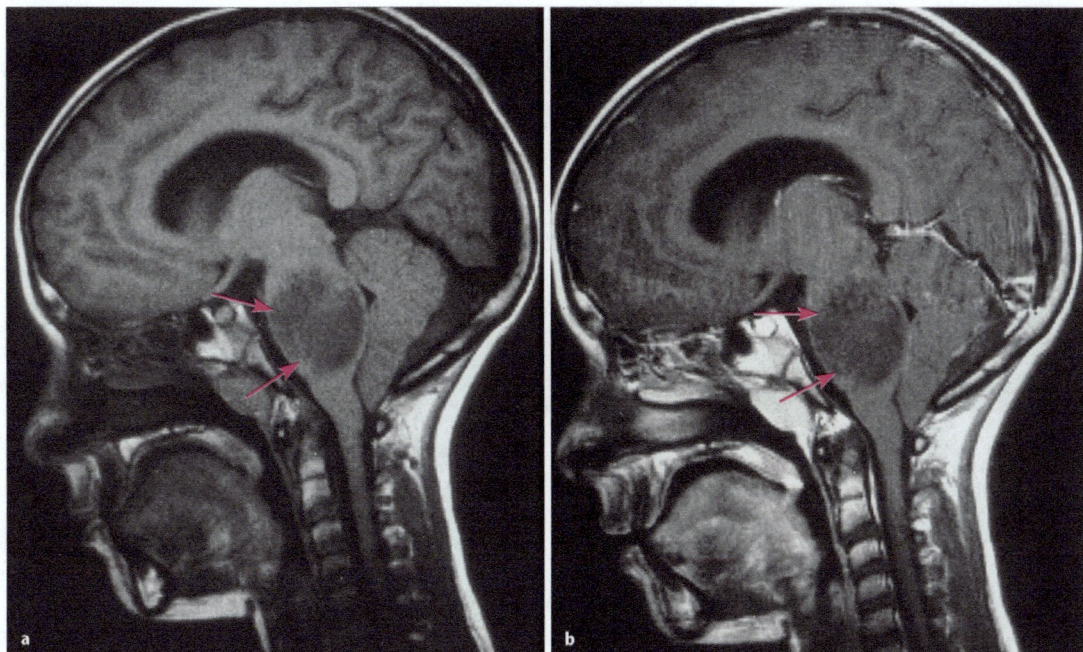

Abb. 3.3. T2-gewichtete sagittale Aufnahmen **a** vor und **b** nach Gabe von Kontrastmittel bei einem 9-jährigen Jungen mit einem Hirnstammgliom (*Pfeile*) bei einer Neurofibromatose vom Typ 1. Die pontinen Strukturen sind deutlich aufgetrieben

- Hyperintensität in den T2-gewichteten Aufnahmen,
- Isointensität in den T1-gewichteten Aufnahmen,
- keine raumfordernde Wirkung,
- kein perifokales Ödem,
- keine Kontrastmittelaufnahme,
- Lage meist in der Capsula interna, dem Balken, dem Mittelhirn, dem Pons oder dem Kleinhirn.

Prinzipiell empfiehlt sich bei allen Kindern mit Myelinvakuolen eine einmalige Kontroll-MRT-Untersuchung mit Kontrastmittel, um ein kleines, in der Entstehung befindliches Gliom nicht zu übersehen.

Myelinvakuolen können auch im Globus pallidus vorkommen. Hier sind sie jedoch, im Gegensatz zu Vakuolen in anderen Regionen, meist hyperintens und nicht isointens in den T1-gewichteten Aufnahmen.

Abbildung 3.1 zeigt Myelinvakuolen im Bereich der Capsula interna bei einem 7-jährigen Jungen mit einer Neurofibromatose vom Typ 1, wohingegen Abbildung 3.2 Myelinvakuolen des Pons und der Kleinhirnstiele bei einem 13-jährigen Mädchen darstellt.

Merke

> Myelinvakuolen sind bei Kindern mit Neurofibromatose vom Typ 1 häufig. Sie sind in der T2-Wichtung hyperintens, in der T1-Gewichtung isointens zur weißen Substanz. Es ist wichtig, sie nicht mit kleinen Gliomen zu verwechseln.

Astrozytome

Astrozytome kommen bei Kindern mit einer Neurofibromatose vom Typ 1 deutlich gehäuft vor. Am häufigsten sind pilozytische Astrozytome; prinzipiell kommen jedoch Gliome jeden WHO-Grades vor (s. auch Kap. 11, „Hirntumoren im Kindesalter").

Der N. opticus ist besonders oft betroffen; Optikusgliome sollen jedoch in einem eigenen Unterkapitel behandelt werden. Ansonsten finden sich Gliome besonders häufig in infratentoriellen Regionen, und zwar im Bereich der Medulla oblongata, im Pons und im Mittelhirn. Außerdem kommen sie in den Hemisphären von Großhirn und Kleinhirn vor. Die Prognose von Hirnstammgliomen ist bei Kindern mit einer Neurofibromatose vom Typ 1 besser als bei anderen Kindern. Gliome der Vierhügelplatte können sich sogar spontan zurückbilden, sodass bei Kindern mit einer Neurofibromatose vom Typ 1 nicht immer eine sofortige Therapie erfolgen muss.

Die Darstellung intrazerebraler Astrozytome bei Kindern mit Neurofibromatose vom Typ 1 ist identisch zur Darstellung von Gliomen bei Kindern ohne Grunderkrankung (s. auch Kap. 11, „Hirntumoren im Kindesalter").

Abbildung 3.3 a, b zeigt ein Hirnstammgliom bei einem 9-jährigen Jungen mit einer Neurofibromatose vom Typ 1.

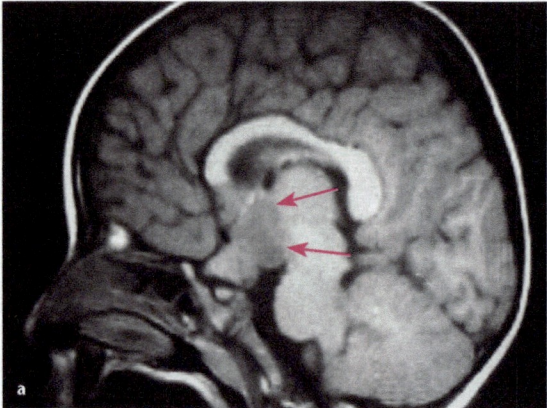
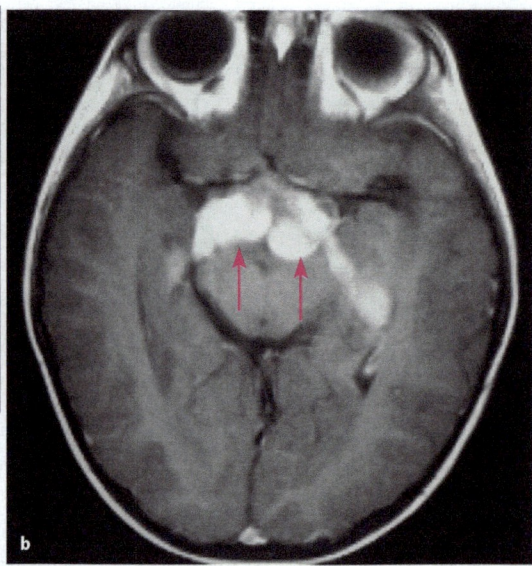

Abb. 3.4. a T1-gewichtete sagittale Aufnahme vor und **b** T1-gewichtete axiale Aufnahme nach Gabe von Kontrastmittel bei einem 11-jährigen Mädchen mit einem ausgedehnten **Chiasmagliom** (*Pfeile*) **bei einer Neurofibromatose vom Typ 1**. Beachte das ausgedehnte Enhancement des Glioms und die Druckwirkung auf die umgebenden Strukturen

> **Merke**
>
> Gliome aller WHO-Stufen kommen bei Kindern mit Neurofibromatose vom Typ 1 gehäuft vor. Die Prognose von Hirnstammgliomen ist bei Kindern mit einer Neurofibromatose vom Typ 1 meist besser.

> **Merke**
>
> Optikusgliome sind bei Kindern mit einer Neurofibromatose vom Typ 1 häufig. Meist weisen sie eine benigne Histologie auf; hochmaligne Formen kommen jedoch vor.

Optikusgliome

Optikusgliome sind bei Kindern mit Neurofibromatose vom Typ 1 sehr häufig; Berichte gehen von einer Inzidenz bis etwa 15% aus. Nicht selten sind sie klinisch stumm und verursachen keine Symptome. Optikusgliome können die gesamte vordere Sehbahn betreffen. Bisweilen können Tumoren des Chiasma eine Druckwirkung auf den Hypothalamus ausüben und so eine Pubertas praecox verursachen. Bei Kindern mit einer Pubertas praecox und einer Neurofibromatose vom Typ 1 sollte gezielt nach einem Gliom des Chiasma gesucht werden.

Die meisten Optikusgliome weisen histopathologisch einen niedrigen WHO-Grad auf. Häufig sind es pilozytische Astrozytome, insbesondere, wenn sie nur einen N. opticus involvieren. Gliome der vorderen Sehbahn können jedoch auch hochmaligne sein und dann entsprechend rasch symptomatisch werden.

Optikusgliome können zu einer diffusen Aufweitung des Nerven führen. Sie können sich aber auch vorwiegend subarachnoidal um den intakten Nerv herum ausbreiten.

Optikusgliome lassen sich am besten mit der MRT darstellen. Prinzipiell sollte die vordere Sehbahn bei jeder MR-Untersuchung eines Kindes mit einer Neurofibromatose vom Typ 1 genau beurteilt werden. Optikusgliome können primär klinisch asymptomatisch sein. Wird nach einem Optikusgliom gesucht, empfiehlt sich die Anfertigung einer axialen und/oder koronaren STIR-Sequenz, einer axialen T1-gewichteten Sequenz, einer axialen T1-gewichteten Sequenz mit Fettsättigungsimpuls vor und nach Kontrastmittelgabe, sowie einer koronaren T1-gewichteten Sequenz nach Kontrastmittelgabe. Hierbei sollten die axialen Sequenzen dünnschichtig sein und entlang der Nn. optici geplant werden. Die ebenfalls dünnschichtigen koronaren Sequenzen sollten die gesamte Region von der Retina bis einschließlich des Chiasma und der Tracti optici umfassen.

Optikusgliome stellen sich in den T2-gewichteten Aufnahmen und in der STIR-Sequenz hyperintens dar. Nach Kontrastmittelgabe zeigt sich meist ein deutliches homogenes Enhancement. Hierbei kann die kontrastmittelaufnehmende Region den Nerven diffus involvieren; es kann sich jedoch auch eine fokale Kontrastmittelaufnahme um den intakten Nerven herum finden. Für die weitere Therapie ist es wichtig, eine Infiltration des Chiasmas mit eventueller Ausbreitung nach kontralateral auszuschließen.

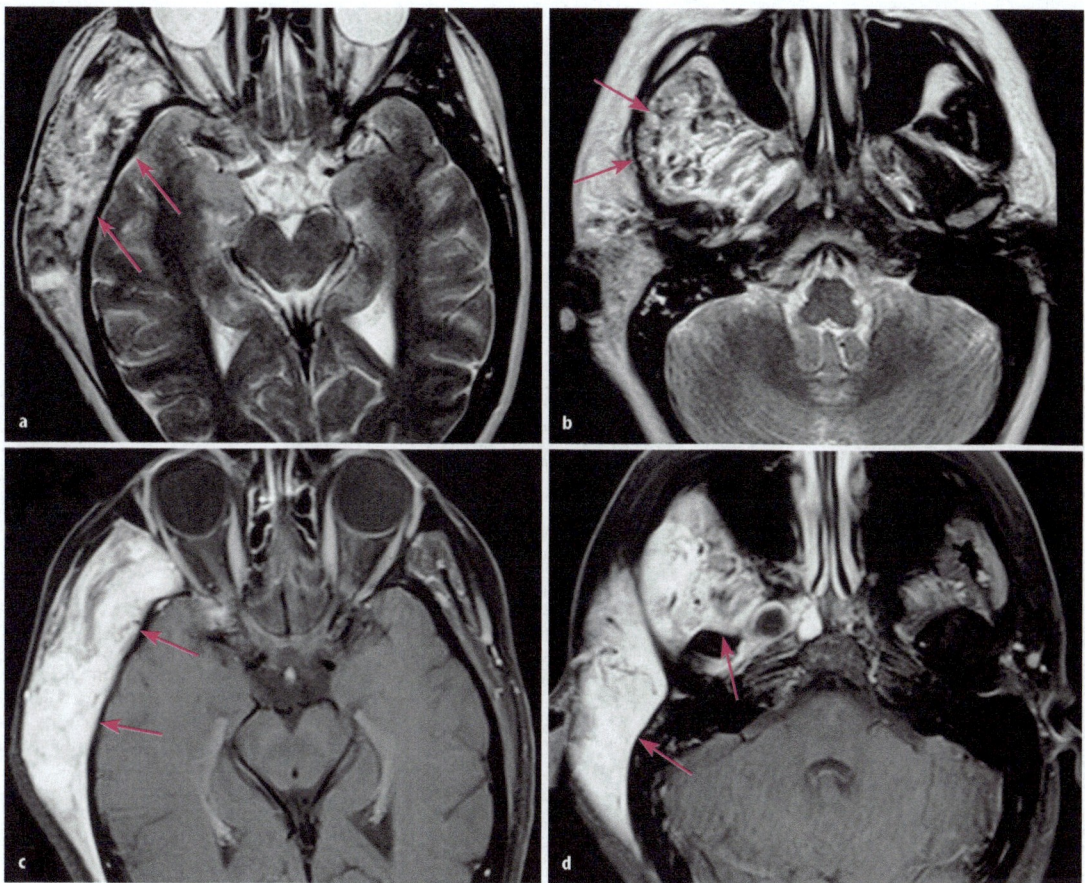

Abb. 3.5. a, b Axiale T2-gewichtete Aufnahmen und **c, d** T1-gewichtete Aufnahmen nach Kontrastmittelgabe bei einem Jungen mit einem **ausgedehnten plexiformen Neurofibrom** (*Pfeile*) **in der Temporalregion und im Bereich der Kaumuskulatur.** Die Signalintensität ist in der T2-Gewichtung inhomogen, nach Kontrastmittelgabe zeigt sich ein Enhancement

Ektasien der Dura im Bereich der Nn. optici dürfen nicht mit Optikusgliomen verwechselt werden. Duraektasien sind immer isointens zu Liquor und nehmen kein Kontrastmittel auf.

In der CT lassen sich Optikusgliome schwieriger darstellen. Hier ist es wichtig, auf eine Aufweitung des Canalis nervi optici und auf ein vermehrtes Enhancement zu achten. Prinzipiell sollte zur Diagnostik von Gliomen der Sehbahn bei Kindern die MRT ange-

> **Merke**
>
> Optikusgliome führen in der Regel zu einer Aufweitung von Teilen der vorderen Sehbahn. Sie sind in der T2-Gewichtung hyperintens und nehmen Kontrastmittel auf. Die MRT sollte der CT vorgezogen werden. Besonders eignen sich STIR-Sequenzen und T1-gewichtete Sequenzen mit einem Fettsättigungsimpuls vor und nach Kontrastmittelgabe.

wandt werden, insbesondere auch, um eine Strahlenexposition der Linse zu vermeiden.

Abbildung 3.4 a, b zeigt ein sehr ausgedehntes Chiasmagliom bei einem 11-jährigen Mädchen mit einer Neurofibromatose vom Typ 1. Das Gliom übt eine Druckwirkung auf die umliegenden Strukturen aus und nimmt deutlich Kontrastmittel auf.

Plexiforme Neurofibrome

Plexiforme Neurofibrome sind sehr charakteristisch für eine Neurofibromatose vom Typ 1. Sie bestehen histopathologisch aus einer wenig organisierten Ansammlung von Bindegewebe, Schwann-Zellen und Neuronen. Sie wachsen lokal aggressiv, metastasieren jedoch nicht. Meist breiten sie sich diffus entlang eines Nerven aus; die entsprechenden Nerven lassen sich jedoch oft nicht mehr identifizieren. Plexiforme Neurofibrome werden meist durch ihre raumfordernde Wirkung symptomatisch.

56 3 Phakomatosen

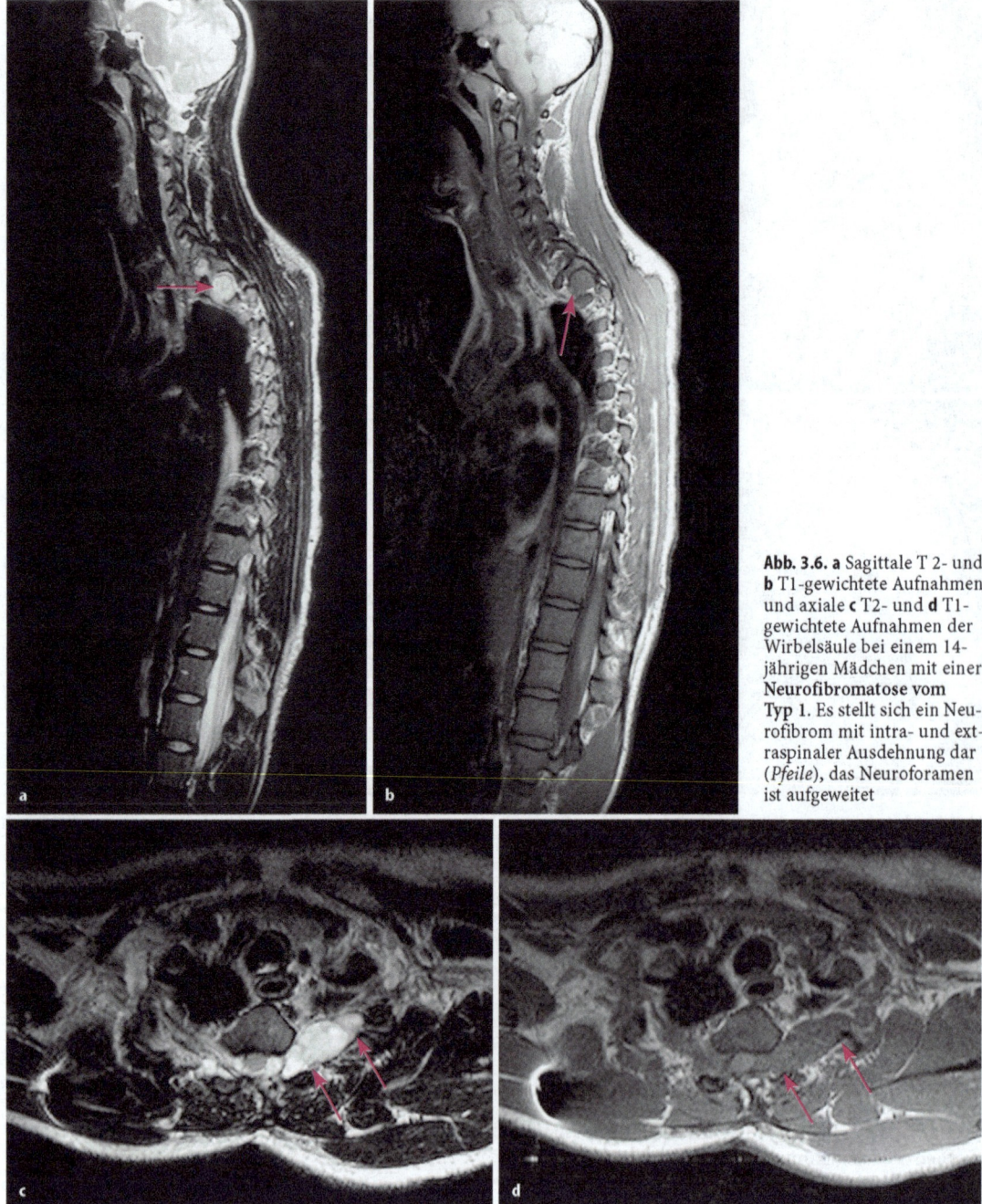

Abb. 3.6. a Sagittale T 2- und b T1-gewichtete Aufnahmen und axiale c T2- und d T1-gewichtete Aufnahmen der Wirbelsäule bei einem 14-jährigen Mädchen mit einer **Neurofibromatose vom Typ 1**. Es stellt sich ein Neurofibrom mit intra- und extraspinaler Ausdehnung dar (*Pfeile*), das Neuroforamen ist aufgeweitet

> **Merke**
>
> Plexiforme Neurofibrome sind für eine Neurofibromatose vom Typ 1 charakteristisch. Sie wachsen lokal aggressiv und werden durch ihre raumfordernde Wirkung symptomatisch.

In der MRT sind plexiforme Neurofibrome – wie andere Neurofibrome auch – partiell hyperintens im Vergleich zu Muskel in der T2-Gewichtung und leicht hyperintens in der T1-Gewichtung. In der T2-Gewichtung zeigt sich oft eine deutliche Hyperintensität im äußeren Anteil der Läsion mit einer Hypointensität im Zentrum, sodass sich eine schießscheibenartige Darstellung ergibt. Nach Gabe von Kontrastmittel findet sich meist eine zumindest partielle Aufnahme.

Oft lässt sich ein lokal aggressives Wachstum darstellen, mit Einbrechen des Tumors in beispielsweise die Nasennebenhöhlen oder den Sinus cavernosus. Hierauf sollte bei der Befundung eines plexiformen Neurofibroms besonders geachtet werden.

Abbildung 3.5 a–d zeigt ein sehr ausgedehntes plexiformes Neurofibrom der Temporalregion und des Bereiches der Kaumuskulatur bei einem Jungen mit einer Neurofibromatose vom Typ 1. Die Signalstruktur in der T2-Gewichtung ist inhomogen, nach Kontrastmittelgabe besteht ein deutliches z. T. inhomogenes Enhancement.

Neurofibrome

Neurofibrome sind Tumoren der Nervenscheiden. Im Gegensatz zu Schwannomen („Neurinomen") haben sie einen höheren Anteil an Bindegewebe. Neurofibrome können intraspinal oder aber paraspinal vorkommen.

Kleine Neurofibrome finden sich oft entlang der Cauda equina. Intraforaminale Neurofibrome führen zu Aufweitungen der Neuroforamina. Wenn sich Neurofibrome sowohl intra- als auch extraspinal ausdehnen, nehmen sie die Form einer Sanduhr an.

Neurofibrome sind in der T1-Gewichtung in der Regel leicht hyperintens zum Muskel. Die Signalintensität in der T2-Gewichtung kann variieren, bisweilen findet sich, wie bei den plexiformen Neurofibromen auch, eine Schießscheiben-artige Konfiguration, mit einer T2-Hyperintensität in der Peripherie und einer Hypointensität im Zentrum. Neurofibrome bei der Neurofibromatose vom Typ 1 können auch maligne entarten, sie werden dann Neurofibrosarkome genannt. Neurofibrosarkome sind meist größer als die anderen Neurofibrome und unscharf begrenzt. Die Signalintensität ist oft sehr heterogen. Dennoch lassen sich Neurofibrosarkome MR-morphologisch nicht mit letzter Sicherheit von benignen Neurofibromen abgrenzen.

Abbildung 3.6 a–d zeigt ein Neurofibrom mit einer intra- und extraspinalen Ausdehnung bei einem 14-jährigen Mädchen mit einer Neurofibromatose vom Typ 1. Das entsprechende Neuroforamen ist deutlich aufgeweitet.

> **Merke**
>
> Neurofibrome können intra- und/oder extraspinal vorkommen und weisen ähnliche Signalcharakteristiken auf wie plexiforme Neurofibrome. Neurofibrosarkome sind groß, heterogen und unscharf begrenzt; eine sichere MR-morphologische Unterscheidung ist jedoch nicht möglich.

Vaskuläre Malformationen

Vaskuläre Fehlbildungen treten bei der Neurofibromatose vom Typ 1 gehäuft auf. Meist finden sich hierbei Stenosierungen der Gefäße des Circulus Willisii, die am ehesten auf einer Proliferation der Intima beruhen. Aneurysmen und arteriovenöse Malformationen kommen jedoch ebenfalls gehäuft vor.

Besteht der klinische Verdacht auf eine vaskuläre Dysplasie, so empfiehlt es sich, eine MR-Angiographie anzufertigen. Geringgradige Stenosierungen lassen sich jedoch häufig nur schwierig darstellen.

> **Merke**
>
> Vaskuläre Dysplasien kommen bei der Neurofibromatose vom Typ 1 gehäuft vor.

Knöcherne Dysplasien

Besonders häufig kommt eine Dysplasie des Os sphenoidale vor. Auch die Kalotte selbst kann dysplastisch sein, besonders im Bereich der Schädelnähte. Die Dysplasie des Os sphenoidale kann eine raumfordernde Wirkung auf den Temporallappen ausüben. Hierdurch kann es durch die Druckwirkung des Temporallappens auf die Orbita zu einem pulsierenden Exophthalmos kommen. Es kann aber auch durch die resultierende Atrophie ein Enophthalmos vorliegen. Nicht selten findet sich zugleich ein plexiformes Neurofibrom in der Region.

Skoliose

Eine Skoliose ist bei Kindern mit einer Neurofibromatose vom Typ 1 häufig – sie kommt bei bis zu einem Drittel der Patienten vor. Meist beruht sie auf einer Dysplasie der Wirbelkörper. Wie im Kap. 13, „Kongenitale Störungen der kindlichen Wirbelsäule", näher erläutert, kann eine Skoliose jedoch auch durch eine Läsion des Myelons, wie beispielsweise einer Syringomyelie verursacht werden. Hierbei beruht die Skoliose meist auf einer Dysplasie der Wirbelkörper, wenn der Scheitelpunkt der Skoliose auf der rechten Seite ist (Dextroskoliose), wohingegen einer Skoliose mit einem Scheitelpunkt auf der linken Seite (Lävoskoliose) deutlich häufiger eine Läsion des Myelons zugrunde liegt.

Bei allen Kindern mit einer Neurofibromatose vom Typ 1 und einer Skoliose sollte genau auf Veränderungen des Myelons geachtet werden. Bei einer ausgeprägten Skoliose empfiehlt es sich, zunächst koronare Schichten der Wirbelsäule anzufertigen, auf denen sich dann die Schichtführungen der axialen und sagittalen Schnitte planen lassen.

Hierbei ist insbesondere auf den Conusstand, auf den Durchmesser des Filum terminale, auf intramedulläre Tumoren, auf eine Syringohydromyelie und auf begleitende Lipome zu achten. Der Conusstand sollte auf Höhe des LWK 2 oder oberhalb sein. Das Filum terminale sollte auf Höhe der LWK 5/SWK 1 nicht mehr als 2 mm durchmessen (s. Kap. 13, „Kongenitale Störungen der kindlichen Wirbelsäule").

Liegt ein intramedullärer Tumor vor, so handelt es sich bei Kindern mit einer Neurofibromatose vom Typ 1 meist um Astrozytome. Das Myelon ist an der Stelle des Astrozytoms aufgetrieben, in den T2-gewichteten Aufnahmen zeigt sich eine Hyperintensität.

Merke
Eine Dextroskoliose beruht bei Kindern mit einer Neurofibromatose vom Typ 1 meist auf Wirbelkörperdysplasien. Eine zugrunde liegende Läsion des Myelons muss jedoch, insbesondere bei einer Lävoskoliose, ausgeschlossen werden.

Durale Dysplasien und Meningomyelozelen

Wie im Kap. 13, „Kongenitale Störungen der kindlichen Wirbelsäule", genauer erläutert, kommen bei der Neurofibromatose vom Typ 1 gehäuft laterale Meningozelen und durale Dysplasien vor. Die Wirbelbögen und der Wirbelkörper sind auf der Höhe der Störung dysplastisch. Der Durasack tritt nach lateral aus. Meist stellt sich dies als eine sanduhrförmige Raumforderung dar. Im Gegensatz zu Neurofibromen ist sie jedoch in allen Sequenzen isointens zu Liquor und nimmt kein Kontrastmittel auf.

Merke
Laterale Meningozelen kommen bei der Neurofibromatose vom Typ 1 gehäuft vor. Sie stellen laterale, allseits liquorisointense Raumforderungen auf Höhe eines dysplastischen Wirbels dar. Meist sind sie sanduhrförmig konfiguriert.

3.2 Neurofibromatose vom Typ 2

Die Neurofibromatose vom Typ 2 stellt eine eigenständige Erkrankung dar und ist nicht nur eine Variante der Neurofibromatose vom Typ 1. Sie wird ebenfalls autosomal-dominant vererbt; ihr genetischer Locus liegt jedoch auf dem Chromosom 22. Im Vergleich zur Neurofibromatose vom Typ 1 ist die Neurofibromatose vom Typ 2 deutlich seltener.

Bilaterale Akustikusschwannome sind charakteristisch für die Neurofibromatose vom Typ 2 – sie wird daher manchmal Neurofibromatose mit bilateralen Akustikusschwannomen genannt. Im klinischen Sprachgebrauch wird sehr häufig der Ausdruck „Akustikusneurinom" anstelle der Bezeichnung „Akustikusschwannom" verwendet. Dies ist jedoch eigentlich falsch, da das Schwannom nicht von den Nervenzellen, sondern von ihrer Umhüllung, den Schwann-Zellen, ausgeht. Im Grunde ist allerdings selbst „Akustikusschwannom" eine nicht ganz korrekte Bezeichnung, da das Schwannom in der Regel vom *Vestibularisanteil* des 8. Hirnnerven ausgeht.

Die Diagnose bilateraler Akustikusschwannome reicht als definierendes Kriterium der Erkrankung aus. Dies bedeutet, dass bei dem Vorliegen bilateraler Schwannome des 8. Hirnnerven die Diagnose einer Neurofibromatose vom Typ 2 ohne weitere Angaben gestellt werden kann.

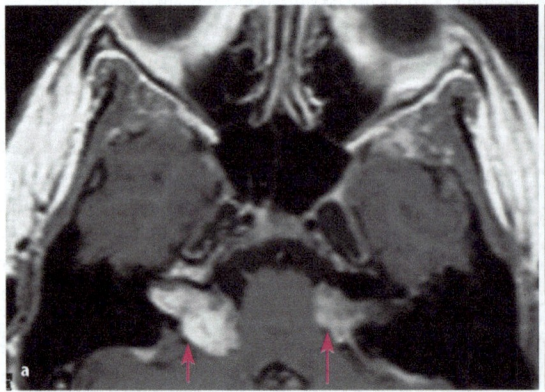 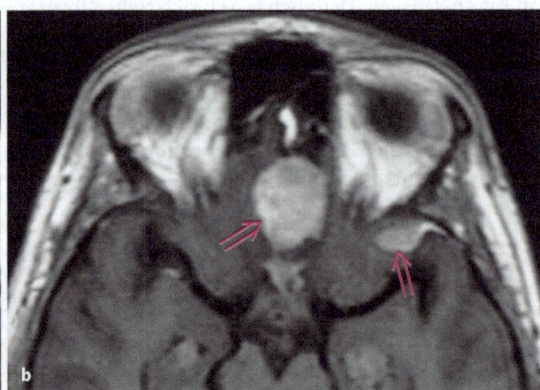

Abb. 3.7 a, b. Axiale T1-gewichtete Aufnahmen nach Kontrastmittelgabe bei einem 19-jährigen Patienten mit einer **Neurofibromatose vom Typ 2**. **a** Beachte die bilateralen Akustikusschwannome (*Pfeile*), die per se bereits die Diagnose etablieren. **b** Zusätzlich zeigen sich frontobasale Meningeome (*Doppelpfeile*)

Abbildung 3.7 a zeigt bilaterale Akustikusschwannome bei einem 19-jährigen jungen Mann. Hier kann eine Neurofibromatose vom Typ 2 bereits allein aufgrund dieser Bilder diagnostiziert werden.

Merke

Die Neurofibromatose vom Typ 2 wird bisweilen auch Neurofibromatose mit bilateralen Akustikusschwannomen genannt. Das Vorhandensein bilateraler Akustikusschwannome genügt, um die Diagnose einer Neurofibromatose vom Typ 2 zu stellen.

Allerdings treten Akustikusschwannome meist erst um die Pubertät herum auf. Bei jüngeren Kindern sind sie selten. Hier ist es oft hilfreich, auf Hautmanifestationen der Neurofibromatose vom Typ 2 zu achten. Wie bei der Neurofibromatose vom Typ 1 auch, können bei der Neurofibromatose vom Typ 2 Café-au-lait-Flecken vorkommen. Dies ist jedoch deutlich seltener der Fall. Wenn sie vorhanden sind, sind sie meist blasser, kleiner und ihrer Zahl nach geringer als bei der Neurofibromatose vom Typ 1. Kinder mit einer Neurofibromatose vom Typ 2 leiden bisweilen an Linsenkatarakten – ein klinisches Kriterium, das bei der Diagnosestellung hilfreich ist. Diese Katarakte sind meist subkapsulär und posterior gelegen. Häufig sind Kinder mit einer Neurofibromatose vom Typ 2 jedoch klinisch symptomfrei. Die Diagnose wird nicht selten als „Zufallsbefund" einer aus anderer Indikation durchgeführten MRT-Untersuchung gestellt.

Merke

Café-au-lait-Flecken sind bei der Neurofibromatose vom Typ 2 seltener als beim Typ 1. Nicht selten sind Kinder mit einer Neurofibromatose vom Typ 2 klinisch asymptomatisch.

Zusätzlich zu Akustikusschwannomen können auch Schwannome der anderen Hirnnerven vorkommen. Auch Meningeome sind häufig; nicht selten sind sie bei der Neurofibromatose vom Typ 2 multipel. Diese Meningeome können auch intraventrikulär lokalisiert sein. Sie stellen sich dann als glatt begrenzte, homogen Kontrastmittel aufnehmende, intraventrikuläre Tumoren dar.

Findet sich bei einem Kind ein Schwannom eines Hirnnerven oder ein Meningeom, so sollte dies als Hinweis auf eine mögliche Neurofibromatose vom Typ 2 gedeutet werden. Das Neurokranium sollte nach Gabe von Kontrastmittel untersucht werden, wobei ein besonderes Augenmerk auf den Kleinhirnbrückenwinkel zu richten ist. Sowohl Schwannome als auch Meningeome weisen nach Kontrastmittelgabe meist ein ausgeprägtes homogenes Enhancement auf und sind so meist einfach zu erkennen.

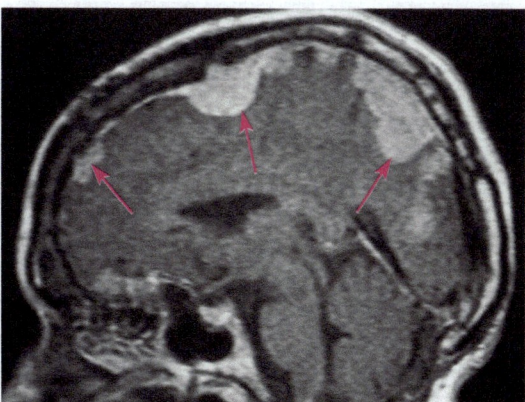

Abb. 3.8. Sagittale T1-gewichtete Aufnahme nach Kontrastmittelgabe bei einem 17-jährigen Mädchen mit einer **Neurofibromatose vom Typ 2**. Die Meningeome breiten sich bei dieser Patientin en plaque aus (*Pfeile*)

Tabelle 3.4. Kraniale Manifestationen der Neurofibromatose vom Typ 2

- Bilaterale Akustikusschwannome
- Unilaterale Akustikusschwannome
- Meningeome (auch intraventrikulär!)
- Gliome
- Intraaxiale Verkalkungen
- Katarakte der posterioren, subkapsulären Linse

Es kann bei Patienten mit einer Neurofibromatose vom Typ 2 auch zu intraaxialen Gliomen kommen. Beim Vorliegen eines Schwannoms oder Meningeoms bei einem Kind sollten also immer auch die intraaxialen Strukturen nach dem Vorliegen von Astrozytomen gemustert werden. Zusätzlich sind intraaxiale Verkalkungen bei einer Neurofibromatose vom Typ 2 nicht selten. Tabelle 3.4. fasst die charakteristischen kranialen Veränderungen bei der Neurofibromatose vom Typ 2 zusammen.

Abbildung 3.7 b zeigt frontobasale Meningeome mit einem deutlichen Kontrastmittelenhancement. Der gleiche Patient zeigte auch bilaterale Akustikusschwannome (vgl. Abb. 3.7 a). Abbildung 3.8 zeigt en plaque wachsende Meningeome bei einer 17-jährigen Patientin mit einer Neurofibromatose vom Typ 2.

Spinal finden sich bei der Neurofibromatose vom Typ 2 oft multiple Schwannome. Sie können intraspinal oder paraspinal lokalisiert sein, können sich jedoch

Merke

Meningeome und Schwannome sind im Kindesalter ungewöhnliche Tumoren. Wird ein Meningeom oder Schwannom bei einem Kind diagnostiziert, so muss immer an die Möglichkeit einer Neurofibromatose vom Typ 2 gedacht werden. Meningeome können auch intraventrikulär lokalisiert sein.

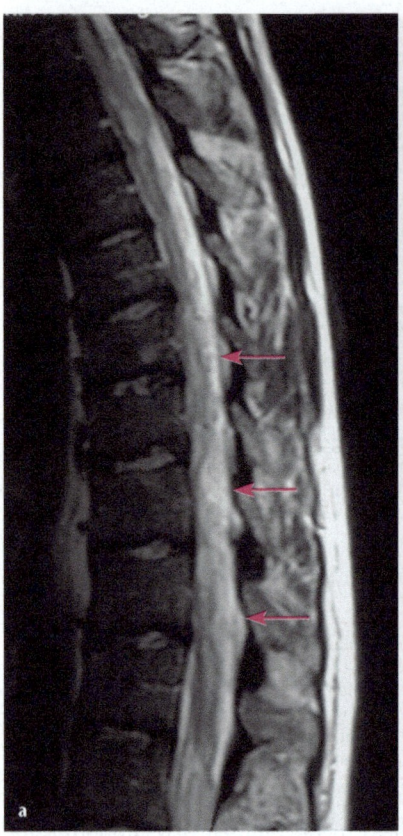 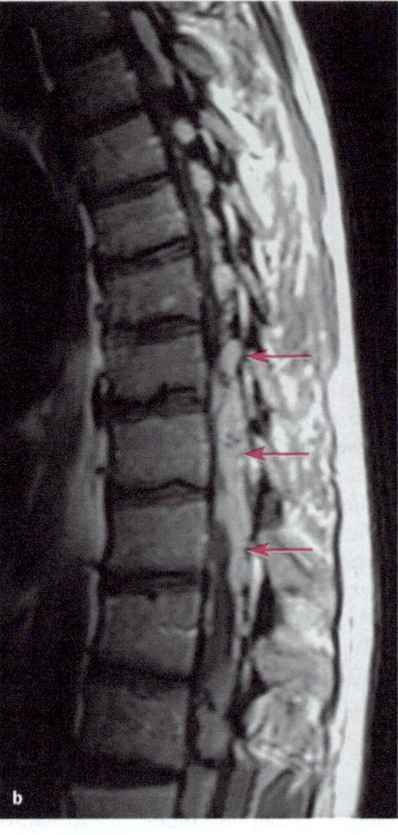

Abb. 3.9. Sagittale **a** T2- und **b** T1-gewichtete Aufnahmen nach Kontrastmittelgabe bei einem 18-jährigen Patient mit einem **spinalen Ependymom** (*Pfeile*) **bei einer Neurofibromatose vom Typ 2.** Der Tumor weist nach Kontrastmittelgabe ein deutliches Enhancement auf

auch sanduhrförmig im Bereich des Neuroforamens aus breiten. Sie führen im Rahmen ihrer raumfordernden Wirkung nicht selten zu spinalen Komplikationen.

Wie die intrakraniellen Schwannome auch, sind spinale Schwannome meist hyperintens zum umliegenden Nervengewebe in den T2-gewichteten Aufnahmen und nehmen deutlich und homogen Kontrastmittel auf.

Auch spinale Meningeome kommen bei der Neurofibromatose vom Typ 2 deutlich gehäuft vor. Sie sind intradural, extramedullär gelegen und wachsen verdrängend. Am häufigsten finden sie sich im Bereich der Brustwirbelsäule. Sie sind meist isointens zum Myelon in den T1- und T2-gewichteten Aufnahmen und weisen, wie die Schwannome auch, ein deutliches, homogenes Kontrastmittelenhancement auf.

Intradurale, intramedulläre Tumoren kommen bei der Neurofibromatose vom Typ 2 ebenfalls häufiger vor. Hier ist besonders das Ependymom zu nennen. Spinale Ependymome können einzeln vorkommen; ein multiples Auftreten ist jedoch nicht selten. Am häufigsten finden sie sich im Bereich des Conus; sie können jedoch in jedem Abschnitt des Myelons vorkommen.

Tabelle 3.5. Spinale Manifestationen der Neurofibromatose Typ 2

- Schwannome (intra- und/oder paraspinal)
- Ependymome (intradural, intramedullär)
- Meningeome (intradural, extramedullär)

Sekundär kann es durch die oben beschriebenen Tumoren zu spinalen Komplikationen, wie zur Ausbildung einer spinalen Symptomatik mit Myelopathiesignal oder einer Syringohydromyelie kommen. Abbildung 3.9 a, b zeigt ein spinales Ependymom der Brustwirbelsäule bei einem Patienten mit einer Neurofibromatose vom Typ 2. Tabelle 3.5 fasst die spinalen Veränderungen, die bei der Neurofibromatose vom Typ 2 auftreten, zusammen.

Merke

Spinale Manifestationen einer Neurofibromatose vom Typ 2 sind intra- und/oder paraspinale Schwannome, spinale Meningeome und Ependymome.

In letzter Zeit wurden weitere Formen der Neurofibromatose beschrieben. Insgesamt bestehen derzeit 8 Kategorien der Neurofibromatose [Neurofibromatose 1 bis 7 sowie Neurofibromatose-NOS („not otherwise specified")]. Sie im Einzelnen zu diskutieren, würde den Rahmen dieses Buches sprengen.

3.3 Tuberöse Sklerose

Die tuberöse Sklerose wird auch tuberöse Hirnsklerose oder Morbus Bourneville-Pringle genannt. Sie ist, wie die Neurofibromatosen, autosomal-dominant vererbt. Neumutationen sind häufig, dennoch sollten beide Eltern genau untersucht werden. Es sind 2 verschiedene genetische Loci beschrieben: auf dem Chromosom 9 und auf dem Chromosom 16. Der Phänotyp ist jedoch bei beiden Mutationen der gleiche.

Ursprünglich war die tuberöse Sklerose als Trias aus geistiger Behinderung, Adenoma sebaceum und Epilepsie beschrieben worden. Dies ist jedoch, insbesondere bei Kleinkindern, oft wenig hilfreich. Das Adenoma sebaceum, ein noduläres, rötlich-bräunliches Exanthem über Wangen und Nase, tritt meist erst bei älteren Kindern auf. Eine geistige Behinderung ist nicht in allen Fällen vorhanden. Und auch eine Epilepsie muss nicht immer vorliegen, wenngleich sie häufig ist. Im Folgenden sollen zunächst die klinischen Kriterien dargestellt und dann auf die Darstellung in der Bildgebung eingegangen werden.

> **Merke**
>
> Die klassische Trias aus geistiger Behinderung, Epilepsie und Adenoma sebaceum trifft oft nicht zu. Eine geistige Behinderung liegt *nicht* immer vor, das Adenoma sebaceum tritt meist erst ab dem Schulalter auf.

Klinische Manifestationen

Eine häufige Hautmanifestation, die man auch bei Neugeborenen meist schon gut diagnostizieren kann, sind depigmentierte Nävi, also fokale weiße Flecken. Bei hellhäutigen Kindern sind sie manchmal schwierig zu sehen. Es empfiehlt sich dann, ein bläulich-ultraviolettes Licht zur Hilfe zu nehmen. Das oben erwähnte Adenoma sebaceum ist sehr charakteristisch für die tuberöse Sklerose, tritt jedoch meist erst bei älteren Kindern auf. Das knötchenförmige Exanthem entspricht kleinen Angiofibromen. Fibrome im Bereich des Nagelbetts und Shagreen-Flecken treten meist erst in der Pubertät auf.

Auch Störungen der Augen sind nicht selten. Besonders häufig sind Hamartome der Retina, die zu einer Leukokorie (cave: Differenzialdiagnose zum Retinoblastom!) und zu einem Mikrophthalmos führen können. Meist sind diese retinalen Hamartome in der Nähe des Austrittes des N. opticus gelegen. In der Schnittbilddiagnostik können sie als kleine Knötchen oder Verkalkungen auffallen. Zugleich kann ein Erguss mit einer partiellen Ablösung der Retina vorliegen.

Viele Kinder mit einer tuberösen Sklerose werden klinisch bereits früh durch Epilepsien auffällig. Blitz-Nick-Salam-Krämpfe und myoklonische Anfälle sind besonders häufig, prinzipiell kann jedoch jede Anfallsform auftreten. Je früher Anfälle bei Kindern mit einer tuberösen Sklerose auftreten, desto häufiger liegt zugleich eine geistige Behinderung vor.

Tabelle 3.6 fasst die häufigsten klinischen Manifestationen zusammen.

Die tuberöse Sklerose führt zudem auch häufig zu hamartomatösen Veränderungen außerhalb des Nervensystems, der Augen und der Haut. Besonders häufig sind hierbei das Angiomyolipom der Niere, die Lymphangioleiomyomatose der Lunge und das Rhabdomyom des Herzens. Tabelle 3.7 fasst die extrazerebralen Veränderungen der tuberösen Sklerose zusammen, die für die radiologische Diagnostik wichtig sind. Im Folgenden soll auf die für die tuberöse Sklerose charakteristischen intrazerebralen Veränderungen eingegangen werden, über die Tabelle 3.8 einen Überblick gibt.

Tabelle 3.6. Klinische Manifestationen der tuberösen Sklerose

- Epileptische Anfälle (besonders häufig BNS-Krämpfe)
- Geistige Behinderung (nicht in allen Fällen!)
- Adenoma sebaceum
- Fibrome im Bereich des Nagelbetts
- Leukokorie durch retinales Hamartom (cave DD Retinoblastom!)
- Shagreen-Flecken
- Depigmentierte Nävi („weiße Flecken" der Haut)
- Fibrome der Gingiva

Tabelle 3.7. Extrazerebrale, für die radiologische Diagnostik wichtige Manifestationen der tuberösen Sklerose

- Lymphangioleiomyomatose der Lunge
- Angiomyolipome der Niere
- Rhabdomyome des Herzens
- Nierenzysten
- Knochenzysten
- Hamartomatöse Polypen des Rektum

> **Merke**
>
> Für die radiologische Diagnostik wichtige extrazerebrale, mit der tuberösen Sklerose assoziierte Veränderungen sind das Angiomyolipom der Niere, die Lymphangioleiomyomatose der Lunge und das Rhabdomyom des Herzens.

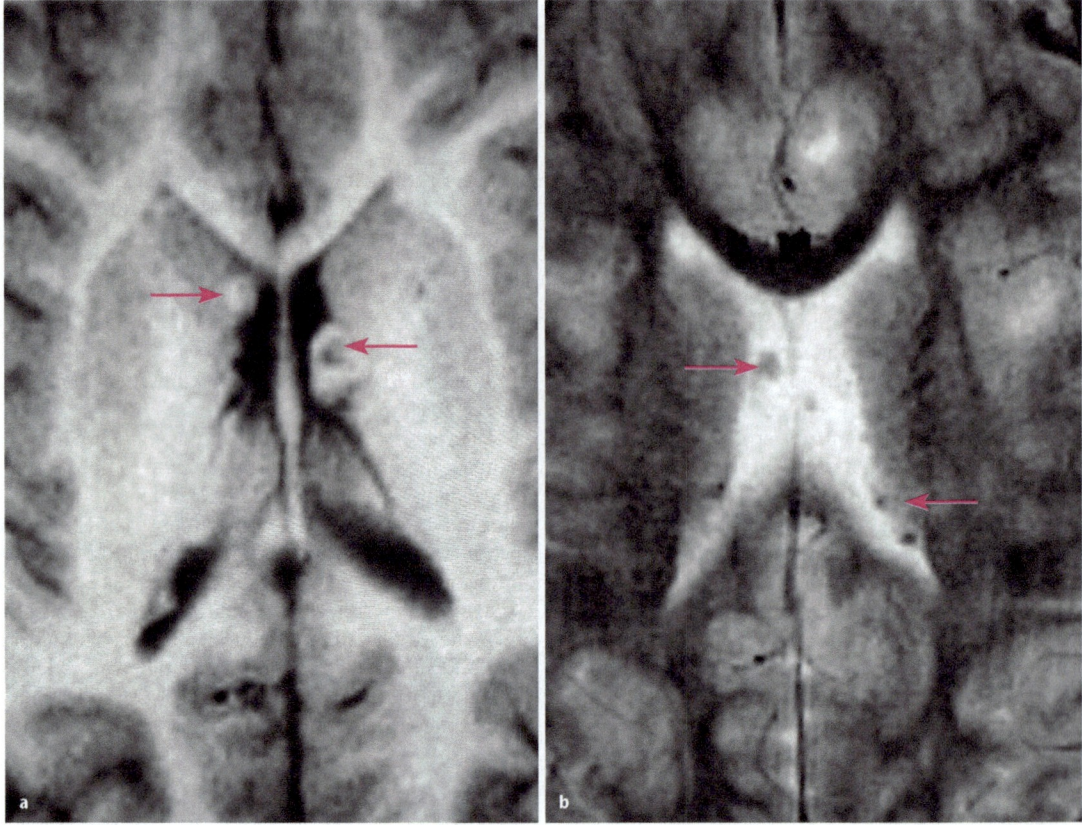

Abb. 3.10. Axiale **a** T1- und **b** T2-gewichtete Aufnahmen bei einem Kind mit **tuberöser Sklerose** (Detailansicht). Die subependymalen Knötchen (*Pfeile*) weisen eine andere Signalintensität auf als der Kortex, sie sind zudem z. T. verkalkt

Tabelle 3.8. Kraniale Veränderungen bei der tuberösen Sklerose

Veränderung	Charakteristische Darstellung in der MRT
Subependymale Hamartome	Isointens zur myelinisierten weißen Substanz, evtl. mit Kalzifikationen; nicht isointens zur grauen Substanz (vs. Heterotopien!)
Riesenzellastrozytome	Meist im Bereich des Foramen Monroi; kontrastmittelaufnehmend mit Wachstumstendenz
Kortikale Tuber	T2-hyperintens, T1-hypointens zur myelinisierten weißen Substanz; am besten in der FLAIR-Sequenz zu erkennen
Heterotope Tuber in der weißen Substanz	T2-hyperintens, T1-hypointens zur myelinisierten weißen Substanz; am besten in der FLAIR-Sequenz zu erkennen
Parenchymzysten	Liquorisointens; meist, jedoch nicht immer periventrikulär gelegen

Subependymale Knötchen

Subependymale Knötchen sind kleine, subependymal gelegene Hamartome. Sie sind außerordentlich charakteristisch für die tuberöse Sklerose und sollten nicht übersehen oder fehlgedeutet werden. Meist liegen die subependymalen Knötchen entlang der Seitenventikel.

Im Ultraschall sind diese subependymalen Hamartome echoreich. In der CT und MRT zeigen sich kleine, meist etwas unregelmäßig geformte Knötchen, die in die Seitenventrikel hineinragen. Solange die weiße Substanz noch nicht myelinisiert ist, sind die Knötchen in der T1-Gewichtung hyperintens und in der T2-Gewichtung hypointens zur weißen Substanz. Später sind die Hamartome dann isointens zur weißen Substanz. Sie verkalken im Laufe der Zeit häufig, was zu einer relativen Hypointensität in der T2-Gewichtung führt. Verkalkungen lassen sich am besten in T2*-gewichteten Sequenzen erkennen. Subependymale Hamartome können Kontrastmittel aufnehmen. Dies spricht per se noch nicht für eine Umwandlung in einen Riesenzelltumor.

Zur Abgrenzung gegenüber subependymalen Heterotopien ist es wichtig, auf die Signalcharakteristik zu achten. Subependymale Heterotopien sind immer isointens zu grauen Substanz, subependymale Knötchen nicht.

Abbildung 3.10 a, b zeigt subependymale Knötchen bei einem Mädchen mit einer tuberösen Sklerose. Die

3.3 Tuberöse Sklerose

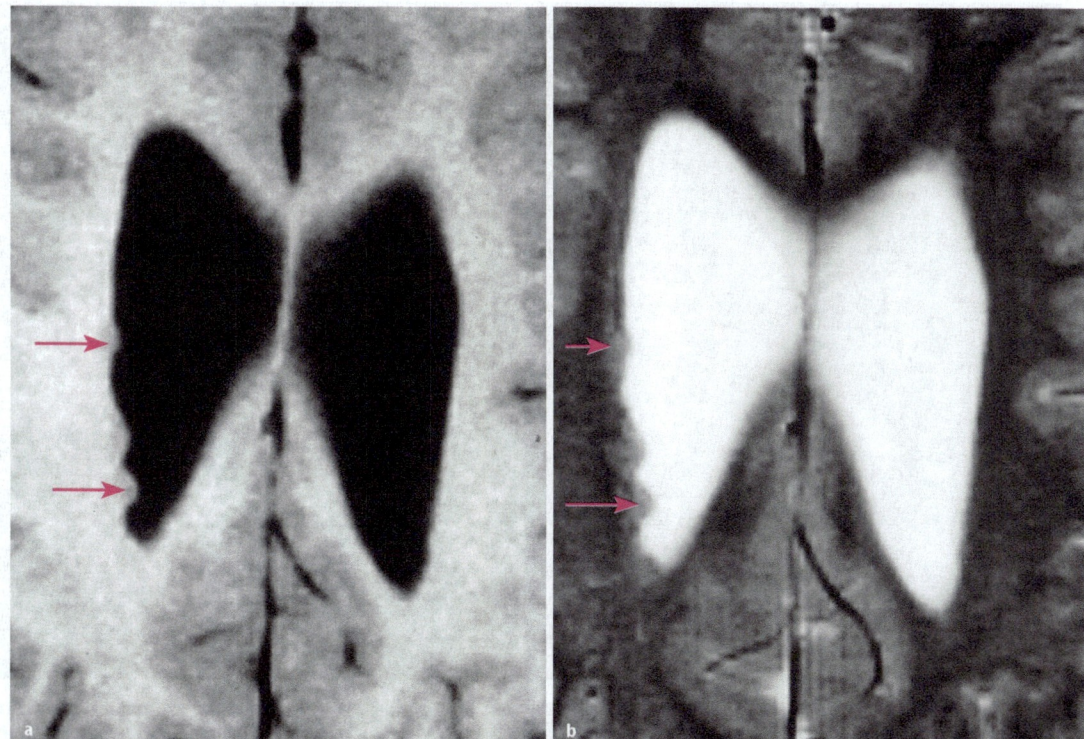

Abb. 3.11. Axiale **a** T1- und **b** T2-gewichtete Aufnahmen bei einem Kind mit einer **neuronalen Migrationsstörung**. Die subependymalen Heterotopien (*Pfeile*) weisen die gleiche Signalintensität auf wie der Kortex

Knötchen sind nicht isointens zur grauen Substanz, einzelne Hamartome sind verkalkt. Abbildung 3.11 a, b stellt demgegenüber subependymale Heterotopien bei einem Kind mit einer neuronalen Migrationsstörung dar. Diese Heterotopien sind immer isointens zur grauen Substanz.

Merke

Subependymale Knötchen sind außerordentlich charakteristisch für die tuberöse Sklerose. Im Gegensatz zu subependymalen Heterotopien sind sie nicht isointens zur grauen Substanz. Fallen subependymale Knötchen in der MRT auf, so muss auch nach anderen zerebralen Manifestationen der tuberösen Sklerose gesucht werden.

Riesenzellastrozytome

Riesenzelltumoren liegen meist im Bereich des Foramen Monroi, sie können jedoch auch in anderen subependymalen Lokalisationen vorkommen. Sie stellen subependymale Knötchen dar, die eine Wachstumstendenz aufweisen. Dies kann im Verlauf zur klinischen Situation eines Hydrozephalus führen. Es scheint histologisch Übergangsformen zwischen subependymalen

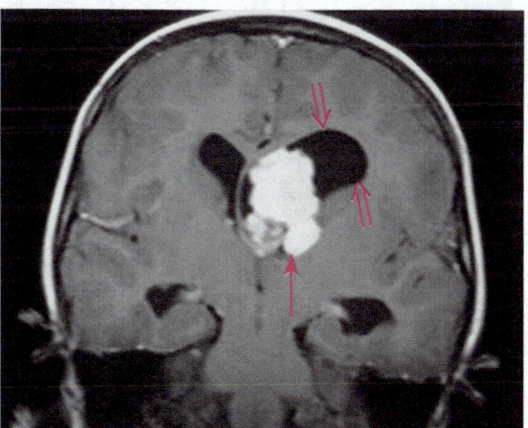

Abb. 3.12. Koronare T1-gewichtete Aufnahme nach Kontrastmittelgabe bei einem 9-jährigen Mädchen mit einem **Riesenzelltumor bei tuberöser Sklerose**. Der Tumor (*Pfeil*) nimmt deutlich Kontrastmittel auf und hat zu einer Blockade des Foramen Monroi mit Erweiterung des ipsilateralen Seitenventrikels (*Doppelpfeile*) geführt

Hamartomen und Riesenzelltumoren zu geben. Riesenzellastrozytome kommen in etwa einem von 10 Kindern mit tuberöser Sklerose vor.

Meist wachsen Riesenzellastrozytome verdrängend

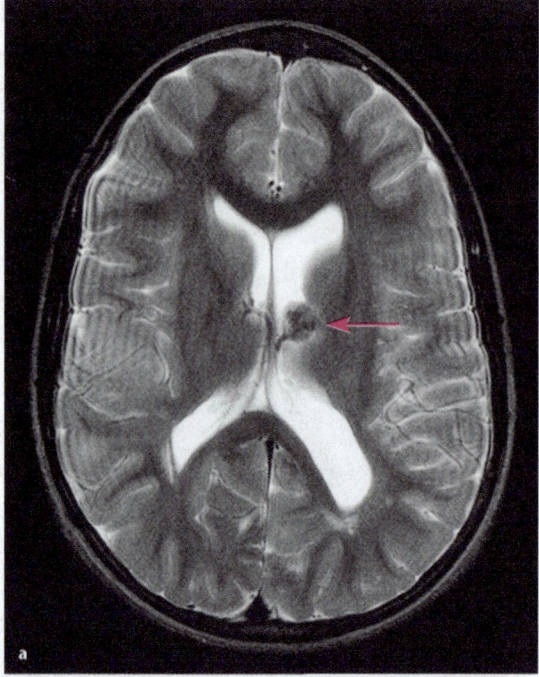
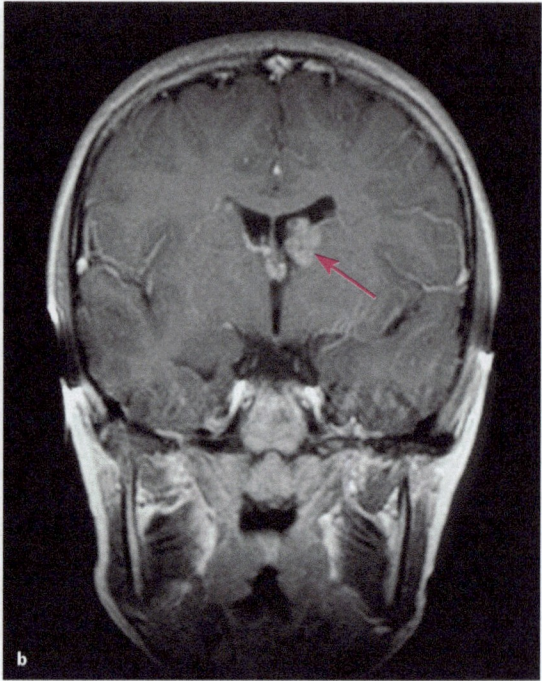
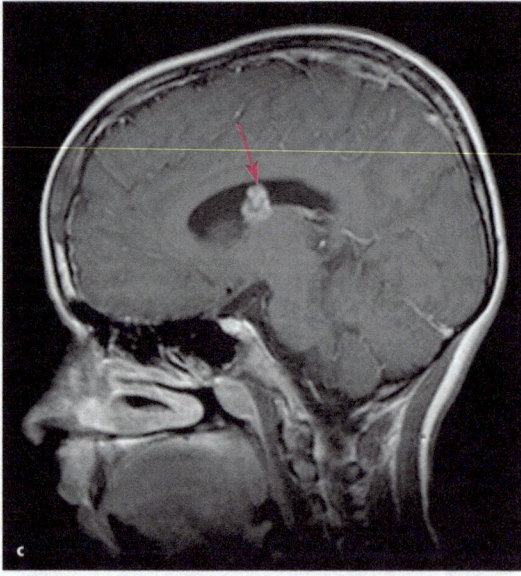

Abb. 3.13. a Axiale T2-gewichtete und **b** koronare und **c** sagittale T1-gewichtete Aufnahmen nach Kontrastmittelgabe bei einem 12-jährigen Mädchen mit einem **kleineren Riesenzellastrozytom** (*Pfeile*) **bei tuberöser Sklerose**. Bedeutsam für die Diagnosestellung ist letztlich eine Größenprogredienz der Raumforderung. Suggestiv für die Diagnose ist hier bereits eine Asymmetrie der inneren Liquorräume

und nicht invasiv. Sie können jedoch auch zu höhergradigen Astrozytomen entarten.

In der MRT stellt sich ein Riesenzellastrozytom in der Regel als eine kontrastmittelaufnehmende Raumforderung im Bereich des Foramen Monroi dar. Oft besteht zugleich ein ipsilateraler Liquoraufstau des Seitenventrikels. Liegen Voraufnahmen des Kindes vor, so zeigt sich eine Wachstumstendenz über die Zeit. Ohne eine Verlaufskontrolle kann es bisweilen schwierig sein, ein Riesenzellastrozytom von einem subependymalen Hamartom zu unterscheiden.

Abbildung 3.12 zeigt ein Riesenzellastrozytom im Foramen Monroi bei einem neunjährigen Mädchen mit Tuberöser Sklerose. Die Raumforderung nimmt deutlich Kontrastmittel auf und hat zu einer Blockade des Foramen Monroi geführt. Abbildung 3.13 a–c zeigt ein kleineres Riesenzellastrozytom; hier besteht bereits eine geringgradige Asymmetrie der inneren Liquorräume mit ipsilateraler Erweiterung. Bedeutsam für die Diagnosestellung ist letztlich eine Größenprogredienz des Befundes.

Merke

Ein sich vergrößerndes subependymales Knötchen, das Kontrastmittel aufnimmt, ist bis zum Beweis des Gegenteils ein Riesenzellastrozytom. Auch sollten subependymale Knötchen mit einem Durchmesser über 12 mm immer an ein Riesenzellastrozytom denken lassen.

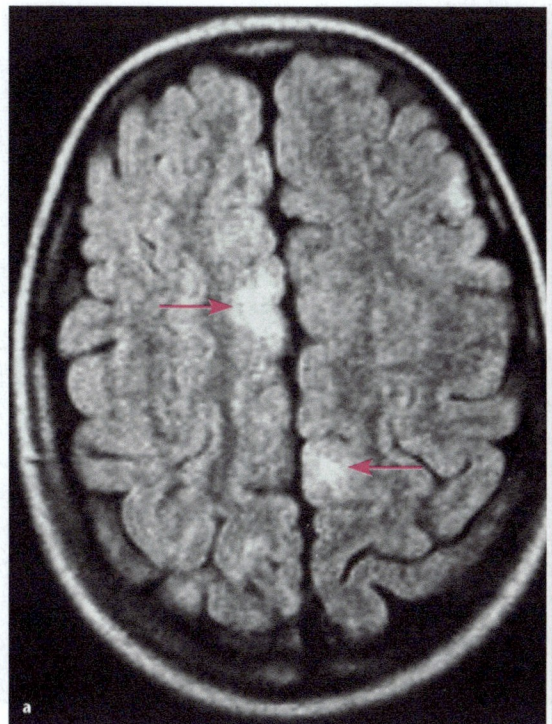
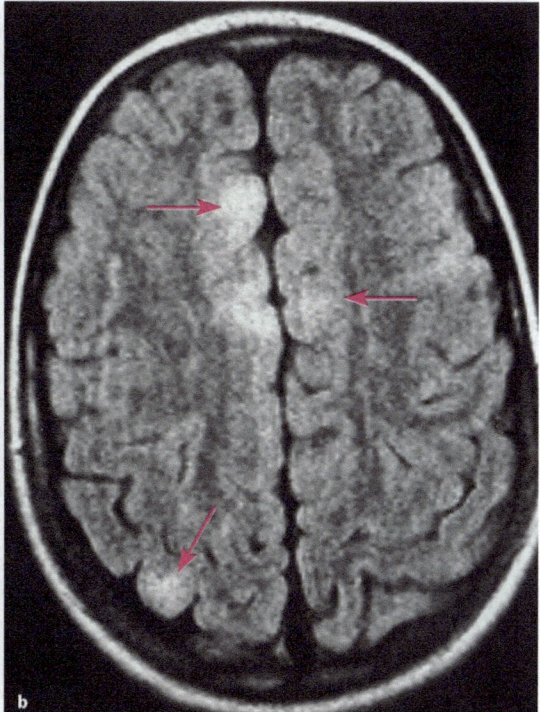
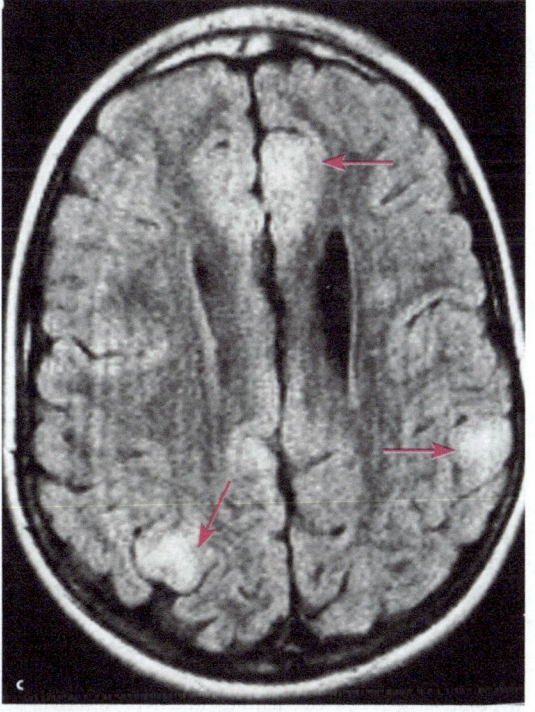

Abb. 3.14 a–c. Axiale FLAIR-Sequenz bei einem 8-jährigen Mädchen mit **tuberöser Sklerose**. Multiple kortikale Tuber sind als deutlich hyperintense Läsionen des Kortex zu erkennen (*Pfeile*)

Kortikale Tuber

Die kortikalen Tuber haben der tuberösen Sklerose ihren Namen gegeben, und sind für sie sehr charakteristisch. Hierbei können bei einem Kind mit tuberöser Sklerose nur einige wenige Tuber vorkommen; es können aber manchmal auch über 20 Läsionen vorliegen. Bei dem gleichzeitigen Vorliegen von kortikalen Tubern und subependymalen Knötchen muss bereits vom MR-Aspekt die Diagnose einer tuberösen Sklerose gestellt werden. Einzelne kortikale Tuber können allerdings fokalen kortikalen Dysplasien durchaus ähneln. Wahrscheinlich stellen kortikale Dysplasien und kortikale Tuber in Wirklichkeit ein pathologisches Kontinuum dar. Wenn keine anderen Veränderungen nachzuweisen sind und auch die Familienanamnese blande ist, ist am ehesten vom Vorliegen einer kortikalen Dysplasie auszugehen. Liegen aber andere Veränderungen vor – insbesondere subependymale Hamartome – so ist unbedingt an eine tuberöse Sklerose zu denken.

Kortikale Tuber liegen meist supratentoriell, sie können aber auch im Kleinhirn vorkommen. Mit zu-

> **Merke**
>
> Das gleichzeitige Vorliegen von kortikalen Tubern und subependymalen Hamartomen ist für die tuberöse Sklerose außerordentlich charakteristisch. Die Diagnose lässt sich hierbei selbst ohne klinische Angaben allein aufgrund der MRT stellen.

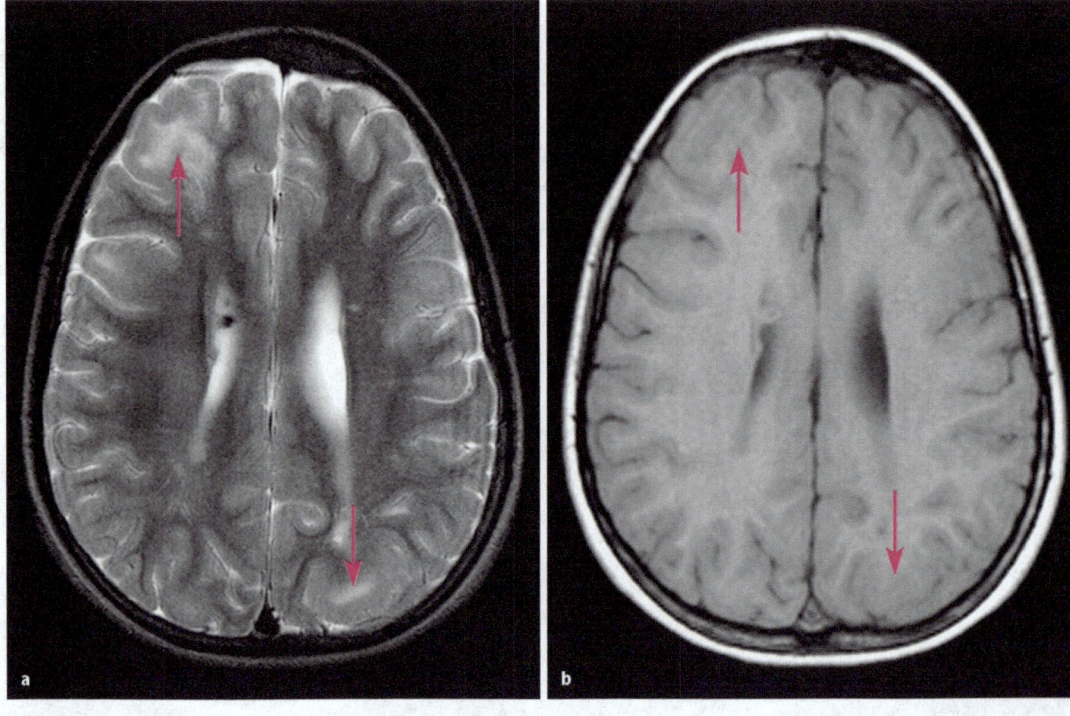

Abb. 3.15. Axiale **a** T2- und **b** T1-gewichtete Aufnahmen zeigen kortikale bzw. subkortikale Tuber bei **tuberöser Sklerose** (*Pfeile*). Die Läsionen sind in der T1-Gewichtung deutlich schwieriger zu erkennen. Es sollte immer eine T2- und/oder FLAIR-Sequenz mitangefertigt werden

nehmendem Alter können sie Kalziumeinlagerungen aufweisen.

In der Ultraschalluntersuchung durch die Fontanelle fallen kortikale Tuber bereits als echoreiche Strukturen auf. In der CT hingegen stellen sie sich hypodens dar; der umgebende Kortex wirkt meist verplumpt. Wenn die Kinder älter werden, nimmt die Hypodensität meist ab, die Dichte gleicht sich dem umgebenden Kortex an. Bei älteren Kindern sind kortikale Tuber, sofern sie keine Kalziumeinlagerungen aufweisen, in der CT oft nicht gut darstellbar – insbesondere auch aufgrund der topografischen Beziehung zu der sehr dichten Kalotte.

Die Methode der Wahl ist daher die MRT. In der MRT verändert sich im Lauf der Kindheit die relative Signalintensität der Tuber im Vergleich zur benachbarten weißen Substanz, da die weiße Substanz in den ersten beiden Lebensjahren noch nicht vollständig myelinisiert ist. Beim Neugeborenen sind die Tuber im Vergleich zur noch nicht myelinisierten weißen Substanz hyperintens in der T1-Gewichtung und hypointens in der T2-Gewichtung. Später ist es dann meist umgekehrt: die Läsionen werden hypointens in der T1-Gewichtung und hyperintens in der T2-Gewichtung. Erfahrungsgemäß lassen sich kortikale Tuber bei älteren Kindern am einfachsten mit einer FLAIR-Sequenz darstellen. Sie stellen sich hier deutlich hyperintens im Vergleich zum umliegenden Gewebe dar.

Kortikale Tuber können selten einmal Kontrastmittel aufnehmen. Eine maligne Degeneration ist jedoch außerordentlich ungewöhnlich. Die Einlagerung von Kalziumsalzen kann gelegentlich zu einer Signalintensitätssteigerung in der T1-Gewichtung führen.

In der Regel sollte in der Befundung einer kranialen MRT eines Kindes mit tuberöser Sklerose auf die Zahl der kortikalen Tuber eingegangen werden. Es ist postuliert worden, dass die Zahl der Tuber mit dem Auftreten von Intelligenzminderung und Epilepsien korreliert. Allerdings wurde dies von anderen Arbeitsgruppen bestritten.

Abbildung 3.14 a–c zeigt zahlreiche kortikale Tuber bei einem 8-jährigen Mädchen mit einer tuberösen Sklerose. Die FLAIR-Sequenz lässt die Tuber unschwer als deutlich hyperintense Läsionen erkennen. Abbildung 3.15 a, b zeigt kortikale Tuber bei einem anderen Mädchen mit tuberöser Sklerose in der T2- und T1-Gewichtung. In der T1-Gewichtung sind die Tuber deutlich schwieriger zu erkennen, sodass immer eine FLAIR- oder T2-gewichtete Sequenz mitangefertigt werden sollte.

> **Merke**
>
> Kortikale Tuber stellen sich meist am besten in der FLAIR-Sequenz dar – sie sind hierbei hyperintens zur angrenzenden weißen Substanz. In der Befundung sollte auch auf ihre Zahl eingegangen werden.

Veränderungen der weißen Substanz

Bei der tuberösen Sklerose kommt es häufig im Bereich der weißen Substanz zu Signalauffälligkeiten. Hierbei entsprechen diese Signalauffälligkeiten eigentlich innerhalb der weißen Substanz gelegenen Tubern. Sie haben die gleichen Signalcharakteristiken wie kortikale Tuber und können ebenso wie diese Kalziumsalze einlagern.

In der CT stellen sich diese innerhalb der weißen Substanz gelegenen Läsionen, sofern sie nicht kalzifiziert sind, hypodens dar. In der MRT lassen sie sich in der T2-Gewichtung und insbesondere in der FLAIR-Sequenz am besten abgrenzen. Sie stellen sich hier als im Vergleich zur umliegenden weißen Substanz hyperintense Läsionen dar. Bei einer Kalziumsalzeinlagerung findet sich gelegentlich auch eine Hyperintensität in der T1-Gewichtung; ansonsten stellen sich diese Läsionen in der T1-Gewichtung hypointens dar und sind hier oft nur schwer zu erkennen. Wie die kortikalen Tuber auch, können die in der weißen Substanz gelegenen Tuber gelegentlich degenerieren und Kontrastmittel aufnehmen. Eine maligne Degeneration ist jedoch wiederum außerordentlich ungewöhnlich.

Eine weitere Veränderung der weißen Substanz, die sich bei Kindern mit tuberöser Sklerose gelegentlich beobachten lässt, ist das Auftreten von liquorisointensen Zysten. Sie sind meist periventrikulär gelegen, können jedoch prinzipiell überall in der weißen Substanz vorkommen. Ihre klinische Bedeutung ist nicht geklärt.

Abbildung 3.16 zeigt Marklagerläsionen bei einem Mädchen mit tuberöser Sklerose. Sie weisen die gleiche Signalintensität wie kortikale Tuber auf, sind also in der T2-Gewichtung hyperintens. In der T1-Gewichtung lassen sie sich schlechter abgrenzen.

Merke

Innerhalb der weißen Substanz kommt es bei Kindern mit tuberöser Sklerose häufig zu Marklagerläsionen, entsprechend heterotop gelegenen Tubern. Sie gleichen in ihrer Signalcharakteristik kortikalen Tubern.

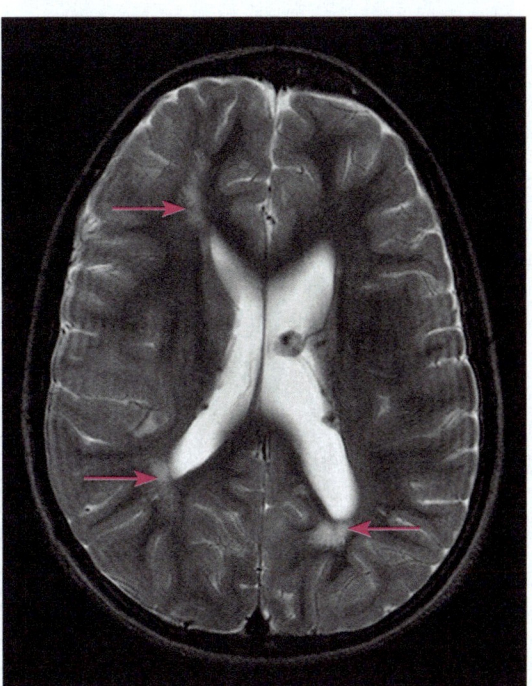

Abb. 3.16. Axiale T2-gewichtete Aufnahme bei einem Mädchen mit **tuberöser Sklerose**. Es zeigen sich Marklagerläsionen, die innerhalb der weißen Substanz gelegenen Tubern entsprechen (*Pfeile*)

3.4 von Hippel-Lindau-Syndrom

Das autosomal-dominant vererbte von Hippel-Lindau-Syndrom manifestiert sich im zentralen Nervensystem meist durch das Auftreten von Hämangioblastomen. Diese treten vor allem im Bereich des Kleinhirns und des Rückenmarks auf. Aber auch Angiome der Retina sind häufig.

Außerhalb des zentralen Nervensystems finden sich gehäuft Nierenzellkarzinome, Phäochromozytome und papilläre Zystadenome des Nebenhodens. Auch werden häufig Zysten in Leber, Nieren, Bauchspeicheldrüse und Nebenhoden gefunden.

Betroffene Kinder sind fast immer symptomfrei. Klinische Symptome treten meist erst im frühen Erwachsenenalter auf. Hier sind dann Sehstörungen aufgrund der retinalen Angiome und Kleinhirnsymptome häufig. Die Diagnosestellung erfolgt daher meist erst im Erwachsenenalter.

Merke

Die von Hippel-Lindau-Erkrankung manifestiert sich im Bereich des zentralen Nervensystems am häufigsten als Hämangioblastome in Kleinhirn und Rückenmark. Symptome treten meist erst im Erwachsenenalter auf.

Retinale Angiome lassen sich in den Schnittbildverfahren meist nicht darstellen. Allerdings fällt gelegentlich eine sekundäre Ablösung der Netzhaut auf, auf die geachtet werden sollte.

Hämangioblastome des Kleinhirns hingegen lassen sich in CT und MRT meist leicht diagnostizieren. In den meisten Fällen stellen sie sich als flüssigkeitsgefüllte Zyste mit einem kleinen, stark vaskularisierten Knoten im Bereich der Zystenwand dar. Diese Darstellung ist zwar recht charakteristisch, aber nicht pathognomonisch und konstant. Etwa ein Drittel der Hämangiobla-

3 Phakomatosen

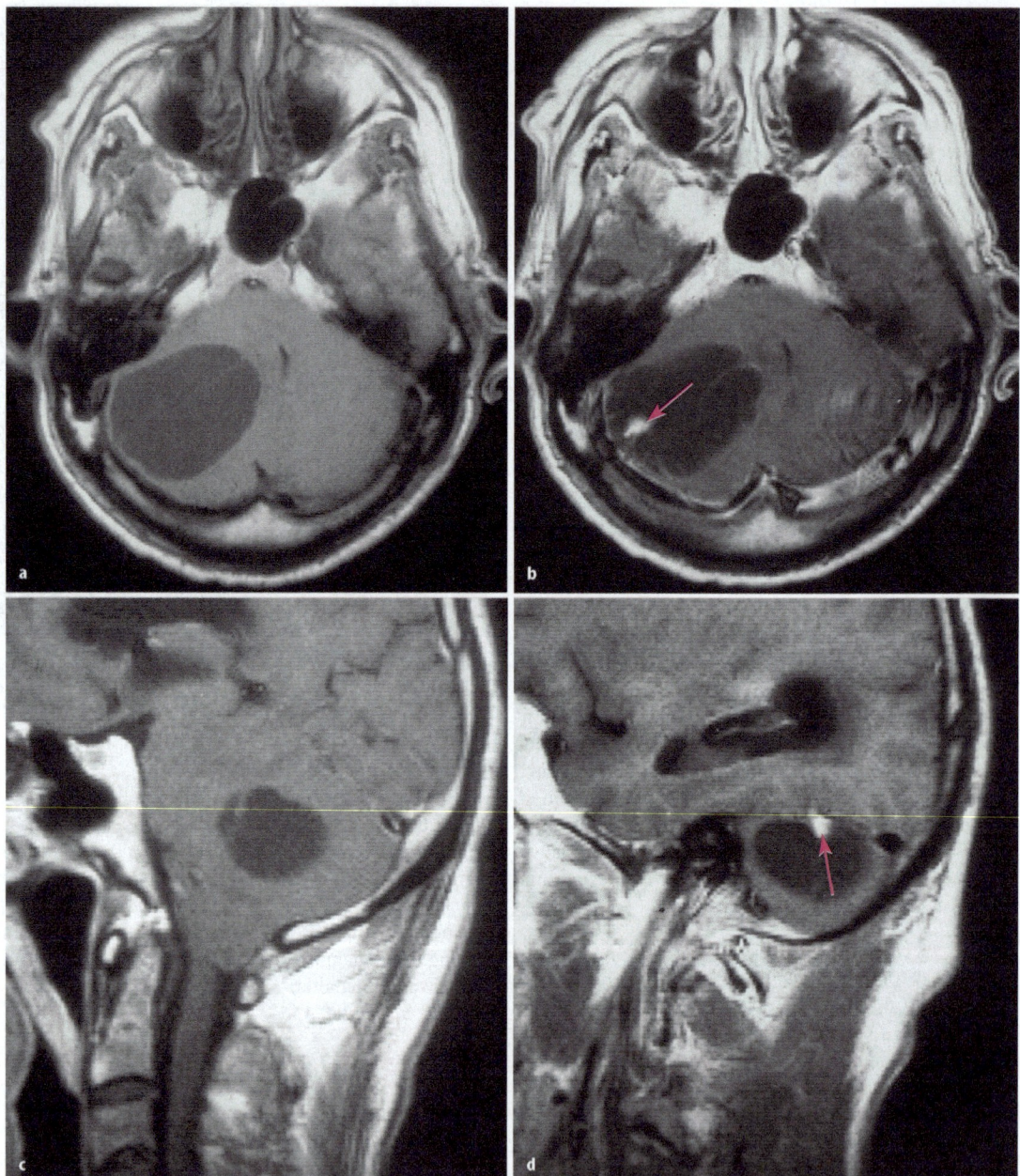

Abb. 3.17. Axiale T1-gewichtete Aufnahmen **a** vor und **b** nach Kontrastmittelgabe sowie sagittale T1-gewichtete Aufnahmen **c** vor und **d** nach Kontrastmittelgabe bei einem 21-jährigen Patienten mit **Hippel-Lindau-Syndrom**. Es kommt ein großes zystisches Hämangioblastom zur Darstellung. Nach Kontrastmittelgabe zeigt sich ein deutliches Enhancement eines wandständigen soliden Tumorknötchens (*Pfeil*)

stome stellen sich als solide, deutlich kontrastmittelaufnehmende Tumoren dar.

Der Zysteninhalt eines Hämangioblastoms ist in der Regel flüssigkeitsisointens. Gelegentlich kann es jedoch zu Einblutungen kommen, die zu einer erhöhten Signalintensität in den T1-gewichteten Aufnahmen führen.

Merke

Hämangioblastome stellen sich meist als Zysten mit einem wandständigen, soliden, kontrastmittelaufnehmenden Tumoranteil dar. Etwa ein Drittel der Hämangioblastome sind jedoch solide.

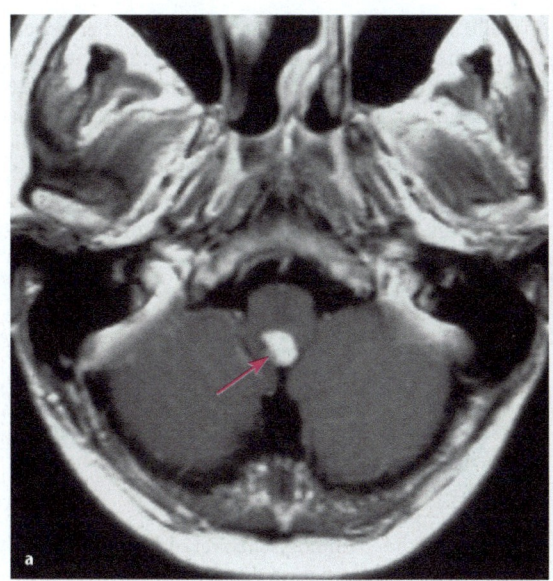 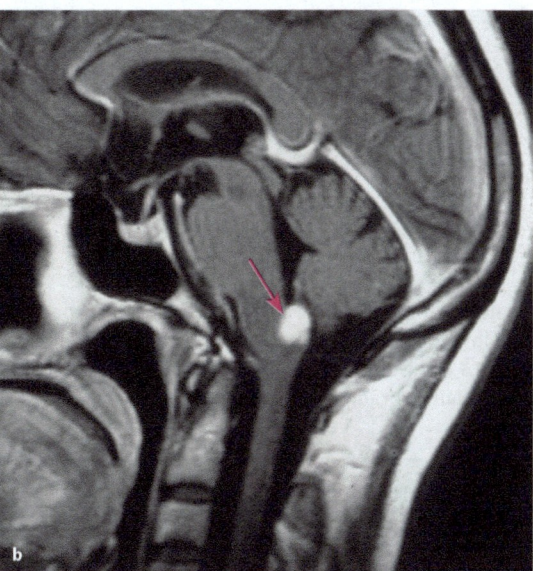

Abb. 3.18. a Axiale und **b** sagittale T1-gewichtete Aufnahmen bei einer 25-jährigen Patientin mit **Hippel-Lindau-Syndrom**. Es kommt ein solides Hämangioblastom zur Darstellung (*Pfeil*), ohne zystische Komponente. Ohne Kontrastmittelgabe könnte eine solche Läsion leicht übersehen werden

Es ist wichtig, Hämangioblastome des Kleinhirns nicht mit blanden Zysten der hinteren Schädelgrube zu verwechseln. Hier empfiehlt es sich unbedingt, Kontrastmittel zu applizieren und genau auf ein mögliches randständiges Enhancement zu achten. Auch erleichtert die Gabe paramagnetischer Kontrastmittel die Abgrenzung solider Hämangioblastome, die ansonsten bisweilen schwer zu erkennen sind.

Abbildung 3.17 a–d zeigt ein zerebelläres Hämangioblastom bei einem 21-jährigen Patienten mit von Hippel-Lindau-Erkrankung. Das Hämangioblastom ist in diesem Fall zystisch konfiguriert, weist aber ein deutlich kontrastmittelaufnehmendes, wandständiges Knötchen auf. Abbildung 3.18 a, b zeigt ein solides Hämangioblastom. Hier ist keine zystische Komponente abgrenzbar; ohne Kontrastmittelgabe könnte diese Läsion leicht übersehen werden.

Wird die Wirbelsäule eines Patienten mit von Hippel-Lindau-Syndrom untersucht, empfiehlt sich ebenfalls unbedingt die Gabe von paramagnetischen Kontrastmitteln, da spinale Hämangioblastome sonst sehr leicht übersehen werden können. Ein indirekter Hinweis auf das Vorliegen eines spinalen Hämangioblastoms ist der Nachweis einer Syrinx. Bei der Erstdiagnose einer Syrinx sollte daher die Untersuchung der Wirbelsäule immer mit Kontrastmittel erfolgen.

Merke

Ohne Gabe von paramagnetischem Kontrastmittel werden Hämangioblastome leicht übersehen oder mit blanden Zysten verwechselt.

Eine weitere Manifestation der von Hippel-Lindau-Erkrankung ist das Auftreten von Tumoren des Sacculus endolymphaticus. Histologisch stellen diese Tumoren papilläre Zystadenome dar. Die Patienten werden in der Regel mit einer Hörstörung vorstellig. Findet man bei einem jungen Patienten einen solchen Tumor, so sollte auch zugleich nach möglichen Hämangioblastomen von Kleinhirn und Rückenmark gesucht werden.

Papilläre Zystadenome des Sacculus endolymphaticus entstehen im vestibulären System des Felsenbeins. In der CT fällt eine Zerstörung des umliegenden Knochens mit einzelnen Kalkstippchen auf. In der MRT stellt sich der Tumor recht heterogen dar. In den T2-gewichteten Aufnahmen ist die Raumforderung vorwiegend hyperintens, mit einzelnen Zonen einer Signalminderung und – vor allem bei großen Tumoren – einzelnen Flussartefakten. Nach Kontrastmittelgabe findet sich ein deutliches Enhancement.

Merke

Das Vorliegen eines papillären Zystadenoms des Sacculus endolymphaticus bei einem jungen Patienten sollte an die Möglichkeit einer von Hippel-Lindau-Erkrankung denken lassen. Umgekehrt sollte bei einem Patienten mit einem bekanntem von Hippel-Lindau-Syndrom auch auf das Innenohr geachtet werden.

Außerhalb des zentralen Nervensystems finden sich bei Patienten mit von Hippel-Lindau-Syndrom besonders häufig Nierenzellkarzinome; nach diesen sollte gezielt gesucht werden. Zudem treten Phäochromozyto-

Tabelle 3.9. Manifestationen der Hippel-Lindau-Erkrankung

- Hämangioblastome in Kleinhirn und Rückenmark
- Angiome der Retina
- Nierenzellkarzinome
- Phäochromozytome
- Papilläre Zystadenome des Nebenhoden
- Tumoren des Sacculus endolymphaticus
- Angiome in Leber und Niere
- Zysten in Leber, Niere, Pankreas und Nebenhoden

me deutlich gehäuft auf. Zysten finden sich insbesondere in Leber, Nieren, Pankreas und Nebenhoden. Tabelle 3.9 fasst die typischen Manifestationen der Hippel-Lindau-Erkrankung zusammen.

3.5 Sturge-Weber-Syndrom

Das Sturge-Weber-Syndrom wird auch meningeofaziale Angiomatose oder enzephalotrigeminale Angiomatose genannt. Wie diese Namen bereits andeuten, betrifft die Angiomatose hierbei das Gesicht im Versorgungsgebiet des N. trigeminus, die weichen Hirnhäute und die Chorioidea des Auges.

Die Kinder fallen in der Regel gleich bei Geburt durch einen Naevus flammeus des Gesichts auf. Dieser kann eine gesamte Gesichtshälfte oder auch nur das Versorgungsgebiet eines Astes des N. trigeminus betreffen. Ganz selten einmal sind auch beide Seiten des Gesichtes betroffen.

Neurologisch werden die betroffenen Kinder am häufigsten durch Epilepsien auffällig. Bis zum Auftreten von – fokalen oder generalisierten – Anfällen entwickeln sich die Kinder normal. In vielen Fällen treten jedoch bereits im ersten Lebensjahr Blitz-Nick-Salam-Anfälle auf, die sich oft als therapierefraktär erweisen. Hieraus resultiert meist eine Entwicklungsstörung mit geistiger Behinderung. Zusätzlich kann es auch zu einer Hemiparese oder zu einer Hemianopsie kommen. Bisweilen wird bei therapierefraktärer Epilepsie chirurgisch vorgegangen, wobei der betroffene Kortex reseziert wird. Hier ist eine genaue präoperative Bildgebung, nach Möglichkeit mit einer Gadolinium-verstärkten MRT entscheidend.

Merke

Das Sturge-Weber-Syndrom ist eine Angiomatose, die die weichen Hirnhäute, die Gesichtshaut und die Chorioidea des Auges betrifft. Die Kinder fallen durch einen Naevus flammeus im Gesicht („Portwein-Fleck") und oft durch Epilepsien und Entwicklungsverzögerung auf.

Die eigentliche pathologische Veränderung des Gehirns ist eine Angiomatose der Pia mater. Hierbei bestehen multiple kleine venöse Kanäle, die wahrscheinlich auf einem Fortbestehen der primitiven Sinusoide beruhen; diese Sinusoide sind zwischen der 4. und der 8. Embryonalwoche normal. Sekundär treten dann zerebrale Verkalkungen auf, die immer in der Hirnregion liegen, die auch von der Angiomatose betroffen ist. Die Verkalkungen treten zuerst subkortikal, später in der grauen Substanz auf. Man nimmt an, dass sie durch den eingeschränkten venösen Abfluss und die daraus resultierende Minderversorgung entstehen. Im Röntgenübersichtsbild des Schädels stellen sie sich recht eindrucksvoll als gewundene, länglich doppelt-konfigurierte Verdichtungen dar. Sie ähneln Trambahnschienen. In der nativen CT stellen sich ebenfalls die länglichen, den kortikalen Windungen folgenden Kalzifizierungen dar. Diese können so ausgeprägt sein, dass

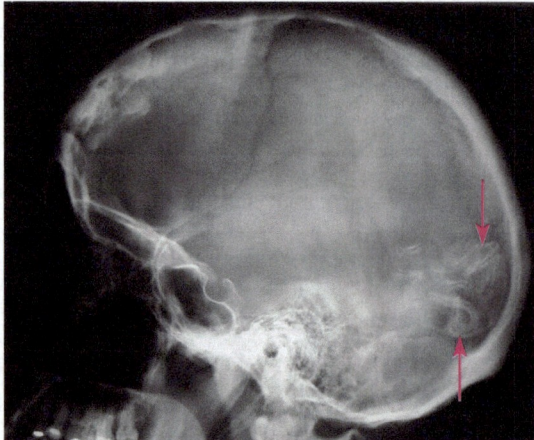 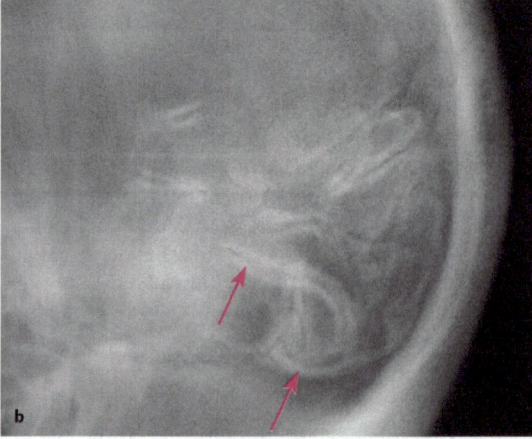

Abb. 3.19 a, b. Seitliche Röntgenaufnahme des Schädels bei einer 19-jährigen Patientin mit **Sturge-Weber-Syndrom**. In der Vergrößerung kommen die Trambahnschienen-artigen Verkalkungen gut zur Darstellung (*Pfeile*)

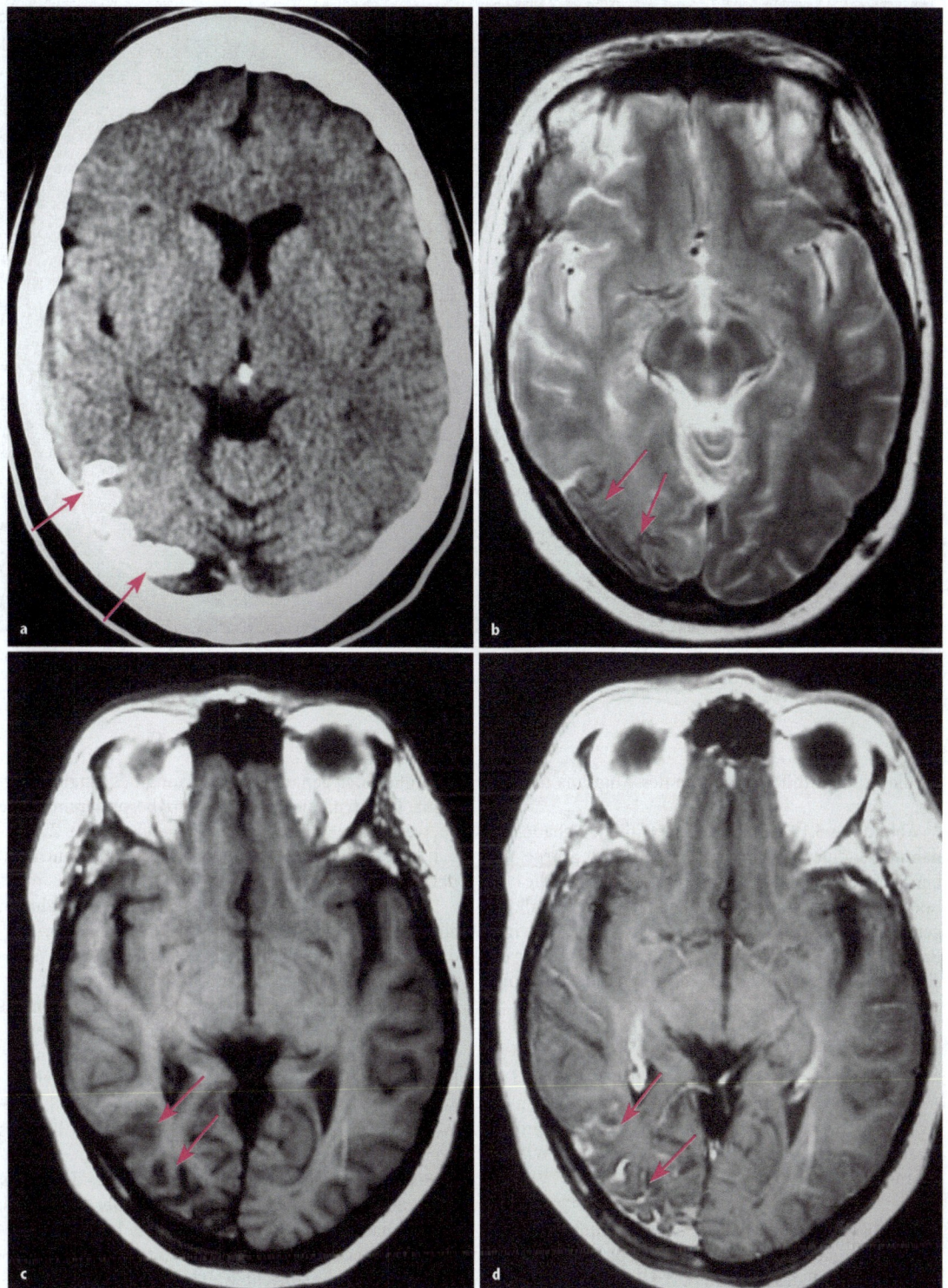

Abb. 3.20. a CT, axiale **b** T2- und **c** T1-gewichtete Aufnahmen vor und **d** nach Gabe von Kontrastmittel bei einem Mädchen mit **Sturge-Weber-Syndrom**. Die betroffene Region (*Pfeile*) ist volumengemindert, es zeigen sich Verkalkungen mit einer Hyperdensität in der CT und einer Hypointensität in der T2-Gewichtung. Nach Kontrastmittelgabe besteht ein Enhancement

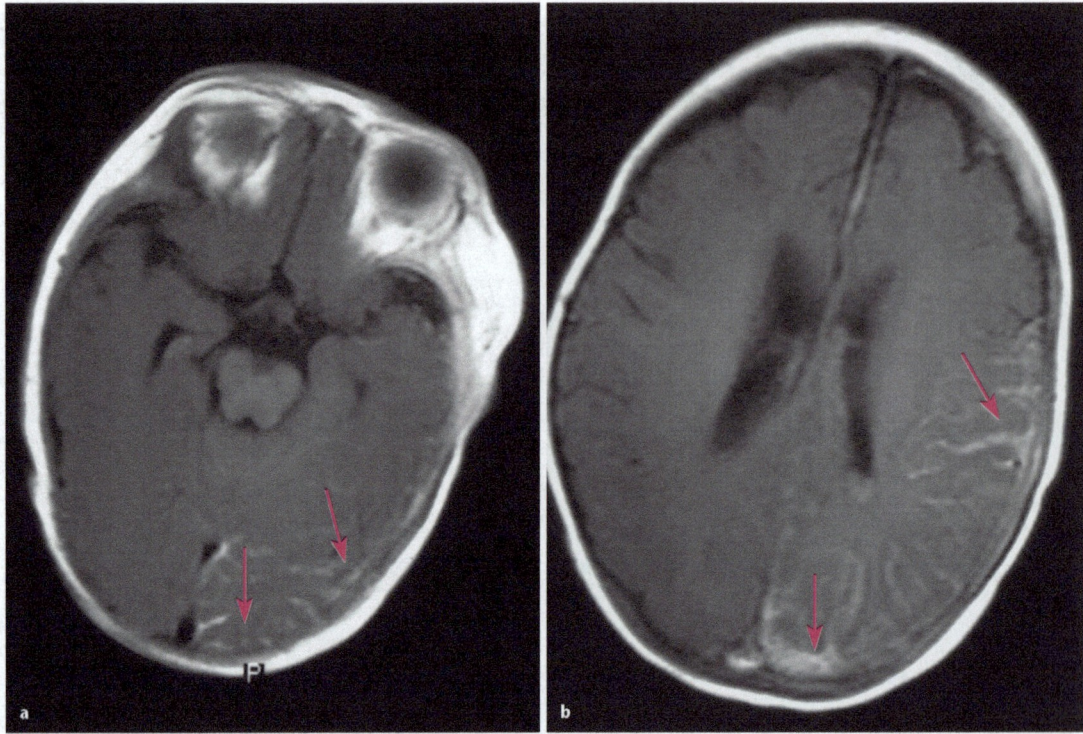

Abb. 3.21 a, b. T1-gewichtete axiale Aufnahmen nach Kontrastmittelgabe bei einem 3-jährigen Mädchen mit einem **Sturge-Weber-Syndrom**. Es zeigt sich ein ausgedehntes Angiom im Bereich der linken Hemisphäre mit einer deutlichen, linearen Kontrastmittelaufnahme (*Pfeile*)

sie die Kontrastmittelaufnahme des Angioms maskieren.

Abbildung 3.19 a, b zeigt eine seitliche Schädelaufnahme bei einer 19-jährigen Patientin mit Sturge-Weber-Syndrom. In der Vergrößerung zeigen sich die charakteristischen, trambahnschienenartigen Verkalkungen. Abbildung 3.20 a zeigt eine CT einer 17-jährigen Patientin mit Sturge-Weber-Syndrom. Es fallen die ausgedehnten Verkalkungen im Bereich des Angioms auf.

Merke

In der Röntgenübersicht und in der nativen CT stellen sich vor allem die kortikalen Kalzifizierungen dar. Diese sind „doppelspurig", ähnlich Trambahnschienen, angeordnet und folgen den Windungen des Kortex.

In der MRT fällt in den T1-gewichteten Sequenzen nach Gadoliniumgabe vor allem das ausgeprägte Enhancement im Bereich des Angioms auf. Hierbei scheinen die ausgedehnt kontrastmittelaufnehmenden Strukturen den betroffenen Subarachnoidalraum auszufüllen. Die MRT sollte immer mit Kontrastmittel durchgeführt werden, da nur die Gabe von Kontrastmittel die Bestimmung der genauen Ausdehnung des Angioms erlaubt. Dies trifft natürlich in ganz besonderem Maße zu, wenn eine Epilepsiechirurgie geplant wird. Zusätzlich korreliert die Ausdehnung des Angioms auch mit der Prognose des Kindes.

Abbildung 3.20 a–d zeigt CT- und MR-Aufnahmen einer 17-jährigen Patientin mit Sturge-Weber-Syndrom. Die betroffene Region stellt sich in der T2-Wichtung hypointens dar, aufgrund der vorliegenden Verkalkungen und gliotischen Veränderungen. Das an das Angiom angrenzende Hirnparenchym ist volumengemindert. Nach Kontrastmittelgabe findet sich ein Enhancement. Abbildung 3.21 a, b zeigt ein ausgedehnteres Angiom bei einem 3-jährigen Mädchen mit Sturge-Weber-Syndrom. Es kommt ein deutliches lineares Kontrastmittelenhancement zur Darstellung.

Bisweilen kann es jedoch vorkommen, dass sich, trotz des Vorliegens eines Sturge-Weber-Syndroms, kein Enhancement findet. Hier ist die betroffene Region meist sehr ausgeprägt verkalkt und volumengemindert. Dies entspricht wahrscheinlich einer Situation, in der das Angiom vollständig thrombosiert ist.

Die oben beschriebenen Verkalkungen lassen sich in der MRT am besten mit einer T2*-gewichteten Sequenz abgrenzen. Es empfiehlt sich bei Patienten mit

3.5 Sturge-Weber-Syndrom

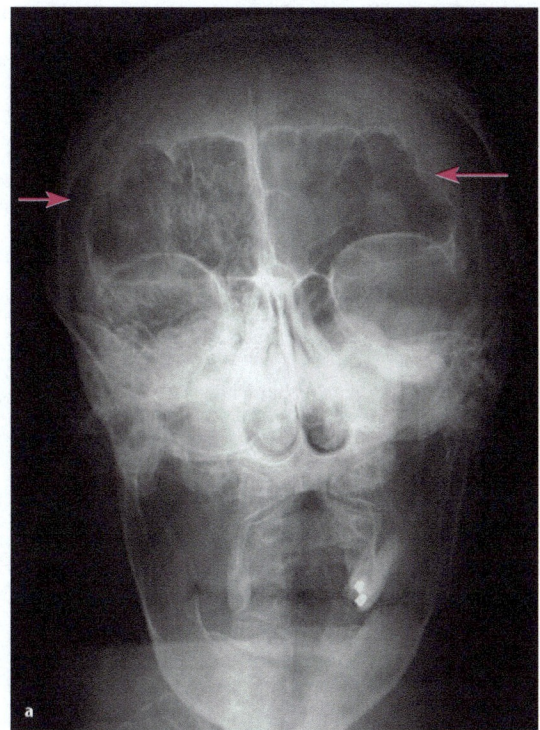
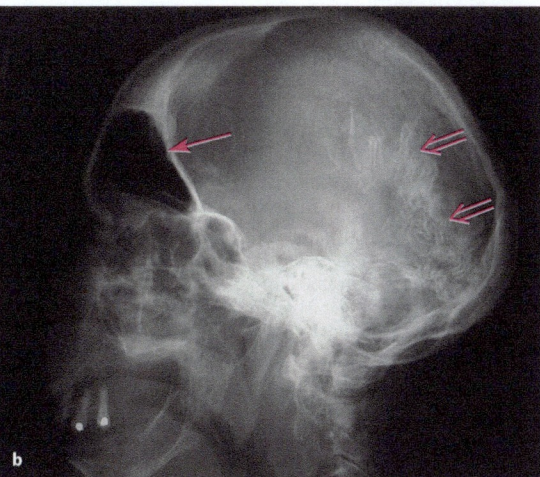

Abb. 3.22 a, b. Röntgenaufnahmen des Schädels in 2 Ebenen bei einer Patientin mit einem **Sturge-Weber-Syndrom**. Die Patientin leidet an einer Dysmorphie im Gesichtsbereich. Der Sinus frontalis ist deutlich hyperplastisch (*Pfeile*), zudem kommen die Trambahnschienen-artig konfigurierten Verkalkungen des intrakraniellen Angioms zur Darstellung (*Doppelpfeile*)

einer Sturge-Weber-Erkrankung eine T2*-gewichtete Sequenz durchzuführen, auf der sich die kortikalen Verkalkungen als schmale, hypointense („dunkle") Bänder im Bereich des Kortex abgrenzen lassen.

Als indirekter Hinweis auf das Vorliegen eines Angioms stellt sich ipsilateral oft ein vergrößerter Plexus choroideus mit einem vermehrten Enhancement dar. Dies ist am ehesten eine Folge des vermehrten venösen Rückflusses aus dem Angiom. Zudem findet sich bei Neugeborenen mit einem Sturge-Weber-Syndrom im Bereich der weißen Substanz, die direkt an das Angiom angrenzt, oft eine Signalintensitätsminderung in den T2-gewichteten Aufnahmen. Der Grund hierfür ist letztlich nicht geklärt. Im Verlauf zeigt sich dann meist eine progrediente Volumenminderung der betroffenen Hemisphäre. Die Mittellinienstrukturen werden hierdurch häufig in Richtung der betroffenen Hemisphäre verzogen.

Merke

In der kranialen MRT fällt nach Kontrastmittelgabe in der Regel ein ausgedehntes subarachnoidales Enhancement im Bereich des Angioms auf. Die kortikalen Verkalkungen lassen sich am besten mit einer T2*-gewichteten Sequenz darstellen.

Im Bereich von Kalotte, Schädelbasis und Mittelgesicht lassen sich häufig auch knöcherne Veränderungen abgrenzen. Die angrenzenden Nasennebenhöhlen sind meist deutlich vergrößert, die über dem Angiom liegende Kalotte ist verdickt. Abbildung 3.22 a, b zeigt die Röntgenaufnahme des Schädels einer Patientin mit Sturge-Weber-Syndrom, bei der eine ausgedehnte Dysmorphie des Gesichtsbereiches bestand. Die Stirnhöhle ist hierbei deutlich vergrößert.

Etwa ein Drittel der Kinder mit einem Sturge-Weber-Syndrom haben zusätzlich ein Angiom im Bereich der Choroidea des Auges. Hierdurch kann es zu einem Glaukom oder auch zu einer Ablösung der Netzhaut kommen. Tritt ein Glaukom bereits während der Embryonal- bzw. Fetalentwicklung auf, so entsteht die Situation eines Buphthalmos, also eines ausgeprägt vergrößerten, etwas länglich konfigurierten Bulbus. In der MRT stellt sich das Angiom der Aderhaut als Verdickung der Rückwand des Bulbus dar. Nach Gadoliniumgabe findet sich ein ausgeprägtes Enhancement im Bereich des Angioms. Um dies jedoch gegenüber dem retroseptalen Fettkörper abgrenzen zu können, sollte unbedingt eine fettunterdrückte Sequenz angefertigt werden. Die MRT-Untersuchung sollte also bei jedem Kind mit einem Sturge-Weber-Syndrom zusätzlich zu den Routinesequenzen eine T2*-gewichtete und eine T1-gewichtete, kontrastverstärkte, axiale Sequenz durch das Gehirn sowie eine T1-gewichtete, fettunterdrückte, kontrastverstärkte, axiale Sequenz durch die Orbita beinhalten.

Tabelle 3.10 fasst noch einmal die wichtigsten radiologischen Kriterien des Sturge-Weber-Syndroms zusammen.

Tabelle 3.10. Typische kraniale Veränderungen bei dem Sturge-Weber-Syndrom

Veränderung	Charakteristische Darstellung
Angiom des Gesichts	Klinisch Naevus flammeus („Portwein-Fleck"); von Geburt an
Angiom der Pia mater	Ausgeprägtes subarachnoidales Enhancement im Bereich des Angioms
Verkalkungen des Kortex und der subkortikalen weißen Substanz	Im Röntgen und in der CT: linear gewundene, doppelspurige Verkalkungen („Trambahnschienen") in der MRT: in der T2*-Gewichtung hypointenses, dem Kortex folgendes Band
Atrophie der betroffenen Hemisphäre	Wohl Folge der chronischen Minderversorgung; Volumenminderung des dem Angiom benachbarten Hirnparenchyms
Chorioideaangiom	Verdickung der Hinterwand des Bulbus mit ausgeprägtem Enhancement in der T1-gewichteten, fettunterdrückten Sequenz
Knöcherne Veränderungen	Verdickung der Kalotte angrenzend an das Angiom. Erweiterung der angrenzenden Nasennebenhöhlen

Merke

Bei Kindern mit einem Sturge-Weber-Syndrom sollte auch auf das Vorliegen eines Angioms der Aderhaut des Auges geachtet werden. Dies stellt sich in der fettunterdrückten, kontrastverstärkten T1-Gewichtung als ausgeprägt kontrastmittelaufnehmende Struktur dar.

3.6
Seltenere Phakomatosen

Auf die häufigsten Phakomatosen – die Neurofibromatosen, die tuberöse Sklerose, die Hippel-Lindau-Erkrankung und die Sturge-Weber-Erkrankung – wurde auf den vorhergehenden Seiten eingegangen. Im Folgenden soll nun noch kurz auf die selteneren Phakomatosen eingegangen werden. Tabelle 3.11 fasst diese selteneren Phakomatosen zudem stichwortartig zusammen.

3.6.1
Ataxie-Teleangiektasie

Die Ataxie-Teleangiektasie tritt verhältnismäßig häufig auf – sie wird bei etwa einem von 40.000 lebend geborenen Kindern festgestellt. Die betroffenen Kinder werden meist durch eine deutliche Ataxie klinisch auffällig. Diese wird in der Regel erst festgestellt, wenn die Kinder laufen lernen. Die neurologischen Symptome sind hierauf ausgeprägt progredient. Die betroffenen Kinder weisen schließlich meist Lähmungen, eine Dysarthrie, Choreoathetosen und Myoklonien auf und sind schwerst körperlich beeinträchtigt. Hautveränderungen im Sinne von

Tabelle 3.11. Manifestationsformen der selteneren Phakomatosen

Phakomatose	Charakteristische zerebrale Veränderungen
Ataxie-Teleangiektasie	Kleinhirnatrophie (Hemisphären und Vermis) Eventuell Blutungen aufgrund von Teleangiektasien Eventuell embolische Infarkte durch Lungenangiome
Neurokutane Melanose	Zerebrale Melaninablagerungen (hyperintens in der T1-Gewichtung) Können zu zerebralen Melanomen entarten
Incontinentia pigmenti	Okulär: Mikrophthalmos, persistierender primärer Glaskörper, retinale Blutungen und Fibrosen Läsionen in zerebralen hämodynamischen Grenzgebieten Hirnparenchymvolumenminderung
Epidermales Nävussyndrom	Hemimegalenzephalie, Gyrierungsstörungen, Infarkte, Porenzephalien, Hemiatrophie Okulär: retinale Blutungen und Fibrosen, evtl. Mikrophthalmos
Hypomelanosis Ito	Störungen der Kortexentwicklung: Hemimegalenzephalie, Polymikrogyrie, Heterotopien Hirnparenchymvolumenminderung
Parry-Romberg-Syndrom	Faziale Hemiatrophie Ipsilaterale Erweiterung der Liquorräume Ipsilaterale Signalintensitätssteigerung der weißen Substanz, Zysten
Gorlin-Syndrom (Basalzell-Nävus-Syndrom)	Invasive Basaliome Medulloblastome (!) Falxverkalkungen Odontogene Zysten

Teleangiektasien der Haut und der Schleimhäute treten meist erst im Kindergartenalter auf. Zusätzlich werden gehäuft bronchopulmonale Infekte und maligne Erkrankungen (insbesondere Leukämien und Lymphome) beobachtet.

In der MRT fällt vor allem eine deutliche Volumenminderung des Kleinhirns auf. Hiervon sind sowohl die Kleinhirnhemisphären als auch der Vermis betroffen, allerdings mit Betonung des Vermis. Der 4. Ventrikel erscheint als Folge erweitert, die Folia („Bäumchenstruktur") des Kleinhirns sind betont. Zusätzlich werden fokale Blutungen auf dem Boden von Teleangiektasien und embolische Infarkte aufgrund häufig zugleich vorliegender vaskulärer Malformationen der Lunge beobachtet.

3.6.2
Neurokutane Melanose

Die neurokutane Melanose ist eine sehr seltene Phakomatose. Die betroffenen Kinder weisen große Nävi im

3.6 Seltenere Phakomatosen

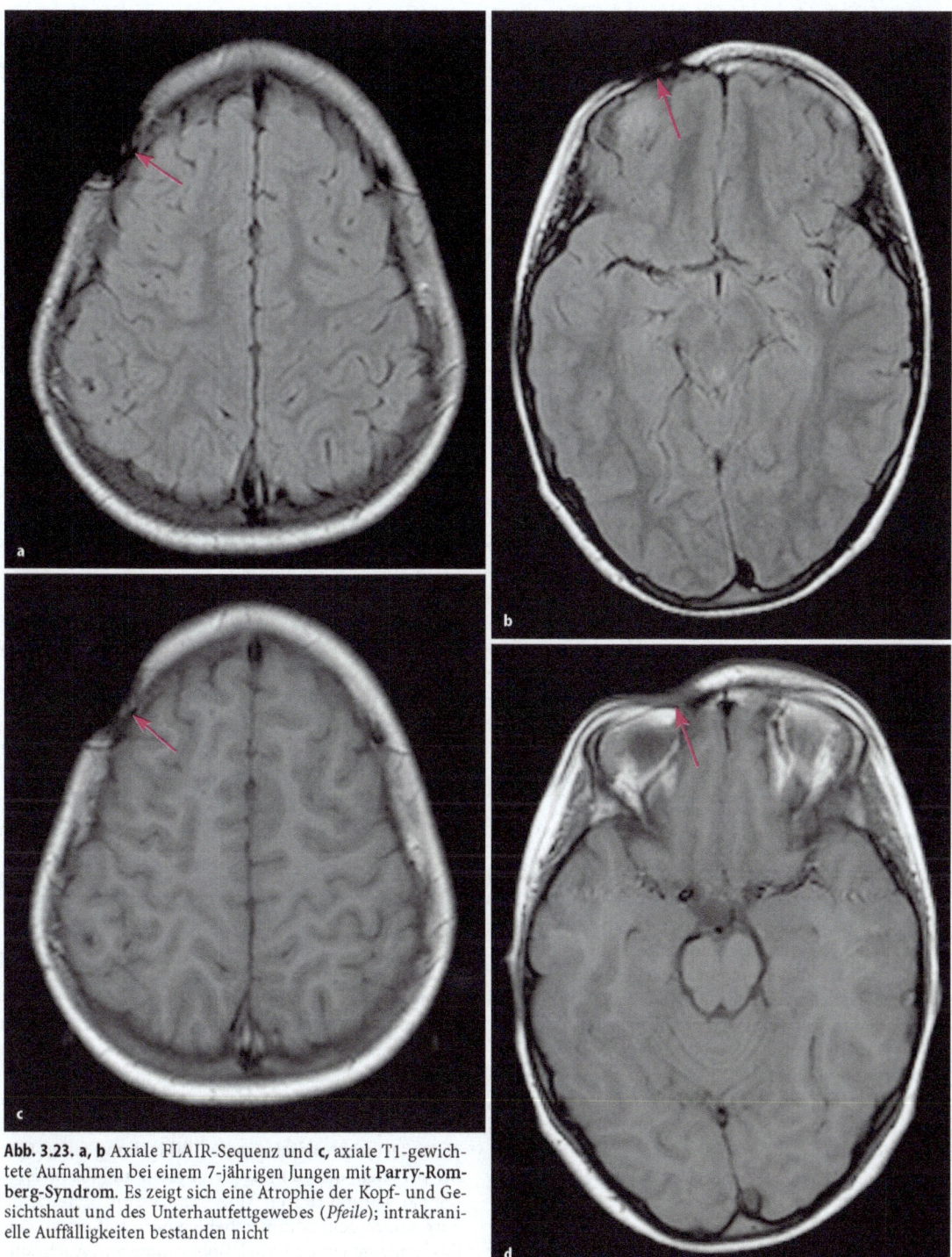

Abb. 3.23. a, b Axiale FLAIR-Sequenz und **c,** axiale T1-gewichtete Aufnahmen bei einem 7-jährigen Jungen mit **Parry-Romberg-Syndrom**. Es zeigt sich eine Atrophie der Kopf- und Gesichtshaut und des Unterhautfettgewebes (*Pfeile*); intrakranielle Auffälligkeiten bestanden nicht

Bereich des Kopfes oder des Rückens auf. Zerebral manifestiert sich die Erkrankung dann durch Epilepsien oder einen progredienten Liquoraufstau. Die Prognose ist sehr schlecht, sobald eine symptomatische Beteiligung des ZNS besteht – die melanozytischen Zellen breiten sich zunehmend im Bereich des ZNS aus und können dort auch entarten. Die meisten Kinder sterben 2–3 Jahre nach Beginn der Symptome.

In der MRT fallen multiple Signalintensitätssteigerungen in den T1-gewichteten Aufnahmen auf, entsprechend den Melaninablagerungen. Diese finden sich am häufigsten in Hirnstamm, Kleinhirn und Temporallappen. Die Melaninablagerungen im Gehirn können entarten. Hierbei fallen dann ein zunehmendes Wachstum, ein umgebendes Ödem und bisweilen eine zentrale Nekrose auf.

3.6.3
Incontinentia pigmenti

Auch die Incontinentia pigmenti ist sehr selten; bisweilen wird sie Bloch-Sulzberger-Syndrom genannt. Die Erkrankung ist durch Bläschen und Bullae charakterisiert, die im Verlauf des 1. Lebensjahres auftreten und später pigmentiert werden. Sie kommt nahezu ausschließlich bei Mädchen vor.

Im Bereich der Augen kann es zu einem Mikrophthalmos, einem persistierenden primären Glaskörper, Netzhautblutungen oder auch zu einer vaskulär bedingten Fibrose der Retina kommen. Das zentrale Nervensystem ist in etwa der Hälfte der Fälle involviert. Hierbei finden sich oft Läsionen in hämodynamischen Grenzgebieten, die dann in der T2-Gewichtung hyperintens, in der T1-Gewichtung hypointens zur Darstellung kommen. Auch kann es zu einer generalisierten Volumenminderung des Zerebrums kommen. Das Kleinhirn ist nicht selten auf die gleiche Weise involviert.

3.6.4
Epidermales Nävussyndrom

Das epidermale Nävussyndrom umfasst eine Vielzahl von Hautveränderungen, die mit Veränderungen des zentralen Nervensystems oder der Augen einhergehen. Ursprünglich wurde der epidermale Nävus als eine leicht erhabene Verfärbung beschrieben. Es werden jedoch inzwischen auch andere histologische Typen und klinische Manifestationsformen dazugezählt.

Mit den epidermalen Nävi können eine Vielzahl zerebraler und okulärer Manifestationen einhergehen. Unter anderem kann es zu einer Hemimegalenzephalie, einer Hemiatrophie, Infarkten, Porenzephalien und Störungen der Gyrierung kommen. Man nimmt an, dass vor allem vaskuläre Störungen den Veränderungen zugrunde liegen.

3.6.5
Hypomelanosis Ito

Die Hypomelanosis Ito – auch Incontinentia pigmenti achromians genannt – ist nicht ganz so selten wie die oben beschriebenen Phakomatosen. Typisch für diese Erkrankung sind Zonen verminderter Pigmentierung der Haut, die meist unscharfe Begrenzungen haben. Es können jedoch auch andere Hautflecken, wie beispielsweise Café-au-lait-Flecken, vorkommen. Auch sind Manifestationen im Bereich des kardiovaskulären Systems, des Urogenitaltrakts und des muskuloskelettalen Systems nicht selten.

Zerebrale Komplikationen der Hypomelanosis Ito sind häufig. Meist kommt es zur geistigen Behinderung und zu Anfällen. In der MRT finden sich hierbei insbesondere Störungen der kortikalen Entwicklung, wie Polymikrogyrien, Heterotopien und Hemimegalenzephalien. Aber auch eine Volumenminderung des Parenchyms wird oft beobachtet.

3.6.6
Parry-Romberg-Syndrom

Das Parry-Romberg-Syndrom wird auch progressive faziale Hemiatrophie genannt. Hierbei kommt es zu einer progredienten Atrophie der Haut und des Unterhautfettgewebes im Bereich des Gesichtes. Bisweilen ist auch der angrenzende Knochen mitbeteiligt. Die Erkrankung ist selbstlimitierend.

Die betroffenen Kinder entwickeln nicht selten epileptische Anfälle. In der MRT kann sich eine Erweiterung des ipsilateralen Seitenventrikels zeigen. Zusätzlich kommen Signalintensitätssteigerungen der ipsilateralen weißen Substanz und kleine Zysten vor.

Abbildung 3.23 a–d zeigt MR-Aufnahmen eines 7-jährigen Jungen mit einem Parry-Romberg-Syndrom. Die Untersuchung demonstriert die Atrophie von Haut und Unterhautfettgewebe im Kopfhautbereich. Intrakranielle Auffälligkeiten bestanden bei diesem Kind nicht.

3.6.7
Gorlin-Syndrom

Das Gorlin-Syndrom wird auch Basalzell-Nävus-Syndrom genannt. Es kommt hierbei zu multiplen Basaliomen und epidermalen Zysten der Haut, zu plantaren und palmaren Grübchen, zu odontogenen Zysten im Bereich der Maxilla und der Mandibula, zu Verkalkungen im Bereich der Falx cerebri und zu Störungen im Bereich des muskuloskelettalen Systems.

In der neuroradiologischen Bildgebung fallen hierbei vor allem die odontogenen Zysten und die meist irregulär konfigurierten Verkalkungen im Bereich der Falx auf. Zudem kommen bei Kindern mit einem Gorlin-Syndrom gehäuft Medulloblastome vor. Auch sollte immer spezifisch auf invasive Basaliome geachtet werden.

Weiterführende Literatur

Altman NR, Purser RK, Post MJ (1988) Tuberous sclerosis: Characteristics at CT and MR imaging. Radiology 167: 527–532
Aoki S, Barkovich A, Nishimura K et al. (1989) Neurofibromatosis types 1 and 2: Cranial MR findings. Radiology 172: 527–534
Braffman B, Bilaniuk L, Naidich T et al. (1992) MR imaging of tuberous sclerosis: Pathogenesis of this phakomatosis, use of gadopentate-dimeglumine, and literature review. Radiology 183: 227–238
Brown EW, Riccardi VM, Mawad M, Handel S, Goldman A, Bryan RN (1987) MR imaging of optic pathways in patients with neurofibromatosis. AJNR Am J Neuroradiol 8: 1031–1036
Choyke PL, Glenn GM, Walther MM, Patronas NJ, Linehan WM, Zbar B (1995) Von Hippel-Lindau disease: Genetic, clinical and imaging features. Radiology 194: 629–642
Fortman BJ, Kuszyk BS, Urban BA, Fishman EK (2001) Neurofibromatosis type I: A diagnostic mimicker at CT. Radiographics 21: 601–612
Gardeur D, Palmieri A, Mashaly R (1983) Cranial computed tomography in the phakomatoses. Neuroradiology 25: 293–304
Herron J, Darrah R, Quaghebeur G (2000) Intra-cranial manifestations of the neurocutaneous syndromes. Clin Radiol 55: 82–98
Inoue Y, Nemoto Y, Tashiro T, Nakayama K, Nakayama T, Daikokuya H (1997) Neurofibromatosis type 1 and type 2: Review of the central nervous system and related structures. Brain Dev 19: 1–12
Inoue Y, Nemoto Y, Murata R et al. (1998) CT and MR imaging of cerebral tuberous sclerosis. Brain Dev 20: 209–221
Pascual-Castroviejo I, Diaz-Gonzalez C, Garcia-Melian RM, Gonzales-Casado I, Munoz-Hiraldo E (1993) Sturge-Weber syndrome: Study of 40 patients. Pediatr Neurol 9: 283–288
Seidenwurm DJ, Barkovich AJ (1992) Understanding tuberous sclerosis. Radiology 183: 23–24

KAPITEL 4

Metabolische Erkrankungen des kindlichen Gehirns

Die Diagnosestellung und Klassifizierung metabolischer Erkrankungen des Gehirns bereitet oft Schwierigkeiten. Gerade im Spätstadium sind die einzelnen Erkrankungen bisweilen nicht einfach voneinander abzugrenzen. In den folgenden Abschnitten sollen sie der Einfachheit halber in Erkrankungen eingeteilt werden, die primär die weiße Substanz, solche, die primär die graue Substanz betreffen, und solche, die sowohl die weiße als auch die graue Substanz involvieren. Im letzen Abschnitt sollen schließlich die Erkrankungen besprochen werden, die vorwiegend infratentorielle Strukturen betreffen. Die Übergänge zwischen den einzelnen Kategorien sind jedoch nicht immer scharf abgrenzbar.

Bei der Befundung von metabolischen Erkrankungen des Gehirns ist es wichtig, zu entscheiden, welche Struktur primär betroffen ist. Bei Erkrankungen des kortikalen Rindenbandes findet man meist weite zerebrale Sulci und schmächtige Gyri. Ist die tiefe graue Substanz, also die Stammganglien, betroffen, so zeigt sich dort zunächst meist eine Zellschwellung und im weiteren Verlauf eine Atrophie. Erkrankungen der grauen Substanz betreffen im weiteren Verlauf indirekt immer auch die weiße Substanz durch die Waller-Degeneration der Axone. Bei Erkrankungen, die primär die weiße Substanz betreffen, findet sich in der Regel eine Signalintensitätssteigerung in den T2-gewichteten Aufnahmen und eine Signalintensitätsminderung in den T1-gewichteten Aufnahmen. Diese ist vorhanden, bevor die Atrophie einsetzt – im Gegensatz zur Waller-Degeneration bei Erkrankungen der grauen Substanz. Einige Leukodystrophien gehen im Frühstadium sogar mit einer Schwellung der weißen Substanz einher; sie sollen im Folgenden noch genauer diskutiert werden.

Wichtige Hinweise für eine Einteilung der metabolischen Hirnerkrankungen liefern auch die klinischen Informationen. Kinder mit Erkrankungen, die primär die kortikale graue Substanz betreffen, werden meist durch Anfälle, eine demenzielle Entwicklung oder Gesichtsfeldstörungen auffällig, wohingegen Kinder mit primären Erkrankungen der weißen Substanz meist mit einer Spastik und oft auch mit einer Ataxie vorstellig werden. Erkrankungen, die primär die tief gelegene graue Substanz betreffen, manifestieren sich hingegen meist mit extrapyramidalen Bewegungsstörungen, wie einer Athetose oder einer Dystonie. Prinzipiell sind es oft Rückschritte in der Entwicklung, die klinisch den Verdacht auf eine metabolische Erkrankung nahe legen.

Im Folgenden werden die Erkrankungen, die primär eine bestimmte Struktur betreffen, der Einfachheit halber als Erkrankungen der betreffenden Strukturen bezeichnet. Man sollte sich jedoch bewusst sein, dass gerade im Spätstadium die Übergänge fließend sein können.

Merke

Bei der Befundung von metabolischen Erkrankungen des kindlichen Gehirns ist es wichtig, zuerst zu entscheiden, welche Struktur primär betroffen ist – die kortikale graue Substanz, die Basalganglien, die weiße Substanz, sowohl die graue als auch die weiße Substanz oder die infratentoriellen Strukturen. Im Spätstadium kann diese Differenzierung bisweilen Probleme bereiten.

4.1 Metabolische Erkrankungen der weißen Substanz

Der physiologische Vorgang der Myelinisierung

Um metabolische Erkrankungen der weißen Substanz ausreichend beurteilen zu können, ist es entscheidend, die physiologischen Vorgänge der Myelinisierung, die sich vorwiegend während der ersten beiden Lebensjahre abspielen, zu kennen. Im Zuge der Myelinisierung wird die weiße Substanz in den T2-gewichteten Aufnahmen vermehrt hypointens, in den T1-gewichteten Aufnahmen es vermehrt hyperintens. Die noch nicht myelinisierten Zonen erscheinen in der T2-Gewichtung „heller" und in der T1-Gewichtung „dunkler" als man es vom älteren Kind oder vom Erwachsenen gewohnt ist.

Merke

Im Verlauf der Myelinisierung wird die weiße Substanz zunehmend hypointens in der T2-Gewichtung und zunehmend hyperintens in der T1-Gewichtung.

4 Metabolische Erkrankungen des kindlichen Gehirns

Die Myelinisierung erfolgt in der Regel nach einem festen Schema. Mit diesem Schema sollte man sich vertraut machen, um nicht eine verzögerte Myelinisierung mit einer Abbauerkrankung des Marklagers zu verwechseln und umgekehrt. Die Myelinisierung beginnt bereits während der Fetalentwicklung und zwar etwa im 5. Monat. *Bei der Geburt* sind dann meist bereits die Medulla, das dorsale Mittelhirn, die oberen und unteren Kleinhirnschenkel und die hinteren Schenkel der Capsula interna myelinisiert. Der größte Teil der weißen Substanz ist allerdings noch unmyelinisiert, also deutlich hyperintens in der T2-Gewichtung und hypointens in der T1-Gewichtung. Abbildung 4.1 a, b zeigt das Gehirn eines knapp 4 Wochen alten Mädchens in der T2- und in der T1-Gewichtung. Der größte Teil der weißen Substanz ist hier noch nicht myelinisiert.

Normalerweise schreitet die Myelinisierung nach der Geburt rasch fort. Im *Alter von 3 Monaten* sind die folgenden Strukturen meist bereits myelinisiert: der zentrale Anteil der Kleinhirnhemisphären, der ventrale Anteil des Hirnstammes, die kortikospinalen Bahnen, der vordere Schenkel der Capsula interna, Teile des Centrum semiovale, sowie die optischen Bahnen.

Im *Alter von 6 Monaten* hat sich die Myelinisierung bereits weiter ausgebreitet, sodass nun normalerweise bereits das Splenium des Balkens myelinisiert ist, sowie größere Anteile des Centrum semiovale und beginnend auch die mehr rostral gelegenen subkortikalen Fasern.

Abbildung 4.2 a, b zeigt die MR-Untersuchung des Gehirns eines 5 Monate alten Mädchens. Die Myelinisierung hat sich nun bereits von der Capsula interna bis in die perizentrale Region ausgebreitet.

Im *Alter von 8 Monaten* nähert sich die Myelinisierung immer weiter der eines Erwachsen an. Weite Teile des Centrum semiovale sind nun myelinisiert. Allerdings sind Teile der subkortikalen U-Fasern, insbesondere die rostral und temporal gelegenen, noch nicht vollständig myelinisiert.

Abbildung 4.3 a, b zeigt die MR-Untersuchung des Gehirns eines 12 Monate alten Mädchens. Die Myelinisierung ist nun deutlich weiter fortgeschritten; die subkortikalen U-Fasern sind noch nicht vollständig myelinisiert.

> **Merke**
>
> Die Myelinisierung läuft nach einem festen Schema ab. Es ist wichtig, dieses Schema zu kennen, um eine verzögerte Myelinisierung nicht mit einer Leukodystrophie zu verwechseln und umgekehrt.

Im *Alter von 18 bis 24 Monaten* gleicht die Myelinisierung schließlich der eines Erwachsenen. Allerdings können so genannte „Assoziationsfasern", die im Bereich der periventrikulären Trigona laufen, weiterhin physiologischerweise unmyelinisiert sein. Diese Fasern myelinisieren bisweilen erst im Verlauf des jungen Erwachsenenalters und sind gelegentlich erst im Alter von etwa 30 Jahren vollständig myelinisiert.

Abbildung 4.4 a, b zeigt die MR-Untersuchung eines 20 Monate alten Mädchens. Die Myelinisierung gleicht nun der eines Erwachsenen. Auch die subkortikalen U-Fasern sind jetzt myelinisiert. Abbildung 4.5 a, b zeigt terminale Myelinisierungszonen im peritrigonalen Bereich bei einem 7-jährigen Mädchen; diese sind auch in diesem Alter nicht als pathologisch zu werten.

> **Merke**
>
> Es ist physiologisch, dass peritrigonale Assoziationsfasern bis ins junge Erwachsenenalter hinein noch nicht vollständig myelinisiert sind.

Bei der Beurteilung der Myelinisierung ist zu beachten, dass die T1-gewichteten Aufnahmen meist im Verlauf „etwas voraus" sind, was bedeutet, dass sie bereits myelinisierende Areale wenige Monate früher anzeigen als die T2-gewichteten Aufnahmen. Dies sollte in die Einschätzung des Status der Myelinisierung mit einbezogen werden.

4.1.1 Leukodystrophien, die primär die tiefe weiße Substanz betreffen

Metabolische Erkrankungen, die primär das Marklager betreffen, werden Leukodystrophien genannt. Es sind dysmyelinisierende Erkrankungen, bei denen, meist durch einen enzymatischen Defekt bedingt, fehlerhaftes Myelin gebildet wird, das im Folgenden wieder abgebaut wird. Ihnen gegenüber steht die große Gruppe der myelinoklastischen oder demyelinisierenden Erkrankungen, bei denen zwar intrinsisch regelrechtes Myelin gebildet wird, dieses jedoch aufgrund äußerer Einflüsse, wie beispielsweise Toxine oder Entzündungen, destruiert wird. Die Gruppe der myelinoklastischen Erkrankungen wird in einem separaten Kapitel diskutiert. Allerdings muss auch hier beachtet werden, dass es zwischen den Gruppen der dysmyelinisierenden und myelinoklastischen Erkrankungen Übergangsformen gibt und dass diese Einteilung nicht immer als absolut zu werten ist.

> **Merke**
>
> Leukodystrophien sind dysmyelinisierende Erkrankungen, bei denen intrinsisch fehlerhaftes Myelin abgebaut wird; in der Regel liegt ein Enzymdefekt zugrunde.

Im Folgenden sollen zunächst die Leukodystrophien besprochen werden, die primär das mehr zentral gelegene Marklager betreffen. Hierbei sollte man jedoch

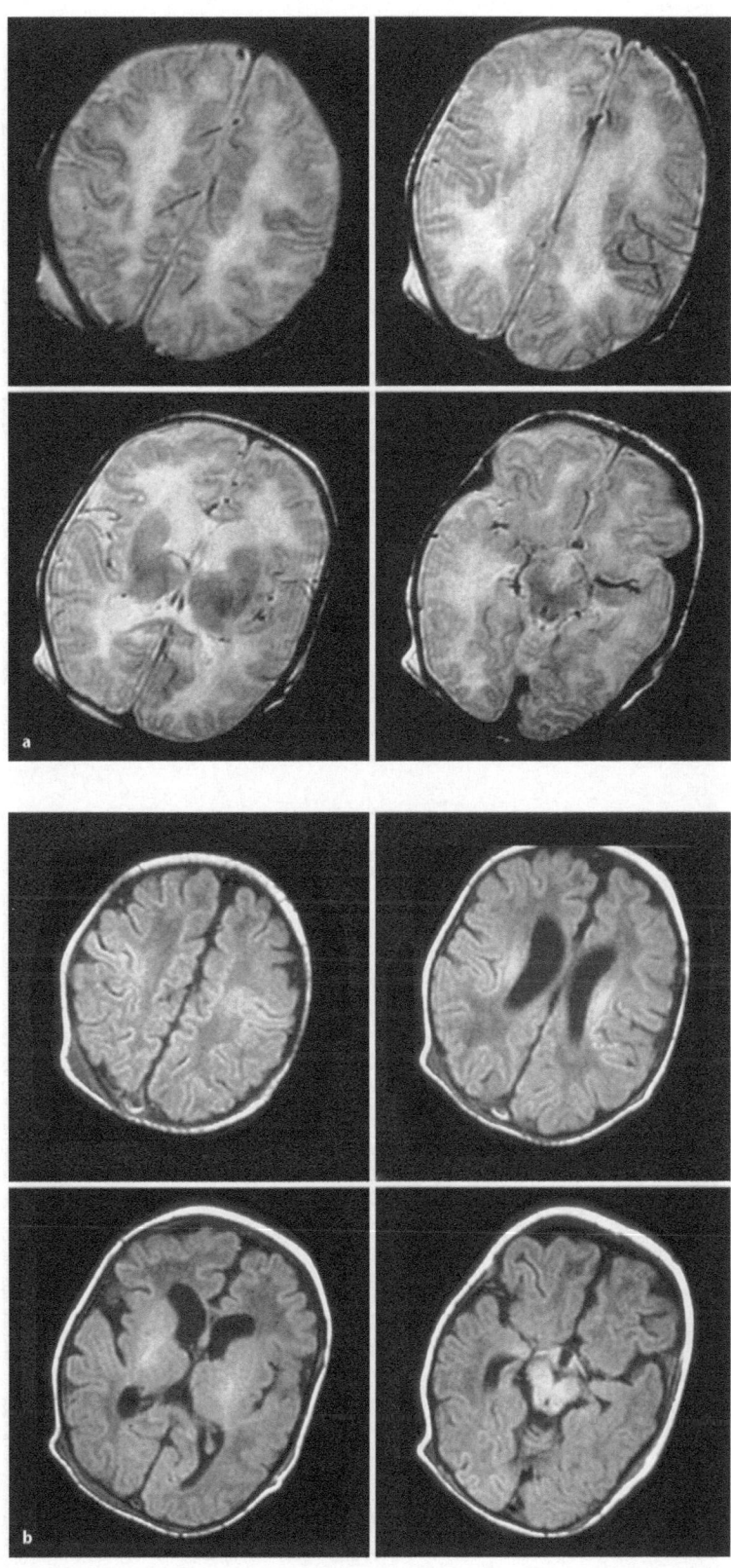

Abb. 4.1. Axiale **a** T2- und **b** T1-gewichtete Aufnahmen bei einem knapp 4 Wochen alten Mädchen. **Der Großteil der weißen Substanz ist noch nicht myelinisert**, also im Vergleich zum Kortex hyperintens in der T2-Gewichtung und hypointens in der T1-Gewichtung

4 Metabolische Erkrankungen des kindlichen Gehirns

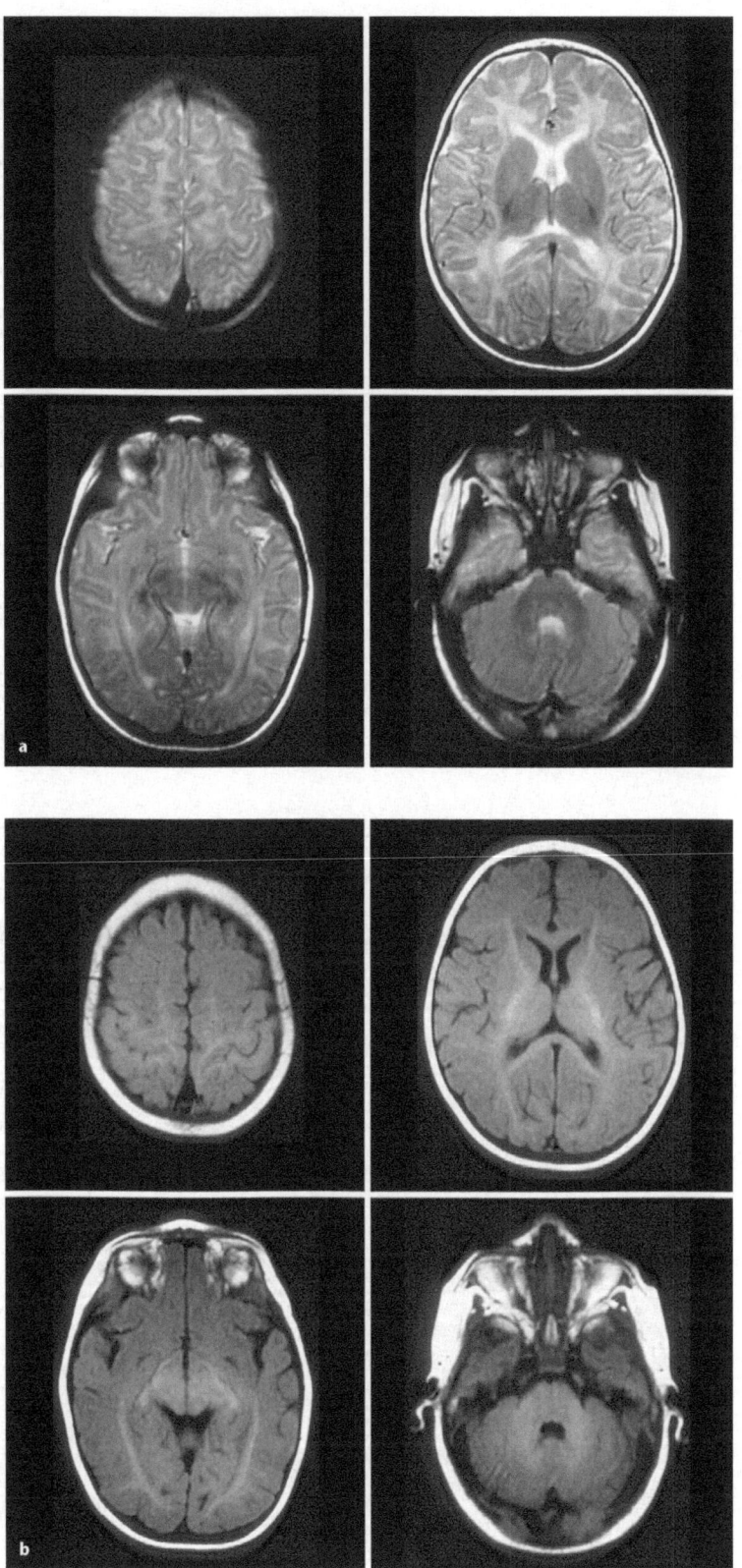

Abb. 4.2. Axiale **a** T2- und **b** T1-gewichtete Aufnahmen bei einem 5 Monate alten Mädchen. Die **Myelinisierung** – in der T2-Gewichtung als „dunkleres" Signal zu erkennen – hat sich inzwischen über die Capsula interna bis in die Perizentralregion ausgebreitet

4.1 Metabolische Erkrankungen der weißen Substanz

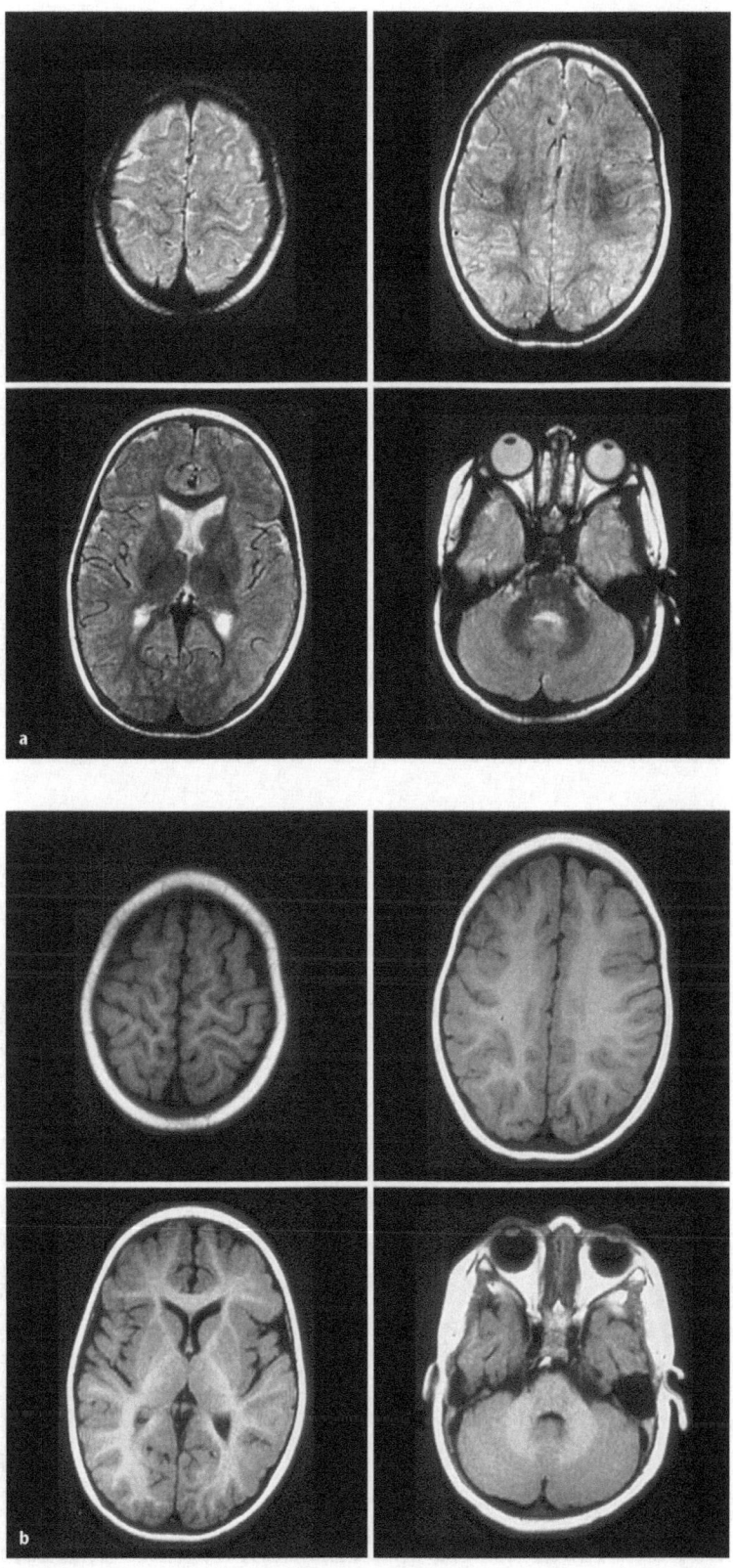

Abb. 4.3. Axiale **a** T2- und **b** T1-gewichtete Aufnahmen bei einem 12 Monate alten Mädchen. Die **Myelinisierung** ist nun deutlich weiter fortgeschritten. Allerdings sind die subkortikalen U-Fasern noch nicht vollständig myelinisiert.

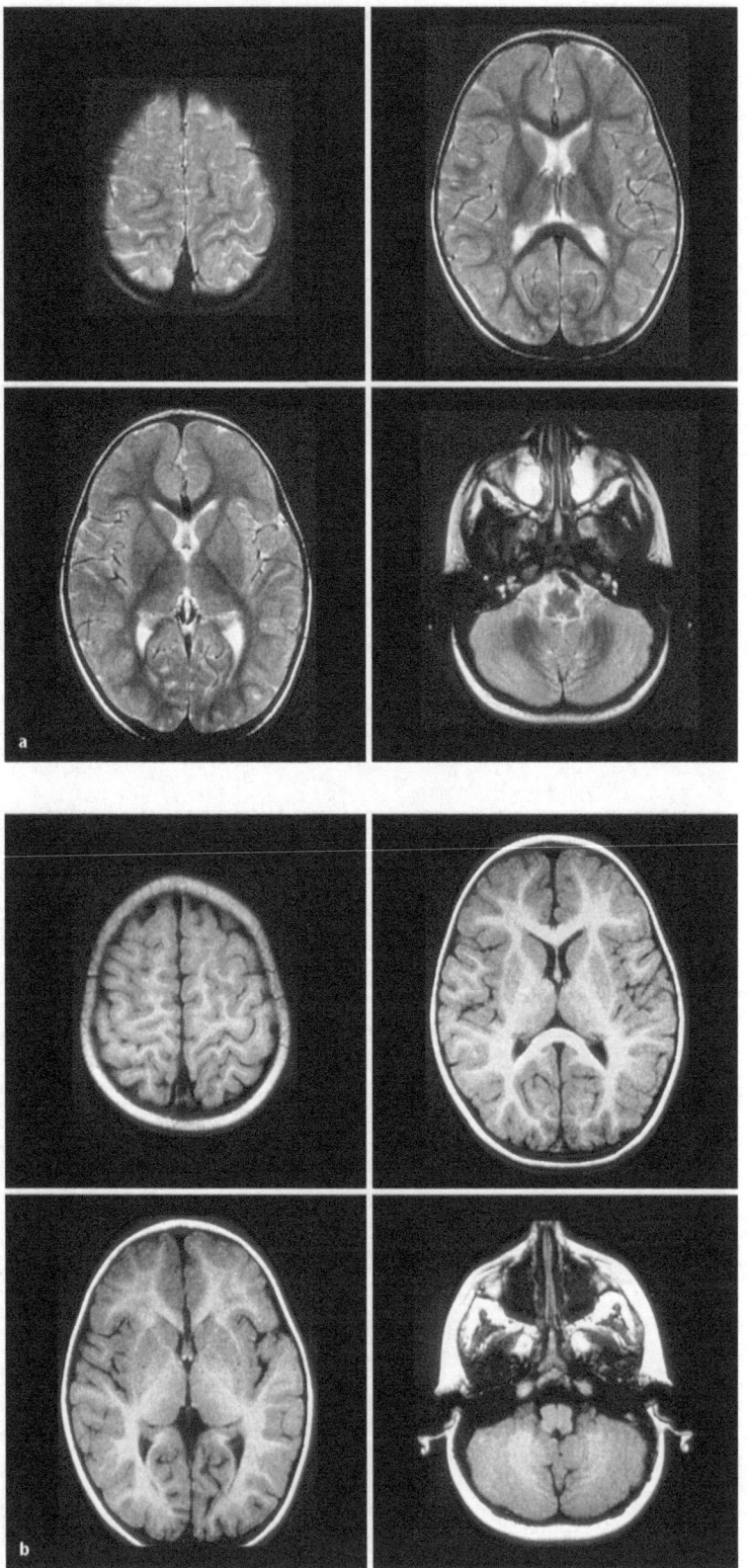

Abb. 4.4. Axiale **a** T2- und **b** T1-gewichtete Aufnahmen bei einem 20 Monate alten Mädchen. Die **Myelinisierung** gleicht nun der eines Erwachsenen

beachten, dass die Übergänge fließend sein können und dass sich die verschiedenen Formen im Endstadium häufig nicht mehr voneinander abgrenzen lassen. Abbildung 4.6 a–d zeigt eine Leukodystrophie im Endstadium. Hier sind sowohl die tiefe als auch die periphere gelegene weiße Substanz betroffen; eine Einteilung ist hier nicht mehr möglich.

Tabelle 4.1. fasst die metabolischen Defekte bei Leukodystrophien zusammen, die primär die tiefe weiße Substanz betreffen; Tabelle 4.2 gibt einen Überblick über die jeweiligen diagnostischen Zeichen in der MRT.

Tabelle 4.1. Metabolischer Defekt bei Leukodystrophien, die primär die tiefe weiße Substanz betreffen

Leukodystrophie	Metabolischer Defekt
Metachromatische Leukodystrophie	Arylsulfatase A
Adrenoleukodystrophie	X-chromosomal; peroxisomales Membranprotein
Globoidzell-Leukodystrophie (Krabbe-Erkrankung)	β-Galaktosidase
Homozystinurie/Hyperhomozystinämie	Cystathionin-β-Synthetase; 5,10-Methylentetrahydrofolsäure-Reduktase; Cobalaminmetabolismus
Ahornsiruperkrankung	Dekarboxylierung der verzweigtkettigen Aminosäuren (Val, Leu, Ile)
Phenylketonurie	Phenylalanin-Hydroxylase
Lowe-Syndrom	X-chromosomal; genauer metabolischer Defekt unbekannt
Mukolipidose Typ IV	Autosomal-rezessiv; lysosomal
Merosin-negative kongenitale Muskeldystrophie	Fehlen des Merosin in der Muskelbiopsie

Metachromatische Leukodystrophie

Die metachromatische Leukodystrophie ist eine verhältnismäßig häufige Leukodystrophie. Ihr liegt ein Defekt der Arylsulfatase A oder einer ihrer Cofaktoren zugrunde.

Der häufigste Subtyp ist die späte infantile Variante, bei der die Symptome meist im 2. Lebensjahr auftreten. Die Progression der Erkrankung ist unaufhaltsam, und die betroffenen Kinder sterben innerhalb weniger Jahre. Die juvenile Form hingegen tritt erst im Grundschulalter auf und verläuft deutlich langsamer. Die Erwachsenenform ist sehr selten.

In der MRT zeigt sich bei der metachromatischen Leukodystrophie ein deutlicher Signalanstieg in den T2-gewichteten Aufnahmen mit einem Signalabfall in der T1-Gewichtung. Als erstes ist meist die peritrigonale weiße Substanz betroffen; auch die Kleinhirnhemisphären können recht früh involviert sein. Eine Abgrenzung von den physiologisch noch nicht myelinisierten Assoziationsfasern ist im frühen Stadium der Erkrankung wichtig, damit die physiologische Situation nicht mit der – in der Regel katastrophal verlaufenden – Leukodystrophie verwechselt wird und umgekehrt.

Tabelle 4.2. Leukodystrophien, die primär die tiefe weiße Substanz betreffen – diagnostische Zeichen in der MRT

Leukodystrophie	Charakteristische Zeichen in der MRT, bzw. primär betroffene Region
Metachromatische Leukodystrophie	Peritrigonale weiße Substanz
Adrenoleukodystrophie	Splenium primär involviert, dann Ausbreitung nach okzipital. Im Randbezirk Gd-Enhancement
Globoidzell-Leukodystrophie (Krabbe-Erkrankung)	Parietallappen und Kleinhirnhemisphären primär involviert. In T1-gewichteter MRT und CT Hyperintensität bzw. Hyperdensität in Thalamus, Nucleus caudatus, Nucleus dentatus und Corona radiata
Homozystinurie/Hyperhomozystinämie	Zerebrale Ischämien. Fleckige Demyelinisierung der tiefen weißen Substanz
Ahornsiruperkrankung	Im Neugeborenenalter Ödem im Bereich der frühen Myelinisierungszonen; später Defektzonen in diesen Arealen
Phenylketonurie	Beginn in der periventrikulären weißen Substanz
Lowe-Syndrom	Kombination aus kleinen, liquorisointensen Zysten und leukodystrophen Veränderungen der tiefen weißen Substanz
Mukolipidose Typ IV	Volumenminderung von Balken und weißer Substanz und Signalsteigerung in T2w
Merosin-negative kongenitale Muskeldystrophie	Diffuse Signalveränderungen in der tiefen weißen Substanz unter Aussparung der U-Fasern, bei einem Kind mit kongenitaler Muskelerkrankung

Im weiteren Verlauf ist meist auch der Balken betroffen. Später stellt sich dann eine ausgeprägte Atrophie ein; die peripher gelegene weiße Substanz bleibt jedoch meist lange ausgespart. Ein Kontrastmittelenhancement findet sich nicht.

Abbildung 4.7 a–d zeigt ein Frühstadium einer metachromatischen Leukodystrophie bei einem 2-jährigen Mädchen. Es ist vorwiegend die peritrigonale weiße Substanz betroffen. Die Erkrankungsform entspricht einer späten infantilen Form, allerdings noch in einem frühen Stadium.

Merke

Die metachromatische Leukodystrophie ist relativ häufig und betrifft zu Beginn vor allem die peritrigonale weiße Substanz und die Kleinhirnhemisphären. Ein Kontrastmittelenhancement findet sich nicht. Die Prognose ist bei der späten infantilen Form ungünstig.

Adrenoleukodystrophie

In ihrer klassischen Form wird die Adrenoleukodystrophie X-chromosomal vererbt und betrifft nur Jungen. Es gibt jedoch auch eine andere Untergruppe, die Adrenomyeloneuropathie, die zwar ebenfalls X-chromosomal vererbt wird, bei der jedoch in etwa einem Fünftel der Fälle auch Frauen – wenngleich etwas milder – heterozygot erkranken. Die klassische Adrenoleukodystrophie wird in der Regel im Grundschulalter symptomatisch, wohingegen die Adrenomyeloneuropathie junge Erwachsene betrifft. Kinder mit einer klassischen Adrenoleukodystrophie fallen meist durch eine Gangstörung und Sehstörungen auf. Eine Hyperpigmentierung der Haut kommt aufgrund der adrenalen Komponente der Erkrankung meist hinzu. Die Krankheit schreitet in der Regel rasch fort. Patienten mit einer Adrenomyeloneuropathie werden klinisch oft durch eine Paraparese oder eine Funktionsstörung des Kleinhirns auffällig.

In der Bildgebung des Gehirns manifestiert sich die Erkrankung in der Regel als erstes im Bereich des Spleniums des Balkens. Von hier aus breitet sie sich in Richtung des okzipitalen Marklagers aus. Wie bei allen Leukodystrophien zeigt sich in den erkrankten Regionen eine ausgeprägte Verlängerung der T1- und T2-Relaxationszeiten. Im Randbereich der pathologischen Veränderungen findet sich meist eine Kontrastmittelaufnahme, wahrscheinlich aufgrund entzündlicher Veränderungen im Randbezirk. Meist sind auch die kortikospinalen Bahnen im Bereich des Pons und der Medulla oblongata schon früh beteiligt. Die peripher gelegene weiße Substanz hingegen ist erst recht spät betroffen.

Bei der Adrenomyeloneuropathie sind im Gegensatz zur klassischen Adrenoleukodystrophie häufiger Kleinhirn und Hirnstamm betroffen.

Abbildung 4.8 a–d zeigt eine Adrenoleukodystrophie bei einem 6-jährigen Jungen. Es liegt eine frühe Form mit vorwiegender Beteiligung der tiefen, peritrigonalen weißen Substanz und des Spleniums des Balkens vor.

Merke

Die klassische Adrenoleukodystrophie wird X-chromosomal vererbt und betrifft nur Jungen. Sie beginnt meist im Bereich des Spleniums; im Randbezirk findet sich ein Kontrastmittelenhancement.

Krabbe-Erkrankung

Die Krabbe-Erkrankung wird auch Globoidzell-Leukodystrophie genannt. Ihr liegt ein Enzymdefekt der β-Galaktosidase zugrunde. Die betroffenen Kinder fallen meist schon im Kindergartenalter durch eine Entwicklungsverzögerung, Sehstörungen und Reflexsteigerungen auf.

Wird im frühen Erkrankungsverlauf eine CT durchgeführt, so fällt hierbei eine symmetrisch erhöhte Dichte in den Stammganglien, den Kleinhirnkernen und der Corona radiata auf. Später kommt dann eine diffuse Marklagerdestruktion hinzu.

In der MRT manifestiert sich diese recht charakteristische Dichteerhöhung bisweilen als Signalintensitätssteigerung in der T1-Gewichtung. Zusätzlich fallen die klassischen Zeichen der Leukodystrophie auf mit Steigerung der Relaxationszeiten in der T1- und der T2-Gewichtung. Hierbei sind meist früh die Parietallappen betroffen; die periphere weiße Substanz bleibt zu Beginn ausgespart.

Merke

Bei der Krabbe-Erkrankung findet sich meist früh eine Dichteerhöhung in Thalamus, Nucleus caudatus, Nucleus dentatus und Corona radiata; später treten leukodystrophe Veränderungen hinzu, die in der Regel im Parietallappen beginnen.

Homozystinurie/Hyperhomozystinämie

Die Homozystinurie wird heutzutage meist als Hyperhomozystinämie bezeichnet. Ihr liegen verschiedene metabolische Störungen zugrunde. Bei der Störung der 5,10-Methylentetrahydrofolsäure-Reduktase und des Cobalamin-Stoffwechsels kommt es zu fleckig-flächigen Demyelinisierungen der tiefen weißen Substanz mit entsprechenden Signalintensitätssteigerungen in der T2-Gewichtung. Die Kinder werden meist durch eine Entwicklungsverzögerung, Gangstörungen und Epilepsien auffällig.

Eine Störung der Cystathionin-ß-Synthetase hingegen führt zu frühzeitiger Atherosklerose. Die betroffenen Kinder erkranken früh an Schlaganfällen mit zerebralen Infarkten. In der MRT finden sich meist Defektzonen in vaskulären Territorien als Ausdruck der abgelaufenen Ischämien.

Merke

> In der Gruppe der Hyperhomozystinämien finden sich vor allem bereits im Kindesalter auftretende zerebrale Ischämien und fleckig-flächige Demyelinisierungen.

Ahornsiruperkrankung

Die Ahornsiruperkrankung beruht auf einer Störung des Metabolismus der verzweigtkettigen Aminosäuren, nämlich Valin, Leucin, Isoleucin. Es gibt unterschiedliche Schweregrade der Erkrankung. Die klassische Form tritt jedoch bereits im Neugeborenenalter auf. Die Ultraschalluntersuchung durch die Fontanelle ist in den ersten Lebenstagen normal, zeigt dann jedoch rasch eine symmetrisch gesteigerte Echogenität periventrikulär. In der MRT fällt in der Regel ein ausgeprägtes Ödem im Bereich der Regionen auf, die zu dieser Zeit bereits beginnend myelinisiert sein sollten – also im hinteren Kapselschenkel, perirolandisch, in den Hirnschenkeln und in den Kleinhirnhemisphären. Je nach Zeitpunkt des Behandlungsbeginns bleiben Defektzonen zurück.

Merke

> Die Ahornsiruperkrankung beginnt meist im Neugeborenenalter. Es zeigt sich ein Ödem in den Bezirken, in denen bereits eine Myelinisierung stattfinden sollte. Später bleiben Defektzonen zurück.

Phenylketonurie

Die klinische Ausprägung der Phenylketonurie ist durch Screeningprogramme und eine frühzeitig begonnene Behandlung mit phenylalaninarmer und tyrosinreicher Kost selten geworden. Werden betroffene Kinder nicht behandelt, kommt es zu Minderwuchs, Entwicklungsverzögerung und zu einem charakteristischen Geruch.

In der MRT zeigen sich eine Myelinisierungsverzögerung und zugleich eine fehlerhafte Myelinisierung. Initial findet sich vor allem eine Signalintensitätssteigerung der tiefen weißen Substanz in der T2-Gewichtung ohne Kontrastmittelaufnahme.

Merke

> Die Phenylketonurie ist durch Screening und Behandlung selten geworden. Die leukodystrophe Komponente der Erkrankung beginnt meist in der periventrikulären weißen Substanz.

Lowe-Syndrom

Das Lowe-Syndrom wird auch okulozerebrorenales Syndrom genannt. Es wird X-chromosomal vererbt, mit einem resultierenden enzymatischen Defekt im Golgi-Apparat.

Betroffene Kinder werden neurologisch durch eine Entwicklungsverzögerung auffällig; zugleich zeigen sich meist jedoch auch eine tubuläre Funktionsstörung der Niere, angeborenen Fehlbildungen der Augen, sowie eine Arthropathie.

In der MRT fallen konfluierende leukodystrophe Signalauffälligkeiten in der tiefen weißen Substanz auf. Zugleich finden sich multiple kleine Zysten in der weißen Substanz, die immer liquorisointens sind.

Merke

> Beim Lowe-Syndrom findet sich die charakteristische Kombination aus liquorisointensen Zysten und leukodystrophen Veränderungen in der tiefen weißen Substanz.

Mukoliposidose vom Typ IV

Die Mukoliposidose vom Typ IV ist eine autosomal-rezessive Störung des lysosomalen Metabolismus. Die Kinder fallen durch Sehstörungen, eine Hornhauttrübung und Entwicklungsverzögerungen auf.

In der MRT zeigt sich eine auffallende Hypoplasie des Balkens; er ist zwar angelegt, aber extrem ausgedünnt. Zusätzlich zeigt sich eine deutliche Volumenminderung der tiefen weißen Substanz mit einer ausgeprägten Signalintensitätssteigerung in den T2-gewichteten Aufnahmen.

Merke

> Bei der Mukoliposidose vom Typ IV kommt es zu einer ausgeprägten Hypoplasie des Balkens sowie zu einer Volumenminderung und leukodystrophen Veränderungen der weißen Substanz.

Merosin-negative kongenitale Muskeldystrophie

Die Merosin-negative kongenitale Muskeldystrophie ist keine klassische Leukodystrophie per se. Es handelt sich der klinischen Präsentation nach primär um eine kongenitale Muskeldystrophie. Die Kinder haben meist bereits bei Geburt eine hypotone Muskulatur („floppy babies") und zeigen aufgrund verminderter intrauteriner Bewegungen auch oft eine Arthrogryposis multiplex. In der zentralnervösen neurologischen Untersuchung zeigen die meisten der betroffenen Kinder keine Auffälligkeiten; selten liegen eine geringgradige geistige Behinderung oder Epilepsien vor.

4 Metabolische Erkrankungen des kindlichen Gehirns

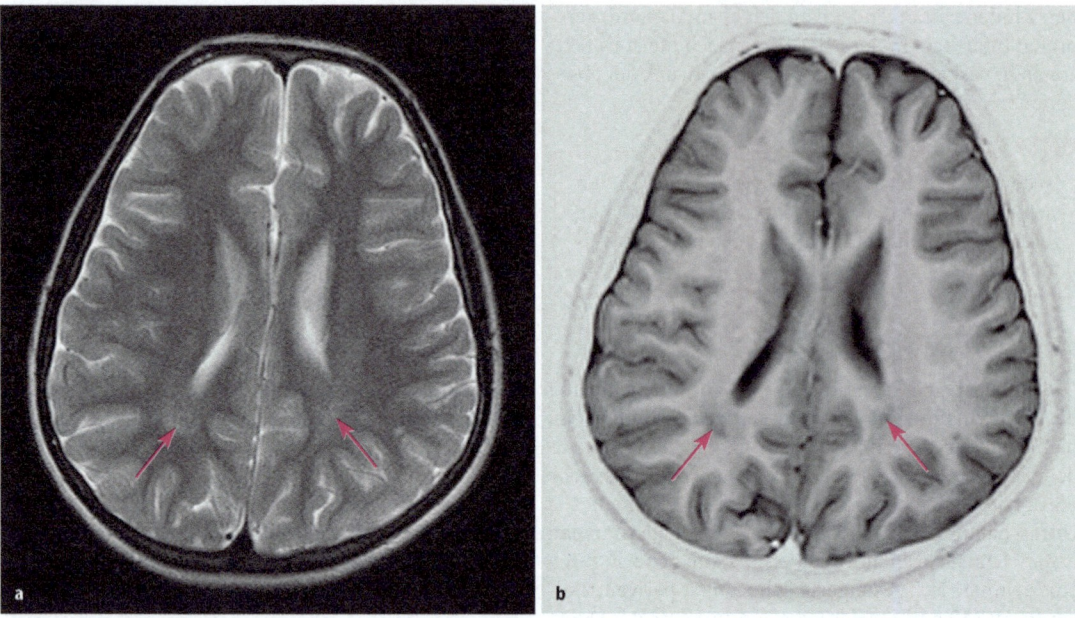

Abb. 4.5. Axiale **a** T2- und **b** T1-gewichtete Aufnahmen bei einem 7 Jahre alten Mädchen mit **noch nicht myelinisierten peritrigonalen Assoziationsfasern** (*Pfeile*). Diese sind nicht als pathologisch zu werten

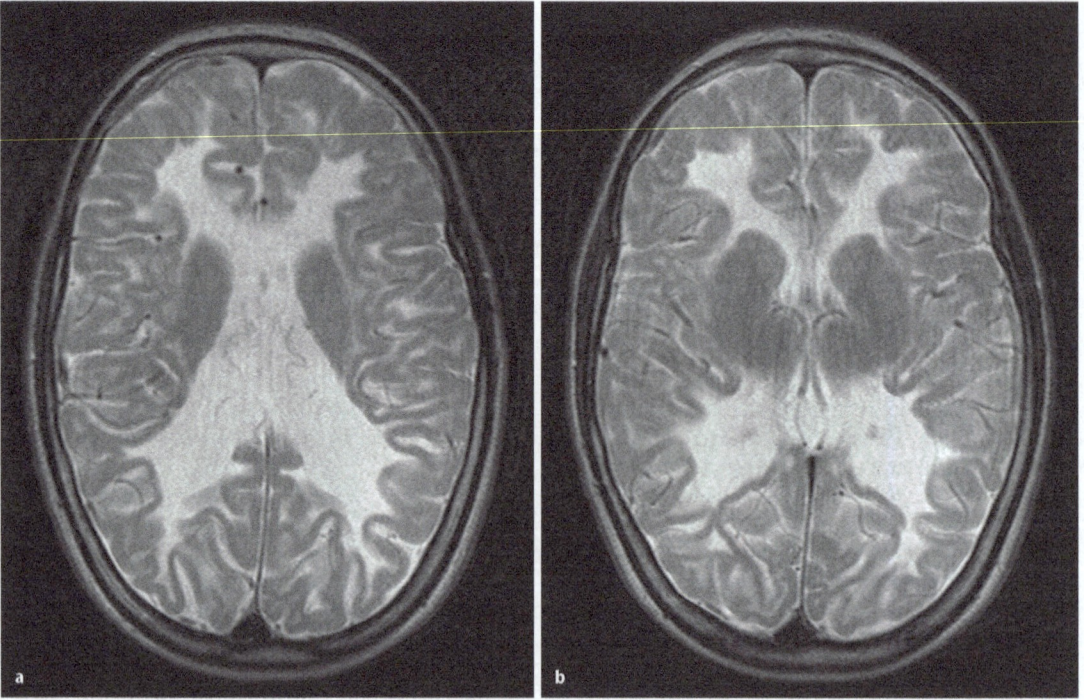

Abb. 4.6. Axiale **a, b** T2- und **c, d** T1-gewichtete Aufnahmen bei einem 12-jährigen Jungen mit einer weit fortgeschrittenen **Leukodystrophie**. In diesem Stadium ist eine Einteilung in eine Leukodystrophie der tief gelegenen und eine Leukodystrophie der peripher gelegenen weißen Substanz nicht mehr möglich

4.1 Metabolische Erkrankungen der weißen Substanz

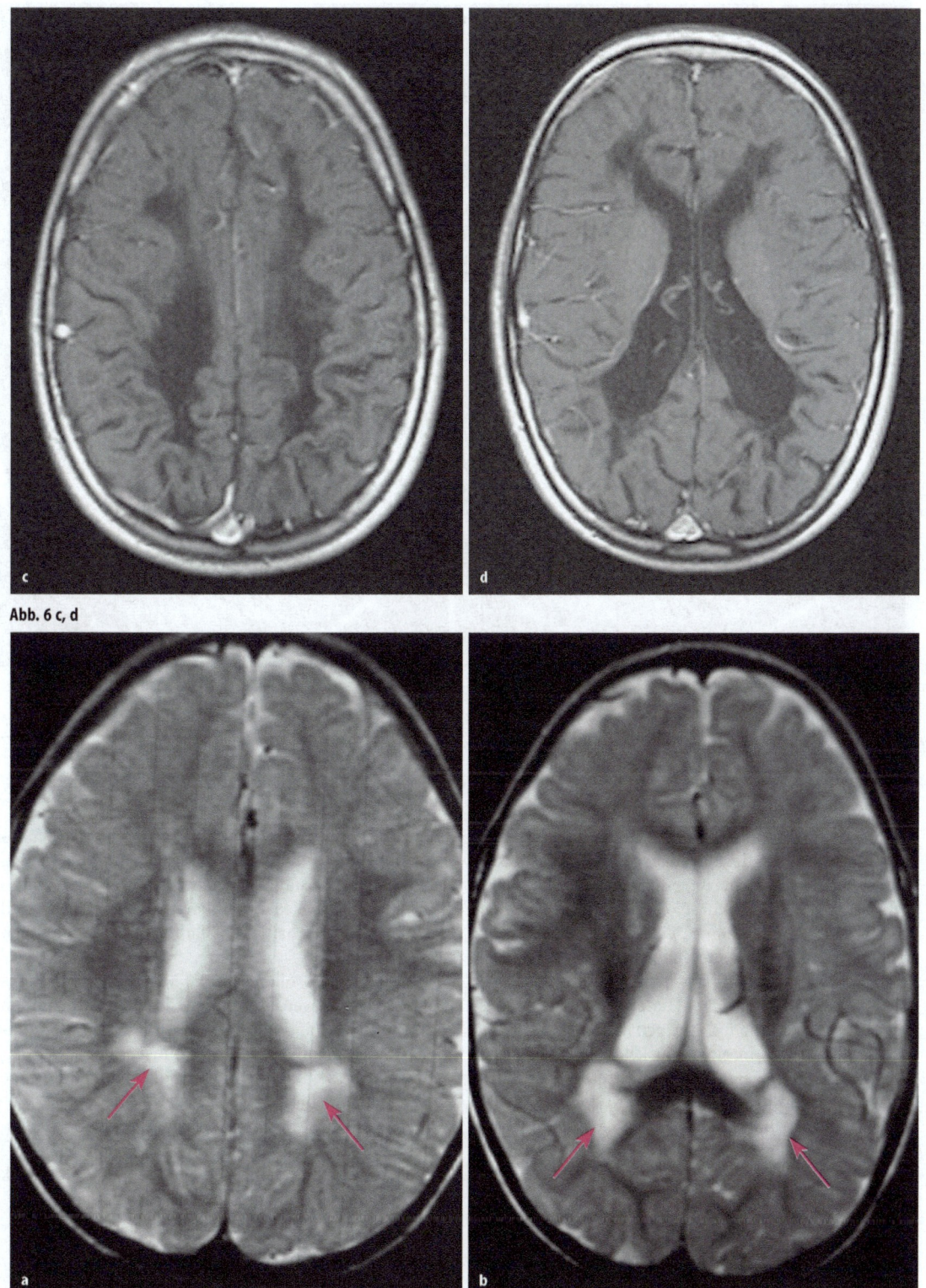

Abb. 4.7. Axiale **a, b** T2- und **c, d** T1-gewichtete Aufnahmen bei einem 2-jährigen Mädchen mit **metachromatischer Leukodystrophie**. Das Bild entspricht einem frühen Stadium, mit vorwiegender Beteiligung der peritrigonalen weißen Substanz (*Pfeile*)

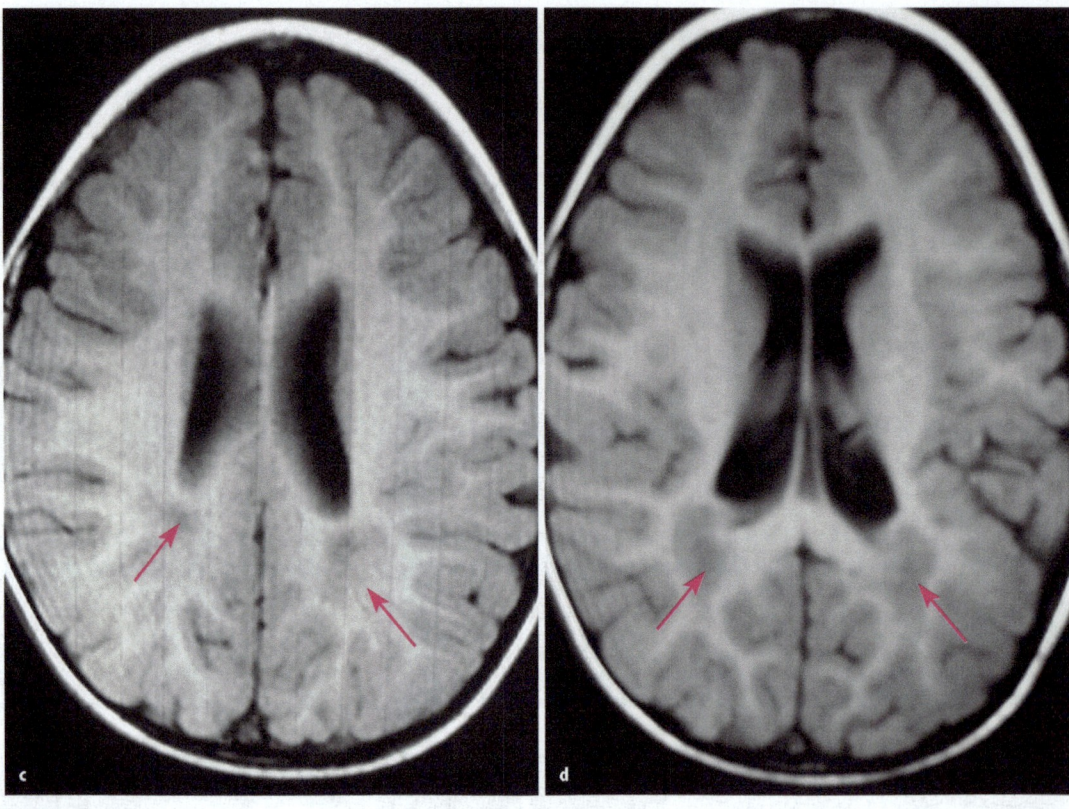

Abb. 4.7 c, d

Bei den vielen, aber nicht bei allen Kindern mit einem Fehlen des Merosins in der Muskelbiopsie, zeigt sich eine diffuse Relaxationszeitverlängerung in der tiefen weißen Substanz in den T1- und T2-gewichteten Sequenzen. Die subkortikalen U-Fasern und die Capsula interna sind in der Regel ausgespart. Es wird diskutiert, ob es sich hierbei um eine vermehrte Durchlässigkeit der Blut-Hirn-Schranke aufgrund des Fehlens des Merosin und nicht um eine Leukodystrophie per se handelt. Gelegentlich findet man zusätzlich eine geringe Hypoplasie des Kleinhirnwurms und des Pons.

Abbildung 4.9 a–f zeigt eine Merosin-negative Muskeldystrophie bei einem 4-jährigen Mädchen. Das Kind litt von Geburt an an einer Muskeldystrophie. In der MR-Untersuchung zeigt sich eine diffuse Relaxationszeitverlängerung in der T1- und T2-Gewichtung. Die Capsula interna und Anteile der subkortikalen U-Fasern sind hierbei ausgespart.

Merke

Bei der Merosin-negativen kongenitalen Muskeldystrophie liegen klinisch führend die Symptome einer Muskelerkrankung vor. Zugleich können flächige Signalintensitätssteigerungen der tiefen weißen Substanz vorkommen.

4.1.2 Leukodystrophien, die primär die periphere weiße Substanz betreffen

Allen im vorherigen Abschnitt besprochenen Leukodystrophien ist gemeinsam, dass sie primär die tief gelegene weiße Substanz betreffen; die peripheren Anteile, wie beispielsweise die subkortikalen U-Fasern, sind bis zu den fortgeschrittenen Stadien der Erkrankungen ausgespart.

Im Folgenden sollen nun die Marklagererkrankungen besprochen werden, die in der Peripherie beginnen und die tiefe weiße Substanz erst in späteren Krankheitsstadien involvieren. Sie sind insgesamt etwas seltener als die Leukodystrophien, die primär die tiefe weiße Substanz betreffen.

Tabelle 4.3 fasst die metabolischen Defekte bei Leukodystrophien zusammen, die primär die peripher gelegene weiße Substanz betreffen; Tabelle 4.4 gibt eine Überblick über die jeweiligen diagnostischen Zeichen in der MRT.

Alexander-Erkrankung

Die Alexander-Erkrankung wird auch fibrinoide Leukodystrophie genannt. Die betroffenen Kinder werden in der Regel bereits als Säuglinge klinisch auffällig.

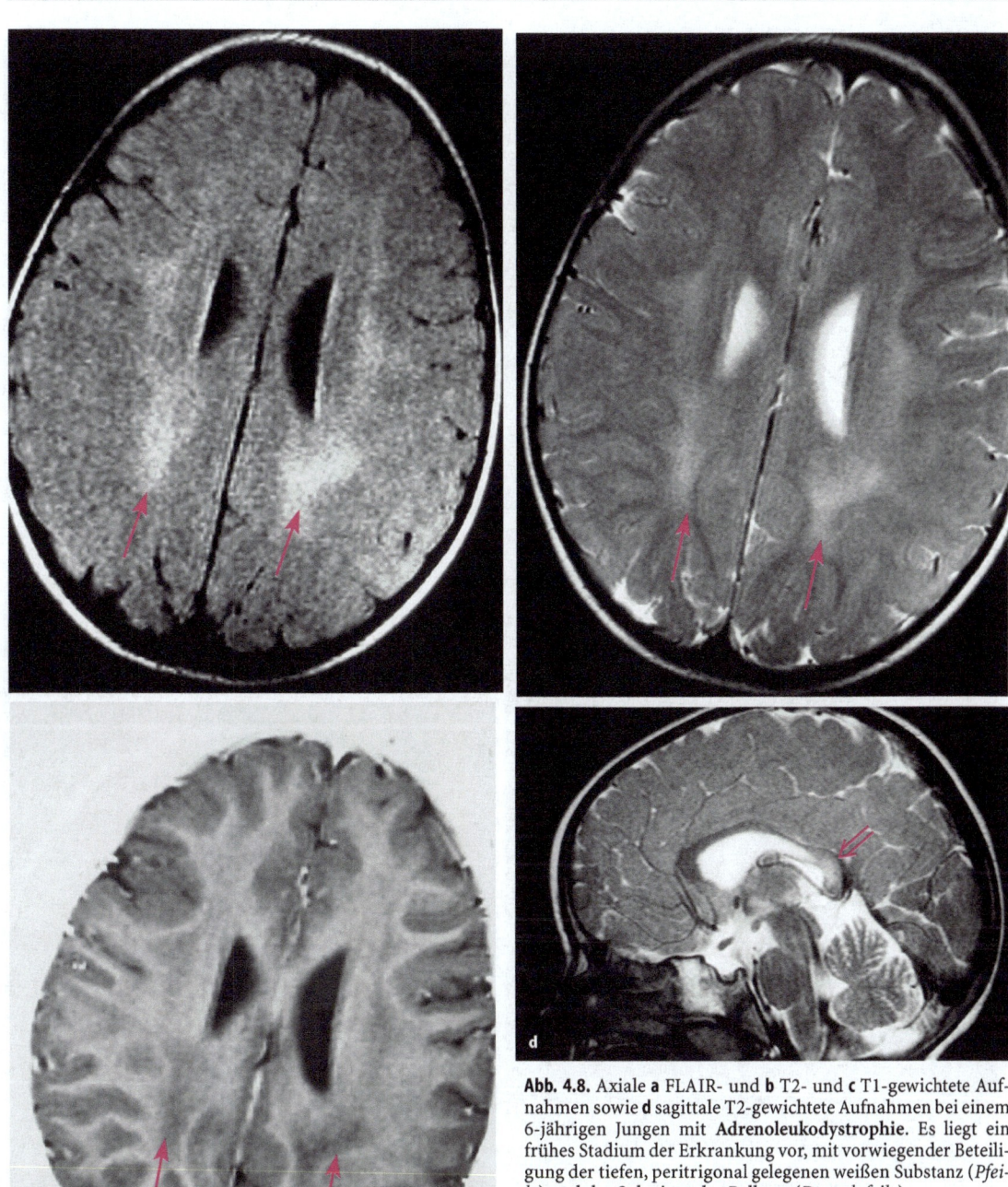

Abb. 4.8. Axiale **a** FLAIR- und **b** T2- und **c** T1-gewichtete Aufnahmen sowie **d** sagittale T2-gewichtete Aufnahmen bei einem 6-jährigen Jungen mit **Adrenoleukodystrophie**. Es liegt ein frühes Stadium der Erkrankung vor, mit vorwiegender Beteiligung der tiefen, peritrigonal gelegenen weißen Substanz (*Pfeile*) und des Splenium des Balkens (*Doppelpfeile*)

Meist werden eine Makrozephalie und eine Entwicklungsverzögerung bemerkt. Die Erkrankung ist rasch progredient; die betroffenen Kinder sterben meist in den ersten Lebensjahren.

In der MRT fällt primär eine Beteiligung der frontalen weißen Substanz auf; erst später sind auch das parietale und okzipitale Marklager und die innere und äußere Kapsel betroffen. Im frühen Stadium lässt sich oft auch eine Kontrastmittelaufnahme rostral der Vorderhörner der Seitenventrikel nachweisen. Im Spätstadium können Zysten in der weißen Substanz auftreten.

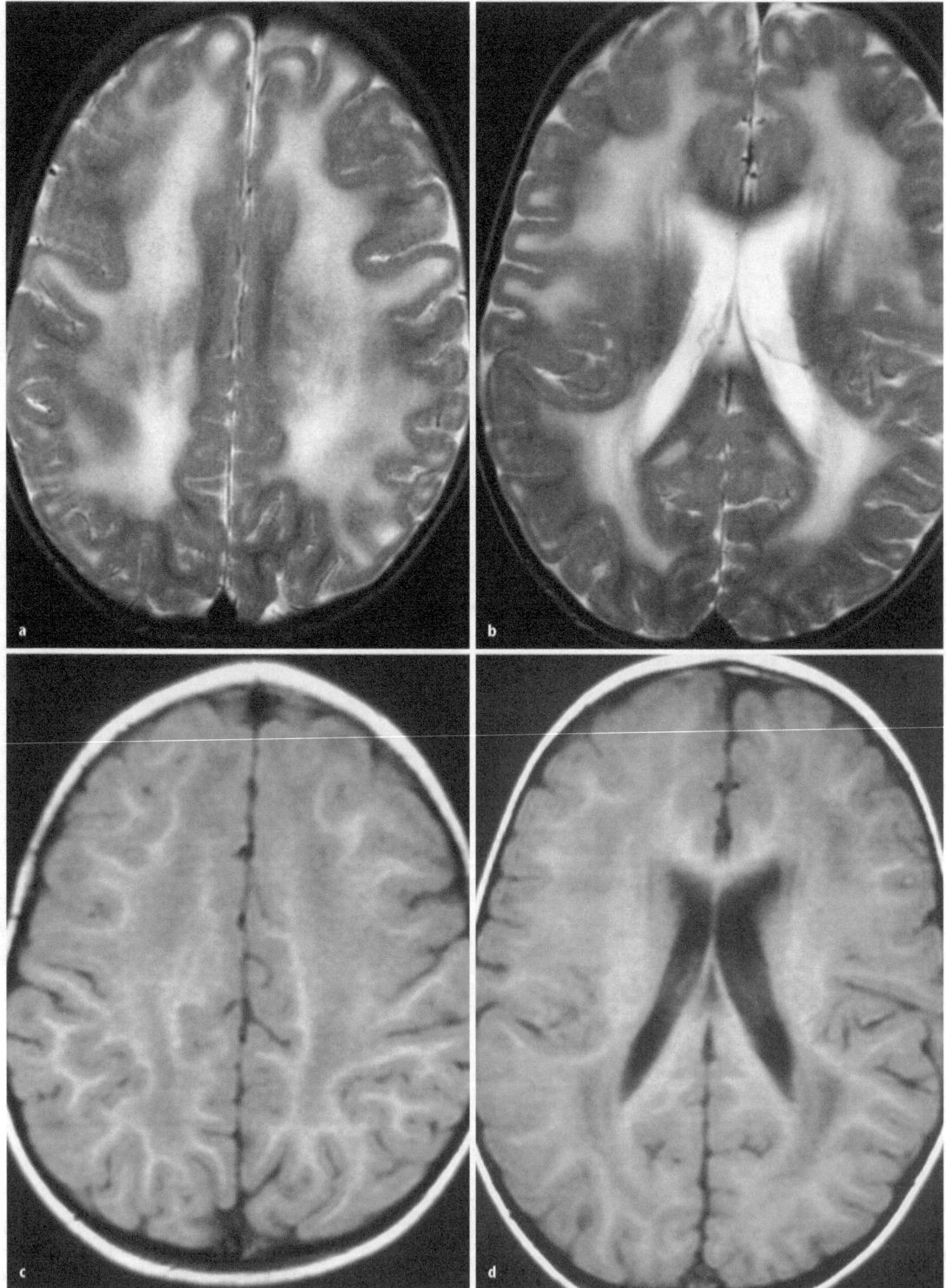

Abb. 4.9. Axiale **a, b** T2-, **c, d** T1- gewichtete und **e** FLAIR-Aufnahmen sowie **f** koronare T2-gewichtete Aufnahmen bei einem 4-jährigen Mädchen mit **Merosin-negativer kongenitaler Muskeldystrophie**. Die weiße Substanz weist eine ausgeprägte, flächige Relaxationszeitverlängerung in der T1- und in der T2-Gewichtung auf. Die Capsula interna (*Pfeile*) und Anteile der subkortikalen U-Fasern sind ausgespart

4.1 Metabolische Erkrankungen der weißen Substanz

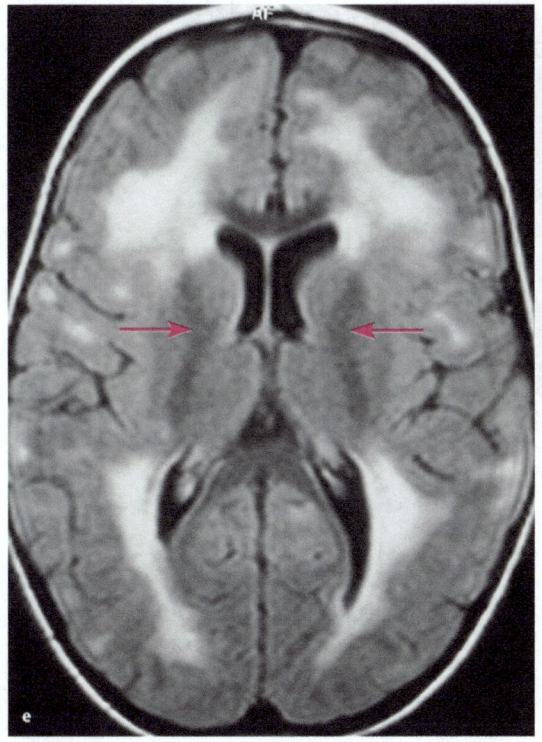

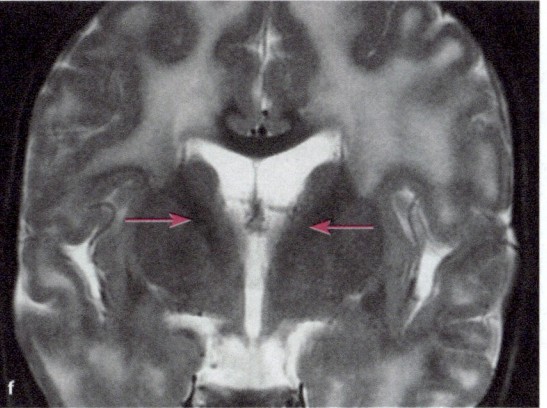

Abb. 4.9 e, f (Forts.)

Van-der-Knaap-Erkrankung

Die Van-der-Knaap-Leukodystrophie wurde erst Mitte der 90er Jahre als Leukodystrophie mit Makrozephalie und mildem klinischen Verlauf beschrieben und teilweise auch als megenzephale Leukenzephalopathie mit Zysten bezeichnet. Sie ist allerdings wahrscheinlich häufiger als ursprünglich angenommen und wurde in den letzten Jahren zunehmend erkannt und beschrieben. Sie tritt bei Kindern blutsverwandter Eltern gehäuft auf und ist bei Kindern türkischer Abstammung insgesamt etwas häufiger anzutreffen.

Die betroffenen Kinder fallen meist durch eine Makrozephalie und eine verhältnismäßig geringgradige Entwicklungsverzögerung auf. Die Erkrankung ist relativ langsam progredient.

Im Gegensatz zu diesem verhältnismäßig milden klinischen Bild findet man sehr ausgeprägte Veränderungen in der MRT. Subkortikal fehlt das Myelin bei betroffenen Kindern nahezu vollständig. Die Gyri erscheinen geschwollen, und es zeigen sich oft subkortikale Zysten, vor allem frontal und temporal. Die zentrale weiße Substanz erscheint relativ ausgespart.

Abbildung 4.10 a–f zeigt die MR-Untersuchung eines 9-jährigen Jungen türkischer Herkunft mit einer Van-der-Knaap-Leukodystrophie. Das Kind hatte eine Makrozephalie und eine im Verhältnis zum MR-Befund relativ gering ausgeprägte klinische Symptomatik. Die Leukodystrophie betrifft vor allem die periphere, subkortikale weiße Substanz. Die Gyri scheinen geschwollen, teilweise lassen sich subkortikale Zysten abgrenzen.

> **Merke**
> Bei der Alexander-Erkrankung ist primär die frontale weiße Substanz betroffen; es findet sich dann oft ein Kontrastmittelenhancement frontal der Vorderhörner der Seitenventrikel. Zudem besteht eine Makrozephalie.

Tabelle 4.3. Leukodystrophien, die primär die peripher gelegene weiße Substanz betreffen

Leukodystrophie	Metabolischer Defekt
Alexander-Erkrankung (fibrinoide Leukodystrophie)	meist Mutation des GFAP; genetischer Locus auf Chromosom 17
Van-der-Knaap-Leukodytrophie	autosomal rezessiv genetischer Locus auf Chromosom 22
Pelizäus-Merzbacher-Erkrankung	In der Regel X-chromosomal-rezessiv Störung des Proteolipidproteins oder des DM 20 Proteins im Myelin
Cockayne-Syndrom	Autosomal-rezessiv
Ataxie des Kindesalters mit gestörter Myelinisierung	genetischer Locus auf Chromosom 3
Galaktosämie	Galaktose-1-Phosphat-Uridyl-Transferase

> **Merke**
> Bei der Van-der-Knaap-Leukodystrophie steht der relativ milde klinische Verlauf im Gegensatz zu ausgedehnten Veränderungen in der MRT. Das subkortikale Myelin fehlt fast vollständig, es finden sich subkortikale Zysten und eine Makrozephalie.

Leukodystrophie	Charakteristische Zeichen in der MRT, bzw. primär betroffene Region
Alexander-Erkrankung (fibrinoide Leukodystrophie)	Primär frontale weiße Substanz mit Gd-Enhancement frontal der Seitenventrikel Makrozephalie
Van-der-Knaap-Leukodystrophie	Diskrepanz zwischen mildem klinischen Verlauf und MR-Befund Makrozephalie Nahezu vollständiges Fehlen der subkortikalen weißen Substanz, Schwellung der Gyri, subkortikale Zysten
Pelizäus-Merzbacher-Erkrankung	Die weiße Substanz erscheint wie die eines Neugeborenen Später Myelinabbau und Atrophie
Cockayne-Syndrom	Verkalkungen in Stammganglien und Kleinhirnkernen Atrophie und leukodystrophe Veränderungen
Ataxie des Kindesalters mit gestörter Myelinisierung	Diffuse Myelinisierungsstörung mit zumindest partieller Flüssigkeitsisointensität Kleinhirnatrophie vor allem des Vermis
Galaktosämie	Signalintensitätssteigerung subkortikal in T2w, in der T1w hingegen normal Atrophie

Tabelle 4.4. Leukodystrophien, die primär die peripher gelegene weiße Substanz betreffen – diagnostische Zeichen in der MRT

Pelizäus-Merzbacher-Erkrankung

Die Pelizäus-Merzbacher-Erkrankung wird in ihrer klassischen Form X-chromosomal-rezessiv vererbt. Betroffene Kinder werden meist bereits schon als Neugeborene klinisch mit einem Nystagmus und einer Spastik auffällig.

In der MRT zeigt sich eine Art „Einfrieren" der Myelinisierung. Die Myelinisierung erscheint auch bei älteren Kindern wie die eines Neugeborenen. Im weiteren Verlauf der Erkrankung wird dann auch das wenige bestehende Myelin abgebaut. Zudem tritt eine Atrophie auf, die sowohl supra- als auch infratentoriell besteht.

> **Merke**
> Bei der meist X-chromosomal vererbten Pelizäus-Merzbacher-Erkrankung gleicht die weiße Substanz der eines Neugeborenen; erst später kommen Myelinabbau und Atrophie hinzu.

Cockayne-Syndrom

Das Cockayne-Syndrom ist eine autosomal-rezessiv vererbte Erkrankung. Betroffene Kinder fallen meist bereits im 1. Lebensjahr mit einer Wachstums- und Entwicklungsverzögerung und charakteristischen Gesichtszügen auf.

In der CT finden sich Verkalkungen von Stammganglien und Kleinhirnkernen; in Gradientenecho-Sequenzen stellen sich diese in der T2*-Gewichtung hypointens dar. In der MRT fallen Signalintensitätssteigerungen in der T2-Gewichtung im Bereich der subkortikalen U-Fasern, der periventrikulären weißen Substanz sowie in Kleinhirnkernen und Basalganglien auf. Zudem besteht eine Atrophie. Differenzialdiagnostisch kommen bei diesem Bild von zerebralen Verkalkungen und Störungen der Myelinisierung auch mehrere kongenitale Infekte, wie beispielsweise die kongenitale Zytomegalieinfektion, die konnatale Toxoplasmose oder die intrauterine Rötelninfektion, infrage. Diese sind jedoch vom klinischen Bild her deutlich unterschiedlich und weisen im Gegensatz zum Cockayne-Syndrom keine Progredienz auf.

Abbildung 4.11 a–f zeigt MR-Aufnahmen eines Mädchens mit einem Cockayne-Syndrom im Alter von 12 und von 18 Monaten. Im Verlauf dieser 6 Monate zeigt sich eine rapide Progredienz des Befundes mit einer massiven Atrophie des Hirnparenchyms. In der T1-Gewichtung fallen Signalintensitätssteigerungen der Basalganglien auf.

> **Merke**
> Beim Cockayne-Syndrom finden sich Verkalkungen in Basalganglien und Kleinhirnkernen sowie eine deutliche Atrophie.

Ataxie des Kindesalters mit diffus gestörter Myelinisierung

Bei diesem, erst in den 90er Jahren beschriebenen Syndrom entwickeln sich die betroffenen Kinder zunächst normal. Später treten dann eine progrediente Ataxie, Sehstörungen und eine Spastik ein. In der MRT zeigt sich eine diffuse Verlängerung der Relaxationszeiten in der T1- und in der T2-Gewichtung. Die Signalintensität wird hierbei zumindest teilweise flüssigkeitsisointens. Im Verlauf ist die gesamte weiße Substanz betroffen. Zusätzlich findet man eine Atrophie des Kleinhirns, die primär vor allem den Kleinhirnwurm betrifft.

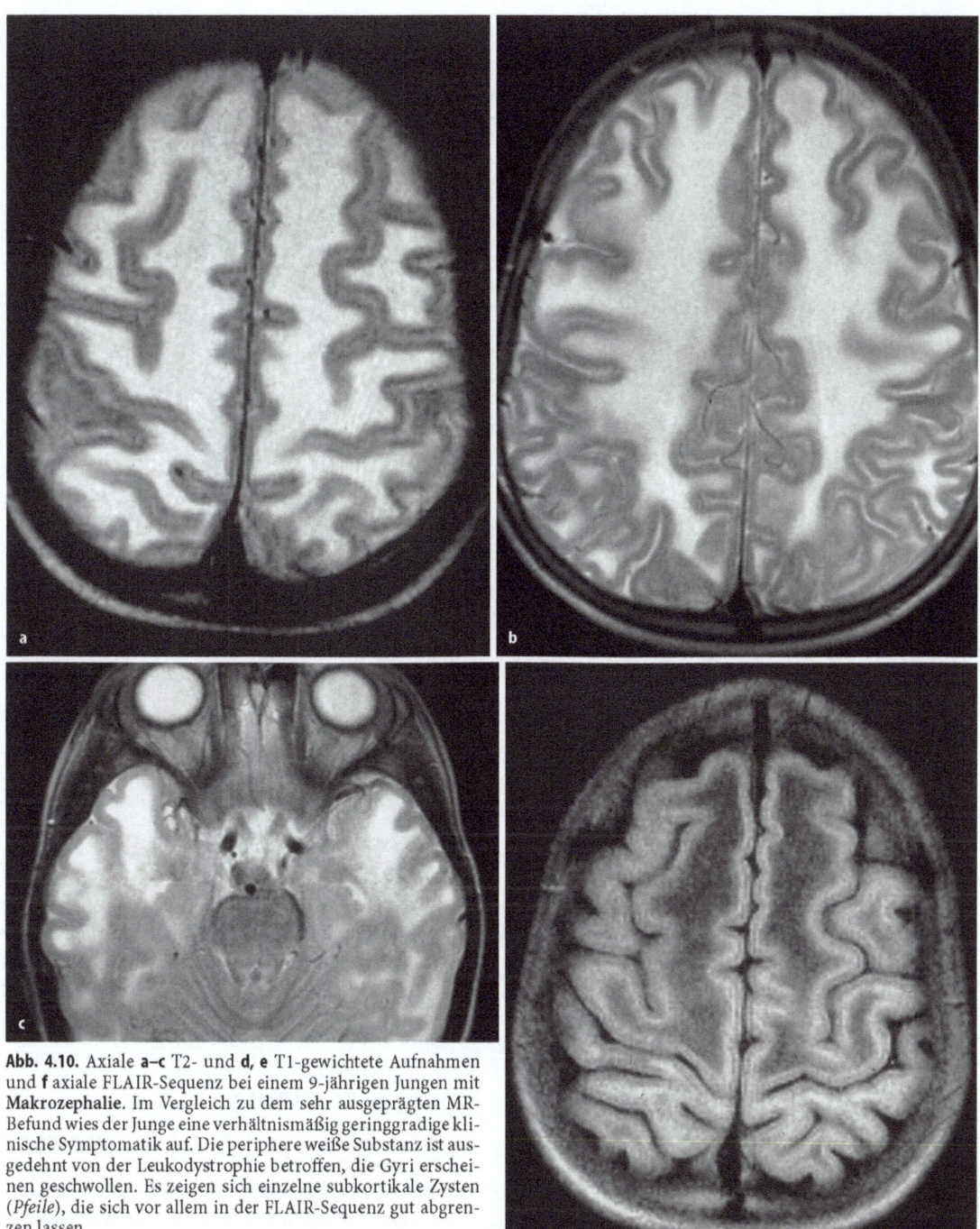

Abb. 4.10. Axiale **a–c** T2- und **d, e** T1-gewichtete Aufnahmen und **f** axiale FLAIR-Sequenz bei einem 9-jährigen Jungen mit **Makrozephalie**. Im Vergleich zu dem sehr ausgeprägten MR-Befund wies der Junge eine verhältnismäßig geringgradige klinische Symptomatik auf. Die periphere weiße Substanz ist ausgedehnt von der Leukodystrophie betroffen, die Gyri erscheinen geschwollen. Es zeigen sich einzelne subkortikale Zysten (*Pfeile*), die sich vor allem in der FLAIR-Sequenz gut abgrenzen lassen

Merke

Bei der Ataxie des Kindesalters mit diffuser Myelinisierungsstörung zeigt sich eine diffuse Signalalteration des Marklagers, die zumindest teilweise flüssigkeitsisointens ist; zudem besteht eine Kleinhirnatrophie.

Leukodystrophie mit Trichothiodystrophie

Die Leukodystrophie mit Trichothiodystrophie wird autosomal-rezessiv vererbt. Die betroffenen Kinder haben brüchige Haare, eine geistige Behinderung sowie eine Spastik mit Kleinhirnzeichen.

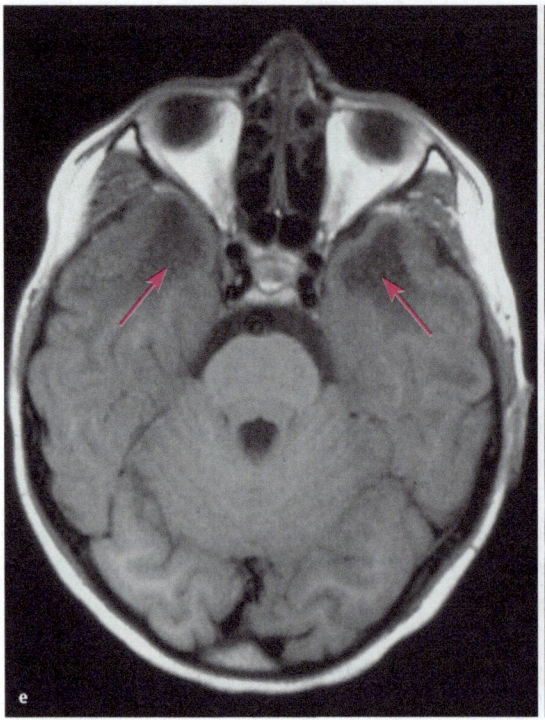
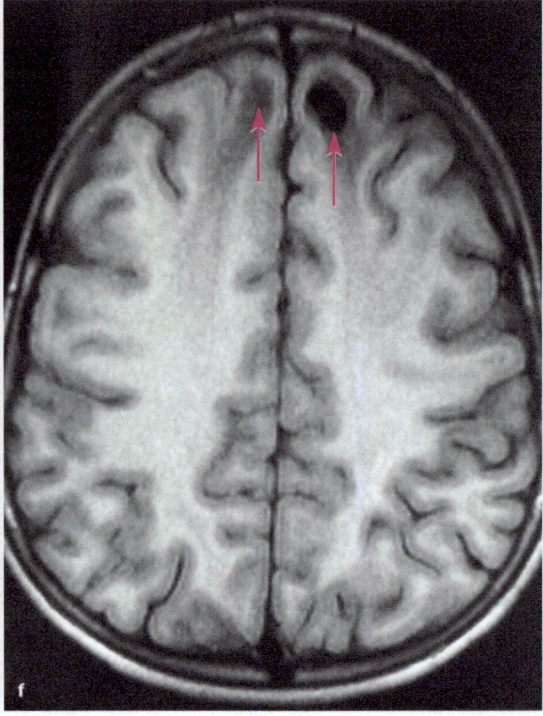

Abb. 4.10 e, f

Es gibt verschiedene Unterformen der Erkrankung, ihnen gemeinsam ist jedoch eine diffuse Störung der Myelinisierung.

Galaktosämie

Die Galaktosämie wird autosomal-rezessiv vererbt und beruht auf einer Störung der Galaktose-1-Phosphat-Uridyl-Transferase. Die betroffenen Kinder werden bereits früh mit einer Leberfunktionsstörung, einer Entwicklungsverzögerung, Hirndruckzeichen und Erbrechen auffällig. Die Erkrankung wird mit einer galaktosefreien Ernährung behandelt.

In der MRT erscheint die Myelinisierung im subkortikalen Marklager in der T2-Gewichtung verzögert, wohingegen die Signalintensität in der T1-Gewichtung normal ist. Zudem fällt bei Fortschreiten der Erkrankung eine Atrophie auf.

4.1.3 Leukodystrophien mit unspezifischem Verteilungsmuster

Einige Leukodystrophien haben ein Ausbreitungsmuster, das nicht spezifisch ist. Bei ihnen sind schon früh sowohl die tiefe als auch die periphere weiße Substanz betroffen: teilweise ist die Verteilung der pathologischen Veränderungen asymmetrisch. Im Vergleich zu den vorher besprochenen Leukodystrophien sind sie insgesamt sehr selten. Sie sollen im Folgenden der Vollständigkeit halber nur kurz besprochen werden.

HMG-CoA-Lysase-Mangel

Bei dem 3-Hydroxy-3-Methylglutaryl-Coenzym A (HMG-CoA)-Lysase-Mangel ist der Metabolismus der Aminosäure Lysin gestört. Die Kinder werden bereits in der Neugeborenenperiode auffällig. In der MRT zeigt sich ein eher fleckig-flächiges Ausbreitungsmuster. Die Veränderungen sind in der T2-Gewichtung auffälliger als in der T1-Gewichtung.

Störungen des Harnstoffzyklus

Zu diesen Störungen gehören u. a. die Citrullinämie, die Hyperargininämie und der Ornithin-Carbamyl-Transferase-Mangel. Infolge des gestörten Metabolismus ist die Harnstoffkonzentration im Blut erhöht.

In der MRT zeigt sich zu Beginn oft ein diffuses Ödem, im weiteren Verlauf kommt es zu fleckigen Relaxationszeitverlängerungen in der T1- und der T2-Gewichtung und zu einer Atrophie. Hierbei sind sowohl das tiefe als auch das periphere Marklager oft asymmetrisch beteiligt.

4.1 Metabolische Erkrankungen der weißen Substanz

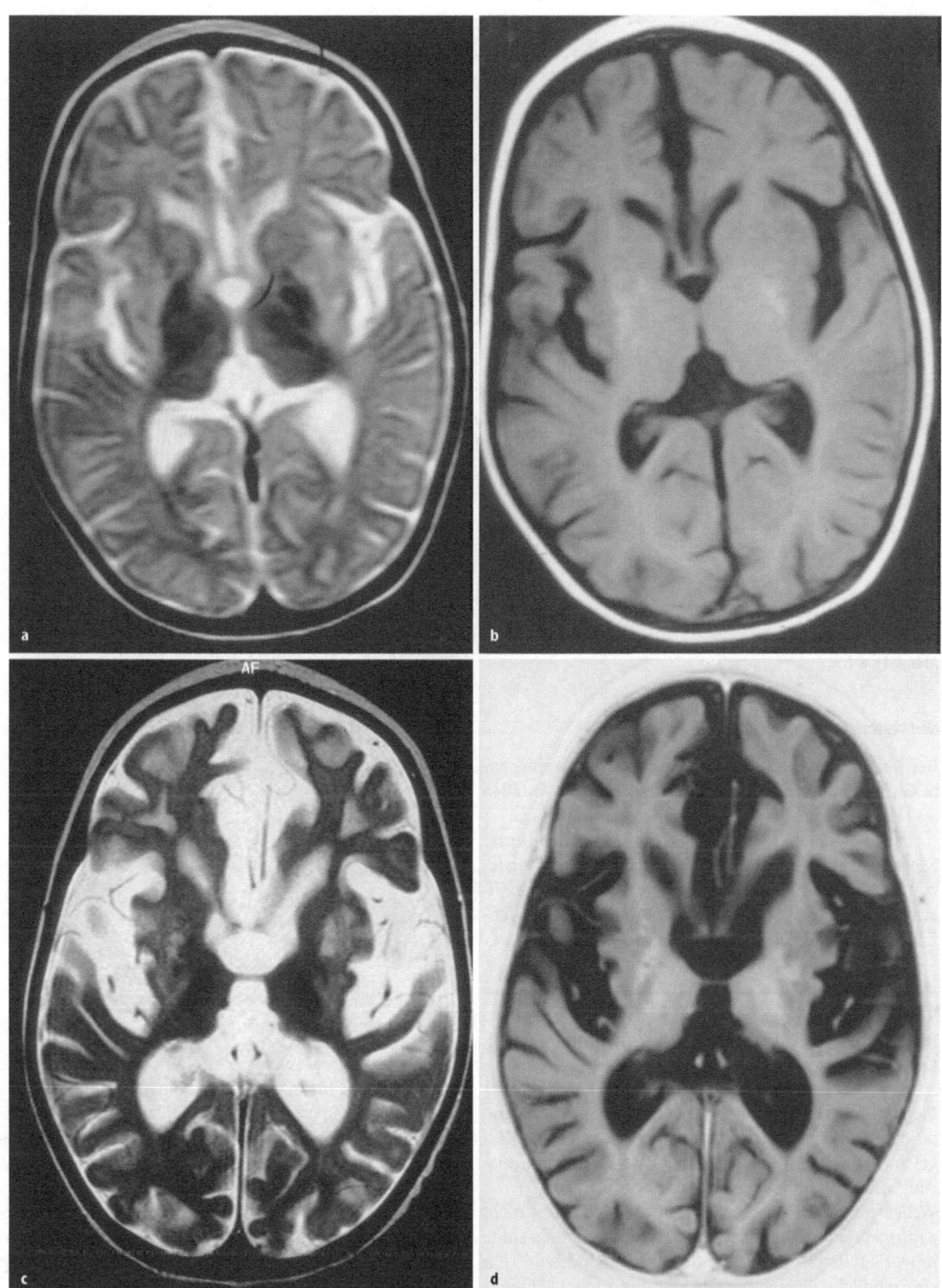

Abb. 4.11. Axiale **a** T2- und **b** T1-gewichtete Aufnahmen im Alter von 12 Monaten und axiale **c** T2- und **d** T1-gewichtete und **e** FLAIR-Aufnahmen sowie **f** sagittale T1-gewichtete Aufnahmen im Alter von 18 Monaten bei einem Mädchen mit **Cockayne-Syndrom**. Es zeigt sich eine rapide progrediente Atrophie des Hirnparenchyms. In den Basalganglien finden sich Relaxationszeitverkürzungen in T1- und T2-Gewichtung, aber auch Relaxationszeitverlängerungen in T1- und T2-Gewichtung

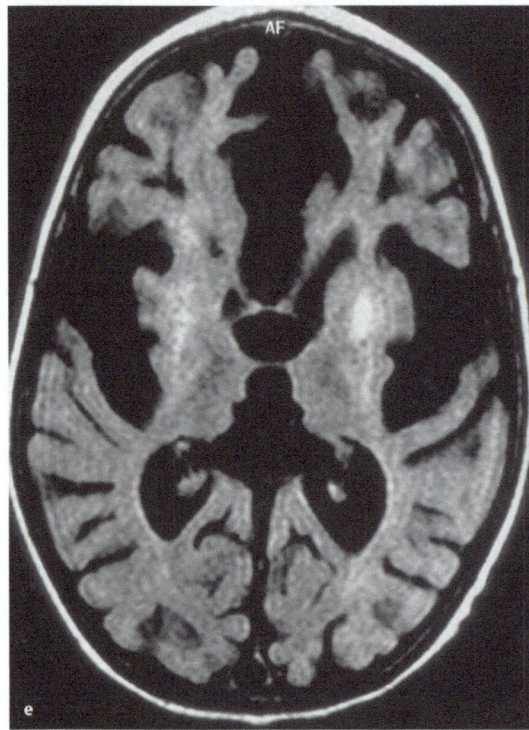
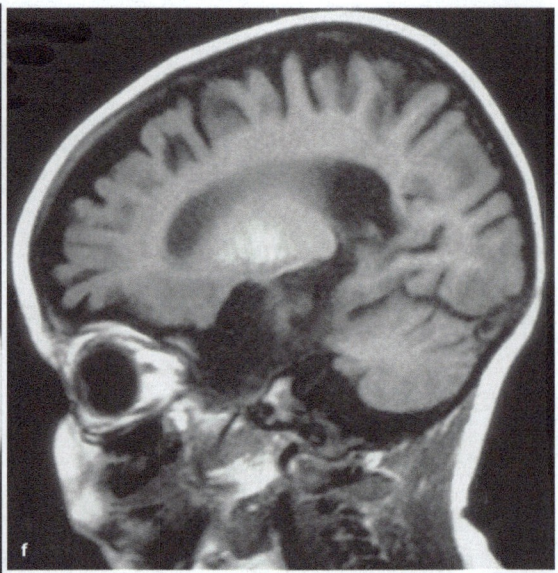

Abb. 4-11 e, f

Tabelle 4.5. Metabolische Erkrankungen, die primär die graue Substanz betreffen

Erkrankung	Metabolischer Defekt/Ursache
Hallervorden-Spatz-Erkrankung	Mutation Chromosom 20
Niemann-Pick-Erkrankung	Autosomal-rezessiv; Störung der Sphingomyelinase
Neuroaxonale Dystrophie	Unbekannt
Rett-Syndrom	X-chromosomal; fast nur Mädchen
Juvenile Huntington-Erkrankung	Autosomal-dominant; Chromosom 4 Gentest
Neuronale Zeroid-Lipofuszinose	Verschiedene genetische Loci: lysosomale Speicherungen
Fukosidose	Störung der L-Fukosidase; lysosomal

Nichtketotische Hyperglyzinämie

Bei dieser seltenen Störung ist der Abbau der Aminosäure Glycin gestört. Die Kinder werden früh mit Anfällen und einer Entwicklungsverzögerung symptomatisch.

In der MRT zeigt sich eine Atrophie von Groß- und Kleinhirn. In der Frühphase besteht eine Myelinisierungsverzögerung, die später in eine diffuse, unspezifische Steigerung der Signalintensität in den T2-gewichteten Aufnahmen übergeht.

4.2 Metabolische Erkrankungen der grauen Substanz

Metabolische Erkrankungen der grauen Substanz sind oft nicht einfach zu differenzieren. Es kommt in der Regel auch zu einer Signaländerung und Volumenminderung der weißen Substanz, am ehesten augrund einer Wallerschen-Degeneration – dies ist jedoch längst nicht so ausgeprägt wie bei den Leukodystrophien. Man sollte immer auf den Durchmesser des Rindenbandes und auf eine mögliche Beteiligung der Stammganglien achten.

Tabelle 4.5 fasst die metabolischen Defekte bei Erkrankungen zusammen, die primär die graue Substanz betreffen; Tabelle 4.6 gibt einen Überblick über die jeweiligen diagnostischen Zeichen in der MRT.

Hallervorden-Spatz-Erkrankung

Der Hallervorden-Spatz-Erkrankung liegt zum Teil eine Mutation des Chromosom 20 mit einer Veränderung des Pathothenat-Kinase-Gens (PANK2) zugrunde. Die betroffenen Kinder werden meist erst später auffällig als Kinder mit Leukodystrophien. In der Regel werden die ersten Krankheitssymptome im 2. Lebensjahrzehnt bemerkt. Hierbei fallen dann choreatische bzw. choreoathetotische Bewegungsstörungen, eine Dysarthrie, ein zunehmender Rigor sowie eine Intelligenzminderung auf. Eine Retinopathie kann hinzu kommen.

Im Verlauf der Erkrankung lagert sich Eisen in den Stammganglien ab. Hierdurch erscheint insbesondere der Globus pallidus in der CT hyperdens; bisweilen fällt jedoch auch eine Hypodensität auf, der wahr-

4.1 Metabolische Erkrankungen der weißen Substanz

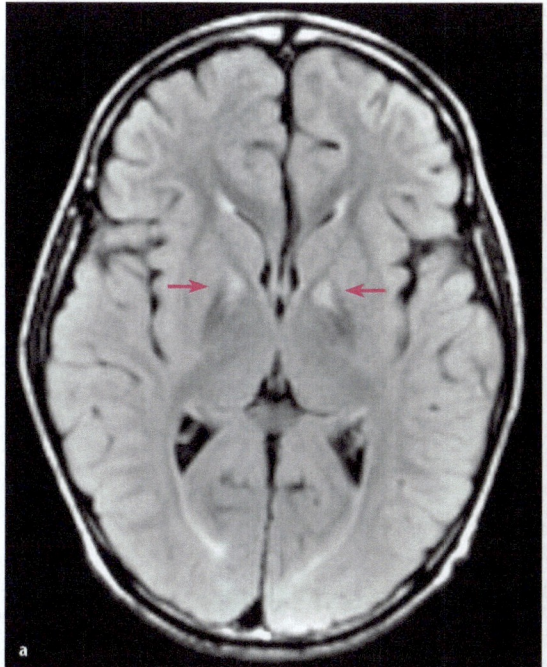

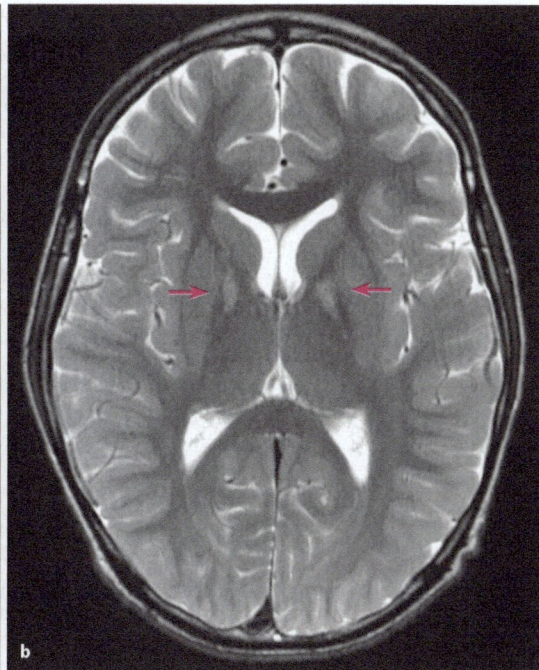

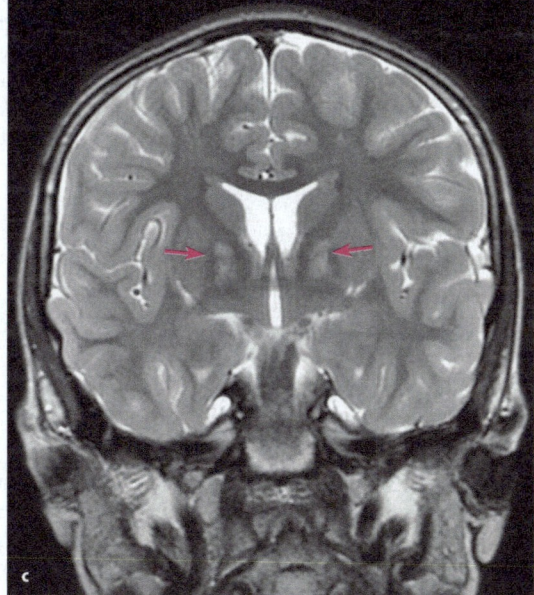

Abb. 4.12. a–c. Hallervorden-Spatz-Erkrankung mit PANK2 Mutation. Die axiale FLAIR Sequenz **a** und die axialen **b** und koronaren **c** T2-gewichteten Sequenzen zeigen eine Signalminderung im Pallidum mit zentraler Signalsteigerung, entsprechend einem „Eye of the Tiger"-Zeichen (*Pfeile*)

scheinlich eine Gewebenekrose mit nachfolgender Gliose zugrunde liegt. In der MRT stellt sich der Globus pallidus in der T2-Gewichtung zunächst aufgrund der Eisenablagerungen hypointens dar; im weiteren Verlauf kommt es jedoch durch gliotische Umbauvorgänge zunehmend zu einer Signalsteigerung. Als „Eye of the Tiger"-Zeichen bezeichnet man es, wenn innerhalb der T2 Hypointensität eine lokale Hyperintensität besteht. Dieses Zeichen korreliert gut mit einer PANK2 Mutation. Bei Kindern und Jugendlichen mit Signalveränderungen im Globus pallidus und einer entsprechenden klinischen Symptomatik sollte die Hallervorden-Spatz-Erkrankung immer in die differenzialdiagnostischen Erwägungen mit einbezogen werden.

Abbildung 4.12 zeigt eine Hallervorden-Spatz-Erkrankung bei einem 7-jährigen Jungen mit einer PANK2 Mutation. Es liegt ein „Eye of the Tiger"-Zeichen mit einer Hypointensität und zentralen Hyperintensität des Globus pallidus vor.

Merke

Bei der Hallervorden-Spatz-Erkrankung kommt es zu einer Hypointensität des Globus pallidus in den T2-gewichteten Aufnahmen. Wenn innerhalb der Hypointensität eine Hyperintensität besteht, spricht man vom „Eye of the Tiger"-Zeichen. Es korreliert mit einer PANK2 Mutation.

Niemann-Pick-Erkrankung

Die Niemann-Pick-Erkrankung ist eine autosomal vererbte Störung der Sphingomyelinase. Es kommt zu einer Hepatosplenomegalie, aber z. T. auch zu neurodegenerativen Veränderungen.

Erkrankung	Charakteristische Zeichen in der MRT, bzw. primär betroffene Region
Hallervorden-Spatz-Erkrankung	Zunächst Hypo-, dann Hyperintensität im Globus pallidus in der T2w (Eisenablagerung und Gliose) Manifestation meist im 2. Lebensjahrzehnt
Niemann-Pick-Erkrankung	Kortikale Atrophie Diffuse geringgradige Signalsteigerung im Marklager in der T2w, ausgedünnter Balken
Neuroaxonale Dystrophie	Hyperintensität des Rindenbandes in der T2w, im Kleinhirn stärker betont als im Großhirn Atrophie
Rett-Syndrom	Bei schwere klinischer Behinderung meist nur geringer MR-Befund Kortikale Atrophie, vor allem frontal und temporal
Juvenile Huntington-Erkrankung	Atrophie Nucleus caudatus, Putamen, frontaler Kortex Charakteristische Aufweitung der Vorderhörner der Seitenventrikel
Neuronale Zeroid-Lipofuszinose	Zerebrale und zerebelläre Atrophie Hyperintensität periventrikulär und Hypointensität Thalamus und Pallidum in der T2w
Fukosidose	Ähnliche Darstellung wie neuronale Zeroid-Lipofuszinose

Tabelle 4.6. Metabolische Erkrankungen, die primär die graue Substanz betreffen – diagnostische Zeichen in der MRT

In der MRT fallen eine kortikale Atrophie und eine Erweiterung der inneren und äußeren Liquorräume auf. Der Balken erscheint ausgedünnt. Das Marklager ist in der T2-Gewichtung diffus hyperintens, wenn auch in einem geringeren Ausmaß als bei den Leukodystrophien.

Neuroaxonale Dystrophie

Kinder mit einer neuroaxonalen Dystrophie werden in der Regel bereits in den ersten beiden Lebensjahren auffällig. Die Erkrankung führt relativ rasch zu einer schwersten geistigen Behinderung mit Blindheit und einem Verlust aller motorischen Funktionen.

In der MRT fallen eine Erweiterung der inneren und äußeren Liquorräume sowie eine deutliche Hyperintensität des Rindenbandes auf. Zu Beginn der Erkrankung sind diese Veränderungen im Kleinhirn stärker ausgeprägt als im Großhirn.

Rett-Syndrom

Das Rett-Syndrom wurde erst in den 80er Jahren vermehrt als eigenständiges Syndrom beschrieben. Es tritt fast nur bei Mädchen auf und manifestiert sich meist in der 2. Hälfte des 1. Lebensjahres. Die Vererbung ist X-chromosomal mit einer Mutation des Methyl-CpG-bindenden Protein-2-(MECD2)-Gen. Neurologisch tritt eine Regression von intellektuellen und motorischen Funktionen auf. Nicht selten treten auch Epilepsien auf.

In der MRT zeigt sich meist nur eine geringgradige kortikale Atrophie. Quantitative Studien haben gezeigt, dass diese Atrophie im Bereich des frontalen und temporalen Rindenbandes und des Nucleus caudatus am ausgeprägtesten ist. Nicht selten ist jedoch die MRT bei Mädchen mit einem Rett-Syndrom beinahe ohne pathologischen Befund – wenngleich das klinische Bild der Kinder eine ausgeprägte Beeinträchtigung aufweist.

Merke

Das Rett-Syndrom kommt fast nur bei Mädchen vor. Trotz schwerem klinischen Verlauf findet sich in der MRT allenfalls eine geringe kortikale Atrophie.

Juvenile Huntington-Erkrankung

Die juvenile Huntington-Erkrankung ist sehr selten; meist manifestiert sie sich erst im Erwachsenenalter. Sie wird autosomal-dominant vererbt, ein Gentest steht zur Verfügung. Im Gegensatz zur Erkrankung im Erwachsenenalter stehen bei Kindern Hypokinesie, Rigor, epileptische Anfälle und ein intellektueller Abbau im Vordergrund. Eine choreatiforme Bewegungsstörung tritt bei Kindern im frühen Verlauf der Erkrankung eher selten auf.

In der MRT kommen eine Signalintensitätssteigerung und Atrophie im Striatum zur Darstellung. Vor allem der Caudatuskopf weist eine deutliche Atrophie auf, wodurch es zu einer Aufweitung der Vorderhörner der Seitenventrikel kommt. Aber auch das Putamen weist eine deutliche Volumenminderung auf. Eine begleitende kortikale Atrophie ist meist frontal betont.

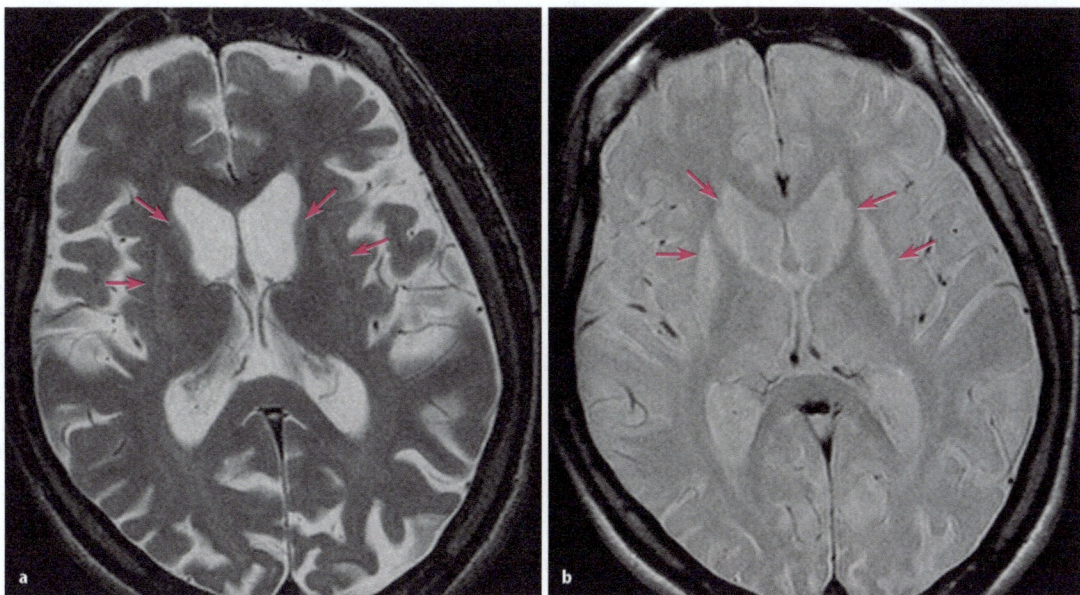

Abb. 4.13. Juvenile Huntington Erkrankung. In den axialen T2- **a** und PD- **b** gewichteten Sequenz zeigen sich eine hochgradige Volumenreduktion des Caudatuskopfes sowie Zeichen einer allgemeinen Atrophie. Der Caudatuskopf und das Putamen weisen Signalintensitätssteigerungen auf (*Pfeile*)

Abbildung 4.13 zeigt eine juvenile Huntington Erkrankung bei einem 17-jährigen Jungen. Der Caput nuclei caudati ist deutlich volumenreduziert, Caudatuskopf und Putamen weisen Signalsteigerungen auf. Auch liegen Zeichen einer ausgeprägten allgemeinen Atrophie vor.

Merke

Durch die Caudatuskopfatrophie bei der juvenilen Huntington-Erkrankung kommt es zur charakteristischen Aufweitung der Vorderhörner der Seitenventrikel; aber auch Putamen und frontaler Kortex weisen Zeichen der Atrophie auf.

Neuronale Zeroid-Lipofuszinose

Die neuronale Zeroid-Lipofuszinose weist mehrere Unterformen auf, wie beispielsweise die Batten-Erkrankung, die Spielmeyer-Vogt-Variante und die Jansky-Bielschowsky-Erkrankung. Sie unterscheiden sich u. a. durch das Alter der betroffenen Kinder bei Erkrankungsbeginn. Es sind verschiedene genetische Loci bekannt. Betroffene Kinder fallen meist primär durch Sehstörungen auf. Später kommen Anfälle sowie ein Abbau motorischer und intellektueller Funktionen hinzu.

In der MRT fallen eine supra- und infratentorielle Atrophie auf. In der T2-Gewichtung kommt es zu einer bandförmigen Signalintensitätssteigerung um die Ventrikel herum; die Thalami und Globi pallidi erscheinen hingegen hypointens. Die MR-Spektroskopie kann hier gelegentlich bei der Diagnosestellung weiterhelfen. Bei frühkindlichen Formen kommt es zu einem Verlust des N-Acetylaspartat-Spektrums; Kreatin und Cholin sind je nach Unterform der Erkrankung erhöht oder erniedrigt.

Fukosidose

Die Fukosidose ist eine lysosomale Speicherkrankheit, bei der die L-Fukosidase gestört ist. Bei betroffenen Kindern kommt es zu einer Hautveränderung, die als Angiokeratoma corporis diffusum bezeichnet wird; häufig besteht auch eine Hepatosplenomegalie.

In MRT und CT fällt eine ausgedehnte, diffuse Atrophie auf. Pallidum und periventrikuläres Marklager weisen eine Signalsteigerung in der T2-Gewichtung auf. Insgesamt ähnelt das Bild dem der neuronalen Zeroid-Lipofuszinose.

4.3 Metabolische Erkrankungen, die graue und weiße Substanz betreffen

Zu den metabolischen Erkrankungen, die die graue und weiße Substanz betreffen, gehört eine recht heterogene Gruppe an Syndromen, die im Folgenden besprochen werden soll. Auch die mitochondrialen Enzephalopathien gehören zu dieser Gruppe von Erkrankungen.

Tabelle 4.7 fasst die metabolischen Defekte bei Erkrankungen zusammen, die graue und weiße Substanz

Tabelle 4.7. Metabolische Erkrankungen, die graue und weiße Substanz betreffen

Erkrankung	Metabolischer Defekt/Ursache
Canavan-Erkrankung	Autosomal-rezessiv; Störung der Aspartoazylase (NAA-Azidurie)
Zellweger-Syndrom	Peroxisomale Erkrankung
Wilson-Syndrom	Störung des Kupfermetabolismus
MELAS-Syndrom	Mitochondriale Störung
Leigh-Syndrom	Mitochondriale Störung
Glutarazidurie Typ I	Glutaryl-CoA-Dehydrogenase-Mangel; mitochondrial
Kearns-Sayre-Syndrom	Mitochondriale Störung

Tabelle 4.8. Metabolische Erkrankungen, die graue und weiße Substanz betreffen – diagnostische Zeichen in der MRT

Erkrankung	Charakteristische Zeichen in der MRT, bzw. primär betroffene Region
Canavan-Erkrankung	Diffuse Relaxationszeiterhöhung in T1w und T2w im Marklager. Beteiligung von Pallidum und Thalamus
Zellweger-Syndrom	Diffuse Myelinisierungsstörung. Kortikale Malformationen
Wilson-Syndrom	Diffuse Atrophie. Bei primär hepatischer Beteiligung Hyperintensität, bei primär zerebraler Beteiligung Hypointensität in Stammganglien, Mittelhirn und Hirnschenkeln
MELAS-Syndrom	Relaxationszeitverlängerung in T2w und T1w, vorwiegend okzipital, parietal und Stammganglien
Leigh-Syndrom	Relaxationszeitverlängerung in T2w und T1w vorwiegend in den Stammganglien, in den Hirnschenkeln und periaquäduktal
Glutarazidurie Typ I	Ausgeprägte Atrophie, vor allem Basalganglien und frontotemporaler Kortex. SI-Steigerung in der T2w vorwiegend im Putamen
Kearns-Sayre-Syndrom	SI-Steigerung in der T2w der subkortikalen weißen Substanz. Signalalterationen der Stammganglien und Kleinhirnkerne, evtl. mit Verkalkungen

betreffen; Tabelle 4.8 gibt einen Überblick über die jeweiligen diagnostischen Zeichen in der MRT.

Canavan-Erkrankung

Die Canavan-Erkrankung ist eine spongiforme Leukodystrophie, bei der die Aspartoacetylase vermindert ist. Sie wird autosomal-rezessiv vererbt. Betroffene Kinder fallen meist bereits kurz nach Geburt auf, sie sterben meist bereits in den ersten Lebensjahren.

In der MRT findet sich eine diffuse Signalintensitätssteigerung in den T2-gewichteten Aufnahmen, der eine Signalminderung in den T1-gewichteten Aufnahmen entspricht. Hierbei ist vor allem auch das peripher gelegene Marklager betroffen, die Gyri können geschwollen wirken. Nach Gadoliniumgabe zeigt sich kein Enhancement.

Auch die graue Substanz ist bei der Canavan-Erkrankung betroffen – am häufigsten sind hierbei die Globi pallidi und die Thalami beteiligt. Man sollte bei dem Vorliegen einer Erkrankung der weißen Substanz bei einem jungen Kind immer genau darauf achten, ob die Basalganglien mitbeteiligt sind, um nicht eine Canavan-Erkrankung zu übersehen.

Merke

Die Canavan-Erkrankung wird meist bereits in den ersten Wochen symptomatisch; die betroffenen Kinder sterben früh. Es zeigt sich eine diffuse Relaxationszeitsverlängerung in der T1- und in der T2-Gewichtung mit einer Beteiligung von Pallidum und Thalamus.

Zellweger-Syndrom

Das Zellweger-Syndrom wird auch zerebrohepatorenales Syndrom genannt. Ihm liegt eine Störung der Peroxisomen zugrunde. Es wurden verschiedene genetische Loci beschrieben. Betroffene Kinder werden früh klinisch auffällig und sterben meist vor dem Erreichen des Kleinkindalters. Das Zellweger-Syndrom manifestiert sich nicht nur in einer diffusen Störung der Myelinisierung, sondern auch in Fehlbildungen des Kortex. Meist ähnelt diese kortikale Malformation einer Polymikrogyrie, gelegentlich zeigt sich jedoch auch das Bild einer Pachygyrie. Zusätzlich lassen sich meist subependymale Zysten abgrenzen. Die Myelinisierung ist diffus gestört mit einer Relaxationszeitverlängerung in der T1- und in der T2-Gewichtung.

Merke

Das Zellweger-Syndrom ist eine Störung der Peroxisomen; betroffene Kinder sterben früh. Es zeigt sich eine diffuse Hypomyelinisierung kombiniert mit einer Gyrierungsstörung.

Morbus Wilson

Der Morbus Wilson beruht auf einer Störung der Kupferstoffwechsels; er wird auch hepatolentikuläre Degeneration genannt. Betroffene Patienten können im Kindes- oder im Jugendalter klinisch auffällig werden. Hierbei kann initial entweder die Leber oder das zentrale Nervensystem betroffen sein. Neurologisch fallen zu Beginn oft Sprech- und Schluckstörungen, aber auch Einschränkungen der intellektuellen Leistungsfähigkeit und bisweilen psychotische Symptome auf.

In der CT und MRT zeigt sich meist eine diffuse zerebrale Atrophie. Zudem kommt es in der CT zu einer Dichteminderung in den Basalganglien. In der MRT können sich unterschiedliche Bilder der Basalganglien zeigen. Ist zuerst die Leber betroffen – liegt also ein Leberversagen vor – so findet sich eine T1-Hyperintensität in Pallidum und dorsalem Mittelhirn. Liegt hingegen zuerst eine neurologische Symptomatik vor, so finden sich Relaxationszeitverlängerungen in der T1- und in der T2-Gewichtung in den betroffenen Regionen – es zeigen sich also eine Hypointensität in der T1- und eine Hyperintensität in der T2-Gewichtung. Hierbei können Putamen, Pallidum, Thalamus, Claustrum, dorsales Mittelhirn sowie Kleinhirn- und Hirnschenkel betroffen sein.

> **Merke**
>
> Beim Morbus Wilson können betroffene Kinder primär durch hepatische oder durch zerebrale Symptome auffallen. Liegt zuerst eine hepatische Funktionsstörung vor, so findet sich eine T1-Hyperintensität in den Stammganglien, wohingegen bei einer primären zerebralen Beteiligung eine Hypointensität in der T1-Gewichtung vorliegt.

Mitochondriale Enzephalomyopathie mit Laktatazidose und Schlaganfall (MELAS)

Das MELAS-Syndrom gehört zur großen Gruppe der mitochondrialen Enzephalopathien. Betroffene Patienten werden häufig etwa im 2. Lebensjahrzehnt klinisch auffällig. Hierbei steht meist eine Schlaganfallssymptomatik im Vordergrund – beispielsweise mit der Ausbildung einer Hemiparese oder einer Hemianopsie. Dies kann zu einer reversiblen oder einer dauerhaften Behinderung führen. Die Laktatlevel in Serum und Liquor sind bei den betroffenen Kindern deutlich erhöht.

In der MRT zeigt sich eine deutliche Erhöhung der Signalintensität in der T2-Gewichtung – entsprechend einer verminderten Signalintensität in der T1-Wichtung – in den betroffenen Regionen, also vorwiegend parietal, okzipital und in den Basalganglien. Hierbei entsprechen die betroffenen Areale nicht primären vaskulären Versorgungsgebieten.

Abbildung 4.14 a–d zeigt flächige Relaxationszeitverlängerungen in der T1- und in der T2-Gewichtung bei einem 11-jährigen Jungen mit MELAS-Syndrom. Abbildung 4.15 a–c stellt kleinere, fleckig-flächige Hyperintensitäten in der FLAIR-Sequenz bei einem 14-jährigen Jungen mit MELAS-Syndrom dar. Diese Hyperintensitäten entsprechen Arealen mit einer Relaxationszeitverlängerung in der T1- und T2-Gewichtung.

Leigh-Erkrankung

Auch dem Leigh-Syndrom liegt eine Störung des mitochondrialen Metabolismus zugrunde; es wird auch subakute nekrotisierende Enzephalopathie genannt. Hierbei gibt es verschiedene Enzymdefekte, die jedoch alle den Energiemetabolismus betreffen.

Klinisch werden die betroffenen Kinder schon früh auffällig, meist innerhalb des 1. Lebensjahres. Hierbei sind eine Hypotonie und eine Entwicklungsverzögerung sowie im weiteren Verlauf eine Ataxie, eine Ophtalmoplegie, Dystonien und Schluckstörungen charakteristisch.

In der MRT findet sich eine Signalintensitätssteigerung in der T2-Gewichtung mit einer entsprechenden Signalintensitätsminderung in der T1-Gewichtung vorwiegend in den Basalganglien (Pallidum, Putamen, Nucleus caudatus), in den Hirnschenkeln und um den Aquädukt. Hirnrinde und weiße Substanz können ebenfalls betroffen sein.

Glutarazidurie

Der Glutarazidurie vom Typ I liegt ein Defekt bzw. ein Fehlen der Glutaryl-CoA-Dehydrogenase zugrunde; auch sie ist eine mitochondriale Störung. Die betroffenen Kinder fallen in der Regel früh auf, meist schon während des 1. Lebensjahres. Meist ist die Erstmanifestation akut, mit einem plötzlich auftretenden enzephalopathischen Syndrom. Hieraus resultiert meist eine Tetraplegie, Dystonien und Choreoathetosen. Gelegentlich zeigt sich auch eine progrediente neurologische Verschlechterung ohne akute Enzephalopathie.

In der MRT zeigt sich eine ausgeprägte Erweiterung der frontotemporalen äußeren und inneren Liquorräume. In den Basalganglien – vor allem in den Putamina – findet sich eine Signalintensitätssteigerung in der T2-Gewichtung. Auch die weiße Substanz weist häufig eine Relaxationszeitverlängerung in der T2-Gewichtung auf; die Myelinisierung ist zudem meist verzögert. Im weiteren Verlauf tritt eine zunehmende Atrophie des Kortex und der Basalganglien auf. Nicht selten kommt es auch zu chronischen subduralen Hämatomen.

Die Glutarazidurie vom Typ II ist eine sehr seltene Störung des mitochondrialen Metabolismus mit eingeschränkter Funktion des Coenzym Q. Die meisten betroffenen Kinder sterben bereits in den ersten Lebenswochen. Bei Kindern mit einem milderen Verlauf findet sich vorwiegend eine Beteiligung der Stammganglien.

104 4 Metabolische Erkrankungen des kindlichen Gehirns

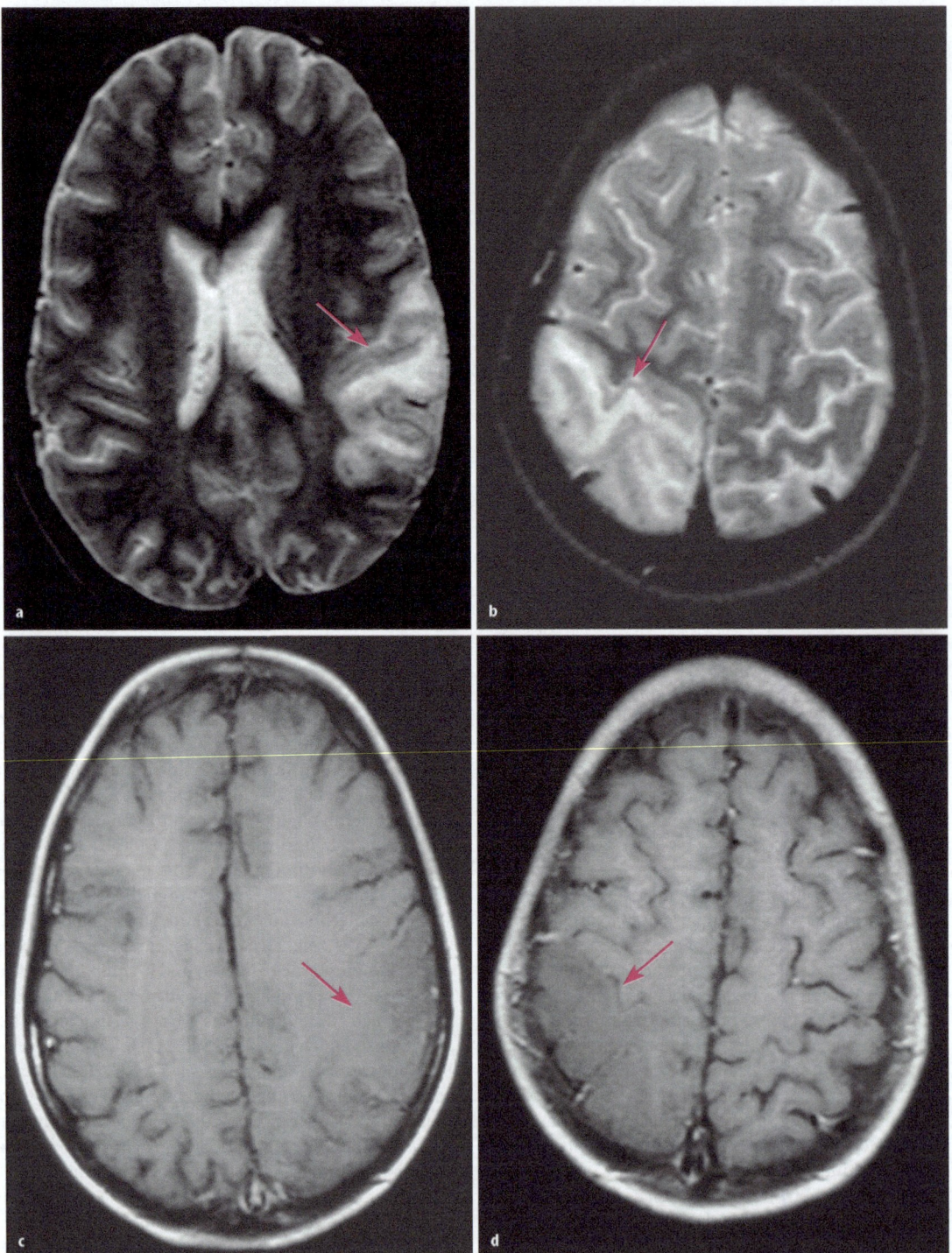

Abb. 4.14. Axiale **a, b** T2- und **c, d** T1-gewichtete Aufnahme nach Gadoliniumgabe bei einem 11-jährigen Jungen mit **MELAS-Syndrom**. Es zeigen sich mehrere flächige Areale mit einer Relaxationszeitverlängerung in der T1- und T2-Gewichtung (*Pfeile*)

4.3 Metabolische Erkrankungen, die graue und weiße Substanz betreffen

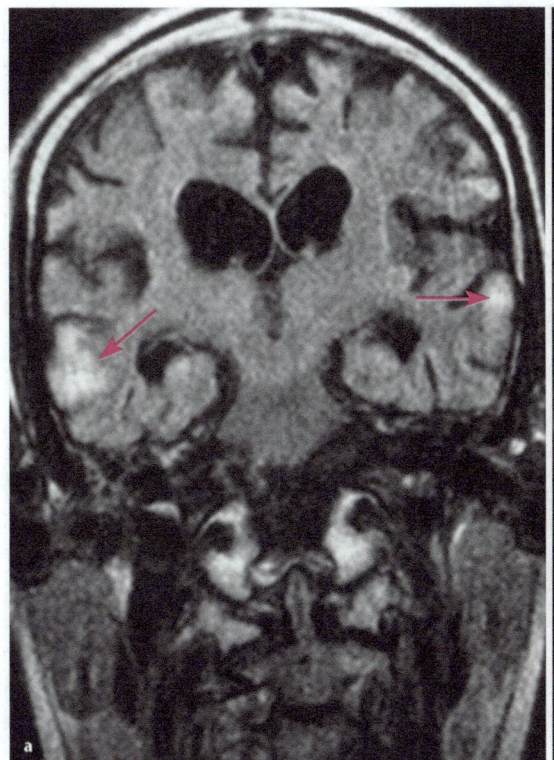
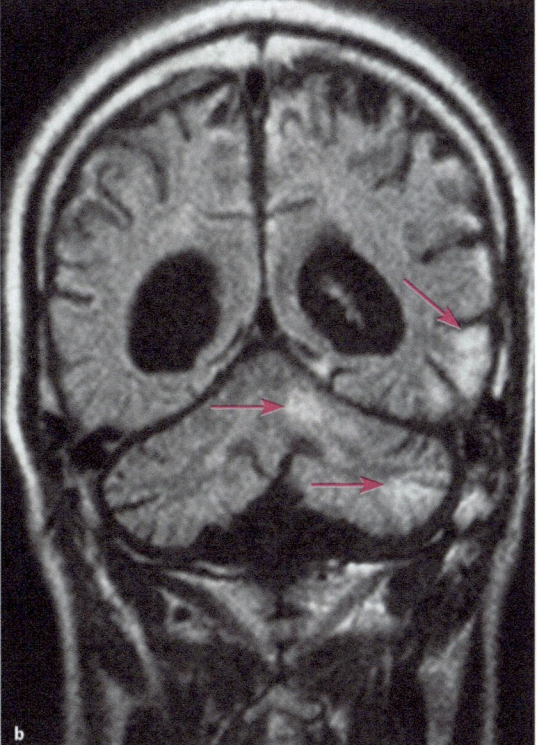
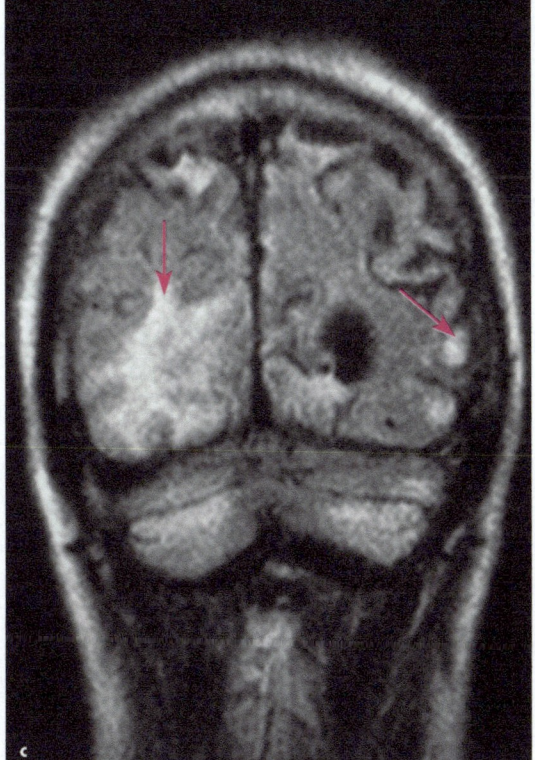

Abb. 4.15 a–c. Axiale FLAIR-Sequenz bei einem 14-jährigen Jungen mit **MELAS-Syndrom**. Es kommen multiple fleckig-flächige Hyperintensitäten zur Darstellung, die den Relaxationszeitverlängerungen in der T1- und T2-Gewichtung entsprechen (*Pfeile*)

Kearns-Sayre-Syndrom

Auch das Kearns-Sayre-Syndrom stellt eine mitochondriale Störung dar. Klinisch sind hierbei eine progrediente Ophtalmoplegie der äußeren Augenmuskeln, eine Retinitis pigmentosa, eine kardiale und eine neuromuskuläre Beteiligung typisch.

In der MRT zeigen sich eine Signalintensitätssteigerung in der T2-Gewichtung in den Stammganglien und eine fleckige Beteiligung der weißen Substanz. Hierbei ist vorzugsweise die peripher gelegene weiße Substanz betroffen, die periventrikulären Regionen bleiben meist ausgespart. In der CT zeigt sich nicht selten eine Verkalkung der Stammganglien und der Kleinhirnkerne.

Abbildung 4.16 a, b zeigt T2-gewichtete Aufnahmen einer Patientin mit einem Kearns-Sayre-Syndrom. Es kommen Hyperintensitäten im Bereich der Basalganglien und in der subkortikal gelegenen weißen Substanz zur Darstellung.

4 Metabolische Erkrankungen des kindlichen Gehirns

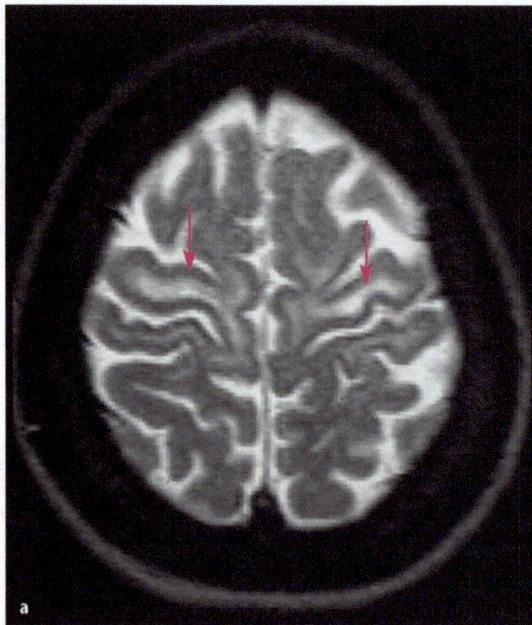
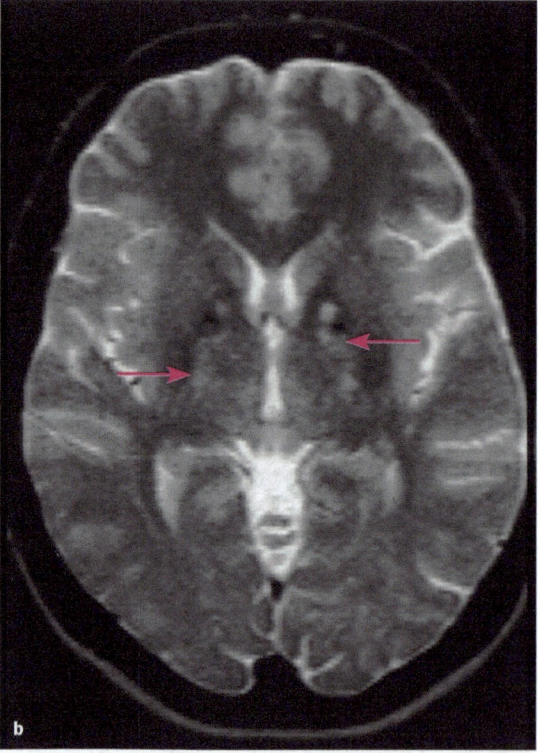

Abb. 4.16 a, b. Axiale T2-gewichtete Aufnahmen bei einer Patientin mit **Kearns-Sayre-Syndrom**. Es zeigen sich Hyperintensitäten der Basalganglien und der subkortikalen weißen Substanz (*Pfeile*)

4.4
Erkrankungen, die zu einer Kleinhirnatrophie oder -hypoplasie führen

Eine Volumenminderung des Kleinhirns im Kindesalter kann vielfältige Ursachen haben. Liegt eine Hypogenesie vor, sind die oberen Anteile des Kleinhirns in der Regel angelegt, die kaudal gelegenen jedoch nicht. Bei der zerebellären Atrophie ist das Kleinhirn in seiner Gesamtheit volumengemindert, die Fissuren sind erweitert. Eine Atrophie liegt immer dann vor, wenn eine progrediente Volumenminderung nachgewiesen werden kann. Auch bei einer zerebellären Hypoplasie ist das Kleinhirn volumengemindert; die Fissuren sind jedoch im Vergleich zu den Folia nicht erweitert.

Die Tabellen 4.9 und 4.10 fassen Ursachen der zerebellären Atrophien und Hypoplasien zusammen.

Friedreich-Ataxie

Die Friedreich-Ataxie ist eine autosomal-dominant vererbte Störung, die zu einer Atrophie des Kleinhirns führt. Die betroffenen Patienten werden meist primär durch eine Ataxie auffällig. In der Untersuchung fallen dann eine Areflexie der unteren Extremität, eine Dysmetrie und ein vermindertes Vibrationsempfinden auf.

In der MRT zeigt sich eine Atrophie des oberen Vermis; gelegentlich findet man auch eine Atrophie von

Tabelle 4.9. Ursachen für zerebelläre Atrophien im Kindesalter

Erkrankung	Ursache; Zeichen in der MRT, bzw. primär betroffene Region
Friedreich-Ataxie	Autosomal-dominant Atrophie von kranialem Vermis, Hirnstamm, Rückenmark; MRT kann normal sein
Ataxie mit selektivem Vitamin-E-Mangel	Autosomal-rezessiv Wie Friedreich-Ataxie
Glykoproteinsyndrom mit Kohlehydratmangel	Autosomal-rezessiv Kleinhirnatrophie
Infantile olivoponozerebelläre Atrophie	Autosomal-dominant Atrophie Kleinhirn, Pons und Kleinhirnschenkel
Spinozerebelläre Ataxie	Autosomal-rezessiv
	Am Anfang normal, dann progrediente Kleinhirn- und Hirnstammatrophie
Mevalonische Azidurie	Defekt der Mevanolat-Kinase Progrediente zerebelläre Atrophie
Wolfram-Syndrom	Diabetes mellitus und bilaterale Atrophie des N. opticus Sehr ausgeprägte Atrophie von Kleinhirn und Hirnstamm

Tabelle 4.10. Ursachen für zerebelläre Hypoplasien im Kindesalter

Erkrankung	Ursache; Zeichen in der MRT, bzw. primär betroffene Region
Pontozerebelläre Hypoplasie	Meist genetisch bedingt Pontine und zerebelläre Hypoplasie; oft zusätzlich Mikrozephalie und Störungen von Kortex und Balken
X-chromosomale zerebelläre Hypoplasie	X-chromosomal vererbt Hypoplasie von Kleinhirnhemisphären und Vermis
Marinesco-Sjögren-Syndrom	Autosomal-rezessiv Volumenreduktion der hinteren Schädelgrube; mit Katarakten assoziiert

Hirnstamm und Rückenmark. Eine normale MRT schließt jedoch das Vorliegen einer Friedreich-Ataxie nicht aus.

Infantile olivopontozerebelläre Atrophie

Die infantile olivopontozerebelläre Atrophie ist ebenfalls autosomal-dominant vererbt. Die infantile Form ist recht selten; der Erkrankungsbeginn liegt häufiger im Erwachsenenalter.

Bei der infantilen Form findet sich ein sehr rascher Verlauf; betroffene Kinder sterben meist innerhalb weniger Monate nach Erkrankungsbeginn.

In der MRT zeigen sich eine Atrophie des Kleinhirns sowie eine deutliche Volumenminderung von Pons und Kleinhirnschenkeln.

Weiterführende Literatur

Autti T, Raininko R, Vanhanen SL, Santavuori P (1997) Magnetic resonance techniques in neuronal ceroid lipofuscinoses and some other lysosomal diseases affecting the brain. Curr Opin Neurol 10: 519–524

Barkovich AJ (2000) Concepts of myelin and myelination in neuroradiology. AJNR Am J Neuroradiol 21: 1099–1109

Boltshauser E, Yalcinkaya C, Wichmann W, Reutter A, Prader A, Valavanis A (1989) MRI in Cockayne syndrome type I. Neuroradiology 31: 276–277

Ho VB, Chuang HS, Rovira MJ, Koo B (1995) Juvenile Huntington disease – CT and MR features. AJNR Am J Neuroradiol 16: 1405–1412

Kim TS, Kim IO, Kim WS et al. (1997) MR of childhood metachromatic leukodystrophy. AJNR Am J Neuroradiol 18: 733–738

Kumar AJ, Rosenbaum AE, Naidu S et al. (1987) Adrenoleukodystrophy: Correlating MR imaging with CT. Radiology 165: 497–504

Lamer S, Carlier RY, Pinard JM et al. (1998) Congenital muscular dystrophy: Use of brain MR imaging findings to predict merosin deficiency. Radiology 206: 811–816

Nissenkorn A, Michelson M, Ben-Zeev B, Lerman-Sagie T (2001) Inborn errors of metabolism: A cause of abnormal brain development. Neurology 56: 1265–1272

Provenzale JM, Barboriak D, Sims K (1995) Neuroradiologic findings in fucosidosis, a rare lysosomal storage disease. AJNR Am J Neuroradiol 16: 809–813

Rett Syndrome Diagnostic Criteria Working Group (1988) Diagnostic Criteria for Rett Syndrome. Ann Neurol 23: 425–428

Schiffmann R, Moller JR, Trapp BD et al. (1994) Childhood ataxia with diffuse central nervous system hypomyelination. Ann Neurol 35: 331–340

Suzuki K, Armao D, Stone JA, Mukherji SK (2001) Demyelinating diseases, leukodystrophies, and other myelin disorders. Neuroimaging Clin N Am 11: 15–35

Van der Knaap MS, Valk J (1995) Magnetic resonance of myelin, myelination and myelin disorders, 2nd edn. Springer, Berlin Heidelberg New York Tokyo

Van der Knaap MS, Barth PG, Stroink H et al. (1995) Leukoencephalopathy with swelling and a discrepantly mild course in eight children. Ann Neurol 37: 324–334

Van der Knaap MS, Bakker HD, Valk J (1998) MR imaging and proton spectroscopy in 3-hydroxy-3-methylglutaryl coenzyme A lysase deficiency. AJNR Am J Neuroradiol 19: 378–382

Vanhanen SL, Raininko R, Santavuori P (1994) Early differential diagnosis of infantile neuronal ceroid lipofuscinosis, Rett syndrome and Krabbe disease by CT and MR. AJNR Am J Neuroradiol 15: 1443–1453

Wang PJ, Young C, Liu HM, Chang YC, Shen YZ (1995) Neurophysiologic studies and MRI in Pelizaeus-Merzbacher disease: Comparison of classic and connatal forms. Pediatr Neurol 12: 47–53

Autoimmun oder toxisch bedingte Erkrankungen des kindlichen Gehirns

Die autoimmunen und toxisch bedingten Erkrankungen des Gehirns stellen im Kindesalter eine recht heterogene Gruppe dar. Hierunter werden Erkrankungen zusammengefasst, die im Erwachsenenalter deutlich häufiger sind, wie beispielsweise die multiple Sklerose (MS), aber auch Erkrankungen, die typisch für das Kindesalter sind, wie die subakute sklerosierende Panenzephalitis (SSPE). Einige Erkrankungen, wie z. B. die SSPE, nehmen eine Grenzstellung zwischen entzündlich-infektiösen und autoimmunen Mechanismen ein.

5.1 Akute disseminierte Enzephalomyelitis

Die akute disseminierte Enzephalomyelitis (ADEM) tritt meist parainfektiös, also kurz nach einem durchgemachten viralen oder bakteriellen Infekt, oder auch einmal nach einer Impfung auf. Man nimmt an, dass es sich hierbei um eine Kreuzreaktion auf ein bakterielles oder virales Antigen handelt. Die betroffenen Kinder werden, ähnlich wie bei einem akuten Schub einer MS, meist durch fokal-neurologische Symptome auffällig. Im Gegensatz zur MS verläuft die ADEM jedoch überwiegend einzeitig. Die meisten Kinder erholen sich von der Erkrankung ohne Residuen, in etwa 20 % der Fälle bleibt jedoch eine neurologische Restsymptomatik zurück.

> **Merke**
>
> Eine ADEM tritt meist parainfektiös auf. Ihr liegt wahrscheinlich eine autoimmune Kreuzreaktion zugrunde.

In der MRT zeigen sich fokale, fleckförmige Demyelinisierungsherde. Diese können in der Größe recht variabel sein. Meist sind die Hemisphären asymmetrisch betroffen. Auch die Stammganglien, der Hirnstamm und das Rückenmark können betroffen sein. In der akuten und subakuten Phase weisen die Läsionen, ähnlich aktiven MS-Läsionen, eine Gadoliniumaufnahme auf – die Blut-Hirn-Schranke ist gestört. Häufig zeigt sich auch ein geringgradiges perifokales Ödem. Später bleiben dann Gliosezonen im Bereich der abgelaufenen Entzündungsherde zurück. Im Gegensatz zur MS befinden sich alle Läsionen in einem Stadium.

Differenzialdiagnostisch muss bei einer ADEM immer auch an eine MS des Kindesalters gedacht werden. Aber auch eine virale Enzephalitis und ein Morbus Whipple des Gehirns können ähnlich aussehen.

Eine seltene Variante der ADEM ist die akute, hämorrhagische Enzephalomyelitis. Bei ihr treten im Bereich der Läsionen ausgedehnte Nekrosen und Hämorrhagien auf. Diese Form der Erkrankung schreitet rasch fort und führt meist zum Tod.

Abbildung 5.1 zeigt eine ADEM bei einem jungen Mädchen. Die Läsionen sind noch floride mit einem ödematösen Randsaum und einer Kontrastmittelaufnahme.

> **Merke**
>
> Bei der ADEM zeigen sich multiple fleckförmige Demyelinisierungsherde. Im Gegensatz zur MS befinden sie sich alle im gleichen Stadium.

5.2 Multiple Sklerose des Kindesalters

Die MS – sie wird auch Encephalomyelitis disseminata genannt und dann E.d. abgekürzt – ist im Kindesalter relativ selten. Dennoch beginnen etwa 2 % der Erkrankungen bereits vor der Pubertät, sodass man an diese Differenzialdiagnose durchaus auch bei Kindern denken muss.

> **Merke**
>
> Die MS ist im Kindesalter zwar recht selten, aber doch so häufig, dass man differenzialdiagnostisch daran denken muss.

In der MRT zeigen sich – wie bei Erwachsenen auch – multiple disseminierte Demyelinisierungsherde. Diese sind überall dort zu finden, wo vornehmlich weiße Substanz ist, und sie bevorzugen den Balken als besonders dicht gepackte weiße Substanz. In den sagittalen T2-gewichteten FLAIR-Sequenzen zeigen sich bei einer Balkenbeteiligung häufig fingerartig oder hahnen-

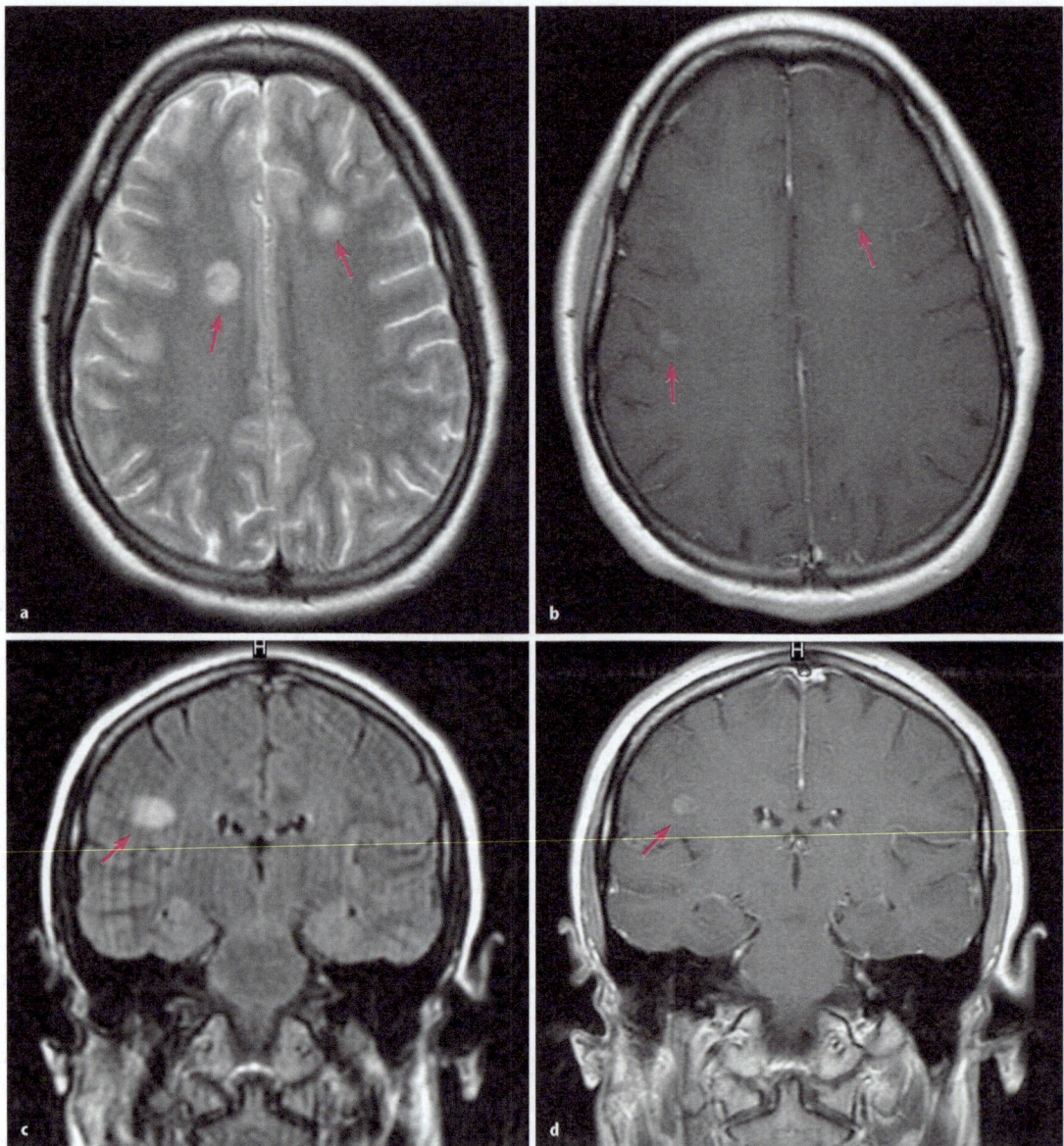

Abb 5.1 a–d. ADEM bei einem jungen Mädchen. In der axialen T2-gewichteten Sequenz **a**, der axialen T1-gewichteten Sequenz nach Kontrastmittelgabe **b**, der koronaren FLAIR Sequenz **c** und der koronaren T1-gewichteten Sequenz nach Kontrastmittelgabe **d** zeigen sich multiple Läsionen der weißen Substanz mit einem ödematösen Randsaum und einer Kontrastmittelaufnahme (*Pfeile*). Das Mädchen hatte sich nach den axialen T2-gewichteten Sequenzen etwas bewegt, so dass die Schichtführung nicht vollständig korrespondierend ist

kammartig anmutende Ausziehungen – sie werden auch „Dawson-Finger" genannt. Im akuten Stadium zeigt sich eine Kontrastmittelaufnahme; perifokal findet sich auch meist ein Ödem. Im weiteren Verlauf klingt die akute Entzündung dann ab und es verbleibt nur eine Glianarbe, die kein Kontrastmittel mehr aufnimmt. Nach einer hochdosierten Steroidgabe verschließt sich die entzündete Blut-Hirn-Schranke ebenfalls, sodass selbst in frischen Läsionen kein Enhancement mehr nachweisbar ist; das gleiche gilt sinngemäß auch für die ADEM.

Abbildung 5.2 a, b zeigt PD-gewichtete Aufnahmen bei einem Jungen, der durch Sehstörungen klinisch auffällig geworden war. Es kommen multiple Läsionen der weißen Substanz zur Darstellung, die charakteristisch im Bereich des Balkens angeordnet und in der T2-Gewichtung hyperintens sind. Abbildung 5.3 zeigt T1-gewichtete Aufnahmen nach Kontrastmittelgabe bei

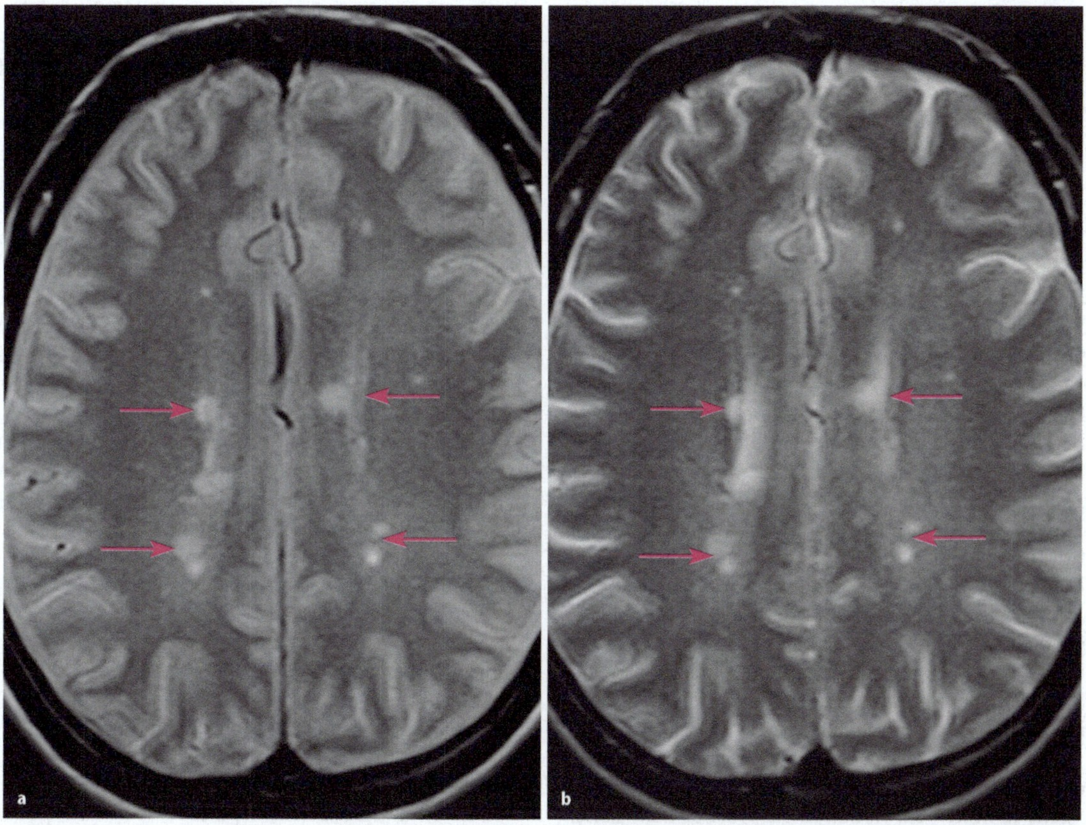

5.2 Multiple Sklerose des Kindesalters

Abb. 5.2 a, b. Axiale PD-gewichtete Aufnahmen bei einem Jungen mit MS, der durch Sehstörungen klinisch auffällig geworden war. Es zeigen sich multiple kleinere, hyperintense Läsionen, die charakteristisch im Bereich des Balkens angeordnet sind (*Pfeile*)

einem jungen Mädchen mit einer aktiven, schubförmig verlaufenden MS. Es kommen multiple, kontrastmittelaufnehmende Läsionen zur Darstellung.

Bei Kindern kommen recht häufig sehr große Demyelinisierungsherde vor, die dann einen Tumor vortäuschen können. Nicht selten werden die Kinder dann unter der Annahme eines hirneigenen Tumors operiert. Man sollte immer darauf achten, ob noch andere Demyelinisierungsherde vorliegen. Außerdem liegen die Demyelinisierungsherde meist relativ nahe an der Ventrikeloberfläche. Das Enhancement in der Läsion ist im Gegensatz zu Tumoren meist nicht vollständig ringförmig, sondern „durchbrochen". Im Zweifelsfall empfehlen sich engmaschige Kontrolluntersuchungen.

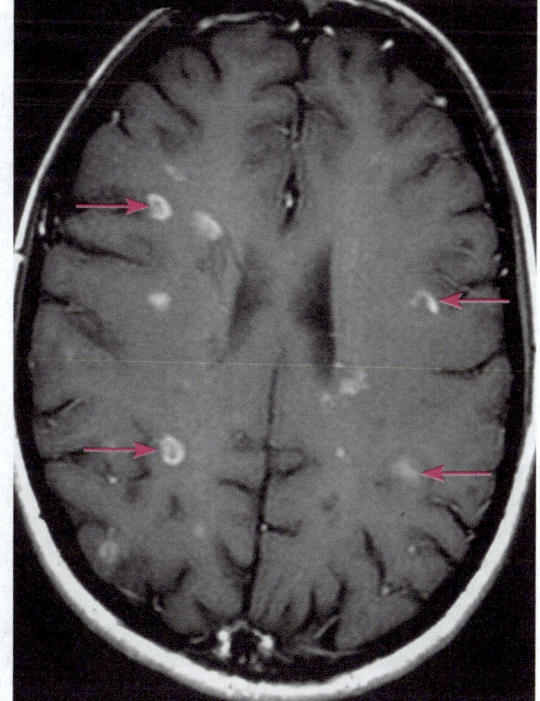

Abb. 5.3. Axiale T1-gewichtete Aufnahmen bei einem jungen Mädchen mit einer sehr aktiven, schubförmig verlaufenden MS. Es kommen multiple, kontrastmittelaufnehmende Läsionen zur Darstellung (*Pfeile*)

Merke

Bei Kindern sind große, flächige Demyelinisierungsherde nicht selten, die einen Tumor vortäuschen können. Im Zweifelsfall sollten engmaschige Verlaufskontrollen durchgeführt werden und der Liquor cerebrospinalis auf Pleozytose und oligoklonale Bande untersucht werden.

5.3 Subakute sklerosierende Panenzephalitis

Die subakute sklerosierende Panenzephalitis (SSPE) tritt nach einer durchgemachten Maserninfektion auf. Sie ist dank hoher Impfraten gegen Masern recht selten geworden, kommt aber bei nichtgeimpften Kindern durchaus noch vor. Sie tritt meist erst Jahre nach der Infektion auf. Man nimmt an, dass die Ursache der Erkrankung eine Reaktivierung des Virus oder eine Art „Slow-virus-Infektion" ist. Allerdings wurde die eigentliche Ätiopathogenese noch nicht abschließend geklärt. Sie nimmt also eine gewisse Zwischenstellung zwischen autoimmun vermittelten und entzündlich-infektiösen Erkrankungen ein.

Die betroffenen Kinder werden zu Beginn meist durch eine Verhaltens- und Wesensänderung auffällig. Später kommen ein Abbau intellektueller Funktionen, eine Ataxie und Myoklonien hinzu. Schließlich führt die Erkrankung zu einer schwersten Demenz, zu Regulationsstörungen des vegetativen Nervensystems und schließlich zum Tod.

Die MRT kann zu Beginn der Erkrankung noch normal sein. Im weiteren Verlauf treten dann fleckförmige Signalsteigerungen in der T2-Gewichtung im Bereich des Rindenbandes und in der subkortikal gelegenen weißen Substanz auf. Bevorzugt sind hierbei Temporal- und Parietallappen betroffen, meist in einem asymmetrischen Verteilungsmuster. Es kann auch zu einer Kontrastmittelaufnahme kommen. Im weiteren Verlauf breiten sich diese Signalalterationen nach zentripetal und in den Balken aus. Schließlich kommt es zu einer ausgeprägten Atrophie.

Abbildung 5.4 a, b zeigt T2-gewichtete Aufnahmen bei einem 4-jährigen Jungen mit einer SSPE. Es zeigen sich bereits multiple, rundlich konfigurierte Hyperintensitäten im Bereich der subkortikalen weißen Substanz und im Bereich des Rindenbandes. Der Junge verstarb später an den Folgen der Erkrankung.

Merke

Die SSPE steht mit einer früher durchgemachten Maserninfektion in Zusammenhang. Zu Beginn finden sich fleckförmige Signalsteigerungen in der T2-Gewichtung, vorwiegend kortikal und subkortikal. Später kommt es dann zu diffusen Signalalterationen und zu einer Atrophie.

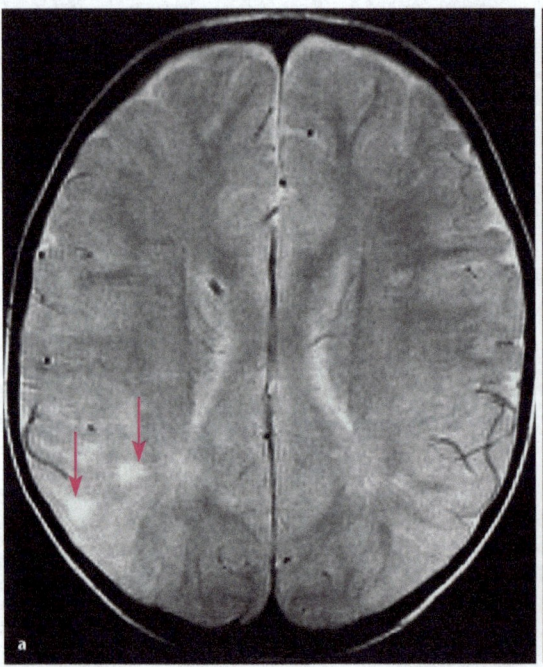 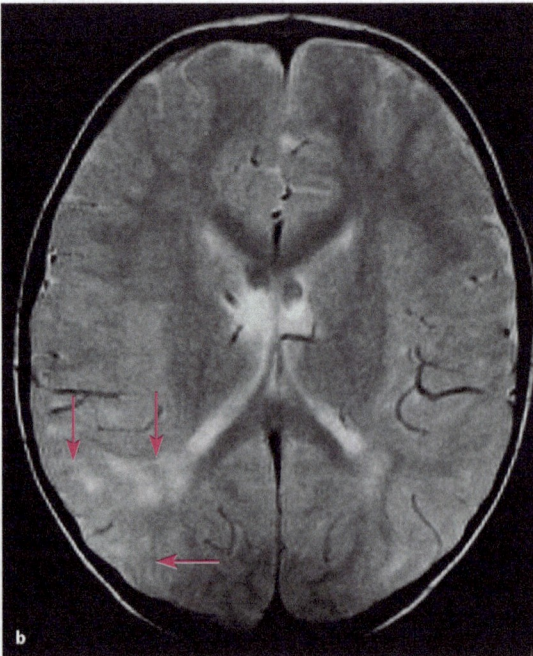

Abb. 5.4 a, b. Axiale T2-gewichtete Aufnahmen bei einem 4-jährigen Jungen mit einer **SSPE**. Es zeigen sich multiple rundliche Hyperintensitäten im subkortikalen Marklager und Rindenband (*Pfeile*)

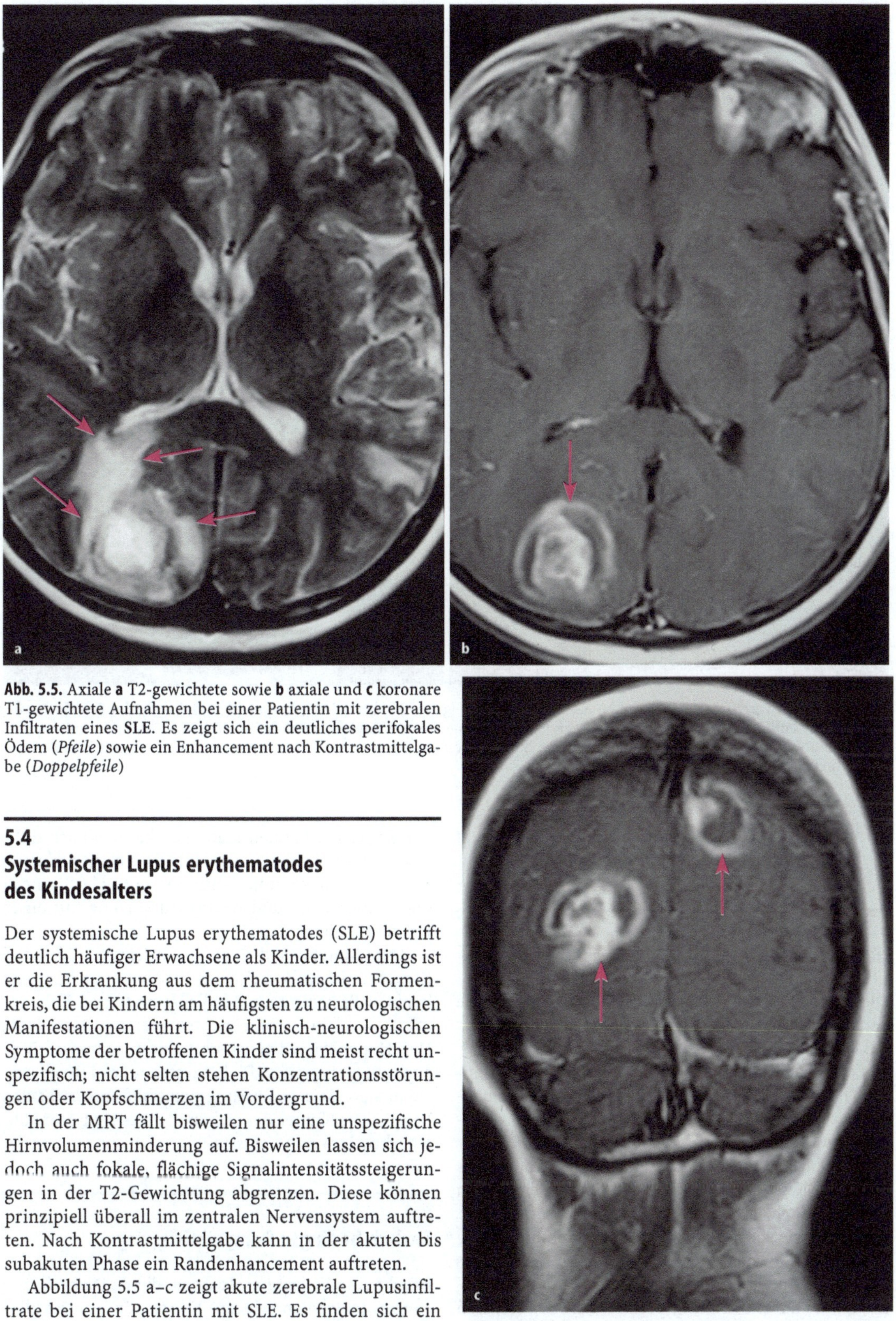

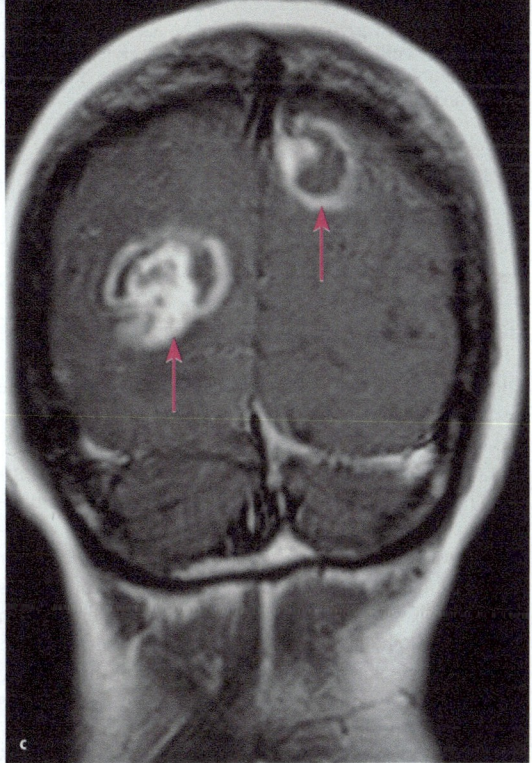

Abb. 5.5. Axiale **a** T2-gewichtete sowie **b** axiale und **c** koronare T1-gewichtete Aufnahmen bei einer Patientin mit zerebralen Infiltraten eines SLE. Es zeigt sich ein deutliches perifokales Ödem (*Pfeile*) sowie ein Enhancement nach Kontrastmittelgabe (*Doppelpfeile*)

5.4 Systemischer Lupus erythematodes des Kindesalters

Der systemische Lupus erythematodes (SLE) betrifft deutlich häufiger Erwachsene als Kinder. Allerdings ist er die Erkrankung aus dem rheumatischen Formenkreis, die bei Kindern am häufigsten zu neurologischen Manifestationen führt. Die klinisch-neurologischen Symptome der betroffenen Kinder sind meist recht unspezifisch; nicht selten stehen Konzentrationsstörungen oder Kopfschmerzen im Vordergrund.

In der MRT fällt bisweilen nur eine unspezifische Hirnvolumenminderung auf. Bisweilen lassen sich jedoch auch fokale, flächige Signalintensitätssteigerungen in der T2-Gewichtung abgrenzen. Diese können prinzipiell überall im zentralen Nervensystem auftreten. Nach Kontrastmittelgabe kann in der akuten bis subakuten Phase ein Randenhancement auftreten.

Abbildung 5.5 a–c zeigt akute zerebrale Lupusinfiltrate bei einer Patientin mit SLE. Es finden sich ein

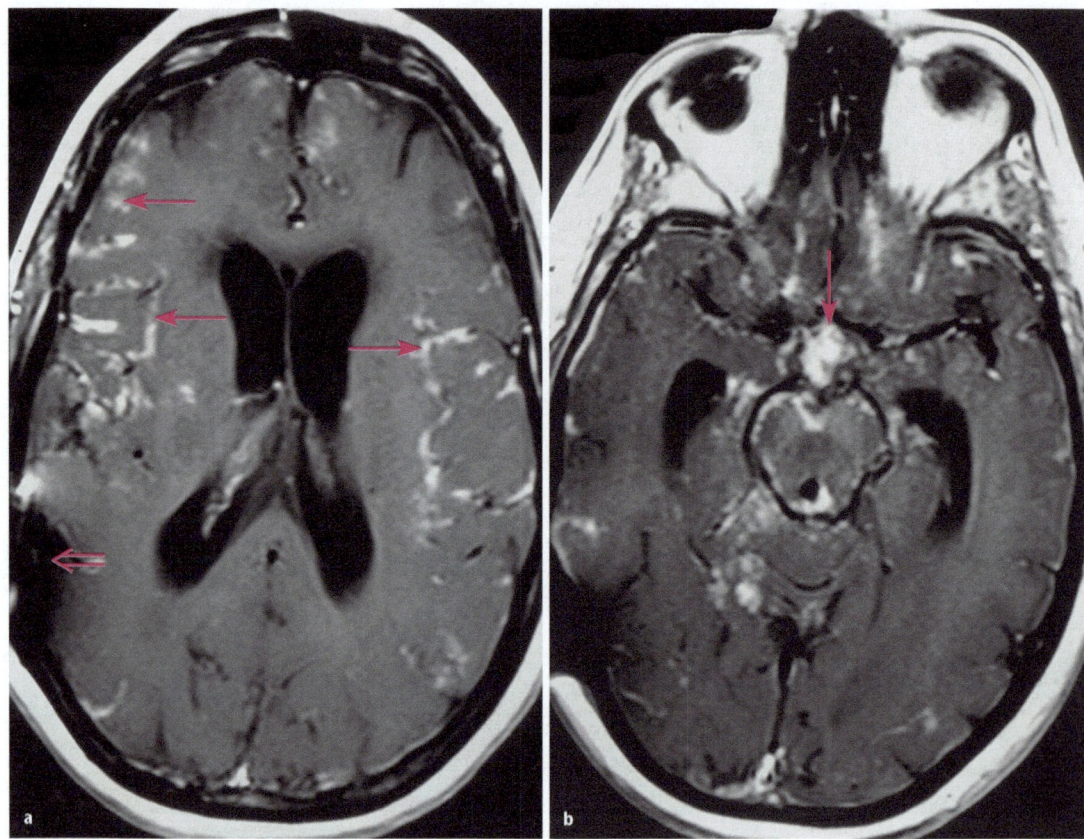

Abb. 5.6 Axiale T1-gewichtete Aufnahmen nach Kontrastmittelgabe in **a, b** axialer, **c,** koronarer und **d** sagittaler Schichtführung bei einer Patientin mit **Neurosarkoidose**. Es zeigt sich ein ausgedehntes Enhancement der Meningen (*Pfeile*) mit Ummauerung des Infundibulums. Zugleich besteht ein Hydrozephalus mit einem Zustand nach Einbringung eines Shunts mit Ventil (Auslöschungsartefakt. *Doppelpfeile*)

deutliches perifokales Ödem und ein Enhancement nach Kontrastmittelgabe.

5.5
Neurosarkoidose

Die Sarkoidose ist eine granulomatöse Erkrankung, die auch das zentrale Nervensystem betreffen kann. Sie ist bei Kindern seltener als bei Erwachsenen.

Betroffene Kinder fallen klinisch durch Hirnnervenausfälle, eine meningeale Reizung, einen Hydrozephalus oder aber durch zentralnervöse fokal-neurologische Symptome auf.

Prinzipiell kann die Neurosarkoidose jeden Teil des zentralen Nervensystems betreffen. Besonders häufig tritt sie jedoch im Bereich der basalen Meningen auf. Auch greift sie von dort auf basale Hirnstrukturen über.

In der MRT fallen kleine Knötchen im Bereich des Parenchyms oder der Meningen auf, die deutlich Kontrastmittel aufnehmen. Ein perifokales Ödem fehlt in der Regel. Die basalen Meningen können auch diffus Kontrastmittel aufnehmen, ohne dass es zu nodulären Verdichtungen kommt. Häufig besteht zugleich eine Liquorzirkulations- und resorptionsstörung mit einem Hydrozephalus.

Abbildung 5.6 a–d zeigt T1-gewichtete Bilder nach Kontrastmittelgabe bei einer Patientin mit Neurosarkoidose. Es kommt ein deutliches noduläres Enhancement vor allem der basalen Meningen zur Darstellung. Der Hypophysenstiel ist ummauert, teilweise findet auch ein Übergreifen des Prozesses auf das Hirnparenchym statt. Das Auslöschungsartefakt entspricht dem Ventil eines Shunts, der aufgrund eines Hydrozephalus eingebracht werden musste.

5.6
Toxisch bedingte Demyelinisierungen

Es gibt eine Vielzahl an Toxinen, die zu Demyelinisierungen der weißen Substanz führen können. Das klini-

5.6 Toxisch bedingte Demyelinisierungen

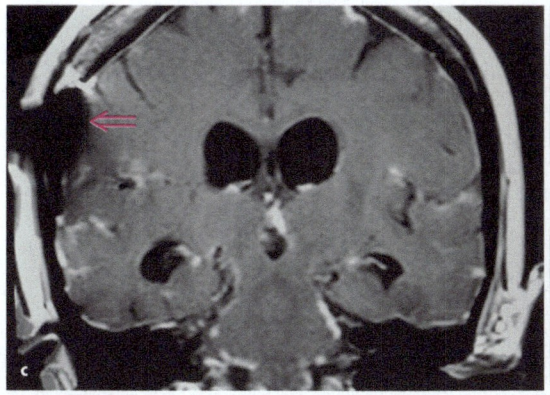
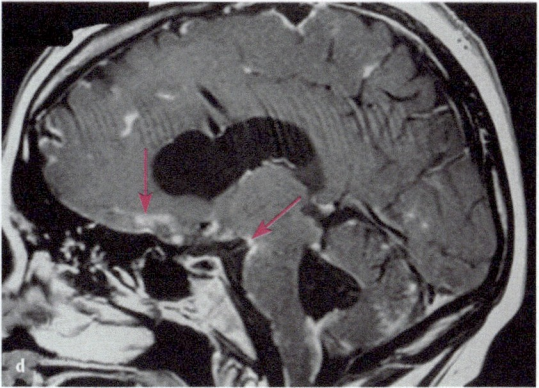

Abb. 5.6 c, d

sche Bild ähnelt dann einer rasch verlaufenen Leukodystrophie. Zu diesen Toxinen zählen Heroin – vor allem auch nach nasaler Ingestion –, Isoniazid und Actinomycin D. Als pathogenetischer Mechanismus kommen eine Kreuzreaktion oder aber auch eine direkt vermittelte Toxizität infrage.

Auch Lösungsmittel können zu deutlichen neurologischen und MRT-Veränderungen führen. Ein Lösungsmittelmissbrauch, das so genannte „Schnüffeln", kann gerade bei älteren Kindern und Teenagern vorkommen. Hierbei betreffen die Veränderungen meist sowohl die graue als auch die weiße Substanz.

Andere Toxine betreffen vorwiegend die graue Substanz. Zu ihnen zählen vor allem Kohlenmonoxid, Zyanid, aber auch die Designerdroge Ecstasy. Hier kommt

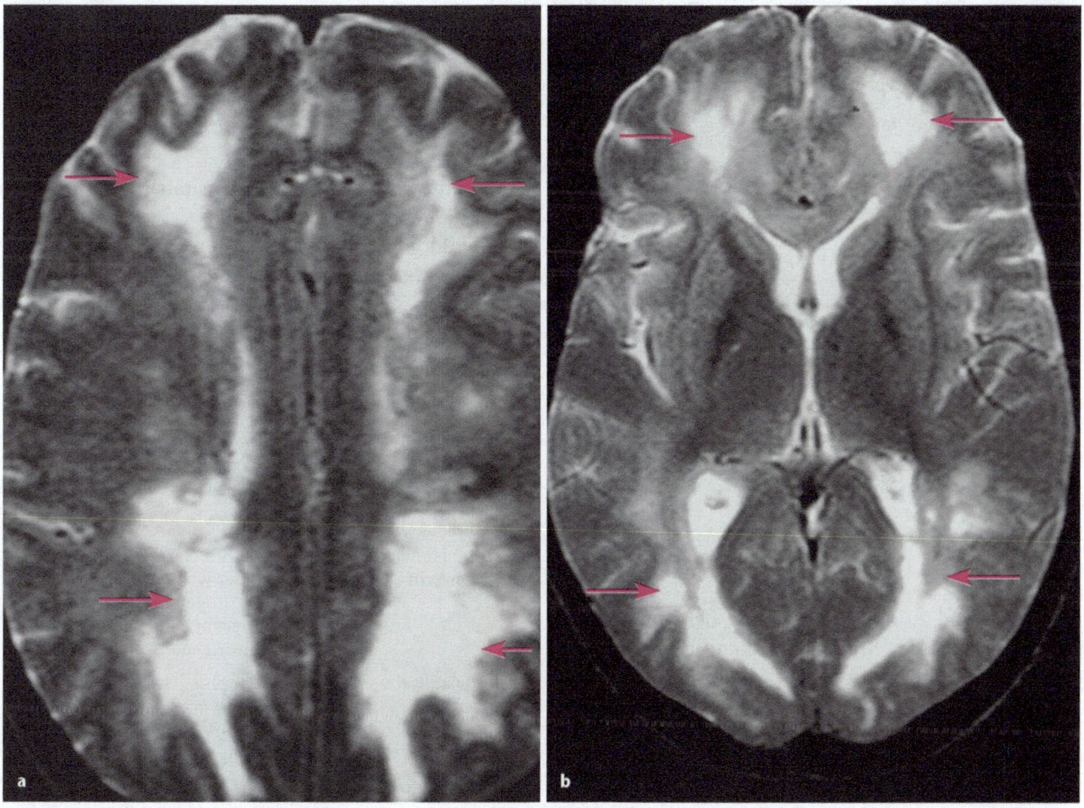

Abb. 5.7. Axiale **a, b** T2- und **c, d** T1-gewichtete und **e** sagittale T1-gewichtete Aufnahmen bei einem 16-jährigen Jungen, der auf einer Party wohl intranasal Heroin konsumiert hatte. Es zeigen sich **fulminante leukodystrophe Veränderungen mit einer massiven Schädigung nahezu des gesamten supratentoriellen Marklagers** (*Pfeile*)

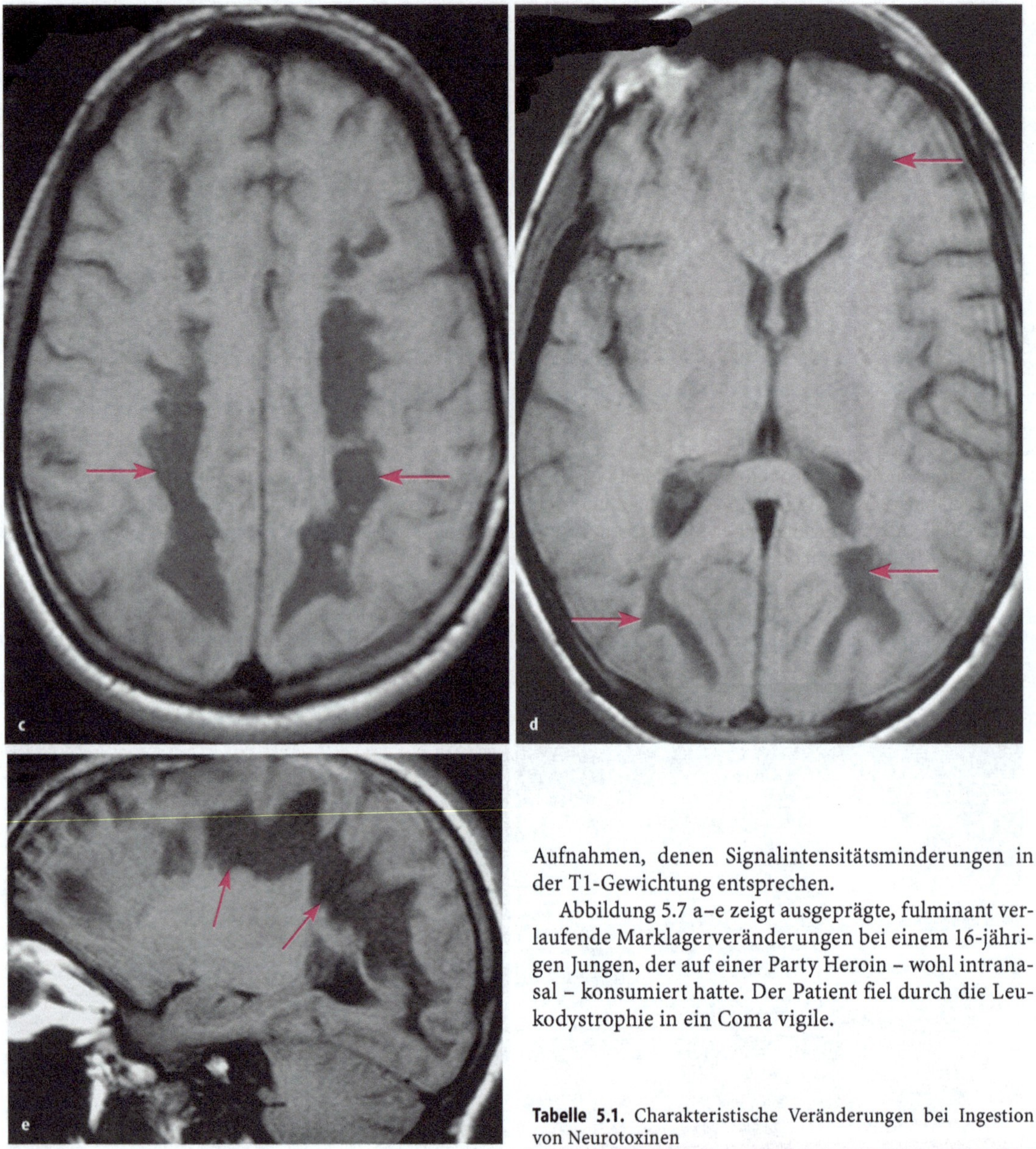

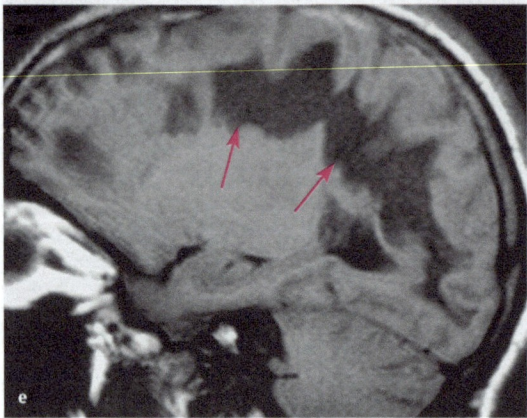

Abb. 5.7 c–e

Aufnahmen, denen Signalintensitätsminderungen in der T1-Gewichtung entsprechen.

Abbildung 5.7 a–e zeigt ausgeprägte, fulminant verlaufende Marklagerveränderungen bei einem 16-jährigen Jungen, der auf einer Party Heroin – wohl intranasal – konsumiert hatte. Der Patient fiel durch die Leukodystrophie in ein Coma vigile.

Tabelle 5.1. Charakteristische Veränderungen bei Ingestion von Neurotoxinen

Substanzgruppen	Veränderungen in der MRT
Heroin, Isoniazid, Actinomycin D	Flächige, symmetrische Demyelinisierungen der weißen Substanz mit SI-Steigerungen in der T2w und SI-Minderungen in der T1w Das Bild ähnelt einer Leukodystrophie
Lösungsmittel	Diffuse Atrophie Vereinzelte Demyelinisierungszonen Bei schweren Verläufen Stammganglienbeteiligung
Kohlenmonoxid, Zyanid, Ecstasy	Vorwiegend Signalalterationen im Bereich der Stammganglien Das Rindenband von Großhirn und Kleinhirn kann mitbeteiligt sein

es vorwiegend zu einer Beteiligung der Stammganglien. Aber auch das Rindenband kann betroffen sein, bei einer Zyanidvergiftung vor allem im Bereich des Kleinhirns. Tabelle 5.1 fasst die verschiedenen Substanzgruppen mit ihren jeweils charakteristischen Veränderungen zusammen.

In der MRT ähneln die Veränderungen bei Heroin, Isoniazid und Actinomycin D einer fulminant verlaufenden Leukodystrophie. Es zeigen sich symmetrische Signalintensitätssteigerungen in den T2-gewichteten

Bei einem Lösungsmittelabusus steht vor allem eine diffuse Atrophie im Vordergrund. Zusätzlich können geringgradige Signalintensitätssteigerungen in der T2-Gewichtung in der weißen Substanz auftreten, die Demyelinisierungen entsprechen. Bei schweren Verläufen können auch die Stammganglien betroffen sein.

Bei Vergiftungen mit Kohlenmonoxid, Zyanid oder Ecstasy zeigt sich in der MRT vor allem eine Signalintensitätssteigerung in der T2-Gewichtung im Bereich der Stammganglien. Nicht selten besteht auch im Bereich des Rindenbandes eine Signalsteigerung.

Merke

Es gibt verschiedene Toxine, die zu Demyelinisierungen führen und einer Leukodystrophie ähneln können. Zusätzlich kann es zu Atrophien kommen. Bei bestimmten Toxinen wie Zyanid oder Ecstasy sind primär die Stammganglien und das Rindenband betroffen.

5.7 Radiogene Veränderungen

Radiogene Veränderungen des Gehirns stellen eine eigene Erkrankungsgruppe dar. Sie sollen hier im Zuge der autoimmunen und toxisch bedingten Erkrankungen besprochen werden, auch wenn diese Zuordnung nicht in allen Aspekten stimmig sein mag.

Radiogene Veränderungen der weißen Substanz werden nach dem Zeitpunkt ihres Auftretens in mehrere Gruppen eingeteilt:

1. akute Veränderungen (1–6 Wochen nach Radiatio),
2. Frühveränderungen (ein bis mehrere Monate nach Radiatio) und
3. Spätveränderungen (Monate bis Jahre nach Radiatio).

Die ersten beiden Gruppen verlaufen meist recht unkompliziert, nicht selten fallen sie klinisch nicht auf und werden nur in der MRT gesehen. In der MRT zeigen sich einzelne, geringgradige fleckige Signalintensitätssteigerungen in der T2-Gewichtung ohne Kontrastmittelaufnahme. Sie sind oft von selbst rückläufig.

Die Spätveränderungen hingegen scheinen auf Veränderungen an den Blutgefäßen zu beruhen. Hierdurch kommt es zu Nekrosezonen im Marklager. In der MRT kann sich eine durchaus signifikante raumfordernde Wirkung zeigen. Zudem findet sich meist ein Enhancement nach Kontrastmittelgabe, sodass es sehr schwierig sein kann, eine solche „Strahlennekrose" von einem Tumorrezidiv zu unterscheiden. Auch Einblutungen können vorkommen. Ist die Veränderung strahlenassoziiert, so tritt sie ausschließlich

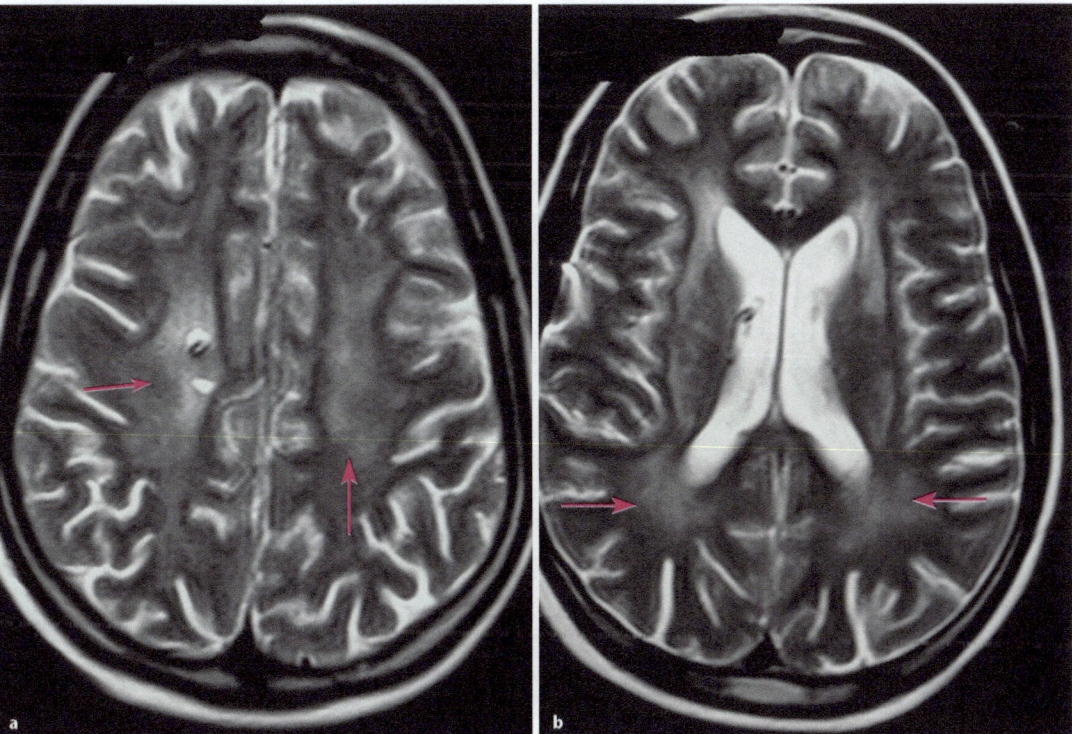

Abb. 5.8 a, b. T2-gewichtete axiale Aufnahmen bei einer Patientin mit **radiogenen Frühveränderungen**. Es zeigen sich geringgradige, flächige Signalintensitätssteigerungen im Marklager (*Pfeile*) ohne größere Nekrosebildungen

im bestrahlten Gebiet auf; daher empfiehlt es sich, die genaue Bestrahlungsplanung zu erfragen.

Abbildung 5.8 a, b zeigt postradiogene Frühveränderungen bei einer Patientin, die aufgrund eines intrazerebralen Lymphombefalls bestrahlt worden war. Es kommen relativ geringgradige, flächige Hyperintensitäten in der T2-Gewichtung zur Darstellung. Wesentliche Nekrosezonen bestehen nicht.

> **Merke**
>
> Nekrotische Veränderungen im Rahmen der radiogenen Spätveränderungen können ein diagnostisches Dilemma darstellen. Sie sind bisweilen nicht sicher von einem Tumorrezidiv bzw. von einem Zweittumor zu unterscheiden.

Nach Bestrahlung kann es außer zu Demyelinisierungen auch zu Vaskulopathien kommen. Hierbei kann es einerseits zu einer hämorrhagischen Vaskulopathie kommen, andererseits auch zu einer okklusiven Vaskulopathie. Bei der okklusiven Vaskulopathie zeigt sich ein ähnliches Gefäßmuster wie bei der Moya-Moya-Erkrankung. Die betroffenen Kinder leiden unter Infarkten und transienten Ischämien. Insgesamt reagieren die Gefäße bei Kindern empfindlicher auf eine Bestrahlung als bei Erwachsenen. Etwa 80 % der Kinder mit Ganzkopfbestrahlung und/oder Chemotherapie haben mehr oder weniger ausgeprägte neuropsychologische Defizite.

Eine weitere Folge einer Bestrahlung im Kindesalter kann das Auftreten von Zweittumoren sein; hierbei sind die Meningeome am häufigsten vertreten, gefolgt von Gliomen und Sarkomen. Sie treten meist erst viele Jahre nach der Bestrahlung auf.

> **Merke**
>
> Nach einer Bestrahlung kann es nach einer längeren Latenzphase auch zu Vaskulopathien und zu strahleninduzierten Zweittumoren kommen.

5.8 Zerebrale Veränderungen nach Chemotherapie

Auch eine Chemotherapie kann Veränderungen am zentralen Nervensystem hervorrufen. Hierbei kommt es vor allem zu Veränderungen der weißen Substanz, die Leukodystrophien ähneln. Diese leukenzephalopathischen Veränderungen können vorübergehend oder dauerhaft sein.

In der MRT zeigt sich eine Relaxationszeitverlängerung in der T2- und in der T1-Gewichtung. Diese betrifft vor allem die tief gelegene weiße Substanz. Die subkortikalen Bereiche und auch der Balken bleiben meist ausgespart. Ein Kontrastmittelenhancement ist möglich, kommt jedoch nicht immer vor.

Insgesamt kann eine Behandlung mit Chemo- und Radiotherapie zu einer additiven Schädigung kindlichen Hirngewebes führen. In seltenen Fällen kann es dann zu einer rapide verlaufenden diffusen nekrotisierenden Leukenzephalopathie kommen, bei der ausgedehnte Nekrosen der weißen Substanz auftreten.

> **Merke**
>
> Auch nach einer Chemotherapie kann es zu leukenzephalopathischen Veränderungen kommen.

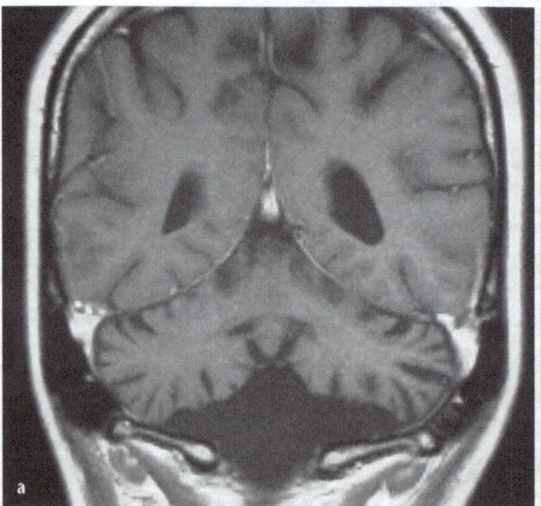 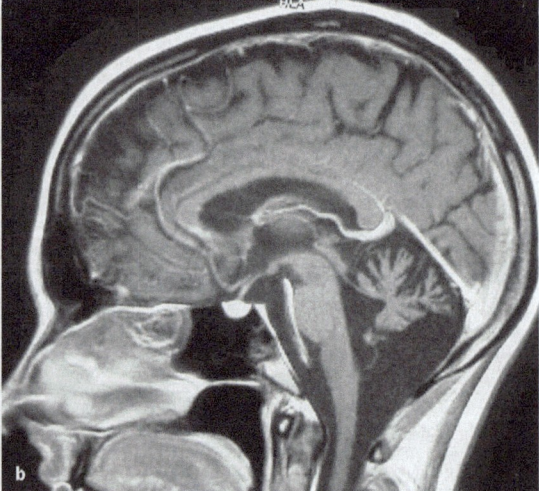

Abb. 5.9. T1-gewichtete **a** koronare und **b** sagittale Aufnahmen nach Kontrastmittelgabe bei einem Mädchen mit **Zustand nach paraneoplastischer Zerebellitis**. Es zeigt sich eine ausgeprägte Volumenminderung des Kleinhirns. Die progrediente Kleinhirnsymptomatik war der erste Hinweis auf ein zugrunde liegendes Neuroblastom gewesen

5.9
Paraneoplastische Veränderungen des Gehirns

Auch bei Kindern kann es zu paraneoplastischen Erkrankungen des Gehirns kommen, wenngleich dies im Vergleich zu Erwachsenen seltener der Fall ist. Paraneoplastische Syndrome entsprechen klinischen Manifestationen, die zwar mit einer Tumorerkrankung assoziiert sind, die sich aber nicht durch das Tumorwachstum selbst oder durch eine Metastasierung erklären lassen.

Bei Kindern mit einem Neuroblastom kann es klinisch zu einem Opsoklonus mit „tanzenden Augenbewegungen" kommen. Hodgkin-Lymphome können zu demyelinisierenden Neuropathien führen. Die bei Erwachsenen häufigere limbische, paraneoplastische Enzephalitis, die mit kleinzelligen Bronchialkarzinomen assoziiert ist, ist bei Kindern außerordentlich selten.

Abbildung 5.9 a, b zeigt eine paraneoplastische Zerebellitis bei einer jungen Patientin mit einem Neuroblastom. Die progrediente Kleinhirnsymptomatik war das erste Anzeichen für ein Tumorleiden gewesen.

Weiterführende Literatur

Anlar B, Saatci I, Kose G, Yalaz K (1996) MRI findings in subacute sclerosing panencephalitis. Neurology 47: 1278–1283

Ball WS Jr, Prenger EC, Ballard ET (1992) Neurotoxicity of radio/chemotherapy in children: Pathologic and MR correlation. AJNR Am J Neuroradiol 13: 761–776

Dagher AP, Smirniotopoulos J (1996) Tumefactive demyelinating lesions. Neuroradiology 38: 560–565

Glasier CM, Robbins MB, Davis PC, Ceballos E, Bates SR (1995) Clinical, neurodiagnostic, and MR findings in children with spinal and brain stem multiple sclerosis. AJNR Am J Neuroradiol 16: 87–95

Grossman RI, McGowan JC (1998) Perspectives on multiple sclerosis. AJNR Am J Neuroradiol 19: 1251–1265

Triulzi F, Scotti G (1998) Differential diagnosis of multiple sclerosis: Contribution of magnetic resonance imaging. J Neurol Neurosurg Psychiatry 64: S6–S14

Valk J, van der Knaap MS (1992) Toxic encephalopathy. AJNR Am J Neuroradiol 13: 747–760

Yamanouchi N, Okada S, Kodama K et al. (1995) White matter changes caused by chronic solvent abuse. AJNR Am J Neuroradiol 16: 1643–1649

KAPITEL 6

Entzündliche Erkrankungen des kindlichen Gehirns

Entzündlichen Erkrankungen des Gehirns können verschiedene Mechanismen zugrunde liegen. Sie können das Gehirn während der Entwicklung in utero geschädigt haben – man spricht dann von konnatalen Infektionen. Selbstverständlich kann es auch nach der Geburt zu Entzündungen des Gehirns, also zu Enzephalitiden kommen. Die Ursachen können hierbei viral, bakteriell und selten einmal auch durch Pilze oder Parasiten bedingt sein. Sind nur die Hirnhäute betroffen, spricht man von einer Meningitis, sind Hirnhäute und Gehirn betroffen, von einer Meningoenzephalitis. Auch autoimmunen Erkrankungen liegt selbstverständlich eine entzündliche Reaktion zugrunde. Aufgrund der verschiedenen Entstehungsmechanismen wurden sie jedoch in einem eigenen Kapitel besprochen (s. Kap. 5, „Autoimmune und toxisch bedingte Erkrankungen des kindlichen Gehirns").

6.1
Konnatale und neonatale Infektionen des Gehirns

Konnatale Infektionen des Gehirns haben eine Sonderstellung innerhalb der entzündlichen Erkrankungen des Gehirns inne. Da sich das Gehirn noch in der Entwicklung befindet, sind die Schädigungsmuster von denen des reiferen kindlichen Gehirns verschieden. Von großer Bedeutung ist zudem der Zeitpunkt der Entstehung der Infektion. Hierbei kann des infektiöse Agens über die Plazenta oder aber über den Muttermund zum fetalen Gehirn gelangen. Tabelle 6.1 fasst die verschiedenen konnatalen und neonatalen Infektionen und ihre typischen Veränderungen in der MRT oder CT zusammen.

Tabelle 6.1. Konnatale und neonatale Infektionen des Gehirns

Infektion	Veränderungen in der MRT oder CT
Konnatale Toxoplasmose	Verkalkungen von Basalganglien, periventrikulärer weißer Substanz und Kortex Eventuell Hydrozephalus und Mikrozephalie Keine Entwicklungsstörung des Kortex
Konnatale CMV-Infektion	Verkalkungen vor allem periventrikulär Störungen der Kortexentwicklung wie Polymikrogyrie oder Lissenzephalie Glianarben der weißen Substanz und Myelinisierungsverzögerung Oft Hypoplasie des Kleinhirns
Konnatale Rötelninfektion	Verkalkungen periventrikulär, kortikal und in den Basalganglien Mikrozephalie und erweiterte innere Liquorräume Myelinisierungsverzögerung und flächige SI-Steigerungen in der T2w in der weißen Substanz Katarakt- und Glaukombildung
Konnatale Syphilis	Enhancende Infiltration der Leptomeningen mit Ausdehnung bis in die Virchow-Robin-Räume Zerebrale Infarkte möglich
Konnatale oder neonatale HIV-Infektion	Wenn in utero erworben, Verkalkungen von weißer Substanz und Basalganglien Progrediente Atrophie PML, Toxoplasmose und Lymphom möglich, aber seltener als bei Erwachsenen Zerebrale Infarkte und Blutungen möglich
Neonatale HSV-II-Infektion	In der weißen Substanz Relaxationszeitverlängerung in T2 und T1 In der grauen Substanz Relaxationszeitverkürzung in T2 und T1 Enhancement der Meningen Im weiteren Verlauf rasch progrediente Atrophie und Enzephalomalazie; Verkalkungen möglich

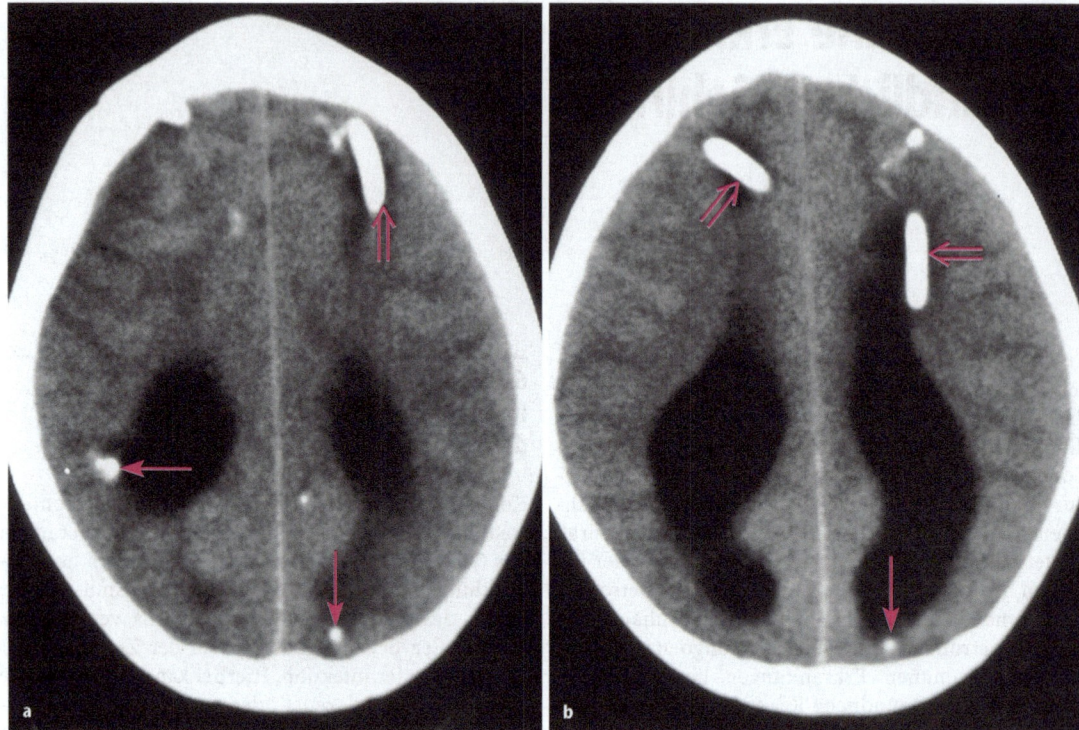

Abb. 6.1 a–c. Axiale CT eines 6-jährigen Mädchens mit einem Zustand nach **intrauteriner Toxoplasmoseinfektion**. Es zeigen sich multiple grobschollige Verkalkungen (*Pfeile*), vor allem kortikal und periventrikulär, sowie ein shuntversorgter (*Doppelpfeile*) Hydrozephalus

6.1.1
Konnatale Toxoplasmose

Die konnatale Toxoplasmose wird durch den Parasit Toxoplasma gondii übertragen. Ein häufiger Übertragungsweg ist der Verzehr nicht vollständig durchgebratenen oder rohen Fleisches durch die werdende Mutter. Ein anderer Infektionsmechanismus ist die Aufnahme des Parasiten über Kontakt mit Katzenkot.

Das Auftreten einer konnatalen Toxoplasmose ist nicht selten – man nimmt eine Inzidenz von etwa 1 pro 3.000–5.000 Lebendgeburten an; manche Schätzungen liegen sogar noch darüber. Die betroffenen Kinder werden meist schon bald nach der Geburt klinisch auffällig. Es stellen sich epileptische Anfälle und eine Entwicklungsverzögerung ein. Auch kommt es häufig zu einem Hydrozephalus – ihm liegt meist eine Entzündung im Aquäduktbereich zugrunde. Bei sehr schweren Infektionen kann auch eine Porenzephalie oder sogar eine Hydranenzephalie auftreten. Zudem kommt es in den meisten Fällen zu einer Chorioretinitis und zu einem pathologischen Liquorbefund.

In der CT finden sich als Zeichen der abgelaufenen Infektion typischerweise Verkalkungen. Hierbei verkalken vor allem die Basalganglien, die periventrikuläre Region und Anteile des Kortex. Oft liegen auch eine Mikrozephalie und eine Erweiterung der inneren Liquorräume vor. Hierbei ist jedoch der Schweregrad der Ausprägung sehr variabel. Eine Infektion vor der 20. Woche führt in der Regel zu einer sehr schweren Schädigung. Je später die Infektion auftritt, desto günstiger ist die Prognose und desto geringer sind die Veränderungen in CT und MRT ausgeprägt.

Anders als bei der konnatalen Zytomegalievirusinfektion kommt es bei der konnatalen Toxoplasmose *nicht* zu Störungen der Kortexentwicklung, wie beispielsweise einer Polymikrogyrie oder einer Pachygyrie.

Abbildung 6.1 a–c zeigt die CT eines 6-jährigen Mädchens, das in utero eine Toxoplasmoseinfektion durchgemacht hatte. Es zeigen sich multiple, schollige Verkalkungen kortikal und periventrikulär. Aufgrund eines Hydrozephalus wurde ein Shuntsystem eingebracht.

> **Merke**
>
> Zeichen einer konnatalen Toxoplasmose sind Verkalkungen der Basalganglien, der periventrikulären weißen Substanz und von Anteilen des Kortex. Es kann zu einem Hydrozephalus und zu einer Mikrozephalie kommen. Entwicklungsstörungen des Kortex finden sich hingegen nicht.

6.1 Konnatale und neonatale Infektionen des Gehirns

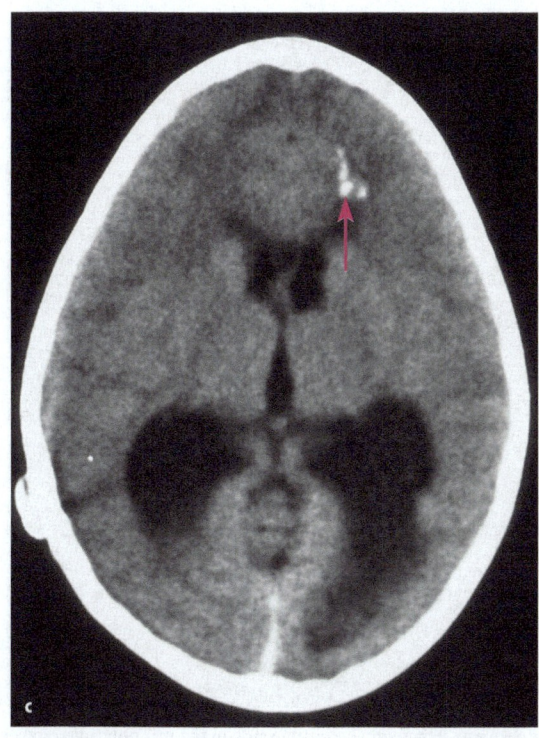

Abb. 6.1 c

6.1.2
Konnatale Zytomegalievirusinfektion

Die Zytomegalievirus(CMV)-Infektion ist ebenfalls eine häufige konnatale Infektion. Die Inzidenz wird in einigen Publikationen mit bis zu 1 % aller Geburten angegeben, allerdings sind nicht alle betroffenen Kinder symptomatisch. Symptomatische Kinder werden meist früh klinisch auffällig. Typisch sind hierbei eine Mikrozephalie, eine Innenohrschwerhörigkeit, Hyperaktivität und gelegentlich auch eine Ataxie oder Hypotonie.

Wie bei der konnatalen Toxoplasmose auch, hängt der Schweregrad der Erkrankung vom Infektionszeitpunkt ab. Bei einer schweren Ausprägung finden sich eine Lissenzephalie mit deutlich ausgedünntem Rindenband, eine Erweiterung der inneren Liquorräume mit periventrikulären Verkalkungen und eine Hypoplasie des Kleinhirns. Tritt die Infektion etwas später auf, so stehen eine Polymikrogyrie, Glianarben und zerebrale Verkalkungen im Vordergrund. Bei einem perinatalen Infektionszeitpunkt ist die Gyrierung hingegen normal, es können sich allerdings periventrikuläre Glianarben und Verkalkungen zeigen.

Die zerebralen Verkalkungen lassen sich mit der CT besser darstellen als mit der MRT. Allerdings ist es ge-

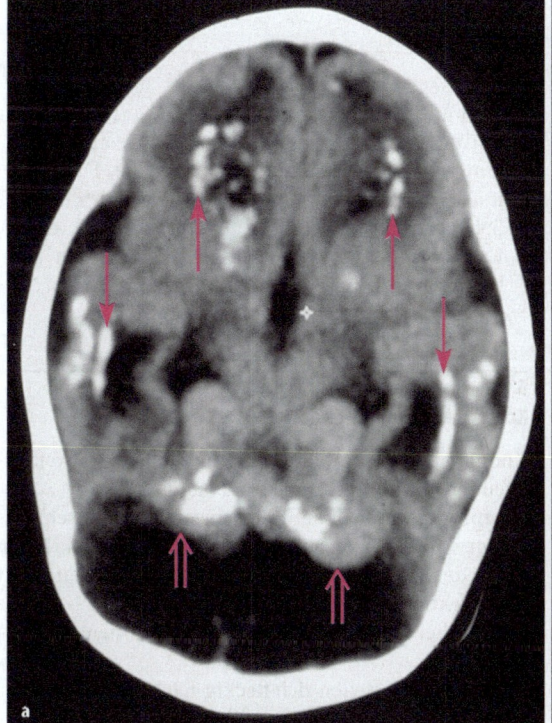
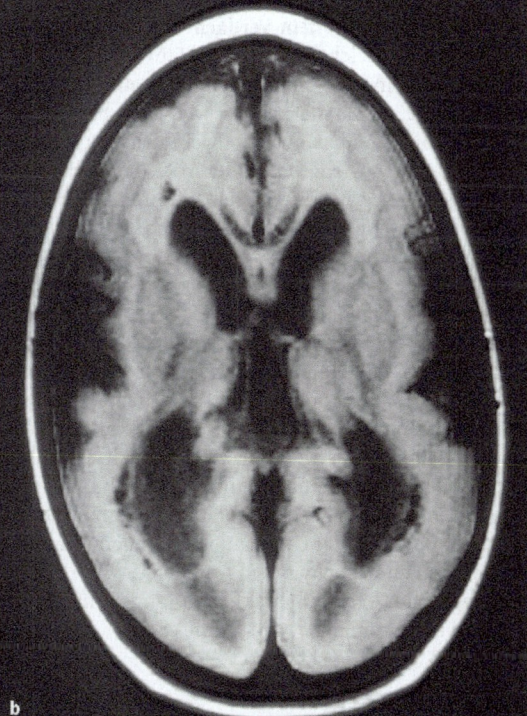

Abb. 6.2. Axiale **a** CT- und **b** T1-gewichtete MR-Aufnahmen eines Kindes mit Zustand nach intrauteriner **CMV-Infektion**. Es zeigen sich dichte, vorwiegend periventrikuläre Verkalkungen (*Pfeile*). Zudem bestehen eine deutliche **Kleinhirnhypoplasie** (*Doppelpfeile*) sowie eine inkomplette **Gyrierungsstörung**

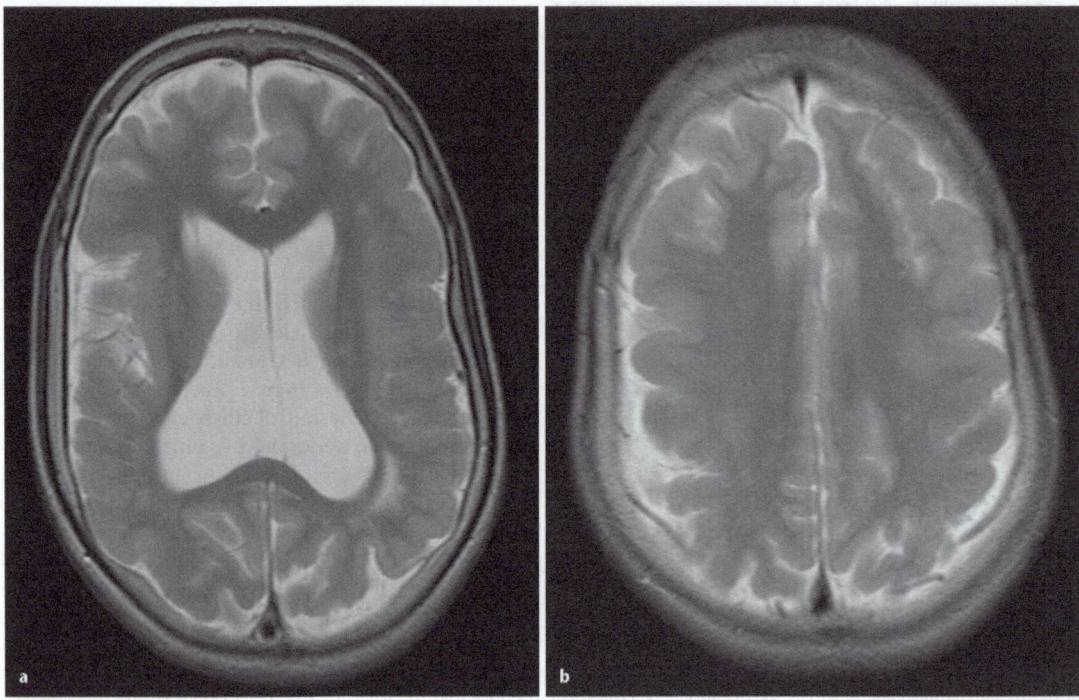

Abb. 6.3 a, b. Konnatale CMV-Infektion. Die axiale T2-gewichtete Sequenz **a, b** zeigt Gyrierungsstörungen mit polymikrogyren und pachygyren Anteilen und kleinfleckige Marklagergliosen

rade bei Kindern mit dem Verdacht auf eine konnatale CMV-Infektion wichtig, genau auf Störungen der Gyrierung, wie eine Polymikrogyrie oder eine Lissenzephalie, sowie auf Glianarben der weißen Substanz und eine Volumenminderung des Kleinhirns zu achten. Diese lassen sich wiederum in der MRT deutlich besser darstellen. Die Verkalkungen selbst führen in der MRT zu einer Relaxationszeitverkürzung in der T1- und in der T2-Gewichtung. Insbesondere in T2*-gewichteten Gradienten-Echo-Sequenzen stellen sich deutliche Signalverminderungen dar.

Abbildung 6.2 a, b zeigt CT- und MR-Aufnahmen eines Kindes mit einem Zustand nach intrauteriner CMV-Infektion. Es kommen multiple, dichte, schollige Verkalkungen in vorwiegend periventrikulärer Lage zur Darstellung. Das Kleinhirn ist deutlich hypoplastisch. Zudem besteht eine Störung der kortikalen Organisation im Sinne einer inkompletten Lissenzephalie.

Abbildung 6.3 zeigt Gyrierungsstörungen mit polymikrogyren und pachygyren Anteilen sowie fleckige Marklagergliosen bei einem kleinen Jungen mit einem Zustand nach konnataler CMV-Infektion.

Merke

Im Gegensatz zur konnatalen Toxoplasmose kommt es bei der konnatalen CMV-Infektion zu Entwicklungsstörungen des Kortex, wie einer Polymikrogyrie oder einer Lissenzephalie. Darüber hinaus finden sich häufig Glianarben der weißen Substanz, eine Myelinisierungsverzögerung, eine Hypoplasie des Kleinhirns und zerebrale, vor allem periventrikulär gelegene Verkalkungen.

6.1.3 Konnatale Rötelninfektion

Konnatale Rötelninfektionen sind aufgrund weitreichender Impfprogramme und aufgrund von Screeningprogrammen in der Frühschwangerschaft sehr selten geworden. Wie bei allen konnatalen Infektionen hängt der Schweregrad der Erkrankung vom Zeitpunkt der Infektion ab. Die schwersten Erkrankungsverläufe werden bei einer Infektion im ersten Trimenon beobachtet.

In der MRT stellen sich fleckig-flächige Signalintensitätssteigerungen in der weißen Substanz in der T2-Gewichtung dar. Die Myelinisierung ist in der Regel verzögert. Es werden auch periventrikuläre zystische Veränderungen beobachtet. Verkalkungen treten peri-

6.1 Konnatale und neonatale Infektionen des Gehirns

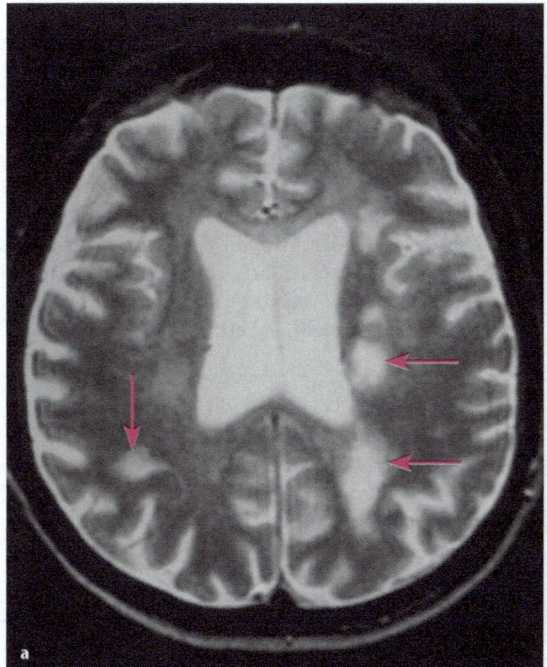
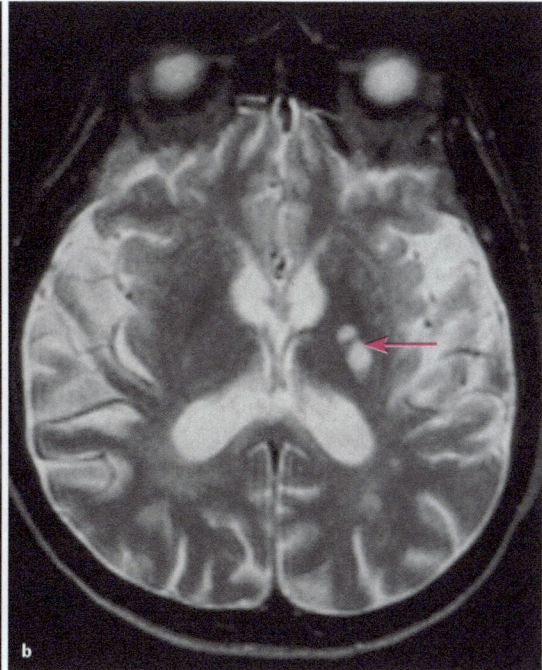
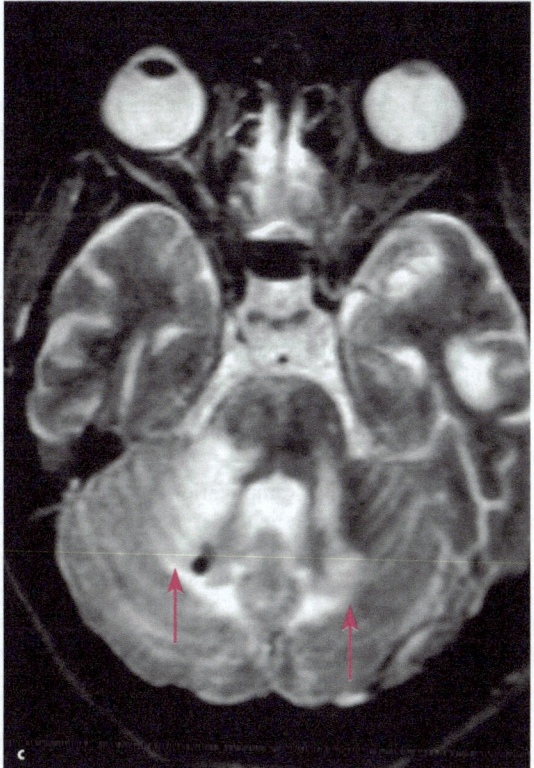

Abb. 6.4 a–c. Axiale T2-gewichtete Aufnahmen bei einem Patienten mit einer **PML im Rahmen einer HIV-Infektion**. Es zeigen sich multiple fleckig-flächige Signalintensitätssteigerungen, die Demyelinisierungszonen entsprechen (*Pfeile*)

ventrikulär, im Rindenband und im Bereich der Basalganglien auf. Bei einer schweren Ausprägung kommt es zu einer Mikrozephalie und einer Erweiterung der inneren Liquorräume. In der Regel liegen zudem ein Katarakt und kardiale Fehlbildungen vor.

6.1.4 Konnatale Syphilis

Auch die konnatale Syphilis ist sehr selten geworden. In Deutschland werden bereits in der Frühschwangerschaft serologische Screeninguntersuchungen durchgeführt.

Betroffene Kinder fallen oft nicht direkt nach der Geburt, sondern erst im Kleinkindalter auf. Meist findet sich eine Innenohrschwerhörigkeit, es können auch epileptische Anfälle hinzu treten.

In der MRT zeigt sich eine entzündliche Infiltration der weichen Hirnhäute, die sich bis in die Virchow-Robin-Räume hinein ausdehnen kann. Dieses Infiltrat nimmt deutlich Kontrastmittel auf und wirkt raumfordernd. Im Verlauf kann es auch zu zerebralen Ischämien und Infarkten kommen.

6.1.5 Konnatale HIV-Infektion

Weltweit nimmt die Zahl der konnatalen Infektionen mit dem „human immunodeficieny virus" (HIV) stetig zu. Ist die werdende Mutter infiziert, so besteht ein etwa 30 %iges Risiko der Übertragung auf das Kind. Die

Übertragung scheint hierbei sowohl intrauterin als auch bei der Geburt möglich zu sein.

Klinisch werden die Kinder meist erst im Verlauf der ersten Lebensjahre auffällig. Zerebral kommt es zu einer Meningoenzephalitis, zu Vaskulopathien und vor allem zu einer Atrophie.

In der MRT und CT stellt sich vor allem eine Erweiterung der inneren und äußeren Liquorräume, entsprechend einer progredienten Atrophie, dar. Ist das Kind intrauterin und nicht während der Geburt infiziert worden, so kann es, wie bei anderen konnatalen Infekten auch, zu Verkalkungen der weißen Substanz und der Stammganglien kommen.

Im Verlauf kann es auch zu einer progressiven multifokalen Leukenzephalitis (PML) kommen. Die PML beruht auf einer opportunistischen Infektion mit einem Papovavirus, der zu einer Destruktion der Oligodendrozyten führt. Hierdurch kommt es zu Demyelinisierungen, die meist im subkortikalen Bereich beginnen. In der MRT zeigen sich fleckig-flächige Signalintensitätssteigerungen in der T2-Gewichtung.

Abbildung 6.4 a–c zeigt multiple fleckig-flächige T2-Hyperintensitäten entsprechend Demyelinisierungszonen bei einem Patienten mit PML im Rahmen einer HIV-Infektion.

Opportunistische Toxoplasmoseinfektionen und zerebrale Lymphome sind bei Kindern mit Aids seltener als bei Erwachsenen. Es kann jedoch im Verlauf der HIV-Infektion zu kindlichen Schlaganfällen durch zerebrale Ischämien und Blutungen kommen.

6.1.6
Neonatale Herpes-simplex-Enzephalitis

Die neonatale Infektion durch den Herpes-simplex-Virus (HSV) wird in der Regel durch den Typ II, also den genital übertragenen Subtyp des Virus, verursacht. Das Kind wird während der Passage durch den Geburtskanal infiziert. Die neonatale HSV-Enzephalitis muss von der später erworbenen HSV-Enzephalitis unterschieden werden. Ihr Verlauf und ihr Ausprägungsgrad sind verschieden.

Kinder mit einer neonatalen HSV-Infektion werden meist bereits im ersten Lebensmonat klinisch auffällig. Die Prognose ist schlecht.

Merke

> Die neonatale HSV-Enzephalitis beruht auf dem Typ II des HSV und wird in der Regel bei der Passage durch den Geburtskanal erworben. Ihre Präsentation und Ausprägung unterscheiden sich deutlich von der später erworbenen HSV-I-Enzephalitis.

In der MRT zeigen sich bei der neonatalen HSV-Enzephalitis fleckig-flächige Relaxationszeitverlängerungen in der weißen Substanz in der T1- und in der T2-Gewichtung, die meist rasch progredient sind. Ein Enhancement nach Kontrastmittelgabe findet sich in der Regel nur im Bereich der Hirnhäute, nicht im Bereich des Parenchyms. Im Verlauf der Erkrankung kommt es auch zu einer Beteiligung der grauen Substanz, mit einer Verkürzung der Relaxationszeiten in der T1- und in der T2-Gewichtung. Schließlich kommt es relativ bald zu einer rasch fortschreitenden Atrophie des Gehirns. Als Endzustand zeigen sich schließlich eine deutliche Atrophie, häufig begleitet von zystisch-enzephalomalazischen Veränderungen, und zerebrale Verkalkungen.

Merke

> Die neonatale HSV-Enzephalitis führt zu einer diffusen Beteiligung der grauen und weißen Substanz und zu einem Enhancement der Meningen. Es kommt zu einer rasch progredienten Atrophie und zu enzephalomalazischen Veränderungen.

6.2
Bakterielle Infektionen des Gehirns

6.2.1
Bakterielle Zerebritis

Eine Zerebritis ist das erste Stadium einer bakteriellen Infektion des Gehirns. Sie kann sich in diesem Stadium wieder zurückbilden, oder aber im weiteren Verlauf zu einem Hirnabszess werden. Für eine Zerebritis – wie auch für die Ausbildung eines Hirnabszesses – gibt es verschiedene Infektionswege:

- eine fortgeleitete Infektion durch den direkten Einbruch eines entzündlichen Prozesses in der Nachbarschaft, z. B. als Folge einer Sinusitis oder einer Mastoiditis,
- eine hämatogene Infektion durch Streuung aus einem entfernt gelegenen Infektionsherd oder bei einer Sepsis,
- eine Infektion als Komplikation eines iatrogenen Eingriffs oder einer penetrierenden Wunde, z. B. einer Schussverletzung,
- Infektionen bei kardiopulmonalen Fehlbildungen.

Aus therapeutischen Gründen ist es wichtig, eine Zerebritis von einem Abszess zu unterscheiden. Bei einem Hirnabszess muss häufig chirurgisch vorgegangen werden, wohingegen eine Zerebritis oft noch gut auf eine Antibiose anspricht. Eine Operation ist bei einer reinen Zerebritis ohne Einschmelzung kontraindiziert.

In der nativen CT zeigt sich bei der Zerebritis ein unscharf begrenzter Bezirk verminderter Dichte. In der MRT stellt sich eine Relaxationszeitverlängerung in der T1- und in der T2-Gewichtung in der betroffenen Region dar. Es findet sich eine meist geringgradig aus-

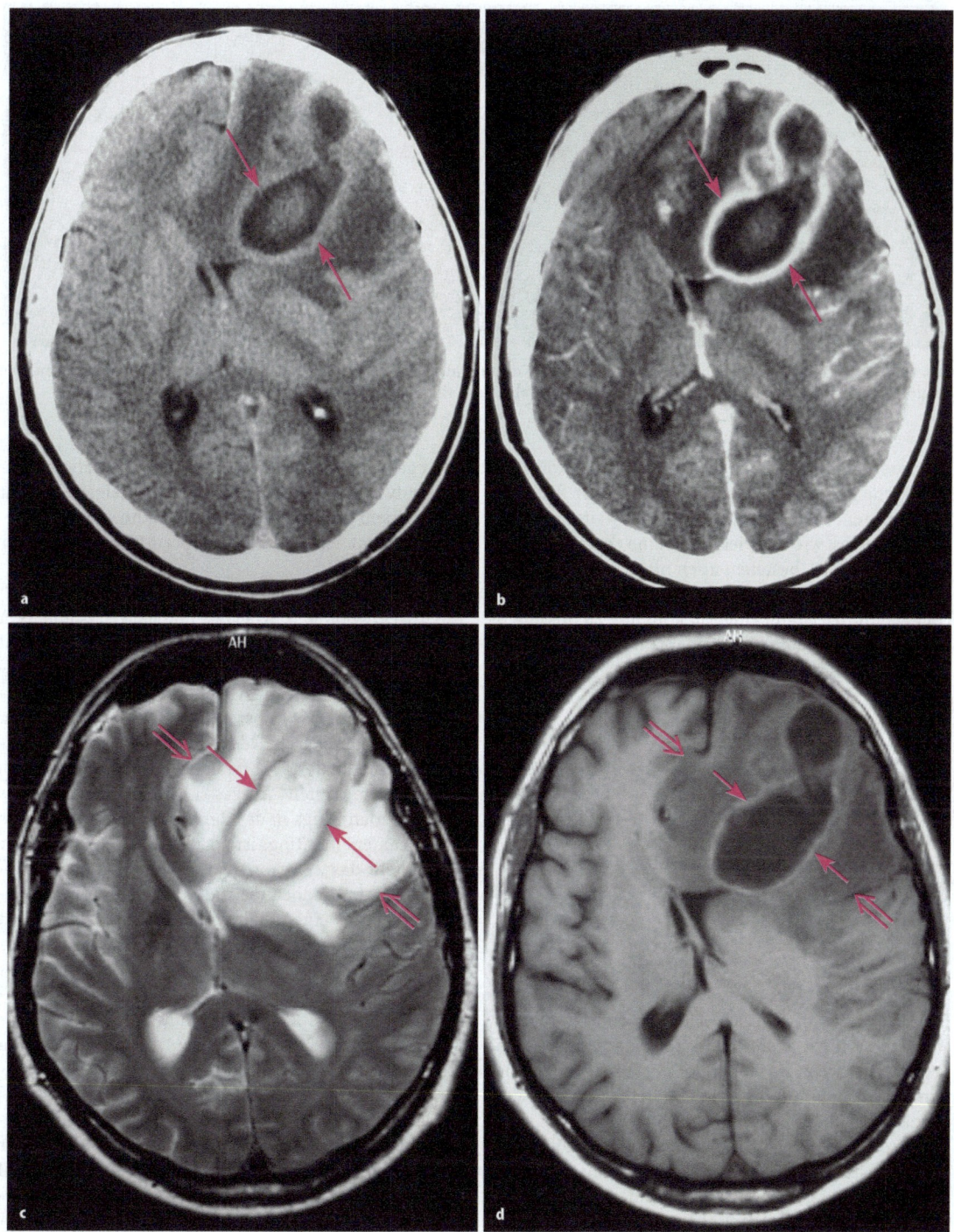

Abb. 6.5. Axiale CT **a** vor und **b** nach Kontrastmittelgabe, sowie axiale **c** T2- und **d** T1-gewichtete MR-Aufnahmen eines Patienten mit einem **hämatogen entstandenen Hirnabszess**. Es zeigen sich eine nach innen glatt begrenzte deutlich kontrastmittelaufnehmende Abszesswand (*Pfeile*) sowie ein ausgeprägtes perifokales Ödem (*Doppelpfeile*)

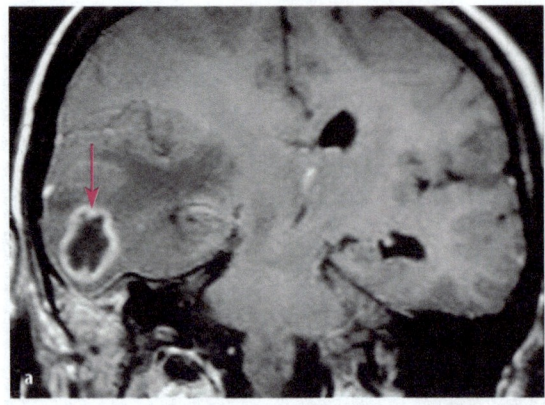 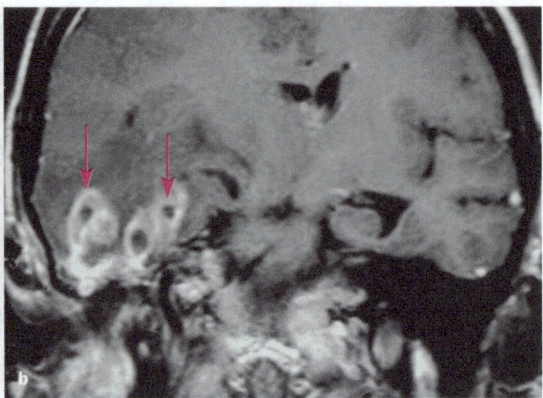

Abb. 6.6 a, b. Koronare T1-gewichtete Aufnahmen nach Kontrastmittelaufnahme bei **otogen entstandenen Hirnabszessen**. Die ringförmig enhancenden Prozesse (*Pfeile*) liegen temporal, direkt angrenzend an das verschattete Mastoid

geprägte raumfordernden Wirkung. Nach Kontrastmittelgabe kann es zu einem fleckigen oder flächigen Enhancement kommen. Die typischen Kriterien eines Hirnabszesses, wie beispielsweise eine zentrale Nekrosezone (s. unten), bestehen noch nicht.

Im weiteren Verlauf sind unbedingt Folgeuntersuchungen indiziert, um eine Rückbildung zu dokumentieren, oder aber eine Progredienz mit Abszessbildung nicht zu versäumen.

Merke

Eine Zerebritis ist ein frühes Stadium einer bakteriellen Infektion des Gehirns. Es ist hierbei noch nicht zu einer abszesstypischen Einschmelzung gekommen. Das Ansprechen auf eine Antibiose ist meist noch recht gut, Verlaufsuntersuchungen unter Therapie sind jedoch dringend indiziert.

6.2.2
Hirnabszess

Ein Hirnabszess ist ein Folgestadium einer Zerebritis, wenn diese nicht ausreichend auf eine Antibiose ansprach, oder wenn sie nicht oder nur unzureichend behandelt wurde. Im Gegensatz zu älteren Kindern sind Hirnabszesse bei Neugeborenen und Säuglingen meist sehr groß und periventrikulär gelegen. Sie können in die Liquorräume einbrechen. Die Prognose ist dann sehr schlecht. Bei älteren Kindern finden sich Abszesse meist im Bereich der Stammganglien oder in der subkortikal gelegenen weißen Substanz.

In der Regel dauert die Umwandlung von einer bakteriellen Zerebritis in einen Abszess 1–2 Wochen, je nach Abwehrlage kann sie jedoch auch rascher oder langsamer vonstatten gehen.

In der CT stellt sich ein Hirnabszess nativ hypodens dar. Hierbei ist das Zentrum deutlich hypodens, wohingegen der Randwall eine geringgradige Hyperdensität aufweisen kann. Nach Kontrastmittelgabe kommt es zu einem ringförmigen Randenhancement. Umgebend kommt ein hypodenses, perifokales Ödem zur Darstellung.

In der MRT stellt sich die Abszesswand eines „reifen" Abszesses hypointens in der T2- und nahezu isointens in der T1-Gewichtung dar. Das Zentrum des Abszesses ist hingegen deutlich und homogen hyperintens in der T2- und hypointens in der T1-Gewichtung. Die Signalintensität im Zentrum des Abszesses ähnelt der von Liquor. Perifokal findet sich ein Ödem mit einer Relaxationszeitverlängerung in der T2- und in der T1-Gewichtung.

Bei einem „reifen" Abszess ist die innere Wand des enhancenden Rings in der Regel glatt abgrenzbar. Das Enhancement des Rings ist normalerweise komplett, umschließt das Zentrum also vollständig. Die enhancende Wand ist jedoch meist dünn, sie misst in der Regel weniger als einem halben Zentimeter. Hilfreich ist zudem die Anfertigung diffusionsgewichteter Sequenzen mit ADC-Maps, bei denen sich eine Diffusionsrestriktion mit Signalsteigerung in den diffusionsgewichteten Sequenzen und einer Hypointensität in der ADC-Map zeigt. Diese Kriterien helfen in vielen Fällen, einen Hirnabszess von einem hirneigenen Tumor abzugrenzen. Allerdings bleibt die Differenzialdiagnose bisweilen schwierig. Bei der Beurteilung einer kontrastmittelaufnehmenden, intraaxialen Raumforderung mit einer zentralen Einschmelzung sollte primär immer sowohl an einen Tumor als auch an einen Abszess gedacht werden. Tabelle 6.2 fasst die MR-Zeichen eines Hirnabszesses zusammen.

Abbildung 6.5 a–d zeigt einen hämatogen entstandenen Abszess in der CT und in der MRT. Es besteht ein ausgedehntes perifokales Ödem entsprechend einer Relaxationszeitverlängerung in der T1- und T2-Gewichtung bzw. einer Dichteminderung in der CT. Nach Kontrastmittelgabe kommt eine enhancende Wand zur Dar-

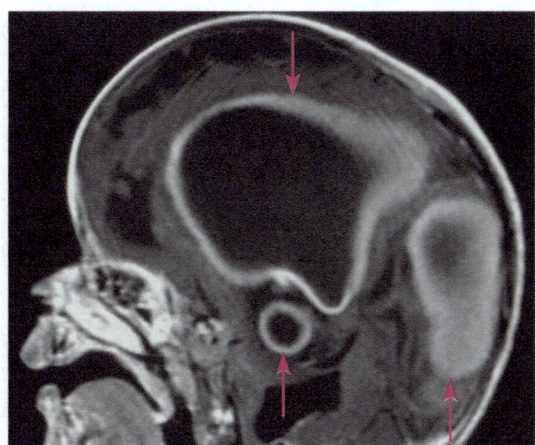

Abb. 6.7 Sagittale T1-gewichtete Aufnahme nach Kontrastmittelgabe bei einem 4 Wochen alten Kind mit **Ventrikulitis und multiplen Abszessen und Zysten** nach Anlage einer Liquordrainage (*Pfeile*)

Tabelle 6.2. MRT-Zeichen eines Hirnabszesses

- Zentrum der Läsion in etwa liquorisointens
- Ringförmig enhancender Randwall
- Glatte Begrenzung der Innenwand des Randwalls
- Relativ dünner Randwall (in der Regel 5 mm)
- Perifokales Ödem
- Diffusionsrestriktion im Zentrum

stellung; hierbei ist der enhancende „Ring" geschlossen. Die Innenfläche der Abszesswand wirkt glatt begrenzt.

Abbildung 6.6 a, b zeigt temporale Abszesse, die per continuitatem aufgrund einer Mastoiditis entstanden sind. Die ringförmig kontrastmittelaufnehmenden Abszesse liegen im Temporallappen, direkt angrenzend an das Felsenbein. Das Mastoid ist deutlich verschattet.

Abbildung 6.7 demonstriert das Bild iatrogen entstandener Hirnabszesse. Diese Infektion mit Ventrikulitis und Entstehung multipler septierter Zysten entstand nach Einbringung einer Ventrikeldrainage bei einem neugeborenen Kind. Auf diese Komplikation ventrikulärer Shuntsysteme soll im Kap. 9, „Hydrozephalus im Kindesalter", noch näher eingegangen werden.

Merke

Die Differenzialdiagnose zwischen einem Hirnabszess und einem hirneigenen Tumor kann schwierig sein. Ein Abszess hat meist eine vollständig glatte Innenwand. Seine kontrastmittelaufnehmende Begrenzung ist in der Regel relativ dünn.

In frühen Stadien eines Hirnabszesses, also während des Übergangs von einer Zerebritis zu einem Abszess kann die Differenzialdiagnose bisweilen noch schwieriger sein. Hier ist das Zentrum des beginnenden Abszesses noch inhomogen, die Wand ist dicker und unscharf begrenzt. Hier helfen klinische Informationen, diffusionsgewichtete Sequenzen, eine kurzfristige Verlaufskontrolle und eine diagnostische – und im Falle eines Abszesses therapeutische – Aspiration bzw. Biopsieentnahme weiter. Es kann auch eine MR-Spektroskopie durchgeführt werden. Bei einem Abszess fehlen die normalen Peaks des hirneigenen Gewebes. Es treten hingegen Peaks verschiedener Aminosäuren (Leuzin, Isoleuzin, Valin, Alanin) auf, zudem zeigt sich ein deutlicher Laktatanstieg.

6.3 Virale Infektionen des Gehirns

6.3.1 Herpes-simplex-Enzephalitis

Im Gegensatz zur neonatalen HSV-Enzephalitis, wird die Enzephalitis bei älteren Kindern, wie auch bei Erwachsenen, fast immer durch den HSV Typ I hervorgerufen. Dieser Virus hat eine besondere Affinität für das limbische System.

Klinisch kommt es häufig zu einem Prodromalstadium mit grippeartigen Symptomen. Innerhalb weniger Tage treten dann Fieber und Änderungen der Bewusstseinslage auf, auch kann es zu epileptischen Anfällen, Erbrechen und Paresen kommen.

In der frühen Diagnostik empfiehlt es sich, eine MRT anzufertigen, da die CT gerade in den ersten Tagen die Enzephalitis noch nicht zuverlässig darzustellen vermag. In der MRT zeigt sich bereits früh eine Relaxationszeitverlängerung in der T2- und in der T1-Gewichtung, und zwar charakteristischerweise im Bereich des medialen Temporallappens, der Inselrinde und des Cingulum. Gerade in der FLAIR-Sequenz lassen sich die frühen Veränderungen besonders gut erfassen.

Zu Beginn der Erkrankung ist die Infektion meist noch einseitig, ein Übergreifen auf beide Temporallappen ist jedoch nicht selten. Unbehandelt breitet sich die Infektion rasch nach kranial aus und es kommt zu ausgedehnten Defektzuständen. Schon bei dem alleinigen Verdacht auf eine HSV-Enzephalitis sollte mit einer intravenösen Gabe von Acyclovir therapiert werden. Eine Verzögerung der Diagnosestellung oder eine Fehldiagnose ist für die Prognose des betroffenen Kindes katastrophal.

Abbildung 6.8 a–f zeigt die ersten MR-Aufnahmen eines 2-jährigen Jungen mit HSV-Enzephalitis. Hierbei stellt sich in der FLAIR-Sequenz bereits eine deutliche Signalintensitätssteigerung im rechten Temporallappen dar. Diese Signalintensitätssteigerung kommt auch in den T2-gewichteten Aufnahmen zur Darstellung. In der T1-Gewichtung sind die Veränderungen etwas schwieriger zu erkennen, es fallen jedoch auch hier eine Schwellung und eine etwas unscharfe Differenzierung zwischen grauer und weißer Substanz auf. Nach Kontrastmittelgabe zeigt sich ein geringgradiges Enhancement.

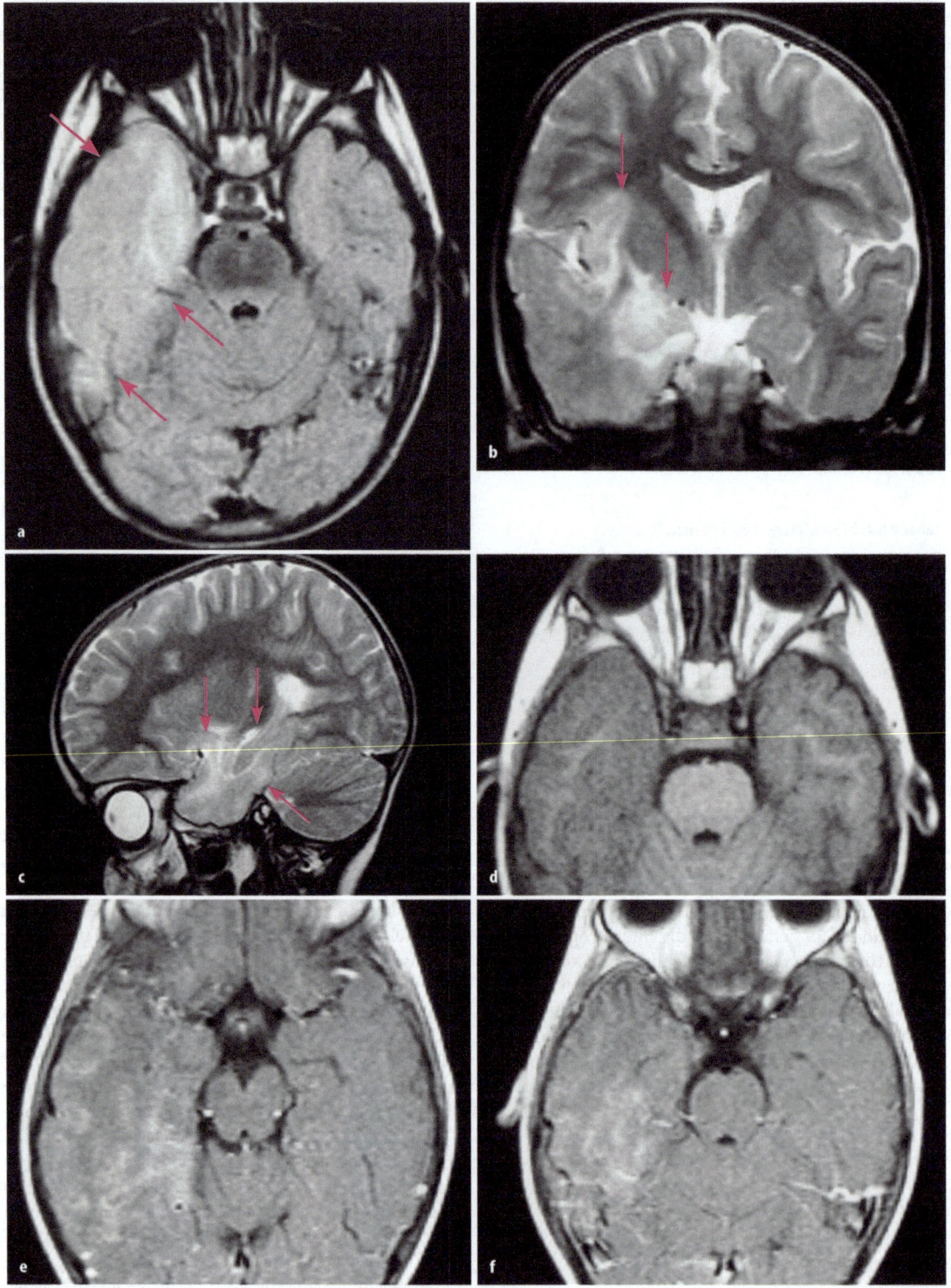

Abb. 6.8. Axiale **a** FLAIR- und T1-gewichtete Aufnahmen **d** vor und **e, f** nach Kontrastmittelgabe sowie T2-gewichtete Aufnahmen in **b** koronarer und **c** sagittaler Schichtführung bei einem 2-jährigen Jungen mit **HSV-Enzephalitis**. Es zeigt sich eine Schwellung des rechten Temporallappens mit einer Hyperintensität in der T2-Gewichtung und in der FLAIR-Sequenz (*Pfeile*). Nach Kontrastmittelgabe kommt es zu einem flauen Enhancement

6.3 Virale Infektionen des Gehirns

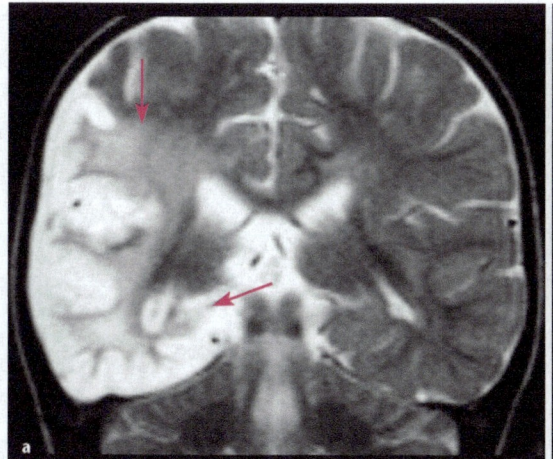
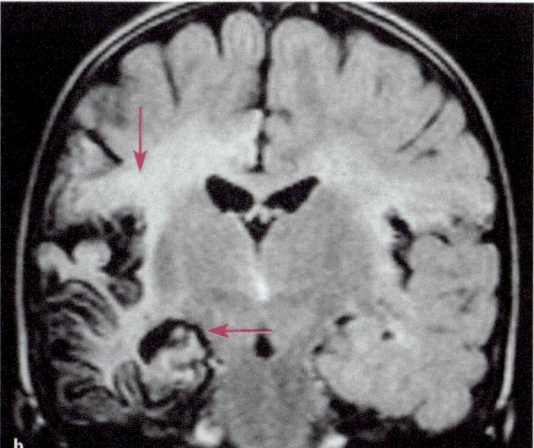
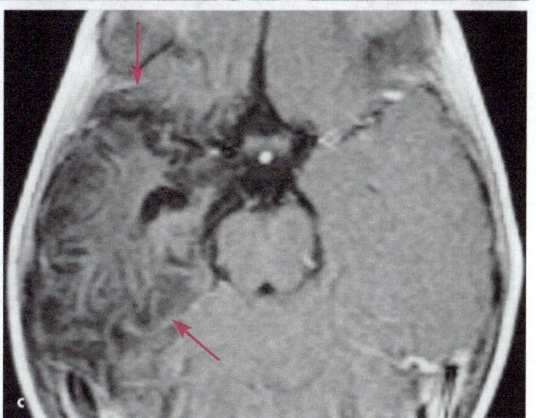

Abb. 6.9. Koronare **a** T2-gewichtete und **b** FLAIR-Aufnahmen sowie **c** axiale T1-gewichtete Aufnahmen nach Kontrastmittelgabe bei demselben Jungen wie in Abb. 6.7 a–f im weiteren Verlauf. Es zeigt sich nun eine ausgeprägte **Atrophie des rechten Temporallappens und der Inselregion** (*Pfeile*)

Abbildung 6.9 a–c zeigt MR-Aufnahmen desselben Jungen im weiteren Verlauf. Es kommt nun eine ausgeprägte Atrophie des rechten Temporallappens und der Inselregion zur Darstellung.

Abbildung 6.10 a–d zeigt eine bilaterale HSV-Enzephalitis in einem sehr frühen (Abb. 6.9 a, b) und in einem späteren (Abb. 6.10 c, d) Stadium.

Merke

Eine HSV Enzephalitis muss so früh wie nur irgend möglich therapiert werden; eine rasche und korrekte Diagnosestellung ist daher entscheidend. In der MRT ist ein früher Befall des limbischen Systems mit einer Signalintensitätssteigerung in FLAIR- und T2-Gewichtung charakteristisch und sollte nicht übersehen oder fehlgedeutet werden.

6.3.2
Rasmussen-Enzephalitis

Die Rasmussen-Enzephalitis ist eine chronische, fokale Enzephalitis des Kindesalters. Die betroffenen Kinder sind meist im Kindergarten- oder Schulalter, die Erkrankung kann jedoch auch schon früher auftreten. Die Patienten werden durch Anfälle klinisch auffällig, die sich medikamentös schlecht oder nicht in den Griff bekommen lassen. Hierdurch kommt es zu progredienten neurologischen Symptomen mit einer Hemiplegie, aber auch zu Veränderungen der Persönlichkeit. Ohne eine chirurgische Resektion der betroffenen Region – im extremsten Fall einer Hemisphärektomie – versterben die Kinder schließlich.

Die eigentliche Ursache der Erkrankung ist noch nicht abschließend geklärt. Es werden eine virale Enzephalitis, aber auch ein autoimmunes Geschehen diskutiert.

Die MRT ist zu Beginn der Erkrankung in der Regel unauffällig. Erst im weiteren Verlauf treten eine flächige Signalintensitätssteigerung in der T2-Gewichtung und eine Atrophie auf. Am häufigsten sind Frontal- und Temporallappen betroffen, aber auch die Stammganglien können beteiligt sein.

6.3.3
Progressive multifokale Leukenzephalitis

Die progressive multifokale Leukenzephalitis (PML) tritt bei Patienten mit einer Störung der zellulär vermittelten Immunabwehr, insbesondere bei Patienten mit Aids, auf. Sie entsteht durch eine Infektion mit einem Papovavirus und wurde bereits im Abschnitt „Konnatale HIV-Infektion" besprochen. Es kommt zu flächigen Relaxationszeitverlängerungen in der weißen Substanz.

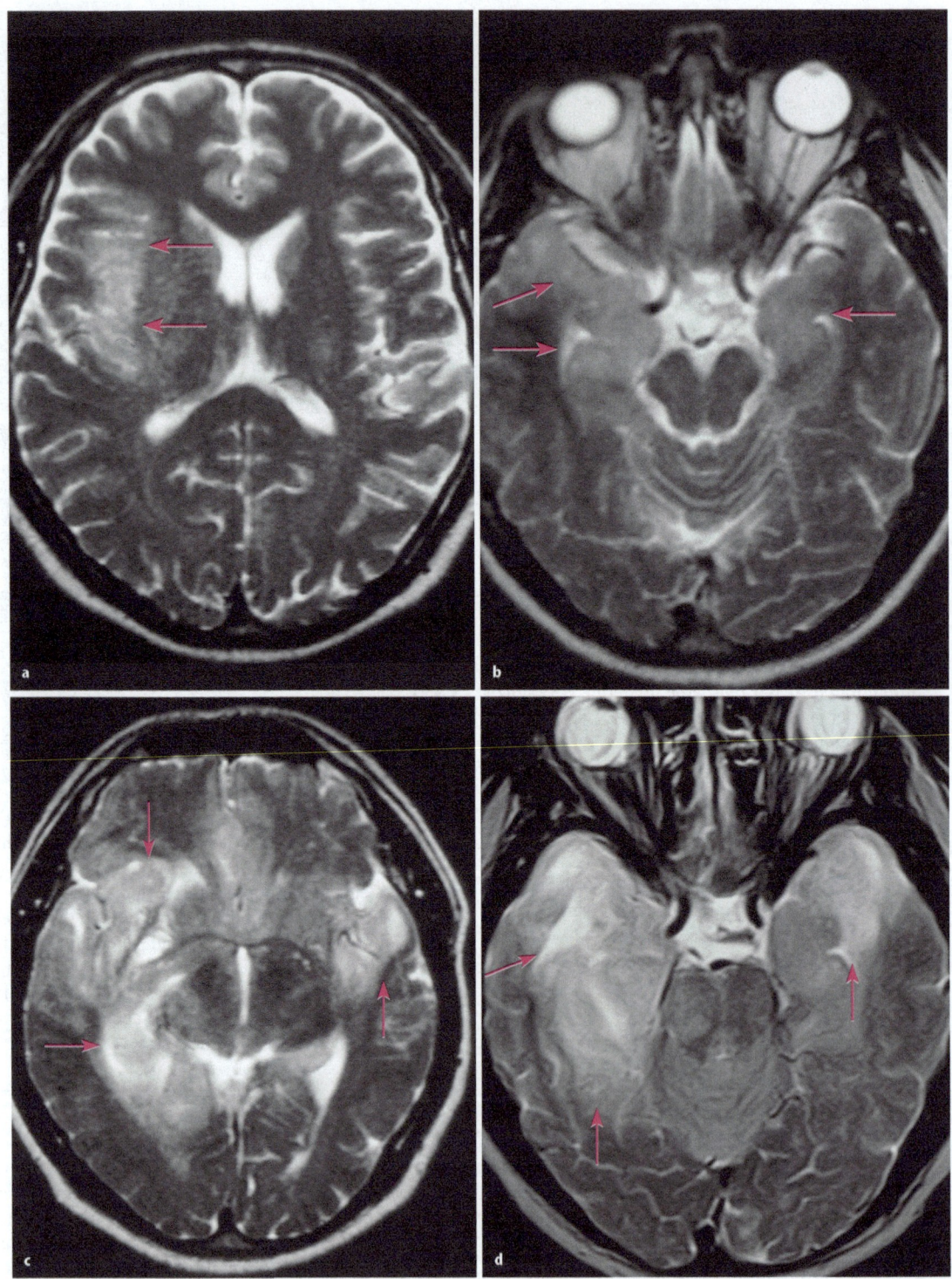

Abb. 6.10 Axiale T2-gewichtete Aufnahmen einer **bilateralen HSV-Enzephalitis a, b** in einem sehr frühen und **c, d** in einem späteren Stadium (*Pfeile*)

6.4 Infektionen des Gehirns durch Pilze, Parasiten und Protozoen

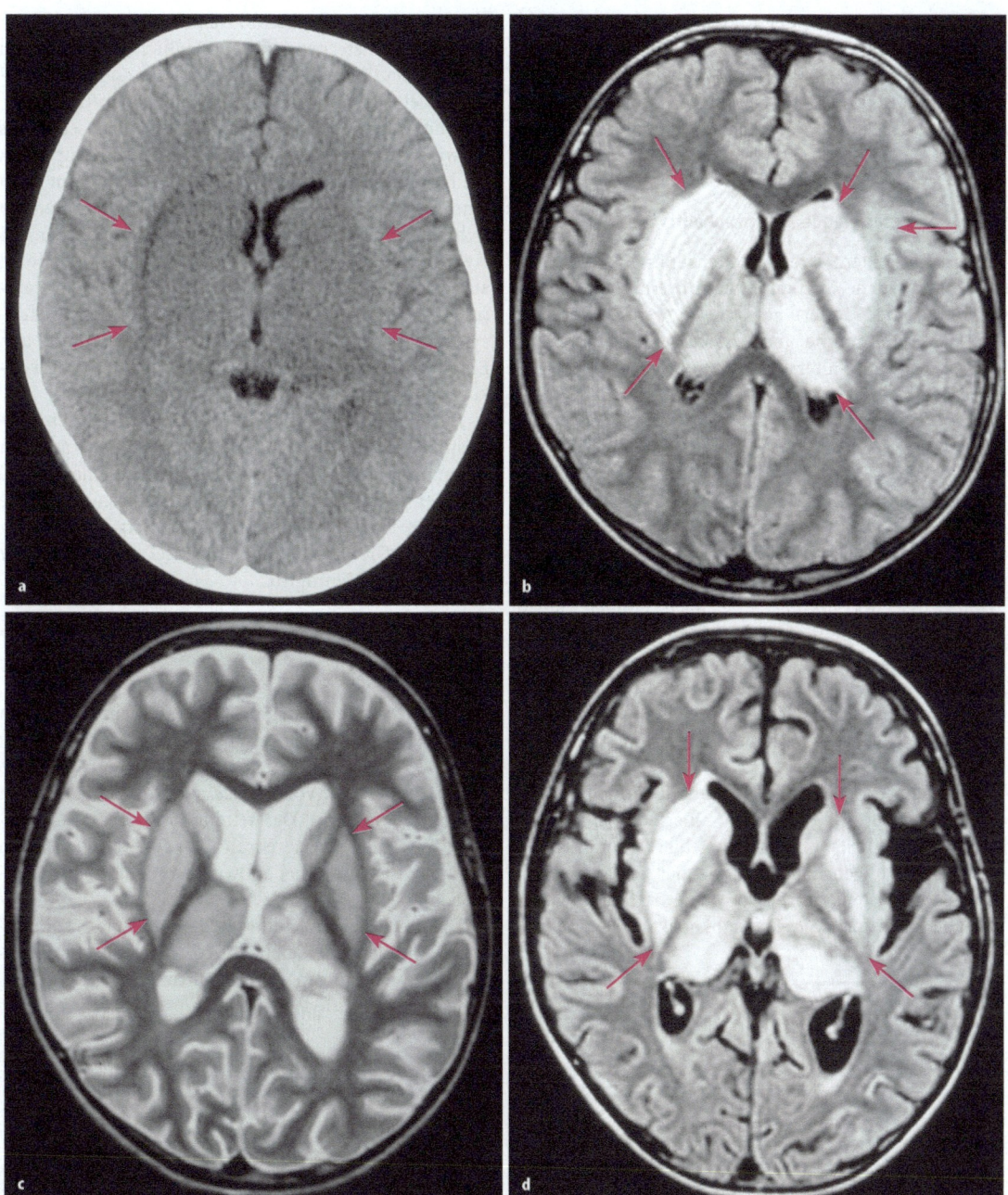

Abb. 6.11 a CT sowie **b** axial T2- und **c, d** FLAIR-Aufnahmen bei einem Kind mit **FSME**. Es zeigen sich eine Schwellung der Stammganglien sowie CT-Hypodensitäten bzw. T2/FLAIR-Signalintensitätssteigerungen im Bereich der Stammganglien und in kortikalen bzw. subkortikalen Regionen (*Pfeile*) **c, d** sind Kontrollaufnahmen zu einem etwas späteren Zeitpunkt

6.3.4
Varizella-Zoster-Enzephalitis

Das Varizella-Zoster-Virus ist der Erreger der Windpocken, die meist im Kindergarten- oder frühen Schulalter auftreten. Wird das Virus später reaktiviert, kommt es zum Herpes zoster, der so genannten Gürtelrose.

Eine Enzephalitis ist eine recht seltene Komplikation der Windpockeninfektion. Meist macht sich eine solche Enzephalitis vorwiegend durch zerebelläre Symptome wie Dysarthrie, Ataxie und Nystagmus bemerkbar. In der MRT zeigen sich dann eine Signalintensitätssteigerung in der T2-Gewichtung und eine Schwellung im Bereich des Kleinhirns. Es kann aber auch zu Signalalterationen im Bereich der Mark-Rinden-Grenze und der Stammganglien kommen. Selten einmal kann auch eine Vaskulitis als Spätkomplikation einer Varizella-Zoster-Infektion auftreten. Es kann dann zu fokalen Stenosen, insbesondere der A. cerebri media, kommen.

6.3.5
Subakute sklerosierende Panenzephalitis

Die subakute sklerosierende Panenzephalitis (SSPE) ist eine entzündliche Spätkomplikation einer Maserninfektion, die bei Kindern auftritt. Sie wurde bereits im Kap. 5, „Autoimmune und toxisch bedingte Erkrankungen des Kindesalters" besprochen.

6.3.6
Frühsommermeningoenzephalitis

Die Frühsommermeningoenzephalitis (FSME) wird durch Zecken übertragen. Ihr Erreger ist ein Flavivirus. Sie ist in Österreich und Süddeutschland endemisch.

Betroffene Kinder entwickeln meist zunächst eine grippeartige Erkrankung. Erst nach einigen Tagen kommt es zur eigentlichen Meningoenzephalitis mit Beteiligung der Hirnhäute und des Hirnparenchyms. Bisweilen können die Symptome einer Poliomyelitis ähneln; es tritt dann auch eine Myelitis des Rückenmarks auf. Nicht selten bleiben dauerhafte neurologische Defizite zurück.

Abbildung 6.11 a–d zeigt CT- und MR-Aufnahmen bei einem Kind mit FSME. Es ist zu einer Schwellung und Hypodensität im Stammgangliengebiet gekommen. In den T2-gewichteten und FLAIR-Sequenzen zeigen sich flächige Signalsteigerungen vor allem der Stammganglien, aber auch kortikaler und subkortikaler Regionen.

6.4
Infektionen des Gehirns durch Pilze, Parasiten und Protozoen

6.4.1
Pilzinfektionen des Gehirns

Pilzinfektionen des Gehirns sind bei Kindern insgesamt sehr selten. Treten sie dennoch auf, so sind es meist opportunistische Infektionen bei einer geschwächten Abwehrlage.

Candida-Pilze können bei Säuglingen mit schlechter Abwehrlage oder bei Kindern, die lange antibiotisch oder mit Steroiden behandelt wurden, zu einer Meningitis führen. Hierbei ist ein Übergreifen auf das Gehirn möglich. Es kann zu einer diffusen Zerebritis mit Mikroabszessen, oder aber zu einzelnen größeren Abszessen kommen. Auch können die Pilze auf die Gefäßwände übergreifen und so eine zerebrale Vaskulitis verursachen. In der MRT ähnelt die Darstellung einer Candidameningitis einer tuberkulösen Meningitis (s. unten); die basalen Zisternen sind entzündlich verändert und nehmen deutlich Kontrastmittel auf. Bei Candidaabszessen findet sich ein dicker und inhomogener Randwall.

Eine Infektion mit *Kryptokokken* führt ebenfalls vorwiegend zur Meningitis; auch hier sind vor allem die basalen Zisternen betroffen. Zusätzlich kann es zu einer Ventrikulitis und zu einer Vaskulitis kommen. Im Rahmen einer Kryptokokkenventrikulitis können ein Hydrozephalus und ein gefangenes, überproportional aufgeweitetes Temporalhorn des Seitenventrikels auftreten. Im Bereich der Basalganglien können Pseudozysten entstehen; sie nehmen kein Kontrastmittel auf. Eine Abszessbildung ist im Rahmen einer Kryptokokkose selten.

Eine *Kokzidomykose* kommt vor allem in den südwestlichen USA vor. In Europa ist sie außerordentlich selten. Es kommt ebenfalls vorwiegend zu einem Befall der Meningen, wobei vorwiegend die basalen Anteile betroffen sind. Ein Hydrozephalus tritt hierbei sehr häufig auf. Die Darstellung in der MRT gleicht der einer tuberkulösen Meningitis.

6.4.2
Zerebrale Zystizerkose

Die Zystizerkose ist in Europa zwar nicht häufig. Im Zuge vermehrter Fernreisen und Migration kommt dieses Krankheitsbild jedoch auch im europäischen Raum zunehmend vor, sodass man mit seiner – recht charakteristischen – Darstellung in MRT und CT vertraut sein sollte. Die zerebrale Zystizerkose wird durch die Larve des Schweinebandwurms, Taenia solium, verursacht.

Die betroffenen Kinder leiden meist an epileptischen Anfällen, aber auch ein Hydrozephalus und Konzentrationsstörungen können auftreten.

Es gibt verschiedene Befallsmuster der zerebralen Zystizerkose:

- intraparenchymatöse Zystizerki,
- intraventrikuläre Zystizerki,
- leptomeningealer Befall,
- razematöse Zysten.

Am häufigsten befällt die zerebrale Zystizerkose das Hirnparenchym. Die abgekapselte Zyste wird Zystizerkus genannt. Sterben die Larven ab, so kommt es zu einer entzündlichen Reaktion und zu einer Verkalkung des Zystizerkus. Die Zysten können prinzipiell überall im Hirnparenchym vorkommen; am häufigsten sind sie im Bereich der grauen Substanz. Der Zysteninhalt kann solide oder flüssig sein. Im Zystenrandgebiet kann es nach Kontrastmittelgabe zu einem Enhancement kommen; dies ist jedoch nicht obligat. Gelegentlich kann auch einmal der gesamte Zystizerkus enhancen.

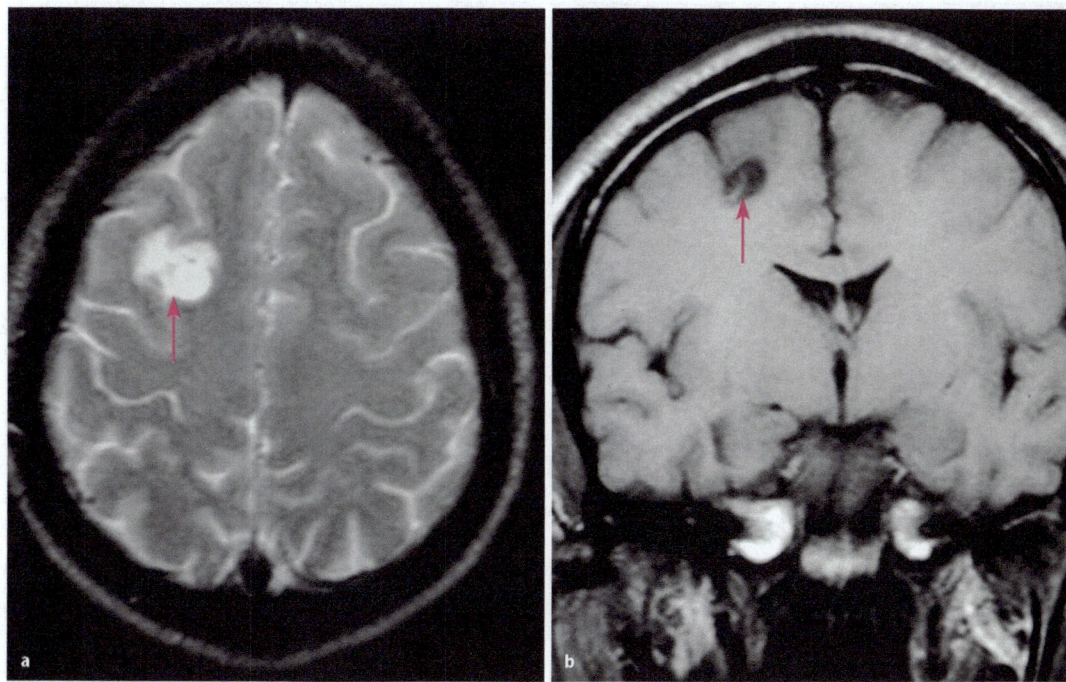

Abb. 6.12. a Axiale T2-gewichtete und **b** koronare T1-gewichtete Aufnahmen einer **parenchymatösen Zystizerkose**. Die Zystizerki liegen hier im Bereich der grauen Substanz (*Pfeile*)

Zystizerki können auch in einer intraventrikulären Lage vorkommen. Hier besteht die Gefahr, dass die Zyste zu einem akuten Verschlusshydrozephalus führt. In einer solchen Situation sollte immer genau auf das mögliche Vorliegen von intraventrikulären Zysten geachtet werden. Gelegentlich lässt sich auch der Kopf des Parasiten (Skolex) als weichteilisointense Raumforderung innerhalb der Zyste abgrenzen.

Ein leptomeningealer Befall im Rahmen einer Zystizerkose führt zu einer weichteildichten Verlegung der basalen Zysternen mit einem deutlichen Enhancement. Das Bild ähnelt dem einer tuberkulösen Meningitis. Auch im Bereich der Hirnhäute kann es zu Verkalkungen kommen.

Razematöse Zysten sind traubenartig subseptiert. Sie können mehrere Zentimeter groß werden. Da sie nicht lebensfähig sind, lässt sich ein Skolex nicht nachweisen. Dennoch können sie im Verlauf größer werden und zu einer chronischen meningealen Reizung führen.

Abbildung 6.12 a, b zeigt intraparenchymatöse Zystizerki in der T2- und in der T1-Gewichtung. Die Zystizerki liegen hier im Bereich der grauen Substanz. Abbildung 6.13 a–c demonstriert sowohl parenchymatöse als auch intraventrikuläre Zystizerki. Die parenchymatösen Zystizerki liegen im Balken, was sich besonders auf der sagittalen Aufnahme gut darstellen lässt. Die intraventrikulären Zystizerki haben die Hinterhörner der Seitenventrikel ausgefüllt.

6.4.3
Zerebrale Malaria

Auch die zerebrale Malaria kommt im europäischen Raum relativ selten vor. Dennoch werden immer wieder Fälle beobachtet, gerade im Zuge von Fernreisen.

Die zerebrale Malaria kommt bei etwa 2% der Patienten vor, die sich mit Plasmodium falciparum infiziert haben. Klinisch werden die betroffenen Kinder durch eine Bewusstseinstrübung oder durch fokale neurologische Symptome auffällig. Nicht selten bleibt nach der Behandlung der akuten Erkrankung ein neurologisches Defizit zurück.

In der MRT zeigen sich in der Regel entweder Infarkte, die vorwiegend kortikal gelegen sind, oder flächige Läsionen in der weißen Substanz, die in der FLAIR- und T2-Gewichtung hyperintens, in der T1-Gewichtung hypointens zur Darstellung kommen. Als Residualzustand kommt es zu Substanzdefekten und Glianarben.

Abbildung 6.14 a, b zeigt den Residualzustand einer zerebralen Malaria bei einem kleinen Jungen. Es liegen ausgedehnte Substanzdefekte und Gliosen der rechten Hemisphäre vor.

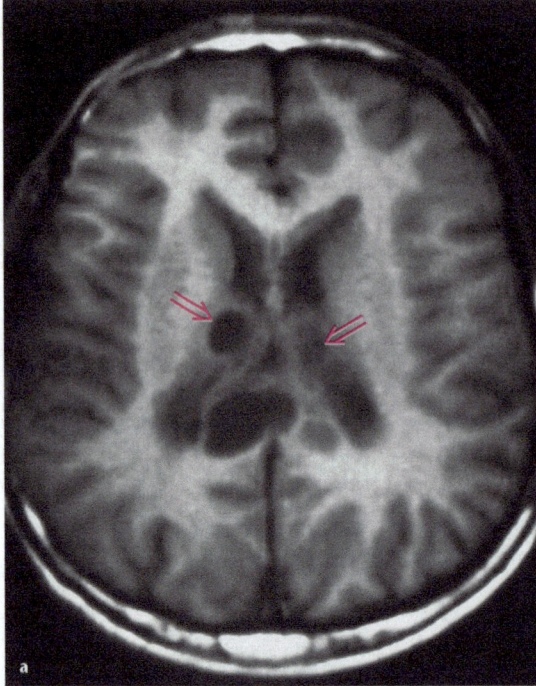
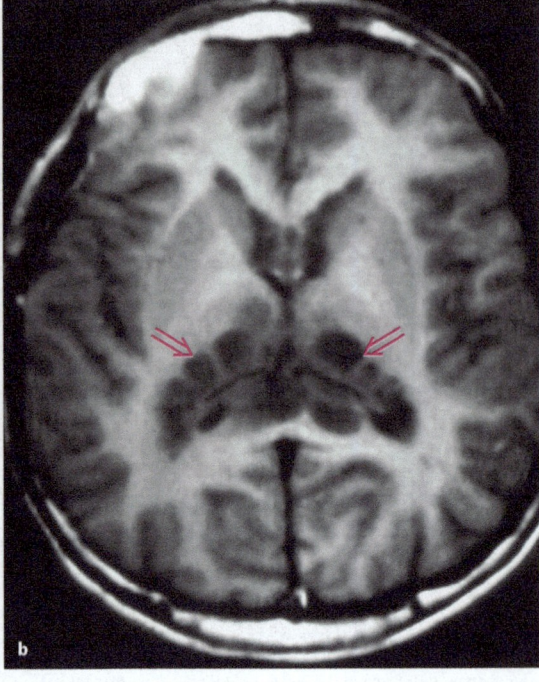
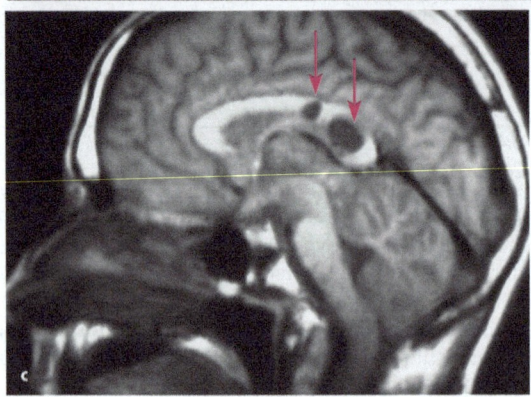

Abb. 6.13. a–c Axiale und **c** sagittale T1-gewichtete Aufnahmen einer **sowohl parenchymatösen als auch intraventrikulären Zystizerkose**. Die parenchymatösen Zystizerki liegen im Bereich des Balkens (*Pfeile*), die intraventrikulären Zystizerki haben die Hinterhörner der Seitenventrikel ausgefüllt (*Doppelpfeile*)

6.5
Entzündungen der Hirnhäute

6.5.1
Bakterielle und virale Meningitiden

Hirnhautentzündungen sind die häufigste Form der Hirninfektion im Kindesalter. Wie bei der Zerebritis und der Hirnabszessentstehung, gibt es auch bei der Meningitis verschiedene Entstehungsformen:

- hämatogene Entstehung,
- Ausbreitung per continuitatem aus einem benachbarten entzündlichen Prozess,
- Inokulation durch ein penetrierendes Trauma oder iatrogen,
- Ruptur eines subkortikal gelegenen Abszesses,
- Übertragung über den Plexus choroideus.

Eine Meningitis kann bakteriell oder viral verursacht sein. Die tuberkulöse Meningitis, die zu einer granulomatösen Entzündung vor allem der basalen Meningen führt, soll separat besprochen werden.

Die Diagnose einer Meningitis wird nicht durch die bildgebende Diagnostik, sondern klinisch und laborchemisch im Rahmen eine Liquorpunktion gestellt. MRT und CT dienen nur der Erfassung von Komplikationen oder dem Ausschluss von Hirndruckzeichen vor Liquorpunktion.

Eine Meningitis manifestiert sich, vor allem wenn sie bakteriell bedingt ist, gelegentlich durch eine Verdickung und ein verstärktes Enhancement der Meningen. In vielen Fällen sind jedoch sowohl MRT als auch CT unauffällig, selbst bei einer ausgeprägten, eitrigen Meningitis. Abbildung 6.15 a, b zeigt ein meningeales Enhancement bei einer Patientin mit viraler Meningitis.

Im Folgenden soll vorwiegend auf die Komplikationen der Meningitis eingegangen werden, die in Tabelle 6.3 kurz zusammengefasst sind. Komplikationen treten bei einer bakteriellen Meningitis insgesamt deutlich häufiger auf als bei einer viralen Meningitis.

6.5 Entzündungen der Hirnhäute

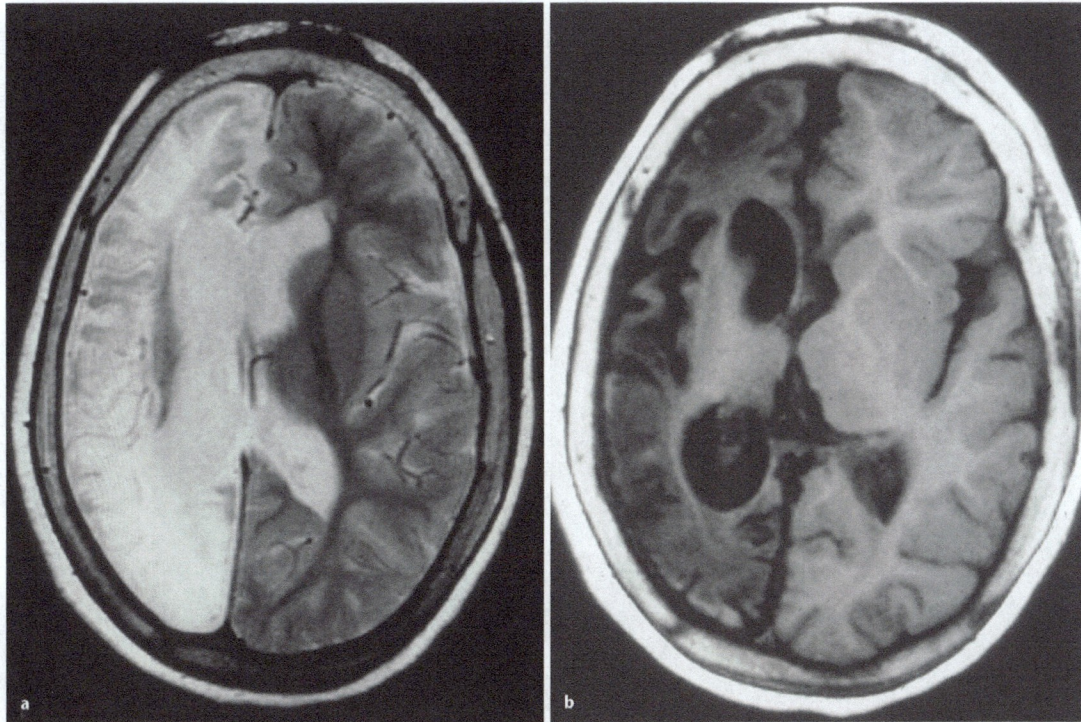

Abb. 6.14. Axiale **a** T2- und **b** T1-gewichtete Aufnahmen bei einem Jungen mit einem **Residualzustand nach zerebraler Malaria**. Es liegen ausgedehnte Defektzonen und Glianarben der rechten Hemisphäre vor

Tabelle 6.3. Komplikationen einer bakteriellen Meningitis

- Hydrocephalus non communicans oder communicans
- Sinusvenenthrombose
- Venöse Infarkte
- Sinus-cavernosus-Thrombose
- Vaskulitis mit arteriellen Infarkten
- Ventrikulitis
- Zerebritis und Abszessbildung
- Subdurale Hygrome
- Taubheit

Eine der häufigsten Komplikationen der Meningitis ist die Entstehung eines Hydrozephalus. Hierbei kann es sowohl zu einem Hydrocephalus non communicans kommen, z. B. durch eine Verklebung des Aquädukts, als auch zu einem Hydrocephalus communicans durch eine postentzündliche Liquorresorptionsstörung.

Gelegentlich sind auch die zerebralen Gefäße im Rahmen einer Meningitis mitbetroffen. Hierbei können die Arterienwände durch eine direkte Ausbreitung entzündet werden und es kommt zu einer Arteriitis. Diese kann sowohl die großen als auch die kleineren Arterien betreffen. Je nach Lage der Vaskulitis kann es zu Territorialinfarkten oder zu kleinen lakunären Infarkten kommen.

Auch die Sinusvenen und der Sinus cavernosus können im Rahmen einer Meningitis mitentzündet sein. Es kommt dann zu einer Sinusvenenthrombose, in deren Verlauf meist venöse Infarkte und Stauungsblutungen auftreten.

Greift die Meningitis auf das Hirnparenchym selbst über, so kann es zu einer Enzephalitis oder zu einer Abszessbildung kommen. Gerade in der Neugeborenenperiode kann sich auch eine Ventrikulitis entwikkeln. Hier tritt eine Erweiterung der inneren Liquorräume auf sowie, bei einem ungünstigen Verlauf, eine Nekrose der periventrikulären weißen Substanz mit Ausbildung multipler, septierter Zysten.

Abbildung 6.16 a–c zeigt den Residualzustand bei einem 7-jährigen Jungen, der in der Neugeborenenperiode eine Enterobacterenzephalitis mit Ventrikulitis durchgemacht hatte. Es kommen multiple, teilweise septierte Zysten und ausgedehnte Defektzonen zur Darstellung. Abbildung 6.17 a, b zeigt die MR-Aufnahmen eines 7-jährigen Mädchens mit massiven, teils septierten Defektzonen nach einer Listerienmeningoenzephalitis im Neugeborenenalter. Es sind supratentoriell nur noch geringe Reste an Hirnparenchym erhalten geblieben.

Bei sehr jungen Kindern mit einer Meningitis treten nicht selten subdurale Hygrome auf, insbesondere wenn diese durch Haemophilus influenzae verursacht wurde. Das subdurale Hygrom ist in allen Sequenzen liquorisointens. Der Inhalt der Hygrome ist selbst nicht infiziert, es handelt sich lediglich um eine Art „Begleiterguss", der sich spontan wieder zurückbildet.

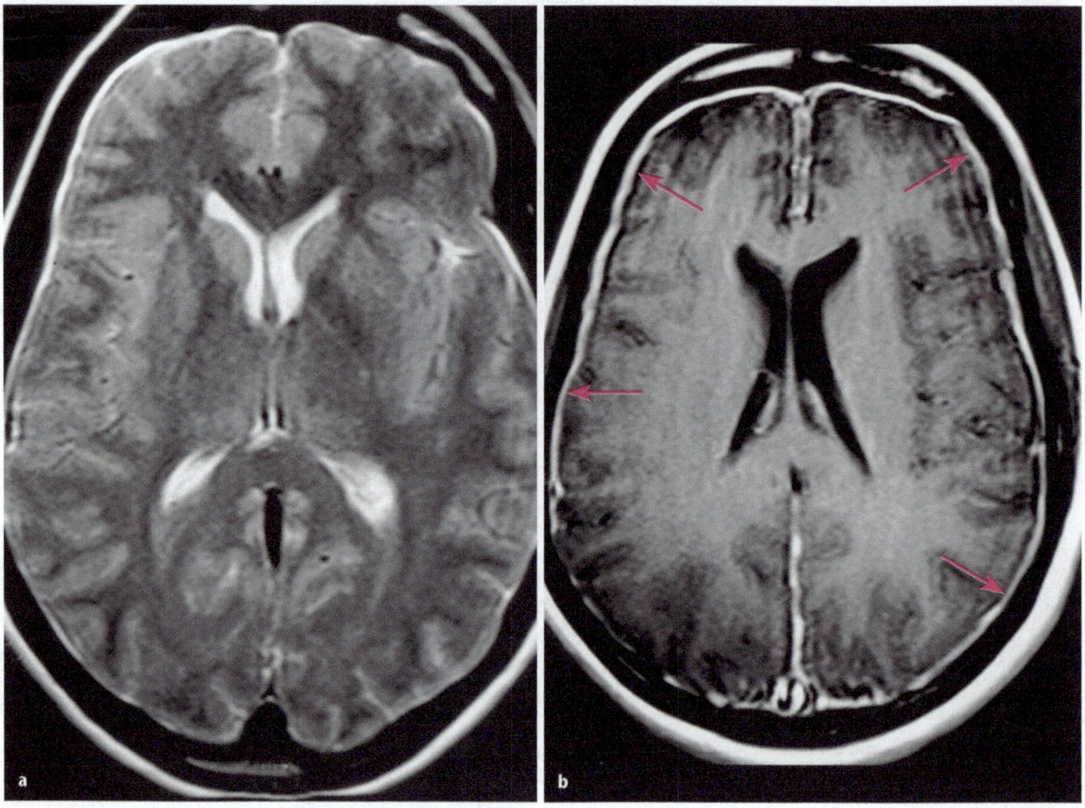

138 6 Entzündliche Erkrankungen des kindlichen Gehirns

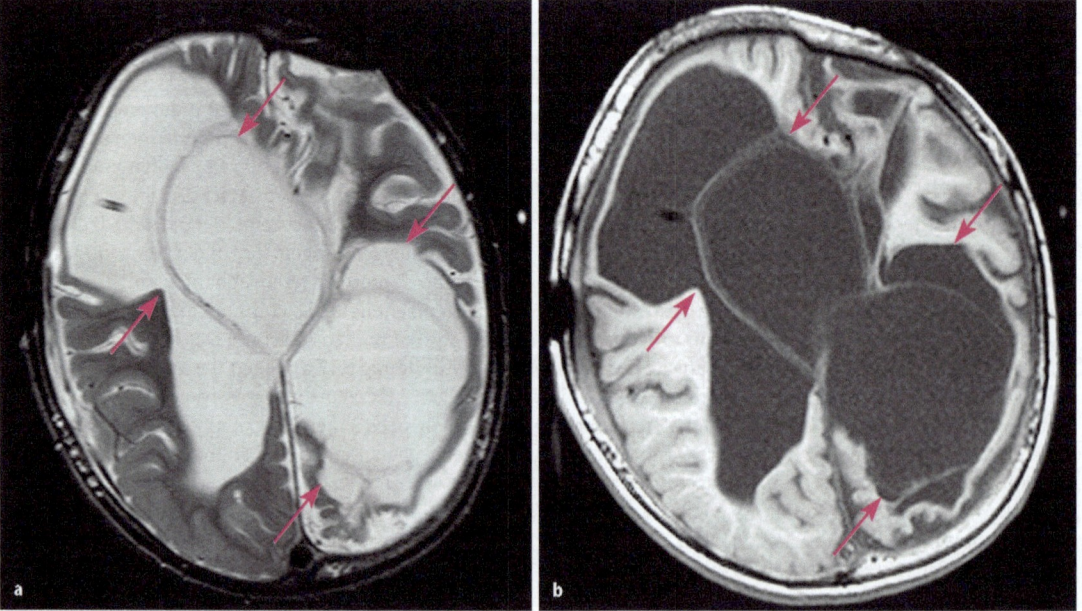

Abb. 6.15. Axiale **a** T2- und **b** T1-gewichtete Aufnamen bei einer Patientin mit **viraler Meningitis**. Es zeigen sich eine Verdickung und ein vermehrtes Enhancement der Hirnhäute (*Pfeile*)

Abb. 6.16. Axiale **a** T2- und **b** T1-gewichtete und **c** sagittale T2-gewichtete Aufnamen bei einem 7-jährigen Jungen mit Zustand nach **Enterobacterenzephalitis und Ventrikulitis** im Neugeborenenalter. Es zeigen sich multiple teils septierte Zysten und ausgedehnte Defektzonen (*Pfeile*)

6.5 Entzündungen der Hirnhäute

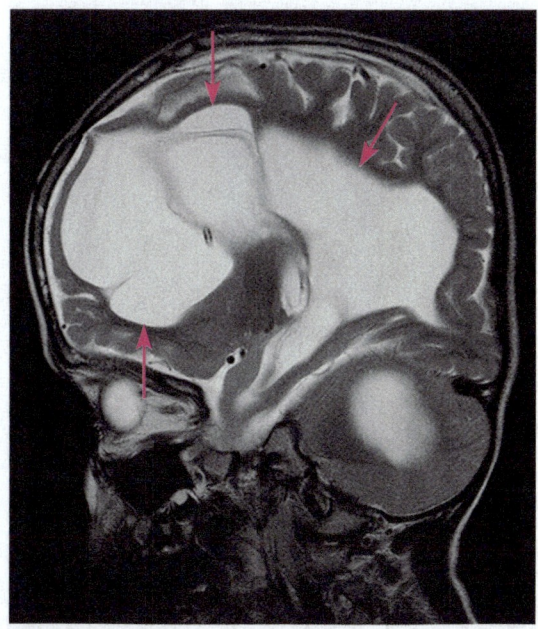

Abb. 6.16 c

Eine deutlich schwerwiegendere Komplikation ist hingegen die Ausbildung eines Empyems. Hier sammelt sich im sub- oder epiduralen Raum Eiter an. Es kommt zu einer raumfordernden Wirkung mit Kompression der angrenzenden Sulci. Der Inhalt des Empyems kann heterogen sein; in etwa der Hälfte der Fälle finden sich Subseptierungen. Die Dichte der Flüssigkeitsansammlung liegt meist etwas über der von Liquor. In der MRT zeigt sich eine geringgradige Hyperintensität in der T1-Gewichtung. Im frühen Stadium des Empyems findet sich oft noch kein Enhancement. Im weiteren Verlauf kommt es dann meist zu einem Randenhancement. Im Gegensatz zum Hygrom treten Empyeme meist einseitig auf.

Abbildung 6.18 zeigt ein subdurales Empyem bei einem 7-jährigen Jungen mit bakterieller Meningitis. Die subdurale Flüssigkeitsansammlung lässt sich innerhalb der verdickten, enhancenden Meningen gut abgrenzen.

Abbildung 6.19 a–c zeigt eine Sonderform eines epiduralen Empyems bei einem 14-jährigen Jungen, bei dem eine Sinusitis der Stirnhöhle in den Epiduralraum durchgebrochen ist und dort zu einer Eiteransammlung geführt hat.

6.5.2
Tuberkulöse Meningitis

Die tuberkulöse (TB-)Meningitis ist nach wie vor nicht selten, und gerade in letzter Zeit kommmt es zu einem Anstieg in der Prävalenz. Der Beginn ist, im Gegensatz zur nichttuberkulösen bakteriellen oder viralen Me-

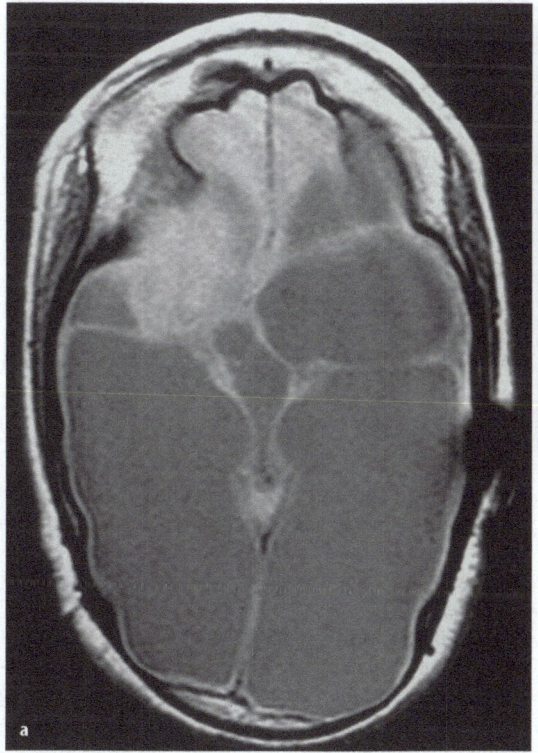

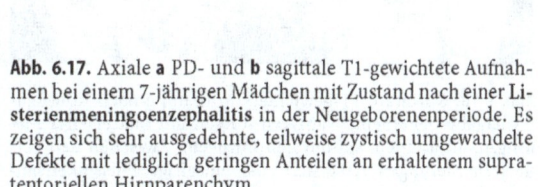

Abb. 6.17. Axiale **a** PD- und **b** sagittale T1-gewichtete Aufnahmen bei einem 7-jährigen Mädchen mit Zustand nach einer **Listerienmeningoenzephalitis** in der Neugeborenenperiode. Es zeigen sich sehr ausgedehnte, teilweise zystisch umgewandelte Defekte mit lediglich geringen Anteilen an erhaltenem supratentoriellen Hirnparenchym

6 Entzündliche Erkrankungen des kindlichen Gehirns

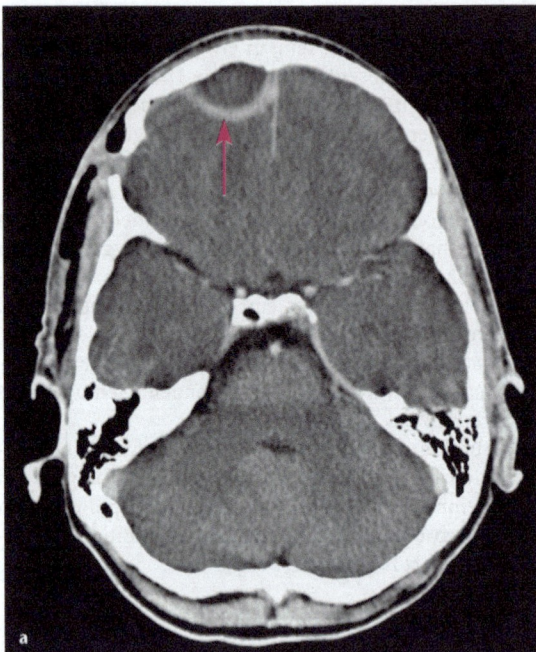
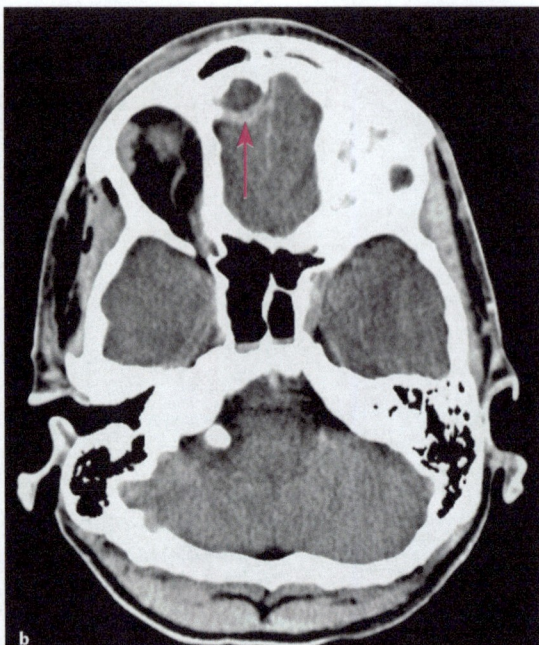
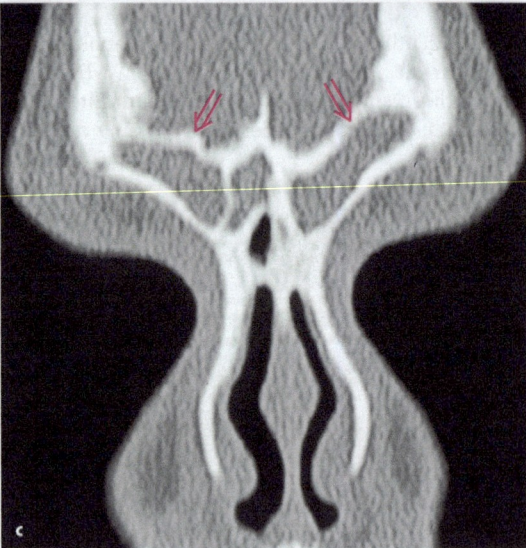

Abb. 6.19. a, b Axiale CT nach Kontrastmittelgabe und **c** koronare Rekonstruktionen der Stirnhöhle bei einem Jungen mit **epiduralem Empyem** (*Pfeile*) **nach frontaler Sinusitis**. Es zeigt sich eine vollständige Verschattung der Stirnhöhle (*Doppelpfeile*) und eine bikonvex konfigurierte epidurale Eiteransammlung mit einem Enhancement der angrenzenden Dura (*Pfeile*)

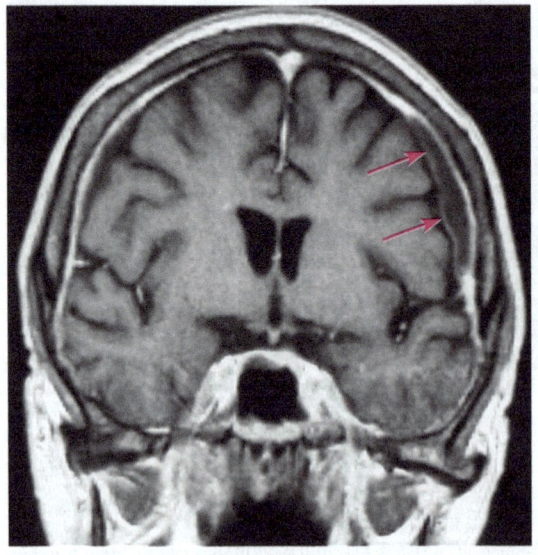

Abb. 6.18. Koronare T1-gewichtete Aufnahme nach Kontrastmittelgabe bei einem 7-jährigen Jungen mit **bakterieller Meningitis und einem subduralen Empyem**. Zwischen den verdickten Meningen lässt sich eine einseitige Flüssigkeitsansammlung erkennen (*Pfeile*)

ningitis, deutlich langsamer. Aufgrund des schleichenden Beginns wird die Diagnose nicht selten verschleppt. Im Gegensatz zu anderen Meningitiden treten Kopfschmerzen und eine Nackensteife nicht in allen Fällen auf.

Die TB-Meningitis betrifft vor allem die basalen Liquorräume. Die basalen Zisternen werden mit entzündlich-granulomatösem Material angefüllt. Häufig kommt es hierdurch zu einer Liquorzirkulationsstörung und zu einem Ausfall einzelner Hirnnerven.

6.5 Entzündungen der Hirnhäute

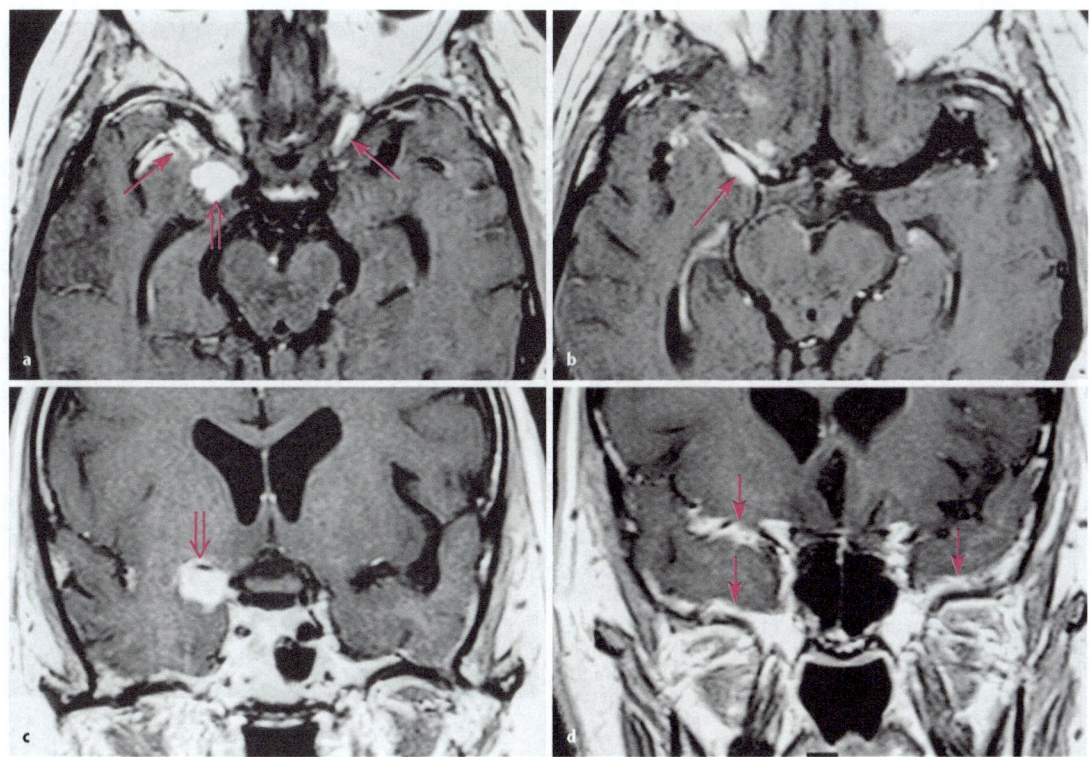

Abb. 6.20. a, b Axiale und **c, d** koronare T1-gewichtete Aufnahmen nach Kontrastmittelgabe bei einem Patienten mit **TB-Meningitis**. Es zeigen sich ein Auffüllen der basalen Liquorräume mit enhancendem Material (*Pfeile*) und ein deutlich enhancendes tuberkulöses Granulom (*Doppelpfeile*)

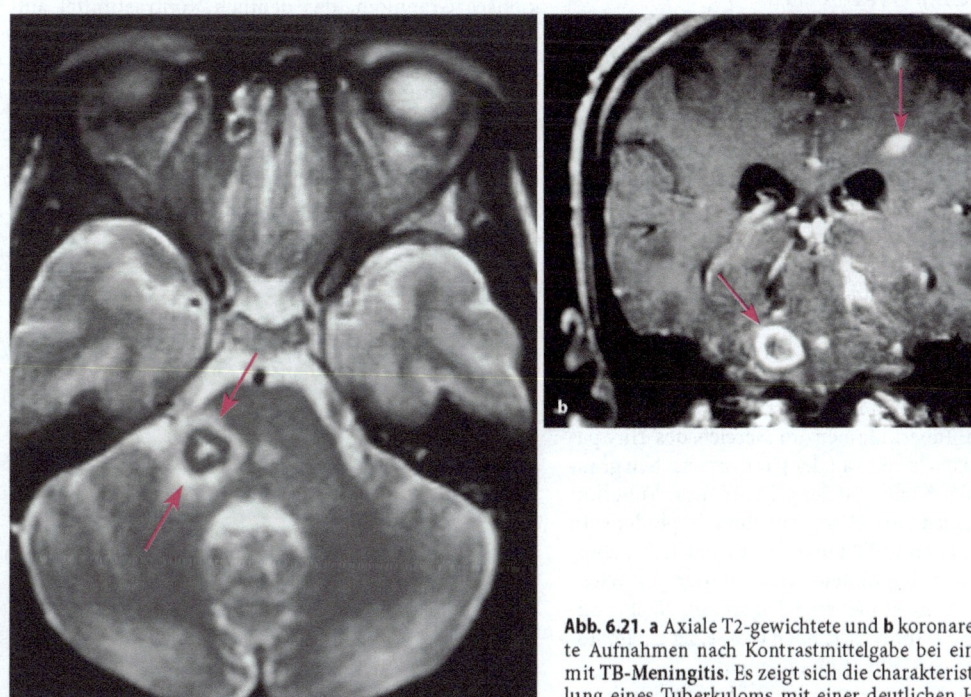

Abb. 6.21. a Axiale T2-gewichtete und **b** koronare T1-gewichtete Aufnahmen nach Kontrastmittelgabe bei einem Patienten mit **TB-Meningitis**. Es zeigt sich die charakteristische Darstellung eines Tuberkuloms mit einer deutlichen Hypointensität in der T2-Gewichtung (*Pfeile*)

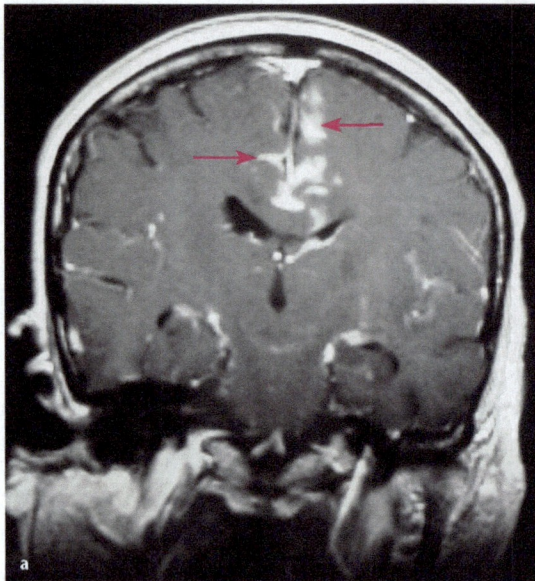 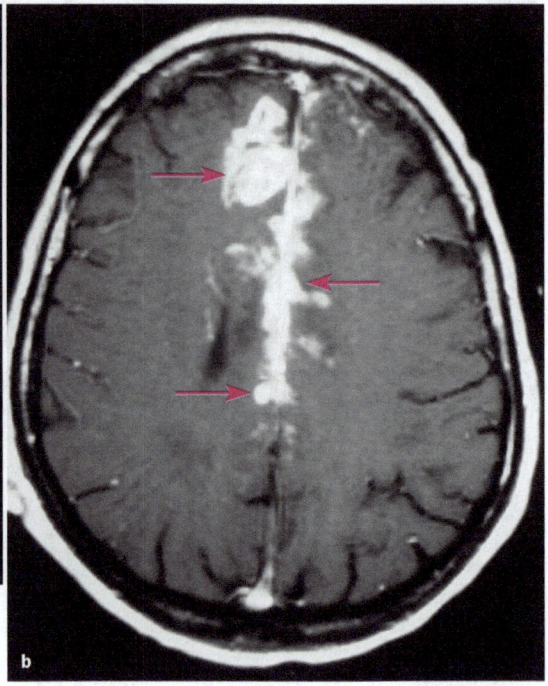

Abb. 6.22. a Koronare und **b** axiale T1-gewichtete Aufnahmen nach Kontrastmittelgabe bei einer Patientin mit einer von ihrem Ausbreitungsmuster her untypischen **TB-Meningitis** (*Pfeile*). Hier sind vorwiegend die Meningen im Falxbereich betroffen, es zeigen sich zudem mehrere Granulome

Merke

Die TB-Meningitis befällt vorwiegend die basalen Hirnhäute. Sie führt häufig zu einem Hydrozephalus und zu Hirnnervenausfällen.

In der MRT fällt eine Verlegung der basalen Liquorräume auf. In der nativen T1-Gewichtung zeigt sich eine Hyperintensität im Vergleich zu Liquor. Nach Kontrastmittelgabe kommt es zu einem deutlichen Enhancement.

Durch die Liquorzirkulationsstörung kommt es in der Mehrzahl der Fälle zu einem Hydrozephalus mit einer Erweiterung der inneren Liquorräume. Nicht selten besteht auch eine Vaskulitis, vorwiegend durch ein Vordringen der entzündlich-granulomatösen Infiltrate in die perivaskulären Virchow-Robin-Räume. Meist sind hiervon die Basalganglien betroffen.

Eine TB-Meningitis beschränkt sich oft nicht auf die Hirnhäute. Nicht selten kommt es zur Ausbildung von so genannten Tuberkulomen im Bereich des Hirnparenchyms, beispielsweise an der Grenze zwischen grauer und weißer Substanz. In der CT sind diese Tuberkulome im Vergleich zum Hirnparenchym hyperdens. In der T2-gewichteten MRT hingegen stellen sich Tuberkulome deutlich hypointens dar, in der T1-Wichtung weisen sie meist mehrere Zonen auf. Nach Kontrastmittelgabe kommt es, je nach Größe, zu einem homogenen oder partiellen Enhancement.

Abbildung 6.20 a–d zeigt eine TB-Meningitis mit Beteiligung der basalen Liquorräume. Die Infektion beginnt, sich entlang der Gefäße in das Hirnparenchym hinein auszubreiten. Die inneren Liquorräume sind bereits beginnend erweitert. Zudem zeigt sich ein tuberkulöses Granulom, das deutlich Kontrastmittel aufnimmt.

Abbildung 6.21 a, b zeigt ein charakteristisches Tuberkulom mit einer deutlichen Hypointensität in der T2-Gewichtung und einem partiellen Enhancement. Abbildung 6.22 a, b stellt eine von ihrer Ausbreitungsform untypische TB-Meningitis dar, die in diesem Fall vor allem die Meningen im Bereich der Falx cerebri betrifft.

Merke

Tuberkulome sind in der T2-Gewichtung hypointens. Nach Kontrastmittelgabe weisen sie zumindest ein partielles Enhancement auf.

Weiterführende Literatur

Barkovich AJ, Lindan CE (1994) Congenital cytomegalovirus infection of the brain: Imaging analysis and embryologic considerations. AJNR Am J Neuroradiol 15: 703–715

Belman AJ (1997) Pediatric neuro-AIDS. Update. Neuroimaging Clin N Am 7: 593–613

Cordoliani Y-S, Sarrazin J-L, Felten D, Caumes E, Leveque C, Fisch A (1998) MR of cerebral malaria. AJNR Am J Neuroradiol 19: 871–874

Coren ME, Buchwald RM, Cowan FM, Riches PG, Miles K, Thompson EJ (1999) Imaging and laboratory invenstigation in herpes simplex encephalitis. J Neurol Neurosurg Psychiatry 67: 243–245

Dev R, Gupta RK, Poptani H, Roy R, Sharma S, Husain M (1998) Role of in vivo proton magnetic resonance spectroscopy in the diagnosis and management of brain abscesses. Neurosurgery 42: 37–43

Diebler C, Dusser A, Dulac O (1985) Congenital toxoplasmosis: Clinical and neuroradiological evaluation of the cerebral lesions. Neuroradiology 27: 125–130

Geller E, Faerber E; Legido A et al. (1998) Rasmussen encephalitis: Complementary role of multitechnique neuroimaging. AJNR Am J Neuroradiol 19: 445–449

Haimes AB, Zimmerman RD, Morgello S et al. (1989) MR imaging of brain abscesses. AJR Am J Roentgenol 152: 1073–1085

Kim TK, Chang KH, Kim CJ, Goo JM, Kook MC, Han MH (1995) Intracranial tuberculoma: Comparison of MR with pathologic findings. AJNR Am J Neuroradiol 16: 1903–1908

O'Reilly MA, O'Reilly PM, de Bruyn R (1995) Neonatal herpes simplex type 2 encephalitis: Its appearances on ultrasound and CT. Pediatr Radiol 25: 68–69

Ruiz-Garcia M, Gonzales-Astiazaran A, Rueda-Franco F (1997) Neurocysticercosis in children. Clinical experience in 122 patients. Childs Nerv Syst 13: 608–612

Teixeira J, Zimmerman RA, Haselgrove JC, Bilaniuk LT, Hunter JV (2001) Diffusion imaging in pediatric central nervous system infections. Neuroradiology 43: 1031–1039

Wallace RC, Burton EM, Barrett FF, Leggiadro RJ, Gerald BE, Lasater OE (1991) Intracranial tuberculosis in children: CT appearance and clinical outcome. Pediatr Radiol 21: 241–246

Hypoxisch-ischämische Läsionen im Kindesalter

Das kindliche Gehirn reagiert – je nach dem Alters des Kindes zum Zeitpunkt der Schädigung – auf eine Hypoxie anders als das Gehirn des Erwachsenen. Die Unterschiede beruhen hierbei vor allem auf dem Reifegrad des Gehirns. Im Folgenden sollen daher zunächst Schädigungsmuster diskutiert werden, die entstehen, wenn das unreife Gehirn in utero, peri- oder postnatal oder einer Hypoxie ausgesetzt ist. In diesem Zusammenhang sollen auch Blutungen besprochen werden, die während der intrauterinen Entwicklung auftreten. Anschließend werden Schädigungsmuster beschrieben, die auftreten, wenn das reif geborene Kind perinatal einer Hypoxie ausgesetzt ist, und solchen, die bei älteren Kindern auftreten.

7.1 Allgemeine Schädigungsmuster des kindlichen Gehirns

Steht die Frage nach einer möglichen intrauterinen oder perinatalen hypoxischen Schädigung im Raum, so ist es bei der Befundung immer wichtig, daran zu denken, dass das Gehirn während der Fetalentwicklung erst ab etwa dem Übergang vom 2. zum 3. Trimenon, also ungefähr ab der 26. Woche, in der Lage ist, auf eine Schädigung mit einer Gliose zu reagieren. Erst ab dieser Zeit können die Astrozyten in ausreichendem Maße proliferieren, um zu einer sichtbaren Narbenbildung zu führen. Das bedeutet also, dass eine Schädigung, die vor diesem Zeitpunkt stattfindet, lediglich zu einem Substanzdefekt führt, und nicht zu einer Gliose. Umgekehrt bedeutet dies, dass, wenn eine Gliose zu sehen ist, die Schädigung nach Beginn des 3. Trimenon stattgefunden haben muss.

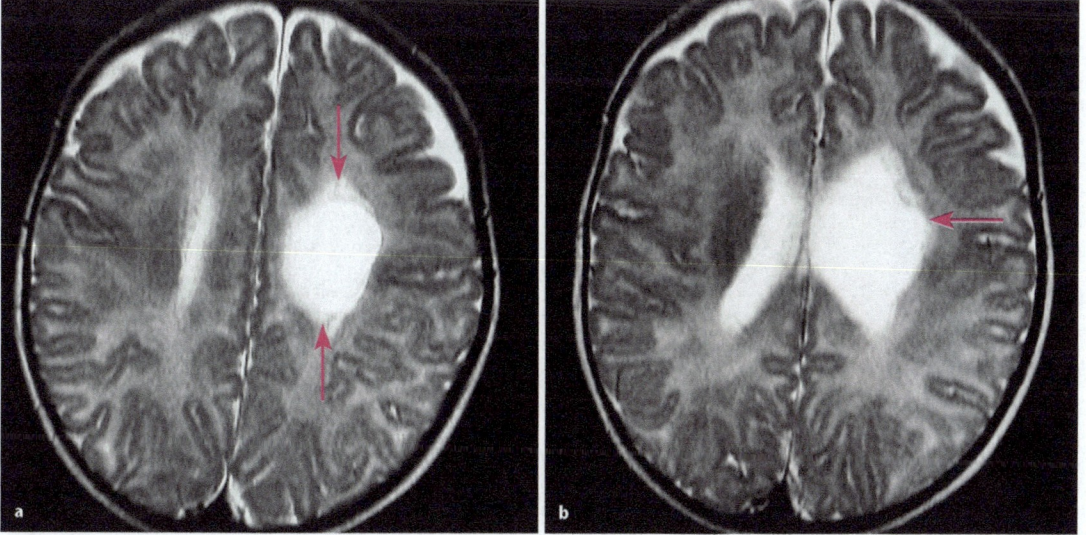

Abb. 7.1 a, b. Axiale T2-gewichtete Aufnahmen bei einem 5 Monate alten Mädchen mit **porenzephaler Zyste** (*Pfeile*). Der Defekt ist liquorisointens, das angrenzende Hirnparenchym weist keine wesentliche Glianarbe auf. Beachte auch die etwas asymmetrische Myelinisierung aufgrund des Defektes

7 Hypoxisch-ischämische Läsionen im Kindesalter

> **Merke**
>
> Das sich entwickelnde Gehirn ist erst ab etwa dem Übergang vom 2. zum 3. Trimenon (ab etwa der 26. Woche) in der Lage, Narbengewebe zu bilden. Ein Substanzdefekt ohne Glianarbe ist also in der Regel vor dieser Zeit entstanden, ausgedehnte narbige Veränderungen hingegen später.

Im Zusammenhang mit frühkindlichen Insulten wird häufig der Begriff der *Porenzephalie* verwendet. Dieser Begriff wird oft für alle Substanzdefekte verwendet, die prä- oder perinatal entstanden sind. Strenggenommen sind als Porenzephalien jedoch nur die Defekte zu bezeichnen, die zu einem frühen Zeitpunkt entstanden sind und noch nicht zu einer wesentlichen umgebenden Glianarbe geführt haben. In der MRT stellen sich solche Porenzephalien in allen Sequenzen liquorisointens dar; das umgebende Hirngewebe weist eine normale Signalintensität auf. Abbildung 7.1 a, b zeigt einen porenzephalen Defekt bei einem 5 Monate alten Mädchen. Der Defekt grenzt direkt an den linken Seitenventrikel an. Die weiße Substanz ist physiologischerweise noch nicht vollständig myelinisiert und daher in der T2-Gewichtung noch hyperintens zum Kortex. In der perizentralen Region beginnt sich die Myelinisierung zunehmend auszubreiten, entsprechend einer niedrigeren Signalintensität in der T2-Gewichtung. Abbildung 7.2 a–c zeigt die intrauterine Diagnose einer Porenzephalie. Auch hier ist der porenzephale Defekt liquorisointens, wohingegen die umliegende weiße Sunstanz eine altersentsprechende Signalgebung aufweist.

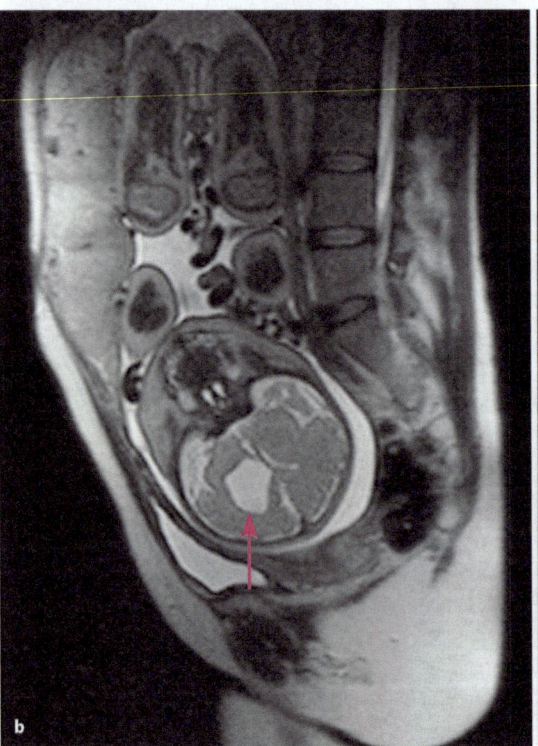
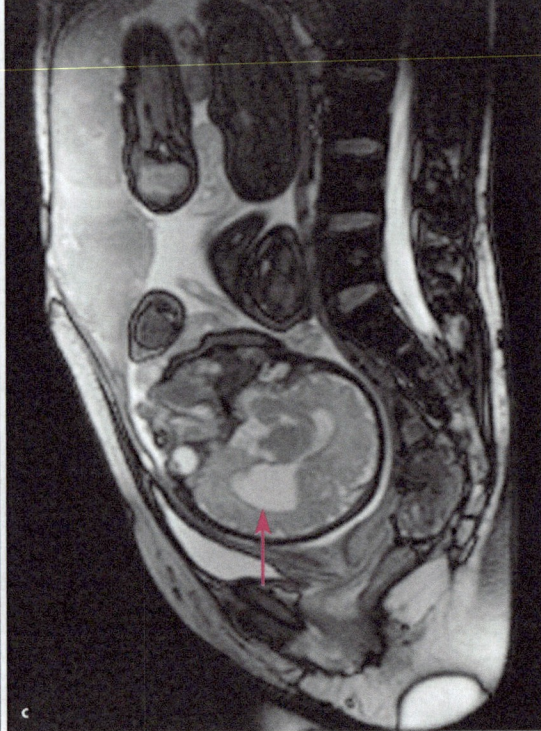

Abb. 7.2. a Axiale, **b** koronare und **c** sagittale T2-gewichtete Sequenzen in der 36. Schwangerschaftswoche bei einem Fetus mit **Porenzephalie**. Es zeigt sich ein einzelner, liquorisointenser Defekt (*Pfeile*), das angrenzende Hirnparenchym stellt sich altersentsprechend regelrecht dar.

7.1 Allgemeine Schädigungsmuster des kindlichen Gehirns

> **Merke**
> Porenzephalien sind Substanzdefekte ohne wesentliche gliotische Reaktion. Sie sind in der MRT liquorisointens, das umgebende Hirngewebe ist in der Regel normal.

Im Gegensatz zur Porenzephalie kommt es bei der *Enzephalomalazie* zu Astroglianarben. Die Substanzdefekte sind hierbei oft septiert, das umgebende Hirngewebe weist eine deutlich Hyperintensität in der T2-Gewichtung und in der FLAIR-Sequenz und eine Hypointensität in der T1-Gewichtung auf. Bisweilen zeigen sich auch multiple zystische Hohlräume; die Störung wird dann auch multizystische Enzephalomalazie genannt.

Enzephalomalazien treten zu einem späteren Zeitpunkt als Porenzephalien auf – dann nämlich, wenn das Gehirn bereits zu einer Gliaproliferation in der Lage ist, also im 3. Trimenon und während und kurz nach der Geburt.

Die Lage der Störung variiert je nach Art der Schädigung. Bei einer diffusen Schädigung kann es zu einer multizystischen Enzephalomalazie kommen; die geschädigten Stellen liegen dann besonders häufig im Bereich der hämodynamischen Grenzgebiete, also zwischen vorderer und hinterer Strombahn. Handelt es sich hingegen um eine Ischämie einer einzelnen Arterie, so liegt die Störung im Versorgungsgebiet dieses Gefäßes. Auch Infektionen können zu dem Bild einer Enzephalomalazie führen.

Die Ausprägung zystischer Veränderungen wird meist erst 1–4 Wochen nach dem eigentlichen Insult apparent. Im weiteren Verlauf bilden sich dann Gliasepten und Narben; auch Verkalkungen können auftreten.

Abbildung 7.3 a, b zeigt ausgedehnte enzephalomalazische Veränderungen bei einem Mädchen mit einer Gerinnungsstörung. Beachte die Volumenreduktion in den betroffenen Arealen mit flächiger Gliosebildung. Das Mädchen wurde reif geboren und war perinatal neurologisch auffällig.

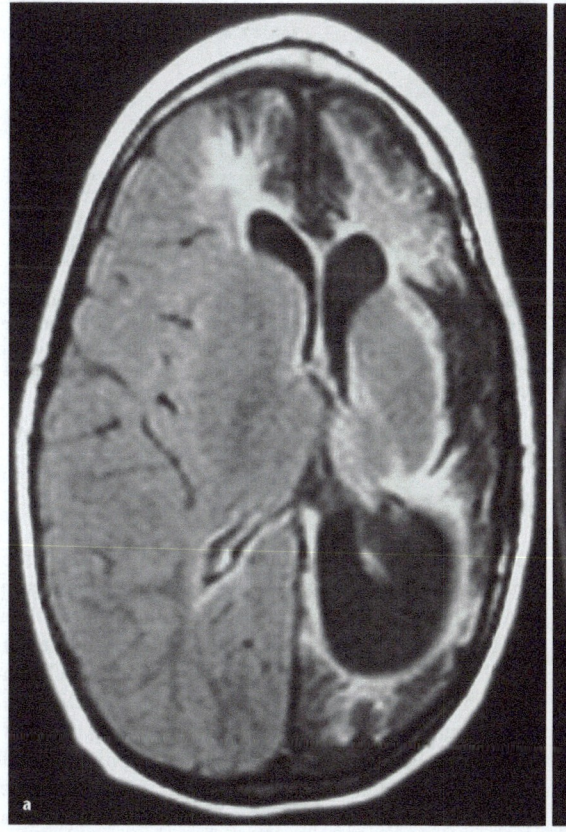 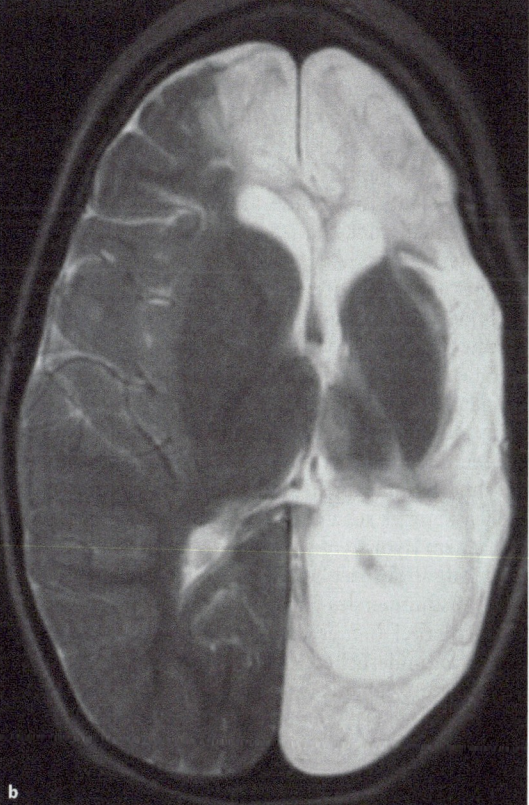

Abb. 7.3. Axiale **a** FLAIR-Sequenz und **b** T2-gewichtete Aufnahmen bei einem 3-jährigen Mädchen mit einer **Gerinnungsstörung**, das bereits bei Geburt neurologisch auffällig wurde. Es zeigen sich deutlich Defektzonen mit Glianarbe, wobei das Schädigungsmuster fokaler ist als in Abb. 7.4 a, b

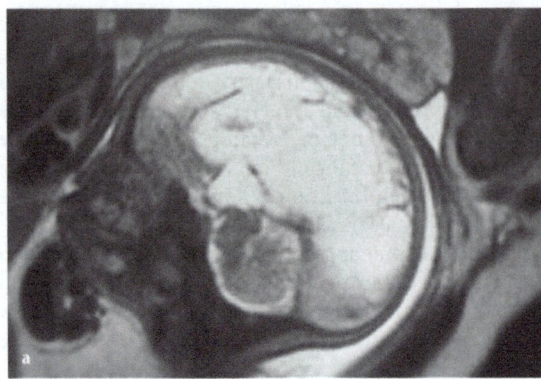 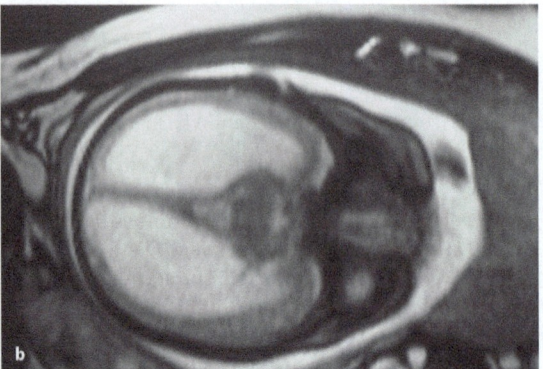

Abb. 7.4. a Sagittale und **b** axiale T2-gewichtete Aufnahmen in der 34. Schwangerschaftswoche demonstrieren das Bild einer **inkompletten Hydranenzephalie** bei einer ausgedehnten, diffusen Schädigung der Großhirnhemisphären. Teile des Frontallappens, Kleinhirn und Hirnstamm sind erhalten

Merke

Im Gegensatz zur Porenzephalie kommt es bei der Enzephalomalazie zur Ausbildung ausgeprägter Glianarben. Subseptierungen sind häufig. Die Schädigung kann unifokal, multifokal oder diffus sein.

Bei der *Hydranenzephalie* hat eine diffuse Schädigung nahezu des gesamten Großhirns stattgefunden. Die supratentoriellen Strukturen sind fast vollständig resorbiert. An ihre Stelle sind dünnwandige Zysten ohne wesentliche Gliaproliferation getreten. Die Hydranenzephalie stellt im Grunde die Maximalvariante einer Porenzephalie dar. Sie ist eine frühe, diffuse Schädigung des Gehirns. Als Ätiologien sind diffuse Ischämien aber auch Infektionen zu diskutieren.

In der MRT stellen sich nahezu die gesamten Großhirnhemisphären liquorisointens dar. Meist lassen sich dünnwandige Zystenwände abgrenzen. Kleinhirn und Thalami kommen in der Regel unauffällig zur Darstellung, wohingegen der Hirnstamm – durch das Fehlen deszendierender Bahnen – schmächtig wirkt. Temporal- und Frontallappen sind oft teilweise erhalten. Bisweilen kann es schwierig sein, eine Hydranenzephalie von einem Hydrozephalus abzugrenzen, da der erhöhte Druck des Hydrozephalus bei Kindern zu einem extremen Ausdünnen des Hirnparenchyms führen kann. Es sollte hierbei immer auf das Vorliegen oder Fehlen eines kontinuierlichen Rindenbandes geachtet werden. Beim Hydrozephalus ist das Rindenband erhalten, bei der Hydranenzephalie hingegen zumindest partiell zerstört. Die Entscheidung zur Anlage eines Liquorshuntes wird jedoch meist klinisch aufgrund eines zunehmenden Kopfumfangs gestellt.

Abbildung 7.4 a, b zeigt eine fetale MRT in der 34. Schwangerschaftswoche mit ausgedehnten Defekten im Sinne einer inkompletten Hydranenzephalie. Der Kortex ist deutlich ausgedünnt, es findet sich ein ausgeprägter Gewebeuntergang. Kleinhirn und Hirnstamm, sowie Teile des Frontallappens sind hingegen erhalten. Abbildung 7.5 zeigt demgegenüber einen Hydrozephalus in der fetalen MRT. Es liegt eine Zwillingsschwangerschaft vor mit Hydrozephalus eines Feten. Die inneren Liquorräume sind hier zwar auch erweitert, Defektzonen im Parenchym finden sich jedoch nicht. Abbildung 7.6 a, b demonstriert eine Hydranenzephalie bei einem 2-jährigen Mädchen. Auch hier kam es pränatal zu einer diffusen Hypoxie. Bei diesem Mädchen ist das Kleinhirn teilweise in das Geschehen miteinbezogen, was für eine Hydranenzephalie eher ungewöhnlich ist.

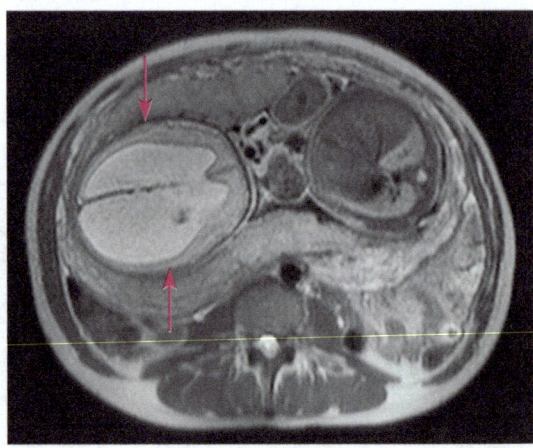

Abb. 7.5. Axiale T2-gewichtete Aufnahmen in der 29. Schwangerschaftswoche bei einer **Zwillingsgravidiät mit Hydrozephalus des einen Fetus** (*Pfeile*). Auch hier sind die inneren Liquorräume deutlich erweitert, es zeigen sich jedoch keine Defektzonen im Parenchym

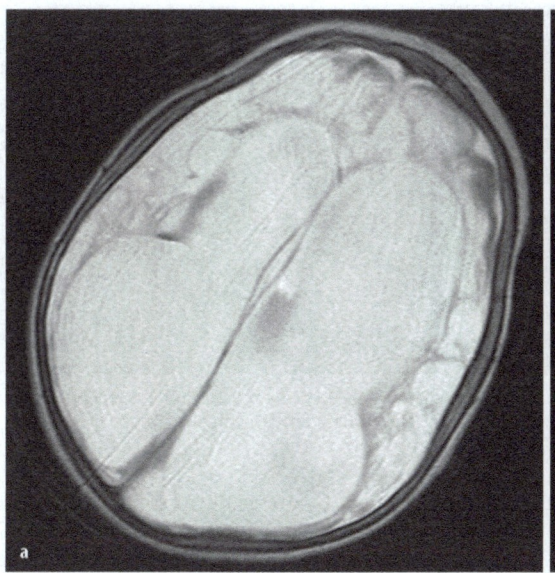
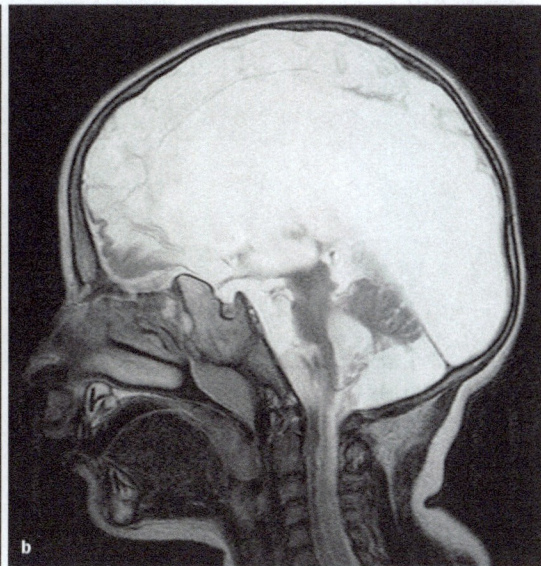

Abb. 7.6. a Axiale und **b** sagittale T2-gewichtete Aufnahmen bei einem 2-jährigen Mädchen mit **Hydranenzephalie** bei massiver, diffuser Schädigung des Gehirns. Hier sind auch Teile des Kleinhirns mitbetroffen, was insgesamt seltener vorkommt

> **Merke**
>
> Die Hydranenzephalie ist die Maximalvariante der Porenzephalie mit Destruktion nahezu des gesamten Großhirns. Die Großhirnhemisphären kommen größtenteils liquorisointens zur Darstellung, eine wesentliche gliotische Reaktion findet sich nicht.

7.2 Schädigungsmuster beim frühgeborenen Kind

Der am häufigsten auftretende zerebrale Schädigungsmechanismus beim Frühgeborenen ist die Ischämie bzw. die Hypoxie des Gehirns. Bei Frühgeborenen ist die periventrikulär gelegene weiße Substanz ganz besonders hypoxieanfällig. Hierfür werden mehrere Gründe diskutiert. Einerseits liegt in diesem Bereich aller Wahrscheinlichkeit nach die „letzte Wiese" des unreifen Gehirns, also die hämodynamischen Grenzversorgungsbiete. Zudem ist diese Zone zu diesem Zeitpunkt auch metabolisch äußerst aktiv, da dort Oligodendrozyten gebildet werden als Basis für die spätere Myelinisierung. Daher ist eine hypoxische Schädigung beim Frühgeborenen am häufigsten in der periventrikulären weißen Substanz gelegen. Dies entspricht der Region, in der die kortikospinalen Bahnen laufen – typischerweise sind daher die motorischen Bahnen betroffen, und zwar insbesondere die der unteren Extremität. Es resultiert das klinische Bild einer „infantilen Zerebralparese" bzw. spastischen Diparese mit einer beinbetonten Spastizität. Auch Sehstörungen und in einem gewissen Ausmaß kognitive Beeinträchtigungen sind nicht selten.

Eine solche Schädigung der periventrikulären weißen Substanz wird *periventrikuläre Leukomalazie (PVL)* genannt.

> **Merke**
>
> Eine PVL ist eine hypoxisch-ischämische Schädigung der besonders hypoxieempfindlichen periventrikulären weißen Substanz beim frühgeborenen Kind.

Kommt es nach einer Ischämie zu einer Reperfusion, so ist die Wand der Kapillaren oft geschwächt und porös, und es kommt zu Blutungen. Es entsteht dann das Bild einer periventrikulären und evtl. auch intraventrikulären Blutung. Besonders häufig entsteht eine solche Blutung in der so genannten germinalen Matrixzone, einer Region zwischen Ventrikelwand und Hirnparenchym, in der „neue" Neuronen gebildet werden. Diese germinale Matrixzone ist besonders aktiv zwischen der 8. und etwa der 28. Schwangerschaftswoche, danach involutiert sie zunehmend. Der am längsten aktive Anteil der germinalen Matrixzone liegt nahe des Caudatuskopfes – ein Areal, in dem es besonders häufig zu Blutungen kommt. Auch der Plexus choroideus kann im Rahmen einer Hypoxie bluten und dadurch zu intraventrikulären Blutungen führen.

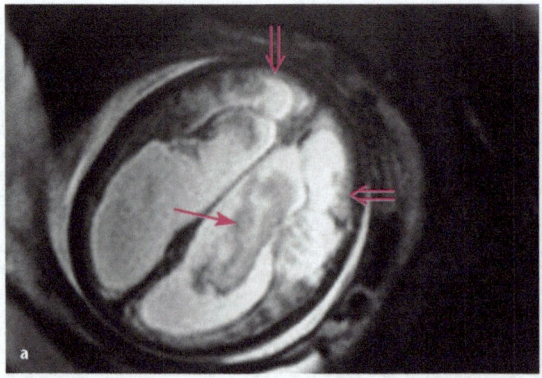 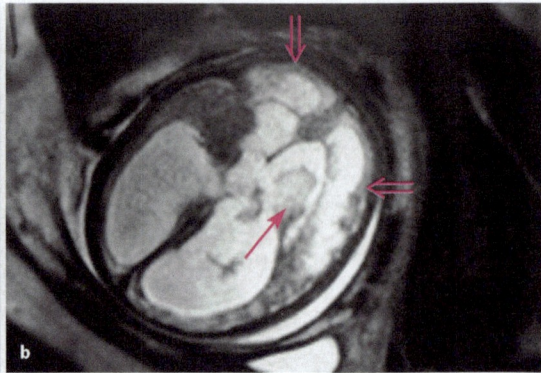

Abb. 7.7 a, b. Axiale T2-gewichtete Aufnahmen in etwa der 32. Schwangerschaftswoche bei einem Fetus mit **ausgedehnter intraventrikulärer Blutung** (*Pfeile*), Erweiterung der inneren Liquorräume und Defektzonen des Parenchyms (*Doppelpfeile*)

Die peri- und intraventrikulären Blutungen werden in 4 Schweregrade eingeteilt.
- Beim *Grad I* kommt es lediglich zu einer periventrikulären Blutung.
- Beim *Grad II* hingegen zeigt sich eine intraventrikuläre Komponente; die inneren Liquorräume sind jedoch nicht erweitert.
- Beim *Grad III* kommt zu der intraventrikulären Blutung eine Erweiterung der inneren Liquorräume hinzu.
- Beim *Grad IV* zeigen sich flächige Blutungen in den Großhirnhemisphären; man nimmt an, dass hier ätiologisch venöse Thrombosen vorliegen.

Insgesamt gilt die Weite der Ventrikel als wichtiger prognostischer Faktor.

Es kann auch bereits in utero zu Parenchymblutungen und intraventrikulären Blutungen kommen. Abbildung 7.7 a, b zeigt eine ausgedehnte intraventrikuläre Blutung mit einer Erweiterung der inneren Liquorräume (Grad III) in einer fetalen MRT. Zugleich liegen ausgedehnte Defektzonen des Großhirnparenchyms vor.

Merke

Bei Frühgeborenen kommt es im Rahmen einer Hypoperfusion häufig auch zu Blutungen. Diese sind meist angrenzend an die Seitenventrikel gelegen; intraventrikuläre Blutungsanteile sind häufig.

In der Akutphase zeigt sich bei einer PVL initial ein Ödem; dies stellt sich sonographisch meist als gering echoreiche Zone dar. Im weiteren Verlauf kommt es zu einem Verlust der normalen Parenchymbinnenechos und einer amorph anmutenden Region gesteigerter Echogenität. Später wandelt sich diese in eine zystische Degeneration und schließlich in eine Gliose um.

Kommt es zu einer Blutung, so wird diese Region echoreich; bei intraventrikulären Blutanteilen findet sich zusätzlich echoreiches Material in den Liquorräumen. Wird eine CT durchgeführt, so stellen sich die Blutungsanteile als deutlich hyperdense Regionen dar. In der MRT kommt es in der Akutphase zunächst zu einer Hypointensität in den T1- und in den T2-gewichteten Aufnahmen. Im Verlauf der folgenden Woche nimmt die Signalintensität in der T1-Gewichtung im Rahmen der Methämoglobinbildung deutlich zu. Nach etwa 14 Tagen nimmt die Signalintensität dann allmählich in den T2-gewichteten Aufnahmen zu, wohingegen sie in der T1-Gewichtung langsam wieder abnimmt.

Liegen intraventrikuläre Blutanteile vor, so kommt es oft zu einer Liquorzirkulationsstörung. Hierdurch kann es zu einem Hydrozephalus kommen (s. Kap. 9, „Hydrozephalus im Kindesalter"). Es ist wichtig, bei der Befundung auf eine Erweiterung der inneren Liquorräume zu achten. Dieser kann jedoch auch eine e-vacuo-Erweiterung durch den periventrikulären Substanzverlust zugrunde liegen. Eine Diagnose eines Hydrozephalus sollte daher nicht bei jeder Erweiterung der inneren Liquorräume vorschnell gestellt werden.

In der Akutphase werden die PVL und die peri- bzw. intraventrikuläre Blutung meist mit der Sonographie diagnostiziert. Später jedoch kommen die Kinder oft zur MRT zur Beurteilung des Endstadiums des Prozesses. Nicht selten wird auch die primäre Diagnose einer PVL erst nach Schluss der Fontanelle anhand der MRT gestellt.

Wird ein Kind mit einem Endstadium einer PVL in der MRT untersucht, so empfiehlt es sich ganz besonders, eine axiale und eine koronare FLAIR-Sequenz durchzuführen, da diese eine hervorragende Abgrenzung der periventrikulären Glioseareale vom Liquorsignal erlaubt. Zusätzlich empfiehlt sich die Anfertigung axialer oder koronarer T1- und T2-gewichteter Sequenzen und einer sagittalen beispielsweise T2-gewichteten Sequenz.

Merke

Die FLAIR-Sequenz eignet sich hervorragend zur Beurteilung periventrikulärer Glioseareale – sie sollte bei allen Kindern mit Entwicklungsverzögerungen mitangefertigt werden.

In der MRT Untersuchung eines Kindes mit PVL fällt meist eine charakteristische Befundkonstellation auf (Tabelle 7.1):

- eine deutliche periventrikuläre Hyperintensität in der FLAIR-Sequenz und in der T2-Gewichtung, der eine Hypointensität in der T1-Gewichtung entspricht; diese tritt peritrigonal auf, kann aber das gesamte Centrum semiovale betreffen;

Tabelle 7.1. Typische MR-Veränderungen bei einer periventrikulären Leukomalazie

- „Eckig" konfigurierte Ausziehungen der Hinterhörner der Seitenventrikel
- Angrenzend Signalintensitätssteigerung in FLAIR und T2-Gewichtung
- Volumenminderung der angrenzenden weißen Substanz
- Eventuell Heranreichen der Sulci bis fast an die Hinterhörner der Seitenventrikel
- Eventuell periisthmische Ausdünnung des Balkens

- eine Erweiterung der Seitenventrikel, insbesondere peritrigonal und im Corpusbereich, mit eckig konfigurierten Ausziehungen der Hinterhörner;
- eine Volumenminderung der an die Hinterhörner angrenzenden weißen Substanz mit einem Heranreichen der Sulci fast bis an die Ventrikel;
- häufig eine Ausdünnung des Balkens im Bereich des posterioren Corpus und des Splenium aufgrund eines Verlustes der kreuzenden Fasern;
- häufig eine Myelinisierungsverzögerung.

Merke

Im Endstadium der PVL findet sich in der Regel eine eckig konfigurierte Ausziehung der Hinterhörner der Seitenventrikel sowie meist eine Hyperintensität mit mindestens peritrigonaler Ausbreitung in T2-Gewichtung und FLAIR.

Hierbei ist es wichtig daran zu denken, dass sehr frühe Schädigungen keine gliotische Reaktion hervorrufen. Zu einer gliotischen Reaktion, also einer Signalsteigerung in T2-Gewichtung und FLAIR kommt es erst dann, wenn die Schädigung nach etwa der 26. Schwangerschaftswoche stattgefunden hat. Es kann also auch eine PVL vorliegen, selbst wenn die charakteristische peritrigonale Signalsteigerung in FLAIR und T2-Gewichtung fehlt.

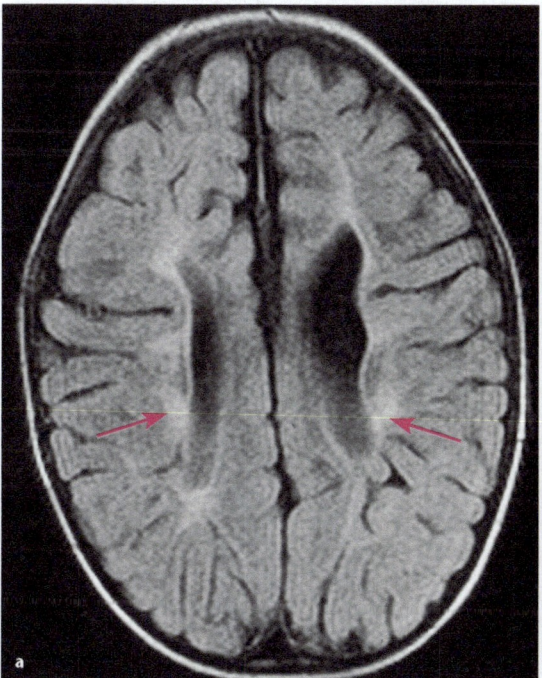 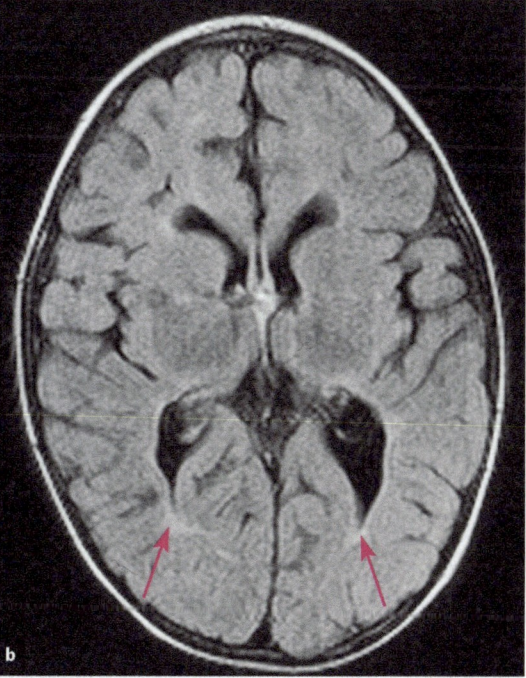

Abb. 7.8. a, b Axiale FLAIR-Sequenz sowie axiale **c, d** T2- und **e, f** T1-gewichtete Aufnahmen bei einem 18 Monate alten, ehemals frühgeborenen Mädchen mit einer **PVL**. Es zeigen sich eine Erweiterung und eckige Ausziehung der Seitenventrikel, eine periventrikuläre Gliose (*Pfeile*) und eine etwas verzögerte Myelinisierung

7 Hypoxisch-ischämische Läsionen im Kindesalter

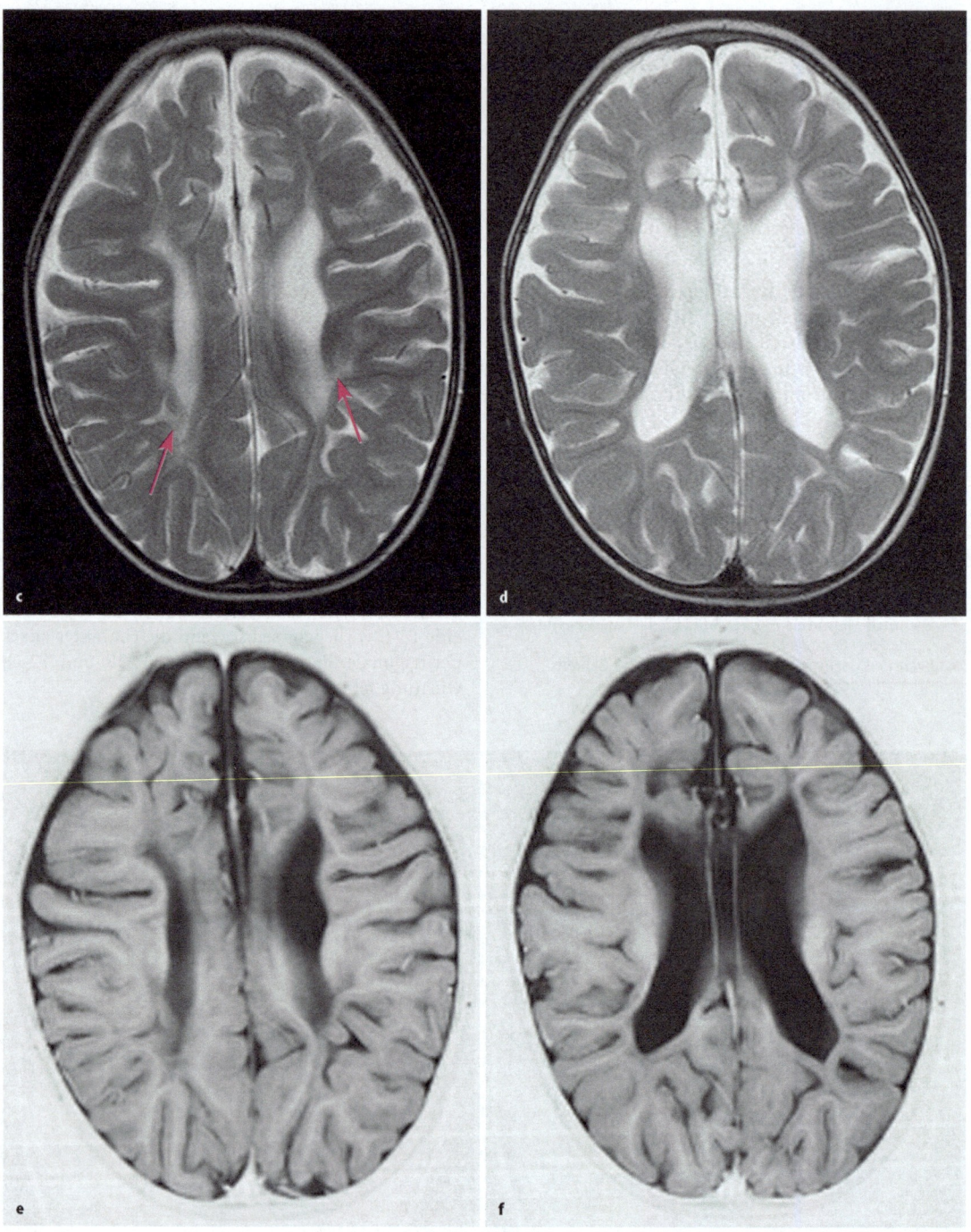

Abb. 7.8 c–f

Ein Punkt, der oft für Verwirrung sorgt, ist, dass die Zonen, die typischerweise erst recht spät myelinisieren, ebenfalls peritrigonal liegen – nicht selten wird daher eine PVL als „terminale Myelinisierungszone" bezeichnet und umgekehrt. Hier empfiehlt es sich, den Übergang von der Wand des Seitenventrikels zur Zone der abnormen Signalintensität genau zu betrachten. Die PVL grenzt immer direkt an den Seitenventrikel, wohingegen sich bei den terminalen Myelinisierungszonen ein schmales Band myelinisierter weißer Sub-

7.2 Schädigungsmuster beim frühgeborenen Kind

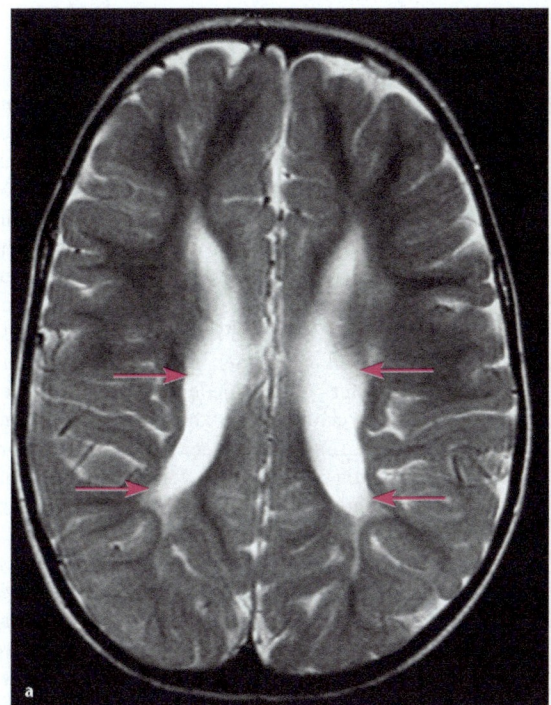
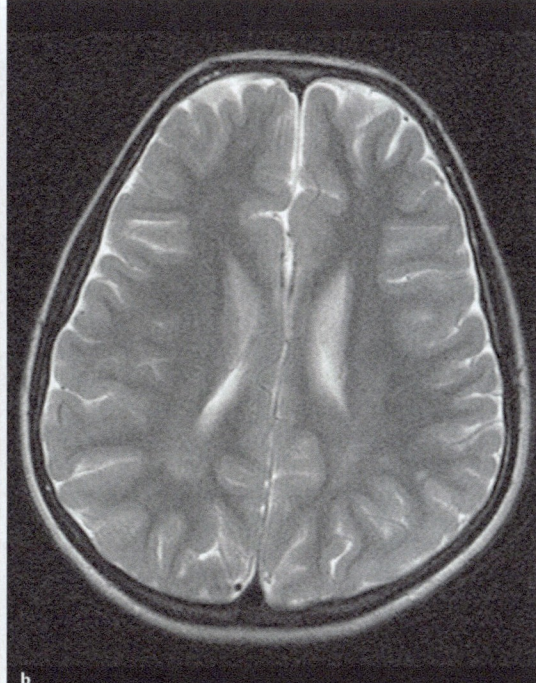
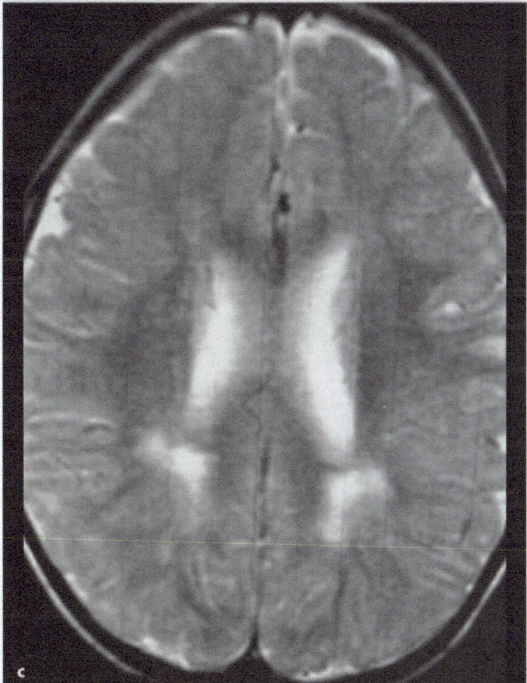

Abb. 7.9. Axiale T2-gewichtete Aufnahmen bei **a** einer PVL, **b** terminalen Myelinisierungszonen und **c** einer frühen Leukodystrophie. Beachte die typischen kantigen Ausziehungen der Seitenventrikel bei **a** (*Pfeile*) im Gegensatz zu **b** und **c**

stanz zwischen Ventrikel und Signalalteration findet – hier helfen oft gerade die koronaren Sequenzen weiter. Zusätzlich sollte man natürlich immer auch auf die Weite und Kontur der Seitenventrikel achten, die bei der PVL immer etwas erweitert und atypisch kantig konfiguriert sind. Auch die Abgrenzung von frühen leukodystrophischen Veränderungen gegenüber der PVL ist wichtig und bereitet bisweilen Schwierigkeiten. Hier sollte ebenfalls genau auf die Konfiguration der Seitenventrikel – bei den Leukodystrophien sind die Seitenventrikel in der Regel harmonsich geschwungen und nicht eckig ausgezogen – und auf den Abstand der Signalalteration vom Seitenventrikel geachtet werden.

Abbildung 7.8 a–f zeigt den typischen Befund einer PVL bei einem 18 Monate alten Mädchen, das in der 32. Schwangerschaftswoche als Zwilling geboren worden war. Es finden sich eine Erweiterung der Seitenventrikel mit eckig konfigurierten Ausziehungen, periventrikuläre Glianarben mit einer Signalintensitätssteigerung in der T2-Gewichtung und in der FLAIR-Sequenz und eine etwas verzögerte Myelinisierung. Die Sulci reichen besonders im Bereich der Hinterhörner fast bis an die Ventrikeloberfläche heran, die weiße Substanz ist deutlich volumengemindert.

Abbildung 7.9 a–c stellt den Befund einer PVL (Abb. 7.9 a) den Befunden bei terminalen Myelinisierungszonen (Abb. 7.9 b) und bei einer frühen Leukodystrophie (Abb. 7.9 c) gegenüber. Nur bei der PVL kommen die charakteristischen, eckig konfigurierten Ausziehungen der Seitenventrikel zur Darstellung.

Auch unterscheidet sich das Muster der T2-Signalintensitätssteigerung bei den 3 Diagnosen voneinander.

Merke

> Die PVL sollte nicht mit terminalen Myelinisierungszonen und mit frühen Leukodystrophien verwechselt werden. Sie grenzt direkt an die Hinterhörner der Seitenventrikel an und führt zu eckig-kantigen Ausziehungen der Seitenventrikel.

Bei einer periventrikulären Gliose sollte man daran denken, dass dieser Befund zwar für eine PVL typisch, aber nicht spezifisch ist. Ähnliche Veränderungen können auch bei entzündlichen (insbesondere im Rahmen einer Ventrikulitis), metabolischen und anderen Ursachen auftreten.

Kommt es bei einem frühgeborenen Kind zu einem Kreislaufstillstand bzw. zu einer ausgeprägten Hypotonie, so unterscheiden sich die Veränderungen von denen der klassischen PVL. Es kommt dann vor allem auch zu Gliosen im Bereich der Basalganglien und des Hirnstamms, bisweilen auch des Kleinhirns. Tritt die Schädigung schon vor der 30. Woche auf, kommt es meist zu einer zystischen Nekrosebildung – die Basalganglien weisen also zystische Veränderungen auf. Zusätzlich zu diesen Veränderungen können auch die klassischen Veränderungen einer PVL im Sinne einer periventrikulären Gliose auftreten.

7.3
Schädigungsmuster beim reif geborenen Kind

Die Schädigungsmuster beim reif geborenen Kind unterscheiden sich deutlich von denen des Frühgeborenen. Zum physiologischen Zeitpunkt der Geburt haben sich die metabolisch aktiven und besonders hypoxieempfindlichen Areale verschoben. Die periventrikuläre, germinale Matrixzone ist zu dieser Zeit nicht mehr aktiv. Stattdessen reagieren andere Hirnregionen auf Hypoxien und Perfusionsdefizite.

Je nach Schweregrad der Zirkulationsstörung müssen auch beim reif geborenen Kind 2 verschiedene Schädigungsmuster unterschieden werden. Ist der Druckabfall nur relativ gering, kommt es vorwiegend zu Schädigungen im Grenzgebiet zwischen A. cerebri anterior und media und zwischen A. cerebri media und posterior. Dies entspricht dem Konzept der verminderten Versorgung der „letzten Wiese".

Meist kommt es in der Folge zu relativ diskreten Grenzzoneninfarkten mit späterer Gliose in diesem Bereich. Die betroffenen Regionen liegen in einer parasagittalen Anordnung beidseits lateral der Mittellinie, wo sie einen Bogen vom Frontal- zum Temporallappen beschreiben. Wird die MRT innerhalb der ersten Tage nach dem Blutdruckabfall durchgeführt, findet sich in diesen Regionen eine verminderte Diffusion aufgrund der Zellschwellung. Die Ischämien stellen sich daher in

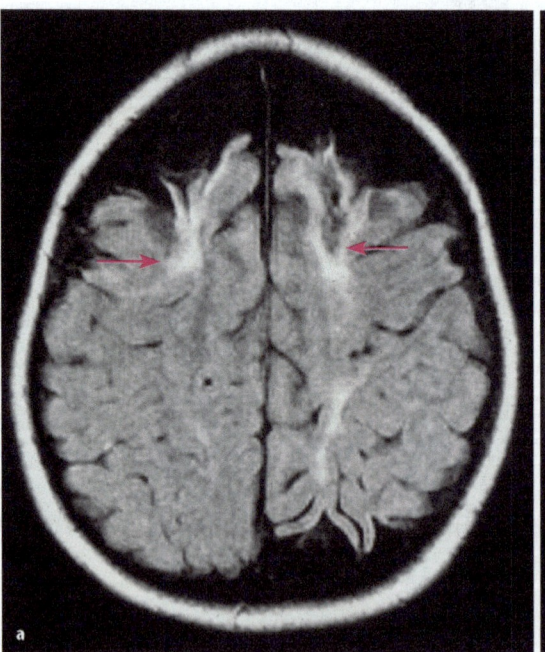 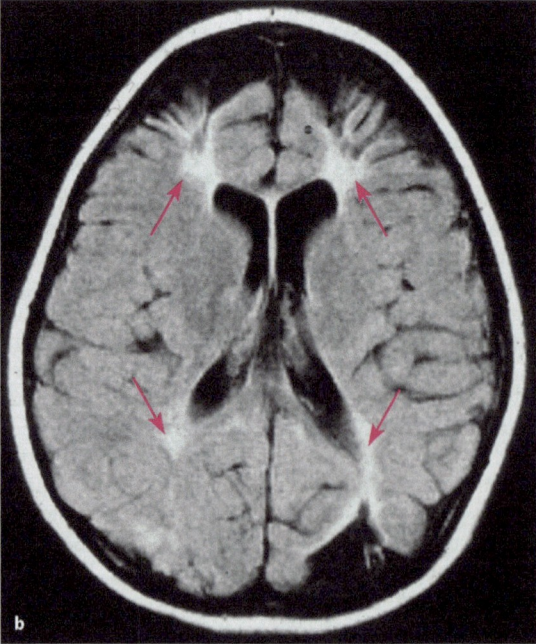

Abb. 7.10 a, b. Axiale FLAIR-Sequenz bei einem 5-jährigen Mädchen mit einem Zustand nach perinatal entstandenen **Grenzzoneninfarkten.** Im Bereich der bilateralen Infarkte haben sich Gliosen gebildet, die sich in der FLAIR-Sequenz hyperintens darstellen (*Pfeile*)

den diffusionsgewichteten Aufnahmen als hyperintense Zonen dar. Später kommt es dann zu einer Gliosebildung und einer gewissen Atrophie. Die angrenzenden Seitenventrikel sind meist gering aufgeweitet, und auch das zugehörige Rindenband ist atrophiert. Hierbei zeigt sich meist eine verstärkte Atrophie in den tiefer gelegenen Zonen. Die Gyri nehmen dadurch eine ungewöhnliche, pilzförmige Konfiguration an, die auch „Ulegyrie" genannt wird. Klinisch zeigt sich bei den betroffenen Kindern meist eine motorische Entwicklungsstörung mit einer proximal betonten Schwäche und Spastizität der Extremitäten.

Abbildung 7.10 a, b zeigt einen Zustand nach perinatal entstandenen Grenzzoneninfarkten bei einem 5-jährigen Mädchen. Im Bereich der Infarkte haben sich Gliosen gebildet.

Wenn dem reif geborenen Kind ein schwerer Blutdruckabfall oder ein Kreislaufstillstand zustößt, kommt es zu einem anderen Schädigungsmuster. Hier sind dann vor allem die Regionen betroffen, die zum Zeitpunkt der Geburt metabolisch am aktivsten – und daher auch am hypoxieempfindlichsten – sind. Dies sind beim reif geborenen Kind vor allem die lateralen Anteile der Thalami, die kortikospinalen Bahnen, die Hippocampi und die dorsalen Anteile der Putamina (Tabelle 7.2). Klinisch werden die betroffenen Kinder in der Regel ebenfalls durch eine motorische Entwicklungsstörung symptomatisch. Hinzu kommen jedoch meist eine Bewegungsstörung im Sinne einer Choreoathetose und – je nach Ausprägungsgrad der Schädigung – eine geistige Behinderung und eine Epilepsie. Bei verhältnismäßig gering ausgeprägten Störungen kann es bisweilen auch erst, wenn das Kind schon älter ist, zur Choreoathetose kommen.

Merke

Kommt es bei einem reif geborenen Kind zu einem gering- bis mittelgradigen Blutdruckabfall, so finden sich die Schädigungen in der Regel in den Grenzgebieten zwischen A. cerebri media und A. cerebri anterior und posterior. Später kommt es zu Atrophie und Gliose; die Gyri nehmen oft eine Art „Pilzform" an (Ulegyrie).

Tabelle 7.2. Typische MR-Veränderungen bei einer schweren hypoxischen Schädigung beim reif geborenen Kind

Gliosebildung mit Signalintensitätssteigerung in T2 und FLAIR im Bereich:	Der Hippocampi Der lateralen Thalami Der dorsalen Putamina Der kortikospinalen Bahnen mit Waller-Degeneration

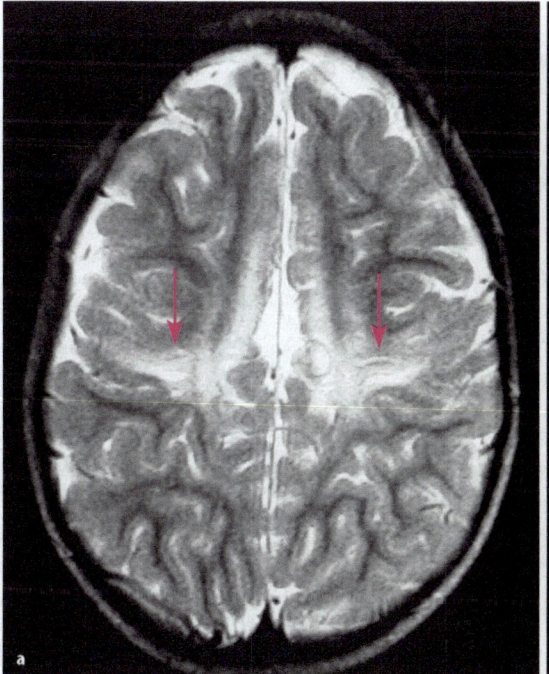
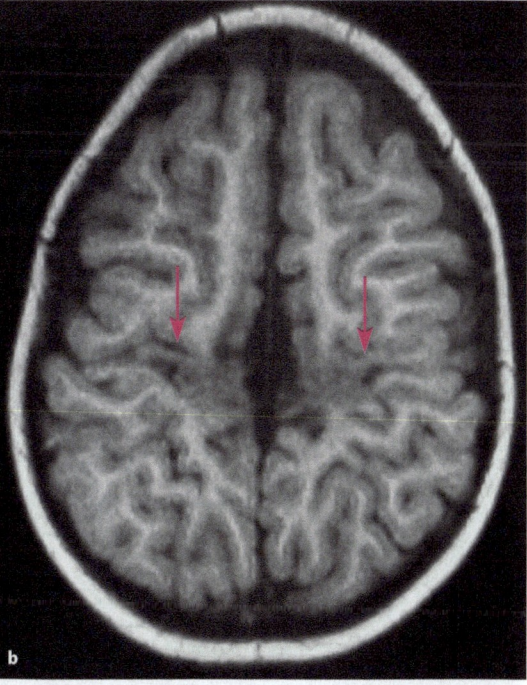

Abb. 7.11. Axiale **a** T2- und **b** T1-gewichtete Aufnahmen bei einem 4-jährigen Jungen mit einem Zustand nach **perinataler Asphyxie** als reif geborenes Kind. Es zeigen sich symmetrische Defekte und Gliosezonen (*Pfeile*) im Bereich der Perizentralregion und der kortikospinalen Bahnen

Vermutet man bei einem reif geborenen Kind einen Zustand nach schwerer Hypoxie, so müssen die Stammganglien und die kortikospinalen Bahnen sorgfältig untersucht werden. Die Läsionen können sonst leicht übersehen werden. In den ersten Lebenstagen fällt sonographisch eine vermehrte Echogenität im Bereich der betroffenen Regionen, also vorwiegend der Thalami, der Putamina und der kortikospinalen Bahnen auf. Eine vermehrte Echogenität in den Thalami spricht für eine schlechtere Prognose. Wird eine CT durchgeführt, entspricht die vermehrte Echogenität einer gering verminderten Dichte.

Wird bereits früh eine MRT durchgeführt, so sollten unbedingt diffusionsgewichtete Aufnahmen angefertigt werden. Sie zeigen in den betroffenen Regionen eine verminderte Diffusion, also eine Hyperintensität. In der Spektroskopie kommt es zu einem erhöhten Lactatpeak in den ersten 24 Stunden, was sich jedoch meist rasch wieder normalisiert. Nach wenigen Tagen zeigen sich dann auch in den übrigen Sequenzen Auffälligkeiten im Sinne einer Hyperintensität in der T2-Gewichtung; die Signalintensität in der T1-Gewichtung kann heterogen sein. Die betroffenen Regionen der Stammganglien kommen in der T2-Gewichtung isointens zur weißen Substanz zur Darstellung; physiologisch wären sie zu diesem Zeitpunkt der Entwicklung hypointens. Ist die akute Phase der Schädigung vorüber, fallen vor allem eine Atrophie der betroffenen Regionen und eine Gliose auf. Die geschädigten Areale kommen nun in der T1-Gewichtung hypointens und in der T2-Gewichtung hyperintens zur Darstellung. Bei Kindern im Säuglingsalter gehen diese Signalalterationen jedoch bisweilen in der noch nicht myelinisierten weißen Substanz unter. Es sollte dann bei entsprechender Anamnese ganz spezifisch auf die Stammganglien geachtet werden.

Abbildung 7.11 a, b zeigt eine deutliche perizentrale Gliose bei einem 4-jährigen Jungen mit einem Zustand nach perinataler Asphyxie als reif geborenes Kind. Der Befund ist symmetrisch ausgeprägt. Die perizentrale Region ist bilateral verschmächtigt mit Zeichen der Gliosebildung. Abbildung 7.12 a–c zeigt eine bilaterale hypoxische Schädigung des Thalamus bei einem anderen Jungen, der ebenfalls perinatal als reif geborenes Kind eine Asphyxie durchgemacht hatte. Auch dieser Befund ist symmetrisch und betrifft vor allem die laterale Region der Thalami.

Merke

Tritt bei einem reif geborenen Kind eine schwere Hypoxie bzw. ein Kreislaufstillstand ein, so kommt es vor allem zur Schädigung der lateralen Thalami, der dorsalen Putamina, der kortikospinalen Bahnen und der Hippocampi. Auf diese Strukturen sollte bei entsprechender Anamnese ganz besonders geachtet werden.

Im Gegensatz zum Frühgeborenen sind beim reif geborenen Kind Blutungen relativ selten. Treten sie den-

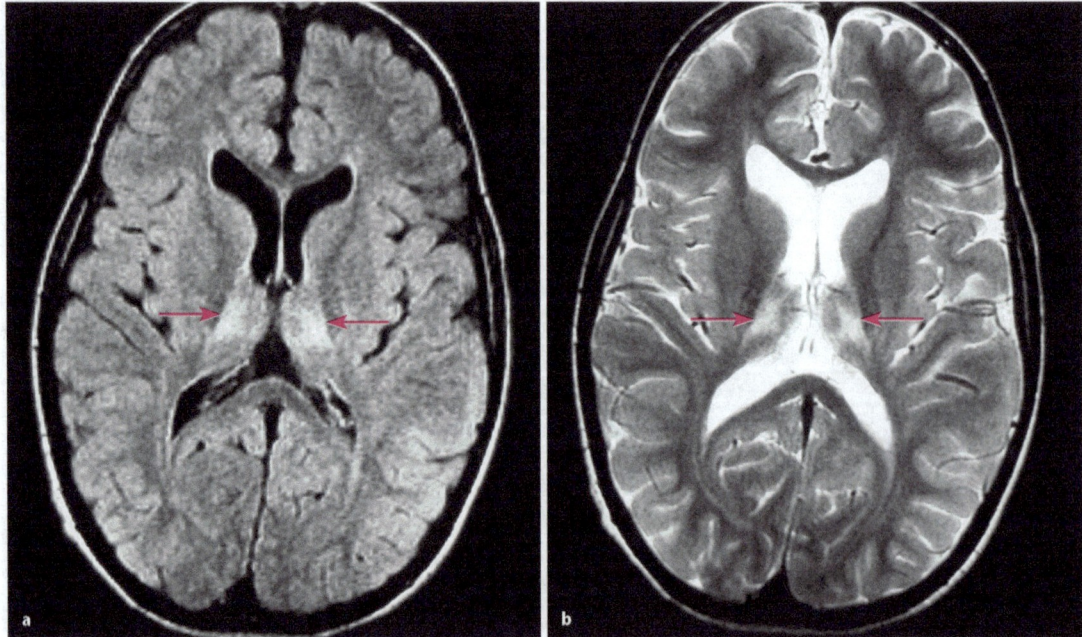

Abb. 7.12. Axiale **a** FLAIR-Sequenz sowie **b** T2- und **c** T1-gewichtete Aufnahmen bei einem 5-jährigen Jungen mit einem Zustand nach **perinataler Asphyxie** als reif geborenes Kind. Es zeigen sich symmetrische Defekte der lateralen Thalami als typische Hypoxiefolge beim reif geborenen Kind (*Pfeile*)

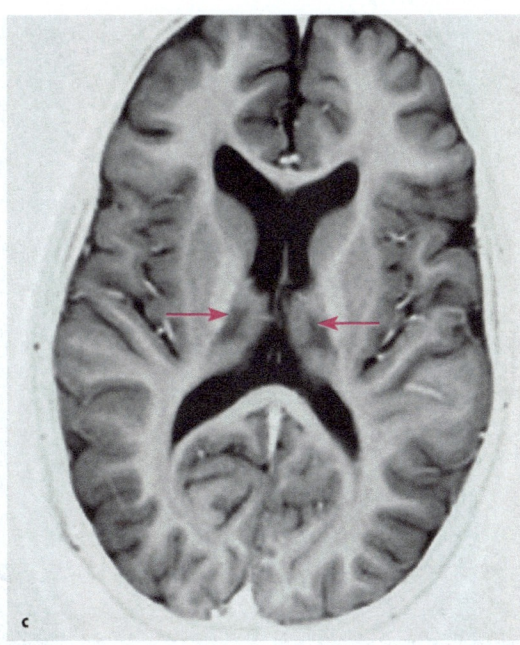

Abb. 7.12 c

noch auf, basieren sie meist auf einer anderen Ursache, wie einer Sinusvenenthrombose oder einer Gerinnungsstörung.

7.4 Schädigungsmuster beim älteren Kind

Selbstverständlich können auch beim älteren Kind Hypoxien auftreten. Eine leider recht häufige Ursache für eine generalisierte Hypoxie im Kindesalter ist das Beinahe-Ertrinken. Bei einer schweren generalisierten Hypoxie kommt es zum hypoxischen Hirnschaden, analog zur Situation beim Erwachsenen. Schon bald nach dem Unfall stellt sich ein Ödem und eine verminderte Differenzierbarkeit der grauen und weißen Substanz. Nicht selten stellt sich nach etwa einer Woche eine Einblutung in die graue Substanz, also in den Kortex und in die Stammganglien, dar

In der CT findet sich bereits recht früh eine Aufhebung der Mark-Rinden-Grenze. Die Gyri erscheinen geschwollen, die Sulci verstrichen. Die supratentoriellen Strukturen werden diffus hypodens. Im Vergleich hierzu erscheint das Kleinhirn hyperdens; dieses Zeichen wird auch „white cerebellar sign" genannt. In der MRT zeigt sich in der T2-Gewichtung schon früh eine

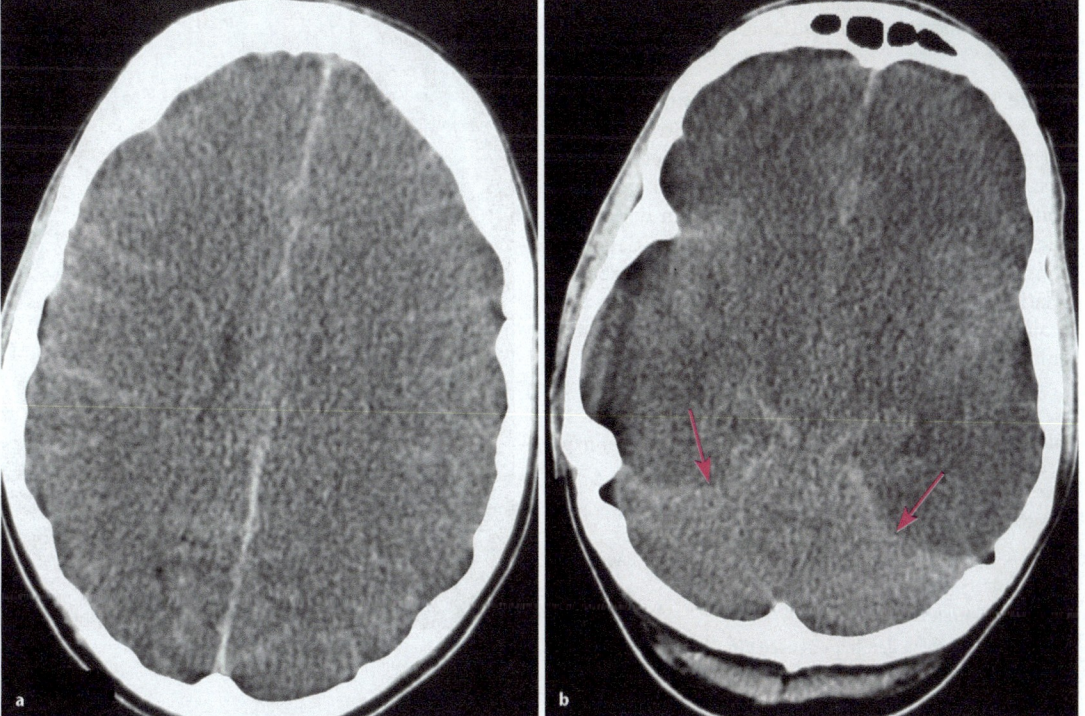

Abb. 7.13 a, b. CT bei einem Jugendlichen mit **diffusem hypoxischem Hirnschaden**. Die Mark-Rinden-Differenzierung ist vermindert, das Kleinhirn stellt sich im Vergleich zum diffus hypodensen Großhirn relativ hyperdens dar (*Pfeile*)

7 Hypoxisch-ischämische Läsionen im Kindesalter

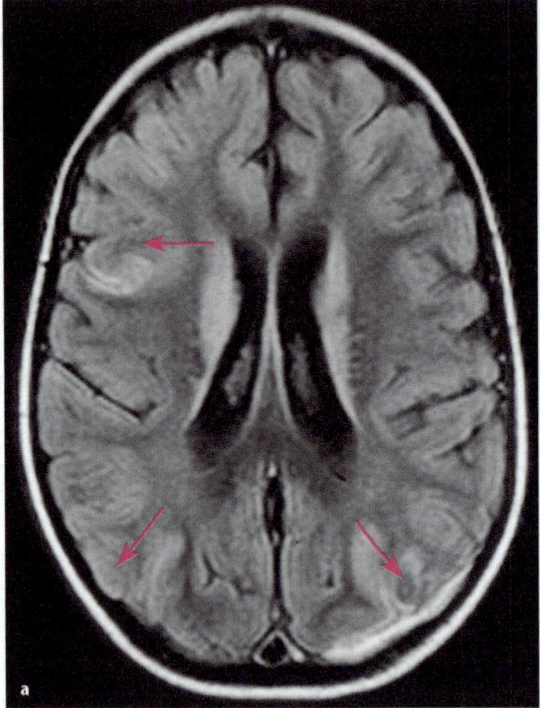
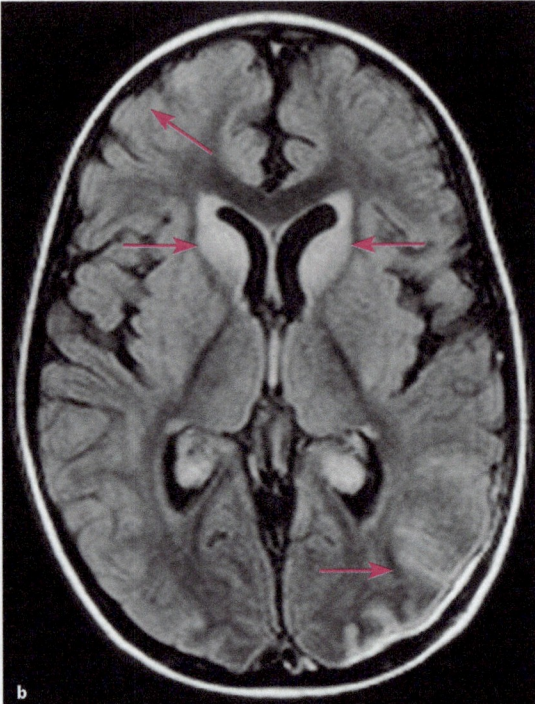
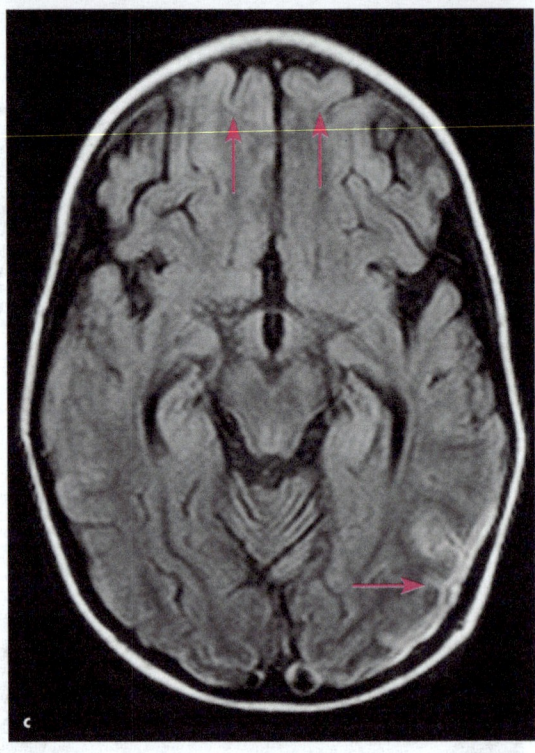

Abb. 7.14. a–c Axiale FLAIR-Sequenz und **d, e** axiale T1-gewichtete Aufnahmen bei einem 3-jährigen Mädchen mit einem **hypoxischen Hirnschaden**. Es zeigen sich multiple Signalintensitätssteigerungen in der FLAIR-Sequenz im Bereich des Kortex und des Nucleus caudatus (*Pfeile*). In der T1-Gewichtung kommen kortikale laminäre Nekrosen zur Darstellung (*Doppelpfeile*)

leichte Hyperintensität an der Mark-Rinden-Grenze. Die Abgrenzbarkeit der Mark-Rinden-Strukturen ist vermindert. Kommt es zur Hämorrhagisierung, zeigt sich schließlich eine Hyperintensität im Bereich der Stammganglien und des Rindenbandes in der T1-Gewichtung. Die Thalami sind hierbei – im Gegensatz zum Schädigungsmuster beim reifen Neugeborenen – relativ ausgespart. Tabelle 7.3 fasst die typischen zerebralen Veränderungen bei einer hypoxischen Schädigung des älteren Kindes zusammen.

Tabelle 7.3. Typische zerebrale Veränderungen bei einer hypoxischen Schädigung beim älteren Kind

- Frühödem der grauen Substanz (Kortex und Stammganglien)
- Verminderte Differenzierbarkeit von grauer und weißer Substanz in der CT
- Verstrichene Sulci
- Im Vergleich zu den hypodensen Großhirnhemisphären relativ hyperdenses Kleinhirn („white cerebellar sign" im cCT)
- Eventuell nach etwa einer Woche Einblutung in die graue Substanz

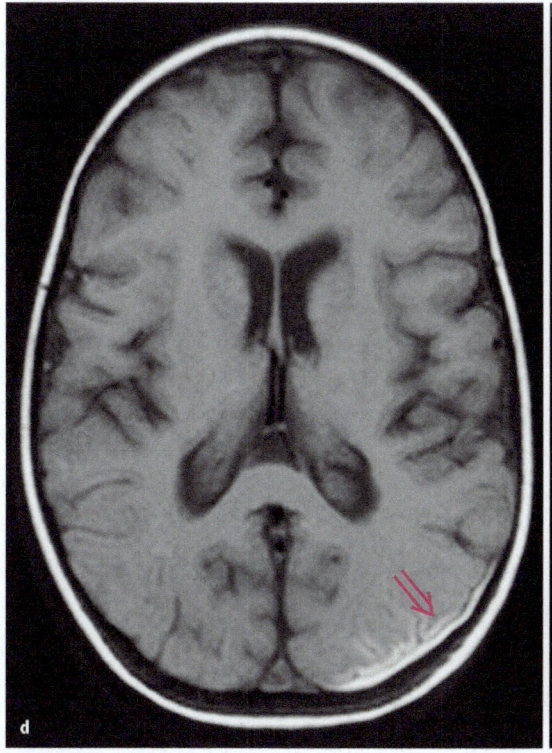 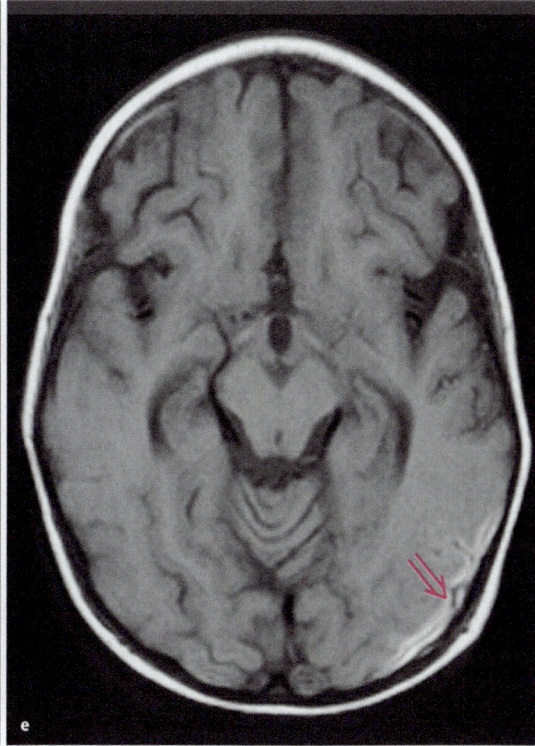

Abb 7.14 d, e

Abbildung 7.13 a, b zeigt eine schwere, diffuse hypoxische Hirnschädigung bei einem Jugendlichen. Die Mark-Rinden-Strukturen lassen sich kaum mehr differenzieren. Die Großhirnhemisphären sind diffus hypodens. Im Vergleich hierzu kommt das Kleinhirn relativ hyperdens zur Darstellung, entsprechend dem „white cerebellar sign". Das Rindenband ist teilweise hämorrhagisch transformiert im Sinne einer kortikalen laminären Nekrose.

Abbildung 7.14 a–e zeigt einen hypoxischen Hirnschaden bei einem 3-jährigen Mädchen, der im Rahmen einer Reanimation bei kardialer Operation aufgetreten war. In der FLAIR-Sequenz kommen multiple Signalintensitätssteigerungen im Bereich des Kortex und der Stammganglien, vor allem im Bereich des Nucleus caudatus, zur Darstellung. In der T1-Gewichtung findet sich eine hämorrhagische Transformation eines Teils des Rindenbandes mit einem Methämoglobin-isointensen Signal.

7.5 Kernikterus

Ein Kernikterus tritt bei Kindern auf, die perinatal einer ausgeprägten Hyperbilirubinämie ausgesetzt sind. Die Ursachen hierfür sind mannigfaltig – häufig sind jedoch hämolytische Erkrankungen. Klinisch werden die Kinder meist initial durch eine verminderte Aktivität und eine Hypotonie, seltener auch durch epileptische Anfälle auffällig. Später fallen meist Störungen des extrapyramidalen Systems sowie Hör- und Sehstörungen auf.

In der akuten Phase eines Kernikterus findet man in der MRT eine Signalintensitätssteigerung in den T1- und T2- gewichteten Aufnahmen in folgenden Strukturen: Globus pallidus, Hippocampus und Nucleus subthalamicus. Diese Strukturen sind hierbei in der Regel beidseitig symmetrisch betroffen.

> **Merke**
>
> Generalisierte Hypoxien beim älteren Kind führen zu einem hypoxischen Hirnschaden, der dem des Erwachsenen analog ist. Bei einem schweren hypoxischen Hirnschaden kommt zu einem Ödem, einer Schwellung der Gyri und einer Aufhebung der Mark-Rinden-Strukturen. Nicht selten kommt es zu einer Hämorrhagisierung von Kortex und Stammganglien.

160 7 Hypoxisch-ischämische Läsionen im Kindesalter

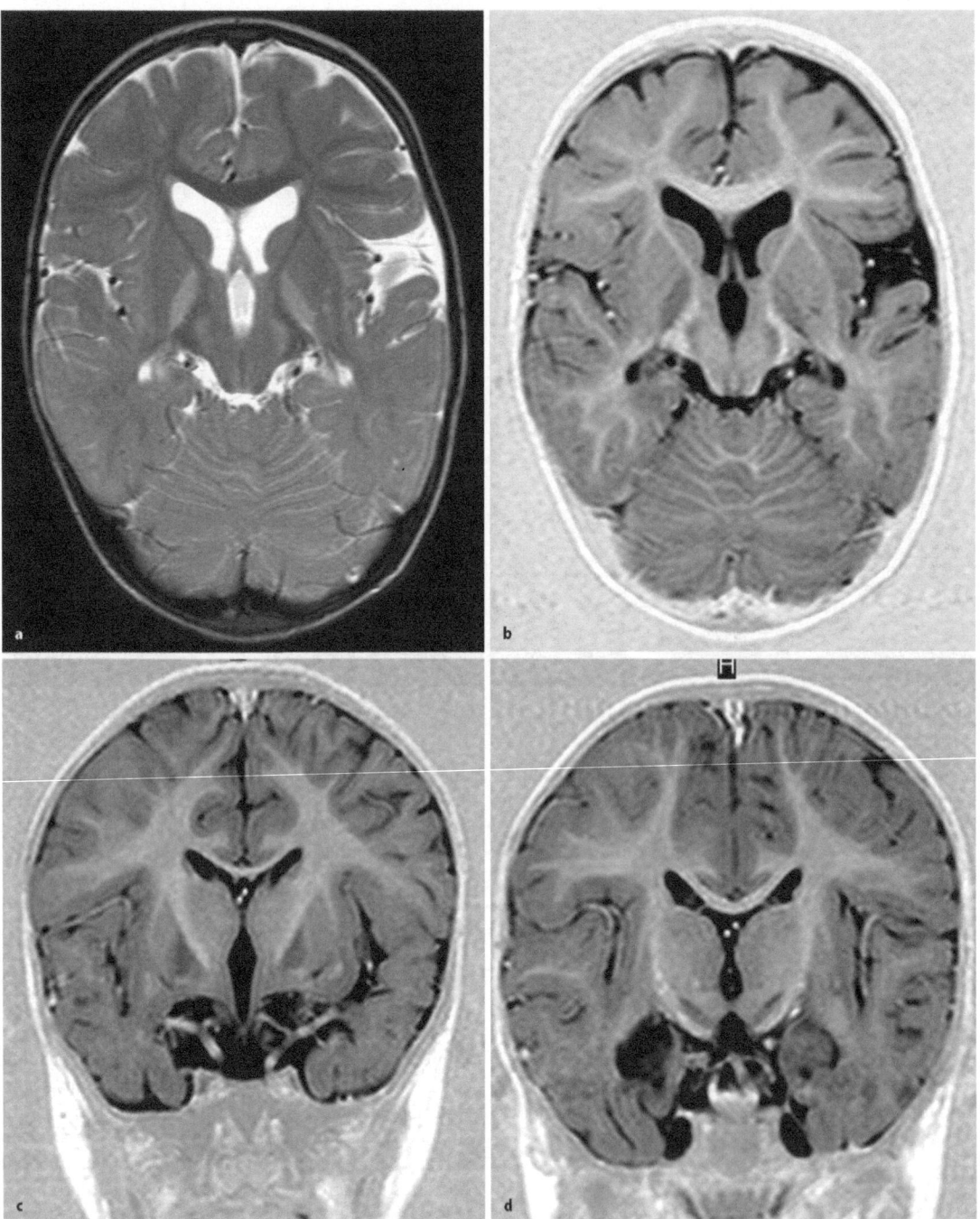

Abb. 7.15 a–d. Zustand nach schwerem Kernikterus. Die axiale T2-gewichtete Sequenz und die axialen **b** und koronaren **c, d** T1-gewichteten IR Sequenzen zeigen Schädigungen im Globus pallidus, im Nucleus subthalamicus und im Hippocampus bilateral

In der chronischen Phase geht die Signalintensitätssteigerung in den T1-gewichteten Aufnahmen schließlich in eine Signalintensitätsminderung über; in den T2-gewichteten Sequenzen fällt weiterhin eine Signalintensitätssteigerung auf. Dies stellt den Endzustand eines abgelaufenen Kernikterus dar.

Abbildung 7.15 zeigt einen Zustand nach schwerem Kernikterus bei einem 14 Monate alten Jungen. Es hatte im Neugeborenenalter eine schwerste Bilirubinenzephalopathie vorgelegen. Die MRT zeigt Strukturveränderungen in Globus pallidus, Nucleus subthalamicus und Hippocampus bilateral.

Merke

Bei Kindern mit der Anamnese eines schweren perinatalen Ikterus sollte immer genau auf den Globus pallidus, den Nucleus subthalamicus und den Hippocampus geachtet werden.

Weiterführende Literatur

Barkovich AJ, Sargent SK (1995) Profound asphyxia in the premature infant: Imaging findings. AJNR Am J Neuroradiol 16: 1837–1846

Barkovich AJ, Truwit CL (1990) Brain damage from perinatal asphyxia: Correlation of MR findings with gestational age. AJNR Am J Neuroradiol 11: 1087–1096

Barkovich AJ, Westmark K, Partridge C, Sola A, Ferriero DM (1995) Perinatal asphyxia: MR findings in the first 10 days. AJNR Am J Neuroradiol 16: 427–438

Bulas DI, Vezina GL (1999) Preterm anoxic injury. Radiologic evaluation. Radiol Clin N Am 37: 1147–1161

Christophe C, Fonteyne C, Ziereisen F et al. (2002) Value of MR imaging of the brain in children with hypoxic coma. AJNR Am J Neuroradiol 23: 716–723

Flodmark O, Roland EH, Hill A, Whitfield MF (1987) Periventricular leukomalacia: Radiologic diagnosis. Radiology 162: 119–124

Frigieri G, Guidi B, Costa Zaccarelli S et al. (1996) Multicystic encephalomalacia in term infants. Child Nerv Syst 12: 759–764

Roland EH, Flodmark O, Hill A (1990) Thalamic hemorrhage with intraventricular hemorrhage in the full-term newborn. Pediatrics 85: 737–742

Roland EH, Poskitt K, Rodriguez E, Lupton BA, Hill A (1998) Perinatal hypoxic-ischemic thalamic injury: Clinical features and neuroimaging. Ann Neurol 44: 161–166

Schellinger D, Grant EG, Richardson JD (1984) Cystic periventricular leukomalacia: Sonographic and CT findings. AJNR Am J Neuroradiol 5: 439–445

Truwit CL, Barkovich AJ, Koch TK, Ferriero DM (1992) Cerebral palsy: MR findings in 40 patients. AJNR Am J Neuroradiol 13: 67–78

Erkrankungen der Gefäße im Kindesalter

S. Hähnel[1], B. Ertl-Wagner

[1] Prof. Dr. Stefan Hähnel, Abt. für Neuroradiologie, Universitätsklinik Heidelberg

8.1 Neuroangiographie bei Kindern

Moderne Neuroangiographiesysteme ermöglichen biplanare digitale Subtraktionsangiogramme (DSA) mit einem Ortsauflösungsvermögen von 50–150 µm. Besonders bei Kindern kann es allerdings zu Bewegungsartefakten kommen, die die Bildqualität beeinträchtigen. Daher ist in der Regel eine Sedierung nötig. Die Entscheidung, ob eine Vollnarkose nötig ist oder eine einfache Sedierung ausreicht, muss individuell gefällt werden. Bei uns werden Katherangiographien bei Kindern, die jünger als 14 Jahre sind, in Vollnarkose durchgeführt. Diese sollte durch einen in der Kinderanästhesie erfahrenen Narkosearzt durchgeführt werden. Zu beachten ist, dass bestimmte diagnostische Verfahren wie der WADA-Test nur an nichtsedierten Patienten durchgeführt werden können.

8.1.1 Indikationen zur Neuroangiographie

Bei vielen diagnostischen Fragestellungen kann die invasive Katheterangiographie in DSA-Technik heute durch die nichtinvasiven Schnittbildtechniken MR-Angiographie (MRA) und CT-Angiographie (CTA) ersetzt werden. Bei der Indikationsstellung ist zu beachten, dass die Katheterangiographie heutzutage zwar komplikationsarm, aber nicht komplikationsfrei ist. In 1–2 % der Fälle kommt es im Rahmen einer zerebralen Katheterangiographie zu neurologischen Komplikationen, in bis zu 20 % zeigen sich klinisch stumme Ischämien. Hinzu kommt, dass die Untersuchung meist mit einem kurzen stationären Aufenthalt verbunden ist.

Die wichtigsten Indikationen zur Katheterangiographie sind heute die Behandlungsplanung von zerebralen Aneurysmen, arteriovenösen Malformationen (AVM) und von duralen arteriovenösen Fisteln (dAVF) und die endovaskuläre Therapie dieser Erkrankungen. Daneben wird der WADA-Test katheterangiographisch durchgeführt.

8.1.2 Planung der Katheterangiographie

Es ist wichtig ist, die Indikation zur invasiven Katheterangiographie mit den Eltern und möglichst auch mit dem Kind selbst zu besprechen. Die ausführliche, aktenkundige Aufklärung über die Risiken muss spätestens am Vortag erfolgen. Vor jeder Form der Invasivdiagnostik und -therapie sollte der Therapeut einen strukturierten Untersuchungs- und Behandlungsplan mit Blick auf die diagnostischen und therapeutischen Ziele und die Vorgehensweise vor Augen haben. Zusätzlich zu den möglichen Komplikationen einer invasiven Kathetherangiographie des ZNS, wie sie auch bei Erwachsenen auftreten, wie Kontrastmittelallergie, Schilddrüsenüberfunktion und Nierenfunktionsstörungen, kann es bei Kindern im Falle einer Verletzung der Beinschlagader oder von ihr entspringender Gefäße während der Gefäßpunktion zu einem *verzögerten oder geringeren Beinwachstum* oder im Falle einer Verletzung der A. foveolaris zu einer *Femurkopfnekrose* auf der betroffenen Seite kommen.

> **Merke**
> Zu den Risiken einer DSA bei Kindern durch die Gefäßpunktion zählen auch ein verzögertes oder geringeres Beinwachstum und eine Femurkopfnekrose.

Vor der Embolisation von AVM oder Durafisteln sollte besonders bei Kindern ein intrakardialer Rechts-Links-Shunt echokardiographisch ausgeschlossen werden. Über einen solchen Shunt kann Embolisat aus dem venösen in den arteriellen Kreislauf übertreten und arterielle Embolien verursachen.

> **Merke**
> Vor einer Embolisation sollte bei Kindern ein intrakardialer Rechts-Links-Shunt ausgeschlossen werden.

8.1.3
Zugang zum Gefäßsystem

Blutgefäße sind bei Kindern beweglicher, elastischer und kleinkalibriger als bei Erwachsenen; außerdem sind sie anfälliger gegenüber Spasmen. Daher kann es bei der Punktion leichter zu einer Gefäßthrombose oder -dissektion kommen. Um die Traumatisierung des Gefäßes an der Punktionsstelle so gering wie möglich zu halten, sind generell Schleusen zu verwenden. Üblicherweise wird der arterielle Zugang über die A. femoralis communis – vorzugsweise die rechte – gewählt. Weil der arterielle Puls wegen des Blutdruckabfalls im Rahmen der Narkose häufig nicht oder nur schwach zu tasten ist, sollte die Punktionsstelle vor Einleitung der Narkose an der Stelle des getasteten Pulses auf der Haut markiert werden.

Durch die Verwendung von Mikropunktionsbestecken und von Kathetern der Größe von 3–4 French kann das Risiko einer Gefäßverletzung reduziert werden. Durch systemische Heparinisierung mit 70 Einheiten Heparin/kg Körpergewicht (KG) während der Gefäßpunktion kann das lokale Thromboserisiko vermindert werden. Zur Katheterangiographie von Neugeborenen bietet auch die Umbilikalarterie die Möglichkeit, mit Systemen bis zu 5 French Zugang zum arteriellen Gefäßsystem zu erhalten. An dieser Stelle sollte man die Punktion allerdings nur durch einen erfahrenen Neonatologen durchführen lassen. Falls während endovaskulärer Therapien eine Heparinisierung nötig ist, sollte diese gewichtsadaptiert nach der „activated clotting time" (ACT) erfolgen.

Merke

Gefäße von Kindern sind generell anfälliger für Spasmen, Thrombosen und Dissektionen. Es sollten immer Schleusen verwendet werden.

8.1.4
Kontrastmittel

Um die osmotisch bedingte Umverteilung von Körperflüssigkeiten und die Gefahr einer kontrastmittelinduzierten Nierenschädigung zu minimieren, sollte die Kontrastmittelmenge (Konzentration: 300 mg Jod/ml) 3 ml/kg KG nicht überschreiten. Für Routineangiogramme an modernen Anlagen kann das Kontrastmittel auf die Hälfte (150 mg Jod/ml) verdünnt werden. Mit der Verwendung biplanarer Systeme wird ebenfalls Kontrastmittel eingespart, weil während *einer* Kontrastmittelgabe 2 Bildserien generiert werden können. Bei AVM mit hohem Fluss ist jedoch manchmal die Standardkonzentration (300 mg Jod/ml) nötig. Alle Katheter, vor allem die Mikrokatheter, müssen kontinuierlich mit heparinisierter physiologischer NaCl-Lösung (1000 Einheiten Heparin auf 1000 ml physiologische NaCl-Lösung) gespült werden. Die Flussrate sollte je nach verwendetem Katheterinnenlumen 150–300 ml/h betragen. Da es bei Kleinkindern durch diese zusätzliche Flüssigkeitsgabe zu einer Hypervolämie kommen kann, sollte der Anästhesist darüber informiert werden.

8.1.5
Katheterauswahl

Die Auswahl des geeigneten Katheters und – davon abhängig – der geeigneten Schleuse hängt von Alter und Größe des Patienten und von der Fragestellung ab, z. B. davon, ob eine rein diagnostische Katheterangiographie oder ein endovaskulärer Eingriff geplant ist. Bei längerem Verbleib der Schleuse und während längerer endovaskulärer Eingriffe sollte man die Schleuse mit einer Hautnaht fixieren. Bei Neugeborenen und Säuglingen sollte das kleinste sinnvoll mögliche System (3 French) verwendet werden. Kleinere Katheter erlauben keine ausreichende Kontrastmittelinjektionsrate. Bei älteren Kindern verwendet man üblicherweise 4-French-Systeme; von Jugendlichen werden 5- bis 6-French-Katheter meistens schon gut toleriert. Mikrokatheter können nur durch Systeme, die 4 French oder größer sind, vorgeführt werden, ohne dass die Dauerspülung des Führungskatheters beeinträchtigt wird.

8.1.6
Strahlendosis

Die Strahlendosis liegt auch bei Neurointerventionen typischerweise unter der Schwelle für deterministische Effekte. Gemäß den Leitlinien der Bundesärztekammer zur Qualitätssicherung in der Röntgendiagnostik ist besonders bei Kindern auf eine exakte Einblendung des Nutzstrahlenfeldes und auf eine Bleiabdeckung der angrenzenden Körperabschnitte und der Gonaden zu achten.

8.1.7
Nachsorge

Idealerweise sollte die Schleuse entfernt werden, während der Patient noch in Narkose ist, weil die manuelle Kompression des Gefäßes, die typischerweise 15–20 min dauert, schmerzhaft ist und das Kind so ruhiger liegt. Bei ACT-Werten unter 200 s kann die Schleusenentfernung unmittelbar nach Beendigung der Angiographie erfolgen. Ansonsten muss abgewartet werden, bis die Gerinnungszeit normal ist. Heparin hat eine Halbwertszeit von etwa 60 min und kann, falls nötig, mit Protaminsulfat antagonisiert werden (10 mg Protaminsulfat für 1000 aktive Einheiten Heparin). Anschließend müssen die Patienten über mehrere Stunden überwacht werden. Vor allem sind die Beindurchblutung und die Punktionsstelle auf das Vorhandensein eines Hämatoms zu kontrollieren.

8.2 Schlaganfall im Kindesalter

8.2.1 Häufigkeit

Die in der Literatur berichtete Häufigkeit kindlicher Schlaganfälle hat in den letzten Jahrzehnten deutlich zugenommen, zum einen weil immer mehr Kinder mit schweren systemischen Erkrankungen, die mit einem erhöhten Schlaganfallrisiko einhergehen, überleben. Zum anderen wird ein kindlicher Schlaganfall häufiger als früher als solcher wahrgenommen, weil die neuroradiologische Diagnostik in den letzten Jahren erheblich verbessert wurde. Gegenwärtig geht man von einer Inzidenz kindlicher Schlaganfälle von 3–8/100.000 Kinder pro Jahr aus, was weniger als ein Zehntel der Häufigkeit von Schlaganfällen im Erwachsenenalter ausmacht. Für Jungen besteht in jeder Altersgruppe ein höheres Schlaganfallrisiko als für Mädchen (Risiko etwa 60:40); die Ursache dafür ist unklar. Bei Neugeborenen ist die Schlaganfallinzidenz mit etwa 30/100.000 Kinder pro Jahr höher als im Durchschnitt aller Kinder. 25% aller arteriellen Durchblutungsstörungen und 43% aller Sinus- oder Hirnvenenthrombosen bei Kindern treten im Neugeborenenalter auf.

8.2.2 Ursachen

Die Ursachen des Schlaganfalls bei Kindern unterscheiden sich generell von denen des Schlaganfalls im Erwachsenenalter, bei dem Arteriosklerose eine Hauptrolle spielt. Prinzipiell muss man zwischen arteriellen und venösen Durchblutungsstörungen unterscheiden. Letztere werden in einem separaten Unterkapitel (s. Abschn. 8.3) abgehandelt. Eine Zusammenfassung der wichtigsten Ursachen kindlicher Schlaganfälle gibt Tabelle 8.1.

Eine der häufigeren Ursachen für *arterielle ischämische Hirninfarkte* bei Neugeborenen ist eine Gerinnungsstörung mit Hyperkoagulabilität bei der Mutter. Mechanischer Stress in der Perinatalperiode kann dieses Risiko erhöhen. Weitere Risikofaktoren für arterielle Thromboembolien während und unmittelbar nach der Geburt sind der physiologische transiente kardiale Rechts-Links-Shunt, ein hoher Hämatokrit und die Gefahr der Dehydratation in den ersten Lebenstagen. Komplizierend können eine Meningitis und kongenitale Herzfehler sein.

Mehr als der Hälfte der Neugeborenen mit arteriellen Hirninfarkten leidet an Systemerkrankungen wie Herzerkrankungen, thrombogenen Störungen und anderen akuten Erkrankungen wie Sepsis oder Dehydratation oder hatten Komplikationen während des Geburtsvorganges. Obwohl bei Neugeborenen mit Schlaganfall häufig Störungen mit einer erhöhten Gerinnungsneigung gefunden werden, ist das Risiko eines Rezidivschlaganfalls bei dieser Patientengruppe gering.

Bei älteren Kindern mit Schlaganfall sollte mit hoher Priorität nach prädisponierenden Störungen bzw. Risikofaktoren gesucht werden.

Tabelle 8.1. Ursachen eines Schlaganfalls im Kindesalter

Kardial Kongenital Erworben	**Metabolisch** MELAS Homozystinurie Mitochondiopathien
Hämatologische Erkrankungen Sichelzellenerkrankung Leukämie/Lymphom Polyzythämie Thrombozytose	**Vaskulitis** *Postinfektiös* Varizellen Mykoplasmen HIV *Immunvermittelt* Lupus erythematodes Purpura Schönlein-Henoch *Radiogen*
Koagulopathien Protein C- oder S- Mangel ATIII-Mangel Lupus-Antikoagulans-Phänomen Einnahme oraler Kontrazeptiva Schwangerschaft	**Vasospasmen** Migraine Kokain u. a. Drogen
Gefäßanomalien Arteriovenöse Malformationen Moymoya Spontane arterielle Dissektion Offenes Foramen ovale Aneurysmen	**Posttraumatisch** Subdural- und Epiduralhämatome Subarachnoidalblutung Posttraumatische Dissektion
Venöse Infarkte Sinus- oder Hirnvenenthrombose	

Vaskulopathien

35–50% aller Kinder mit arteriellen Hirninfarkten leiden an einer Vaskulopathie. Vaskulopathien können monophasisch oder rezidivierend verlaufen. Lange Zeit wurde auch eine Assoziation zwischen Migräne und Schlaganfall vermutet. Da aber 25% der Kinder mit Schlaganfall erst im weiteren Verlauf Kopfschmerzen entwickeln, lässt sich die ursächliche Rolle der Migräne schwer beweisen.

Bei den Vaskulitiden ist zwischen den

- *primär-systemischen Vaskulitiden* bei Riesenzellarteriitis, Wegener-Granulomatose und isolierter Vaskulitis des ZNS und
- *sekundären Vaskulitiden* bei Kollagenosen wie Lupus erythematodes, primärem Sjögren-Syndrom und Sklerodermie

zu unterscheiden. Daneben gibt es auch sekundäre Vaskulitiden im Rahmen von Infektionserkrankungen wie bakterieller Meningitis, Virusenzephalitis und Syphilis

8 Erkrankungen der Gefäße im Kindesalter

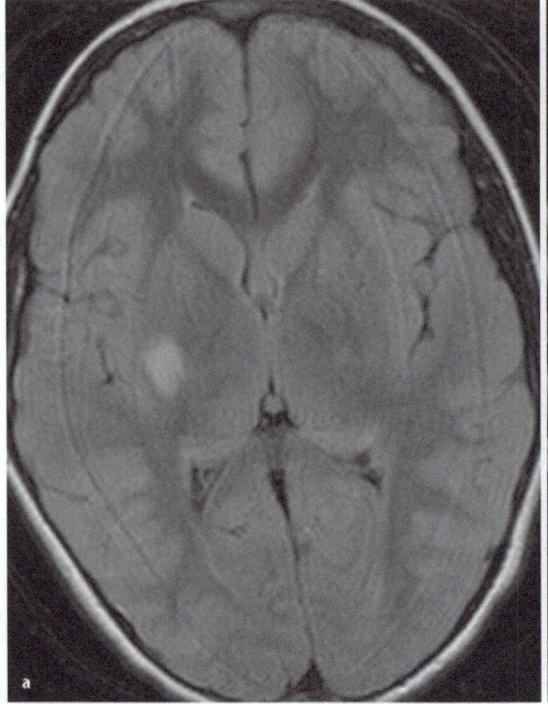
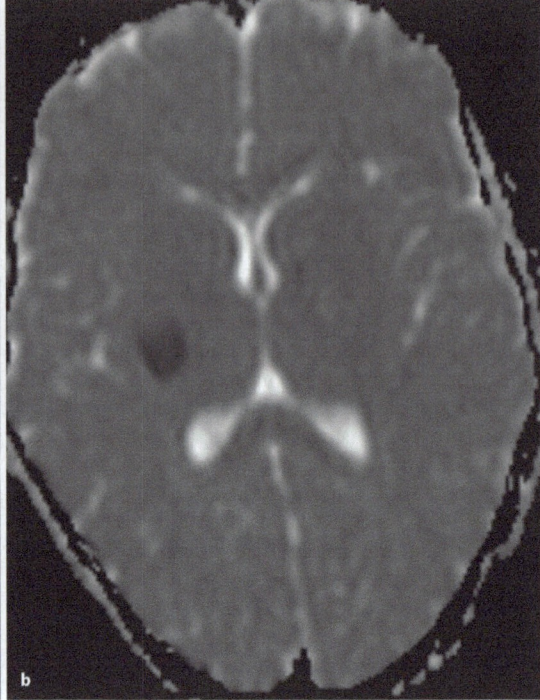
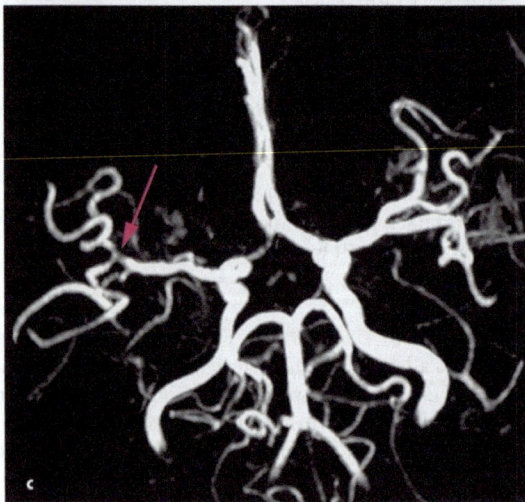

Abb. 8.1 a–e. Mediainfarkt rechts bei Varicella-Zoster-Vaskulitis (Verlauf) bei einem 13-jährigen Mädchen. Axiale FLAIR-Aufnahmen am Aufnahmetag (**a**) und 6 Wochen später (**d**). Axiale ADC-Map am Aufnahmetag (**b**) und 6 Wochen später (**e**). Schräg-frontale Ansicht einer Maximum-intensity-Projektion (MIP) einer MRA (**c**). Initial leicht raumfordernde Hyperintensität der Linsenkernspitze auf den FLAIR-Aufnahmen (**a**) bei vermindertem ADC (**b**) als Zeichen eines zytotoxischen Hirnödems (Infarkt im Akutstadium). MR-angiographisch vaskulitische Stenose der Mediatrifurkation rechts (**c**, *Pfeil*). 6 Wochen später zeigt sich ein kleines gliotisches Infarktresiduum (**d**) mit erhöhtem ADC (**e**).

und bei Tumoren oder Drogenkonsum. So kann es beispielsweise im Rahmen einer Varicella-Zoster-Infektion zu einem zerebralen Gefäßbefall mit arteriellen Hirninfarkten kommen (Abb. 8.1 a–e). Die Moyamoya-Erkrankung wird in einem separaten Unterkapitel behandelt.

Merke

Häufige Ursachen eines Hirninfarkts im Kindesalter sind Vaskulopathien. Es ist an primär systemische und an sekundäre Vaskulitiden zu denken.

Dissektionen

Die extrakraniellen Abschnitte der Hals- und Wirbelschlagadern sind wegen ihrer Mobilität und ihrer Nähe zu knöchernen Strukturen stärker dissektionsgefährdet als z. B. die Koronar- oder die Nierenarterien. Ein Trauma ist aber nur bei 23% der Patienten mit Dissektionen der Kopf-Hals-Gefäße anamnestisch eruierbar (Abb. 8.2 a–g). Für Dissektionen im Kindesalter sind an Risikofaktoren vor allem die fibromuskuläre Dysplasie bzw. erbliche Bindegewebserkrankungen wie das Marfan-Syndrom, das Ehlers-Danlos-Syndrom, die autosomal-dominante polyzystische Nierenerkrankung, ein Pseudoxanthoma elasticum oder eine Osteogenesis imperfecta Typ I zu nennen. Auch Tage oder Wochen zurückliegende Infektionserkrankungen scheinen kausal eine Rolle zu spielen.

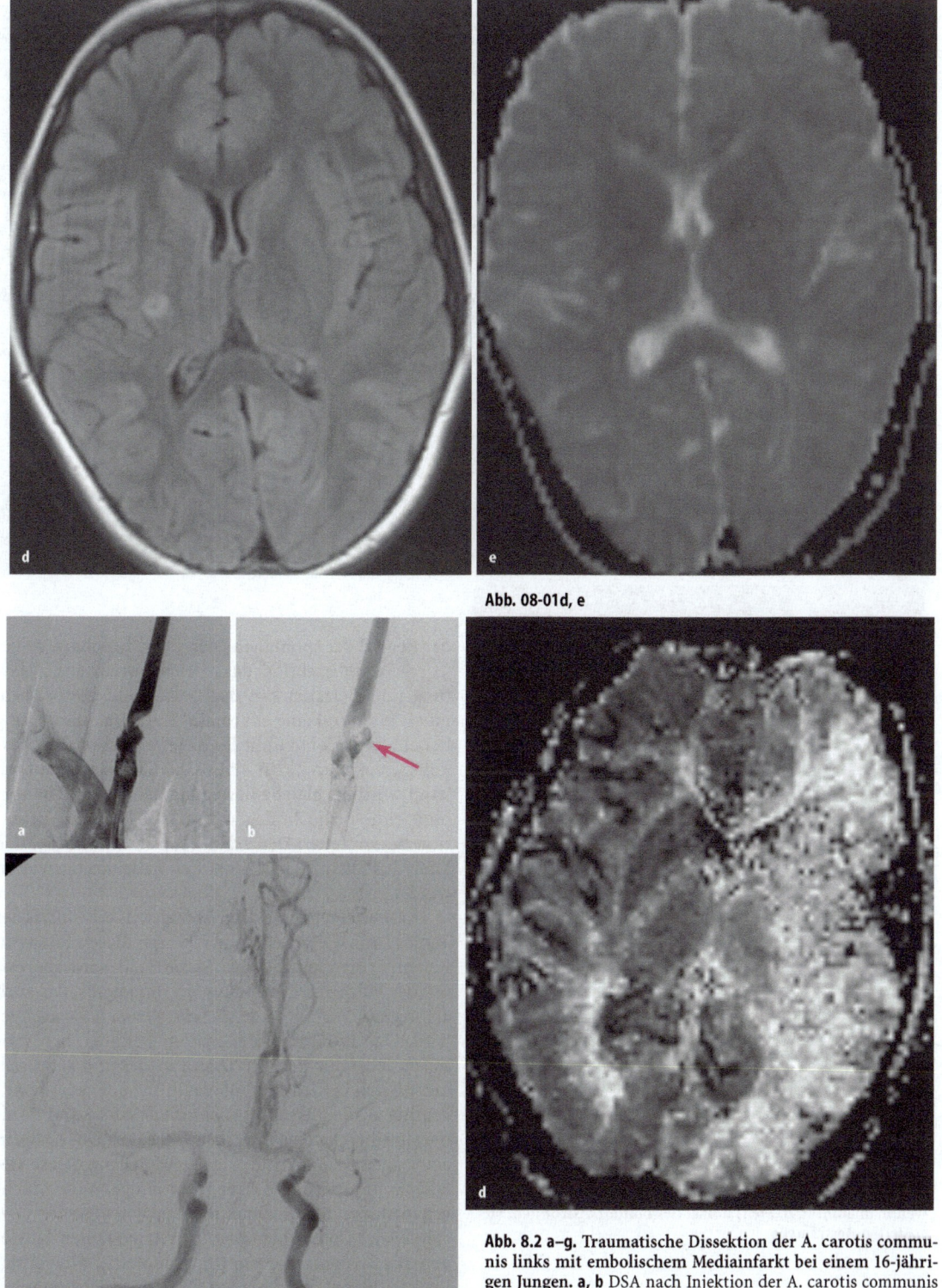

Abb. 08-01d, e

Abb. 8.2 a–g. Traumatische Dissektion der A. carotis communis links mit embolischem Mediainfarkt bei einem 16-jährigen Jungen. **a, b** DSA nach Injektion der A. carotis communis links und **c** des Aortenbogens jeweils im frontalen Strahlengang. **d** Grauwertkodierte Darstellung der relativen mittleren KM-Passagezeit („relative mean transit time"/rMTT; rMTT-Map).

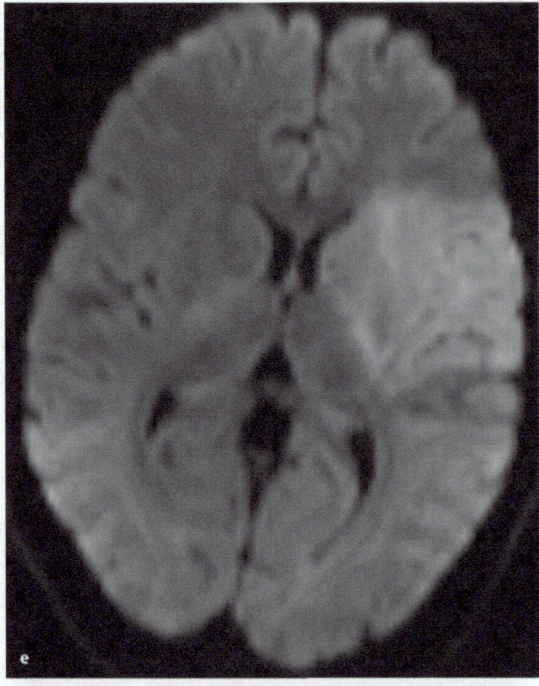
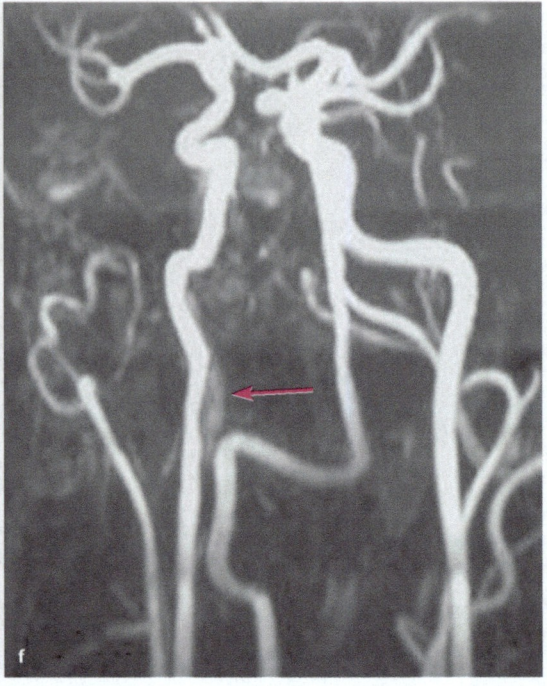
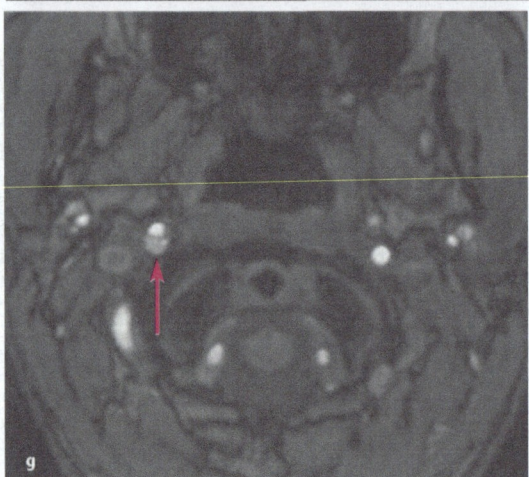

Abb. 8.2 e. Axiale diffusionsgewichtete MRT-Aufnahme (DWI). Mehrere Einrisse der Initima und intravaskuläre KM-Aussparungen, die Thromben entsprechen (**a**), daneben Ausbildung eines Pseudoaneurysmas (**b**, *Pfeil*). Thrombembolischer Verschluss der A. cerebri media links (**c**) und ausgeprägte Perfusionsstörung mit Verlängerung der rMTT im Mediaterritorium links (**d**). Auf der diffusionsgewichteten MRT-Aufnahme Nachweis eines frischen Mediainfarkts links (**e**). **f, g** Dissektion der A. carotis interna rechts. Schräg-frontale Ansicht einer MIP einer MRA (**f**) und MRA-Quellschicht (**g**). Hyperintenses Wandhämatom (**f, g**, *Pfeil*) dorsal des blutdurchströmten, stenosierten Restlumens

Mit dem Begriff der *spontanen Dissektion* ist eine Dissektion ohne adäquates Trauma bzw. nach nur „normaler" Kopf-Hals-Bewegung gemeint. Letztendlich ist der Begriff der spontanen Dissektion unscharf, da bei *jeder* Gefäßdissektion das Gleichgewicht aus Belastung und Belastbarkeit der Gefäßwand gestört sein muss: Während eine „normale" Kopf-Hals-Bewegung bei einem Patienten mit Bindegewebsschwäche (Vaskulopathie) bereits zu einer Gefäßdissektion führen kann, wird die gleiche Bewegung bei einem Patienten ohne eine solche Bindegewebsschwäche keine Dissektion hervorrufen. Der exakte Typ der Vaskulopathie kann jedoch nur in 1–5% der Fälle nachgewiesen werden.

Ursache einer Dissektion ist meistens ein Einriss der Tunica intima der Gefäßwand. Durch diesen Riss wird Blut unter arteriellem Druck in die Gefäßwand gepresst mit der Folge eines intramuralen Hämatoms, das auch als *Wandhämatom* oder *falsches Lumen* bezeichnet wird. Das intramurale Hämatom befindet sich zwischen den Schichten der Tunica media und kann sich exzentrisch in Richtung auf die Intima oder auf die Adventitia ausdehnen. Eine *subintimale Dissektion* resultiert in einer Stenose, eine *subadventitiale Dissektion* in einer aneurysmatischen Gefäßerweiterung. Diese Gefäßerweiterungen, bei denen nur einige Wandschichten intakt sind, bezeichnet man auch als *Pseudoaneurysmen*, im Unterschied zu *echten Aneurysmen*, bei denen alle 3 Wandschichten (Intima, Media, Adventitia) intakt sind im Unterschied zu *falschen Aneurysmen*, bei denen alle 3 Wandschichten zerstört sind. Die Therapie dissezierter Aneurysmen wird in Abschn. 8.6 behandelt.

> **Merke**
>
> Bei Kindern und Jugendlichen mit einem Schlaganfall sollte immer auch an eine Dissektion gedacht werden. Ursache ist meist ein Einriss der Tunica intima der Gefäßwand.

Herzerkrankungen

25 % aller Kinder mit arteriell bedingtem Schlaganfall leiden an Herzerkrankungen (vgl. Abb. 8.3). Zu dem ischämischen Ereignis kann es spontan oder im Rahmen eines diagnostischen (Koronarangiographie) oder therapeutischen (Kardiochirurgie) Eingriffs kommen. Die Einschätzung des Therapierisikos ist daher wichtig für die Indikationsstellung und für die Beratung der Eltern. Hohe präoperative Hämoglobinwerte und eine Verlängerung der partiellen Thromboplastinzeit (PTT) durch perioperative Heparinisierung können das Schlaganfallrisiko reduzieren.

> **Merke**
>
> Herzerkrankungen sind ein häufiger prädisponierender Faktor für einen Schlaganfall im Kindesalter.

Systemerkrankungen

Zahlreiche Systemerkrankungen sind mit kindlichem Schlaganfall assoziiert, darunter entzündliche Darmerkrankungen, systemischer Lupus erythematodes und Nierenerkrankungen. Bei Patienten mit Sichelzellanämie kann es zu multiplen embolischen Infarkten kommen. Eine nächtliche Hypoxämie gilt dabei als zusätzlicher Risikofaktor. Bei Eisenmangel kommt es ebenfalls häufiger zu arteriellen Hirninfarkten.

8.2.3 Neuroradiologische Befunde

Magnetresonanztomographie

Auf T2-gewichteten MRT-Aufnahmen erscheinen Hirninfarkte als Hyperintensität, die sich einem Gefäßterritorium zuordnen lässt. Eindeutige Signalveränderungen können auf konventionellen MRT-Aufnahmen jedoch frühestens 6–8 Stunden nach Beginn der Symptomatik nachgewiesen werden. Eine Diagnose des Infarkts in der therapeutisch relevanten Frühphase, erst recht eine Abgrenzung der durchblutungsgestörten, aber noch nicht irreversibel geschädigten Penumbra vom Infarktkern ist mit T2-gewichteten Aufnahmen nicht möglich. Da das infarzierte Hirngewebe aber auch während der Nekrose- und Resorptionsvorgänge mehr Wasser enthält als normales Gewebe, bleibt die Hyperintensität in T2-gewichteten Aufnahmen bis in das chronische Stadium des Infarkts bestehen.

Auf T1-gewichteten Aufnahmen ist ein früher Hirninfarkt an 3 Merkmalen erkennbar:

- an Zeichen einer lokalen Hirnschwellung infolge des zytotoxischen Ödems,
- an einer parenchymalen Hypointensität infolge Verlängerung der T1-Zeit bei zytotoxischem Ödem und
- an vaskulärem Enhancement nach Kontrastmittelgabe.

Ein vaskuläres (arterielles) Enhancement kann schon wenige Minuten nach Beginn der Symptomatik auftreten, ist jedoch kein absolut verlässlicher Indikator für irreversiblen Gewebsuntergang: Es kann auch bei einem inkompletten Gefäßverschluss und bei hochgradig hämodynamisch relevanten Obstruktionen vorkommen und tritt bei akuter zerebraler Ischämie nicht immer auf. Im subakuten Stadium der zerebralen Ischämie kann ab dem 4. Tag nach Kontrastmittelgabe ein Enhancement im Parenchym festgestellt werden, das auf eine gestörte Blut-Hirn-Schranke hinweist.

Die „Fluid-attenuated-inversion-recovery- (FLAIR-) Technik" (vgl. Abb. 8.1 a,d) führt zu stark T2-gewichteten Aufnahmen und unterdrückt zudem selektiv das Liquorsignal. Dadurch können auf T2-gewichteten MRT-Aufnahmen hyperintense Läsionen verlässlicher dargestellt und vom Liquor abgegrenzt werden. FLAIR-Aufnahmen sind besonders sensitiv beim Nachweis kortikaler Infarkte.

Die MR-Angiographie erlaubt die nichtinvasive Darstellung von durchströmten Blutgefäßen und gibt somit Auskunft darüber, ob ein Gefäß inkomplett oder komplett verschlossen ist. Bei hochgradigen Stenosen wird der Stenosegrad mit der MRA oft überschätzt. Eine methodische Verbesserung stellt hier die kontrastmittelunterstützte MR-Angiographie dar.

Zwei neuere MR-Verfahren haben seit Mitte der 1990er Jahre die Schlaganfallfrühdiagnostik revolutioniert:

- die diffusionsgewichtete MRT („diffusion weighted imaging"/DWI) und
- die Perfusions-MRT („perfusion weighted imaging"/PWI).

Die DWI ist ein Verfahren, mit dem Informationen zur Brown-Molekularbewegung der extrazellulären Protonen gewonnen werden. Bei der akuten arteriellen zerebralen Ischämie kommt es zum raschen Versagen der Na+-/K+-Pumpe in der Zellmembran und nachfolgend zum Wassereinstrom in die ischämiegeschädigten Zellen. Es entwickelt sich ein zytotoxisches Ödem. Das Volumen der Zellen nimmt zu Lasten der Größe des Extrazellulärraums zu. Die Folge ist eine Einschränkung der Beweglichkeit der extrazellulären Protonen. Mit der DWI kann diese Veränderung sichtbar gemacht werden: Das zytotoxisch geschädigte Hirngewebe zeigt bereits wenige Minuten nach dem Gefäßverschluss eine deutliche Signalsteigerung in der DWI mit reduziertem scheinbaren Diffusionskoeffizienten („apparent diffusion coefficient"/ADC; vgl. Abb. 8.1 b,d, Abb. 8.2 d,e). Der ADC wird grauwertkodiert in Form so genannter ADC-Maps dargestellt. In einem vereinfachten Ansatz wird in der klinischen Routine angenommen, dass die stark diffusionseingeschränkten Anteile den Arealen mit einer irreversiblen ischämischen Schädigung entsprechen (Infarktkern). Bei sehr frühem Einsetzen einer Gefäßrekanalisation kann die ADC-Minderung auch ganz oder teilweise reversibel sein. Der ADC bleibt für maximal 4–9 Tage vermindert und steigt danach auf gegenüber Normalwerten erhöhte Werte an (vgl. Abb. 8.1 b,e).

> **Merke**
>
> Die diffusionsgewichtete MRT ist sehr sensitiv für die frühe Diagnostik einer zerebralen Ischämie. Sie stellt sich als Diffusionsrestriktion der extrazellulären Protonen dar.

Bei der PWI wird ein Kontrastmittelbolus in eine Kubitalvene injiziert. Die Kontrastmittelpassage durch das Hirngewebe verursacht auf so genannten suszeptibilitätsgewichteten MRT-Sequenzen einen Signalabfall. Dieser Signalabfall kann für jeden Bildpunkt kontinuierlich erfasst und in eine Kontrastmittelkonzentrations-Zeit-Kurve umgerechnet werden. Anhand dieser Kurven sind die Berechnungen von relativen Blutflussparametern wie zerebraler Blutfluss („relative cerebral bloodflow"/rCBF), zerebrales Blutvolumen („relative cerebral blood volume"/rCBV) oder mittlere Kontrastmittelpassagezeit durch das Gewebe („relative mean transit time"/rMTT) möglich. Aus den Kurvenberechnungen für jeden Bildpunkt können dann grauwertkodierte oder farbige Parameterbilder („maps") berechnet werden. Für die visuelle Unterscheidung von normal- und minderdurchbluteten Gewebsarealen haben sich in der klinischen Routine vor allem die rMTT-Maps bewährt.

> **Merke**
>
> Die Perfusions-MRT erlaubt die Berechnung von relativen Blutflussparametern wie zerebraler Blutfluss (rCBF), zerebrales Blutvolumen (rCBV) oder mittlere Kontrastmittelpassagezeit durch das Gewebe (rMTT).

DWI und PWI sind die methodische Grundlage für moderne gefäßwiedereröffnende Therapieverfahren bei akutem Schlaganfall des Erwachsenen. Ob diese Daten aus den großen Lysestudien an Erwachsenen auch auf die Behandlung des akuten arteriellen Hirninfarkts bei Kindern übertragen werden können, wurde bislang nicht systematisch geprüft.

Computertomographie

Die nichtkontrastmittelverstärkte CT hat seit vielen Jahren ihren festen Platz in der Frühdiagnostik des Schlaganfalls, da mit ihr bereits viele der oben gestellten Fragen beantwortet werden können. Mit der nativen CT können primäre intrakranielle Blutungen oder Tumoren relativ zuverlässig ausgeschlossen werden. Mit modernen CT-Geräten kann der erfahrene Diagnostiker Frühveränderungen am ischämischen Hirngewebe oder sogar den Thrombus selbst in den ersten 6 Stunden nach Infarktbeginn in etwa 2 Dritteln der Fälle identifizieren.

Die heute nahezu überall verfügbare Spiral-CT, insbesondere mit einer Mehrschichttechnik, erlaubt bei gleichzeitiger Applikation eines intravenösen Kontrastmittelbolus die Erstellung von *CT-Angiogrammen*. Mit diesen Bildern können Gefäßverschlüsse auf der Ebene des Circulus Willisii relativ verlässlich dargestellt werden. Werden zur Interpretation nicht nur die 3D-Rekonstruktionen der kontrastierten Gefäße, sondern auch die Einzelschichtbilder herangezogen, kann man mit dieser Technik auch qualitative Informationen zum Ausmaß der Perfusionsminderung und zur Qualität der Kollateralkreisläufe gewinnen.

Bei der *Perfusions-CT* werden Spiraltechnik und Kontrastmittelbolusgabe benutzt, um Perfusionsbilder vom Hirngewebe zu erstellen. Minderperfundierte Areale können damit verlässlich erfasst werden, und die Methodik erlaubt auch eine relativ genaue Berechnung hämodynamischer Parameter. Aufgrund der Begrenzung des Verfahrens auf nur ein Schichtpaket pro Kontrastmittelapplikation, ist eine Perfusionsuntersuchung des gesamten Gehirns noch nicht möglich. Durch Kombination verschiedener CT-Techniken sind somit der Blutungsausschluss und die Erfassung des Gefäßstatus mit begrenzten Schlussfolgerungen über den aktuellen Perfusionsstatus möglich.

Da für CT-Angiographie und Perfusions-CT die intravenöse Applikation von jodhaltigem Kontrastmittel notwendig ist, besteht potenziell die Gefahr von Allergien, Hyperthyreose und Niereninsuffizienz. In der hyperakuten Phase eines Schlaganfalls und besonders bei Kindern ist es häufig schwierig, die komplette Anamnese zu erheben, zumal leichtere Formen der Niereninsuffizienz oder der Hyperthyreose den Eltern und dem Patienten unbekannt sein können und nur durch Laboruntersuchungen verifiziert bzw. ausgeschlossen werden können. Das Warten auf die Laborergebnisse (z. B. Serumkreatinin) kann die Bildgebung beim akuten Schlaganfall jedoch unter Umständen entscheidend verzögern. Generell ist für die Akutdiagnostik des Schlaganfalls bei Kindern – auch aus Gründen der Strahlenexposition – immer der MRT der Vorzug zu geben. Die CT kommt nur im Ausnahmefall zum Einsatz, d. h. wenn die MRT nicht verfügbar ist.

8.2 Schlaganfall im Kindesalter

Abbildung 8.3 zeigt bilaterale Mediainfarkte bei einem 6 Monate alten Jungen. Der Junge litt an einer Meningokokkensepsis mit Endokarditis. Es ist zu Embolien gekommen. Das Kind ist im weiteren Verlauf verstorben.

Merke

Auch in der Akutdiagnostik des Schlaganfalls sollte bei Kindern, wenn irgend möglich, der MRT der Vorzug gegeben werden.

Arterielle Katheterangiographie

Die Katheterangiographie wird heutzutage als DSA durchgeführt. Als rein diagnostisches Verfahren wird sie in der Schlaganfallsdiagnostik heute praktisch nur noch zur Diagnosesicherung oder -erhärtung bei Vaskulitisverdacht durchgeführt. Bei der Indikationsstellung ist zu beachten, dass die invasive Katheterangiographie heutzutage zwar komplikationsarm, aber nicht komplikationsfrei ist.

Abbildung 8.4 a,b zeigt einen Linsenkerninfarkt bei einem 9-jährigen Mädchen; die DSA stellt deutliche Kaliberschwankungen der A. cerebri media rechts dar.

Abbildung 8.5 a,b zeigt ausgedehnte postischämische Defektzustände bei einem 3-jährigen Jungen mit einer schweren Gerinnungsstörung.

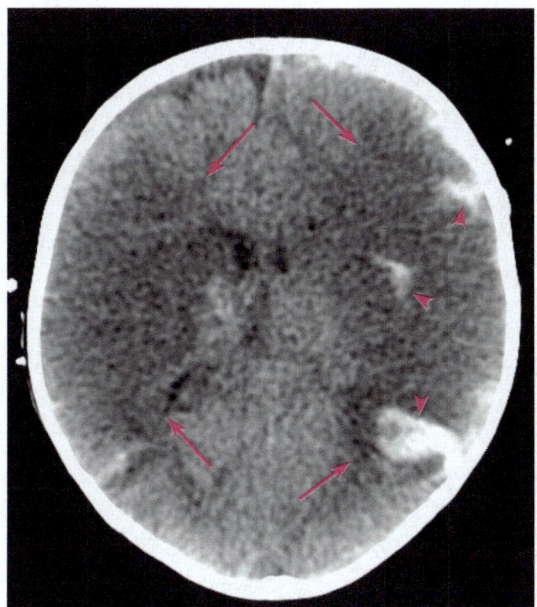

Abb. 8.3. Bilaterale Mediainfarkte bei einem 6 Monate alten Jungen mit Meningokokkensepsis und Endokarditis. Die CT zeigt bereits deutlich demarkierte bilaterale Mediainfarkte (*Pfeile*). Linksseitig liegen Einblutungen vor (*Pfeilspitzen*)

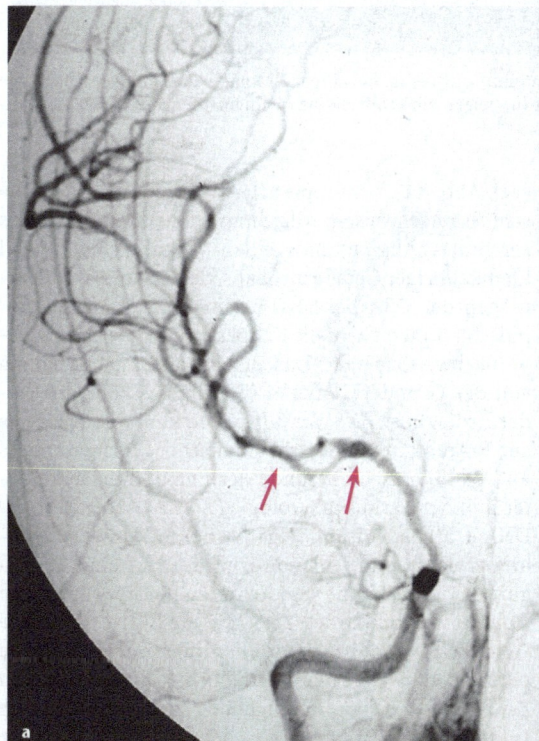
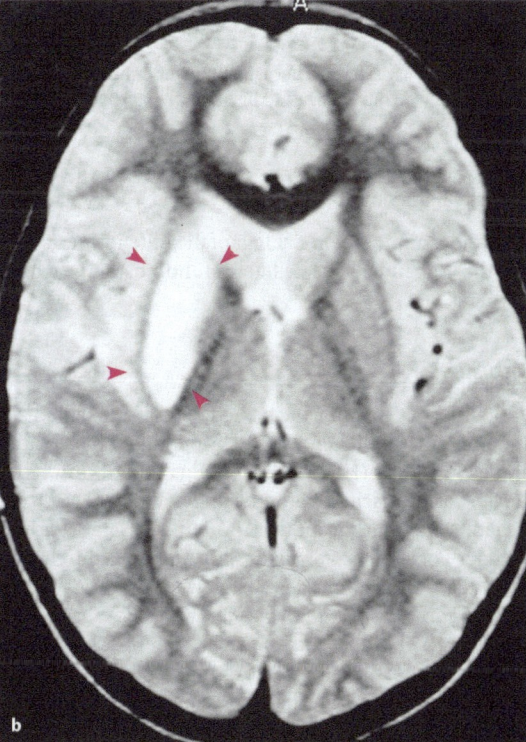

Abb. 8.4 a, b. Linsenkerninfarkt bei einem 9-jährigen Mädchen. a Die DSA zeigt ein unregelmäßiges Gefäßlumen des Mediahauptstammes einschließlich der M1- und M2-Segmente rechts (*Pfeile*). **b** Die T2-gewichtete Sequenz stellt einen rechtsseitigen Linsenkerninfarkt dar (*Pfeilspitzen*)

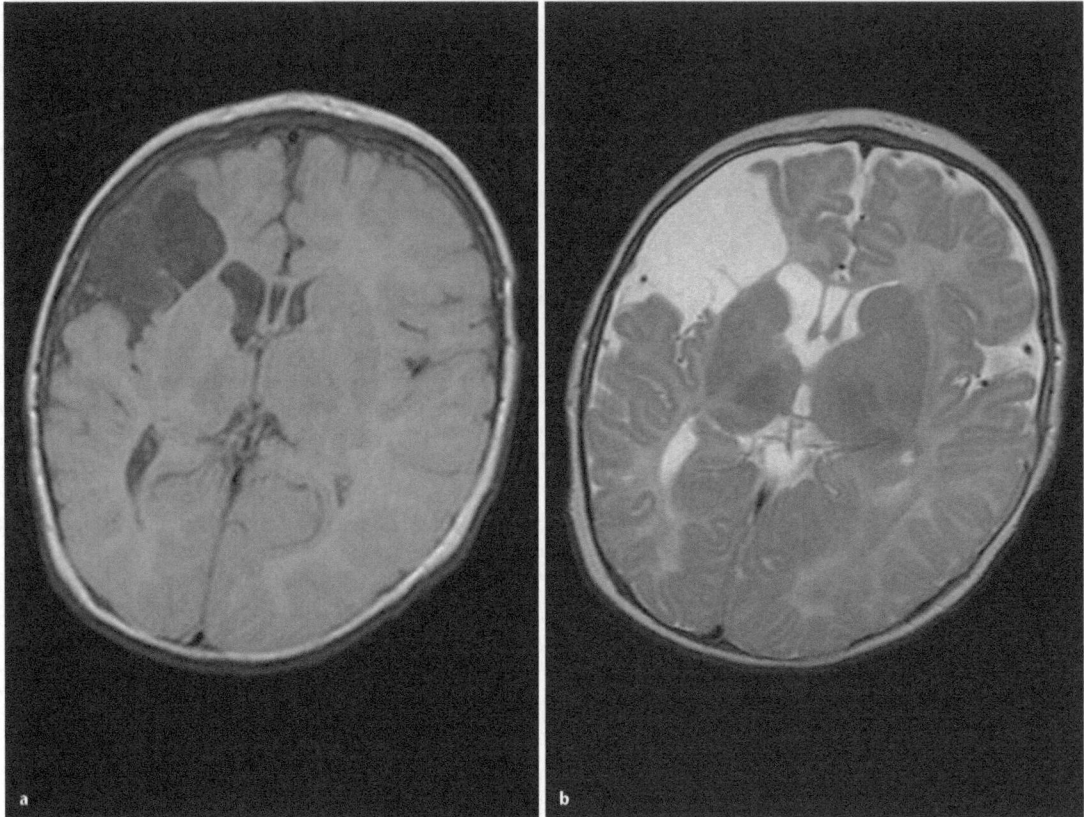

Abb. 8.5 a, b. Postischämischer Defektzustand nach einem Mediateilinfarkt rechts bei einem 5 Monate alten Jungen. Die axiale T1-gewichtete Sequenz (**a**) und die axiale T2-gewichtete Sequenz (**b**) zeigen eine Defektzone in einem Teilgebiet der A. cerebri media rechts

8.2.4
Spezielle Befundmuster

Bei Kindern mit einem Schlaganfall sollte immer auch auf die folgenden speziellen Befundmuster geachtet werden.

Vaskulitis

Vaskulitische Hirninfarkte beziehen im Unterschied zu anderen entzündlichen ZNS-Erkrankungen häufig die graue Substanz (Hirnrinde, Basalganglien) mit ein. Solche vaskulitischen Veränderungen entstehen durch ischämische Infarkte auf dem Boden der Gefäßstenose und der Folge einer Perfusionsstörung oder durch perivaskuläre Infiltration des Hirngewebes. Bei *vaskulitischen Infarkten im Rahmen einer Varicella-Zoster-Enzephalitis* (vgl. Abb. 8.1 a–e) zeigen sich Infarkte kortikal und subkortikal im Versorgungsgebiet klein- und großkalibriger Gefäße, die z. T. hämorrhagisch transformiert sind. Eine Kontrastmittelaufnahme ist möglich. Bei einer zerebralen Vaskulitis lassen sich mit der invasiven Katheterangiographie, manchmal auch dopplersonographisch oder mit der MR-Angiographie (vgl. Abb. 8.1 c), multiple arterielle Stenosen oder Verschlüsse nachweisen. Allerdings schließt ein normales zerebrales Angiogramm einen vaskulitischen Befall kleinkalibriger Gefäße nicht aus, da das Auflösungsvermögen der DSA bei 50–150 µm liegt. MR-angiographisch können ebenfalls Kalibersprünge der Hirngefäße nachweisbar sein. Das Befallsmuster ist abhängig von der Grunderkrankung (Tabelle 8.2). Für die Verdachtsdiagnose *ZNS-Vaskulitis* sind klinische Hinweise auf Erkrankungen des rheumatischen Formenkreises und pathologische Befunde der Entzündungsparameter und der Vaskulitisserologie (ANCA, ANA, Anti-dsDNA u. a.) bedeutsam. Negative Befunde in der Vaskulitisserologie und fehlende Hinweise auf eine Beteiligung anderer Organe sind Kriterien für die sehr seltene isolierte Vaskulitis des ZNS. Die definitive Diagnose einer *ZNS-Vaskulitis* kann allerdings nur durch eine positive Biopsie gestellt werden, die aus praktischen Erwägungen selten durchgeführt wird. Ausnahmen sind die *Arteriitis temporalis*, bei der eine Biopsie der Schläfenhaut vorgenommen wird, und der *Morbus Wegener*, bei der die Diagnose über eine Biopsie der Nasenschleimhaut gesichert wird. Für die Verdachtsdiag-

Tabelle 8.2. Befallsmuster bei ZNS-Vaskulitis

Grunderkrankung	Befallsmuster
Takayasu-Arteriitis	Aorta
Riesenzellarteriitis	Aorta und große Arterien
Polyarthritis, Churg-Strauss-Vaskulitis	Große und mittelgroße Arterien
Primäre ZNS-Vaskulitis, Wegener-Granulomatose, Morbus Behçet, Morbus Kawasaki	Mittelgroße und kleine Arterien
Sekundäre Vaskulitiden bei Kollagenosen	Kleine Arterien und Arteriolen

nose bedeutsam sind außerdem pathologische Befunde der Entzündungsparameter und der Vaskulitisserologie (s. oben).

Merke

Eine zerebrale Vaskulitis führt zu multiplen Stenosen und/oder Verschlüssen der intrakraniellen Arterien. Sie kann bisweilen schwierig zu diagnostizieren sein.

Dissektionen

Als Goldstandard zum Nachweis einer Gefäßwanddissektion der hirnversorgenden Gefäße galt lange Zeit die Katheterangiographie. Hier zeigt sich typischerweise eine irreguläre Einengung der Arterie an typischer Lokalisation mit konisch zulaufender Stenose bei an anderen Stellen normaler Gefäßkontur. In 10 % der Fälle ist auch ein doppeltes Lumen oder ein Intimasegel („intimal flap") nachweisbar. Besonders die Dopplersonographie hat sich als geeignetes Verfahren für Screening- und Verlaufsuntersuchungen etabliert. Viele Dopplerbefunde bedürfen aber ergänzender Untersuchungen, da mit diesem Verfahren häufig nur hämodynamische Befunde erhoben werden können.

Die in den letzten Jahren zunehmende Häufigkeit der Diagnose *Dissektion* ist auch auf eine Verbesserung der diagnostischen Verfahren, voran der MRT, zurückzuführen, die mittlerweile Methode der Wahl zum Nachweis von Gefäßdissektionen ist. Das Wandhämatom zeigt in der MRT, wie jede Blutung, ein vom Alter, d. h vom Abbaustadium des Hämoglobins abhängiges Signal, das dem Oxidationsstadium des Hämoglobins entspricht und vom lokalen Sauerstoffpartialdruck in der Gefäßwand abhängt. In der Akutphase kann man ab dem 3. Tag zuverlässig mit Hyperintensität auf T1- und T2-gewichteten Aufnahmen rechnen (Stadium des extrazellulären Methämoglobins; vgl. Abb. 8.2 f,g). In der chronischen Phase, wenn das Methämoglobin abgebaut wird, sinkt die Signalintensität des Wandhämatoms. Aufnahmen mit Unterdrückung des Fettsignals (so genannte „Fat-sat-Technik") sind besonders gut geeignet, hyperintense Wandhämatome vom perivaskulären Fettgewebe abzugrenzen. Auf axialen Aufnahmen ist das Wandhämatom oft sichelförmig. Der anatomische Bezug des Wandhämatoms zum echten Lumen gelingt am besten mit PD-gewichteten Aufnahmen oder auf den Quellschichten einer MR-Angiographie.

Merke

Dissektionen der hirnversorgenden Arterien lassen sich meist in der MRT sehr gut nachweisen. Gerade bei akuten Dissektionen sind fettunterdrückte T1-gewichtete Sequenzen besonders hilfreich, da sie das im Methämoglobinstadium befindliche Wandhämatom hyperintens darstellen.

8.3 Hirn- und Sinusvenenthrombosen bei Kindern

8.3.1 Häufigkeit, Ursachen und klinische Befunde

Die Inzidenz der Hirn- und Sinusvenenthrombose (HSVT) wird mit 0,67 Fälle auf 100.000 Kinder angeben. Neugeborene sind am häufigsten betroffen. Während bei Erwachsenen die Hauptrisikofaktoren *Schwangerschaft*, *Krebserkrankungen* und Einnahme *oraler Antikonzeptiva* sind, stehen bei Neugeborenen *perinatale Komplikationen* wie hypoxische Enzephalopathie und bei Kindern im Vorschulalter *Infektionen im Kopf-Hals-Bereich* wie Mittelohrentzündung, Mastoiditis und Sinusitis paranasalis sowie *Gerinnungsstörungen* im Vordergrund. Bei älteren Kindern sind auch *Bindegewebserkrankungen* eine häufige Ursache. Eine Prädisposition besteht außerdem bei Dehydratation, Herzerkrankungen und einer bakteriellen Sepsis.

Mehr als die Hälfte der Kinder mit HSVT ist jünger als ein Jahr. Bei Neugeborenen äußert sich eine HSVT meist durch Krampfanfälle und diffuse neurologische Störungen, bei älteren Kindern entsprechen die Symptome im Wesentlichen denen von Erwachsenen mit Bewusstseinstörung, Kopfschmerzen, Hemiparese und Hirnnervenlähmung.

Merke

Bei Kindern mit einer Sinusvenenthrombose ist an perinatale Komplikationen, Infektionen im Kopf-Hals-Bereich, Gerinnungsstörungen und Bindegewebserkrankungen zu denken. Die Symptomatik kann unspezifisch sein.

8.3.2
Neuroradiologische Befunde
Computertomographie

Die CT dient vor allem dem Ausschluss anderer pathologischer Veränderungen. In bis zu 20% der Patienten mit HSVT ist die native CT unauffällig. Die wichtigsten Zeichen der HSVT in der CT sind das „Cord-Zeichen" und das „Empty-delta-Zeichen" (auch „Empty-triangle-Zeichen" genannt): Das Cord-Zeichen bezeichnet die Hyperdensität einer thrombosierten Vene in der Nativ-CT. Das Empty-delta-Zeichen spiegelt den intraluminalen Thrombus wider, der sich hypodens im Vergleich zur kontrastmittelaufnehmenden Sinuswand in der kontrastverstärkten CT oder in der CT-Angiographie zeigt (Abb. 8.6 a,b). Das Empty-delta-Zeichen kann durch einen epiduralen Abszess, ein subdurales Hämatom, eine Subarachnoidalblutung oder durch harmlose Normvarianten wie eine hohe Teilung des Sinus sagittalis superior, Fenestrationen oder Septen imitiert werden. Besonders bei Kindern und jungen Erwachsenen kann nichtgeronnenes Blut leicht hyperdens erscheinen. Aufhärtungsartefakte durch den Schädelknochen können eine Gefäßthrombose vortäuschen oder verdecken.

Merke

Das Cord-Zeichen bedeutet eine hyperdense Darstellung einer thrombosierten Vene, das Empty-delta-Zeichen eine hypodense Darstellung des Thrombus gegenüber der kontrastmittelaufnehmenden Gefäßwand.

Indirekte Zeichen einer HSVT in der CT sind:
- eine lokale (3%) oder generalisierte (47%) Hirnschwellung,
- Ödeme der weißen Substanz (11%),
- eine fokale Hypodensität durch venöse Infarkte (13%) und
- Parenchymblutungen (33%).

Bei 75% der Menschen ist der rechte Sinus transversus dominant. Bei einer Hypo- oder Aplasie des Sinus transversus bzw. sigmoideus ist der Sulcus sinus transversi bzw. der Sulcus sinus sigmoidei an der inneren Fläche des Schädelknochens nur schmal angelegt, was sich mit der CT besonders gut nachweisen lässt und als differenzialdiagnostisches Kriterium verwendet werden kann.

Venöse CT-Angiographie

In der Regel wird man bei Kindern aus Gründen der Strahlenexposition der venösen MR-Angiographie den Vorzug gegenüber der CT-Angiographie geben. Vorteile der CT-Angiographie sind die im Vergleich zur MR-Angiographie meist höhere Ortsauflösung und das Fehlen von flussbedingten Artefakten. Auch ist die Messzeit deutlich geringer als bei der MR-Angiographie, was bei der Untersuchung von Kindern von Vorteil sein kann. Ein Nachteil der CT-Angiographie ist Überlagerung durch Knochen und die Abhängigkeit der Bildqualität vom Timing des Kontrastmittelbolus. Thromben zeigen sich in der CT-Angiographie als Kontrastmittelaussparung (vgl. Abb. 8.6 a,b).

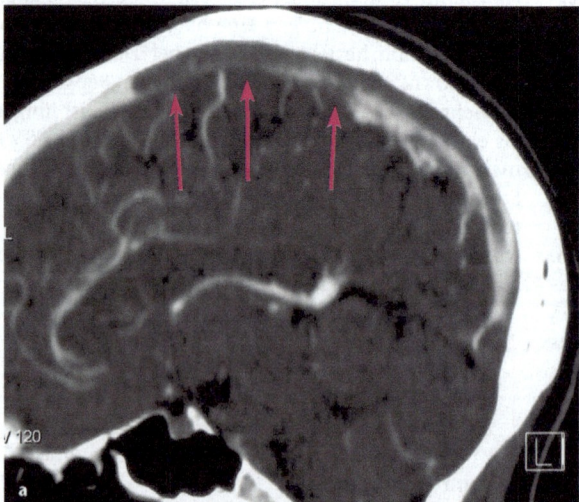 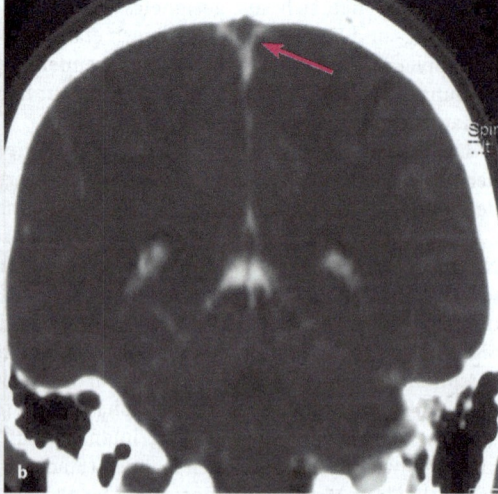

Abb. 8.6 a, b. Thrombose des Sinus sagittalis superior und des Sinus transversus rechts. Sagittale (a) und koronare (b) Rekonstruktionen einer venösen CTA. Während der Sinus sagittalis superior im vorderen Anteil regelrecht kontrastiert ist (a), zeigt sich im mittleren und distalen Drittel eine mehrere Zentimeter lange KM-Aussparung durch den intraluminalen Thrombus (a, *Pfeile*). Auf der koronaren Aufnahme (b) zeigt sich die KM-Aussparung als Hypodensität im Vergleich zur KM-aufnehmenden Sinuswand („Empty-delta-Zeichen")

Magnetresonanztomographie

Methode der Wahl zur Untersuchung von Kindern mit HSVT ist die MRT mit venöser MR-Angiographie. Das Untersuchungsprotokoll umfasst nach Möglichkeit axiale PD- und T2-gewichtete Aufnahmen, axiale diffusionsgewichtete Aufnahmen, sagittale T1-gewichtete Aufnahmen und eine venöse MR-Angiographie. Diese Kombination ist wichtig, um eine Sinushypoplasie oder -aplasie und flussbedingte Artefakte nicht falsch zu interpretieren. Weiter sollte die Hypointensität von Deoxyhämoglobin und von intrazellulärem Methämoglobin nicht als flussbedingte Signalauslöschung („flow void") fehlinterpretiert werden.

Im *Stadium der akuten Thrombose* (1. bis 5. Tag) zeigt sich ein fehlendes „flow void" in den betroffen

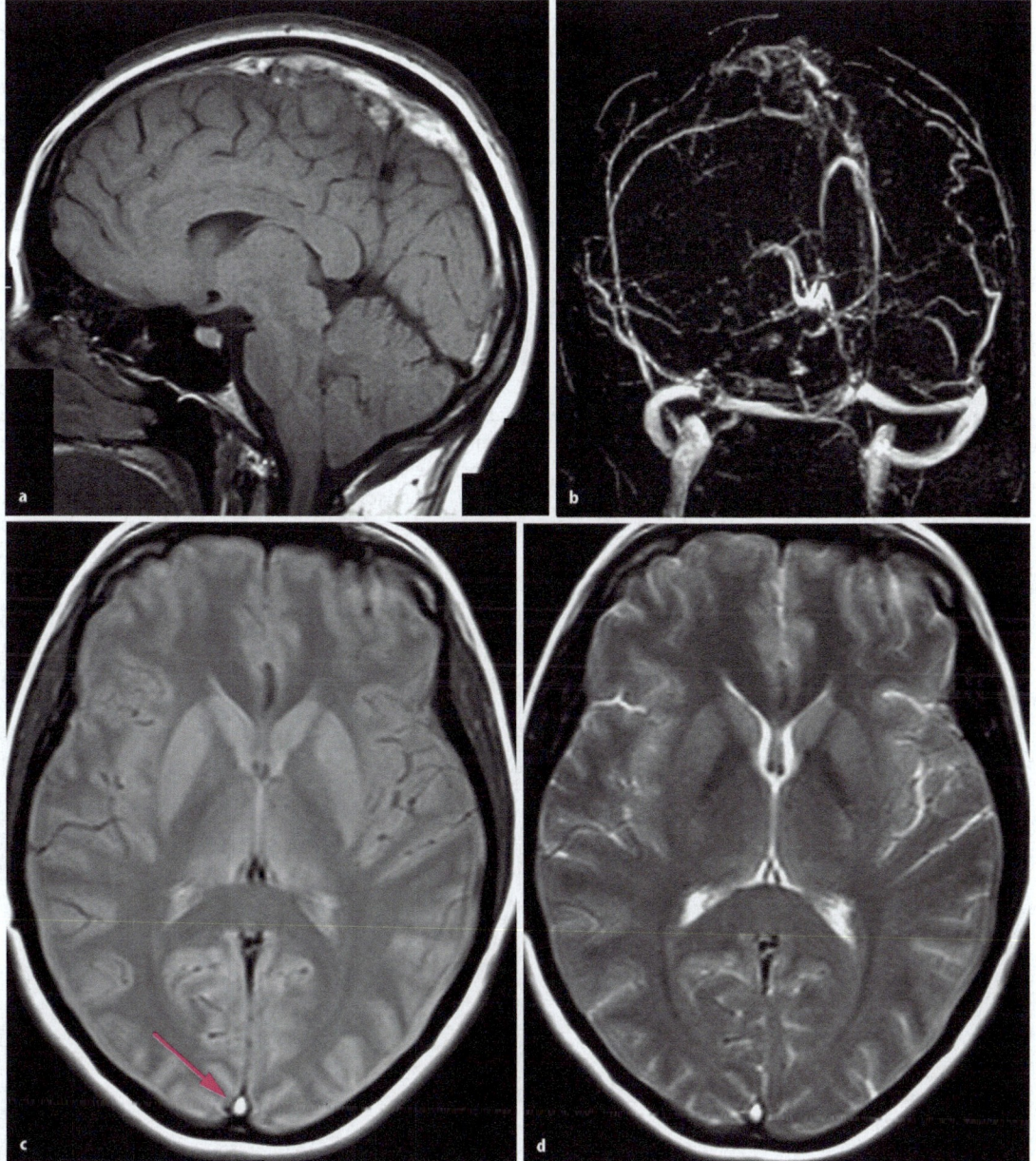

Abb. 8.7 a–e. Thrombose des Sinus sagittalis superior im subakuten Stadium. a Sagittale T1-gewichtete MRT-Aufnahme. **b** Schräg-frontale Ansicht einer MIP einer MRA. **c, d** Axiale PD und T2-gewichtete MRT-Aufnahmen, jeweils nativ. **e** Koronare Quellschicht einer KM-verstärkten venösen MRA. Hyperintensität des Sinus sagittalis superior auf den T1-gewichteten (**a**), PD-gewichteten (**c**, *Pfeil*) und T2-gewichteten MRT-Aufnahmen (**d**).

Venen. Der Thrombus entspricht dem Signal von Deoxyhämoglobin in intakten Erythrozyten und ist daher isointens bis leicht hypointens in T1-gewichteten und stark hypointens in T2-gewichteten Aufnahmen.

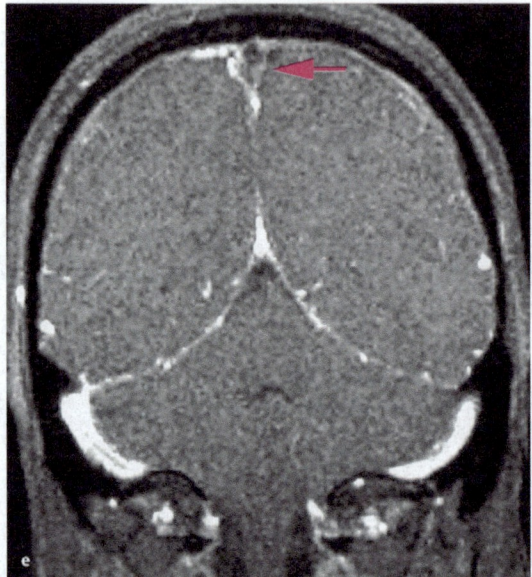

Fig. 8.7. MR-angiographisch fehlender Fluss im Sinus sagittalis superior mit irregulären Kollateralgefäßen (**b**). Die Flussaussparungen im Sinus transversus rechts (**b**) entsprechen Arachnoidalgranulationen bzw. Flussartefakten. KM-Aussparung im Sinus sagittalis superior auf der KM-verstärkten venösen MRA (**e**)

Im *subakuten Stadium* (6. bis 15. Tag) ist der Thrombus hyperintens in T1-gewichteten und zunächst weiterhin hypointens in T2-gewichteten Aufnahmen (intrazelluläres Methämoglobin; Abb. 8.7 a–e, Abb. 8.8 a,b).

Im sich daran anschließenden Stadium des extrazellulären Methämoglobins ist der Thrombus hyperintens auf T1- und T2-gewichteten Aufnahmen. Nach 2–3 Wochen wird der Thrombus dann wieder isointens auf T1-gewichteten Aufnahmen und hyperintens auf T2-gewichteten Aufnahmen. Zu dieser Zeit setzen im Thrombus Rekanalisationsvorgänge ein, und es bildet sich über kortikale, epikraniale und faziale Venen und über Emissarien oder Skalpvenen ein kollaterales Gefäßnetz (vgl. Abb. 8.7 b). Ein erhöhtes Signal, das einen Thrombus imitieren kann, ist auch aufgrund von Flussphänomenen bei langsamem venösen Fluss möglich. Wenn ungesättigte Protonen in das Untersuchungsvolumen einströmen, kann es auf der in Flussrichtung ersten Schicht zu Hyperintensität (so genanntes „flow related enhancement") anstelle des auf den übrigen Schichten sichtbaren „flow void" kommen. Auf Schichten, die aus geradzahligen Signalechos berechnet wurden, kann es bei Verwendung von Doppelechosequenzen zu erhöhtem Signal kommen, das nicht mit Thrombus verwechselt werden sollte. Auf Schichten, die aus ungeradzahligen Echos berechnet wurden, ist dann das normalerweise sichtbare „flow void" zu erkennen.

Ein venöses Stauungsödem (vgl. Abb. 8.8 a,b), das in erster Linie die weiße Substanz, daneben aber auch Hirnrinde und Basalganglien betreffen kann, ist als

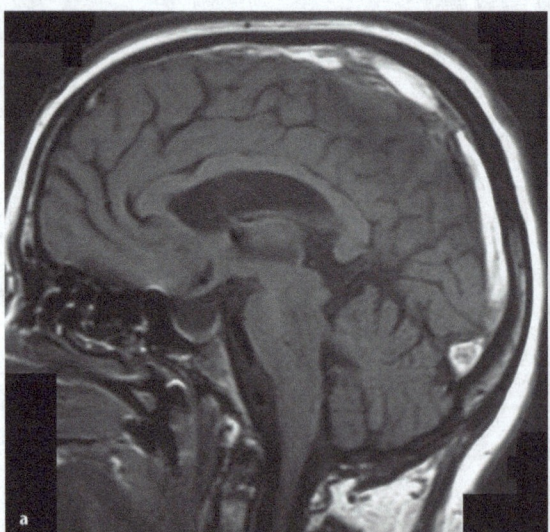
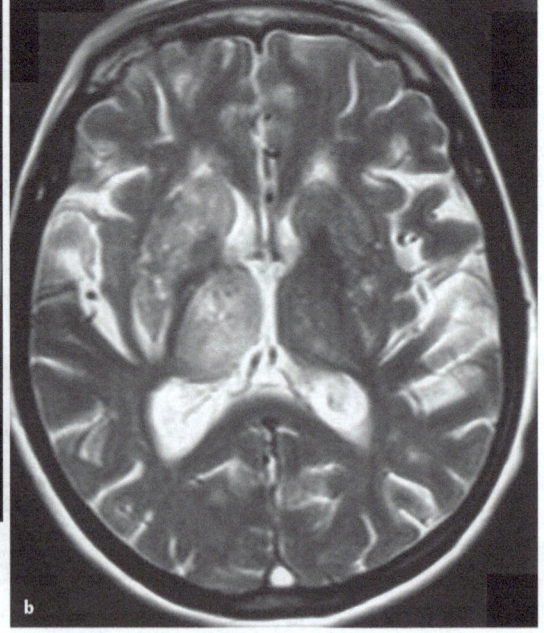

Abb. 8.8 a, b. Thrombose des Sinus sagittalis superior und der inneren Hirnvenen im subakuten Stadium. **a** Sagittale T1-gewichtete und **b** axiale T2-gewichtete MRT-Aufnahmen. Hyperintensität des Sinus sagittalis superior auf den T1-gewichteten (**a**) und T2-gewichteten (**b**) MRT-Aufnahmen. Daneben venöse Infarkte im Thalamus und in den Stammganglien rechts (**b**). Venöses Stauungsödem im Thalamus links (**b**)

Hyperintensität auf T2-gewichteten oder FLAIR-Aufnahmen erkennbar. Anhand des ADC können mit der diffusionsgewichteten MRT (DWI) einfache vasogene Stauungsödeme (erhöhter ADC) von zytotoxischen Ödemen (verminderter ADC) unterschieden werden. Anders als bei arteriellen Perfusionsstörungen, bei denen es erst wieder um den 9. Tag zu einer Normalisierung des ADC kommt, erreicht der ADC bei venösen Durchblutungsstörungen meist schon nach 4 Tagen wieder Normalwerte. Für diesen Wiederanstieg des ADC werden 2 Hauptursachen genannt:

1. Zelllyse mit Vermehrung der extrazellulären Flüssigkeit,
2. spontan oder therapeutisch bedingte, verbesserte venöse Drainage.

Mit dem zweiten Punkt erklärt man auch das Phänomen, dass Infarkte bei venösen Perfusionsstörungen (vgl. Abb. 8.8 a,b) meist kleiner sind als das initiale Areal mit vermindertem ADC (zytotoxisches Ödem). Im Gegensatz zu venösen Infarkten ist der endgültige Infarkt bei arteriellen Perfusionsstörungen meist genauso groß oder größer als das initiale zytotoxische Hirnödem. Dennoch erscheint die diffusionsgewichtete MRT bei Hirnvenenthrombosen hilfreich, den potenziellen, irreversiblen Schaden von einem reversiblen, vasogenen Stauungsödem abzugrenzen.

Auch Parenchymblutungen sind mit der MRT gut nachweisbar. Zu temporookzipitalen Parenchymblutungen kommt es typischerweise bei einem akuten Verschluss des Sinus sigmoideus mit venöser Stauung im Drainagegebiet der V. temporooccipitalis Labbé.

Merke

Bei einem Verdacht auf eine HSVT sollte immer auf Ödeme oder Blutungen des Hirnparenchyms geachtet werden.

Venöse MR-Angiographie

Bei der Frage nach HSVT sind nichtkontrastmittelverstärkte 3D Phasenkontrastsequenzen gegenüber „3D-time-of-flight-Sequenzen" vorzuziehen, da bei letzteren die Flussvisualisierung nur bei einer Fließrichtung senkrecht zur Schicht optimal ist. Außerdem kann das hyperintense Signal von Methämoglobin in einem Thrombus Fluss simulieren. Kleinere Füllungsdefekte in einem Sinus können durch Fett, heterotopes Hirngewebe, fibröse Stränge und Arachnoidalgranulationen verursacht sein (vgl. Abb. 8.7 b). Die Analyse des MRT-Signals auf allen Gewichtungen unter Berücksichtigung der Dichte der kritischen Struktur in der CT liefert häufig den Schlüssel zur Diagnose und ermöglicht es, diese harmlosen Nebenbefunde von Thromben abzugrenzen.

Katheterangiographie

Die Katheterangiographie dient bei einer HSVT heute meist nur noch als Basis zur Durchführung einer lokalen Thrombolyse.

8.3.3 Therapie und Prognose

Gemäß der Leitlinie der Deutschen Gesellschaft für Neurologie steht an erster Stelle der Behandlung die Heparinisierung der Patienten. Inwieweit diese Leitlinie allerdings in ihrer Gesamtheit auf die HSVT bei Kindern übertragbar ist, muss offen bleiben. Bei einer progredienten Verschlechterung des klinischen Zustands kann im Einzelfall ein lokaler Thrombolyseversuch erwogen werden. Ausreichende Hydratation, Antiepileptikagabe und medikamentöse Reduzierung des intrakraniellen Drucks gehören zu den allgemeinen Maßnahmen.

Innerhalb einer großen Studie des „Canadian Pediatric Stroke Registry" wurden 160 Kinder mit HSVT systematisch untersucht. In dieser Analyse traten bleibende motorische Störungen in 80 % der Fälle, kognitive Störungen in 10 % und Sprachstörungen in 9 % der Fälle auf. Zu Entwicklungsstörungen kam es bei 9 % der Kinder. 6 Kinder (3,75 %) starben an den Folgen der SVT. Zu Rezidivthrombosen kam es bei 12 Kindern (7,5 %). Durale oder piale arteriovenöse Fisteln können ebenfalls infolge einer HSVT auftreten.

8.4 Arteriovenöse Malformationen

8.4.1 Definition und Häufigkeit

Arteriovenöse Malformationen (AVM) sind definiert als lokaler arteriovenöser Shunt auf pialer Ebene ohne dazwischengeschaltetes normales Kapillarbett. Das zwischen den meist geschlängelt verlaufenden pathologischen Gefäßen liegende Hirngewebe zeigt chronisch-reaktive Veränderungen mit Gliose und ist meist funktionslos. Je nach Ausprägung des Shunts unterscheidet man fistulöse AVM mit hohem Fluss von plexiformen AVM mit geringerem Fluss. Eine Sonderform sind so genannte V.-Galeni-Malformationen (s. Abschn. 8.8), bei denen es sich um eine fistulöse AVM mit multiplen arteriellen Zuflüssen in die oft ausgeprägt erweiterte V. cerebri magna Galeni handelt.

Man geht gegenwärtig davon aus, dass die meisten AVM angeboren sind und sich aus persistierenden oder sich wiedereröffnenden primitiven arteriovenösen Verbindungen bilden. In früheren Studien, die von einer Prävalenz der AVM von 0,1–0,5 % ausgingen, wurde die Häufigkeit von AVM wohl überschätzt. Gegenwärtig geht man von einer Prävalenz von AVM in westlichen Ländern von < 0,01 % aus. AVM sind zu 85 % supratentoriell und zu 15 % infratentoriell lokalisiert.

8.4.2
Klinische Symptomatik

Die meisten Patienten mit einer AVM werden erst im Alter von 20–40 Jahren klinisch auffällig. Bei mehr als der Hälfte der Patienten kommt es zu einer Hirnblutung. Neben rupturierten zerebralen Aneurysmen gehören AVM-Blutungen zu den häufigeren Ursachen von Schlaganfällen bei Kindern. Das Risiko der ersten Blutung liegt bei 1,3–3,9 % pro Jahr. Das Risiko einer Rezidivblutung ist im Mittel ungefähr genausogroß, in den ersten Jahren nach der initialen Blutung mit bis zu 17 % zunächst aber deutlich höher. Bestimmte klinische und die AVM selbst betreffende Faktoren erhöhen das Blutungsrisiko (Tabelle 8.3). Das ungefähre individuelle Blutungsrisiko in Prozent für die verbleibende Lebenszeit beträgt etwa 105 minus dem Lebensalter des Patienten in Jahren. Danach hätte ein 15 Jahre alter Junge mit einer AVM ein Blutungsrisiko von 90 % für seine verbleibende Lebenszeit. Die Morbidität nach initialer Blutung liegt bei 53–81 %, die Mortalität nach initialer Blutung bei 10–18 %.

Andere häufige klinische Erscheinungsbilder von AVM sind fokale Krampfanfälle (30 %) und neurologische Defizite (12 %). Nur in 1–5 % der Fälle rufen AVM Kopfschmerzen hervor.

> **Merke**
>
> Das Risiko einer Blutung bei einer AVM liegt bei 1,3–3,9 % pro Jahr. In den ersten Jahren nach einer Blutung ist das Risiko einer Rezidivblutung deutlich erhöht. Die Morbidität nach einer ersten Blutung liegt bei 53–81 %, die Mortalität bei 10–18 %.

Tabelle 8.3. Faktoren, die das Risiko einer Hirnblutung durch AVM erhöhen

Klinische Faktoren
Arterieller Hypertonus
Früher stattgehabte Hirnblutung
Angioarchitektonische Faktoren
Flussassoziiertes Aneurysma
Intranidales Aneurysma
Tiefe venöse Drainage
Tiefe (periventrikuläre) Lokalisation
Nidusgröße < 3 cm
Hoher Blutdruck im arteriellen Feeder
Langsame arterielle Füllung
Stenose in drainierender Vene

8.4.3
Neuroradiologische Befunde

Methode der Wahl zur Diagnose von AVM und zur Therapieplanung ist die DSA. Inzidentelle, also nicht eingeblutete AVM werden aber heute meistens mit der MRT oder CT als Zufallsbefunde diagnostiziert. Auf konventionellen MRT-Aufnahmen zeigen sich flussbedingte girlandenartige Hypointensitäten („flow voids"), die am besten in der T2- und PD-Gewichtung erkennbar sind (Abb. 8.9 a–d). Das angrenzende Hirngewebe ist hyperintens in der T2- und PD-Gewichtung infolge reaktiver Gliosen bzw. chronischer Ischämien („Steal-Phänomen"). Eine raumfordernde Wirkung besteht meist nicht. Nach Kontrastmittelgabe zeigen vor allem die drainierenden Venen eine Kontrastmittelaufnahme.

In der nativen CT findet sich ein meist hyperdenses, häufig intraparenchymal gelegenes Gefäßkonvolut, ggf. mit scholligen, girlandenförmigen oder punktförmigen Verkalkungen. Nach Kontrastmittelgabe bzw. in der CT-Angiographie (Abb. 8.10 a–e) kommt es zu einer girlandenartigen Darstellung der pathologischen Gefäße einschließlich des Nidus. Die inneren und äußeren Hirnvenen, die zur Drainage der AVM beitragen, sind erweitert. Eine raumfordernde Wirkung fehlt meist.

In der intraarteriellen Katheterangiographie (DSA) zeigen sich ein oder mehrere arterielle Feeder und sich frühzeitig kontrastierende, meist ebenfalls erweiterte drainierende Venen (Abb. 8.11 a–c, vgl. Abb. 8.9 a–d, Abb. 8.10 a–e). Zwischen arteriellen Feedern und drainierenden Venen befindet sich ein Gefäßkonvolut, der so genannte Nidus, der aus einem oder mehreren Kompartimenten bestehen kann (vgl. Abb. 8.9 a–d, Abb. 8.10 a–e, Abb. 8.11 a–c). Zur genauen Klärung der Angioarchitektur kann eine superselektive Sondierung einzelner Feeder nötig sein. Bei akuter raumfordernder Blutung kann die AVM durch das Hämatom ganz oder teilweise durch Kompression maskiert sein. In Einzelfällen können neben der Klärung der Angioarchitektur zur Therapieplanung auch ein WADA-Test oder eine funktionelle MRT erforderlich sein.

> **Merke**
>
> Eine AVM besteht aus einem oder mehreren arteriellen Feedern, einem Nidus und erweiterten, sich frühzeitig kontrastierenden drainierenden Venen. Als Nidus bezeichnet man ein Gefäßkonvolut zwischen arteriellen Feedern und drainierenden Venen, das aus einem oder mehreren Kompartimenten bestehen kann.

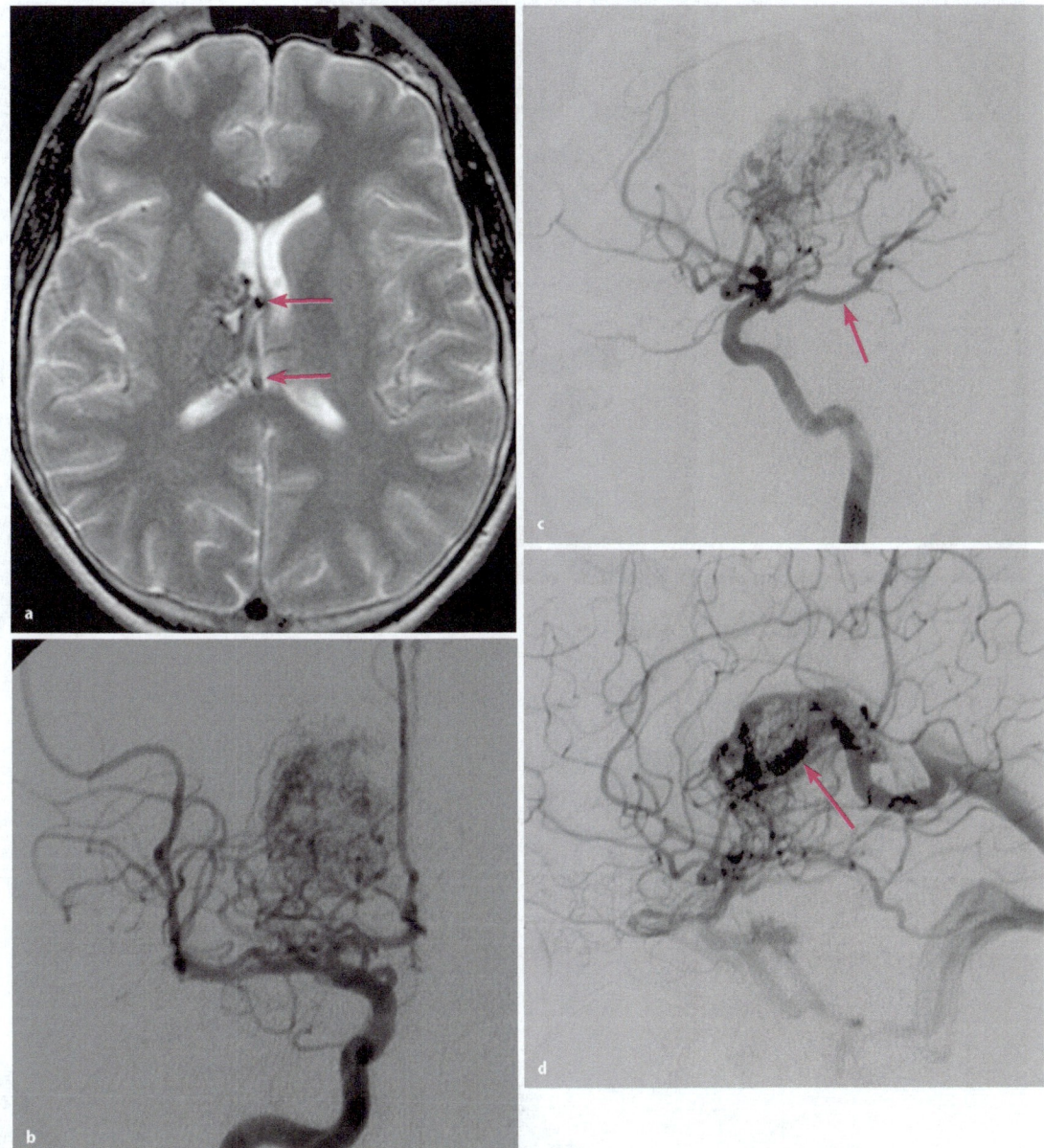

Fig. 8.9. Flussbedingte Signalauslöschungen im Thalamus, im Seitenventrikel und in der inneren Kapsel rechts (**a**) und Erweiterung der inneren Hirnvenen (**a**, *Pfeile*). In der DSA mehrere Zentimeter großes Gefäßkonvolut, das gespeist wird aus lentikulostriären Ästen der A. cerebri media rechts, der erweiterten A. chorioidea anterior rechts (**c**, *Pfeil*) und aus hinteren Chorioidealarterien (nicht abgebildet). Die venöse Drainage erfolgt im Wesentlichen über innere Hirnvenen und über die V. cerebri magna Galeni (**d**, *Pfeil*)

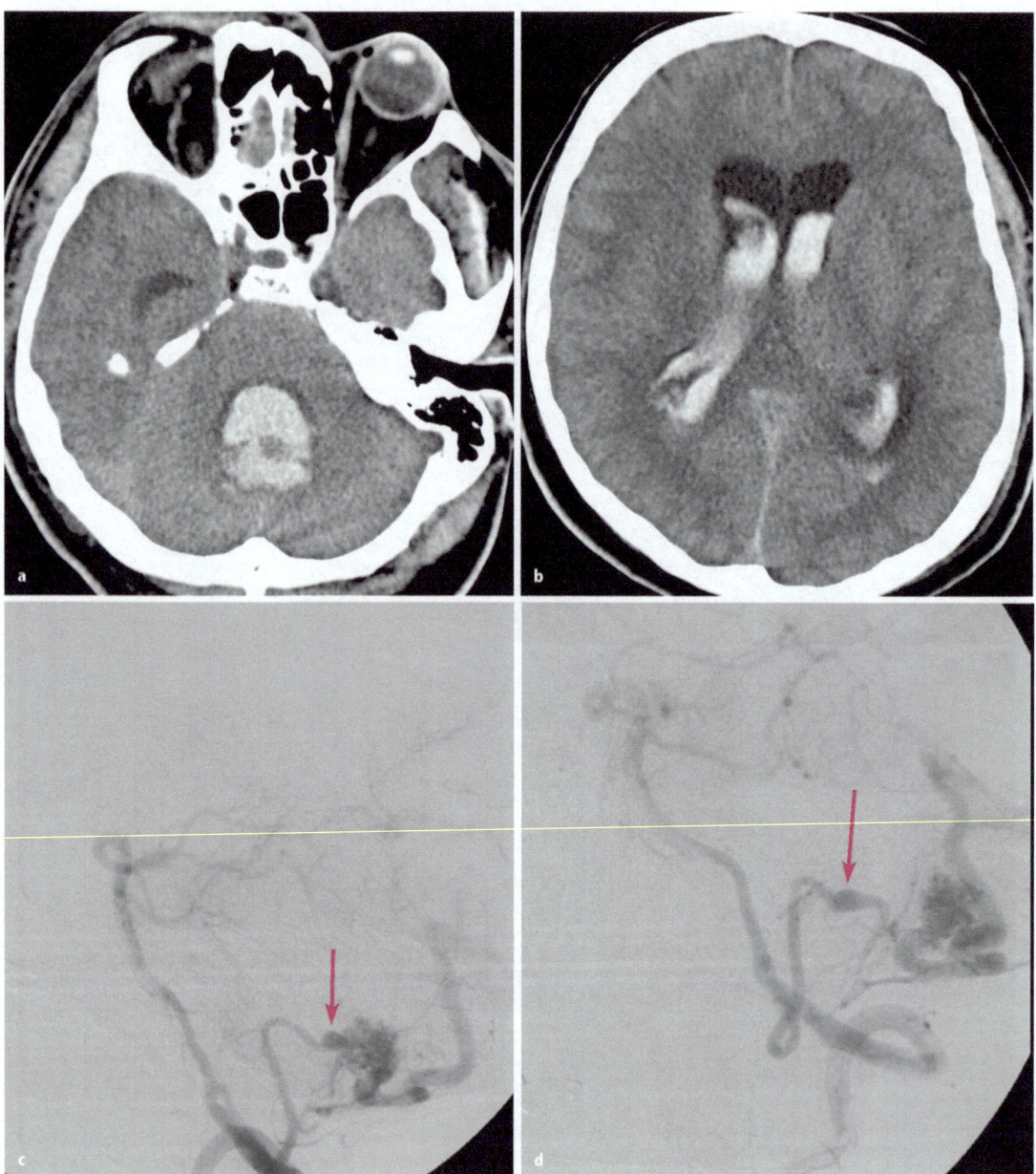

Abb. 8.10 a–e. Kleinhirnblutung bei zerebellärer AVM mit Liquoraufstau. Axiale CT (**a, b**), DSA nach Injektion der A. vertebralis links im seitlichen (**c**) und schrägen Strahlengang (**d**) und Quellschicht einer CTA (**e**). Die CT zeigt eine Blutung im Kleinhirnwurm mit Einbruch in den 4. Ventrikel (**a**), daneben Blut in den Seitenventrikeln mit Liquoraufstau (**b**). Ursache der Blutung war ein rupturiertes Aneurysma am arteriellen Feeder (**c, d**, *Pfeil*). Neben dem Nidus (**e**, *Pfeilspitze*) ist auch das Aneurysma am arteriellen Feeder (**e**, *Pfeil*) in der CTA nachweisbar

8.4 Arteriovenöse Malformationen

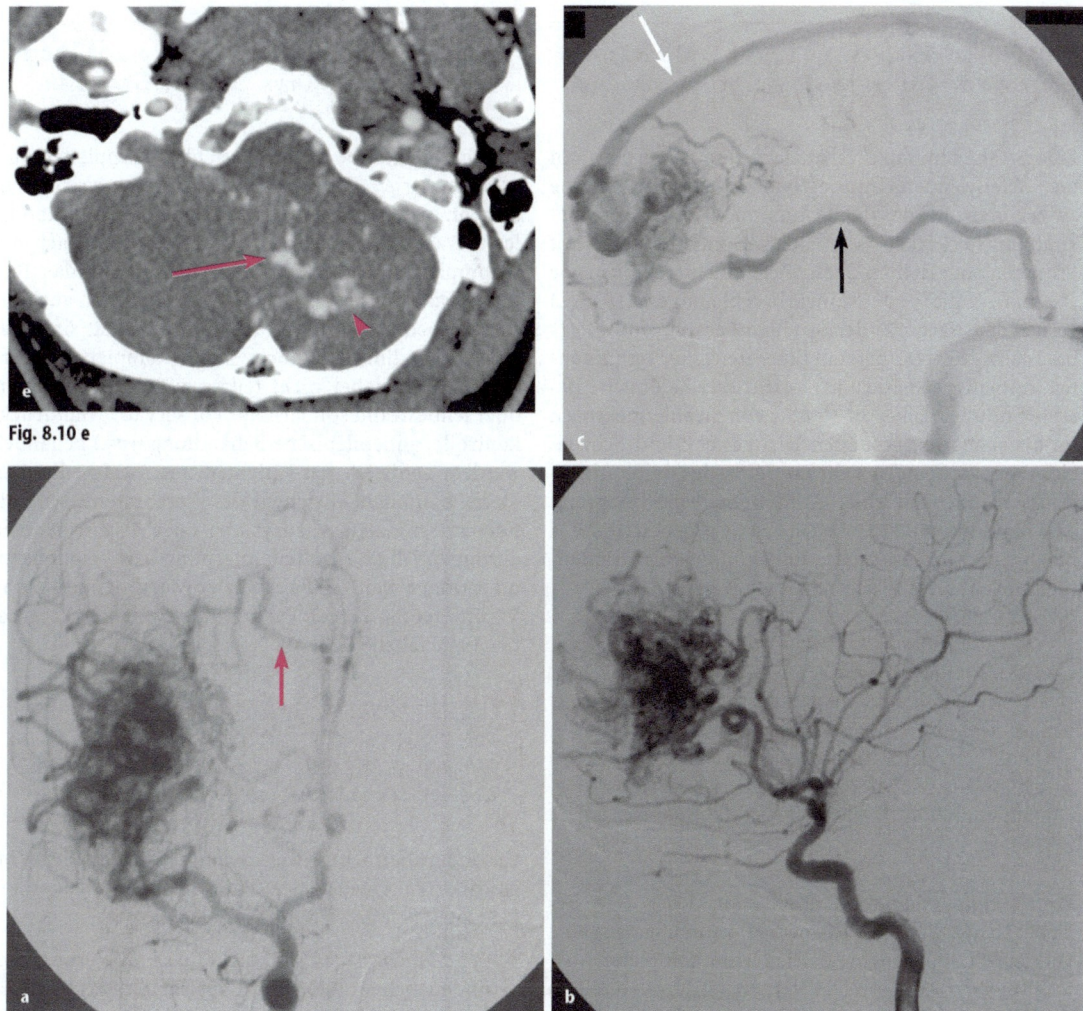

Abb. 8.11 a–c. Plexiforme AVM der rechten Großhirnhemisphäre. DSA nach Injektion der A. carotis interna rechts im frontalen (**a**) und im seitlichen Strahlengang (**b, c**). Es zeigt sich ein mehrere Zentimeter großes Gefäßkonvolut, welches aus Ästen der A. cerebri media rechts und einem Feeder aus der A. cerebri anterior rechts (**a**, *Pfeil*) gespeist wird. Die venöse Drainage erfolgt über frontale oberflächliche Hirnvenen in den Sinus sagittalis superior (**c**, *weißer Pfeil*) und über die V. temporooccipitalis Labbé (**c**, *schwarzer Pfeil*) in den Sinus transversus

8.4.4 Therapie

An Behandlungsformen stehen gegenwärtig zur Verfügung:

- die *mikroneurochirurgische Resektion* der AVM,
- die *endovaskuläre Embolisation* mit Gewebekleber und
- die *Strahlentherapie*.

Mittels mikroneurochirurgischer Resektion können viele AVM heute mit geringer Morbidität und Mortalität reseziert werden. Das Risiko therapiebedingter neurologischer Komplikationen durch neurochirurgische Entfernung von AVM wird nach Spetzler-Martin beurteilt (Tabelle 8.4).

Tabelle 8.4. Spetzler-Martin-Einteilung für die Prädiktion neurologischer Komplikationen bei der neurochirurgischen Behandlung von AVM

Kriterium	Punkte
Größe der AVM	
Klein (<3 cm)	1
Mittel (3–6 cm)	2
Groß (>6 cm)	3
Eloquenz des angrenzenden Hirnparenchyms	
Nicht eloquent	0
Eloquent	1
Venöse Drainage	
Nur oberflächlich	0
Tief	1

> **Merke**
>
> Das Risiko einer Resektion eines AVM wird nach der Spetzler-Martin-Klassifikation beurteilt.

Eine Strahlentherapie verursacht eine Hyperplasie in den Gefäßwänden. Um das benachbarte Hirngewebe zu schonen, werden heute nur noch fokussierte Bestrahlungstechniken wie Schwerionentherapie mit Protonen oder Heliumionen oder Schichttechniken wie „Gamma-Knife" oder Linearbeschleuniger (LINAC) verwendet. Nachteile der Strahlentherapie sind die 1- bis 2-jährige Latenz bis zum Einsetzen einer signifikanten Intimahyperplasie und das in dieser Zeit noch existente Blutungsrisiko, die Gefahr von Strahlennekrosen im benachbarten gesunden Hirngewebe und Schwierigkeiten, große AVM zu behandeln. Die Obliterationswahrscheinlichkeit einer AVM beträgt >90 %, wenn eine Randdosis von mindestens 20 Gy gegeben ist. AVM bis zu einer Größe von etwa 3 cm können mit Strahlentherapie auf diese Weise behandelt werden.

> **Merke**
>
> AVM mit einer Größe bis 3 cm können oft durch eine Strahlentherapie behandelt werden. Es kommen Techniken wie Gamma-Knife, Linearbeschleuniger oder Schwerionentherapie zur Anwendung, wobei die Latenzzeit bis zum Einsetzen des therapeutischen Effekts berücksichtigt werden muss.

Mittels endovaskulärer Embolisation durch Gewebekleber (Onyx, Ethibloc, Histoacryl) kann meistens eine Verkleinerung, manchmal auch eine komplette Ausschaltung der AVM erreicht werden, letzteres vor allem bei AVM mit nur einem arteriellen Feeder (so genannte monopedikuläre AVM).

> **Merke**
>
> Eine endovaskuläre Embolisation erfolgt durch Gewebekleber, wie Onyx, Ethibloc, Histoacryl.

Das therapeutische Endziel besteht im kompletten Ausschalten der AVM, da nur so kein Blutungsrisiko mehr besteht. In den meisten Zentren erfolgt ein multimodales therapeutisches Vorgehen (Tabelle 8.5). Nach nur inkompletter Behandlung steigt nicht nur das Blutungsrisiko auf bis zu 17 % pro Jahr, sondern auch die therapiebedingte Morbidität und Mortalität sind hier überdurchschnittlich hoch. Nicht komplett heilbare AVM sollten daher nicht teilreseziert, teilemboliert oder teilbestrahlt sondern nur konservativ (Blutdruckkontrolle, antiepileptische Behandlung usw.) behandelt werden. Lediglich bei Patienten mit AVM-bedingtem Steal-Phänomen, Zeichen der zerebralen Ischämie oder intranidalen Aneurysmen oder Fisteln kann in einzelnen Fällen eine Teilentfernung bzw. -embolisation erwogen werden. Bei Spetzler-Martin-Grad IV und V wird der Sinn einer Therapie als zweifelhaft angesehen (vgl. Tabelle 8.5).

> **Merke**
>
> Das therapeutische Ziel muss immer in einem kompletten Ausschalten der AVM liegen. Eine inkomplette Behandlung erhöht das Blutungsrisiko.

Gesondert betrachtet werden muss die Therapie AVM-assoziierter Aneurysmen. Von solchen Aneurysmen geht ein besonderes Blutungsrisiko aus.

- **Typ-I-Aneurysmen** sind nicht flussinduziert und befinden sich an nicht-AVM-speisenden Arterien. Sie müssen unabhängig von der AVM und wie Aneurysmen bei Nicht-AVM-Trägern behandelt werden.

Tabelle 8.5. Multimodale Behandlungsstrategie zur Behandlung von AVM

Kortikal lokalisierte AVM mit einem Nidusvolumen von <10 ml	Mikrochirurgische Resektion mit oder ohne vorhergehende endovaskuläre Teilembolisation. Eine komplette Embolisation sollte erfolgen, wenn es einen einzelnen, sondierbaren AVM-Feeder gibt. AVM-assoziierte Fisteln oder Aneurysmen sollten ebenfalls endovaskulär embolisiert werden
Zentral lokalisierte AVM mit einem Nidusvolumen von <10 ml	Strahlentherapie mit oder ohne vorhergehende endovaskuläre Teilembolisation. Eine komplette Embolisation sollte erfolgen, wenn es einen einzelnen, sondierbaren AVM-Feeder gibt. AVM-assoziierte Fisteln oder Aneurysmen sollten ebenfalls endovaskulär embolisiert werden
AVM mit einem Nidusvolumen von >10 ml	Endovaskuläre Teilembolisation, gefolgt von Strahlentherapie oder mikrochirurgischer Resektion, je nach Angioarchitektur
AVM mit einem Nidusvolumen von >20 ml oder Spetzler-Martin-Grad IV oder V	Behandlungsrisiko ist größer als das natürliche Risiko einer Blutung, daher keine Behandlungsempfehlung

- *Typ-II-Aneurysmen* sind proximal gelegene, flussassoziierte Aneurysmen am Ursprung eines größeren Gefäßes des Circulus arteriosus Willisii. Diese Aneurysmen gehen vor allem bei Frauen bzw. Mädchen mit einem erhöhten Blutungsrisiko vor, während und nach der AVM-Behandlung einher und bilden sich nach der AVM-Behandlung nicht zurück. Sie sollten daher *vor* der AVM-Behandlung durch operative oder interventionell-neuroradiologische Maßnahmen („Clipping" oder „Coiling") behandelt werden.
- *Typ-III-Aneurysmen* sind distal gelegene, flussinduzierte Aneurysmen, die direkt von einem arteriellen Feeder entspringen. Während und nach der AVM-Behandlung besteht bei diesen Aneurysmen das höchste Blutungsrisiko. Auch wenn sich diese Aneurysmen im Zuge einer Strahlentherapie zurückbilden können, sollten sie wegen des hohen Blutungsrisikos vor der AVM-Behandlung durch Coiling oder Clipping ausgeschaltet werden.
- *Typ-IV-Aneurysmen* sind intranidal gelegen. Sie tragen zum allgemeinen Blutungsrisiko durch die AVM selbst bei und sollten im Rahmen der AVM-Behandlung ausgeschaltet werden.

Merke

Von AVM-assoziierten Aneurysmen geht ein besonderes Blutungsrisiko aus. Typ-II- und -III-Aneurysmen sollten immer vor einer Therapie der AVM behandelt werden, da während und nach der Therapie ein besonders hohes Blutungsrisiko besteht.

8.5 Durale arteriovenöse Fisteln

8.5.1 Häufigkeit, Lokalisation und Ursache

Durale arteriovenöse Fisteln (DAVF) machen 10–15 % aller intrakraniellen arteriovenösen Gefäßmissbildungen aus. Ursache der DAVF ist ein lokaler arteriovenöser Shunt auf duraler Ebene, d. h. ein Shunt in der Wand eines venösen Sinus, in einem der venösen Plexus der Schädelbasis oder an der Einmündungsstelle kortikaler Venen in einen venösen Sinus. Die häufigsten Lokalisationen sind der Sinus transversus (50 %) und der Sinus cavernosus (16 %), wobei kongenitale A.-carotis-Sinus-cavernosus-Fisteln („carotid cavernosus fistula"/CCF) selten sind. Die genaue Ätiologie ist ungeklärt, wahrscheinlich stehen DAVF in kausalem Zusammenhang mit einer erworbenen Erkrankung der beteiligten duralen Sinus wie Entzündung, Thrombose oder Trauma. Die allgemeine Einteilung und die Behandlungsplanung der DAVF erfolgen nach Djindjian und Merland (Tabelle 8.6).

Tabelle 8.6. Klassifikation kranialer duraler arteriovenöser Fisteln nach Djindjian und Merland

Typ	Hämodynamische Situation
I	Venöse Drainage mit antegrader Flussrichtung in den Sinus (kein Reflux)
II	Venöse Drainage in einen Sinus mit Reflux in andere Sinus bzw. Venen
II a	Reflux in benachbarte Sinus
II b	Reflux in kortikale Venen
II a+b	Reflux in benachbarte Sinus und in kortikale Venen
III	Direkte Drainage in kortikale Venen
IV	Wie Typ III, zusätzlich venöse Ektasien
V	Kraniale Fisteln mit perimedullärer venöser oder radikulomedullärer Drainage

Merke

DAVF sind arteriovenöse Shunts auf duraler Ebene. Sie sind am häufigsten im Bereich des Sinus transversus. Ihre Einteilung erfolgt nach Djindjian und Merland.

8.5.2 Klinische Befunde

Kinder mit DAVF zeigen wie Erwachsene ein weites klinisches Spektrum, abhängig von der Lokalisation, vom Ausmaß des Shunts und von der venösen Drainage. Bei Kindern mit Makrozephalie, pathologischen Herzgeräuschen oder Herzfehlern, erweiterten Skalpvenen oder einem erhöhten intrakraniellen Druck sollte u. a. an eine DAVF als Ursache gedacht werden. Weitere typische Symptome sind wie bei Erwachsenen je nach Fisteltyp keine oder nur funktionelle Symptome wie Ohrgeräusche (Typ-I-Fisteln), Visusstörung, Chemosis, Protrusio bulbi, Kopfschmerzen oder Tonsillenherniation (Typ-II a-Fisteln) oder fokal-neurologische Defizite, Myelopathie und intrazerebrale Blutung (Typ-II b-, -II a+b-, -III- bis -V-Fisteln).

8.5.3 Neuroradiologische Befunde

Die Untersuchung der Kopf-Hals-Gefäße einschließlich der Orbita sollte, speziell bei Kindern, mit der Dopplersonographie beginnen. Die Befunde in der nichtkontrastmittelverstärkten CT und MRT sind meist negativ. Manchmal ist ein thrombotischer (Teil-) Verschluss des betroffenen venösen Sinus nachweisbar. Selten erkennt man auch eine Erweiterung der fistelspeisenden Arterien oder erweiterte drainierende Venen, am besten auf MR-Angiogrammen oder auf PD- und T2-gewichteten Aufnahmen. Dies kann insbesondere bei tentoriellen Fisteln der Fall sein. Auch wenn MR- und CT-Angiographie zusätzliche Informationen liefern können, wird die definitive Diagnose immer mit der DSA gestellt, anhand derer auch die Behandlungsplanung erfolgt. Es sollte immer eine komplette Angiographie der äußeren und inneren Halsschlagadern und der Wirbelschlagadern erfolgen, zusätzlich evtl. auch der A. subclavia.

Angiographisch zeigen sich ein oder mehrere arterielle Feeder oder eine direkte Fistel aus einer größeren Arterie, die oft über ein diffuses Gefäßgeflecht in einen duralen Sinus oder direkt in kortikale (piale) Venen münden und diese vorzeitig kontrastieren. Je nach Fisteltyp kann es auch zur retrograden Kontrastierung von kortikalen Venen oder der V. opthalmica superior oder inferior kommen.

A.-carotis-Sinus-cavernosus-Fisteln

Eine abnormale Verbindung zwischen der A. carotis interna und dem Sinus cavernosus wird als A.-carotis-Sinus-cavernosus-Fistel (CCF) bezeichnet. Komplikationen ergeben sich aus den venösen Verbindungen des Sinus cavernosus (Zuflüsse aus V. ophthamica superior und inferior, Sinus sphenoparietalis, sylvische Venen, kortikale Venen; Abflüsse in Sinus petrosus inferior und superior, Plexus pterygoideus, Sinus intercavernosus). Eine Klassifikation der CCF kann nach Barrow (Tabelle 8.7) erfolgen.

Tabelle 8.7. Klassifikation von A.-carotis-Sinus-cavernosus-Fisteln (CCF) nach Barrow

Typ	Hämodynamische Situation
A	Direkte Verbindung der intrakavernösen ACI mit dem Sinus cavernosus
B	Durale Äste der ACI mit Drainage in den Sinus cavernosus
C	Durale Äste der ACE mit Drainage in den Sinus cavernosus
D	Durale Äste der ACI und der ACE mit Drainage in den Sinus cavernosus

ACI A. carotis interna; *ACE* A. carotis externa.

Typ-A-Fisteln (direkte Fisteln) sind Fisteln mit hohem Fluss, meist erworben und typischerweise infolge eines Schädeltraumas oder iatrogen entstanden. Die meisten Typ-A-Fisteln treten bei Kindern und jüngeren Erwachsenen auf (Abb. 8.12 a–d). Sehr selten können sie auch kongenital auftreten. Die Gefäßverletzung soll dabei direkt durch Knochenfragmente einer Schädelbasisfraktur, indirekt durch Überdehnung und Einriss der Gefäßwand oder durch Erhöhung des intraarteriellen Drucks infolge axialer Beschleunigungskräfte erfolgen. 20 % der direkten CCF sind Folge eines rupturierten kavernösen A.-carotis-interna-Aneurysmas. Wegen der Überlastung orbitaler Venen, die normalerweise dem Sinus cavernosus Blut zuführen, im Falle einer CCF aber als Fisteldrainageweg dienen, also retrograd durchströmt werden, stehen orbitale Symptome im Vordergrund. Patienten mit Typ-A-Fisteln zeigen daher als häufigste Befunde:

- Proptose (90 %),
- Chemosis (90 %),
- Doppelbilder (50 %),
- Orbita- und Gesichtsschmerzen (25 %),
- einen erhöhten Augeninnendruck und Sehverlust (50 %) und
- Hirnnervenstörungen.

Bei Rekrutierung kortikaler Venen als Fistelabfluss kann es auch zu Hirnödem oder Parenchymblutung kommen.

> **Merke**
>
> Typ-A-CCF sind direkte Fisteln mit einem hohen Fluss. Sie entstehen meist posttraumatisch. Orbitale Symptome stehen in der Regel im Vordergrund.

Typ-B-, -C- und -D-Fisteln (indirekte Fisteln) sind meist Fisteln mit geringem Fluss. Sie treten oft spontan und meist im Alter von > 50 Jahren auf, bei Frauen häufiger als bei Männern. Über kongenitale Typ-B-, -C- und -D-Fisteln wurde allerdings auch berichtet. Eine Entstehungshypothese besagt, dass diese indirekten Fisteln Ausdruck eines venösen Umgehungskreislaufes infolge einer Thrombose des Sinus cavernosus sind. Prädisponierende Faktoren sind u. a. Kollagenerkrankungen, Schwangerschaft, körperliche Anstrengung und Trauma. Klinische Hauptbefunde bei diesen indirekten Fisteln sind die bei den direkten Fisteln genannten Symptome, allerdings in geringerer und weniger akuter Ausprägung.

> **Merke**
>
> Typ-B-, -C- und -D-Fisteln sind indirekte Fisteln mit einem geringen Fluss. Sie sind bei Kindern selten.

Auf CT- und MRT-Aufnahmen der Orbita ist als indirektes Zeichen einer CCF häufig eine Dilatation der V. ophthalmica superior zu erkennen. Die definitive Diagnose einer CCF kann nur mittels Katheterangiographie gestellt werden.

Das angiographische Untersuchungsprotokoll sollte Folgendes umfassen:

- Darstellung der Fistel über die ipsilaterale A. carotis interna und externa mit Abbildung des arteriellen Zugangsweges (extrakranielle Karotisbifurkation),
- Darstellung der venösen Abflüsse und der Vv. facialis, angularis und jugularis beidseits zur Planung einer eventuellen transvenösen Embolisation,
- Darstellung der A. communicans anterior und des kontralateralen A1-Segments nach Injektion der ipsilateralen A. carotis interna, ggf. bei Kompression der kontralateralen A. carotis interna, um zu beurteilen, ob ein Karotisverschluss als Therapieoption infrage kommt.

8.5 Durale arteriovenöse Fisteln

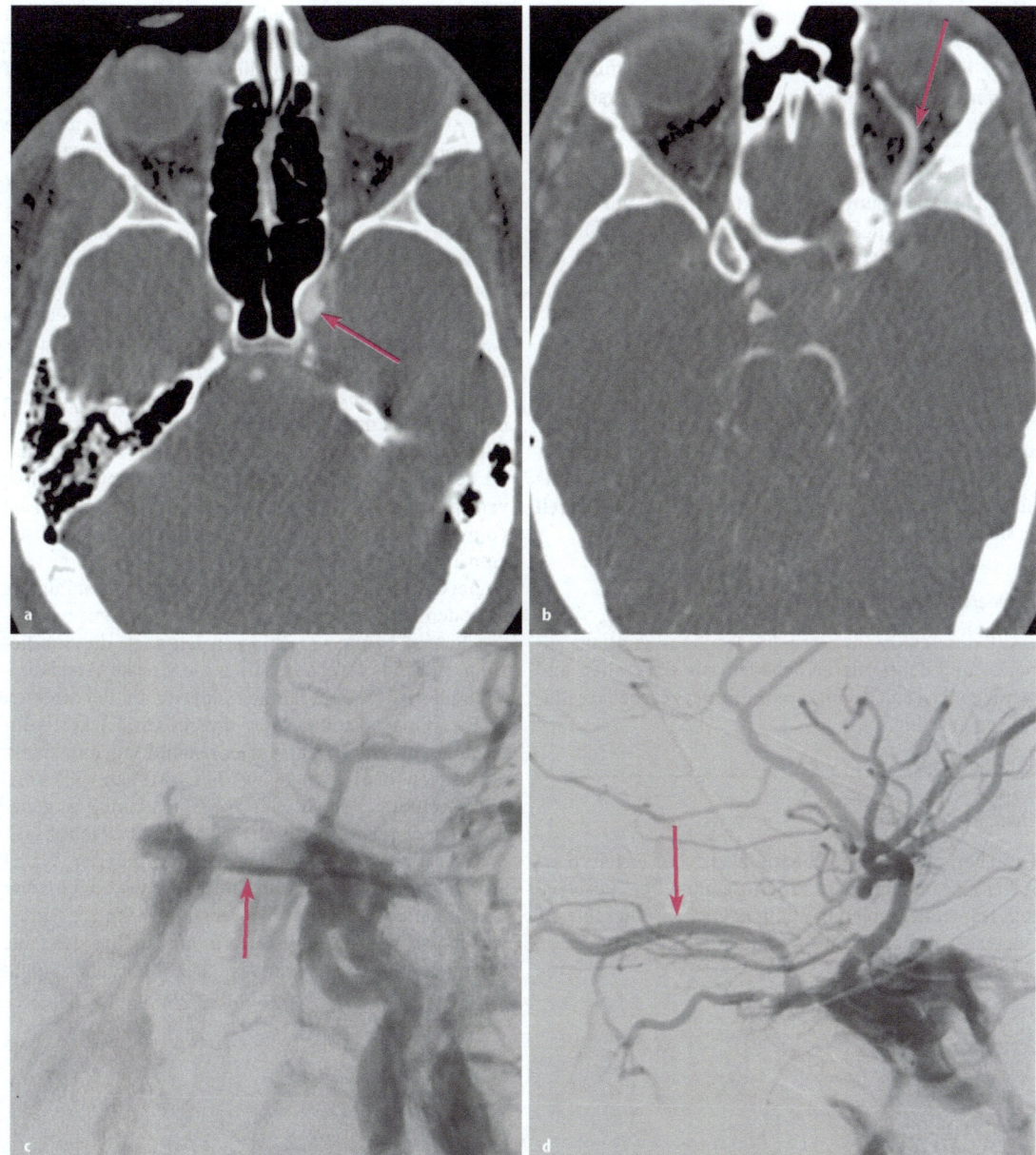

Abb. 8.12 a–d. A.-carotis-Sinus-cavernosus-Fistel (CCF) mit hohem Fluss (so genannte „High-flow-Fistel") bei einem Patienten mit einem Zustand nach Schädel-Hirn-Trauma. **a, b** Quellschichten einer arteriellen CTA. DSA nach Injektion der A. carotis interna links im frontalen (**c**) und lateralen Strahlengang (**d**). Die CTA zeigt eine aneurysmatische Erweiterung des kavernösen Abschnittes der A. carotis interna links (**a**, *Pfeil*) und eine erweiterte V. ophthalmica superior links, die sich verfrüht kontrastiert (**b**; *Pfeil*). In der DSA verfrühte Kontrastierung des Sinus cavernosus links (**c, d**) und über den Sinus intercavernosus (**c**, *Pfeil*) auch des Sinus cavernosus rechts (**c**). Erweiterte V. ophthalmica superior links (**d**, *Pfeil*), die sich retrograd mit KM füllt

Bei Typ-A-Fisteln zusätzlich:

- Darstellung des Fistelpunktes nach Injektion der kontralateralen A. carotis interna, ggf. bei Kompression der ipsilateralen A. carotis interna,
- Darstellung des Fistelpunktes über die A. communicans posterior nach Injektion einer A. vertebralis, ggf. bei Kompression der ipsilateralen A. carotis interna (Heuber-Manöver),
- Darstellung des Fistelpunktes nach vorsichtiger Injektion der ipsilateralen A. carotis interna unter mäßiger Kompression der ipsilateralen A. carotis inter-

na zur Flussverlangsamung (Mehringer-Hieshima-Manöver),
- bei indirekten Fisteln zusätzlich Darstellung von eventuellen Zuflüssen aus den Wirbelschlagadern.

Merke

Eine Dilatation der V. ophthalmica superior in der CT oder MRT kann ein indirekter Hinweis auf eine CCF sein. Die definitive Diagnosestellung erfolgt allerdings in der DSA, die mit einem speziellen Untersuchungsprotokoll durchgeführt werden sollte.

DAVF des Sinus transversus

DAVF des Sinus transversus sind über alle Altersgruppen gesehen am häufigsten, machen aber in der Mehrzahl der Fälle zunächst weniger bedrohliche Symptome. Als häufigste initiale Symptome treten ein Tinnitus oder eine Protrusio bulbi auf. In 80 % der Fälle handelt es sich hier um Typ-I-Fisteln (Abb. 8.13 a,b).

Seltenere Lokalisationen

DAVF des Tentorium cerebelli, des Sinus sagittalis superior und der vorderen Schädelbasis sind selten und werden meist erst durch zerebrale oder zerebelläre Blutungen auffällig.

8.5.4
Therapie und Prognose

Die Therapie sollte in Abhängigkeit vom Fisteltyp erfolgen. Wegen der guten Prognose muss bei Typ-I-Fisteln keine oder eine nur wenig aggressive Therapie erfolgen, z. B. durch eine manuelle Gefäßkompression oder eine arterielle Embolisation. Wegen des höheren Risikos einer intrakraniellen Hypertension sollte dagegen bei Typ-II a-Fisteln die arterielle Embolisation oder der endovaskuläre Sinusverschluss erfolgen. Typ II b-, -II a+b-, und -III- bis -V-Fisteln müssen wegen des hohen Risikos einer Hirn- oder Rückenmarkblutung mit der Folge bleibender neurologischer Defizite komplett ausgeschaltet werden, und zwar durch endovaskulären Sinusverschluss oder arterielle Embolisation. Hierfür ist eine genaue Untersuchung der venösen Drainagesituation der Fistel und des Hirngewebes erforderlich. Erfolgt der endovaskuläre Sinusverschluss z. B. distal des Zustroms wichtiger zuführender Hirnvenen (V. Labbé, Kleinhirnvenen) bei fehlendem Abfluss über die Gegenseite, kann es zu venösen Durchblutungsstörungen, im schlimmsten Falle sogar zu Hirnblutungen kommen. Wird der Sinus lediglich distal des Fistelpunktes und nicht am Fistelpunkt selbst verschlossen, droht sogar die Gefahr, dass eine Fistel vom Typ I nach Djindjian und Merland in eine Fistel vom Typ II transformiert wird.

Bei CCF bietet sich neben dem transvenösen Zugang über den Sinus petrosus inferior, der übrigens bei diesen Fisteln häufig verschlossen ist, auch die Sondierung des Sinus cavernosus über die Strecke V. facialis – V. angularis – V. ophthalmica superior an. Bei direkten CCF, z. B. nach Ruptur eines kavernösen A.-carotis-interna-Aneurysmas, kann die Behandlung mit einem gecoverten Stent erwogen werden. Indirekte CCF können spontan heilen. Bei der Therapieplanung ist generell zu bedenken, dass die arterielle Partikelembolisation aus Externaästen wegen der geringeren Wahrscheinlichkeit venöser Durchblutungsstörungen zwar komplikationsärmer ist als der endovaskuläre Sinusverschluss, aber Fistelrezidive in bis zu 70 % der Fälle auftreten. Falls ein endovaskuläres Vorgehen nicht

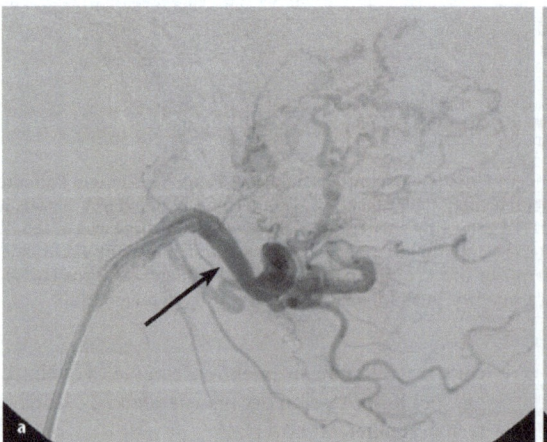 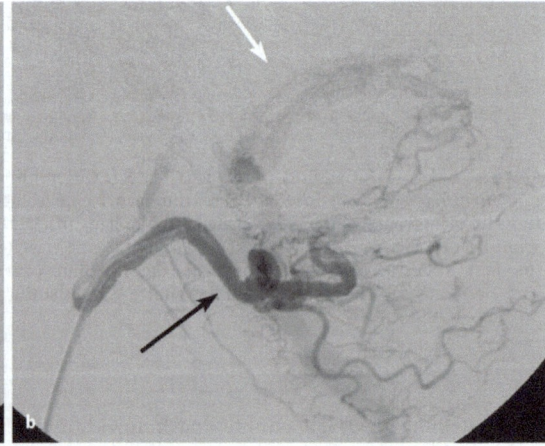

Abb. 8.13 a, b. DAVF des Sinus transversus. DSA nach Injektion der A. occipitalis links im seitlichen Strahlengang. Es kontrastiert sich ein Gefäßgeflecht, welches aus Ästen der dilatierten A. occipitalis (**a, b**, *schwarzer Pfeil*) gespeist wird. Über das Gefäßgeflecht zeitlich verfrühte Kontrastierung des Sinus transversus (**b**, *weißer Pfeil*)

möglich ist, ist eine neurochirurgische Fistelresektion zu erwägen. Nach komplettem Ausschalten der Fistel haben DAVF eine gute Prognose.

8.6 Aneurysmen

8.6.1 Häufigkeit

Nur 1–2 % aller intrakraniellen Aneurysmen werden bei Personen < 18 Jahren diagnostiziert. Für das Erwachsenenalter geht man von einer Prävalenz von 2–5 % aus. Während im Erwachsenenalter Aneurysmen häufiger bei Frauen als bei Männern auftreten, sind sie im Kindesalter häufiger bei Jungen als bei Mädchen zu finden. Bei Erwachsenen treten Aneurysmen am häufigsten am A.-communicans-anterior-Komplex auf, bei Kindern sind sie an den vertebrobasilären Gefäßen (Abb. 8.14 a–d) und an der intrakraniellen Karotisbifurktion (so genanntes Karotis-T; Abb. 8.15 a–e) am häufigsten. Multiple Aneurysmen sind bei Kindern seltener als bei Erwachsenen und dann meist durch eine bakterielle Infektion oder eine Pilzinfektion bedingt.

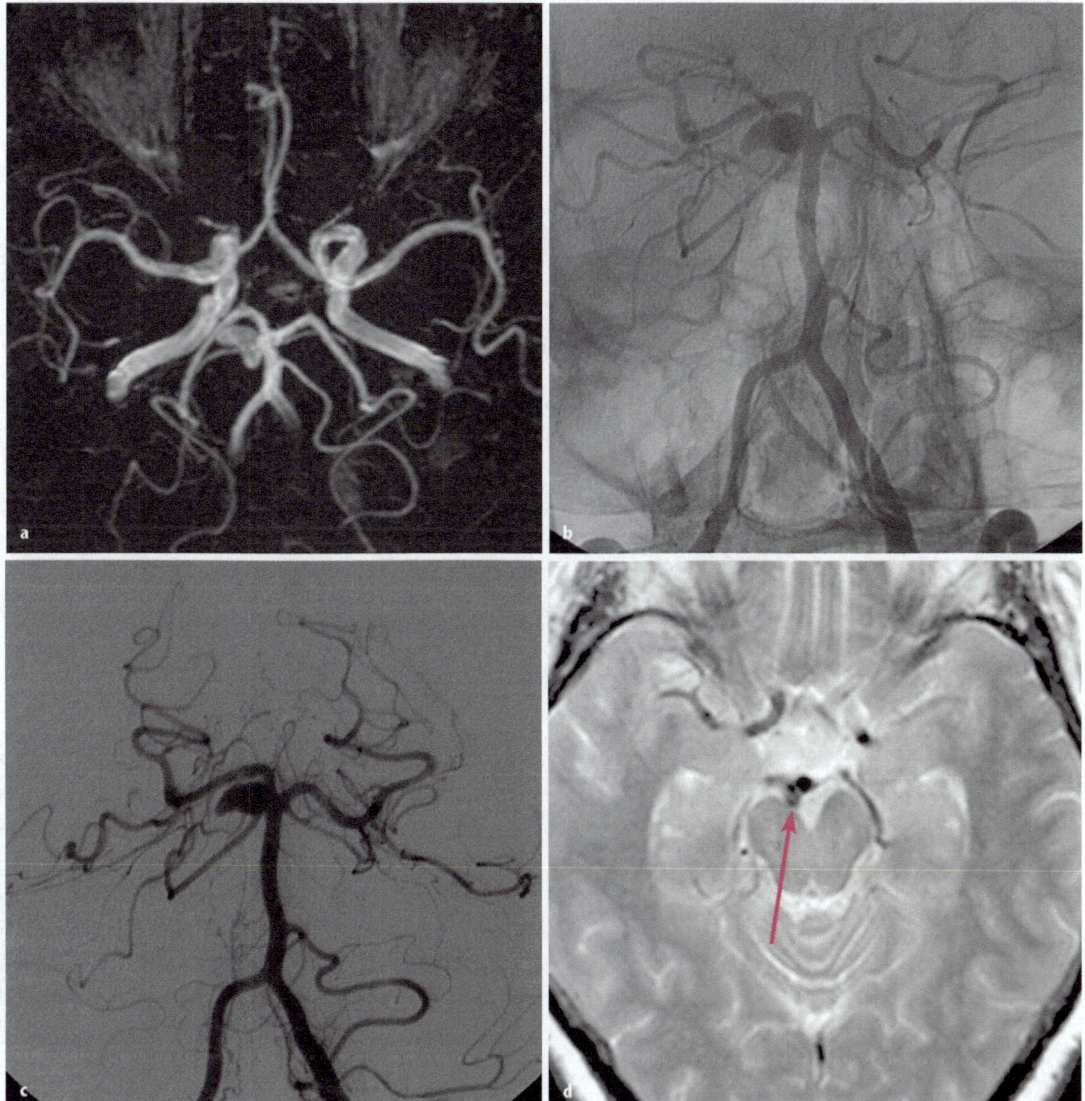

Abb. 8.14 a–d. Basilarisaneurysma. a MIP einer MRA. DSA nach Injektion der A. vertebralis links im frontalen Strahlengang unsubtrahiert (**b**) und subtrahiert (**c**). **d** Axiale T2-gewichtete MRT-Aufnahme. Gefäßaussackung, die vom Zwickel zwischen dem Abgang der A. cerebelli superior rechts und dem P1-Segment der A. cerebri posterior rechts entspringt. Auch auf den T2-gewichteten MRT-Aufnahmen ist das Aneurysma zu erkennen (**d**, *Pfeil*)

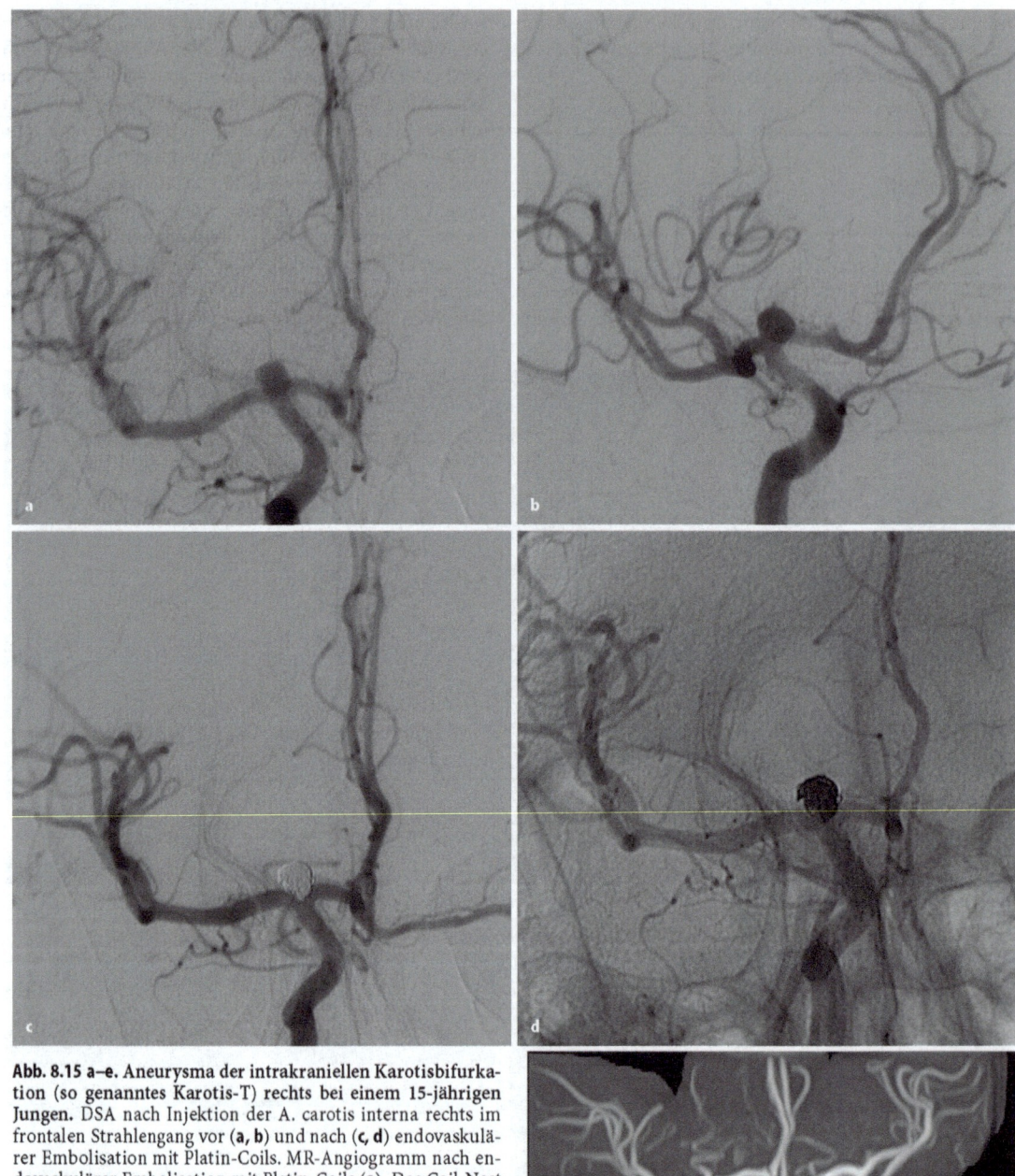

Abb. 8.15 a–e. Aneurysma der intrakraniellen Karotisbifurkation (so genanntes Karotis-T) rechts bei einem 15-jährigen Jungen. DSA nach Injektion der A. carotis interna rechts im frontalen Strahlengang vor (**a, b**) und nach (**c, d**) endovaskulärer Embolisation mit Platin-Coils. MR-Angiogramm nach endovaskulärer Embolisation mit Platin-Coils (**e**). Das Coil-Nest ist am besten auf den nicht subtrahierten Aufnahmen zu erkennen (**d**). Mit Hilfe des MR-Angiogramms ist der Behandlungserfolg gut zu kontrollieren (**e**)

Merke

Intrakranielle Aneurysmen sind bei Kindern deutlich seltener als bei Erwachsenen.

Tabelle 8.8. Mit zerebralen Aneurysmen bei Kindern assoziierte Erkrankungen

Kongenital	Marfan-Syndrom Ehlers-Danlos-Syndrom Polyzystische Nierenerkrankung Pseudoxanthoma elasticum Sichelzellenerkrankung Tuberöse Sklerose Neurofibromatose Parry-Romberg-Syndrom Alpha-1-Antitrypsin-Mangel Klippel-Trenaunay-Syndrom
Infektiös – entzündlich	Bakterielle Endokarditis Syphilis
Trauma	Geschlossene und offene Kopfverletzungen Strahlentherapie
Neoplasien	Myxom des Herzens
Vaskulär	Arteriovenöse Malformationen Aortenkoarktation Fibromuskuläre Dysplasie Agenesie der A. carotis interna Moyamoya-Erkrankung Gefäßvarianten

8.6.2 Ursachen

Als Ursache zerebraler Aneurysmen nimmt man eine Kombination verschiedener Faktoren wie Degeneration und Schwäche der Lamina elastica interna und von Kollagenfasern der Arterienwand sowie hämodynamische Effekte an. Daneben gibt es Aneurysmen mit spezifischer Ursache wie einer Gefäßdissektion, Pilzinfektion u. a. (Tabelle 8.8).

Die meisten Aneurysmen sind sackförmig (vgl. Abb. 8.14 a–d, Abb. 8.15 a–e). Der Begriff *mykotisches Aneurysma* beschreibt die Form des Aneurysmas (pilzförmig einem distalen Ast aufsitzend) und ist in den meisten Fällen infektiöser (Bakterien, Pilze, Protozoen), aber eben *nicht* unbedingt nur pilzinfektionsbedingter Genese. Solche infektionsbedingten Aneurysmen, die meist im Rahmen einer bakteriellen Endokarditis oder Septikämie entstehen, machen 2,5–10 % aller intrakraniellen Aneurysmen bei Kindern aus. Klinisch werden mykotische Aneurysmen meist durch eine Ruptur mit Blutung präsent.

Fusiforme Aneurysmen können u. a. im Rahmen einer HIV-Infektion mit HIV-Vaskulopathie auftreten. Traumatische Aneurysmen machen etwa 20 % aller intrakraniellen Aneurysmen bei Kindern aus. 39 % aller Aneurysmen bei Kindern sind traumatisch bedingt. Häufigste Ursache sind penetrierende oder geschlossene Traumen.

Merke

Mykotische Aneurysmen sind meist infektiös bedingt. Sie sitzen „pilzförmig" einem distalen Arterienast auf, daher der Name.

8.6.3 Klinische Befunde

Die meisten Aneurysmen bleiben asymptomatisch. Die mit 75 % im Kindesalter häufigste Komplikation eines zerebralen Aneurysmas ist – wie im Erwachsenenalter auch – die Subarachnoidalblutung (SAB). Traumatische Aneurysmen können sich gegenüber dem Trauma zeitlich verzögert mit einer Ruptur und Blutung präsentieren. Bei Neugeborenen oder Säuglingen zeigt sich eine SAB mit unspezifischen klinischen Zeichen wie Reizbarkeit, Krampfanfällen, Erbrechen und Schläfrigkeit. Bei älteren Kindern treten Symptome auf, die denen der SAB im Erwachsenenalter ähneln, darunter akuter Kopfschmerz, Schwindel, Sehstörungen, Erbrechen, Photophobie, Nackensteife und neurologische Defizite.

Auch wenn eine SAB im Kindesalter häufig tödlich verläuft, zeigen sich Kinder nach einer akuten SAB generell in einem besseren klinischen Zustand als Erwachsene. Auch die Neigung zu Vasospasmen nach SAB scheint im Kindesalter geringer zu sein. Während die Inzidenz der SAB für Europa (außer Finnland) und Nordamerika im Bereich von 8–10/100.000 pro Jahr liegt, variieren die Zahlen zur Prävalenz nichtrupturierter Aneurysmen erheblich.

Das genaue Rupturrisiko von Aneurysmen als Basis einer Therapieentscheidung ist gegenwärtig Gegenstand der wissenschaftlichen Diskussion und am besten für Erwachsene untersucht (Tabelle 8.9). Im Vergleich zu Erwachsenen ist die Wahrscheinlichkeit einer Aneurysmaruptur bei Kindern wohl geringer; allerdings gibt es kaum systematische Daten zum Rupturrisiko bei Kindern.

Auch nichtrupturierte Aneurysmen können eine neurologische Symptomatik hervorrufen. Krampfanfälle kommen dabei häufiger bei großen Aneurysmen (Durchmesser >1 cm) oder bei Riesenaneurysmen (Durchmesser >2,5 cm) vor.

Daneben kann es je nach Lokalisation des Aneurysmas zur Lähmung von Hirnnerven kommen. Am häufigsten sind dabei die Nn. III und IV betroffen. Eine seltene Komplikation ist die Thromboembolie mit ischämischem Schlaganfall aus thrombosierten oder teilthrombosierten Aneurysmen.

Tabelle 8.9. Zerebrale Aneurysmen: geschätztes Rupturrisiko über 5 Jahre

Aneurysma-durchmesser	Aneurysmalokalisation	
	ACI, ACA, ACM	AV, AB
<7 mm	0 %	2,5 %
7–12 mm	2,6 %	14,5 %
13–24 mm	14,5 %	18,4 %
>24 mm	40 %	50 %

ACI A. carotis interna; *ACA* A. cerebri anterior; *ACM* A. cerebri media; *AV* A. vertebralis; *AB* A. basilaris.

> **Merke**
>
> Die meisten Aneurysmen sind asymptomatisch. Als häufigste Komplikation kommt es zu einer SAB durch eine Aneurysmaruptur. Auch fokale Symptome wie eine Hirnnervenlähmung, Krampfanfälle oder eine Thrombembolie aus dem Aneurysma können auftreten.

8.6.4
Genetische, familiäre oder individuelle Disposition

Bestimmte genetische Syndrome sind mit einem erhöhten Risiko einer aneurysmatischen SAB assoziiert (vgl. Tabelle 8.8). Eine *familiäre Aneurysmaerkrankung* ist definiert durch mindestens 2 Verwandte ersten Grades, die Aneurymaträger sind. Die Inzidenz der *familiären Aneurysmaerkrankung* beträgt unter SAB-Patienten 6–10%. Patienten mit diesem Syndrom erkranken an einer SAB im Vergleich zur normalen Aneurysmapopulation häufiger in jüngerem Alter, weisen häufiger multiple Aneurysmen auf und erleiden häufiger Aneurysmarupturen, wenn eine Geschwister- oder eine Mutter-Tochter-Konstellation vorliegt. Bei Familien, in denen 2 oder mehr Verwandte ersten Grades an einer SAB erkrankten, liegt die Prävalenz eines nichtrupturierten Aneurysmas bei 8%. Familien mit nur einem Verwandten ersten Grades, der eine SAB erlitten hat, weisen ein zur Normalpopulation erhöhtes Risiko eines nichtrupturierten Aneurysmas auf, das jedoch im Vergleich zur familiären Aneurysmaerkrankung geringer ist. Unter den symptomatischen Familienmitgliedern dieser Gruppe haben 10–17% ein Aneurysma. In Familien mit nur einem Aneurysmaträger ist das relative Risiko einer SAB für Verwandte ersten Grades 1,8-mal höher als in Familien ohne Aneurysmaanamnese.

8.6.5
Neuroradiologische Befunde

In der nativen CT zeigt sich ein Aneurysma als rundlich-ovale, extraaxial gelegene Hyperdensität an einer der typischen Lokalisationen, allerdings typischerweise erst ab einer Größe von 5 mm. Wandverkalkungen sind mit der CT sehr gut nachweisbar. In der CT nach Kontrastmittelgabe kommt es zu einer kräftigen Kontrastierung des Aneurysmas. Die Sensitivität der CT-Angiographie mit Mehrschichttechnik für den Nachweis von Aneurysmen > 3 mm beträgt > 90%, für den Nachweis von kleineren Aneurysmen ist sie allerdings noch eingeschränkt.

In der MRT ist das Erscheinungsbild komplexer und hängt ab von der verwendeten MRT-Sequenz, der Fließgeschwindigkeit und -richtung des Blutes und einer eventuellen Thrombosierung bzw. Teilthrombosierung. Meist sind flussbedingte Signalauslöschungen („flow void") vorhanden, die am besten auf T2- und PD-gewichteten Aufnahmen erkennbar sind (vgl. Abb. 8.14 d). Das Signal eines Thrombus ist abhängig von dessen Alter. Die Sensitivität der MR-Angiographie für den Nachweis von Aneurysmen > 5 mm beträgt > 80%, für den Nachweis von Aneurysmen < 5 mm nach Literaturdaten nur etwa 35%.

In der arteriellen Katheterangiographie (DSA) ist das Aneurysma als Aussackung des Trägergefäßes nachweisbar (vgl. Abb. 8.14 b,c, Abb. 8.15 a–d). Sie dient heute hauptsächlich zur Klärung der genauen Anatomie, d. h. zur Beurteilung des Verhältnisses der Größe des Aneurysmahalses zur Größe des Aneurysmasackes, zur Darstellung des Bezugs des Aneurysmas zu benachbarten Gefäßen, zur Therapieplanung und zur Prüfung, ob das Aneurysma durch Verschluss des Trägergefäßes behandelt werden kann (Kollateralzirkulation).

8.6.6
Therapie

Nichtdissezierte Aneurysmen

Als Behandlungsoptionen stehen die *neurochirurgische Operation*, bei der das Aneurysma nach Schädeleröffnung mit einem Gefäß-Clip ausgeschaltet wird (Clipping) und die *endovaskuläre Therapie* (Coiling) zur Verfügung. Bei der endovaskulären Therapie wird das Aneurysma zunächst mit einem Mikrokatheter sondiert und anschließend mit Platinspiralen ausgefüllt (vgl. Abb. 8.15 c–e). Zwar wird die in der Literatur mit etwa 8–20% angegebene Rekanalisierungsrate häufig als Nachteil der endovaskulären Therapie gegenüber der Operation angegeben. Seit Einführung der endovaskulären Behandlungsmethode hat sich aber durch die Weiterentwicklung des Embolisationsmaterials die Rekanalisierungsrate verringert, wahrscheinlich bedingt durch eine höhere initiale Okklusionsrate. Die Rezidivblutungsrate, also die eigentliche Zielgröße, scheint bei den endovaskulär behandelten Patienten aber gegenüber dem Clipping nicht erhöht zu sein. Wichtig ist, dass der Erfolg der endovaskulären Therapie mittels Katheterangiographie (DSA) oder MR-Angiographie kontrolliert wird.

Das optimale Management von Patienten mit nichtrupturierten intrakraniellen Aneurysmen sollte immer interdisziplinär erfolgen, um die für den Patienten optimale Therapie zu ermitteln. Die Sektion *Vaskuläre Neurochirurgie der Deutschen Gesellschaft für Neurochirurgie* hat in Anlehnung an die „Recommendations for the Management of Patients with Unruptured Intracranial Aneurysms" der „American Heart Association" folgende Empfehlungen zur Behandlung inzidenter Aneurysmen gegeben:

- Die Behandlung kleiner, nichtsymptomatischer intrakavernöser Aneurysmen ist nicht indiziert. Diese Aneurysmen bluten aufgrund ihrer Lage im Allgemeinen nicht nach subarachnoidal. Über die Behandlung symptomatischer intrakavernöser Aneurysmen muss individuell entschieden werden. Die Therapie der Wahl ist meistens entweder die endovaskuläre Ausschaltung des Aneurysmas oder der endovaskuläre Gefäßverschluss. Behandlungsindikationen ergeben sich bei Auftreten einer A.-carotis-Sinus-cavernosus-Fistel, bei Störungen der Augenbewegungen und des Visus sowie bei konservativ nicht beherrschbaren Gesichtsschmerzen.
- Bei nichtrupturierten, aber symptomatischen intraduralen Aneurysmen jeder Größe wird eine Behandlung empfohlen.
- Bei Patienten mit einem nichtrupturierten Aneurysma nach stattgehabter SAB aus einem anderen, bereits versorgten Aneurysma sollte eine Behandlung durchgeführt werden, wenn der klinische Zustand des Patienten es sinnvoll erscheinen lässt. Aneurysmen der Basilarisspitze weisen ein relativ höheres Blutungsrisiko auf. Bei einer Entscheidung gegen eine invasive, d. h. operative oder endovaskuläre Behandlung des Aneurysmas müssen Kontrollen der Aneurysmagröße durchgeführt werden.
- In Anbetracht des offenbar geringeren Risikos einer Blutung aus asymptomatischen kleinen Aneurysmen (Durchmesser < 10 mm) bei Patienten ohne stattgehabte SAB aus einem anderen Aneurysma kann keine allgemeine Behandlungsempfehlung gegeben werden. Bei diesen Patienten sollten jedoch wiederholte Kontrollen, vorzugsweise mit MR- oder CT-Angiographie, durchgeführt werden. Bei Änderungen von Aneurysmagröße oder -konfiguration wird eine Behandlung empfohlen. Eine Behandlung dieser Aneurysmen sollte jedoch immer bei jüngeren Patienten erwogen werden. Das Gleiche gilt für Aneurysmen mit einer Größe zwischen 5 und 10 mm, für Aneurysmen mit Formation eines Tochtersackes, einer multilobulären Konfiguration, bei anderen hämodynamischen Merkmalen und bei Patienten mit familiären Aneurysmaerkrankungen.
- Asymptomatische Aneurysmen mit einer Größe von > 10 mm rechtfertigen im besondere Maße eine Behandlung, bei der aber das Alter, der neurologische Zustand und der Allgemeinzustand des Patienten sowie die relativen Risiken der unterschiedlichen Verfahren berücksichtigt werden müssen.

Das therapeutische Prinzip bei einem *rupturierten intrakraniellen Aneurysma* ist der möglichst frühzeitige Verschluss. Das Risiko einer Rezidivruptur aus einem nichtbehandelten Aneurysma liegt in den ersten Stunden und Tagen zwischen 10 und 46 % (je nach Aneurysmalokalisation), sodass die Behandlung schnellstmöglich erfolgen muss.

Die ISAT- und ISUIA-Studien, die allerdings an Erwachsenen durchgeführt wurden, haben gezeigt, dass für nichtrupturierte Aneurysmen die Morbidität und Mortalität 30 Tage nach Aneurysma-Clipping 13,7 % und 30 Tage nach Aneurysma-Coiling 9,3 % beträgt. Bei gebluteten Aneurysmen beträgt das Risiko eines schlechten klinischen Zustandes (Rankin 0–2) 30 % für Clipping bzw. 23 % für Coiling. Daher wird in vielen Zentren neben dem Clipping auch die endovaskuläre Therapie angeboten. Wie für das Rupturrisiko gibt es für die Komplikationsrate nach Therapie für Aneurysmen bei Kindern keine zuverlässigen systematisch erhobenen Daten.

Merke

Die Therapieentscheidung zur Behandlung intrakranieller Aneurysmen sollte nach Möglichkeit interdisziplinär getroffen werden. Als Behandlungsoptionen stehen das neurochirurgische Clipping und das endovaskuläre Coiling zur Verfügung.

Dissezierte Aneurysmen

Bei *intrakraniellen Gefäßdissektionen mit SAB* ist der endovaskuläre Verschluss Therapie der ersten Wahl. Wenn möglich, sollte diese gefäßerhaltend erfolgen. Hierfür stehen verschiedene interventionelle Techniken zur Verfügung: Bei proximalen gut zugänglichen fusiformen Dissektionen kann die Behandlung mit einem gecoverten Stent erwogen werden. Auch die Behandlung mit 2 sich überdeckenden nichtgecoverten Stents (so genannte „Double-stent-Technik") kann erfolgreich sein. Weiter besteht als gefäßerhaltende Methode die Möglichkeit, das fusiforme dissezierte Aneurysma mit einem nichtgecoverten Stent zu überbrücken, durch den Stent hindurch mit einem Mikrokatheter zu sondieren und mit Platinspiralen auszufüllen.

Ist eine gefäßerhaltende Behandlung des rupturierten Aneurysmas nicht möglich, sollte in Abhängigkeit von der Kollateralversorgung der Verschluss des Aneurysmas einschließlich des Trägergefäßes erfolgen. Dies bietet sich z. B. bei Dissektionen der A. vertebralis und vorhandener A. vertebralis auf der Gegenseite der Gefäßverschluss an. Die A. cerebelli posterior inferior (PICA) sollte dabei erhalten werden. Sie wird dann postprozedural antegrad (Aneurysma- und Gefäßverschluss distal des PICA-Abgangs) oder retrograd (Aneurysma- und Gefäßverschluss proximal des PICA-Abgangs) perfundiert.

Intrakranielle Gefäßdissektionen, die nicht mit SAB vergesellschaftet sind, werden mit Vollheparinisierung in den ersten Wochen nach der Dissektion und anschließender Gabe von Thrombozytenaggregationshemmern oder von Phenprocoumon für etwa 6 Monate behandelt. Die Anlage eines extra-intra-kraniellen Bypasses erscheint wenig erfolgversprechend, vor allem wenn von dem dissezierten Gefäßsegment perforierende Arterien entspringen, wie es am Mediahauptstamm (lentikulostriäre Arterien) und an der A. basilaris (Rami ad pontem) der Fall ist. Bei Versagen der medikamentösen Therapie kann im Einzelfall ebenfalls die stentgeschützte Angioplastie zur Behandlung von Stenosen erwogen werden.

8.7
Kavernome

8.7.1
Definition und klinische Befunde

Es handelt sich bei Kavernomen, die auch als kavernöse Hämangiome bezeichnet werden, um sphärische Ansammlungen sinusoidaler (kavernöser) Gefäßräume, die von einem einreihigen Epithel ausgekleidet und durch kollagenöses Stroma voneinander getrennt sind. Zwischen den sinusoidalen Gefäßräumen ist kein Hirnparenchym vorhanden. In der Umgebung von Kavernomen kann es zu einer gliotischen Reaktion im Hirnparenchym und zu Hämosidereineinschlüssen als Folge von Mikroblutungen kommen. 63–81 % der Kavernome befinden sich supratentoriell im Marklager, während infratentoriell der Pons die häufigste Lokalisation darstellt. Im Gegensatz zu AVM mit hohem Blutfluss (so genannten „High-flow-Angiomen"), verlaufen Kavernomblutungen häufig asymptomatisch.

Raumfordernde Blutungen oder solche mit Einbruch ins Ventrikelsystem oder in den Subarachnoidalraum sind selten. In der Literatur wird das Risiko für eine Kavernomblutung pro Patient und Jahr mit etwa 3 % angegeben; pro Läsion und Jahr soll das Risiko 1,4–2,5 % betragen. Risikofaktoren für eine Blutung scheinen das weibliche Geschlecht und eine infratentorielle Lokalisation, hier besonders der Pons zu sein.

Merke

Kavernome sind sphärische Ansammlungen sinusoidaler (kavernöser) Gefäßräume. Das Blutungsrisiko der betroffenen Patienten liegt bei etwa 3 % pro Jahr, die Blutungen können allerdings asymptomatisch sein.

Für singuläre Kavernome wird, basierend auf MRT-gestützten Studien, eine Inzidenz von etwa 0,5 % in der Bevölkerung angegeben. Bei etwa 15 % dieser Patienten werden multiple Kavernome gefunden. Bei etwa 75 % der Patienten mit multiplen Kavernomen liegen familiär zerebrale Kavernome vor. Der Genlocus dafür befindet sich auf Chromosom 7q. In etwa 25 % der Fälle gibt es eine Koinzidenz mit venösen Dysplasien (Abb. 8.16 a–e) oder anderen Gefäßfehlbildungen wie kapillären Teleangiektasien, und zwar entweder in unmittelbarer Nachbarschaft zum Kavernom oder an anderer Stelle. Dies ist wichtig für die Planung eines eventuellen neurochirurgischen Eingriffs. Meist werden Kavernome durch Krampfanfälle klinisch symptomatisch. Je nach Lokalisation kann es aber auch zu fokal-neurologischen Defiziten kommen.

Merke

Bei etwa 15 % der Patienten mit Kavernomen finden sich multiple Kavernome. Diese sind häufig familiär (Genlocus 7q).

8.7.2
Neuroradiologische Befunde

In der CT sind meist nur größere Kavernome nachweisbar oder solche, die frisch eingeblutet haben oder verkalkt sind (vgl. Abb. 8.16 a–e): Die Nachweisbarkeit in der CT kann durch eine Kontrastmittelgabe, insbesondere mit doppelter oder dreifacher Dosis, erhöht werden. Methode der Wahl zum Nachweis von Kavernomen ist jedoch die MRT (Abb. 8.17 a–d, vgl. Abb. 8.16 a–c). Hier zeigt sich typischerweise eine zentral signalinhomogene Läsion in der T2- und T1-Gewichtung mit „maulbeerartiger", „wabiger" oder „Popcorn-ähnlicher" Struktur. Eine Kontrastmittelaufnahme ist möglich, aber nicht immer nachweisbar. Daneben zeigt sich Blut in verschiedenen Abbaustadien. Ein perifokales Ödem tritt meist nur in zeitlichem Zusammenhang mit akuten Blutungen auf. Fast immer nachweisbar und dann praktisch beweisend ist aber ein durchgehender hypointenser Randsaum in der T2-Gewichtung als radiologisches Korrelat von Hämosiderin. Hierdurch wird auch die differenzialdiagnostische Abgrenzung gegenüber zerebralen Metastasen oder Hirnabszessen ermöglicht. Zum einen fehlt bei Kavernomen, außer bei einer akuten Blutung, ein perifokales Ödem, das bei Metastasen und Abszessen immer vorhanden ist. Zum anderen zeigen Hirnmetastasen und Abszesse nie einen durchgehenden Hämosiderinsaum. Mit T2*-gewichteten Aufnahmen gelingt am besten der Nachweis kleinerer zusätzlicher Kavernome. Mit der DSA ist meist kein Kavernomnachweis möglich (vgl. Abb. 8.17 e).

Merke

Kavernome weisen in der MRT typischerweise eine „Popcorn-artige" Binnenstruktur auf, die meist von einem in der T2-Gewichtung hypointensen Hämosiderinsaum umgeben ist.

8.7 Kavernome

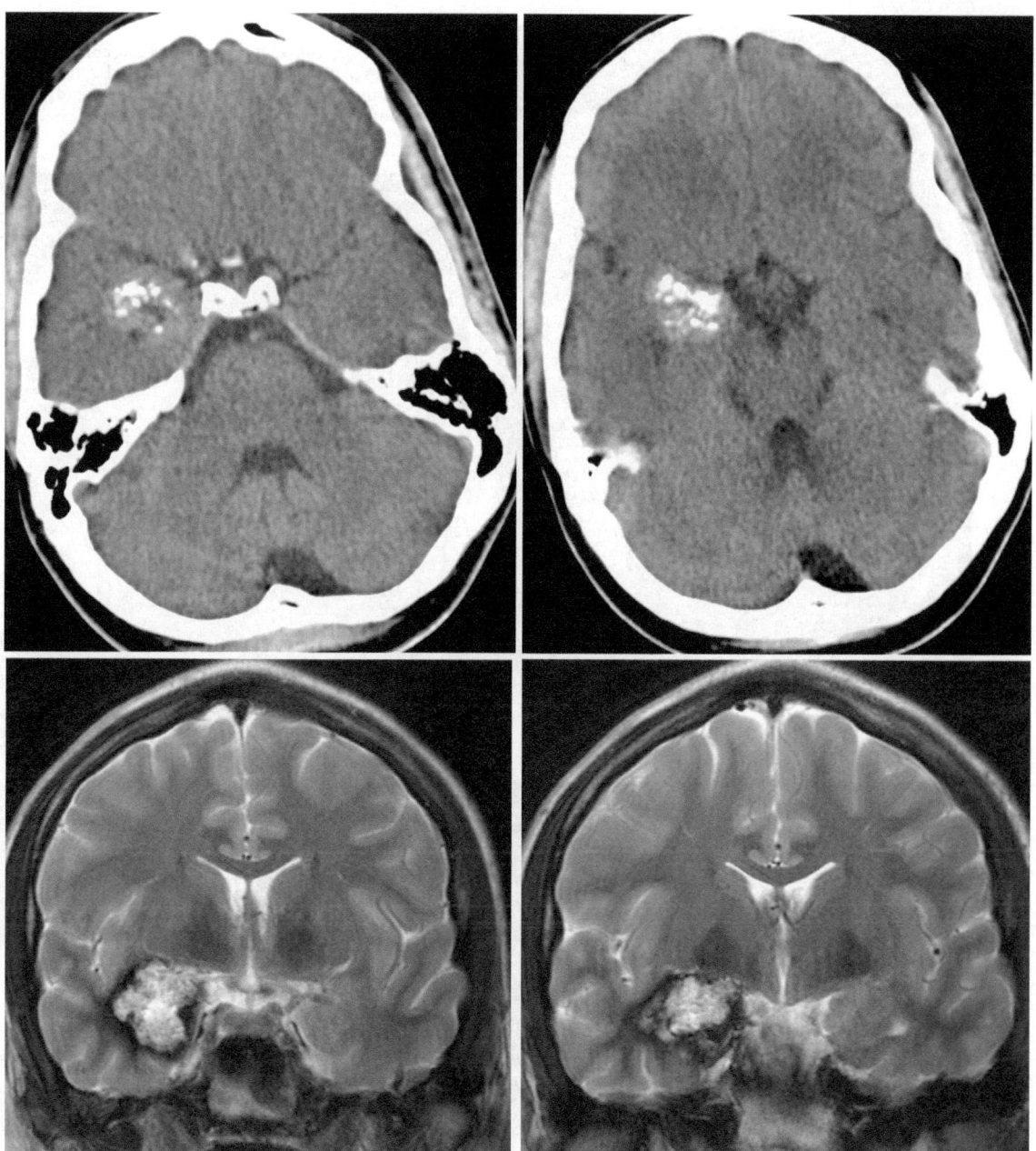

Abb. 8.16 a–e. Kavernöses Hämangiom (Kavernom) rechts temporal. Axiale CT (**a, b**), koronare T2-gewichtete Aufnahmen (**c, d**) und axiale FLAIR-Aufnahme (**e**). In der CT dichteinhomogene Struktur mit multiplen, zentral gelegenen scholligen Verkalkungen (**a, b**). Im der MRT signalinhomogene Struktur mit hypointensem Randsaum (**c–e**). Trotz der Größe des Hämangioms kaum Raumforderung.

8 Erkrankungen der Gefäße im Kindesalter

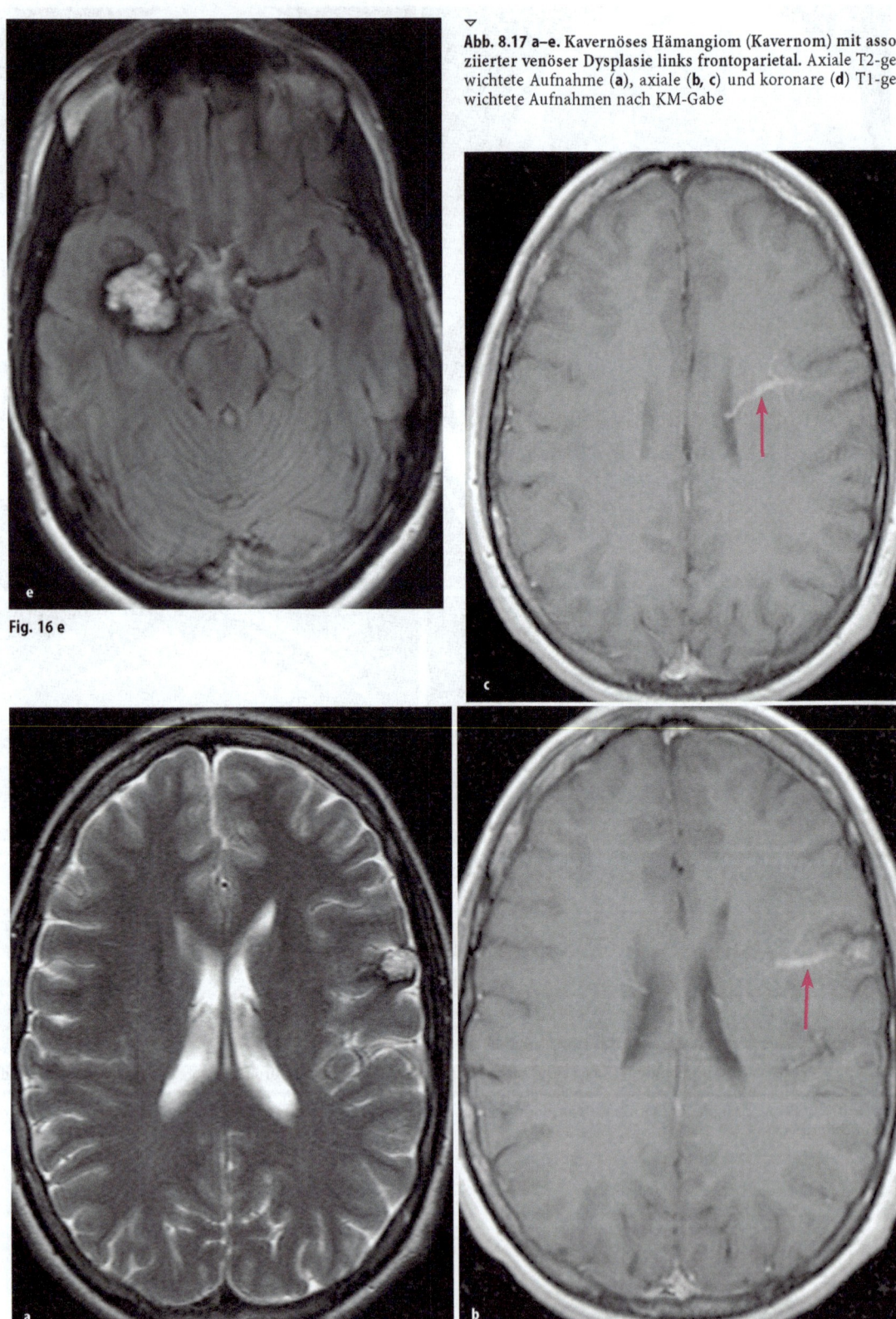

Abb. 8.17 a–e. Kavernöses Hämangiom (Kavernom) mit assoziierter venöser Dysplasie links frontoparietal. Axiale T2-gewichtete Aufnahme (**a**), axiale (**b, c**) und koronare (**d**) T1-gewichtete Aufnahmen nach KM-Gabe

Fig. 16 e

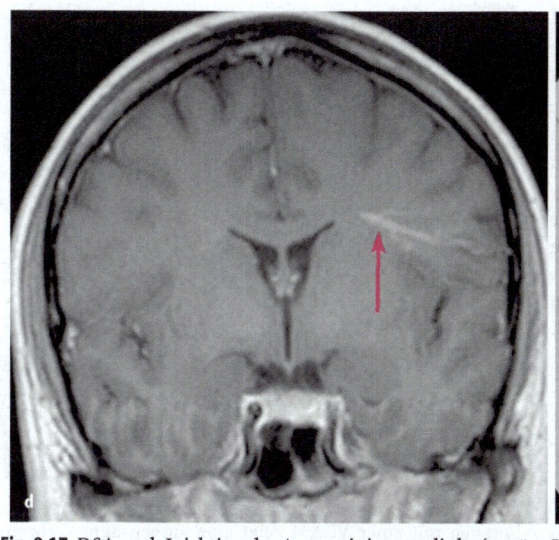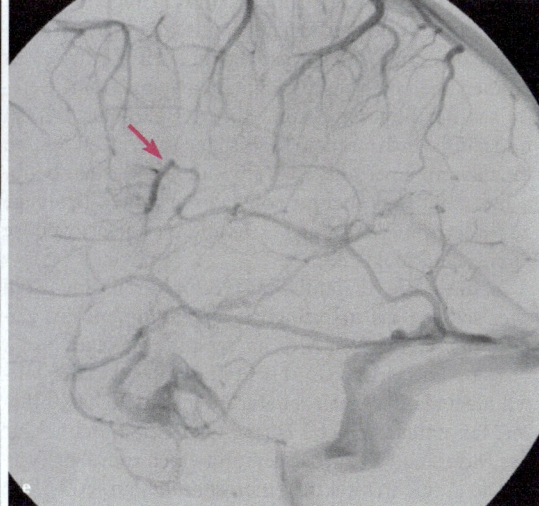

Fig. 8.17. DSA nach Injektion der A. carotis interna links (venöse Phase) im seitlichen Strahlengang (**e**). Zentral signalinhomogene Läsion in T2-Gewichtung mit „maulbeerartiger" Struktur und hypointensem Randsaum. Die T1-gewichteten Aufnahmen nach KM-Gabe zeigen mehrere kleinere Venen, die in eine größere Sammelvene (**b, c, d**, *Pfeil*) münden. Zeitgerechte venöse Angiogrammphase. Die kleineren Venen und die Sammelvene (**e**, *Pfeil*) sind auch in der DSA gut zu erkennen

8.8 Formenkreis der Vena-Galeni-Malformationen

Der Formenkreis der Vena-Galeni-Malformationen wird eingeteilt in:

- die Vena-Galeni-aneurysmalen-Malformationen (VGAM),
- die Vena-Galeni-aneurysmalen-Dilatationen (VGAD),
- die duralen arteriovenösen Shunts mit aneurysmaler Dilatation der Vena Galeni (DASV) und
- die Vena-Galeni-Varix.

Vena -Galeni-Malformationen wurden erstmals 1895 von Steinhel erwähnt, später 1928 von Dandy zitiert. Es folgten weitere Fallberichte, wobei die Klassifikation lange ungenau blieb. Lasjaunias hat schließlich ein modernes Konzept für ein Verständnis der Vena-Galeni-Malformationen entwickelt, das insbesondere von der Angioarchitektur ausgeht.

Merke

Die Vena-Galeni-Malformationen werden eingeteilt in die Vena-Galeni-aneurysmalen-Malformationen (VGAM), die Vena-Galeni-aneurysmalen-Dilatationen (VGAD), die duralen arteriovenösen Shunts mit aneurysmaler Dilatation der Vena Galeni (DASV) und die Vena-Galeni-Varix.

Die klinische Erscheinung und insbesondere auch die Prognose der betroffenen Kinder hängt neben der Art der Malformation stark von dem Alter ab, in dem sie symptomatisch werden. Jungen sind insgesamt häufiger betroffen als Mädchen.

Nach Gold wurden 3 klassische Erscheinungsformen der Vena Galeni Malformationen beschrieben, wobei Ambacher später eine weitere, unter Punkt 4 aufgeführte Manifestationsform hinzugefügt hat:

1. Neugeborene mit einer Herzinsuffizienz,
2. Kleinkinder mit einem Hydrozephalus und Anfällen,
3. ältere Kinder und Erwachsene mit Kopfschmerzen oder einer SAB,
4. Neugeborene mit einer Makrozephalie und geringen kardialen Symptomen.

8.8.1 Vena-Galeni-aneurysmale Malformationen

Man weiß inzwischen, dass die erweiterte Vene bei den VGAM nicht der Vena Galeni selbst, sondern ihrem embryonalen Vorläufer, der medianen Vene des Prosenzephalons, entspricht. Die VGAM stellt also die erste bekannte – und womöglich die einzige – embryonale Gefäßmalformation dar. Die VGAD hingegen drainieren in die bereits gebildete Vena Galeni. Zwischen den VGAM und den VGAD sind angioarchitektonische Unterschiede bekannt.

Merke

Die erweiterte Vene bei der VGAM ist nicht die Vena Galeni, sondern ihr embryonaler Vorläufer, die mediane Vene des Prosenzephalons.

Die *arteriellen Zuflüsse* einer VGAM erfolgen generell über alle choroidalen Arterien, einschließlich der subfornikalen und anterioren choroidalen Zuflüsse. Es können aber auch Zuflüsse über subependymale Gefäße aus der hinteren Strombahn des Circulus Willisii und häufig auch aus dem limbischen arteriellen System hinzukommen. Transzerebrale Zuflüsse werden beobachtet, sind aber eher als Folge der erhöhten Drainage zu interpretieren. Auch sekundäre arteriovenöse Shunts sind möglich.

Zuflüsse aus thalamischen Perforatoren sind wohl eher seltener als ursprünglich angenommen. Ein Zufluss aus zerebellären Arterien fehlt in der Regel.

Der *Nidus* einer VGAM liegt in der Regel in der Mittellinie und erhält meist bilateral symmetrische Zuflüsse. Man unterscheidet 2 Formen der Angioarchitektur des Nidus, einen choroidalen und einen muralen Typ.

Die Angioarchitektur einer *choroidalen VGAM* ist meist embryonal sehr primitiv. Die choroidalen Arterien münden in ein kapilläres Netzwerk und dann in eine sackartige venöse Erweiterung, einen „Pouch". Der choroidale Typ ist die vorherrschende Form bei Neugeborenen mit einem schlechten klinischen Zustand und einer Herzinsuffizienz.

Bei einer *muralen VGAM* liegen hingegen direkte arteriovenöse Fisteln in der Wand der medianen Vene des Prosenzephalon vor. Diese können einzeln oder multipel sein, und zu einem großen Sack oder zu venösen Lobulierungen zusammenlaufen. Kinder mit einer muralen VGAM sind meist in einem besseren klinischen Zustand als Kinder mit einer choroidalen VGAM. Während Kinder mit einer choroidalen VGAM in der Regel zu der Erkrankungsgruppe 1 (Manifestation im Neugeborenenalter mit Herzinsuffizienz, s. oben) gehören, zählen Kinder mit einer muralen VGAM meist zu den Erkrankungsgruppen 2 und evtl. auch 3.

> **Merke**
>
> Anhand der Angioarchitektur unterscheidet man einen choroidalen Typ und einen muralen Typ der VGAM. Der choroidale Typ ist bei Neugeborenen mit einer Herzinsuffizienz die vorherrschende Form.

Die venöse Drainage erfolgt immer zur medianen Vene des Prosenzephalons hin, der Sinus rectus fehlt oft. Aus dem Pouch, also der sackartigen venösen Erweiterung, erfolgt die Drainage in Richtung des Sinus sagittalis superior über Durakanäle. Durch den erhöhten Fluss kommt es an der Mündung in den Sinus oft zur Turbulenzen und Dilatationen. Häufig liegt auch eine Persistenz weiterer embryonaler Sinus vor, wie z. B. des Sinus occipitalis.

Klinisch werden Kinder mit einer choroidalen VGAM meist bereits als Neugeborene durch eine Herzinsuffizienz auffällig, entsprechend der oben beschrie-

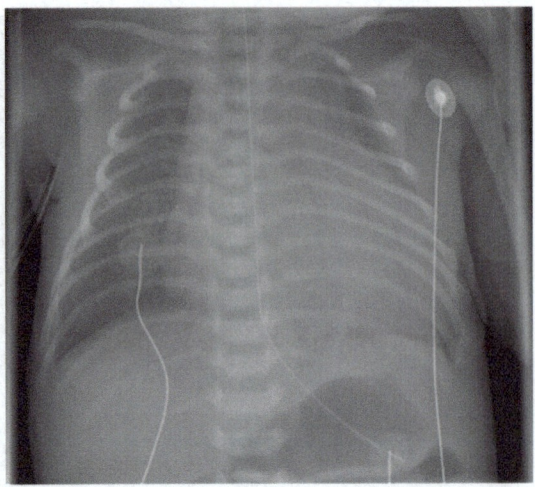

Abb. 8.18. Die Röntgenaufnahme des Thorax bei einem Neugeborenen mit einer VGAM zeigt eine **ausgeprägte Verbreiterung des Herzschattens**

benen Gruppe 1. Diese entsteht durch das hohe Shuntvolumen, das zu einer kardialen Überlastungssituation führt. Kinder mit einer muralen VGAM hingegen werden oft erst später symptomatisch. Sie fallen eher durch einen Hydrozephalus oder durch Anfälle auf (Gruppen 2 und 3).

Abbildung 8.18 zeigt eine ausgeprägte Verbreiterung des Herzschattens bei einem Neugeborenen mit einer VGAM.

Heute wird die Diagnose einer VGAM häufig schon in utero gestellt. Im vorgeburtlichen Ultraschall fällt meist bereits eine mittellinienassoziierte Raumforderung auf, die in der Dopplersonographie einen raschen Fluss aufweist.

In der CT stellt sich die aneurysmale Erweiterung leicht hyperdens im Vergleich zum Hirnparenchym dar. Bei älteren Kindern können Wandverkalkungen vorliegen. Durch eine Druckwirkung auf den Aquädukt kann es zu einem Hyodrozephalus kommen.

In der MRT stellen sich die arteriellen Feeder als Flussauslöschungen („flow voids") dar. Innerhalb der erweiterten medianen Vene des Prosenzephalons liegen oft Turbulenzen vor. Auch kann es zu Thrombosierungen kommen. Im Zuge der veränderten vaskulären Versorgungs- und Drainagesituation kommt es nicht selten zu Ischämien des Hirnparenchyms. Liegen akute oder subakute Ischämien vor, so lassen sich in den diffusionsgewichteten Sequenzen in den betroffenen Arealen Diffusionsrestriktionen abgrenzen. Bei älteren bzw. chronischen Ischämien kommt es zu Defektzonen, Gliosen und bisweilen auch zu Verkalkungen. Die MR-Angiographie kann hilfreich sein, um die arteriellen Feeder und die venöse Drainagesituation besser darzustellen.

8.8 Formenkreis der Vena-Galeni-Malformationen

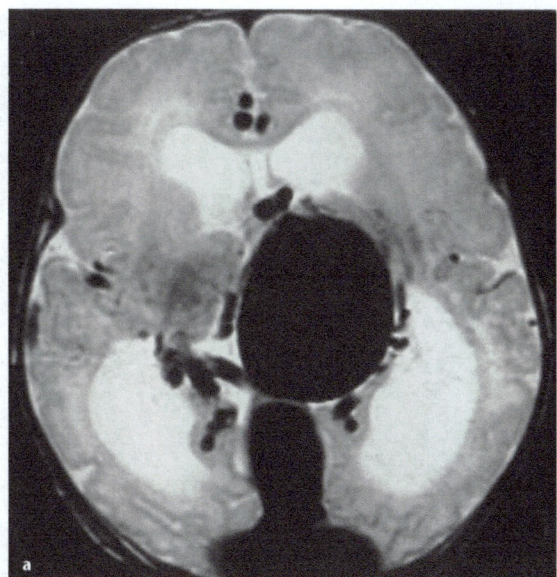

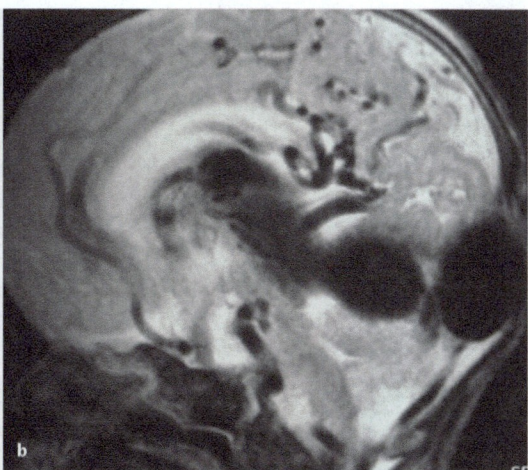

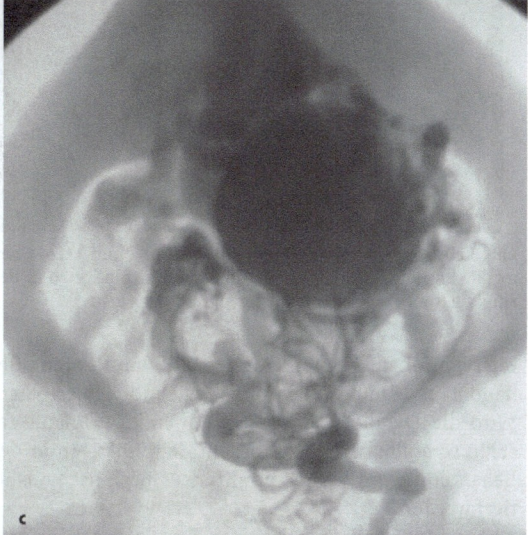

Abb. 8.19 a–c. VGAM bei einem Neugeborenen. Die axiale (**a**) und sagittale (**b**) T2-gewichtete Sequenz und die DSA (**c**) zeigen eine ausgedehnte VGAM. Die mediane Vene des Prosenzephalons ist ausgeprägt erweitert

Abbildung 8.19 a–c zeigt eine VGAM bei einem Neugeborenen. Die mediane Vene des Prosenzephalons ist ausgeprägt erweitert.

Die DSA stellt die oben beschriebene Angioarchitektur der VGAM mit arteriellen Feedern, Nidus und venöser Drainage dar. Sie ermöglicht eine Klassifikation in choroidale und murale VGAM und ist für eine neurointerventionelle Interventionsplanung unerlässlich (vgl. Abb 8.19 c).

Therapeutisch wird bei Neugeborenen mit einer choroidalen VGAM und einer Herzinsuffizienz in der Regel für die ersten 5–6 Monate eine konservative, medikamentöse Therapie angestrebt, gefolgt von einer neurointerventionellen Therapie im Alter von etwa einem halben Jahr. Ist eine kardiale Stabilisierung jedoch medikamentös nicht möglich, so muss die Intervention ggf. früher erfolgen.

Zur Intervention wird eine Embolisation mit Verschluss der arteriellen Feeder und/oder der venösen Drainagewege durchgeführt, wobei eine arterielle Embolisation generell meist effektiver ist. Ziel der Intervention ist eine Reduktion des Volumens des arteriovenösen Shunts. Sie wird allerdings in der Regel nur durchgeführt, wenn kein Multiorganversagen, keine fortgeschrittene, nicht mehr behandelbare Herzinsuffizienz und keine ausgeprägte Hirnschädigung vorliegen.

Nach der Embolisation muss eine engmaschige neurologische und neuroradiologische Verlaufsbeobachtung erfolgen. Häufig sind mehrere interventionelle Eingriffe notwendig.

Bei Kindern mit einem muralen Typ einer VGAM kann die Intervention meist später erfolgen. Zudem ist die Embolisation in der Regel technisch einfacher, da weniger arterielle Feeder vorliegen.

Merke

Eine VGAM wird in der Regel durch eine neurointerventionelle Embolisation behandelt. Bei einer choroidalen VGAM wird meist versucht, die Embolisation durch eine medikamentöse Therapie bis zu einem Alter von etwa einem halben Jahr herauszuzögern. Bei muralen VGAM kann eine Embolisation meist später erfolgen.

Generell gehört die neurointerventionelle Behandlung einer VGAM immer in die Hände eines Spezialisten, da es sich um eine außerordentlich komplizierte und oft auch langwierige Therapie handelt, von der die Prognose des Kindes entscheidend abhängt. Peri- und post-

8 Erkrankungen der Gefäße im Kindesalter

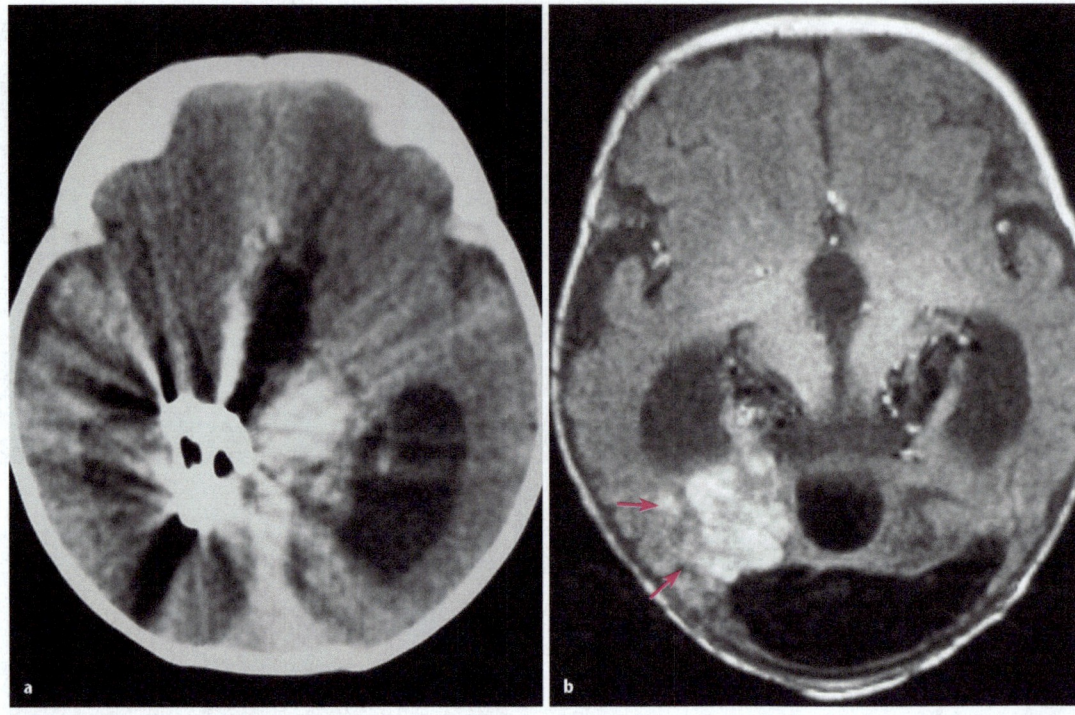

Abb. 8.20 a, b. Zustand nach Teilembolisation einer VGAM bei einem 1 Monat alten Jungen. **a** Die CT zeigt ausgedehnte Metallartefakte und die residuale aneurysmale Malformation. **b** In der T1-gewichteten Sequenz stellt sich ein okzipitaler Infarkt mit geringer hämorrhagischer Transformation dar (*Pfeile*)

interventionelle Komplikationen sind häufig. Eine Behandlungsplanung sollte so früh wie möglich erfolgen. Wird die Diagnose einer VGAM bereits pränatal gestellt, so sollte bereits zu diesem Zeitpunkt ein in der Behandlung von VGAM erfahrener Spezialist konsultiert werden.

Abbildung 8.20 a,b zeigt einen Zustand nach Teilembolisation einer VGAM bei einem einen Monat alten Jungen. Abbildung 8.21 a–c zeigt eine VGAM bei einem 3-jährigen Jungen. Durch die chronische Minderversorgung ist es zu einer ausgeprägten Atrophie des Hirnparenchyms gekommen.

Merke

Die Behandlung einer VGAM gehört in die Hände eines erfahrenen Spezialisten.

8.8.2
Vena-Galeni-aneurysmale Dilatationen

VGAD stellen piale AVM dar, die, im Gegensatz zu den VGAM, tatsächlich in die Vena Galeni selbst drainieren.

VGAD treten im Vergleich zu VGAM eher bei älteren Kindern auf. Sie werden selten durch kardiale Symptome klinisch auffällig. Es stehen vielmehr eine progrediente raumfordernde Wirkung und auch Stauungsblutungen im Vordergrund.

Die Vena Galeni nimmt bei VGAD Blut aus dem AVM und auch aus normalen Hirnregionen auf. Eine Kommunikation zwischen nichtchoroidalen Venen und der erweiterten Vena Galeni in der DSA belegt die Diagnose einer VGAD.

Bei den tektalen VGAD stellen sich in der DSA typischerweise transmesenzephale Arterien kaudal der P2-Segmente in der seitlichen Projektion dar. In der MRT zeigen sich mesenzephale Arterien. Bei VGAD des Plexus choroideus hingegen liegen subependymale arterielle Feeder vor, bei thalamischen VGAD arterielle thalamische Perforatoren.

Merke

VGAD sind piale AVM, die in die erweiterte Vena Galeni drainieren. Diese nimmt aber auch Blut aus normalen Hirnregionen auf. Meist sind ältere Kinder betroffen, wobei der raumfordernde Effekt und evtl. Stauungsblutungen im Vordergrund stehen.

8.9 Moyamoya-Syndrom

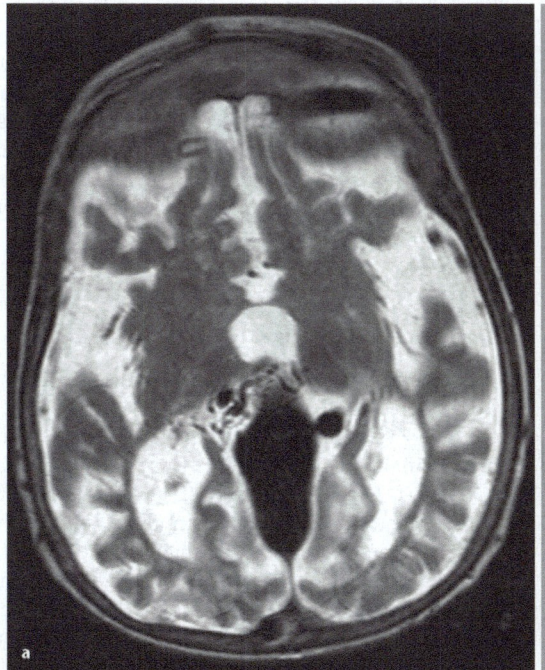

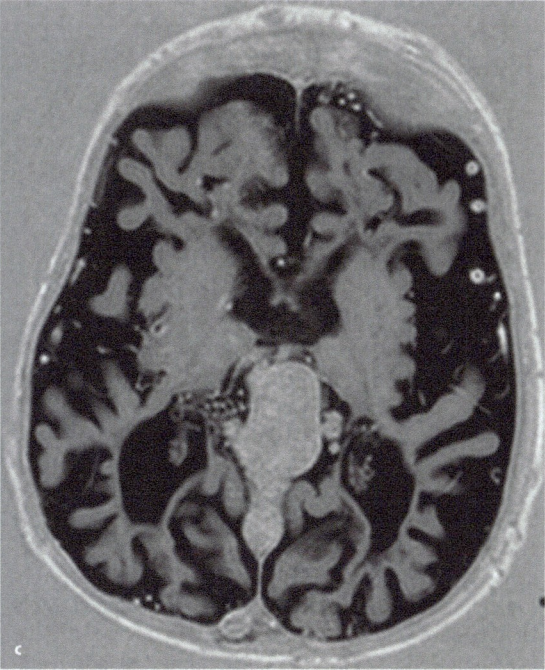

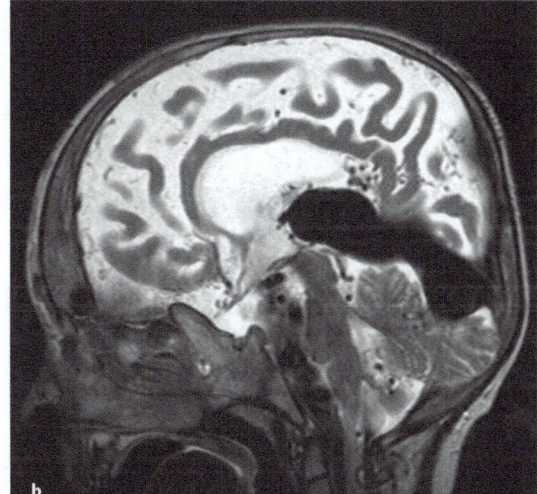

Abb. 8.21 a–c. VGAM bei einem 3 Jahre alten Jungen. Die axialen (a) und sagittalen (b) T2-gewichteten Sequenzen und die axiale T1-gewichtete IR-Sequenz (c) demonstrieren die aneurysmale Malformation und eine ausgeprägte Hirnparenchymatrophie im Zuge einer chronischen Minderversorgung

8.8.3
Durale arteriovenöse Shunts mit Erweiterung der Vena Galeni

DAVS treten in der Regel bei Erwachsenen auf. Sie wurden erst Anfang der 1990er Jahre erstmals bei Kindern beschrieben. Es handelt sich bei DASV um durale arteriovenöse Shunts. Die Erweiterung der Vena Galeni entsteht erst sekundär durch die erhöhte Drainage.

> **Merke**
>
> DASV sind durale arteriovenöse Shunts mit einer sekundären Dilatation der Vena Galeni.

8.8.4
Varix der Vena Galeni

Variköse Erweiterungen der Vena Galeni entsprechen einer Dilalation der Vena Galeni ohne arteriovenöse Shunts. Hierzu kann es zum einen transient bei Neugeborenen mit einem Herzversagen aus anderer Ursache kommen. Zum anderen kann es im Rahmen einer atypischen venösen Drainage auch zu einem Remodeling des venösen Systems führen, was venöse Ischämien zur Folge haben kann.

> **Merke**
>
> Eine Varix der Vena Galeni ist eine Dilatation der Vena Galeni ohne arteriovenöse Shunts.

8.9
Moyamoya-Syndrom

8.9.1
Definition und klinische Befunde

Das Moyamoya-Syndrom ist eine chronisch verlaufende Vaskulopathie, die durch langsam-progrediente Stenosen der proximalen Abschnitte der großen intrakraniellen Arterien gekennzeichnet ist. Die Kollateralgefä-

Tabelle 8.10. Erkrankungen, die mit Moyamoya assoziiert sind

- Neurofibromatose Typ 1
- Down-Syndrom
- Sichelzellenerkrankung
- Rezidivierende Thromboembolien
- Strahlentherapie
- Glykogenspeichererkrankung Typ 1a
- Hereditäre Spärozytose
- Tuberkulöse Meningitis
- HIV-Infektion und Aids

ße, in erster Linie sind das die lentikulostriären und thalamoperforierenden Arterien, hypertrophieren und kompensieren die langsam progredienten Stenosen. Das angiographische Bild dieser multiplen Kollateralen ähnelt meist dem einer Rauchwolke, wovon der Name der Erkrankung abgeleitet ist. Zahlreiche Erkrankungen sind mit dem Moyamoya-Syndrom assoziiert (Tabelle 8.10). Eine spezielle Ursache kann öfter bei einseitiger als bei beidseitiger Manifestation gefunden werden. Daneben zeigte sich u. a. eine Veränderung in den Chromosomenloci 3p24.2–26 und 6. In Korea und Japan besteht ein familiäres Auftreten mit erhöhter Inzidenz. 70 % der Patienten werden erstmals im Alter unter 20 Jahren auffällig. 50 % der Fälle treten bei Kindern auf, die jünger als 10 Jahre sind. Während die Erwachsenenform der Moyamoya-Erkrankung typischerweise im Alter von etwa 30–40 Jahren mit einer SAB oder einer intrazerebralen Blutung symptomatisch wird, zeigen Kinder meist rezidivierende transiente ischämische Attacken (TIA) mit einer progredienten neurologischen Verschlechterung. Krampfanfälle kommen häufiger bei jüngeren Kindern vor, Kopfschmerzen bei älteren Kindern.

8.9.2
Neuroradiologische Befunde

In der CT und MRT zeigen sich meist multiple Hirninfarkte in den betroffenen Gefäßterritorien bzw. in der Grenzzone zwischen verschiedenen Territorien (so genannte hämodynamische oder Grenzzoneninfarkte; Abb. 8.22 a–f, Abb. 8.23 a–f, Abb. 8.24 a–e). Mit der diffusionsgewichteten MRT kann man akute von älteren Infarkten differenzieren. Das Ausmaß der Perfusionsstörung im Hemisphärenvergleich kann mit der Perfusions-MRT abgeschätzt werden. Absolute Perfusionsdaten sind mit der MRT momentan aus methodischen Gründen allerdings nur schwer zu erhalten. Residual-

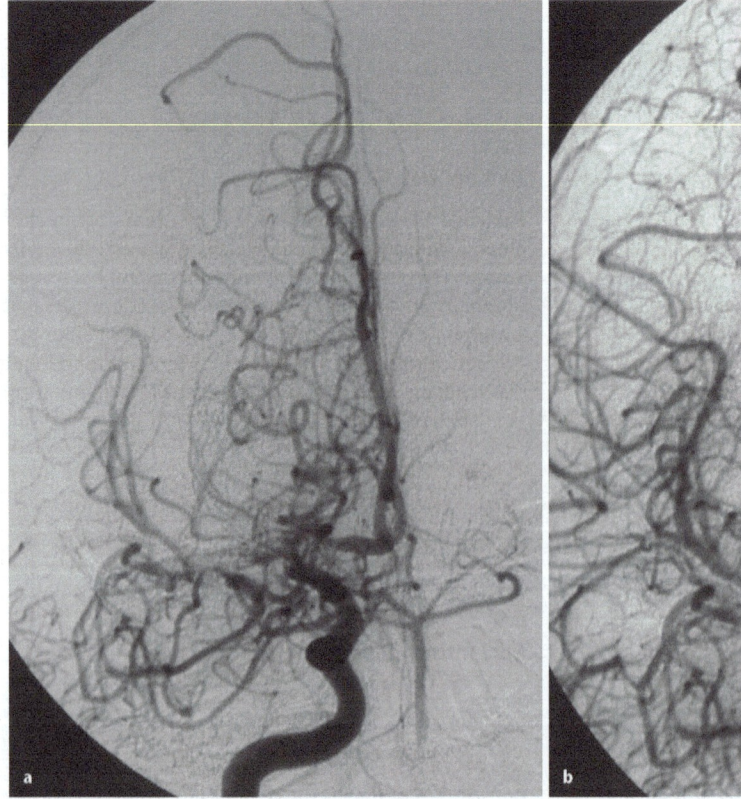
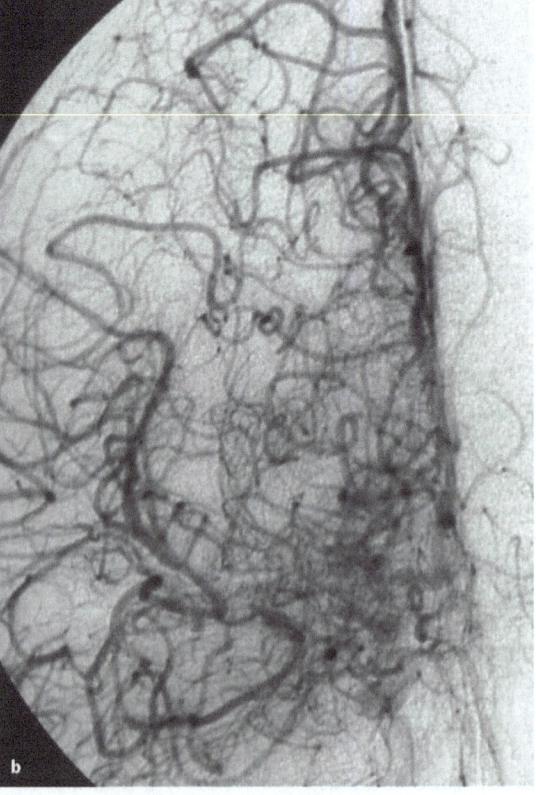

Abb. 8.22 a–f. Moyamoya-Erkrankung bei einem 17 Jahre alten Mädchen. DSA nach Injektion der A. carotis interna rechts im frontalen Strahlengang (**a, b**) und nach Injektion der A. carotis externa rechts im lateralen Strahlengang (**c, d**)

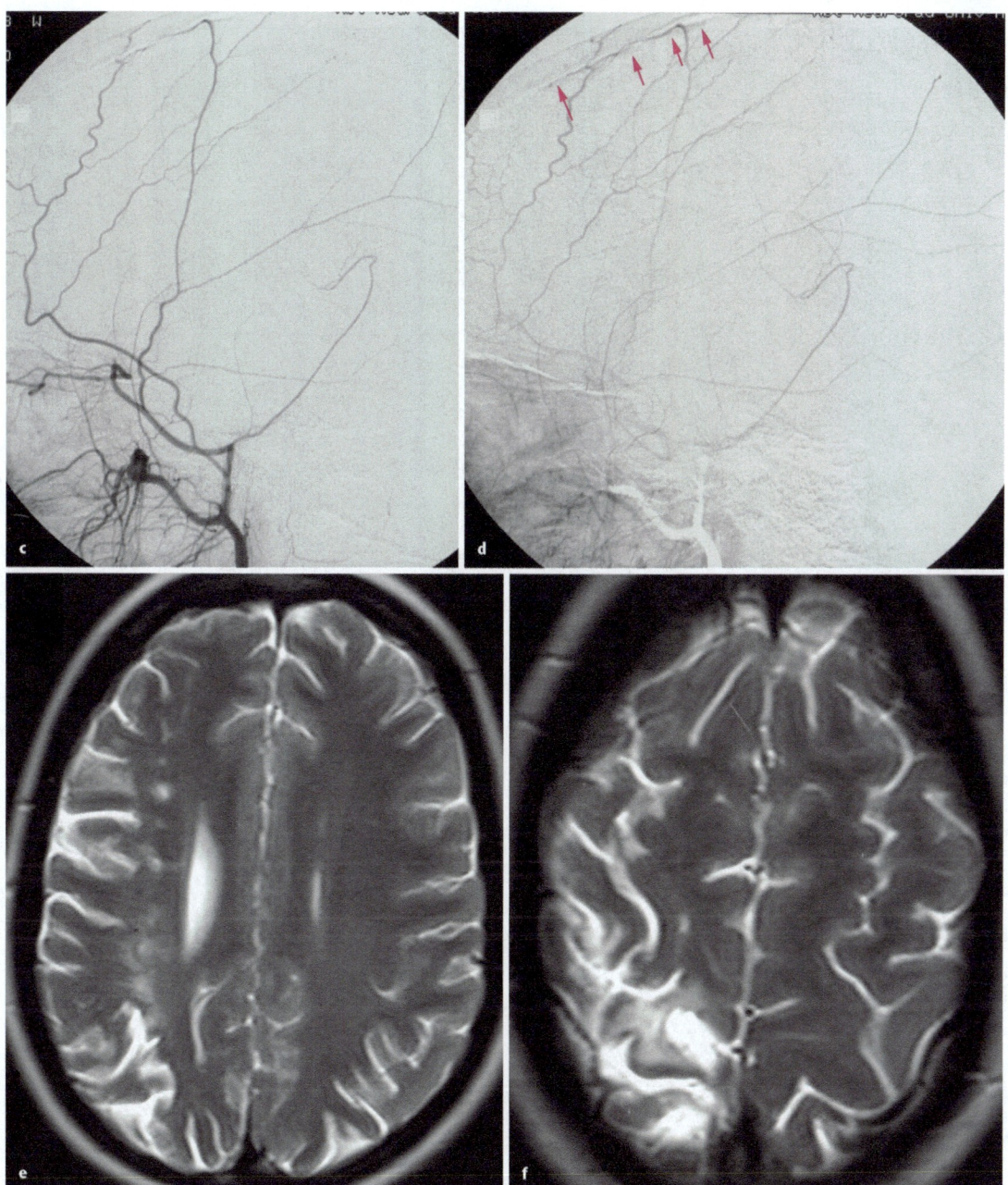

Fig. 8.22 e, f Axiale T2-gewichtete MRT-Aufnahmen. **a, b** Hochgradige Stenosen des Hauptstammes der A. cerebri media rechts und des A1-Segmentes der A. cerebri anterior rechts. Ausgeprägtes Kollateralnetz (Stadium III bis IV). **c, d** Das Externaangiogramm zeigt eine transdurale Verbindung zwischen einem pachymeningealen Gefäß (A. meningea media) und leptomeningealen Gefäßen auf der Hirnoberfläche (*Pfeile*). **e, f** In der MRT multiple Hyperintensitäten in der Grenzzone zwischen dem Media- und dem Anteriorstromgebiet rechts (Grenzzoneninfarkte)

zustände zeigen sich als zystische oder gliotische Hirnsubstanzdefekte mit oder ohne Atrophie. Gefäßstenosen sind mit der MR- oder der CT-Angiographie nachweisbar, wobei bei Kindern vor allem aus Strahlenschutzgründen der MR-Angiographie der Vorzug zu geben ist. Auch erweiterte Kollateralgefäße können MR- oder CT-angiographisch sichtbar sein. Zudem lassen sich gelegentlich auch flussbedingte Signalauslöschungen („flow voids") in konventionellen MRT-Aufnahmen abgrenzen.

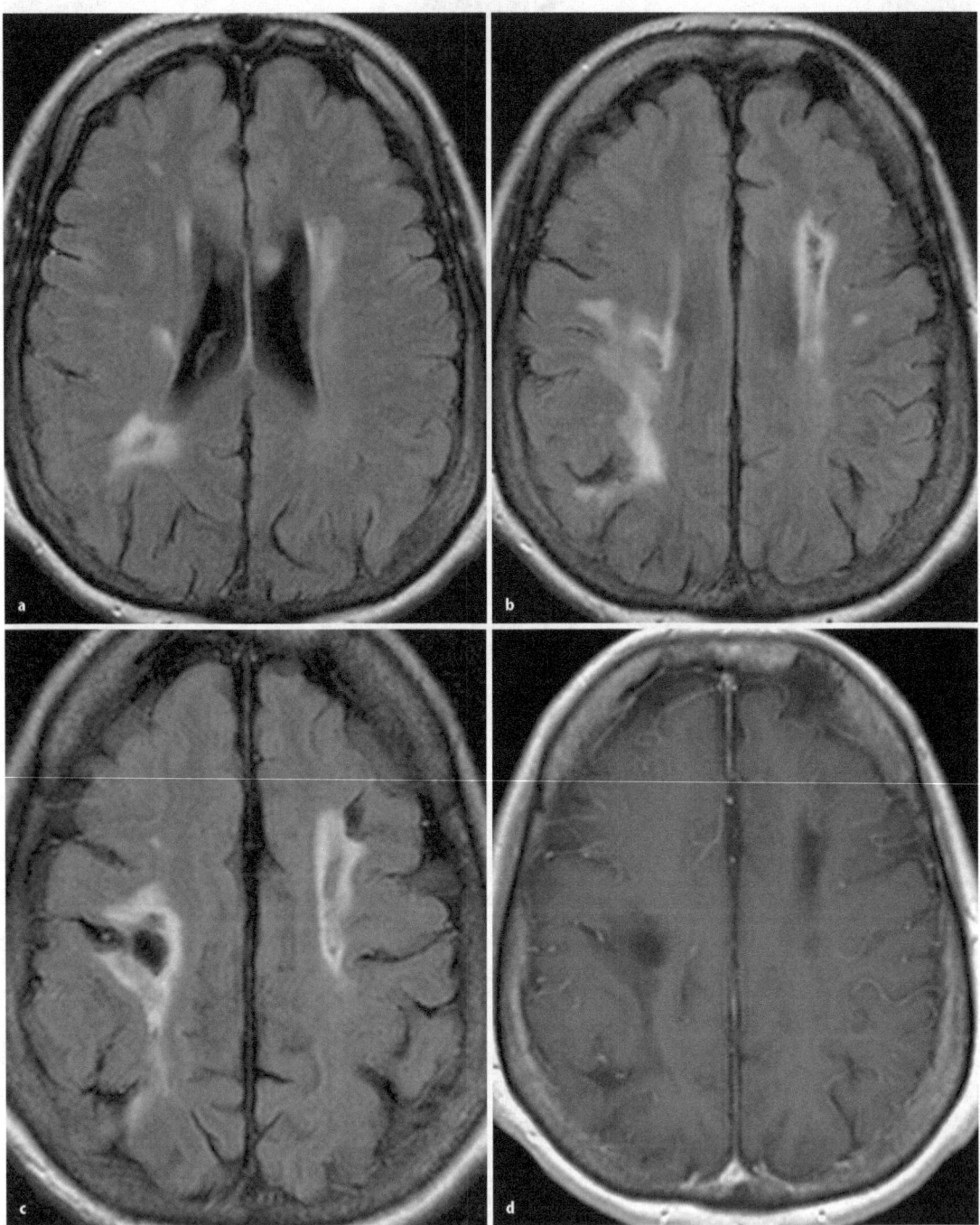

Abb. 8.23 a–f. Moyamoya-Erkrankung bei einer 18 Jahre alten Patientin. a–c Axiale FLAIR-Aufnahmen. **d** Axiale T1-gewichtete Aufnahmen nach KM-Gabe. **e** Grauwertkodierte Darstellung der relativen mittleren KM-Passagezeit (rMTT; rMTT-Map). **f** Schräg-frontale Ansicht einer MIP einer MRA. **a–c** Mehrere zystisch-gliotische Substanzdefekte in der Grenzzone zwischen dem Media- und dem Anteriorstromgebiet rechts und links (Grenzzoneninfarkte). **d** Erweiterung pialer Kollateralgefäße auf den T1-gewichteten Aufnahmen nach KM-Gabe. **e** Deutliche Verlängerung der rMTT im zentralen Marklager im Vergleich zur grauen Substanz beider Großhirnhemisphären. Im Grenzzonengebiet zwischen dem Media- und dem Posteriorstromgebiet ist die Perfusionsstörung weniger ausgeprägt als im Grenzzonengebiet zwischen dem Media- und dem Anteriorstromgebiet. **f** MR-angiographisch fehlende Darstellung der A. cerebri media rechts und links und der A. carotis interna rechts. Die fehlende Flussdarstellung in den distalen Vertebralarterien und in der proximalen A. basilaris ist durch eine Signalauslöschung durch Platin-Coils nach endovaskulärer Behandlung eines Vertebralisaneurysmas bedingt

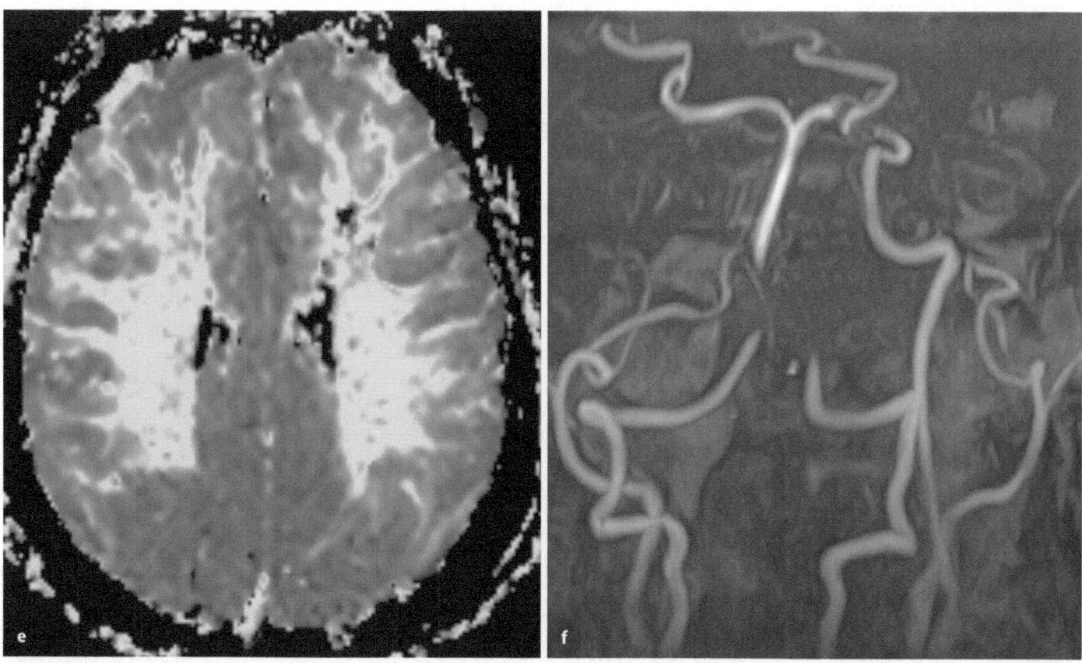

Fig. 8.23 e, f

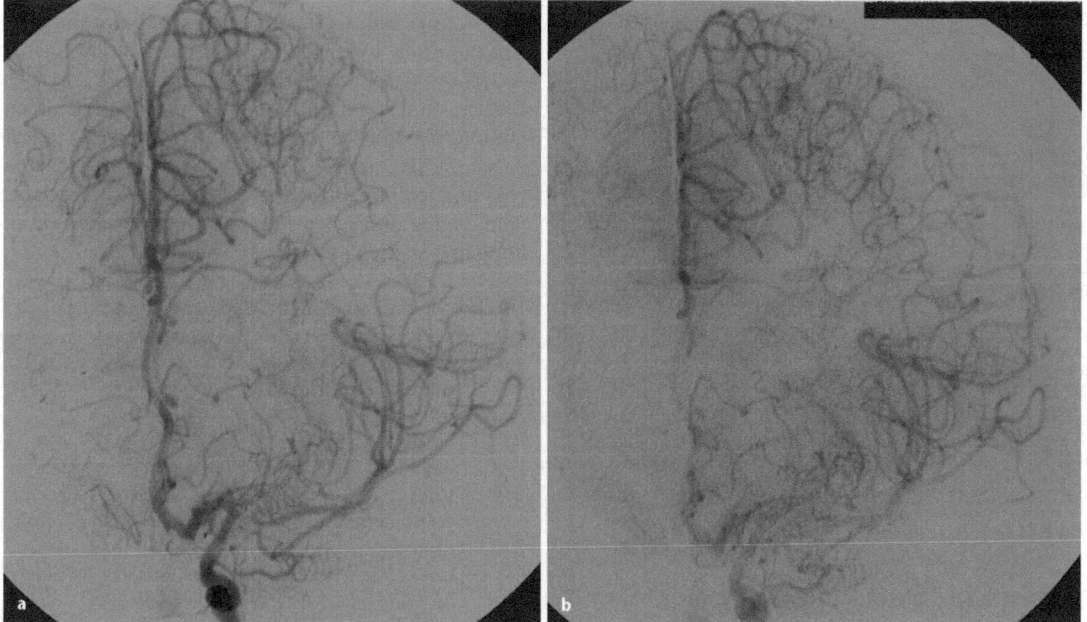

Abb. 8.24 a–e. Moyamoya-Erkrankung bei einer 20 Jahre alten Patientin nach direkter Revaskularisation durch Anlage eines extra-intra-kraniellen Bypasses zwischen der ipsilateralen A. temporalis superficialis und einem distalen Mediaast. **a, b** DSA nach Injektion der A. carotis interna links im frontalen Strahlengang und **c** nach Injektion der A. carotis externa rechts im frontalen Strahlengang (unsubtrahiertes Bild) und **d** im lateralen Strahlengang. **e** MRA-Quellschicht in Höhe des extra-intra-kraniellen Bypasses. **a, b** Hochgradige proximale Stenose des Mediahauptstammes links mit feinem Kollateralnetz (Stadium II). Das Mediaterritorium links wird über piale Kollateralen des Anteriorterritoriums mitversorgt. **c, d** Nach Injektion der A. carotis externa rechts kontrastieren sich über den Bypass, der aus der A. temporalis superficialis versorgt wird, mehrere Mediaäste und Hirnparenchym im Mediaterritorium links. **e** Der extra-intra-kranielle Bypass lässt sich an der Stelle des Knochendurchtritts auch gut mit der MRA beurteilen

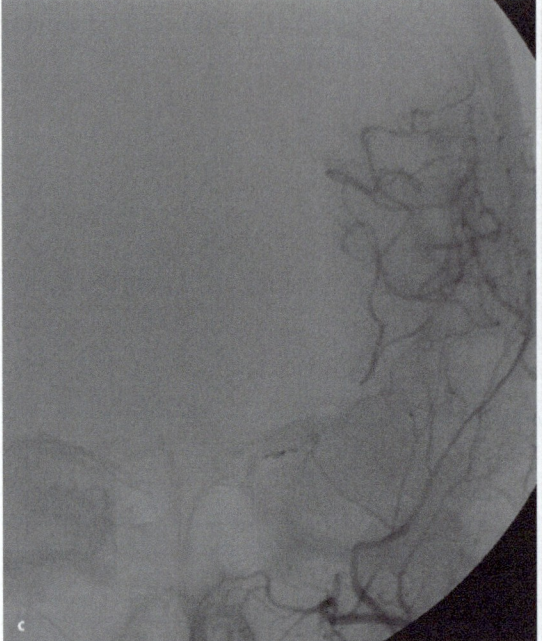
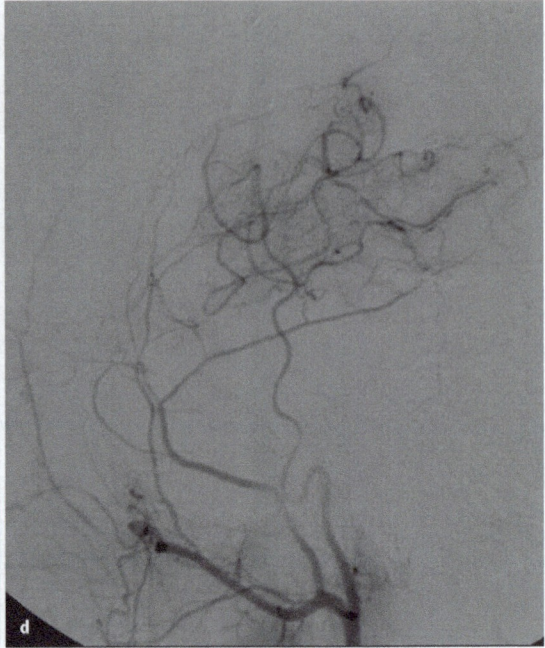
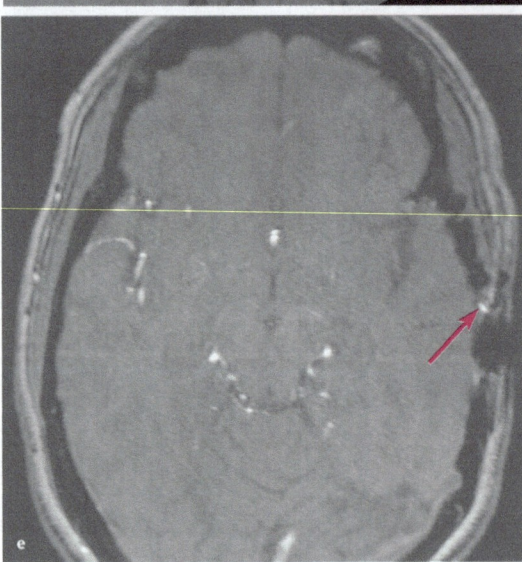

Fig. 8.24 c–e

den: Anastomosen zwischen A. pericallosa anterior und A. pericallosa posterior (Fischer-Anastomose), Anastomosen zwischen A. choroidea anterior und Aa. choroideae posteriores, Anastomosen zwischen Externa- und Internakreislauf (Vidian-Arterie, Truncus inferolateralis, intrazerebrale bzw. leptomeningeale Anastomosen, transdurale Verbindungen zwischen pachy- und leptomeningealen Gefäßen). In Abhängigkeit vom angiographischen Befund kann man die Erkrankung in 6 Stadien unterteilen (Tabelle 8.11).

Tabelle 8.11. Klassifikation der Moyamoya-Erkrankung

Stadium	Beschreibung
I	Isolierte Stenosen der distalen ACI
II	Auftreten eines feinen basalen Kollateralgeflechtes und Erweiterung der distalen Hirnarterien
III	Voll ausgeprägtes Kollateralgeflecht (Moyamoya) mit verminderter Kontrastierung der ACM und der ACA
IV	Ersatz des feinen Kollateralgeflechtes durch ein gröberes Netz. Längerstreckige Stenosen der distalen ACI mit Übergreifen auf die Hauptstämme von ACM und ACA. Darstellung transduraler, orbitaler und ethmoidaler Kollateralgefäße. ACM und ACA stenosiert und schlecht erkennbar
V	Nur noch spärliches basales Kollateralgeflecht. ACM und ACA kaum noch erkennbar. Verstärkte intrazerebrale und transdurale Anastomosen
VI	Blutversorgung des Anterior- und Mediastromgebietes nur noch über Externaäste und das vertebrobasiläre Stromgebiet

ACI A. carotis interna; *ACM* A. cerebri media; *ACA* A. cerebri anterior.

Am besten sind die vaskulären Phänomene bei einem Moyamoya-Syndrom mit der DSA nachweisbar, mit der auch die Therapieplanung erfolgt. Typisch sind beidseitige Stenosen im supraklinoidalen Abschnitt der A. carotis interna oder Stenosen des Mediahauptstammes. Die Stenosen müssen nicht symmetrisch und auch nicht immer beidseits vorhanden sein. Die Kollateralgefäße, die im ausgeprägten Fall ein dichtes Netzwerk bilden, zeigen sich vor allem in den Stammganglien und im Thalamus. Daneben können auch andere Kollateralkreisläufe bzw. Anastomosen rekrutiert wer-

8.9.3
Therapie

Die einzige effektive Therapie ist die *indirekte* oder *direkte* chirurgische Revaskularisation des betroffenen Gefäßterritoriums. Bei einer *direkten* Revaskularisation wird ein durch die Schädelkalotte verlaufender Bypass zwischen der ipsilateralen A. temporalis superficialis und einem distalen Mediaast angelegt (vgl. Abb. 8.24 a–e). Um zu beurteilen, ob es ein suffizientes Anschlussgefäß für den Bypass gibt, ist es daher wichtig, bei der Untersuchung von Moyamoya-Patienten immer auch das Externaterritorium mit der A. temporalis superficialis abzubilden. Bei der indirekten Revaskularisation wird eine piale Synangiose oder eine Enzephaloduroarteriosynangiose durchgeführt; indirekte Methoden werden bei Kindern bevorzugt.

Weiterführende Literatur

Bertalanffy H, Benes L, Miyazawa T et al. (2002) Cerebral cavernomas in the adult. Review of the literature and analysis of 72 surgically treated patients. Neurosurg Rev 25: 1–53; discussion 54–55
deVeber G (2002) Stroke and the child's brain: an overview of epidemiology, syndromes and risk factors. Curr Opin Neurol 15: 133–138
deVeber G, Andrew M, Adams C et al. (2001) Cerebral sinovenous thrombosis in children. N Engl J Med 345: 417–423
Herman JM, Rekate HL, Spetzler RF (1991) Pediatric intracranial aneurysms: simple and complex cases. Pediatr Neurosurg 17:66–72; discussion 73
Mayer TE, Fesl G, Yousry T, Brückmann H (1999) [Diagnosis and treatment of cranial arteriovenous dural fistulas]. Radiologe 39: 876–881
Norris JS, Wallace MC (1998) Pediatric intracranial aneurysms. Neurosurg Clin N Am 9: 557–563
Ringer AJ, Salud L, Tomsick TA (2005) Carotid cavernous fistulas: anatomy, classification, and treatment. Neurosurg Clin N Am 16: 279–295
Sebire G, Tabarki B, Saunders DE et al. (2005) Cerebral venous sinus thrombosis in children: risk factors, presentation, diagnosis and outcome. Brain 128: 477–489
Soderman M, Andersson T, Karlsson B et al. (2003) Management of patients with brain arteriovenous malformations. Eur J Radiol 46: 195–205
Suzuki J, Kodama N (1983) Moyamoya diseasec – a review. Stroke 14: 104–109

Hydrozephalus im Kindesalter

Liegt ein Hydrozephalus vor, so ist das System aus Liquorproduktion, Liquorpassage und Liquorresorption aus dem Gleichgewicht geraten. Dies führt dazu, dass sich Liquor im Bereich des zentralen Nervensystems aufstaut und dort eine Druckwirkung auf das Hirnparenchym ausübt. Als ursächliche Mechanismen für einen Hydrozephalus kommen folgende 3 Prinzipien infrage:

1. eine Überproduktion von Liquor, entsprechend einem Hydrocephalus hypersecretorius,
2. eine Passagestörung des Liquors, also eine Liquorflussbehinderung, entsprechend einem Hydrophalus non communicans, sowie
3. eine verminderte Resorption von Liquor, entsprechend einem Hydrocephalus communicans oder malresorptivus.

Diese relative grobe Einteilung trägt nicht allen pathophysiologischen Prinzipien Rechnung. Dennoch ist sie für den klinischen Gebrauch durchaus praktikabel. Tabelle 9.1 fasst die verschiedenen Kategorien des Hydrozephalus und mögliche Ursachen zusammen.

Tabelle 9.1. Kategorien des Hydrozephalus im Kindesalter und mögliche Ursachen

Kategorie	Mögliche Ursachen
Hydrocephalus hypersecretorius	Plexuspapillom Extrem selten auch ein Plexuskarzinom möglich
Hydrocephalus non communicans	Aquäduktstenose Kompression durch Tumoren Arachnoidalzysten CRASH-Syndrom (X-chromosomal) Kongenitale Malformationen vor allem Arnold-Chiari-II- und Dandy-Walker-Malformation
Hydrocephalus communicans bzw. malresorptivus	Abgelaufene Blutung mit Anschluss an die Liquorräume Meningitis Meningeosis carcinomatosa Druckerhöhung im venösen System, z. B. nach Sinusvenenthrombose

9.1 Radiologisch-diagnostische Kriterien für einen Hydrozephalus

Ein Hydrozephalus wird heute nicht selten schon pränatal diagnostiziert. Meist fällt die Erweiterung der inneren Liquorräume initial in der Vorsorgesonographie auf. Bisweilen wird dann im Zuge der weiteren diagnostischen Einordnung eine fetale MRT durchgeführt. Ein Durchmesser des Atriums des Seitenventrikels von über 11 mm ist hierbei verdächtig, ein Durchmesser von über 15 mm macht die Vermutung einer pathologischen Veränderung wahrscheinlich. Hierbei muss jedoch unterschieden werden, ob diese Erweiterung primär e vacuo entstanden ist, also durch den Substanzverlust der umliegenden weißen Substanz, oder ob es sich wirklich um einen Hydrozephalus mit erhöhtem Liquordruck und konsekutiver Erweiterung der inneren Liquorräume handelt. Es sollte besonders auf Gliosen, abgelaufene Blutungen und eine Volumenminderung des Hirnparenchyms geachtet werden.

Abbildung 9.1 a, b zeigt ein fetales MRT bei einer Zwillingsschwangerschaft. Hierbei leidet ein Zwilling an einem Hydrozephalus, der andere hingegen weist eine normale Hirnentwicklung auf. Man erkennt eindrücklich den Unterschied im Kopfumfang der beiden Feten, auch wenn sie natürlich nicht vollständig planparallel liegen. Die inneren Liquorräume des betroffenen Fetus sind ausgeprägt erweitert, das Hirnparenchym ist ausgespannt und ausgedünnt.

> **Merke**
>
> Bevor die Diagnose eines Hydrozephalus gestellt wird, muss immer auch die Möglichkeit einer E-vacuo-Erweiterung infolge einer Atrophie in Betracht gezogen werden.

Auch postnatal kann die Unterscheidung zwischen einer E-vacuo-Erweiterung und einem eigentlichen Hydrozephalus recht schwierig sein. Bei einem Hydrozephalus sind in der Regel die Temporalhörner der Seitenventrikel ebenso erweitert wie die Vorder- und Hinterhörner. Auf diese homogene Erweiterung sollte ge-

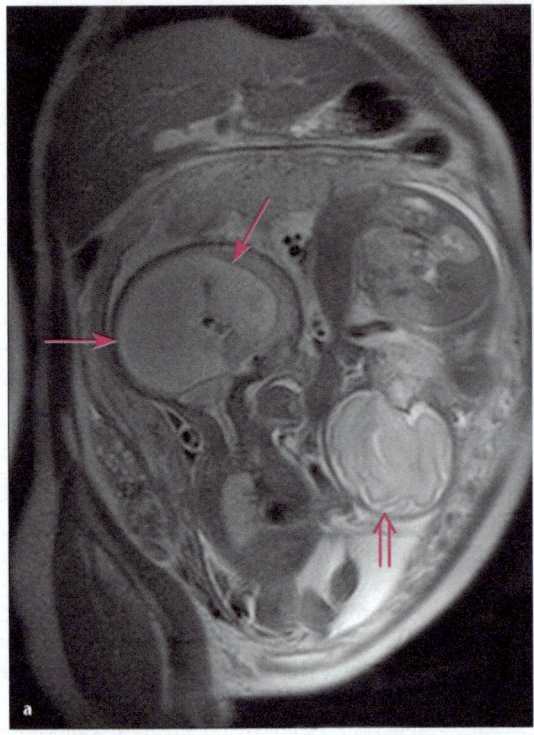
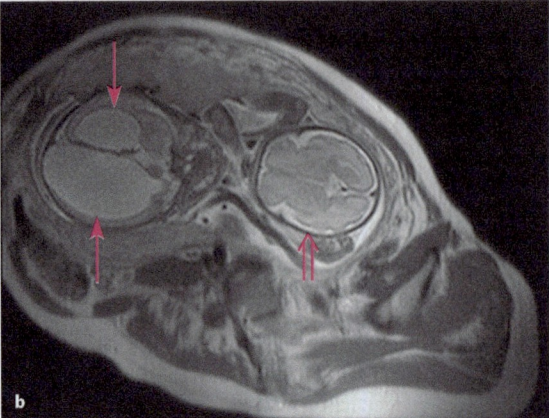

Abb. 9.1. T2-gewichtete **a** sagittale und **b** axiale Aufnahmen bei einer Zwillingsschwangerschaft in etwa der 29. Schwangerschaftswoche. Ein Fetus leidet an einem **Hydrozephalus** mit einer ausgeprägten Kopfumfangszunahme und einer deutlichen **Erweiterung der inneren Liquorräume des Hirnparenchyms** (*Pfeile*). Die Hirnentwicklung des anderen Feten (*Doppelpfeile*) ist regelrecht

achtet werden; sie liegt bei einer Atrophie meist nicht in diesem Ausmaß vor. Im Bereich des 3. Ventrikels sind vor allem der vordere und der hintere Rezessus erweitert, was man besonders gut auf den sagittalen Aufnahmen sehen kann. Abbildung 9.2 a–c zeigt einen Hydrocephalus non communicans bei einem 11-jährigen Mädchen mit einem Tumor des Tectum. Es zeigt sich eine homogene Erweiterung der Seitenventrikel, einschließlich der Temporalhörner, und des 3. Ventrikels, einschließlich des vorderen und des hinteren Recessus. Es gibt verschiedene Messmethoden, die eine Hilfestellung bei der Diagnostik eines Hydrozephalus bieten können. Hierzu gehören:

1. *Ventrikelindex*: Es wird der Durchmesser der Ventrikel im Bereich der Vorderhörner bestimmt und in Relation zum Durchmesser des Gehirns in derselben Ebene gesetzt. Dieser Parameter ist jedoch nur orientierend hilfreich und vermag nicht, zwischen einer Atrophie und einem Hydrozephalus zu unterscheiden.
2. *Ventrikelwinkel*: Hierfür wird auf einer axialen Schicht der Winkel gemessen, den der vordere Rand des Vorderhorns des Seitenventrikels und die Mittellinie einschließen. Liegt ein Hydrozephalus vor, so ist dieser Winkel deutlich vermindert. Hierdurch entsteht ein Bild, das „Micky-Maus-Ohren" ähnelt.
3. *Vorderhorndurchmesser*: Hierfür wird der Durchmesser des Vorderhorns des Seitenventrikels in der Lotsenkrechten zur Längsachse des Vorderhorns gemessen.
4. *Mamillopontiner Abstand*: Hierzu wird der Abstand zwischen den Corpora mamillaria und dem Pons bestimmt. Liegt ein Hydrozephalus vor, so ist dieser Abstand durch ein Tiefertreten des Bodens des 3. Ventrikels deutlich vermindert.

Die Abb. 9.3 a–c, 9.4 a–c, 9.5 a–c und 9.6 a–c verdeutlichen die Messungen an Beispielen. Hierbei werden die Messungen jeweils an einem Kind mit einem Hydrozephalus (Abb. 9.3 a–c, 9.4 a–c, 9.5 a–c: Aquäduktstenose, Abb. 9.6 a–c: tektaler Tumor), mit einer Atrophie im Sinne einer neurodegenerativen Erkrankung und mit einem Normalbefund durchgeführt. Die Beispiele verdeutlichen auch, dass es problematisch sein kann, sich auf einen Messwert allein zu verlassen.

Insgesamt sollte man immer auch auf den Gesamteindruck achten. Beim eigentlichen Hydrozephalus sind die inneren Liquorräume meist diskrepant weiter als die äußeren; die äußeren Liquorräume sind bisweilen vollständig verstrichen. Dieser Eindruck ist jedoch nicht immer verlässlich, da eine Atrophie nicht selten vorwiegend die tief gelegene weiße Substanz betrifft und es also auch hier zu einer diskrepanten Weite der inneren Liquorräume kommen kann. Außerdem ist die Weite der inneren und äußeren Liquorräume gerade bei sehr jungen Kindern noch recht variabel.

9.2 Hydrocephalus hypersecretorius

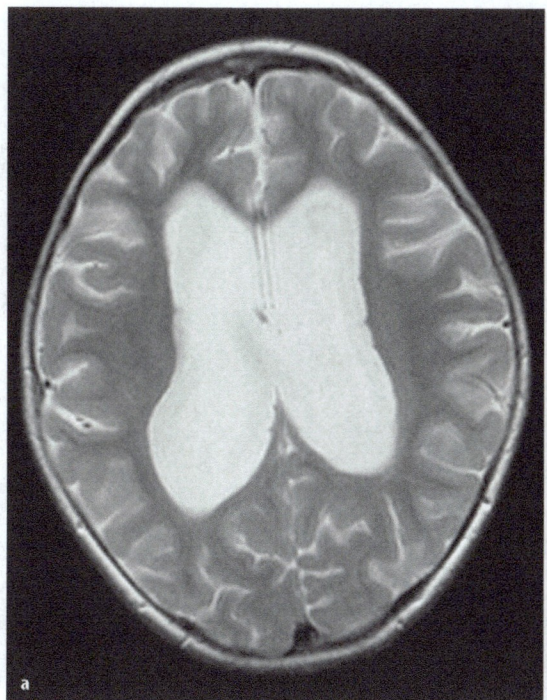
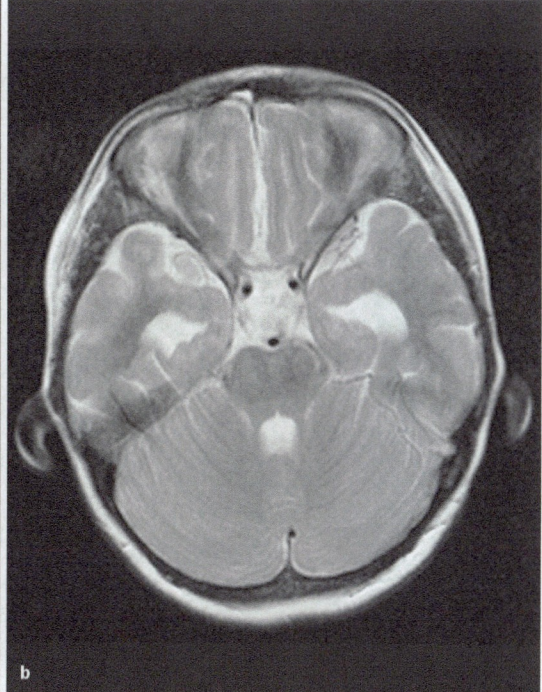
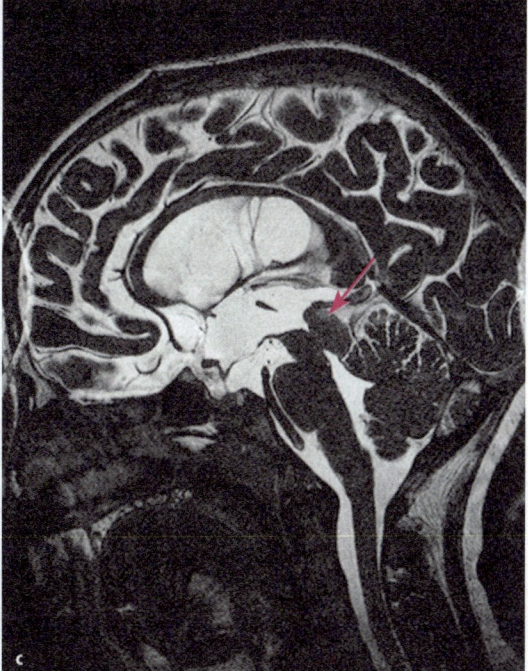

Ein Hydrocephalus hypersecretorius kommt relativ selten vor. Die Ursache für die vermehrte Liquorproduktion liegt hierbei fast immer in einem Papillom des Plexus choroideus begründet. Es sollte – auch wenn die Diagnose eine recht seltene ist – bei allen Kindern mit einer Erweiterung der inneren Liquorräume auch auf den Plexus choroideus geachtet werden.

Von einigen Autoren wird bezweifelt, ob der Hydrocephalus hypersecretorius überhaupt eine eigene Kategorie darstellt. Sie postulieren, dass der eigentlich Mechanismus in der raumfordernden Wirkung des Tumors oder in einer veränderten Zusammensetzung des Liquors liege. Allerdings sprechen die meisten Berichte eher für eine tatsächliche Überproduktion des Liquors als Ursache des Hydrozephalus.

Merke

Einem Hydrocephalus hypersecretorius liegt fast immer ein Plexuspapillom zugrunde.

Abb. 9.2. T2-gewichtete **a, b** axiale und **c** sagittale Aufnahmen bei einem 11-jährigen Mädchen mit einem **Hydrocephalus non communicans aufgrund eines Tumors des Tectum** (*Pfeil*). Die Erweiterung der Seitenventrikel, einschließlich der Temporalhörner, und des 3. Ventrikels ist homogen

Plexuspapillome werden meistens schon im 1. Lebensjahr symptomatisch. Jungen sind dabei häufiger betroffen als Mädchen. Plexuspapillome sind per se gutartig. Allerdings gibt es auch Plexuskarzinome – und auch diese können sich einmal als Hydrozephalus

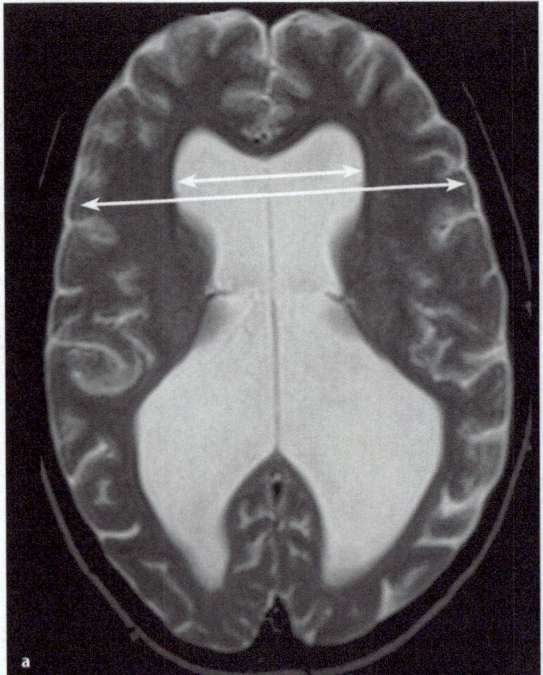
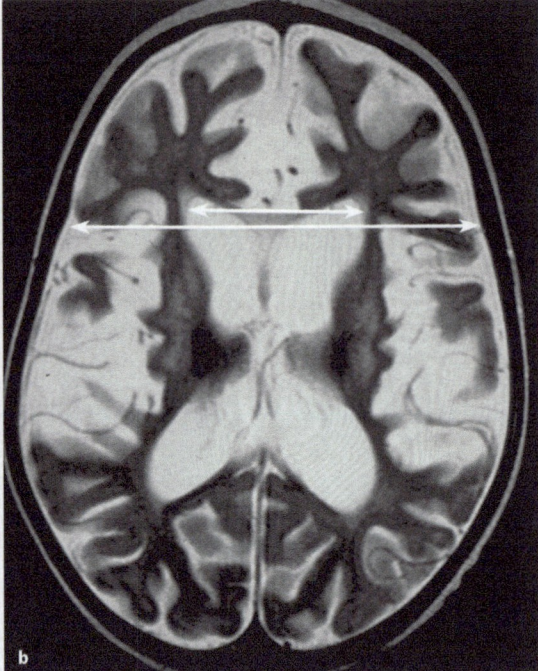
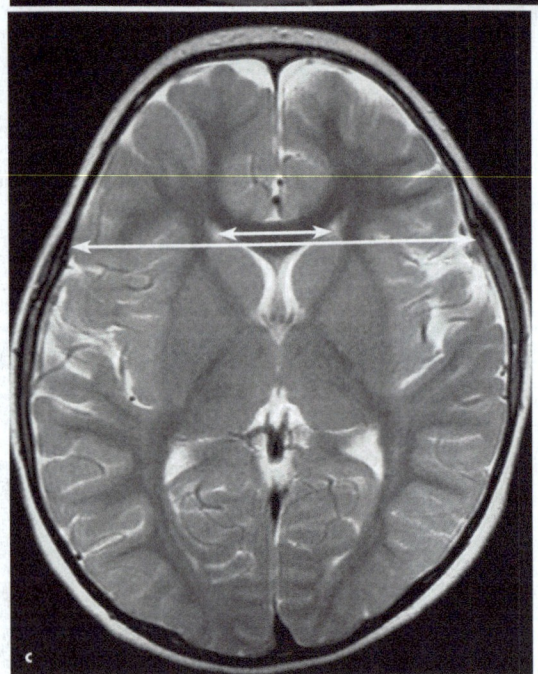

Abb. 9.3 a–c. Einzeichnung des Ventrikelindex in axialen T2-gewichteten Aufnahmen. **a** Bei einem Kind mit **Hydrozephalus aufgrund einer Aquäduktstenose**, **b** bei einem Kind mit einer **Atrophie im Rahmen einer neurodegenerativen Erkrankung** und **c** bei einem Kind mit einem Normalbefund

an denen Plexus choroideus zu finden ist, also auch im 3. und 4. Ventrikel.

In der MRT stellen sich Plexuspapillome lobuliert dar. Die Signalintensität ist meist recht homogen, gelegentlich können sich aber kleinere Einblutungen oder Verkalkungen finden. Nach Kontrastmittelgabe zeigt sich ein ausgiebiges, homogenes Enhancement.

Im Gegensatz hierzu sind Plexuskarzinome sehr heterogen und weisen meist eine Invasion des umliegenden Hirnparenchyms mit angrenzendem Ödem auf. Allerdings gibt es kein ganz sicheres MR-morphologisches Kriterium, beim Vorliegen eines Papilloms ein Karzinom auszuschließen.

manifestieren. Es sollte daher immer auch auf Zeichen einer möglichen Invasivität geachtet werden.

Bei Kindern finden sich Plexuspapillome meist in den Hinterhörnern der Seitenventrikel, wobei die linke Seite etwas häufiger betroffen ist als die rechte. Sie können aber prinzipiell an allen Stellen vorkommen,

> **Merke**
>
> Ein Plexuspapillom ist in der Regel lobuliert, mit einer relativ homogenen Signalintensität und einer ausgeprägten Kontrastmittelaufnahme. Ein Karzinom kann mit letzter Sicherheit jedoch nur histologisch ausgeschlossen werden.

9.3 Hydrocephalus non communicans

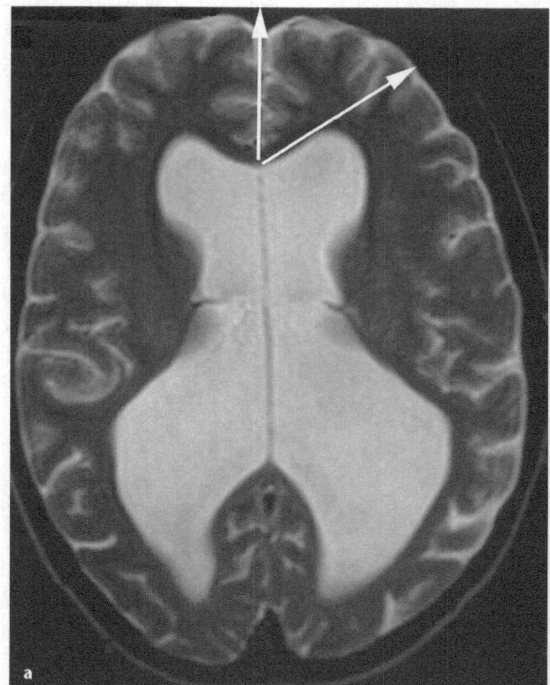
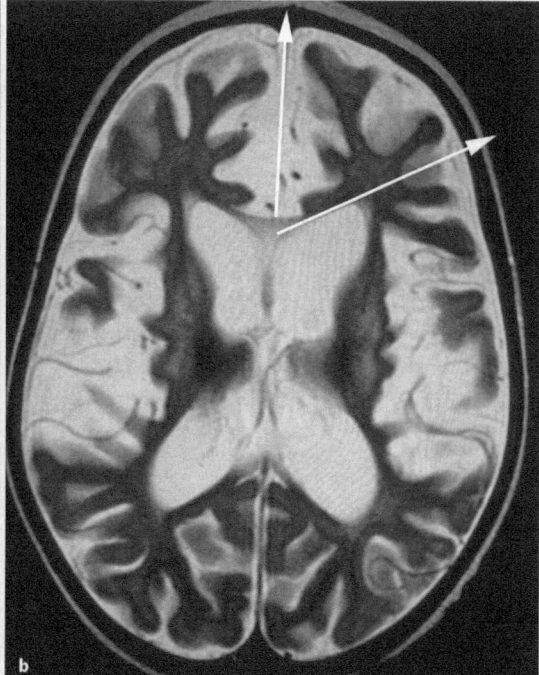
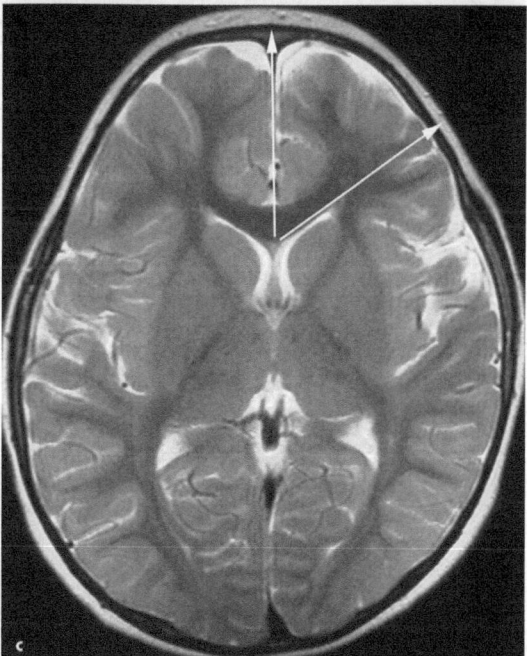

Abb. 9.4 a–c. Einzeichnung des Ventrikelwinkels in axialen T2-gewichteten Aufnahmen. **a** Bei einem Kind mit **Hydrozephalus aufgrund einer Aquäduktstenose**, **b** bei einem Kind mit einer **Atrophie im Rahmen einer neurodegenerativen Erkrankung** und **c** bei einem Kind mit einem Normalbefund

9.3 Hydrocephalus non communicans

Bei einem Hydrocephalus non communicans ist die Liquorpassage zwischen inneren und äußeren Liquorräumen blockiert. Der Liquor kann daher nicht ungehindert von seinem Produktionsort zur Stelle seiner Resorption gelangen, ein Liquoraufstau entsteht.

9.3.1 Aquäduktstenose

Es gibt verschiedene Ursachen, aufgrund derer die Liquorpassage blockiert sein kann. Ein relativ häufiger Grund ist eine *Aquäduktstenose*. Bei einer Aquäduktstenose ist der Aquädukt so eingeengt, dass die Liquorpassage behindert ist. Nicht immer fällt eine Aquäduktstenose bereits bei der Geburt oder kurz danach auf. Die Symptome können recht schleichend beginnen. Die Aquäduktstenose wird dann erst im älteren Kindesalter oder auch einmal erst im Erwachsenenalter diagnostiziert.

Einer Aquäduktstenose kann eine Verengung des Aquädukts selbst oder aber eine kleine Membran im Kanal zugrunde liegen. Diese Membran liegt dann meist im distalen Bereich des Aquädukts. Postinfektiös oder nach einer Blutung kann es auch zu einer postinflammatorisch bedingten Aquäduktstenose kommen, in deren Verlauf es zu einer Gliosebildung im Aquädukt kommt. Tabelle 9.2 fasst die verschiedenen Ursachen für eine Aquäduktstenose zusammen.

9 Hydrozephalus im Kindesalter

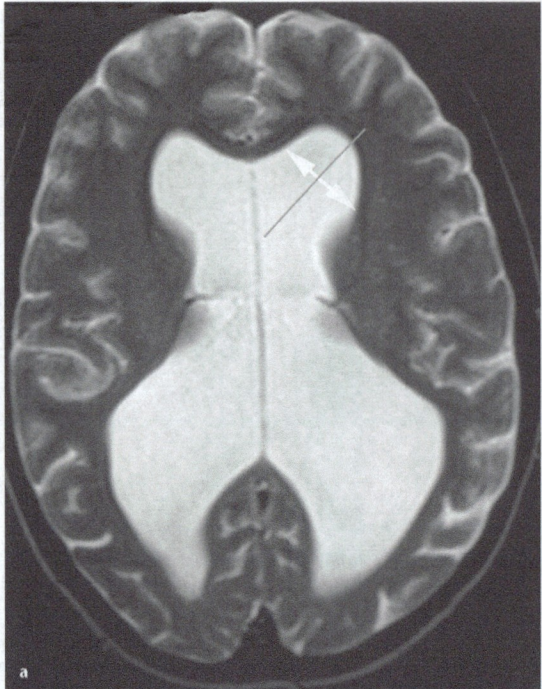

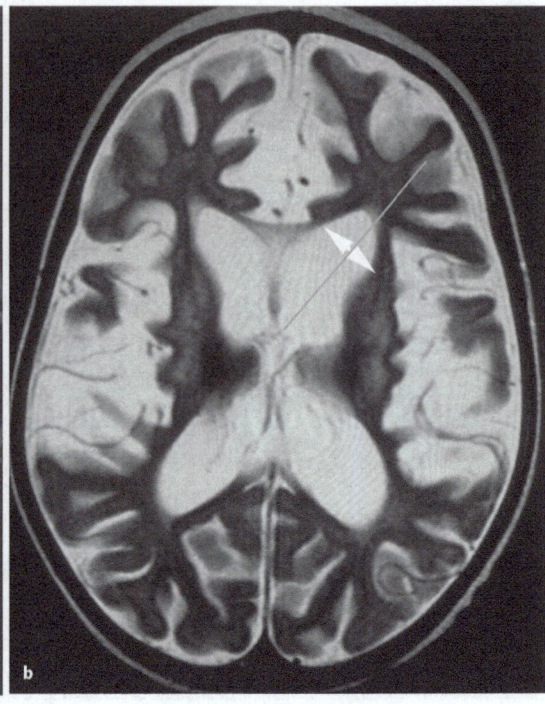

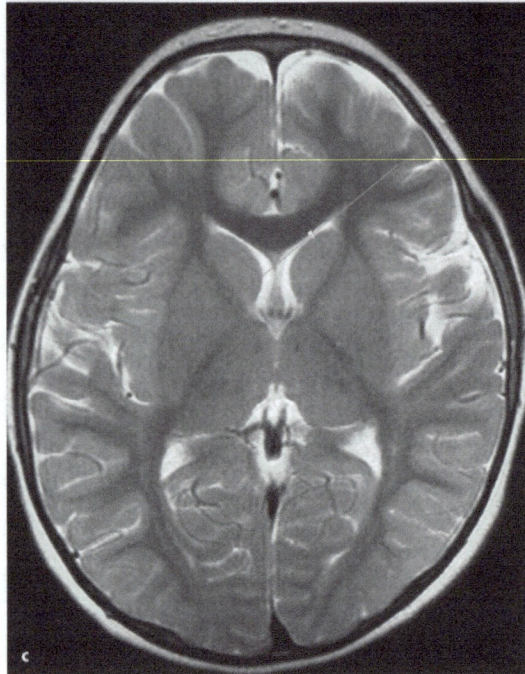

Abb. 9.5 a–c. Einzeichnung des Vorderhorndurchmessers in axialen T2-gewichteten Aufnahmen. **a** Bei einem Kind mit **Hydrozephalus aufgrund einer Aquäduktstenose**, **b** bei einem Kind mit einer **Atrophie im Rahmen einer neurodegenerativen Erkrankung** und **c** bei einem Kind mit einem Normalbefund

In der axialen Schnittbildgebung zeigt sich bei einer Aquäduktstenose eine deutliche Erweiterung der Seitenventrikel und des 3. Ventrikels; der 4. Ventrikel hingegen weist eine normale Größe auf. Dieses Zeichen ist jedoch nicht spezifisch. Ein ähnliches Bild tritt auch bei einem Hydrocephalus communicans und bei Raumforderungen der hinteren Schädelgrube und des Hirnstamms auf. Es ist sehr wichtig, einen Tumor nicht zu übersehen – daher sollte man immer auf Asymmetrien des 3. Ventrikels achten, die ein indirekter Hinweis darauf sein können. Gerade Gliome der Vierhügelplatte könnten sonst übersehen werden.

Es sollte in der MRT auch immer darauf geachtet werden, ob eine Membran im Aquäduktbereich vorliegt oder ob es sich lediglich um eine fokale Verengung der Passage handelt. Diese Unterscheidung kann am einfachsten in dünnschichtigen sagittalen Aufnahmen durch die Mittellinie vorgenommen werden. Eine Gliose, wie sie nach Entzündungen oder Blutungen auftritt, kann in der MRT oft nicht abgegrenzt werden. Hier helfen meist klinische Informationen weiter.

Abbildung 9.7 a, b zeigt CT- und MR-Aufnahmen bei einem 10-jährigen Jungen mit einer Aquäduktstenose. Seitenventrikel und 3. Ventrikel sind deutlich erweitert,

> **Merke**
>
> Einer Aquäduktstenose kann eine angeborene fokale Verengung des Aquädukts, eine Membran im distalen Aquäduktbereich oder eine postinflammatorische Gliose nach Entzündung oder Blutung zugrunde liegen.

9.3 Hydrocephalus non communicans

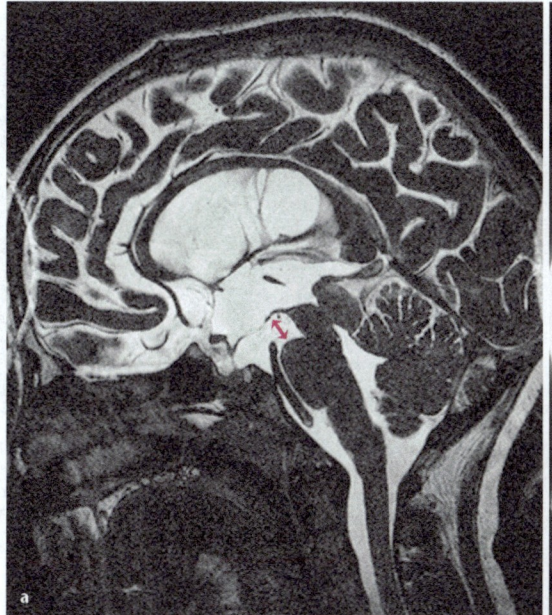
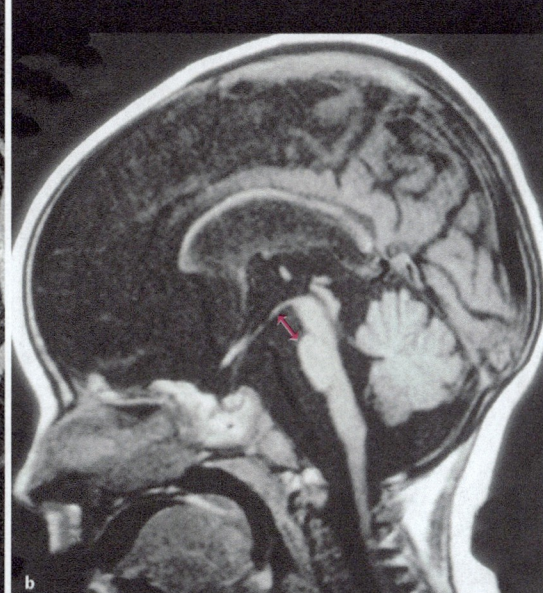
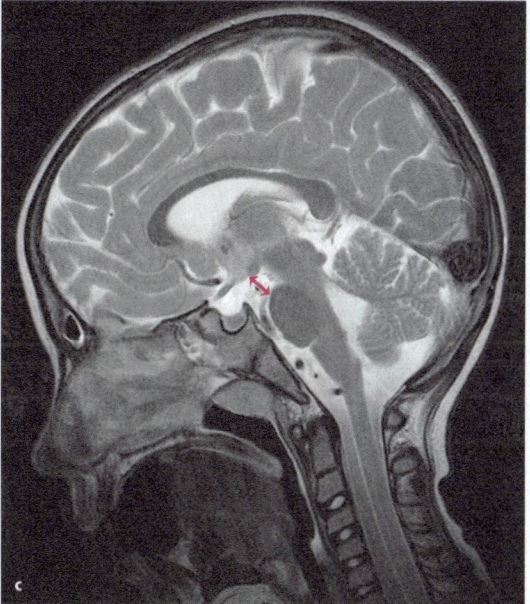

Abb. 9.6 a–c. Einzeichnung des mamillopontinen Abstandes in sagittalen MR-Aufnahmen. **a** Bei einem Kind mit **Hydrozephalus aufgrund eines Tectumtumors**, **b** bei einem Kind mit einer Atrophie im Rahmen einer neurodegenerativen Erkrankung und **c** bei einem Kind mit einem Normalbefund

Tabelle 9.2. Formen der Aquäduktstenose
- Kongenitale Verengung des Aquädukts
- Aquäduktmembran im distalen Anteil
- Postinflammatorische Gliose des Aquädukts

der 4. Ventrikel hingegen ist schlank. Abbildung 9.8 a, b demonstriert MR-Bilder bei einem Jugendlichen mit Aquäduktstenose, der klinisch nahezu asymptomatisch war.

Merke

In den dünnschichtigen sagittalen MR-Aufnahmen durch die Mittellinie sollte immer darauf geachtet werden, ob eine Membran im distalen Aquäduktbereich vorliegt. Diese Kinder werden potenziell anders behandelt als Kinder mit einer proximalen Aquäduktstenose ohne Membran.

9.3.2
Tumoren mit Kompression der Liquorpassage

Die insgesamt häufigste Ursache für einen Hydrocephalus non communicans ist das Vorliegen von Tumoren, die die Liquorpassage blockieren. Hierbei sind es nicht nur Tumoren der hinteren Schädelgrube, die zu einer Liquorpassagestörung führen können. Auch supratentorielle Tumoren können zu einem Hydrocephalus non communicans führen – beispielsweise durch eine Kompression der Foramina Monroi des Aquädukts oder der Foramina Luschkae und Magendii. Bei der tuberösen Sklerose beispielsweise führen Riesenzellastrozytome häufig zu einer Blockade des Foramen Monroi. Tumoren in der Region der Zirbeldrüse führen häufig zu einer Kompression des Aquädukts. Auch Gefäßmalformatio-

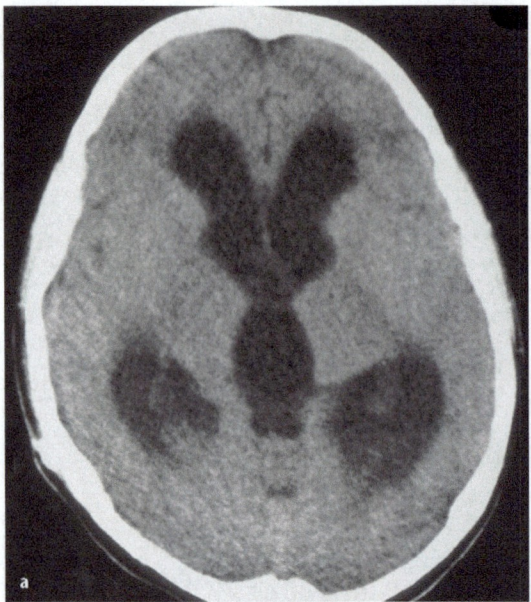

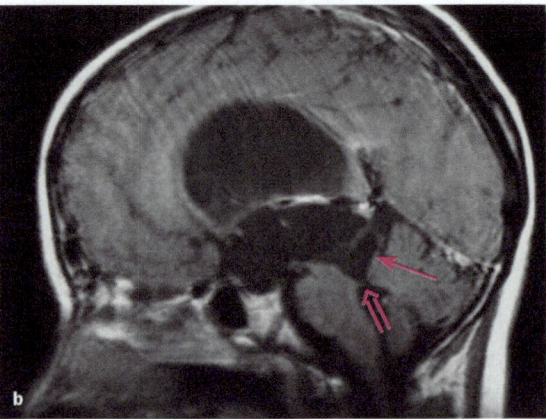

Abb. 9.7 a, b. CT- und MR-Aufnahmen bei einem 10-jährigen Jungen mit **Aquäduktstenose**. Seitenventrikel und 3. Ventrikel sind deutlich erweitert, der 4. Ventrikel ist schlank. Die Vierhügelplatte ist ausgedünnt und nach dorsal verlagert (*Pfeil*), der erweiterte proximale Aquädukt verjüngt sich im distalen Anteil zur Stenose (*Doppelpfeil*)

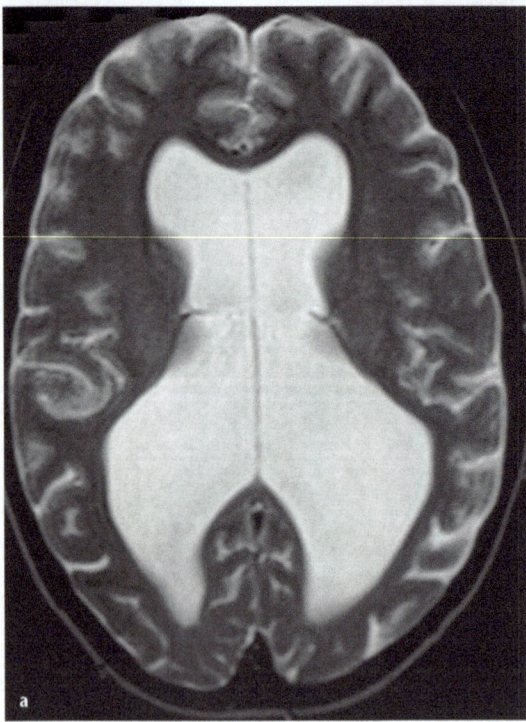

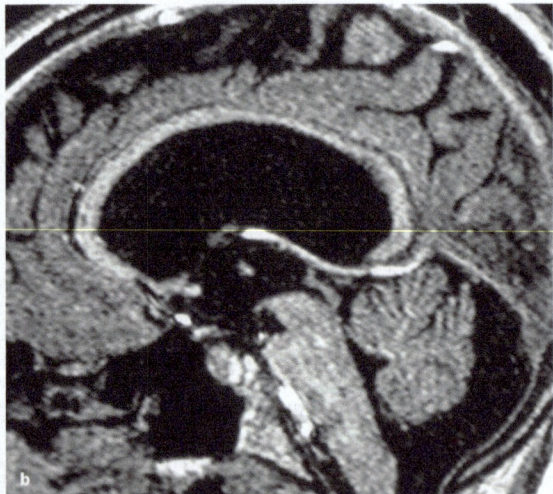

Abb. 9.8. a Axiale T2- und **b** sagittale T1-gewichtete Aufnahmen bei einem Jugendlichen mit **Aquäduktstenose**, der klinisch nahezu asymptomatisch war. Der 3. Ventrikel ist weniger ausgeprägt erweitert als bei dem Jungen aus Abb. 9.7 a, b

nen, wie beispielsweise eine Vena-Galeni-Malformation, können zu einer Kompression in diesem Bereich führen.

Sehr häufig führen Raumforderungen im Bereich des 4. Ventrikels und des Kleinhirns zu einer Liquorpassagestörung – bei Kindern treten hier besonders häufig pilozytische Astrozytome und Medulloblastome auf, aber auch Ependymome sind nicht selten.

Insgesamt sollte bei jedem Kind mit einem neu diagnostizierten Hydrozephalus immer genauestens auf ein mögliches Vorliegen eines Hirntumors geachtet werden – sie stellen bei Kindern häufige Erkrankungen dar, die weitreichende prognostische und therapeutische Konsequenzen haben. Ihre Diagnosestellung sollte nicht verzögert werden (s. Kap. 11, „Hirntumoren im Kindesalter").

Abbildung 9.9 a, b zeigt ein Ependymom des 4. Ventrikels, das zu einem Liquoraufstau im Sinne eines Hydrocephalus non communicans geführt hat. Abbildung

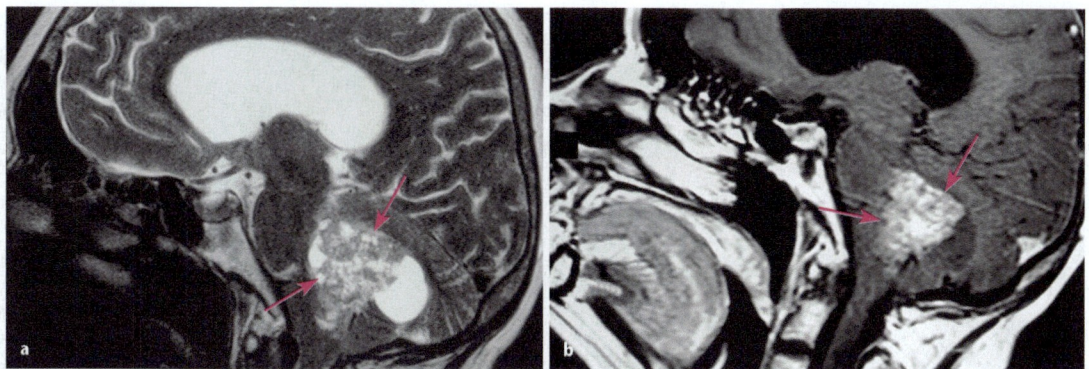

Abb. 9.9. a T2- und **b** T1-gewichtete sagittale Aufnahmen nach Kontrastmittelgabe bei einem Kind mit einem **Ependymom des 4. Ventrikels** (*Pfeile*), das zu einem **Verschlusshydrozephalus** geführt hat

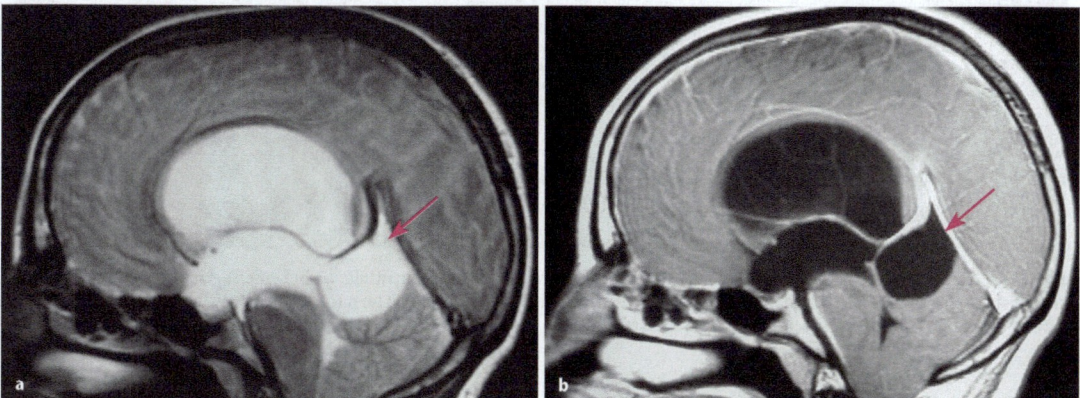

Abb. 9.10. a T2- und **b** T1-gewichtete sagittale Aufnahmen nach Kontrastmittelgabe bei einer Patientin mit einer **großen Zyste** (*Pfeile*), die durch ihre raumfordernde Wirkung zu einem **Hydrocephalus non communicans** geführt hat

9.10 a, b zeigt eine junge Patientin mit einer Zyste, die ebenfalls durch eine Druckwirkung zu einem Liquoraufstau führt.

Merke

Hirntumoren sind im Kindesalter eine häufige Ursache für einen Hydrozephalus. Bei jeder MR-Untersuchung, in der ein Hydrozephalus neu diagnostiziert wird, sollte genauestens nach einer möglichen Raumforderung gesucht werden.

9.3.3
Arachnoidalzysten

Auch Arachnoidalzysten führen nicht selten zu einer Kompression und dadurch sekundär zu einem Hydrocephalus non communicans. Es sind angeborene Flüssigkeitsansammlungen innerhalb der Arachnoidea. Hierbei gibt es Zysten, die sich mit der Zeit durch eine Art Ventilmechanismus vergrößern und andere, die über die Zeit größenstabil bleiben.

Arachnoidalzysten stellen sich in der MRT immer glatt begrenzt dar. Sie sind in allen Sequenzen flüssigkeitsisointens. Wichtige Differenzialdiagnosen zur Arachnoidalzyste sind Epidermoide und zystische Astrozytome (s. Kap. 11, „Hirntumoren im Kindesalter"). Hierbei sind für eine Differenzierung von Epidermoiden vor allem FLAIR-Sequenzen und diffusionsgewichtete Sequenzen hilfreich. In der FLAIR-Sequenz stellt sich das Epidermoid leicht hyperintens im Vergleich zu Liquor dar, wohingegen die Arachnoidalzyste auch in der FLAIR liquorisointens, also dunkel ist. In den diffusionsgewichteten Sequenzen weist das Epidermoid eine restringierte Diffusion auf, die Arachnoidalzyste verhält sich hingegen wiederum wie Liquor. Zu Abgrenzung von zystischen Astrozytomen ist die Gabe von Kontrastmittel hilfreich; bei zystischen pilozytischen Astrozytomen findet sich immer eine kleine solide Komponente im Wandbereich, die Kontrastmittel aufnimmt; eine Arachnoidalzyste hingegen nimmt nie Kontrastmittel auf und hat auch keine soliden Anteile.

Abbildung 9.11 a, b zeigt ein zystisches, pilozytisches Astrozytom. In den Nativaufnahmen ähnelt es

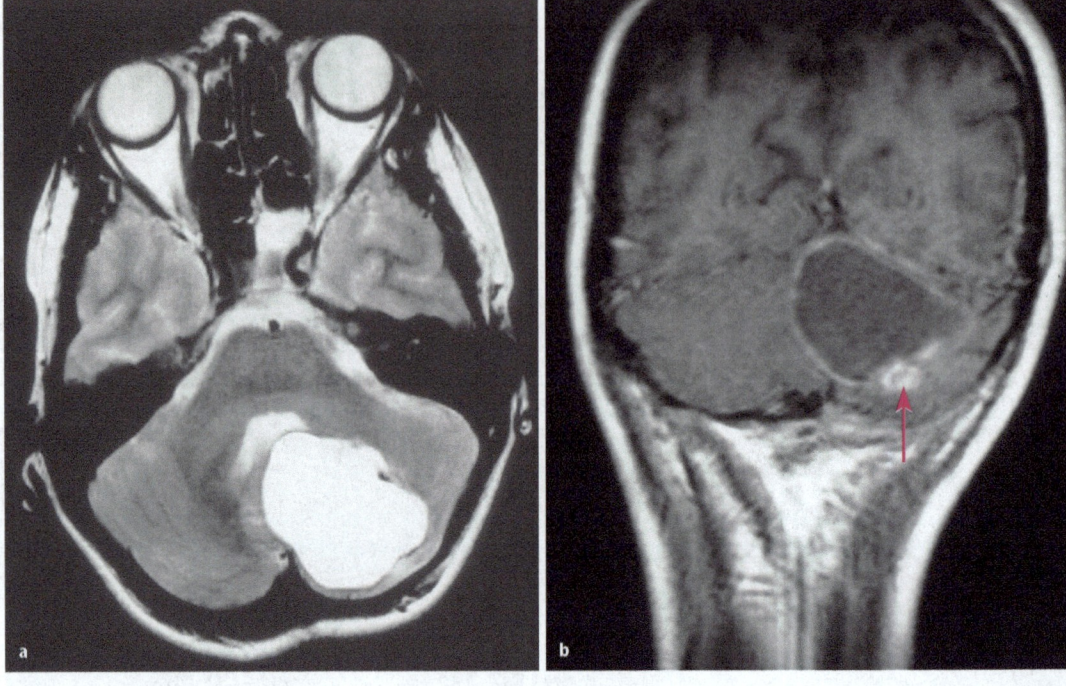

Abb. 9.11. a Axiale T2- und **b** koronare T1-gewichtete Aufnahmen nach Kontrastmittelgabe bei einer Patientin mit einem **pilozytischen Astrozytom**. In der T2-Gewichtung ähnelt der Tumor einer Arachnoidalzyste; nach Kontrastmittelgabe kommt jedoch der knötchenförmige solide Tumoranteil (*Pfeil*) zur Darstellung

einer Arachnoidalzyste; nach Kontrastmittelgabe findet sich jedoch ein enhancender, solider Tumoranteil.

Merke

Die wichtigsten Differenzialdiagnosen zur Arachnoidalzyste sind das Epidermoid und das zystische Astrozytom. Hier helfen FLAIR-Sequenz, diffusionsgewichtete Sequenzen und die intravenöse Gabe von Kontrastmittel weiter.

9.3.4
CRASH-Syndrom

Das CRASH-Syndrom ist eine seltene, X-chromosomal vererbte Stenosierung des Aquädukts, die zu einem Hydrocephalus non communicans führt. Das Akronym steht für *C*orpus-callosum-Hypoplasie, *R*etardation (Entwicklungsverzögerung mit geistiger Behinderung), *A*dduktion der Daumen, *s*pastische Paraparese und *H*ydrozephalus.

Bei den meisten betroffenen Kindern liegt auch eine Entwicklungsstörung des Kortex vor. Der Balken kann ganz oder teilweise fehlen.

9.3.5
Kongenitale Malformationen

Kongenitale Störungen des Großhirns und des Kleinhirns wurden bereits in separaten Kapiteln erörtert. Mehrere der beschriebenen Malformationen können auch zu einem Hydrocephalus non communicans führen. Am häufigsten ist hierbei die Arnold-Chiari-II-Malformation – eine der häufigsten Ursachen für einen Hydrozephalus im Kindesalter überhaupt (s. Kap. 2 „Kongenitale Störungen des kindlichen Gehirns"). Auch die Dandy-Walker-Malformation ist eine relativ häufige Ursache für einen Hydrozephalus im Kindesalter.

Merke

Die Arnold-Chiari-II-Malformation ist in etwa 40 % der Fälle die Ursache eines Hydrozephalus im Kindesalter. Auch auf eine mögliche Dandy-Walker-Malformation sollte geachtet werden.

Bei der Arnold-Chiari-II-Malformation kann es auch zu einem so genannten „gefangenen 4. Ventrikel" kommen. Ein solcher gefangener 4. Ventrikel tritt immer dann auf, wenn der Zufluss, also der Aquädukt, und die Abflüsse des 4. Ventrikels blockiert sind. Bei der Arnold-Chiari-II-Malformation beruht dies auf

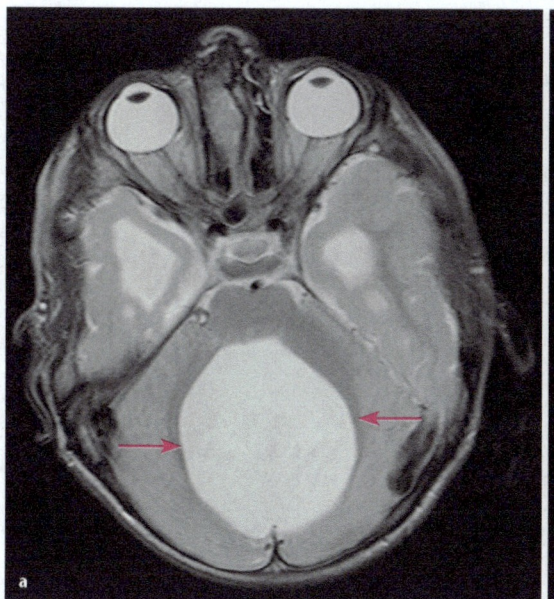 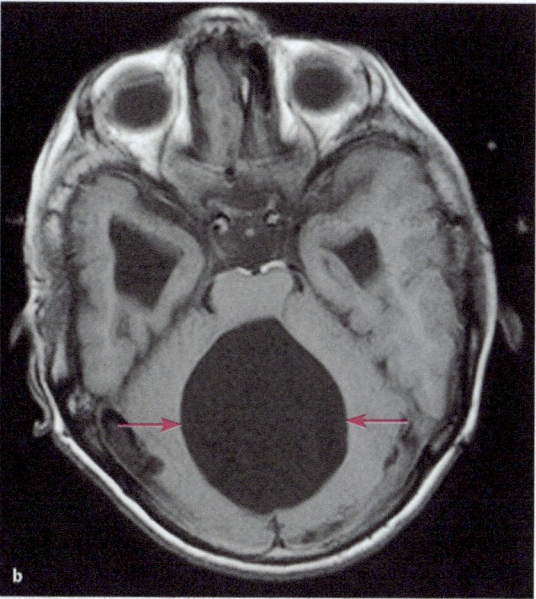

Abb. 9.12. Axiale **a** T2- und **b** T1-gewichtete Aufnahmen bei einem 7-jährigen Jungen mit einem gefangenen 4. Ventrikel nach einer **Meningoenzephalitis**. Der 4. Ventrikel ist balloniert und rundlich konfiguriert (*Pfeile*)

mechanischen Ursachen; es gibt hierfür jedoch auch inflammatorische Mechanismen, beispielsweise nach einer Meningitis oder nach einer Blutung mit Ventrikeleinbruch. Ist ein 4. Ventrikel „gefangen", so nimmt er eine rundliche oder längsovale Struktur an; der 3. Ventrikel hingegen ist im Vergleich relativ schlank.

Abbildung 9.12 a, b zeigt einen gefangenen 4. Ventrikel bei einem 7-jährigen Jungen mit einem Zustand nach Meningoenzephalitis.

> **Merke**
>
> Bei einem gefangenen 4. Ventrikel sind sowohl der Zufluss als auch die Abflüsse des 4. Ventrikels blockiert. Der Ventrikel nimmt eine längsovale Form an.

9.4 Hydrocephalus communicans

Liegt ein Hydrocephalus communicans vor, so ist das Gleichgewicht von Liquorproduktion und -absorption durch eine extraventrikulären Mechanismus gestört. Die Ursache hierfür liegt in einer Resorptionsstörung des Liquors. Hierfür kann es verschiedene Gründe geben.

So kann eine Liquorresorptionsstörung durch eine abgelaufene *Blutung*, die Anschluss an die Liquorräume hatte, auftreten. Eine solche Blutung führt zu einer Verklebung und einer Fibrosierung im Bereich des Subarachnoidalraums. Im Kindesalter liegt die Ursache für eine Blutung meist in einer frühkindlichen Hirnblutung, die meist bereits vor der 32. Entwicklungswoche auftritt. Fibrosierende Vorgänge beginnen bereits eine gute Woche nach dem Blutungsereignis. Als Hinweis auf eine abgelaufene Blutung als Ursache eines Hydrozephalus sollte immer auf begleitende Parenchymdefekte und vor allem auch auf periventrikuläre gliotische Vorgänge geachtet werden (s. auch Kap. 7, „Hypoxisch-ischämische Läsionen im Kindesalter").

Abbildung 9.13 zeigt einen Hämatohydrozephalus bei einem 18 Monate alten Mädchen mit einem Zustand nach Angiomblutung. Die Blutung hatte Anschluss an die Liquorräume gefunden und sich in die inneren und äußeren Liquorräumen ausgebreitet.

Eine weitere Ursache für einen Hydrocephalus communicans können eine abgelaufene *Meningitis* oder eine *Meningeosis carcinomatosa* sein. Auch hier kommt es zu einer inflammatorischen Reaktion und schließlich zu einer Verklebung und Fibrosierung der Subarachnoidalräume. Eine Meningeosis carcinomatosa tritt im Kindesalter besonders häufig bei Lymphomen und Leukämien, aber auch bei Medulloblastomen und Germinomen auf.

Auch eine Sinusvenenthrombose oder andere Ursachen eines *erhöhten Drucks im venösen System* können zu einer Resorptionsstörung des Liquors und hierdurch zu einem Hydrocephalus communicans führen.

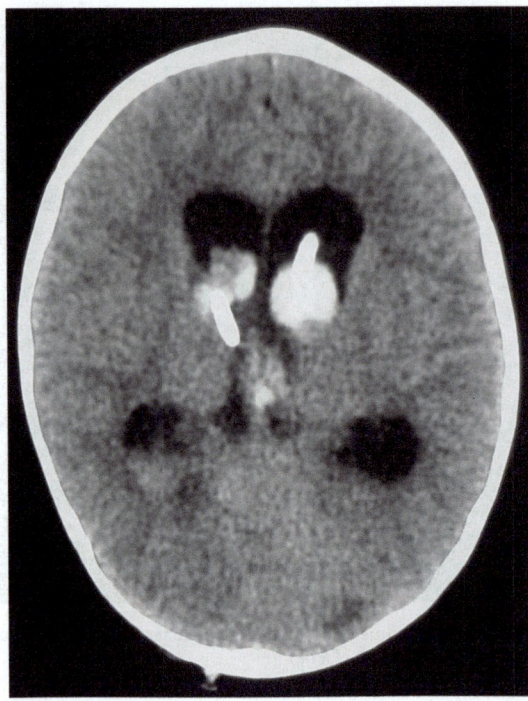

Abb. 9.13. CT bei einem 18 Monate alten Mädchen mit einem **Hämatohydrozephalus**. Eine Angiomblutung hatte Anschluss an die Liquorräume gefunden (*Pfeile*). Liquorableitungen wurden bereits eingebracht (*Doppelpfeile*)

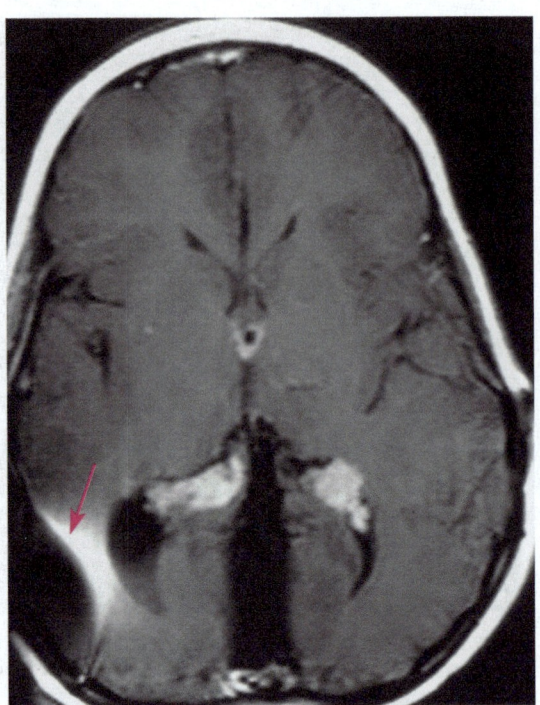

Abb. 9.14. Axiale T1-gewichtete axiale Aufnahmen nach Kontrastmittelgabe bei einem 7-jährigen Jungen. Das **rechtsseitige Auslöschungsartefakt** (*Pfeil*) ist auf das Ventil eines Liquorshunts zurückzuführen – jedes Magnetventil muss nach einer MR-Untersuchung kontrolliert werden, da es sich verstellen kann

9.5
Behandlungsstrategien des Hydrozephalus

9.5.1
Liquorableitung durch Shuntsysteme

Die häufigste Behandlung eines Hydrozephalus ist die Ableitung des Liquors durch ein Shuntsystem. Hierbei gibt es ventrikuloperitoneale und ventrikuloatriale Shuntsysteme (abgekürzt VPS und VAS). Die ventrikuloperitonealen Shunts sind inzwischen deutlich häufiger als die ventrikuloatrialen. Der ventrikuläre Anteil des Shunts wird durch ein kleines Bohrloch eingeführt. Seine Spitze kommt in der Regel im Seitenventrikel zu liegen. Das weitere Shuntsystem wird dann als dünner Schlauch subkutan weitergeführt. Die meisten Shunts verlaufen hinter dem Ohr entlang. In diesem Bereich liegt bei den meisten heute üblichen Shuntsystemen auch der Ventilmechanismus – er lässt sich meist unschwer tasten. Das Shuntsystem wird dann subkutan weitergeführt und drainiert den Liquor entweder in das Peritoneum oder in den Herzvorhof.

> **Merke**
>
> Heute werden meist ventrikuloperitoneale Shuntsysteme mit einem Ventilmechanismus verwendet.

Da die meisten modernen Shuntsysteme einen Ventilmechanismus besitzen und dieser in der Regel magnetisch zu verstellen ist, ist es wichtig, die Eltern aller in der MRT untersuchten Kinder nach einem Shuntsystem und nach dem Typ des verwendeten Ventils zu fragen. Im Zweifelsfall empfiehlt es sich, selbst zu tasten und mit dem behandelnden Arzt zu telefonieren. Shuntsysteme mit einem Ventilmechanismus können durch die MRT verstellt werden. Die Gefahr, dass das Kind also im weiteren Verlauf nach der MRT einen Über- oder Unterdruck entwickelt, ist durchaus gegeben. Es muss daher jeder Shunt mit einem magnetischen Ventilmechanismus nach jeder MRT kontrolliert werden. Dies geschieht durch den behandelnden Neurochirurgen und ggf. durch eine gut eingeblendete Röntgenaufnahme des Ventils im seitlichen Strahlengang.

Abbildung 9.14 zeigt ein typisches Auslöschungsartefakt durch ein Shuntventil. Wird eine solche Auslöschung in einer MR-Untersuchung gesehen, so muss genau nach der Art des Shunts gefragt und dieser ggf. kontrolliert werden. Gelegentlich kann natürlich auch einmal ein verbliebenes metallisches Fremdmaterial, wie z. B. eine Haarklammer, eine ähnliche Auslöschung verursachen.

9.6 Komplikationen nach einer Hydrozephalustherapie

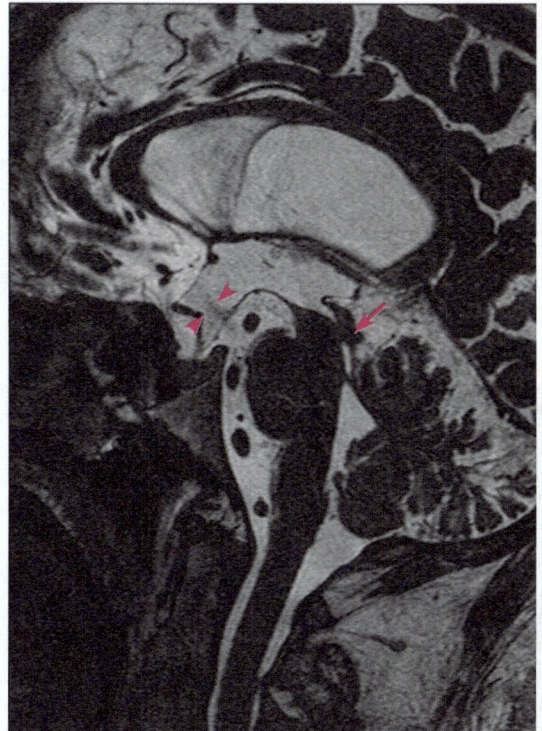

Abb. 9.15. Ventrikulostomie bei Aquaeduktstenose *(Pfeil)*. Die sagittale CISS Sequenz zeigt ein Flow Void am Boden des dritten Ventrikels (*Pfeilspitzen*)

Merke

Bei der MRT kann es zu einer Verstellung des magnetischen Ventilmechanismus eines Shuntsystems kommen. Es ist daher vor jeder MR-Untersuchung nach einem solchen Shuntsystem zu fragen. Jedes Shuntsystem mit einem Magnetventil muss nach der MRT zwingend kontrolliert werden.

9.5.2 Liquorableitung durch eine Ventrikulostomie des 3. Ventrikels

Als Alternative zu einer Liquorableitung durch einen Shunt kann in bestimmten Fällen auch eine Ventrikulostomie des 3. Ventrikels durchgeführt werden. Diese wird in der Regel endoskopisch angelegt. Hierbei wird mit dem Endoskop ein kleines Loch am Boden des 3. Ventrikels, meist direkt vor den Corpora mamillaria, geschaffen. Hierdurch entsteht eine Verbindung zwischen inneren und äußeren Liquorräumen. Der Vorteil dieser Methode liegt darin, dass in den meisten Fällen ein Shuntsystem – und die damit verbundenen Komplikationen – vermieden werden kann.

Merke

Ventrikulostomien des 3. Ventrikels werden in der Regel endoskopisch am Boden des 3. Ventrikels direkt vor den Corpora mamillaria angelegt.

In der MRT muss nach einer Ventrikulostomie des 3. Ventrikels vor allem auf eine Flussartefakt im Bereich der Verbindung geachtet werden. Hierfür können Phasenkontrastuntersuchungen mit Liquorflussmessungen durchgeführt werden. Allerdings lassen sich in der Regel bereits in den einfachen FSE-Sequenzen Flussartefakte nachweisen, die die Offenheit der Ventrikulostomie belegen. Auch stark T2-gewichtete Gradientenecho-Sequenzen (z.B. CISSC (Constructive Interference in steady state) Sequenzen) können hilfreich sein. Diese Flussartefakte („flow voids") sind Signalauslöschungen im Bereich des verstärkten Liquorflusses durch die Ventrikulostomie. Die Sequenzen sollten dünnschichtig in sagittaler Schichtführung durchgeführt werden.

Abbildung 9.15 zeigt einen Zustand nach Ventrikulostomie des dritten Ventrikels bei einem Patienten mit Aquaeduktstenose mit einem Flussauslöschungsartefakt (Flow Void) am Boden des dritten Ventrikels.

Merke

In MR-Untersuchungen nach einer Ventrikulostomie des 3. Ventrikels muss auf ein Flussartefakt im Bereich der Verbindung geachtete werden; hierfür eignen sich vor allem sagittale FSE- oder stark T2-gewichteter Gradientenecho-Sequenzen oder Phasenkontrastuntersuchungen.

9.6 Komplikationen nach einer Hydrozephalustherapie

Nach einer Behandlung eines Hydrozephalus können verschiedene Komplikationen auftreten, die in Tabelle 9.3 zusammengefasst sind. Im Folgenden soll auf die Komplikationen näher eingegangen werden.

9.6.1 Shuntdysfunktion

Die wohl häufigste Komplikation nach Anlage eines Shuntsystems ist die mangelnde Förderleistung. Hierbei kommt es am häufigsten zu einer Blockade des Schlauchsystems an der Spitze, beispielsweise durch proliferierende Gliazellen oder Anteile des Plexus choroideus. Liegt bereits zu Beginn der Therapie eine Dysfunktion vor, kann auch einmal eine Fehllage der Spitze im Hirnparenchym die Ursache sein. Man sollte bei der Befundung immer auf den intrakraniellen Verlauf des Shunts und auf die Lage der Spitze achten.

Tabelle 9.3. Komplikationen nach Shuntanlage

Komplikation	Darstellung in der MRT
Shuntdysfunktion	Progrediente Erweiterung der inneren Liquorräume
Shuntinfektion	Ventrikulitis mit Enhancement der Ventrikelwände Bei schweren Verläufen Auftreten von Septierungen und Substanzverlust des Hirnparenchyms
Subdurales Hämatom	Konvex-konkave Blutansammlungen subdural, meist bilateral Kann im weiteren Verlauf zu einer meningealen Fibrose führen
„Schlitzventrikelsyndrom"	Normal weite bis sehr enge innere Liquorräume; per se nicht diagnostisch Verdickung der Kalotte Eventuell verfrühter Verschluss der Schädelnähte

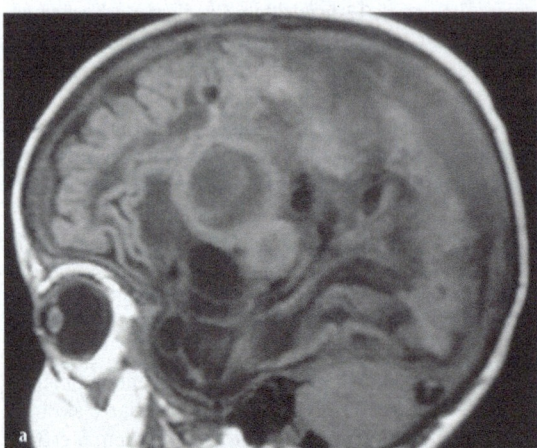
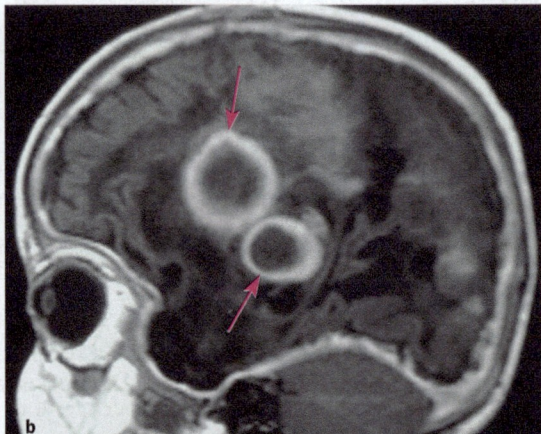
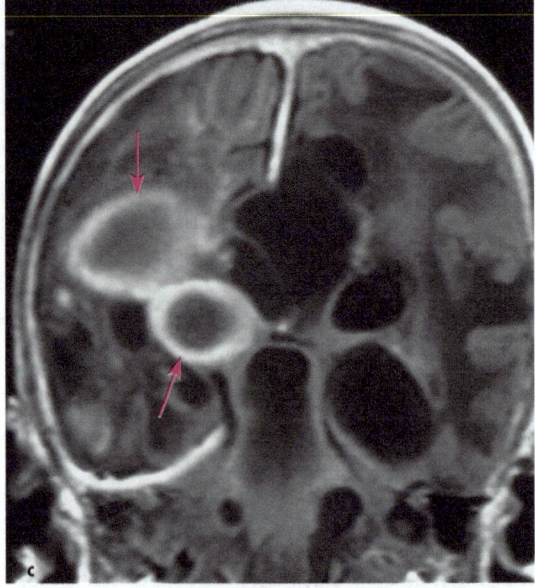

Abb. 9.16. a Sagittale FLAIR Sequenz und **b** sagittale T1-gewichtete Aufnahmen nach Kontrastmittelgabe und **c** koronare T1-gewichtete Aufnahme nach Kontrastmittelgabe bei einem einen Monat alten Jungen mit **Shuntinfektion und schwerer Ventrikulitis**. Es zeigen sich multiple, teils septierte Zysten, die teilweise randständig enhancen (*Pfeile*), sowie ausgedehnte Substanzdefekte

Zudem kann es zu Diskonnektionen im Shuntverlauf kommen. Diese Diagnose wird in der Regel projektionsradiographisch gestellt, bei einer Röntgenuntersuchung des Shuntverlaufs. Hierbei sollte man aber beachten, dass es Shuntsysteme mit einem Reservoir gibt, die im Bereich dieses Reservoirs nicht röntgendicht sind und so eine Unterbrechung des Verlaufs vortäuschen können.

9.6.2
Shuntinfektionen

Eine Shuntinfektion manifestiert sich durch eine Ventrikulitis. Hierbei weisen die Wände der Ventrikel eine deutlich unregelmäßige Begrenzung auf und nehmen zudem vermehrt Kontrastmittel auf. Bei schweren Verläufen können ausgedehnte Subseptierungen in den Liquorräumen entstehen. Zudem kann es zu ausgeprägten Substanzverlusten im Bereich des Hirnparenchyms kommen. Die zystenartigen Subseptierungen dehnen sich dann in diese Substanzdefekte aus. Hierdurch kann sich ein recht unübersichtliches Bild aus zystenartigen, kontrastmittelaufnehmenden Raumforderungen bieten. Die einzelnen Zysten müssen meist einzeln drainiert werden, da sie in der Regel nicht oder nur unzureichend miteinander kommunizieren.

9.6 Komplikationen nach einer Hydrozephalustherapie

Abbildung 9.16 a–c zeigt eine Shuntinfektion mit Ventrikulitis bei einem einen Monat alten Jungen. Es haben sich multiple Zysten und Septen gebildet, die randständig Kontrastmittel aufnehmen. Zudem ist es zu ausgedehnten Substanzdefekten gekommen.

9.6.3
Subdurale Hämatome

Wird nach Anlage eines Shuntsystems zu rasch drainiert, kann es zu subduralen Einblutungen kommen. Seitdem zunehmend Shuntsysteme mit Ventilmechanismus verwendet werden, ist diese Komplikation jedoch insgesamt seltener geworden. Meist sind die durch Shuntanlage entstehenden subduralen Hämatome nur klein und klinisch ohne Bedeutung. Im weiteren Verlauf kann es zu einer Fibrosierung der Meningen kommen, die dann deutlich Kontrastmittel aufnehmen. Auch können subdurale Hygrome entstehen.

Abbildung 9.17 zeigt bilaterale Hygrome bei einem 10-jährigen Jungen, bei dem aufgrund einer Aquäduktstenose ein Shuntsystem eingebracht worden war.

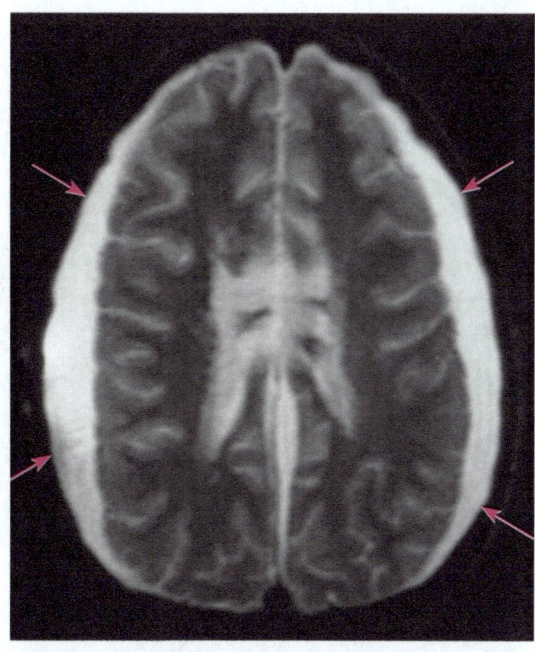

Abb. 9.17. Axiale T2-gewichtete Aufnahmen bei einem 10-jährigen Jungen mit **bilateralen Hygromen** (*Pfeile*) nach Einbringung eines Shuntsystems bei Aquäduktstenose

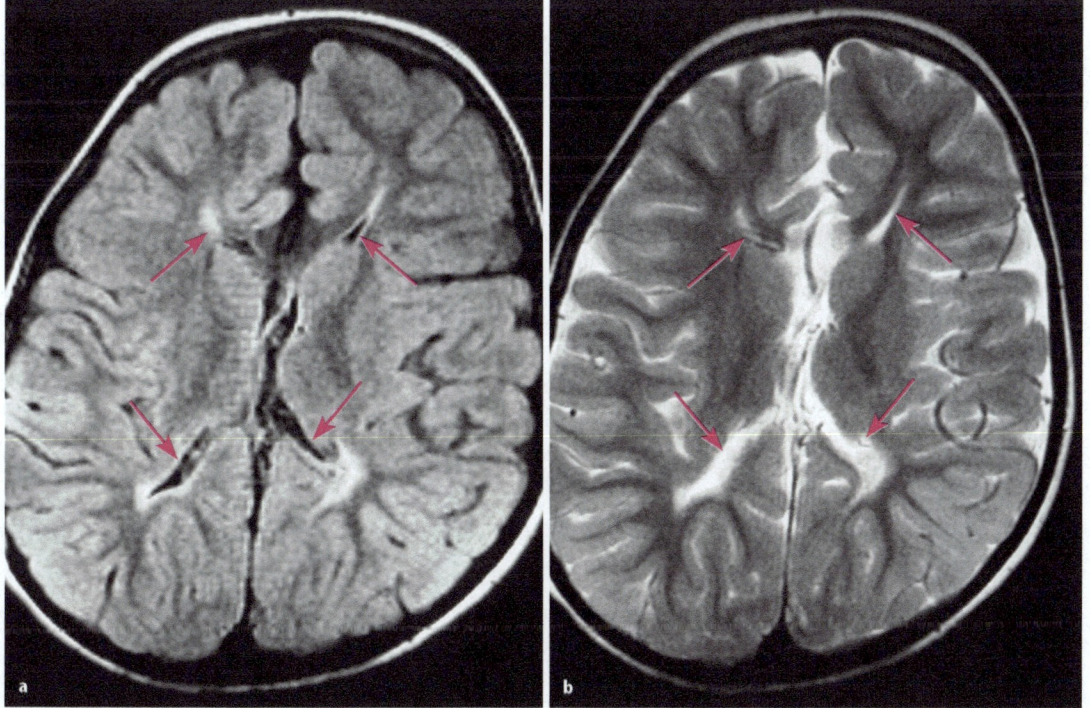

Abb. 9.18. Axiale **a** FLAIR-Sequenz und **b** T2- und **c** T1-gewichtete Aufnahmen sowie **d** sagittale T2-gewichtete Aufnahme bei einem Mädchen mit einem **Liquorüberdrainagesyndrom**. Die Seitenventrikel sind schlitzförmig verengt (*Pfeile*), der Balken ist deutlich verzogen (*Doppelpfeile*)

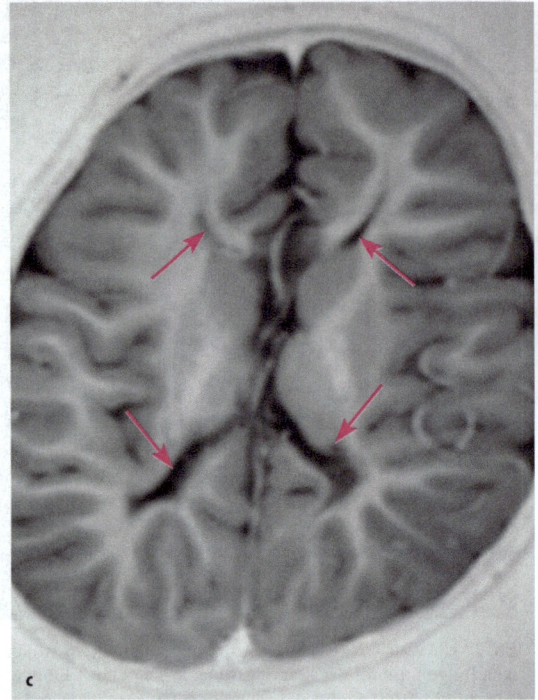
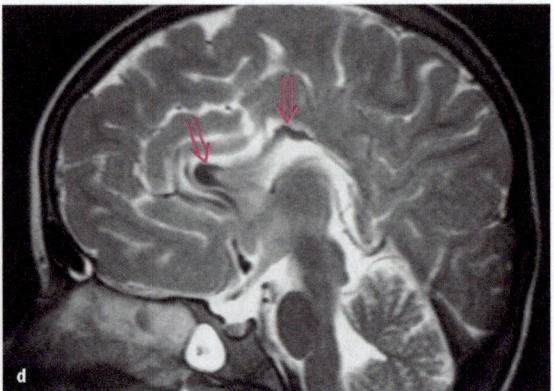

Abb. 9.18 c, d

9.6.4
Überdrainagesyndrome

Im Rahmen von Überdrainagesydromen kommt es bei Kindern zu einem Wiederauftreten der klinischen Symptomatik, ohne dass eine Erweiterung der inneren Liquorräume nachzuweisen wäre. Oft fluktuieren die Symptome relativ ausgeprägt. Man nimmt an, dass die Symptome an einer Kombination aus einer Verminderung des intrakraniellen Volumens und einer verminderten Compliance des Hirnparenchyms liegen. Eine Gefahr dieses Syndroms liegt darin, dass sich die Schädelnähte verfrüht verschließen können und hierdurch der intrakranielle Druck schließlich ansteigt.

Die Ventrikel können in der MRT eine normale Größe ausweisen, sie können jedoch auch schlitzförmig verengt sein. Allerdings begründet das Vorliegen enger Ventrikel nach einer Shuntanlage per se noch nicht die Diagnose eines „Schlitzventrikelsyndroms". Diese Diagnose sollte immer nur in der Zusammenschau mit der klinischen Symptomatik gestellt werden. Ein Hinweis auf das Vorliegen einer Überdrainage ist zudem eine progrediente Verdickung der Kalotte. Bei schweren Verläufen kann es, wie oben erwähnt, zu einem frühzeitigen Nahtverschluss kommen.

Abbildung 9.18 a–d zeigt eine MR-Untersuchung bei einem Mädchen mit einem Überdrainagesyndrom. Die Ventrikel sind schlitzförmig verengt, der Balken ist deutlich verzogen.

Weiterführende Literatur

Alperin NJ, Lee SH, Loth F, Raksin PB, Lichtor T (2000) MR-intracranial pressure (ICP): A method to measure intracranial elastance and pressure noninvasively by means of MR imaging: baboon and human study. Radiology 217: 877–885

Barkovich AJ, Edwards MSB (1992) Applications of neuroimaging in hydrocephalus. Pediatr Neurosurg 18: 65–83

Destian S, Heier LA, Zimmerman RD, Morgello S, Deck MD (1989) Differentiation between meningeal fibrosis and chronic subdural hematoma after ventricular shunting: Value of enhanced CT and MR scans. AJNR Am J Neuroradiol 10: 1021–1026

Fischbein NJ, Ciricillo SF, Barr RM et al. (1998) Endoscopic third ventriculocisternostomy: MR assessment of patency with 2D-cine phase-contrast versus T2-weighted fast spin echo technique. Pediatr Neurosurg 28: 70–78

Greitz D, Greitz T, Hindmarsh T (1997) A new view on the CSF circulation with the potential for pharmacological treatment of childhood hydrocephalus. Acta Paediatr 86: 125–132

Oi S, Matsumoto S (1987) Infantile hydrocephalus and the slit ventricle syndrome in early infancy. Childs Nerv Syst 3: 145–150

Sgouros S, Malluci C, Walsh AR, Hockley AD (1995) Long term complications of hydrocephalus. Pediatr Neurosurg 23: 127–132

Traumatische Erkrankungen des kindlichen Gehirns

10

Traumatische Verletzungen des Gehirns können in jedem Lebensalter auftreten. Während das Gehirn des älteren Kindes auf traumatische Schädigungen ähnlich dem des Erwachsenen reagiert, gibt es gerade bei Neugeborenen, vor allem im Rahmen geburtstraumatischer Veränderungen, eigene Schädigungsmuster. Das Problem des nichtakzidentellen Traumas, also der Kindesmisshandlung, wird in einem eigenen Abschnitt erörtert.

10.1 Intrakranielle geburtstraumatische Veränderungen

Hypoxisch-ischämische perinatale Schädigungen des kindlichen Gehirns wurden bereits ausführlich im Kap. 7, „Hypoxisch-ischämische Läsionen im Kindesalter", diskutiert. Im Folgenden sollen die mechanisch-traumatischen Schädigungen des Gehirns besprochen werden, die während der Geburt auftreten können. Nicht selten kommt es perinatal zu kleineren subduralen Hämatomen (SDH), die allerdings klinisch nicht ins Gewicht fallen und lediglich als Zufallsbefund im Rahmen einer aus anderen Gründen durchgeführten Untersuchung bemerkt werden. Ist das SDH allerdings größer, kann es durch die raumfordernde Wirkung zu Schädigungen des Parenchyms, zu Liquorzirkulationsstörungen und sogar zur Einklemmung kommen, sodass eine rasche Diagnostik unabdingbar ist. Als primäre Diagnostik wird aufgrund der raschen Verfügbarkeit in der Regel der Ultraschall eingesetzt. Als sekundäre Modalitäten kommen aber auch CT und MRT zum Einsatz, insbesondere wenn die Diagnose in der Sonographie unklar bleibt.

Es gibt verschiedene Mechanismen, durch die perinatal ein SDH entstehen kann:

- durch einen Einriss der Falx cerebri,
- durch einen Einriss des Tentoriums,
- durch einen Riss der Brückenvenen sowie
- durch eine okzipitale Diastase des Knochens.

Ein Einriss der *Falx cerebri* führt zu einem supratentoriellen SDH. Meist reißt die Falx relativ nahe am Tentorium ein. Die Blutung hat ihren Ursprung dann in der Regel im Sinus sagittalis superior. Das resultierende supratentorielle SDH liegt infolgedessen oft dorsal interhemisphärisch.

Ein Einriss der *Brückenvenen* führt ebenfalls zu einem supratentoriellen SDH. Dies liegt jedoch über einer Hemisphäre und weist die für ein SDH typische „Halbmondform" mit einer konvex-konkaven Konfiguration auf. Im Gegensatz zum SDH bei älteren Kindern, ist das SDH beim Neugeborenen meist einseitig. Zusätzlich werden oft subarachnoidale Blutanteile beobachtet.

Ein Einriss des *Tentoriums* kann zu einer Lazeration der Vena Galeni, des Sinus rectus oder des Sinus transversus führen, was eine sehr ausgedehnte, akut lebensbedrohliche infratentorielle Blutung zur Folge hat. Kommt es jedoch lediglich zur Ruptur kleinerer infratentorieller Venen, so entsteht meist nur ein kleineres, infratentorielles SDH. Solche kleineren, infratentoriellen SDH sind wahrscheinlich häufiger als früher angenommen und bisweilen klinisch nicht relevant.

Bei einer *okzipitalen Diastase* weichen die Hinterhauptschuppen der Kalotte während der Geburt auseinander. Hierdurch kann es zu einem Einriss der venösen Blutleiter und dadurch zu einem infratentoriellen SDH kommen. Das so entstandene Hämatom liegt dem Tentorium meist direkt von unten an.

Tabelle 10.1 fasst die verschiedenen Entstehungsmechanismen von SDH im Rahmen geburtstraumatischer Veränderungen zusammen.

> **Merke**
>
> Mechanisch-geburtstraumatische Schädigungen können zu SDH führen. Ist die Ursache ein Einriss des Tentoriums oder eine okzipitale Diastase, so kommt es zu einem infratentoriellen SDH. Ist die Ursache hingegen ein Einriss der Falx oder der Brückenvenen, kommt es zu einem supratentoriellen SDH.

In der CT stellt sich ein frisches SDH deutlich hyperdens dar. Im weiteren Verlauf wird es dann zunehmend hypodens.

In der MRT hängt die Signalintensität – wie bei anderen Hämatomen auch – vom Alter des Befundes ab.

Tabelle 10.1. Entstehungsmuster von SDH im Rahmen eines mechanischen Geburtstraumas

Entstehungs-mechanismus	Veränderungen in der MRT oder CT
Einriss der Falx cerebri	Supratentorielle Lage des SDH In der Regel dreieckige Konfiguration im Bereich des dorsalen Interhemisphärenspalts
Einriss der Brückenvenen	Supratentorielle Lage des SDH In der Regel einseitig Konvex-konkave Konfiguration über der Hemisphäre
Einriss des Tentoriums	Infratentorielle Lage des SDH Bei Beteiligung der Vena Galeni großes Hämatom Cave: Hydrozephalus und Begleitverletzungen der HWS
Diastase der Hinterhauptsknochen	Infratentorielle Lage des SDH Meist direkt unterhalb des Tentoriums dorsal gelegen

Tabelle 10.2. Stadien einer intrakraniellen Blutung in der MRT

Stadium	Erythrozyten-abbauprodukte	Signalintensität in der MRT im Vergleich zum Hirnparenchym
Hyperakut (wenige Stunden)	Erythrozyten und Fibrin, noch kein Erythrozytenabbau	T1 isointens T2 hyperintens
Akut (6–72 h)	Deoxy- und Oxyhämoglobin	T1 isointens T2 hypointens, vor allem im Zentrum der Läsion
Subakut (4 Tage bis etwa 4 Wochen)	Methämoglobin	T1 hyperintens T2 hyperintens
Chronisch	Hämosiderin und Ferritin	T1 hypointens, vor allem im Randbereich beginnend T2 hypointens, vor allem im Randbereich beginnend

Bei akuten SDH, bei denen die MRT innerhalb der ersten Sunden bis wenigen Tage erfolgt ist, zeigt sich in der T2-Gewichtung eine Hypointensität, in der T1-Gewichtung eine Isointensität gegenüber dem Hirnparenchym. Diese Signalintensität ist durch die Gegenwart von extrazellulärem Deoxyhämoglobin verursacht. Im weiteren Verlauf wird dieses Desoxyhämoglobin in Methämoglobin umgewandelt. Hierdurch entsteht eine deutliche Hyperintensität in den T1-gewichteten Aufnahmen. Auch in den T2-gewichteten Sequenzen stellt sich die Blutung nun hyperintens gegenüber dem Hirnparenchym dar. Diese Umwandlung in Methämoglobin findet zuerst in der Peripherie des Hämatoms statt. Erst etwas später wird auch das Zentrum der Blutung zu Methämoglobin isointens (Tabelle 10.2). Im Gegensatz

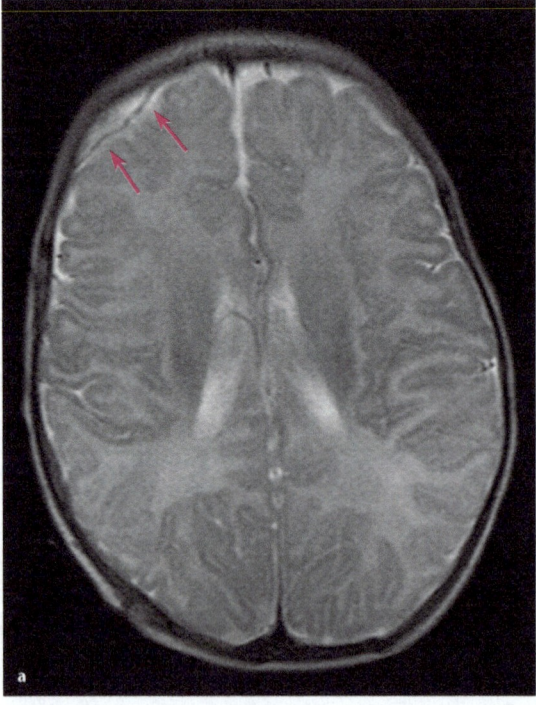
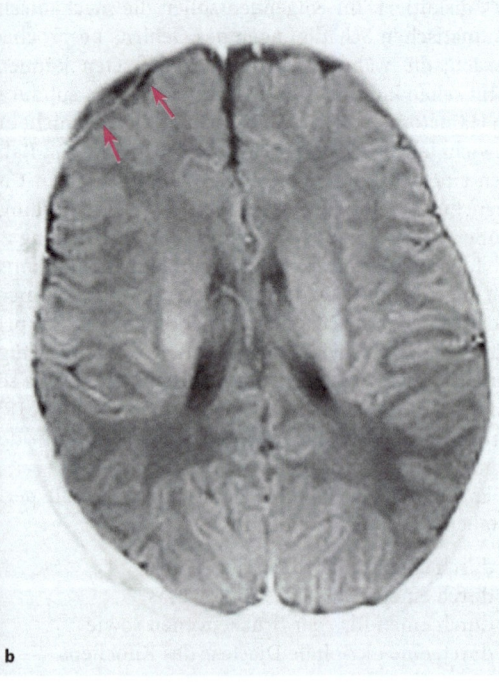

Abb. 10.1 a, b. Zustand nach SDH in der Neugeborenenperiode. Axiale **a** T2- und **b** T1-gewichtete Aufnahmen zeigen in dieser Kontrolluntersuchung lediglich ein schmales liquorisointenses Residuum über der frontalen rechten Hemisphäre (*Pfeile*)

zum Parenchymhämatom wird die subdurale Blutung relativ rasch, meist innerhalb von 3 Wochen, vollständig resorbiert, ohne dass Hämosiderin und Ferritin zurückbleiben. Ist die Blutung komplett resorbiert, wird die subdurale Flüssigkeitsansammlung isointens zu Liquor.

Abbildung 10.1 a,b zeigt eine Kontrolluntersuchung bei einem einen Monat alten Jungen mit einem Zustand nach SDH in der Neugeborenenperiode. Die Blutung ist bereits nahezu vollständig resorbiert, es lässt sich lediglich ein sehr schmales Residuum über dem frontalen Anteil der rechten Hemisphäre abgrenzen.

Die Form eines SDH über der Großhirnhemisphäre ist in der Regel konvex-konkav, also halbmondförmig. Ein interhemisphärisches und auch ein infratentorielles SDH kann hingegen dreieckig oder auch annähernd bikonvex konfiguriert sein.

Tabelle 10.2 gibt einen Überblick über die Signalveränderungen in den verschiedenen Blutungsstadien.

> **Merke**
>
> Die Entwicklung der MR-Signalintensität einer subduralen Blutung und auch einer Parenchymblutung folgt einem festen Schema. Im subakuten Methämoglobinstadium findet sich eine Hyperintensität sowohl in der T1- als auch in der T2-Wichtung.

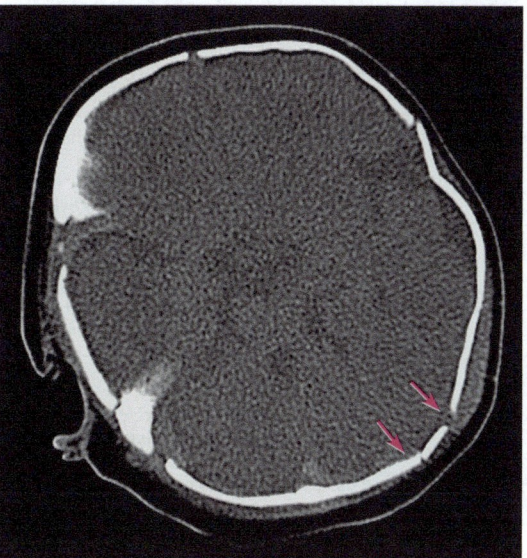

Abb. 10.2. Kleines subgaleales Hämatom bei einem 2 Tage alten Neugeborenen. Die CT in Knochentechnik zeigt ein schmales subgaleales Hämatom und eine Kalottenfraktur (*Pfeile*)

10.2 Extrakranielle geburtstraumatische Veränderungen

Im Rahmen einer vaginalen Geburt treten nicht selten Veränderungen außerhalb der Kalotte auf, insbesondere wenn es sich um eine Geburt mit Zange oder Saugglocke handelt.

10.2.1 Caput succedaneum

Recht häufig wird ein so genanntes Caput succedaneum beobachtet. Ein Caput succedaneum ist eine ödematöse und blutige Imbibierung der Kopfhaut nach einer vaginalen Entbindung. Diese Schwellung wird nicht durch die Schädelnähte begrenzt und ist oberflächlich gelegen. Sie ist ohne klinische Bedeutung und bildet sich innerhalb weniger Tage spontan wieder zurück. Eine radiologische Abklärung eines solchen Befundes ist nicht nötig. Wird es in aus anderen Gründen durchgeführten Untersuchungen festgestellt, so ist es als reiner Nebenbefund zu werten.

10.2.2 Subgaleales Hämatom

Eine weitere perinatale Veränderung ist das subgaleale Hämatom. Hierbei ist die Blutung unterhalb der Galea gelegen. Sie ist ebenfalls nicht durch die Schädelnähte begrenzt. Eine subgaleale Blutung kann innerhalb der ersten Lebenstage an Größe weiter zunehmen. Selten einmal muss aufgrund des Blutverlustes therapiert werden. In den meisten Fällen bildet sich auch das subgaleale Hämatom spontan und komplikationslos wieder zurück. Abbildung 10.2 zeigt eine CT eines subgaleales Hämatoms bei einem 2 Tage alten Neugeborenen. Zusätzlich ist es zu einer kleinen Impressionsfraktur gekommen.

10.2.3 Zephalhämatom

Ein Zephalhämatom ist eine subperiostal gelegene Blutung. Hier ist die Ausdehnung der Blutung durch die Schädelnähte begrenzt. Zephalhämatome sind besonders häufig nach Zangengeburten. Auch sie nehmen nach der Geburt noch an Größe zu. Zephalhämatome bilden sich meist spontan wieder zurück, die Rückbildung kann allerdings bis zu mehreren Monaten dauern. In der MRT oder CT stellen sie sich als halbmondförmige Raumforderungen im Bereich der äußeren Kalotte dar. In der MRT sind sie – je nach Untersuchungszeitpunkt – meist Methämoglobin-isointens, also hyperintens in der T1- und in der T2-Gewichtung.

Tabelle 10.3 fasst die verschiedenen extrakraniellen geburtstraumatischen Veränderungen im Schädelbereich zusammen.

Tabelle 10.3. Arten des extrakraniellen mechanischen Geburtstraumas

Bezeichnung	Veränderungen klinisch, bzw. in der MRT oder CT
Caput succedaneum	Ödematös-hämorrhagische Imbibierung der Kopfhaut MRT oder CT nicht indiziert Oberflächliche Lage, spontane Rückbildung innerhalb von Tagen
Subgaleales Hämatom	Flächige Blutung unterhalb der Galea Selten Intervention aufgrund eines Blutverlusts nötig In der Regel spontane Rückbildung innerhalb von 2–3 Wochen
Zephalhämatom	Subperiostale Blutung Begrenzung durch die Schädelnähte, Konfiguration meist halbmondförmig In der Regel spontane Rückbildung innerhalb von Monaten; kann auch verkalken und persistieren

Merke

Im Rahmen extrakranieller geburtstraumatischer Veränderungen können ein Caput succedaneum, eine subgaleale Blutung oder ein Zephalhämatom auftreten. Die Veränderungen bilden sich in den meisten Fällen komplikationslos und spontan wieder zurück.

10.3 Traumatische Veränderungen nach der Geburtsperiode

Nach der direkten perinatalen Phase stellen sich traumatische Veränderungen des Gehirns bei Kindern ähnlich dar wie bei Erwachsenen. Man sollte allerdings im Hinterkopf behalten, dass gerade bei Säuglingen bestimmte Unfallmechanismen selten bis gar nicht vorkommen. Hier muss auch an eine Kindesmisshandlung als Ursache des Traumas gedacht werden. Allerdings können natürlich auch in dieser Altersgruppe Unfälle, wie beispielsweise ein Sturz vom Wickeltisch, auftreten, sodass selbstverständlich nicht jede Schädel-Hirn-Verletzung eines Säuglings oder Kleinkindes von vornherein als Kindesmisshandlung gewertet werden darf.

Zudem sollte beachtet werden, dass auch schwere Traumen bei Kindern nicht notwendigerweise zu einer Bewusstlosigkeit führen. Eine fehlende Bewusstlosigkeit nach einem Unfall schließt also eine Schädel-Hirn-Verletzung nicht aus, was bei der Indikationsstellung zur weiteren Diagnostik berücksichtigt werden sollte.

Man unterscheidet klassischerweise 4 Arten der intrakraniellen Blutung:

- die epidurale Blutung,
- die subdurale Blutung,
- die subarachnoidale Blutung (SAB) und
- die Parenchymblutung.

Eine Parenchymblutung kann sich zum einen als zerebrale Kontusionsblutung manifestieren. Zum anderen können aber auch Scherverletzungen im Sinne einer diffusen Axonalschädigung (DAI) oder subkortikaler Verletzungsmuster auftreten. Zudem sind intraventrikuläre Blutungen oder Einblutungen in den Plexus choroideus möglich. Tabelle 10.4 fasst die verschiedenen extraparenchymatösen, Tabelle 10.5 die intraparenchymatösen Blutungsarten zusammen.

Tabelle 10.4. Formen der traumatischen intrakraniell-extraaxialen Blutung

Art des Hämatoms	Veränderungen in der MRT oder CT
SAB	Im CT Hyperdensität, in der FLAIR Hyperintensität im Subarachnoidalraum Oft begleitend bei schwerem Schädel-Hirn-Trauma mit anderen Blutungen
SDH	Nach der Perinatalperiode meist durch Einriss der Brückenvenen verursacht Konvex-konkave Halbmondform, nicht durch Schädelnähte begrenzt Oft bilateral
Epiduralhämatom	Meist durch Einriss der A. meningea media Bikonvexe Form, Begrenzung durch Schädelnähte Bei kleinen Kindern selten
Intraventrikuläre Blutungen	Blutanteile im Ventrikelsystem Blut-Liquor-Spiegel vor allem in den Seitenventrikeln Eventuell Auffüllen des gesamten Ventrikelsystems mit Blut
Blutungen in den Plexus choroideus	Volumenzunahme und Dichteerhöhung des Plexus choroideus

Tabelle 10.5. Formen der traumatischen intraparenchymatösen Hirnblutungen

Art des Hämatoms	Veränderungen in der MRT oder CT
Kontusionsblutung	Oft als Coup- und Contrecoup-Läsionen angeordnet Initial häufig nur petechiale Blutungen und Ödem abgrenzbar In den ersten 24–48 h oft Größenzunahme
Diffuse Axonalverletzungen („diffuse axonal injury"/DAI)	Multiple kleine Scherverletzungen Signalauslöschungen in T2*-gewichteten GRE-Sequenzen Vor allem an der Mark-Rinden-Grenze, im Balken, im Mittelhirn und im oberen Pons
Subkortikale Verletzungen („subcortical injury"/SCI)	Scherverletzungen mit Petechien oder Ödemen Vor allem im Hirnstamm, in den Basalganglien, in den Thalami und periventrikulär um den 3. Ventrikel

10.3.1
Epidurale Hämatome

Epidurale Hämatome breiten sich zwischen der Dura und der Tabula interna der Kalotte aus. Da die Anheftung zwischen diesen Strukturen recht fest ist, kommt es meist zunächst zu einer langsamen Ausbreitung. Ist jedoch eine kritische Größe erreicht, so kann es, gerade bei arteriellen Blutungen, zu einer raschen Größenzunahme kommen.

Epidurale Hämatome treten häufiger bei älteren Kinder und Jugendlichen auf, bei Kleinkindern und Säuglingen sind sie recht selten. Bei älteren Kinder und Jugendlichen liegt – wie bei Erwachsenen – meist ein Einriss der A. meningea media zugrunde. Bei Säuglingen und Kleinkindern ist hingegen häufiger ein Riss der duralen Venen die Ursache; die Prognose ist dann besser.

Klassischerweise kommt es nach einem Trauma, das zu einem epiduralen Hämatom führt, zu einer kurzfristigen Bewusstlosigkeit, der aber ein Intervall folgt, in dem der Patient wach und klar ist. Im weiteren Verlauf kann es dann rasch zu einem Koma und zu Zeichen der Einklemmung kommen, sodass die Diagnose frühzeitig gestellt werden sollte. Gerade bei Kindern kann die initiale Phase der Bewusstlosigkeit durchaus fehlen. Nichtsdestotrotz muss bei einem entsprechenden Trauma immer auch an ein epidurales Hämatom gedacht und eine entsprechende Diagnostik veranlasst werden.

> **Merke**
>
> Bei einem epiduralen Hämatom kann nach einer initialen, kurzen Bewusstlosigkeit eine Phase auftreten, in der der Patient wach und orientiert ist. Im weiteren Verlauf kann es jedoch rasch zu Koma und Einklemmung kommen, sodass immer Vorsicht geboten ist. Bei Kindern sind auch atypische klinische Verläufe – gerade auch mit fehlender initialer Bewusstlosigkeit – möglich.

Epidurale Hämatome liegen in der Regel an der Aufprallseite des Traumas, also an der „Coup-Seite". Sie haben in der CT und in der MRT eine typische bikonvexe, oväläre Konfiguration. Im Gegensatz zu SDH überschreiten sie die Schädelnähte nicht. Allerdings können sie sich gelegentlich über die Falx oder über das Tentorium hinweg ausdehnen.

In der Akutphase stellen sich epidurale Hämatome in der CT hyperdens dar. Um kleine epidurale Hämatome nicht zu übersehen, sollten nach Möglichkeit am Bildschirm die Fenstereinstellungen etwas variiert werden. Dies kann helfen, das hyperdense epidurale Hämatom von der angrenzenden, sehr dichten Kalotte zu differenzieren. Gelegentlich können auch multiplanare Reformatierungen, beispielsweise in einer koronaren Schichtführung, hilfreich sein. Die Signalintensität in der MRT verhält sich analog zu dem in Tabelle 10.2. zusammengefassten Schema.

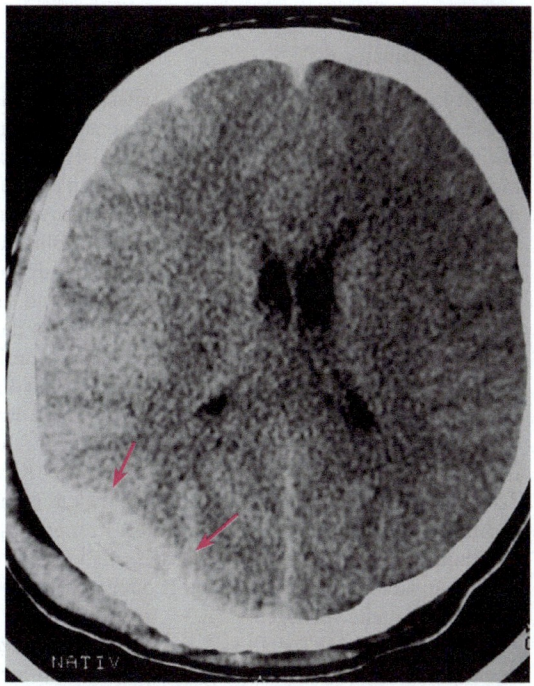

Abb. 10.3. Epiduralhämatom. Die CT zeigt die typische bikonvexe Form des Epiduralhämatoms (*Pfeile*); zusätzlich kommen subarachnoidale Blutanteile zur Darstellung

Im Bereich des epiduralen Hämatoms findet sich häufig zugleich eine Fraktur der Schädelkalotte. Allerdings treten gerade bei Kindern nicht selten epidurale Hämatome auch ohne das Vorhandensein einer Schädelfraktur auf.

Bei jedem epiduralen Hämatom sollte immer auch auf Begleitverletzungen geachtet werden, gerade auch auf mögliche „Contrecoup-Herde" auf der dem Anprallort gegenüberliegenden Seite.

Abbildung 10.3 zeigt ein rechtsseitiges Epiduralhämatom bei einem 17-jährigen Jungen nach einem Verkehrsunfall. Es kommt die typische bikonvexe Konfiguration zur Darstellung.

> **Merke**
>
> Epidurale Hämatome haben eine bikonvexe Konfiguration. Ihnen liegt meist ein Einriss der A. meningea media zugrunde, gelegentlich kommen jedoch auch venöse Blutungen vor. Epidurale Hämatome liegen meist am Anprallort des Traumas („Coup-Seite"). Kalottenfrakturen sind häufig, aber nicht zwingend vorhanden.

10.3.2
Subdurale Hämatome

Eine subdurale Blutung breitet sich zwischen der Innenseite der Dura und der Arachnoidea aus. Außer nach Geburtstraumen (s. oben) – treten SDH in den meisten Fällen über den Großhirnhemisphären auf. Ihnen liegt in der Regel eine Ruptur der Brückenvenen zugrunde, sie sind also normalerweise venöse Blutungen. Subduralblutungen treten vor allem bei Säuglingen und Kleinkindern auf. Bei älteren Kindern sind sie eher selten. Dies liegt wahrscheinlich daran, dass das noch nicht myelinisierte Gehirn weicher ist und somit bei einem Trauma eine vermehrte Zugbelastung auf die Brückenvenen ausgeübt wird. Im Gegensatz zum Erwachsenen und zur Situation nach einem Geburtstrauma sind SDH bei Kindern häufiger bilateral. Bei Kindern mit SDH sollte immer auch die Möglichkeit eines nichtakzidentellen Traumas, also einer Kindesmisshandlung in Betracht gezogen werden, insbesondere wenn kein adäquates Trauma vorliegt oder wenn akute und ältere Anteile vorliegen.

In der CT und MRT stellt sich die typische konvex-konkave, also halbmondförmige, Konfiguration der SDH dar. SDH werden nicht durch Schädelnähte begrenzt. Im Gegensatz zu epiduralen Hämatomen breiten sie sich nicht über Falx und Tentorium hinweg aus, sie können sich aber entlang dieser Strukturen ausdehnen.

Wie bei epiduralen Hämatomen auch, kann es hilfreich sein, bei der Befundung am Bildschirm die Fenstereinstellung zu variieren. Gerade weite Fenstereinstellungen können helfen, das Hämatom von der dichten Kalotte abzugrenzen.

Die Dichte und Signalintensität von epiduralen Hämatomen variiert mit dem Stadium der Blutung (vgl. Tabelle 10.2). In der akuten Phase stellt sich das SDH in der CT hyperdens dar, im subakuten Stadium wird es zunehmend isodens und im chronischen Stadium schließlich hypodens im Vergleich zum Hirnparenchym. Bei Kindern liegt die Dichte eines SDH durch Resorptionsvorgänge meist schon nach etwa 3 Wochen unter der des Hirnparenchyms. Man spricht dann von einem chronischen SDH. Nach Kontrastmittelgabe findet sich jedoch ein Enhancement im Bereich der begrenzenden Membranen des SDH, was bei der Diagnosestellung chronischer SDH hilfreich sein kann.

Abbildung 10.4 zeigt ein bilaterales SDH mit einer typischen konvex-konkaven Form. Abbildung 10.5 stellt ein subakutes SDH dar. Die Dichte des Hämatoms gleicht der des Hirnparenchyms. Die MRT in Abb. 10.6 zeigt ein ausgedehntes akutes SDH bei einem 4 Wochen alten, misshandelten Mädchen. Die Mittellinienstrukturen sind nach rechts verlagert, der rechte Seitenventrikel ist im Zuge einer Foramen-Monroi-Blockade erweitert. Zudem liegen Einblutungen in das Rindenband vor.

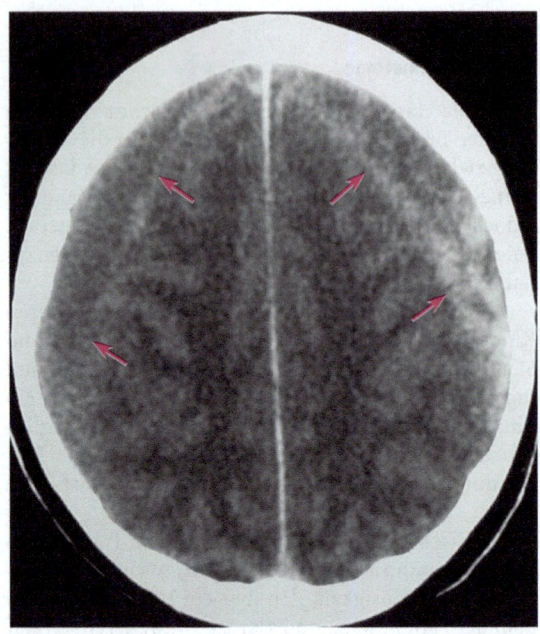

Abb. 10.4. Bilaterale SDH. Die CT zeigt die typische konvex-konkave Form der Hämatome (*Pfeile*)

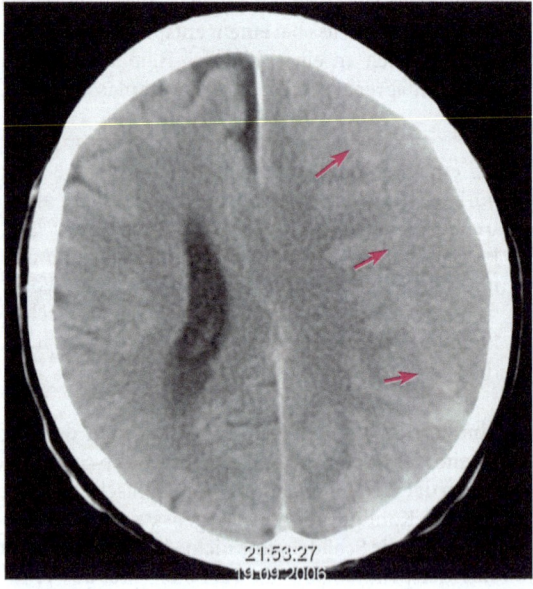

Abb. 10.5. Subakutes SDH. Die Dichte des SDH (*Pfeile*) gleicht der des Hirnparenchyms

> **Merke**
>
> SDH liegen bei postnatalen Traumen meist über den Großhirnhemisphären. Sie haben eine typische konvex-konkave Konfiguration. Ihnen liegt oft eine Ruptur der Brückenvenen zugrunde.

10.3 Traumatische Veränderungen nach der Geburtsperiode

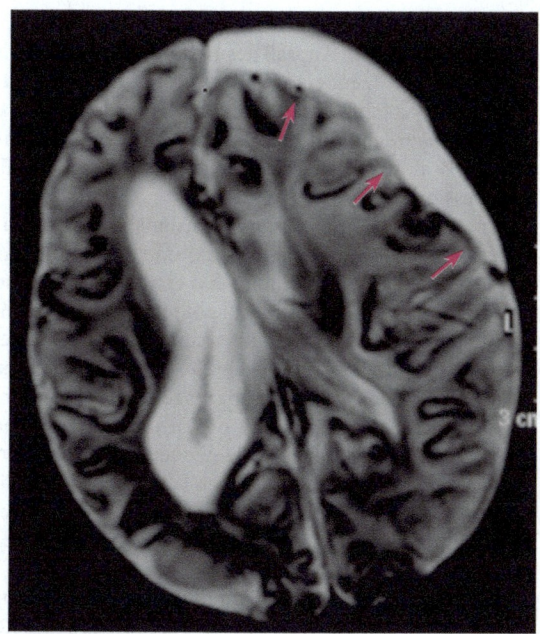

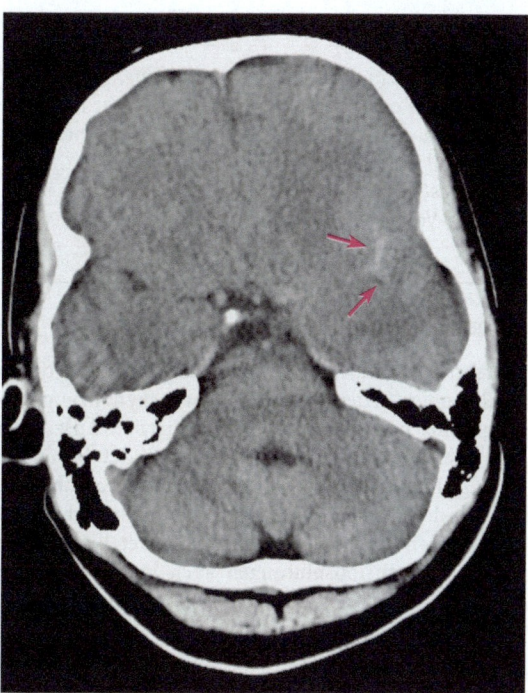

Abb. 10.6. Akutes SDH bei einem misshandelten Säugling. Die axiale T2-gewichtete Sequenz zeigt ein ausgeprägtes linksseitiges SDH (*Pfeile*) mit Mittellinienverlagerung nach rechts und einer Foramen-Monroi-Blockade rechts. Zudem liegen Einblutungen in das Rindenband vor

Abb. 10.7. Traumatische SAB. Die CT zeigt hyperdenses Substrat in den subarachnoidalen Liquorräumen links

10.3.3
Traumatische Subarachnoidalblutungen

Eine Subarachnoidalblutung (SAB) breitet sich in den Subarachnoidalräumen zwischen Arachnoidea und Pia mater und in den basalen Zisternen aus. Eine traumatische SAB kann folgende Ausbreitungsmuster haben:

- diffus im Subrarachnoidalraum bzw. in den basalen Zisternen,
- fokal, angrenzend an eine Kontusionsblutung oder ein SDH,
- Blutauflagerungen auf dem Tentorium.

Meist geht eine traumatische SAB mit weiteren Verletzungen, wie sub- oder epiduralen Blutungen und Kontusionsblutungen einher. Im Verlauf kann es zu einem Hydrozephalus kommen. Dieser kann akut im Rahmen des Traumas auftreten, was allerdings verhältnismäßig selten ist. Zudem kann es aber auch zu einem chronischen Hydrozephalus kommen, der mit einer zeitlichen Verzögerung auftritt und der durch eine Verklebung der arachnoidalen Granulationen und eine konsekutive Behinderung der Liquorresorption zustande kommt. Zudem können, wie bei einer nichttraumatischen SAB, im Verlauf Vasospasmen auftreten.

Eine traumatische SAB manifestiert sich radiologisch wie eine SAB nach Ruptur eines Aneurysmas, wobei allerdings das Verteilungsmuster meist unterschiedlich ist. In der CT findet sich hyperdenses Substrat in den subarachnoidalen Liquorräumen bzw. in den basalen Zisternen. Gelegentlich kann hyperdenses Material in der Cisterna interpeduncularis der einzige Hinweis auf eine traumatische SAB sein.

In der MRT kann eine FLAIR-Sequenz für die Diagnosestellung hilfreich sein – die SAB stellt sich, im Gegensatz zum dunklen Liquor, hyperintens dar. Vorsicht ist allerdings in Regionen mit einem raschen Liquorfluss geboten. Auch hier kann es einmal zu einem hohen Signal in der FLAIR-Sequenz kommen, ohne dass diesem eine Blutung zugrunde läge. Ist es zu Vasospasmen gekommen, so können diffusions- und perfusionsgewichtete Sequenzen zudem helfen, das Ausmaß der ischämischen Veränderungen zu beurteilen.

Eine traumatische SAB ist oft eine Begleiterscheinung bei schweren Hirntraumen. Isoliert kommt sie eher selten vor. Es sollte daher immer auch auf das Vorliegen sub- und/oder epiduraler Hämatome und auf Parenchymkontusionen geachtet werden.

Abbildung 10.7 zeigt eine traumatische Subarachnoidalblutung in der CT bei einem 10-jährigen Mädchen nach einem Fahrradsturz. Es zeigt sich hyperdenses Material im Bereich der subarachnoidalen Liquorräume.

> **Merke**
>
> Traumatische SAB können sich diffus, fokal oder nur als Blutauflagerungen auf dem Tentorium manifestieren. Im Verlauf kann es zu Vasospasmen und zu einem akuten oder chronischen Hydrozephalus kommen. Meist liegen weitere Schädel-Hirn-Verletzungen vor.

10.3.4 Kontusionsblutungen

Zerebrale Kontusionsblutungen entstehen bevorzugt in Regionen, in denen sich Hirnparenchym in enger topographischer Beziehung zu knöchernen Ausziehungen oder duralen Umschlagsfalten befindet. Besonders häufig sind der Temporallappen und die frontobasalen Anteile des Frontallappens betroffen. Aber auch die parasagittalen Regionen sind relativ oft beteiligt. Zudem können Kontusionsblutungen auch im Bereich einer Schädelfraktur entstehen, insbesondere wenn eine Impression vorliegt.

Kontusionsblutungen sind häufig nach dem „Coup- und-Contrecoup-Prinzip" angeordnet. Die Verletzung am Ort des primären Aufpralls bezeichnet man dabei als Coup-Läsion, die Verletzung des gegenüberliegenden Hirnparenchyms als Contrecoup-Läsion. Letztere entsteht durch den Anprall des Hirnparenchyms an die Schädeldecke. Liegt eine Kontusionsblutung vor, sollte also immer auch auf das gegenüberliegende Hirnareal geachtet werden. Auf der Coup-Seite kann sich eine Schädelfraktur, insbesondere eine Schädelfraktur mit Impression, finden.

In der CT kommen akute Kontusionsblutungen, wie alle akuten bis subakuten intrakraniellen Blutungen, hyperdens zur Darstellung. In den ersten Stunden sind allerdings oft lediglich schlecht abgrenzbare Hypodensitäten und fokale Schwellungen mit einzelnen, kleineren Petechien zu sehen. Nach 24–48 Stunden lassen sich häufig neue Läsionen abgrenzen. Zudem nimmt die raumfordernde Wirkung oft zu und es entstehen zunehmende perifokale Ödemzonen. Aus den ursprünglich petechialen Blutungen können größere Hämatome entstehen. Im weiteren Verlauf kommt es schließlich zu einer Resorption mit Defektzonen und Gliosen.

In der MRT verläuft die Signalintensität der Blutung nach den bekannten Stadien (vgl. Tabelle 10.2). FLAIR-Sequenzen können hilfreich sein, um das Ausmaß des Kortexödems abzugrenzen und zudem eine mögliche traumatische SAB abzugrenzen. Ist die Blutung vollständig abgebaut, bleiben liquorisointense Defektzo-

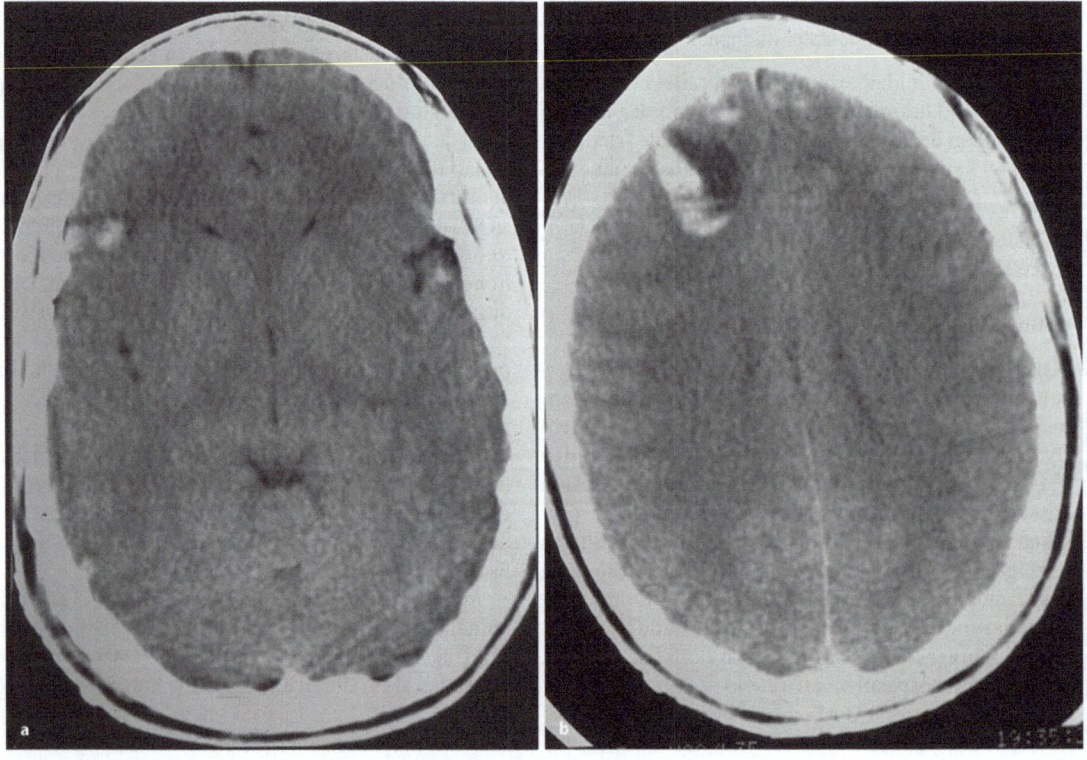

Abb. 10.8 a, b. Intrazerebrale Kontusionsblutungen bei einem 14-jährigen Jungen. Die CT zeigt frontotemporale Coup- und Contrecoup-Kontusionen sowie weiter kranial bifrontale Parenchymblutungen

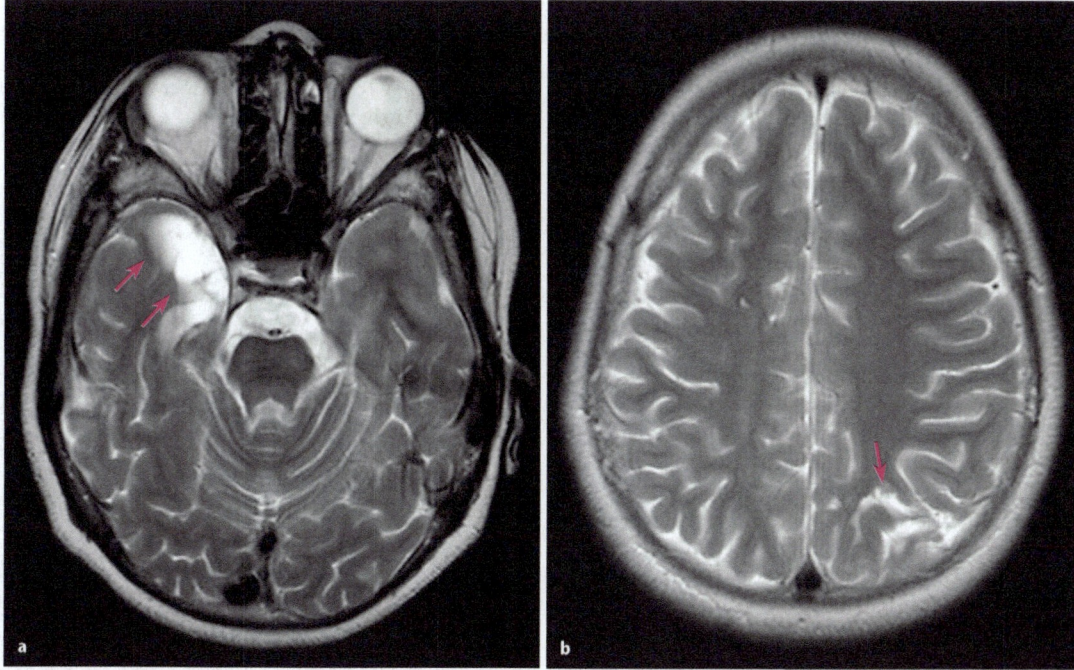

Abb. 10.9 a, b. Defektzonen nach Kontusionsblutungen. Die axialen T2-gewichteten Sequenzen zeigen rechts temporal und links parietal Defektzonen im Sinne von abgelaufenen Coup- und Contrecoup-Kontusionen (*Pfeile*)

nen und Glianarben zurück. Oft lassen sich noch residuale Blutabbauprodukte wie Hämosiderin oder Ferritin nachweisen, insbesondere in T2*-gewichteten GRE-Sequenzen.

Sind die radiologischen Untersuchungen anfangs negativ, so muss eine Wiederholungsuntersuchung nach 24–48 Stunden in Erwägung gezogen werden.

Abbildung 10.8 a,b zeigt frontotemporale Coup- und Contrecoup-Kontusionen bei einem 14-jährigen Jungen nach einem Verkehrsunfall. Weiter kranial sind auch bifrontale Parenchymblutungen zu erkennen. Die MRT in Abb. 10.9 a,b zeigt Defektzonen temporal rechts und parietal links bei einem 11-jährigen Jungen mit einem Zustand nach einem schweren Schädel-Hirn-Trauma. Die Defektzonen entsprechen abgelaufenen Coup- und Contrecoup Kontusionen.

> **Merke**
>
> Zerebrale Kontusionsblutungen sind oft als „Coup-und-Contrecoup-Läsionen" angeordnet. Sie nehmen in den ersten 24–48 Stunden nach dem Trauma zu, anfangs sind oft nur petechiale Blutungen und Ödemzonen abzugrenzen. Sind die radiologischen Untersuchungen anfangs negativ, muss eine Wiederholungsuntersuchung nach 24–48 Stunden in Erwägung gezogen werden.

10.3.5 Scherverletzungen

Im Rahmen eines Schädel-Hirn-Traumas kann es zu multiplen kleinen Scherverletzungen der Axone kommen, was auch als diffuse axonale Schädigung („diffuse axonal injury"/DAI) bezeichnet wird. Hierbei treten kleine und kleinste Verletzungen auf, wobei etwa 2/3 im Bereich der Mark-Rinden-Grenze und etwa ein Fünftel im Bereich des Balkens gelegen sind. Auch eine Lage im Bereich des Hirnstamms ist möglich, vor allem im Bereich des dorsolateralen Mittelhirns und des oberen Anteils des Pons. Seltener einmal können Scherverletzungen auch im Thalamus, im Nucleus caudatus, im Tegmentum und im Bereich der Capsula interna und externa auftreten. Man nimmt an, dass sich etwa 80% der Scherverletzungen in der Schnittbilddiagnostik nicht darstellen, da sie mikroskopisch klein sind – es wird also immer nur die Spitze des Eisbergs gesehen.

Der Schweregrad einer DAI wird nach Adams und Gennarelli eingeteilt in:

- *Stadium 1*: Es ist die Mark-Rinden-Grenze im Bereich der Frontal- und Temporallappen betroffen.
- *Stadium 2*: Es sind auch der Balken und die tiefere weiße Substanz betroffen.
- *Stadium 3*: Es finden sich auch Läsionen im oberen Anteil des Pons und im dorsolateralen Mittelhirn.

Je höher der Schweregrad ist, desto ausgeprägter war das Trauma und desto tiefer liegen die betroffenen Strukturen. Zudem korreliert die Prognose des Kindes mit der Zahl der Läsionen. Klinisch sind die betroffenen Kinder in den meisten Fällen direkt nach dem Trauma bewusstlos. Bei einer schweren DAI sind die Kinder meist komatös, leichtere Fälle können aber auch ohne Koma einhergehen. Bei einer schweren diffusen Axonalschädigung kann es zu einem apallischen Syndrom kommen. Ursächlich sind in den allermeisten Fällen Verkehrsunfälle.

In der CT stellen sich diese Verletzungen initial meist nicht dar. Gelegentlich lassen sich kleinere Ödemzonen oder punktförmige, petechiale Blutungen abgrenzen. Diese können sich allerdings im Verlauf auch zu größeren Blutungen entwickeln. Zudem lassen sich in späteren Untersuchungen oft vorher nicht dargestellte Läsionen feststellen.

Die MRT ist deutlich sensitiver für kleine Scherverletzungen. Besonders in T2*-gewichteten GRE-Sequenzen stellen sich Scherverletzungen als multiple fokale Signalauslöschungen dar. In der FLAIR-Sequenz hingegen finden sich meist multiple kleine fokale Signalsteigerungen. Die diffusionsgewichteten Sequenzen demonstrieren oft kleine fokale Diffusionsrestriktionen. T1-gewichtete Sequenzen sind hingegen häufig unauffällig, es können sich aber auch kleine Hyperintensitäten im Sine von Methämoglobinablagerungen darstellen.

Die Veränderungen lassen sich vor allem in den T2*-gewichteten Sequenzen oft noch Jahre nach dem Trauma darstellen, was bisweilen auch gutachterliche Relevanz hat.

Abbildung 10.10 a–c zeigt Scherverletzungen bei einem 12-jährigen Mädchen nach einem Autounfall.

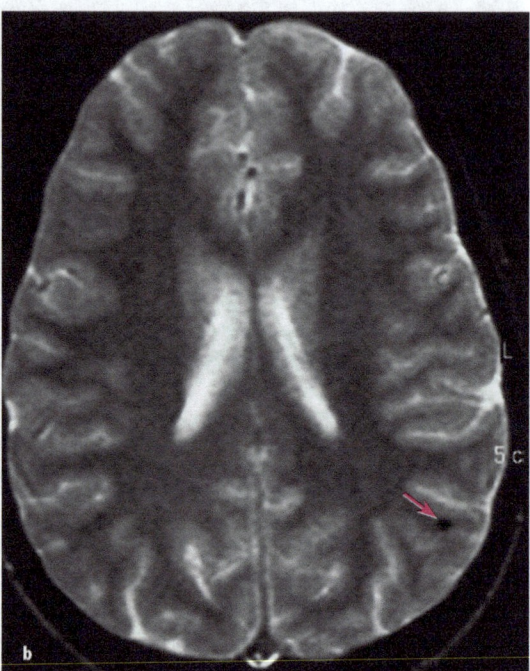

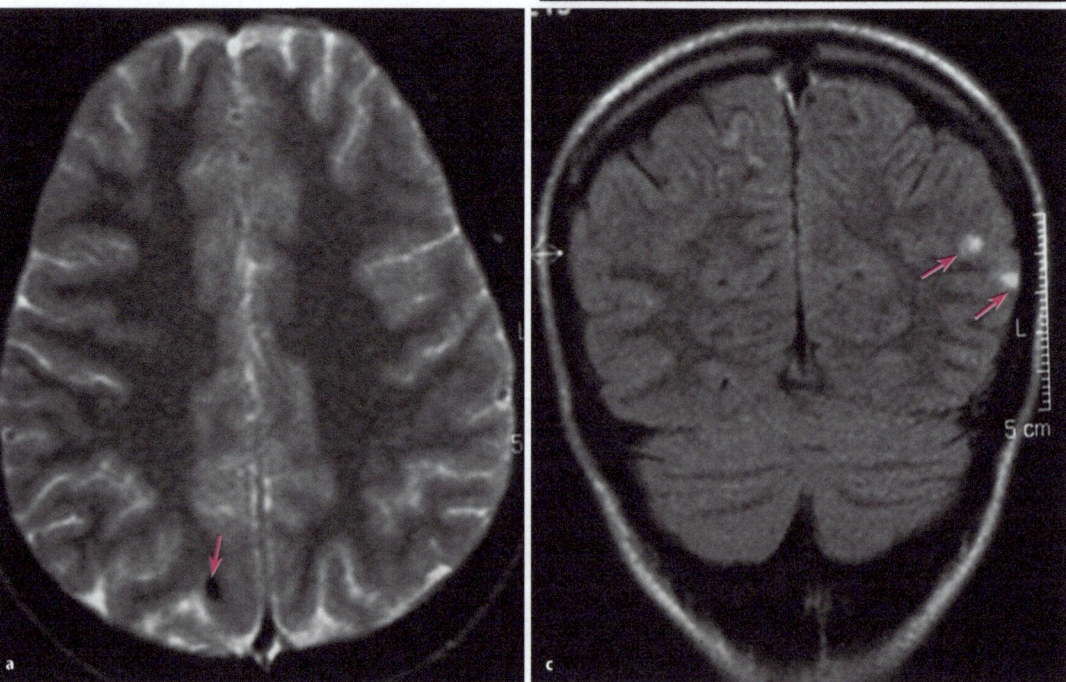

Abb. 10.10 a–c. Scherverletzungen bei einem 12-jährigen Mädchen. Entlang der Mark-Rinden-Grenze kommen multiple Signalintensitätssteigerungen in der FLAIR- (**c**) und Signalauslöschungen in der axialen T2-gewichteten Sequenz (**a, b**) zur Darstellung (*Pfeile*)

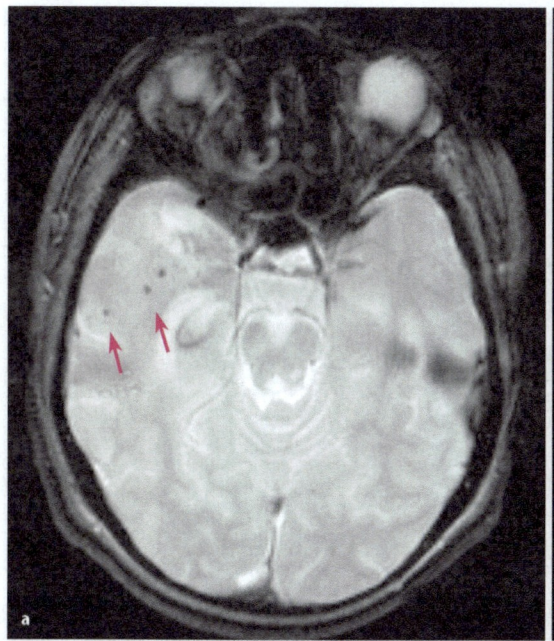 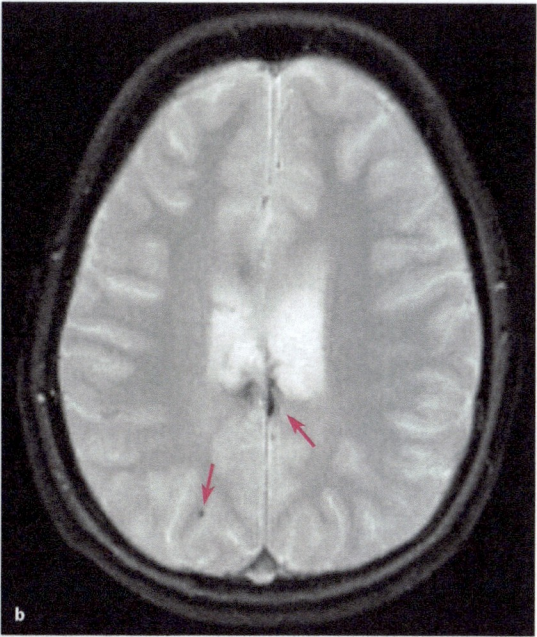

Abb. 10.11 a, b. DAI bei einem 11-jährigen Jungen. Die axiale T2*-gewichtete GRE-Sequenz zeigt multiple Signalauslöschungen an der Mark-Rinden-Grenze und im Bereich des Balkens (*Pfeile*)

Die initiale CT war unauffällig gewesen. In der MRT zeigen sich entlang der Mark-Rinden-Grenze multiple Signalintensitätssteigerungen in der FLAIR-Sequenz und Signalauslöschungen in der T2-gewichteten Sequenz.

Abb. 10.11 a,b zeigt multiple abgelaufene Scherverletzungen bei einem 11-jährigen Jungen nach einem Verkehrsunfall, der zu diesem Zeitpunkt bereits mehrere Jahre zurücklag. Es lassen sich multiple Signalauslöschungen in der T2*-gewichteten GRE-Sequenz im Bereich des Balkens und der Mark-Rinden-Grenze nachweisen.

Merke

Als DAI bezeichnet man eine diffuse axonale Schädigung, die sich als multiple kleine Scherverletzungen manifestiert. Diese finden sich bevorzugt im Bereich der Mark-Rinden-Grenze, im Balken, im dorsolateralen Mittelhirn und im oberen Anteil des Pons.

10.3.6 Subkortikale Verletzungsmuster

Subkortikale Verletzungsmuster („subcortical injury"/ SCI) führen zu petechialen Einblutungen des Hirnstamms, der Basalganglien, der Thalami und der um den 3. Ventrikel herum gelegenen Regionen. Am häufigsten werden sie im Bereich des Putamens und des Thalamus beobachtet. Im Verlauf kann es zu ausgedehnteren Einblutungen kommen.

Insgesamt sind diese subkortikalen Verletzungsmuster als Grenzbefund zum Stadium 3 der DAI zu werten. Die genaue Abgrenzung ist teilweise umstritten. Ätiologisch sind auch hier vor allem Scherkräfte anzunehmen.

Die betroffenen Kinder sind in der Regel schwerst verletzt und weisen bei Aufnahme einen niedrigen Wert auf der Glasgow Coma Scale (GCS) auf. Oft liegen weitere schwere Schädel-Hirn-Verletzungen vor. Die Prognose ist insgesamt schlecht. Viele Patienten sterben, zudem sind bleibende Behinderungen häufig.

Die CT ist häufig unauffällig, gelegentlich lassen sich kleine petechiale Einblutungen abgrenzen. Magnetresonanztomographisch ist die FLAIR-Sequenz meist die sensitivste Methode. Hier stellen sich die betroffenen Regionen hyperintens dar. In den T2*-gewichteten GRE-Sequenzen zeigen sich Signalauslöschungen, in den diffusionsgewichteten Sequenzen oft Diffusionsrestriktionen.

Abbildung 10.12 a,b zeigt eine „subcortical injury" der Thalami bei einem Jungen mit einem Zustand nach einem schweren Verkehrsunfall. In den T2*-gewichteten GRE-Sequenzen kommen Signalauslöschungen in beiden Thalami zur Darstellung.

Merke

Bei subkortikalen Verletzungsmustern (SCI) liegen ödematöse Veränderungen und/oder petechiale Einblutungen des Hirnstamms, der Basalganglien, der Thalami und periventrikuläre Einblutungen um den 3. Ventrikel vor, die Folge von Schertraumen sind.

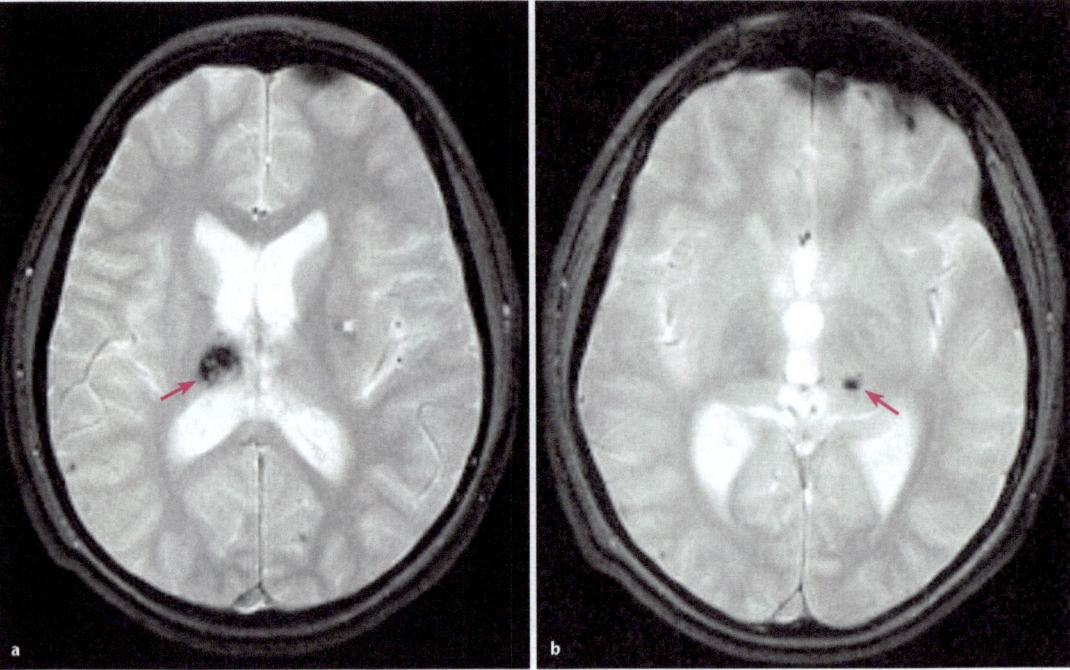

Abb. 10.12 a, b. SCI bei einem Jungen nach einem Verkehrsunfall. Die axiale T2*-gewichtete GRE-Sequenz zeigt Signalauslöschungen in beiden Thalami (*Pfeile*)

10.3.7
Intraventrikuläre Blutungen

Bei intraventrikulären Blutungen kommt es zu traumatisch bedingten Blutansammlungen innerhalb des Ventrikelsystems. Das Blut kann das Ventrikelsystem teilweise oder vollständig ausfüllen. Im Verlauf kann es zu einem frühen oder auch zu einem verzögerten Hydrozephalus kommen. Ein sehr ungünstiges prognostisches Zeichen ist es, wenn der 4. Ventrikel mit Blut tamponiert ist.

Es kann aber auch zu reinen Einblutungen in den Plexus choroideus kommen, ohne freie intraventrikuläre Blutanteile. Sekundär kann es aber auch hier schließlich zu intraventrikulären Blutungen kommen.

In der CT zeigt sich bei intraventrikulären Blutungen ein hyperdenses Substrat im Ventrikelsystem. Häufig liegen Blut-Liquor-Spiegel vor. Bei ausgeprägten Fällen kann das Ventrikelsystem auch mehr oder minder vollständig mit Blut ausgegossen sein. Bei reinen Einblutungen in den Plexus choroideus wirkt der Plexus choroideus aufgetrieben und vermehrt hyperdens.

In der MRT empfiehlt sich vor allem die Anfertigung von FLAIR-Sequenzen, die intraventrikuläre Blutungen mit hoher Sensitivität darstellen.

Merke

Im Rahmen eines Traumas kann es zu intraventrikulären Blutungen, aber auch zu reinen Einblutungen in den Plexus choroideus kommen.

10.3.8
Traumatisch bedingtes Hirnödem

Bei einem durch ein Trauma induzierten Hirnödem kann es zu 2 Arten des Ödems kommen:

1. zu einem vasogenen Ödem,
2. zu einem zytotoxischen Ödem.

Ein *vasogenes Ödem* ist ein extrazelluläres Ödem, das durch eine Störung der Blut-Hirn-Schranke bewirkt wird. Hierdurch nimmt der *extrazelluläre* Anteil an Wasser zu. In der Regel ist vorwiegend die weiße Substanz bzw. das Myelin betroffen. Ein *zytotoxisches Ödem* hingegen ist ein intrazelluläres Ödem. Es entsteht durch eine Zellschwellung, wodurch der *intrazelluläre* Wassergehalt zunimmt. Meist ist hierbei vorwiegend die graue Substanz betroffen. Beide Formen des Ödems können posttraumatisch gleichzeitig vorhanden sein, wobei ein vasogenes Ödem vor allem in den ersten Stunden, ein zytotoxisches Ödem hingegen meist etwas später auftritt.

Bei Säuglingen und Kleinkindern muss bei einem traumatischen Hirnödem immer auch an eine Kindesmisshandlung gedacht werden. Bei älteren Kindern und Teenagern sind Verkehrsunfälle bzw. Fahrradunfälle eine relativ häufige Ursache. Insgesamt sind posttraumatische Ödeme bei Kindern häufiger als bei Erwachsenen.

Klinisch weisen die betroffenen Kinder meist eine Bewusstseinsstörung variablen Ausmaßes auf, die von einer Somnolenz bis zum tiefen Koma reichen kann.

In der CT zeigt sich bei einem traumatisch bedingten Hirnödem eine Schwellung des Hirnparenchyms mit verstrichenen Sulci. Das Hirnparenchym erscheint dichtegemindert, die Mark-Rinden-Differenzierung ist herabgesetzt. Die Perfusion der supratentoriellen Strukturen ist im Vergleich zur Perfusion der infratentoriellen Strukturen herabgesetzt, sodass es zu einer relativ hyperdenseren Darstellung des Kleinhirns kommt („white cerebellar sign"). Zudem sollte in der CT immer auch auf intrakranielle Blutungen geachtet werden.

In der MRT stellen sich die Ödemzonen in der T2-Gewichtung und in der FLAIR-Sequenz hyperintens, in der T1-Gewichtung hingegen hypointens dar. Besonders hilfreich ist die Anfertigung diffusionsgewichteter Sequenzen. Bei einem vasogenen Ödem kommt es zu einem Anstieg des extrazellulären Wassergehaltes. Der ADC steigt also. Bei einem zytotoxischen Ödem kommt es hingegen zu einer Zellschwellung, also zu einem Anstieg des intrazellulären Wassergehaltes. Infolgedessen sinkt der ACD-Wert. Im „diffusion tensor imaging" (DTI) stellt sich bereits früh eine Anisotropie ein.

Die ödematösen Veränderungen halten meist etwa 2 Wochen an. Im weiteren Verlauf kommt es dann im Rahmen der Zellschädigung zu einer Atrophie.

Merke

Bei einem traumatisch bedingten Ödem kann es zu einem vasogenen und zu einem zytotoxischen Ödem kommen. Bei einem vasogenen Ödem steigt der extrazelluläre Wassergehalt, der ADC steigt. Bei einem zytotoxischen Ödem steigt der intrazelluläre Wassergehalt, der ADC sinkt.

10.3.9
Traumatisch bedingte Ischämien

Ein Schädel-Hirn-Trauma kann zu ausgeprägten hämodynamischen Veränderungen führen, in deren Folge es zu zerebralen Ischämien kommen kann. Kinder sind dabei häufiger betroffen als Erwachsene, Jungen etwas häufiger als Mädchen. Meist ist das zugrunde liegende Schädel-Hirn-Trauma schwer, der GCS-Wert ist in der Regel bei Aufnahme relativ niedrig.

Traumatisch bedingte Ischämien entstehen sekundär als Reaktion auf das Schädel-Hirn-Trauma. Sie sind bei schweren Schädel-Hirn-Traumen relativ häufig. Hierbei können zahlreiche Ursachen zugrunde liegen (Tabelle 10.6). Zum einen kann das Gefäß direkt durch eine raumfordernde Blutung komprimiert werden. Zum anderen kann es im Rahmen einer Einklemmung zu einem Abdrücken eines Gefäßes kommen. Tabelle 10.7 fasst die verschiedenen Formen der Gefäßkompressionen zusammen. Die A. cerebri posterior ist dabei am häufigsten betroffen.

Zudem kommen auch andere Ursachen einer posttraumatischen zerebralen Ischämie infrage. Hierzu

Tabelle 10.6. Ursachen für posttraumatische Ischämien

- Kompression eines Gefäßes im Rahmen einer Einklemmung
- Direkte Kompression eines Gefäßes durch eine raumfordernde Blutung
- Vasospasmen bei traumatischer SAB
- Systemische Minderperfusion
- Gefäßverletzung
- Gefäßdissektion
- Embolische Ereignisse

Tabelle 10.7. Gefäßterritorien zerebraler Ischämien im Rahmen von Einklemmungssyndromen

Gefäßterritorium	Ursache
A. cerebri posterior	Kompression gegen das Tentorium bei einer medialen Einklemmung des Temporallappens
A. cerebri anterior	Kompression einer oder beider Arterien bei einer subfalzinen Einklemmung des Gyrus cinguli
A. cerebri media	Bei hochgradigem Hirnödem oder bei einer generellen Einklemmung
Aa. lenticulostriatae und thalamoperforantes	Dehnung und Kompression bei ausgeprägt raumfordernden Effekten
A. cerebelli superior	Kompression gegen das Tentorium bei deszendierender oder aszendierender transtentorieller Einklemmung
A. cerebelli inferior posterior	Kompression bei einer Einklemmung der Kleinhirntonsillen

zählen eine systemische Minderperfusion, Gefäßverletzungen oder -dissektionen, embolische Ereignisse oder Vasospasmen bei einer traumatischen SAB.

Die CT zeigt bei Aufnahme häufig noch keine Zeichen einer zerebralen Ischämie. Es lassen sich meist lediglich allgemeine Zeichen eines Schädel-Hirn-Traumas abgrenzen, wie subarachnoidale, subdurale oder epidurale Blutungen, eine generalisierte Hirnschwellung, Kontusionsblutungen oder Scherverletzungen.

In der MRT sind – wie bei nichttraumatischen zerebralen Ischämien auch – diffusionsgewichtete Sequenzen besonders hilfreich. Hier zeigt sich bei einer akuten Ischämie ein zytotoxisches Ödem mit eine Diffusionsrestriktion, also einem erhöhten Signal in den diffusionsgewichteten Sequenzen, und einer korrespondierenden Verminderung des ADC.

Merke

Im Rahmen schwerer Schädel-Hirn-Traumen kommt es nicht selten zu zerebralen Ischämien. Diese können durch eine Kompression eines Gefäßes, durch Einklemmung oder eine raumfordernde Blutung, aber auch durch Dissektionen, Gefäßlazerationen, Vasospasmen, eine Minderperfusion oder Embolien entstehen.

10.3.10
Einklemmungssyndrome

Von einer Einklemmung bzw. Herniation spricht man, wenn Hirnparenchym aus einem intrakraniellen Kompartiment in ein anderes verdrängt wird, das von diesem normalerweise durch knöcherne oder durale Strukturen getrennt ist. Je nach Lage der Einklemmung kann es zu einer Kompression lebenswichtiger Strukturen, wie des Atemzentrums, kommen und damit zum Tod führen. Auch Gefäße können komprimiert werden, sodass es im weiteren Verlauf zu einer zerebralen Ischämie kommt. Hiervon ist insbesondere die A. cerebri posterior betroffen. Relativ häufig tritt auch eine Kompression des 3. Hirnnerven auf.

Man unterscheidet in der Regel die in Tabelle 10.8 aufgeführten Formen der Einklemmung bzw. Herniation.

Bei einer *subfalzinen Einklemmung* wird der Gyrus cinguli unter die Falx cerebri gedrängt. Dies geschieht in der Regel durch eine raumfordernde Blutung – oder auch einen Tumor – im Bereich eines Frontallappens. Hierdurch kann es zu einer Kompression der A. cerebri anterior kommen. Der ipsilaterale Seitenventrikel ist in der Regel komprimiert, der kontralaterale Seitenventrikel kann durch eine Foramen-Monroi-Blockade erweitert sein.

Bei einer *unilateralen deszendierenden transtentoriellen Einklemmung* kommt es zu einer Verdrängung des medialen Temporallappens nach kaudal durch den Tentoriumschlitz. Dies ist in der Regel Folge eines raumfordernden Effektes im Bereich eines Temporallappens. Uncus und Gyrus parahippocampalis werden nach medial verdrängt. Im Verlauf kommt es zu einer Verlegung der suprasellären Zisterne. Die Hirnstammstrukturen werden gegen das kontralaterale Tentorium gedrängt und der N. oculomotorius wird komprimiert. Auch die A. cerebri posterior kann komprimiert werden, was im weiteren Verlauf zu einem Posteriorinfarkt führen kann. Von einer *Uncuseinklemmung* spricht man, wenn eine frühe Form der unilateralen deszendierenden transtentoriellen Einklemmung vorliegt und die suprasellare Zisterne einseitig durch den ipsilateralen Uncus verlegt wird.

Bei einer *bilateralen deszendierenden transtentoriellen Einklemmung* kommt es zu einer zentralen Herniation, also einer bilateralen Verdrängung der Großhirnhemisphären, der Basalganglien und des Mittelhirns nach kaudal durch den Tentoriumschlitz. Beide Temporallappen sind nach mediokaudal verdrängt. Chiasma und Hypothalamus werden über die Sella nach kaudal verlagert. Die Aa. lenticulostriatae und thalamoperforantes, aber auch die Aa. cerebri mediae können komprimiert werden.

Bei einer *aszendierenden transtentoriellen Einklemmung* werden Kleinhirn und Hirnstammstrukturen durch den Tentoriumschlitz nach kranial verdrängt. Sie entsteht durch einen raumfordernden Effekt im Bereich der hinteren Schädelgrube. Durch eine Kompression des Aquädukts kann es zu einem akuten Hydrozephalus kommen.

Bei einer *tonsillären Einklemmung* kommt es zu einer Verdrängung der Kleinhirntonsillen in den Spinalkanal. Auch diese entsteht durch einen raumfordernden Effekt im Bereich der hinteren Schädelgrube. Das Foramen magnum wird verlegt. Auch der 4. Ventrikel kann komprimiert sein, mit Ausbildung eines konsekutiven Hydrozephalus.

Bei einer *transalaren Herniation* kommt es zu einer Verdrängung von Hirnparenchym über den Keilbeinflügel hinweg. Sie ist insgesamt selten und verursacht wenig Symptome.

Bei einer *transduralen bzw. transkraniellen Herniation* kommt es zu einem Durchtreten von Hirnparenchym durch Defekte der Dura bzw. der Schädelkalotte. Diese können bei einer klaffenden Schädelfraktur mit Duraverletzung und nach einer Trepanation auftreten, wenn zugleich ein erhöhter intrakranieller Druck vorliegt.

Tabelle 10.8. Formen der Einklemmung

Subfalzine Einklemmung	Verdrängung des Gyrus cinguli unter die Falx cerebri Cave: A. cerebri anterior
Einseitige deszendierende transtentorielle Einklemmung	Verdrängung des medialen Temporallappens nach kaudal durch den Tentoriumschlitz Cave: A. cerebri posterior, 3. Hirnnerv
Uncusherniation	Frühform der einseitigen deszendierenden transtentoriellen Einklemmung Verlagerung des Uncus und Gyrus parahippocampalis nach medial
Bilaterale deszendierende transtentorielle Einklemmung	Zentrale Einklemmung mit Verlagerung der supratentoriellen Strukturen durch den Tentoriumsschlitz nach kaudal Cave: Aa. lenticulostriatae und thalamoperforantes
Aszendierende transtentorielle Einklemmung	Verlagerung von Kleinhirn und Hirnstammstrukturen nach kranial Raumforderung der hinteren Schädelgrube
Tonsilläre Einklemmung	Verlagerung der Kleinhirntonsillen in den Spinalkanal
Transalare Herniation	Verlagerung von Hirnparenchym über den Keilbeinflügel
Transkranielle bzw. transdurale Herniation	Verlagerung von Hirnparenchym durch einen Defekt von Dura und Schädelkalotte

> **Merke**
>
> Von einer Einklemmung spricht man, wenn Hirnparenchym aus einem intrakraniellen Kompartiment in ein anderes verdrängt wird, das von diesem normalerweise durch knöcherne oder durale Strukturen getrennt ist. Im Rahmen einer Einklemmung kann es zu einer Kompression lebenswichtiger Strukturen, aber auch zu einem Abklemmen von Gefäßen oder Hirnnerven mit konsekutiven Infarkten oder Nervenschädigungen kommen.

10.3.11
Kalottenfrakturen

Die Diagnose von Kalottenfrakturen ist bei Kindern – wie bei Erwachsenen – nur von eingeschränkter Bedeutung. Das Auftreten von Frakturen korreliert nicht mit dem Schweregrad der intrakraniellen Traumafolgen. Wird eine CT angefertigt, so ist es hilfreich, auf dem Topogramm („Scout") nach Frakturen zu suchen; gelegentlich können Kalottenfrakturen in den axialen CT-Schichten übersehen werden. Nur in Ausnahmefällen, insbesondere bei Verdacht auf eine Kindesmisshandlung, sind zur Dokumentation von Schädelfrakturen projektionsradiographische Aufnahmen erforderlich.

Eine Besonderheit stellen so genannte „wachsende Kalottenfrakturen" dar. Diesen liegen leptomeningeale Zysten zugrunde, die durch einen Einriss der Dura im Rahmen der Fraktur entstehen können. Die meningeale Zyste stülpt sich zwischen den Frakturrändern hindurch und verhindert so eine Frakturheilung. Der Frakturspalt wird nach und nach immer weiter.

Abbildung 10.13 zeigt eine „wachsende" Fraktur bei einem Kleinkind. Der Frakturspalt war nach dem Trauma zunehmend breiter geworden, die Fraktur verheilte nicht.

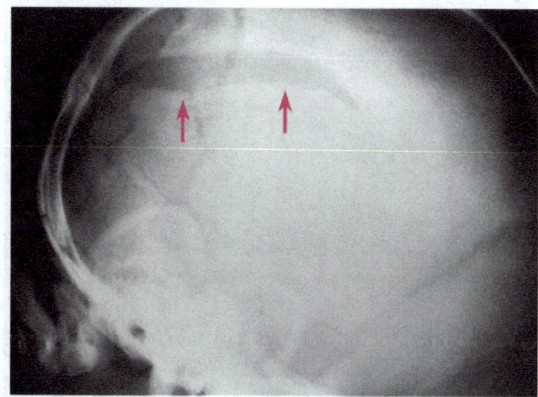

Abb. 10.13. „Wachsende Fraktur" bei einem Kleinkind. Der Frakturspalt hat in den projektionsradiographischen Aufnahmen nach dem Trauma zunehmend an Breite zugenommen und klafft nun weit (*Pfeile*)

> **Merke**
>
> „Wachsenden Kalottenfrakturen" liegen leptomeningeale Zysten zugrunde, die durch einen Einriss der Dura entstehen und die sich zwischen die Frakturränder legen.

10.4 Kindesmisshandlung

Kindesmisshandlungen mit zerebralen Traumafolgen sind ein trauriges Kapitel der Kinderneuroradiologie. Sie werden auch als „nichtakzidentelle Traumen", also als Verletzungen, denen kein Unfall zugrunde liegt, bezeichnet. Im angelsächsischen Sprachraum haben sich auch die Bezeichnungen „battered child syndrome" und „shaken baby syndrome" etabliert, die inzwischen auch Einzug in den deutschen Sprachgebrauch gefunden haben.

Es ist wichtig, die diagnostischen Kriterien für eine Kindesmisshandlung zu kennen, zumal es sich leider nicht um eine seltene Diagnose handelt. In den USA wurden für das Jahr 2002 etwa 896.000 Kinder als Opfer von Misshandlung oder Vernachlässigung angegeben, von denen etwa 1400 Kinder gestorben sind (vgl. Barkovich, 2005). Die Zahlen in Europa ähneln diesen, wobei eine weite Spanne vorliegt, je nachdem welche Bewertungskriterien angenommen werden. Insgesamt handelt es sich also bei der Kindesmisshandlung um eine der häufigsten „Kinderkrankheiten"! Hierbei muss von den behandelnden Ärzten ein schwieriger Balanceakt vollzogen werden, um zum einen die Diagnose des nichtakzidentellen Traumas nicht zu übersehen, zum anderen aber auch die Diagnose nicht fälschlicherweise zu stellen, die so zu einer Stigmatisierung der Eltern und evtl. einer Zerreißung der Familie führen kann.

> **Merke**
>
> Die Kindesmisshandlung ist eine der häufigsten „Kinderkrankheiten". Ein Balanceakt ist notwendig – zum einen darf die Diagnose nicht übersehen, zum anderen nicht fälschlicherweise gestellt werden.

Die Kopfverletzungen bestimmen in der Regel entscheidend die medizinische Prognose des Kindes. Sie sind in den meisten Fällen die Ursache für den Tod oder für eine bleibende Behinderung des Kindes. Am häufigsten sind hierbei Säuglinge betroffen, das mittlere Alter liegt zwischen 2 und 5 Monaten. Jungen sind häufiger betroffen als Mädchen. Zudem werden häufiger Frühgeborene, behinderte Kinder, Zwillingskinder und Stiefkinder misshandelt.

Bei Aufnahme fällt meist eine Diskrepanz zwischen dem geschilderten Trauma und der Schwere der Symptomatik bzw. der bildmorphologisch fassbaren Veränderungen auf. Die betroffenen Säuglinge werden oft mit einer Somnolenz, Apnoephasen und epileptischen Anfällen eingeliefert. Liegt bei Aufnahme bereits ein komatöser Zustand vor, so wird die Mortalität mit bis zu 2/3 angegeben. In den allermeisten Fällen liegen Netzhautblutungen vor, sodass eine ophthalmologische Untersuchung mit Spiegeln des Augenhintergrundes wichtig und hilfreich ist.

Liegt der Verdacht auf eine Kindesmisshandlung vor, so ist es auch forensisch sehr wichtig, alle Verletzungen genau zu dokumentieren. Der Verdacht muss dem behandelnden Kollegen unverzüglich und unmissverständlich (!) mitgeteilt werden. Die Rolle des Radiologen bzw. Neuroradiologen/Kinderradiologen beschränkt sich hierbei nicht auf ein reines Aufzählen der nachweisbaren Verletzungen. Besteht der Verdacht auf eine Kindesmisshandlung, so sollte er von dem befundenden Radiologen klar geäußert und mitgeteilt werden. Das Kind sollte zur weiteren Diagnostik unbedingt stationär aufgenommen werden, damit eine sichere Umgebung geschaffen werden kann.

Merke

> Bei dem Verdacht auf eine Kindesmisshandlung müssen alle Verletzungen sorgfältig dokumentiert werden. Der Verdacht muss unverzüglich und unmissverständlich mit dem behandelnden Kollegen besprochen werden, damit eine sichere Umgebung für das Kind geschaffen werden kann.

Am häufigsten treten bei einer Kindesmisshandlung mit Schädel-Hirn-Trauma SDH auf. Gerade wenn Säuglinge geschüttelt werden, kommt es zu Einrissen der Brückenvenen und hierdurch zu SDH. Hierbei reißen häufig auch Brückenvenen der Falx cerebri ein, und es treten parafalzine SDH auf. Oft kommen mehrere SDH zur Darstellung, die sich in verschiedenen Stadien befinden, also zu unterschiedlichen Zeitpunkten entstanden sind.

Abbildung 10.14 a,b zeigt computertomographische Aufnahmen bei einem 9 Monate alten misshandelten Jungen. Es kommen ein rechtsseitiges subdurales Hämatom und parafalziale subdurale Blutanteile zur Darstellung. Zusätzlich liegen auch Zeichen einer schweren Hirnschädigung vor, mit einer deutlich verminderten Differenzierbarkeit der Mark-Rinden-Strukturen vor allem rechtsseitig.

Abbildung 10.15 a–d zeigt eine MRT-Untersuchung bei einem 4 Monate alten misshandelten Jungen. Auch hier liegen subdurale Hämatome vor, die in diesem Fall bilateral sind. Zusätzlich findet sich eine ausgedehnte Parenchymblutung.

Merke

> SDH sind die häufigsten intrakraniellen Verletzungen bei misshandelten Kindern mit Schädel-Hirn-Traumen.

Traumatische SAB kommen in bis zur Hälfte der Fälle vor. Epidurale Hämatome sind hingegen bei Kindesmisshandlungen außerordentlich selten.

Auch Scherverletzungen kommen bei misshandelten Kindern gehäuft vor. Ihnen wird insgesamt eine ungünstige prognostische Bedeutung zugeschrieben. Sie liegen bevorzugt im Bereich der Mark-Rinden-Grenze, im Balken und im Centrum semiovale. Im Ultraschall

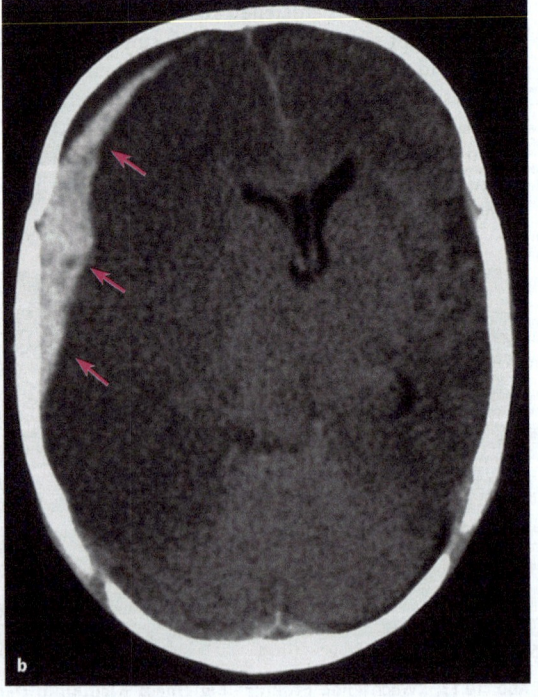

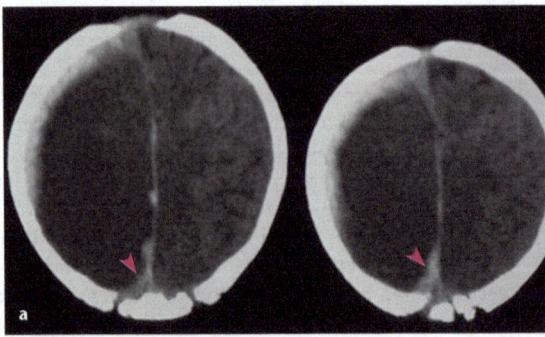

Abb. 10.14 a, b. Schwere Schädel-Hirn-Verletzungen bei einem 9 Monate alten misshandelten Jungen. Die CT zeigt ein rechtsseitiges SDH mit Mittellinienverlagerung (*Pfeile*), parafalziale subdurale Blutanteile (*Pfeilspitzen*) sowie eine deutliche Verminderung der Differenzierbarkeit der Mark-Rinden-Strukturen vor allem rechtsseitig

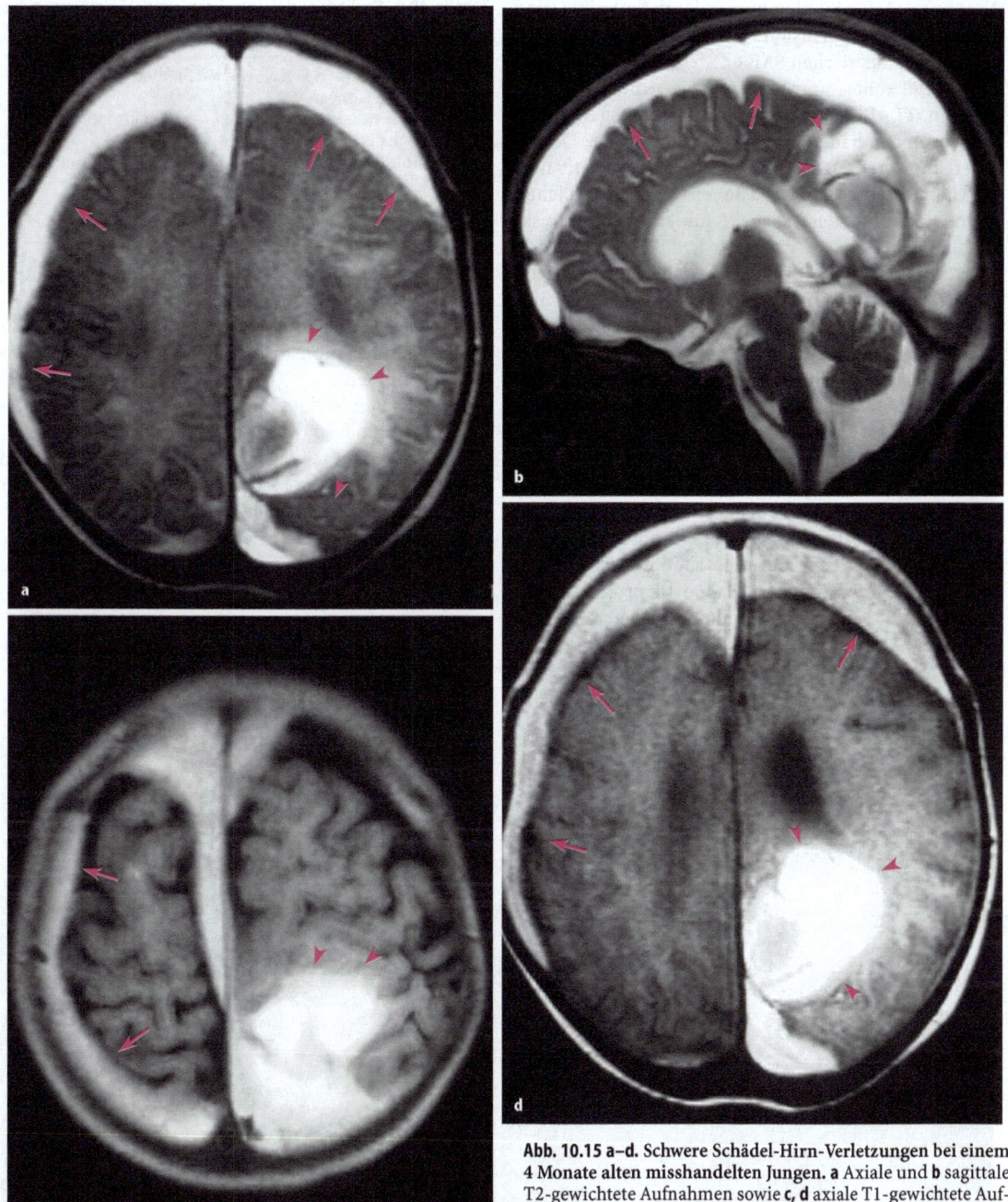

Abb. 10.15 a–d. Schwere Schädel-Hirn-Verletzungen bei einem 4 Monate alten misshandelten Jungen. a Axiale und b sagittale T2-gewichtete Aufnahmen sowie c, d axiale T1-gewichtete Aufnahmen zeigen ausgedehnte bilaterale SDH (*Pfeile*) und eine große Parenchymblutung (*Pfeilspitzen*)

können sie als kleine, schlitzförmige Einrisse mit einer echoarmen Textur auffallen, insbesondere im Bereich der Mark-Rinden-Grenze.

Zerebrale Kontusionsblutungen werden am häufigsten im Bereich der Frontal- und der Temporallappen beobachtet.

Bei Kindesmisshandlungen kann, gerade wenn sie im frühen Kindesalter geschehen, auch ein generalisiertes Hirnödem auftreten, das bis zur Einklemmung und zum Tod führen kann. Zu Hirninfarkten kann es zum einen durch Würgen des Kindes oder durch traumatische Gefäßdissektionen kommen. Zum anderen können zerebrale Infarkte aber auch durch Gefäßkompression, beispielsweise durch eine raumfordernde

Blutung oder eine Einklemmung, durch Embolien, eine generelle Minderperfusion oder durch Gefäßspasmen bei einer traumatischen SAB entstehen.

Die MRT sollte immer auch T2*-gewichtete GRE-Sequenzen, FLAIR-Sequenzen und diffusionsgewichtete Sequenzen beinhalten, um Blutabbauprodukte, Ödemzonen und zerebrale Ischämien möglichst sensitiv darzustellen. Traumatische Läsionen unterschiedlichen Alters sind besonders suspekt für eine Kindesmisshandlung.

In der CT oder MRT sollte immer auch auf die Augen geachtet werden. Gerade bei Schütteltraumen kommt es zu Netzhautblutungen, die teilweise in der Schnittbilddiagnostik dargestellt werden.

Werden bei einem Kind multiple komplexe oder bilaterale Kalottenfrakturen festgestellt, so sollte ebenfalls immer an eine Kindesmisshandlung gedacht werden, gerade wenn eine Depression der Fraktur besteht und sich anamnestisch kein adäquates Trauma eruieren lässt. Eine einfache lineare Schädelfraktur hat hingegen eine niedrige Spezifität für eine Kindesmisshandlung.

Bei einem Verdacht auf eine Kindesmisshandlung sollten im Zuge der weiteren Diagnostik projektionsradiographische Übersichtsaufnahmen angefertigt werden, um nach Frakturen in unterschiedlichen Heilungsphasen zu suchen. Hier sollte besonders auf die dorsalen Anteile der Rippen, das Sternum, die Meta-

Tabelle 10.9. Spektrum der intrakraniellen Verletzungen bei einer Kindesmisshandlung (nichtakzidentelles Trauma)

- SDH, vor allem in verschiedenen Stadien
- Scherverletzungen
- Kortikale Kontusionsblutungen, vor allem frontotemporal
- Generalisiertes Hirnödem
- Hirninfarkte u. a. durch Würgen oder durch traumatische Dissektionen
- Netzhautblutungen
- Bilaterale oder komplexe Frakturen mit Depression

physen, insbesondere die metaphysären Randkanten, und natürlich die Wirbelsäule geachtet werden.

Tabelle 10.9 fasst die verschiedenen neuroradiologischen Manifestationsformen einer Kindesmisshandlung zusammen.

Im weiteren Verlauf kommt es dann zu einer zerebralen Atrophie, zu Gliosezonen und zu Hygromen.

Abb. 10.16 a–d zeigt einen Residualzustand bei einem schwer misshandelten Mädchen. Das Kind war im Alter von 4 Wochen misshandelt worden, die gezeigten Aufnahmen wurden etwa ein halbes Jahr später angefertigt.

Merke

Mehrere Schädel-Hirn-Verletzungen in unterschiedlichen Stadien der Organisation sollten unbedingt an eine Kindesmisshandlung denken lassen.

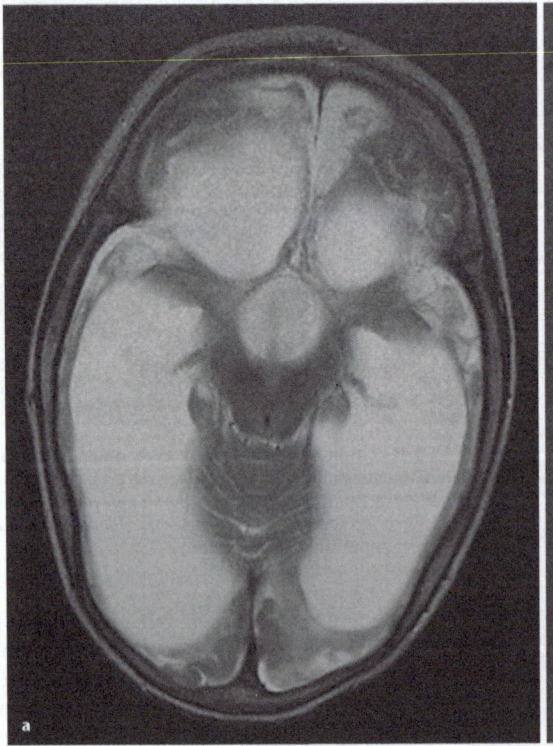
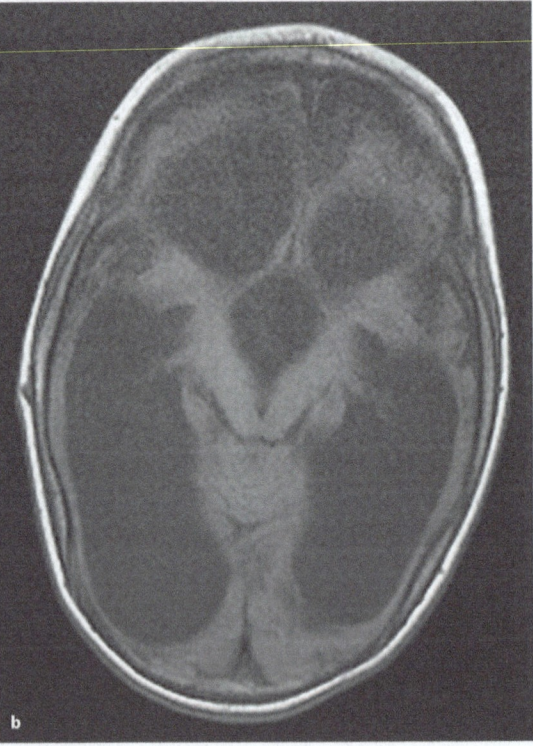

Abb. 10.16 a–d. Residualzustand bei einem schwer misshandelten Mädchen. Die axialen **a** T2-gewichteten und **b** T1-gewichteten Sequenzen sowie **c** die sagittalen T2-gewichteten und **d** T1-gewichteten Sequenzen zeigen schwerste Defekte des Großhirnparenchyms

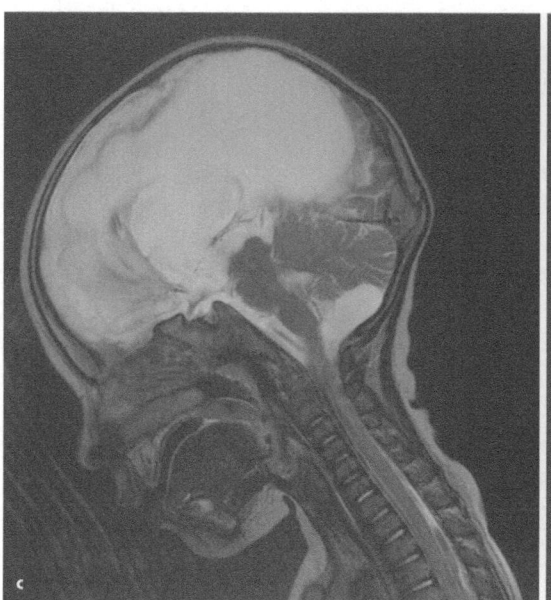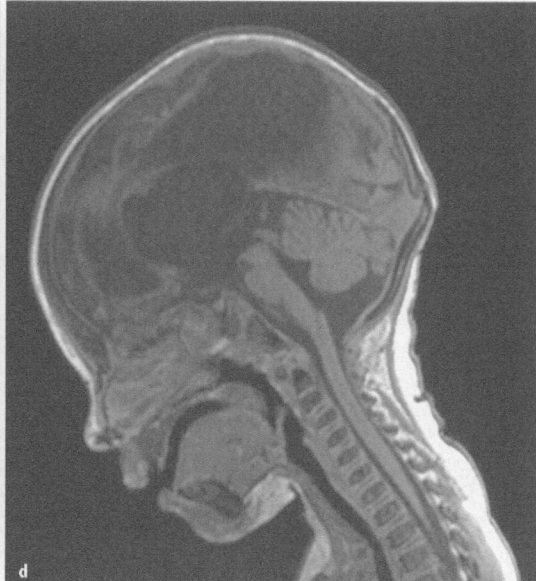

Abb. 10.16 c, d

Differenzialdiagnostisch ist vor allem an ein Unfalltrauma, also an ein akzidentelles Trauma zu denken. Hier ist es besonders wichtig, genau auf die Anamnese zu achten und diese mit dem Ausmaß der Verletzungen des Kindes zu korrelieren. SDH sind bei Kindern mit einer traumatischen Schädel-Hirn-Verletzung deutlich seltener als bei Kindern mit einem nichtakzidentellen Trauma. Auch sind Netzhautblutungen bei Unfalltraumen außerordentlich selten. Zudem finden sich bei Kindern mit einem Unfalltrauma in der Regel keine Vorschädigungen des Gehirns und auch keine Hygrome.

Sehr selten einmal können Gerinnungsstörungen, wie sie bei einer Hämophilie oder einer Leukämie auftreten, eine Kindesmisshandlung vortäuschen. Zudem muss differenzialdiagnostisch auch an eine Glutarazidurie vom Typ 1 und an eine Menke-Erkrankung gedacht werden, die gehäuft zu spontanen SDH führen können.

Weiterführende Literatur

Barkovich AJ (2005) Brain and spine injuries in infancy and childhood. In: Pediatric Neuroimaging. Lippincott Williams & Wilkins, Philadelphia, pp 190–290

Bruce DA (2000) Imaging after head trauma: why, when and which. Childs Nerv Syst 16: 755–759

Demaerel P, Casteels I, Wilms G (2002) Cranial imaging in child abuse. Eur Radiol 12: 849–857

Duhaime AC, Christian CW, Rorke LB, Zimmerman RA (1998) Nonaccidental head injury in infants – the „shaken baby syndrome". N Engl J Med 338: 1822–1829

Harwood-Nash DC (1992) Abuse to the pediatric central nervous system. AJNR Am J Neuroradiol 13: 569–575

Hayman LA, Taber KH, Ford JJ, Bryan RN (1991) Mechanisms of MR signal alteration by acute intracerebral blood: old concepts and new theories. AJNR Am J Neuroradiol 12: 899–907

Huisman TAGM, Schwamm LH, Schaefer PW et al. (2004) Diffusion tensor imaging as potential biomarker of white matter injury in diffuse axonal injury. AJNR Am J Neuroradiol 25: 370–376

Husson B, Pariente D, Tammam S, Zerah M (1996) The value of MRI in the early diagnosis of growing skull fracture. Pediatr Radiol 26: 744–747

Noguchi K, Ogawa T, Seto H et al. (1997) Subacute and chronic subarachnoid hemorrhage: diagnosis with fluid attenuated inversion recovery MR imaging. Radiology 203: 257–262

Perrin RG, Rutka JT, Drake JM et al. (1997) Management and outcomes of posterior fossa subdural hematomas in neonates. Neurosurgery 40: 1190–1200

Sato Y, Yuh WT, Smith WL, Alexander RC, Kao SC, Ellerbroek CJ (1989) Head injury in child abuse. Evaluation with MR imaging. Radiology 173: 653–657

Intrakranielle Tumoren bei Kindern

Hirntumoren stellen bei Kindern nach den Leukämien die zweithäufigste Tumorerkrankung dar. Bei Säuglingen und Kleinkindern können sie durch einen zunehmenden Kopfumfang klinisch auffällig werden. Aber auch Übelkeit und Erbrechen, gerade auch direkt nach dem Aufwachen, sowie eine vermehrte Lethargie sind Warnzeichen für einen Hirntumor. Je nach Lage des Tumors können fokalneurologische Zeichen, wie beispielsweise Paresen, eine Ataxie oder Sehstörungen hinzutreten.

> **Merke**
>
> Nach den Leukämien stellen Hirntumoren die zweithäufigste Tumorerkrankung im Kindesalter dar.

Als primäre radiologische Modalität sollte nach Möglichkeit die MRT dienen, da die CT von ihrer diagnostischen Wertigkeit und auch von der artdiagnostischen Einordnung des Tumors deutlich eingeschränkter ist.

Magnetresonanztomographische Sequenzen sollten axiale T2-gewichtete Sequenzen und FLAIR-Sequenzen einschließen. Zudem empfiehlt sich immer auch die Anfertigung einer sagittalen Schichtführung, um die Strukturen der Mittellinie ausreichend beurteilen zu können. Bei Kindern mit einem Hirntumor sollte Kontrastmittel gegeben werden – in der Regel empfiehlt es sich, kontrastverstärkte T1-gewichtete Sequenzen in allen 3 Raumebenen anzufertigen, um eine optimale Operationsplanung zu ermöglichen. Gelegentlich können auch diffusionsgewichtete Sequenzen und Perfusionssequenzen für die Tumorcharakterisierung hilfreich sein.

Magnetresonanzspektroskopische Sequenzen können bei der artdiagnostischen Einordnung der Tumoren helfen. Bei Hirntumoren kommt es meist zu einer Reduktion des N-Acetyl-Aspartat- (NAA-) Peaks und zu einem Anstieg des Cholin-Peaks. Meist sprechen eine zunehmende Reduktion des NAA-Cholin-Verhältnisses und ein Anstieg des Cholin-Peaks für ein höhergradig malignes Tumorgeschehen. Auch ein erhöhter Laktat-Peak spricht eher für einen höhergradigen Tumor. Allerdings gibt es hierfür auch Ausnahmen – beispielsweise haben pilozytische Astrozytome, die ja einen WHO-Grad I aufweisen, also gutartige Tumoren darstellen, typischerweise ein „aggressives" Muster in der MR-Spektroskopie. Die Interpretation der Spektren sollte daher immer in Zusammenschau mit der Bildmorphologie erfolgen.

> **Merke**
>
> Ein erniedrigtes Verhältnis von NAA zu Cholin sowie ein erhöhter Laktat-Peak sprechen meist für einen höhermalignen Tumor. Allerdings gibt es hierfür gerade im Kindesalter Ausnahmen, wie z. B. das pilozytische Astrozytom.

11.1 Supratentorielle Tumoren

Supratentorielle Tumoren kommen in den ersten Lebensjahren besonders häufig vor, infratentorielle Tumoren treten bei Kindergarten- und Grundschulkindern gehäuft auf. Ab etwa dem 10. Lebensjahr kommen supratentorielle und infratentorielle Tumoren annähernd gleich häufig vor.

Zur Diagnosefindung sollten das Alter des Kindes und die Anamnese miteinbezogen werden. Gerade bei kleinen Kindern sollte immer auch an ungewöhnlichere bzw. embryonale Tumoren gedacht werden, wie beispielsweise Teratome, primitive neuroektodermale Tumoren (PNET) oder atypische Teratoid-/Rhabdoidtumoren. Bei älteren Kindern mit einer seit längerem bestehenden Epilepsie und einem kortexständigen Tumor ist hingegen eher an Gangliogliome bzw. Gangliozytome und an dysembryoplastische neuroepitheliale Tumoren (DNET) zu denken.

11.1.1 Supratentorielle Astrozytome

Astrozytome sind die häufigsten Tumoren der Großhirnhemisphären. Sie stellen etwa ein Drittel der supratentoriellen Tumoren dar und können prinzipiell in jeder Altersgruppe vorkommen.

Gemäß der *WHO-Klassifikation* unterscheidet man 4 Kategorien der Astrozytome:

- WHO-Grad I: das pilozytische Astrozytom,
- WHO-Grad II: das niedriggradige („Low-grade"-) Astrozytom,
- WHO-Grad III: das anaplastische Astrozytom,
- WHO-Grad IV: das Glioblastoma multiforme.

Prinzipiell können supratentorielle Astrozytome bei Kindern jeden histologischen Grad aufweisen. Allerdings sind höhergradige Astrozytome bei Kindern insgesamt seltener als bei Erwachsenen.

Merke

Astrozytome werden gemäß der WHO-Klassifikation in 4 Grade eingeteilt. Bei Kindern können alle histologischen Grade vorkommen.

Pilozytische Astrozytome

Pilozytische Astrozytome werden gemäß der WHO als Grad-I-Tumoren klassifiziert. Sie liegen zu etwa 60 % infratentoriell (s. Abschn. 11.2.1) und zu etwa 30 % im Bereich der Sehnerven bzw. des Chiasmas (s. Kap. 19.5). Ein Auftreten im Bereich der Großhirnhemisphären ist relativ selten, wobei die Prognose supratentoriell etwas schlechter ist als infratentoriell. Bei Diagnosestellung sind supratentorielle pilozytische Astrozytome oft schon relativ groß.

Pilozytische Astrozytome treten am häufigsten bei Schulkindern im Alter zwischen 5 und 15 Jahren auf.

Sie sind in der Regel scharf begrenzt und weisen kein – oder nur ein sehr geringes – perifokales Ödem auf. Am häufigsten manifestieren sie sich als zystische Tumoren mit einem wandständigen Tumorknoten. Dieser Tumorknoten zeigt nach Kontrastmittelgabe ein kräftiges Enhancement.

In der MR-Spektroskopie stellen sich pilozytische Astrozytome paradox dar. Obwohl sie gutartige Tumoren der WHO-Kategorie I sind, weisen sie aggressiv anmutende Spektren auf – der NAA-Peak ist erniedrigt, der Cholin-Peak deutlich erhöht, zudem ist der Laktat-Peak hoch.

Abbildung 11.1 a–c zeigt ein supratentorielles pilozytisches Astrozytom bei einem 14-jährigen Jungen. Es zeigt sich ein zystischer Tumor mit einem wandständigen, deutlich Kontrastmittel aufnehmenden Tumorknoten.

Merke

Pilozytische Astrozytome sind in den Großhirnhemisphären deutlich seltener (<10 %) als infratentoriell (etwa 60 %) oder im Bereich der Sehnerven bzw. des Chiasmas (etwa 30 %).

Niedriggradige Gliome

Niedriggradige Gliome sind WHO-Grad-II-Tumoren. Sie werden gelegentlich auch als „Low-grade-Gliome"

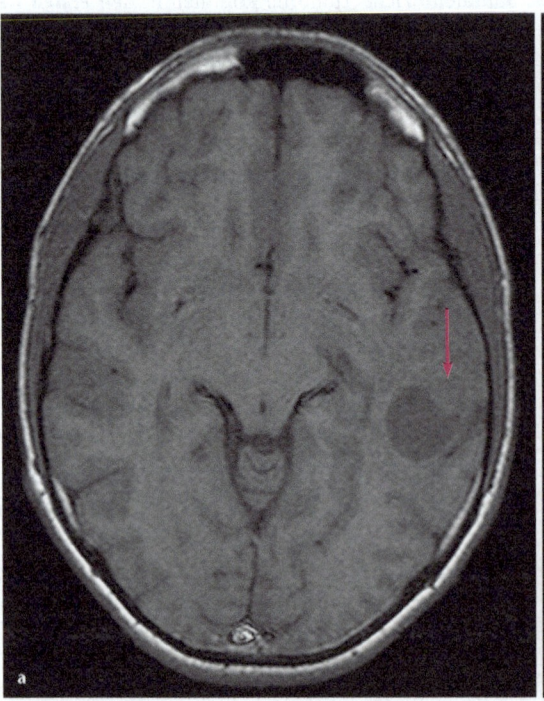 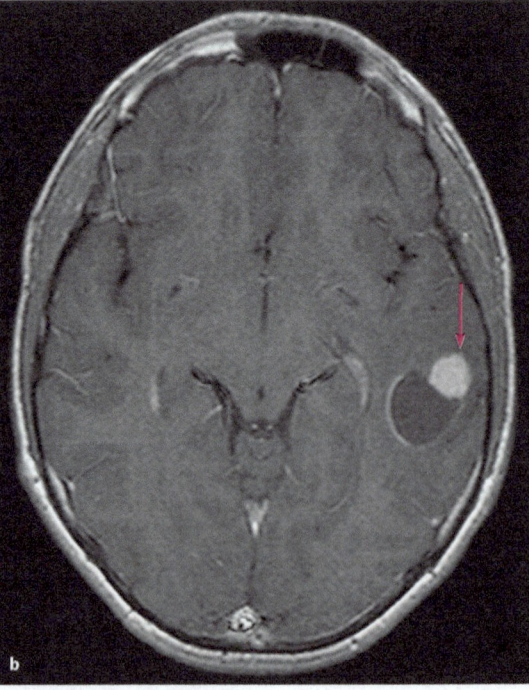

Abb. 11.1 a–c. Supratentorielles pilozytisches Astrozytom. Axiale T1-gewichtete Sequenzen **a** vor und **b** nach KM-Gabe und **c** koronare T1-gewichtete Sequenzen nach KM-Gabe zeigen einen zystischen Tumor mit wandständigem Tumorknoten (*Pfeile*)

bezeichnet. Niedriggradige Gliome können prinzipiell in jedem Lebensalter auftreten, sind jedoch bei Kindern verhältnismäßig selten. Das mittlere Alter bei Diagnosestellung liegt bei 34 Jahren.

Niedriggradige Gliome stellen sich meist als homogene, flächige Signalsteigerungen innerhalb des Marklagers in T2-gewichteten Sequenzen und FLAIR-Sequenzen dar, die eine raumfordernde Wirkung zeigen. Sie weisen in der Regel keine Einblutungen auf und zeigen nach intravenöser Kontrastmittelgabe normalerweise kein pathologisches Enhancement. Allerdings ist das Fehlen eines Kontrastmittelenhancements und auch das Fehlen von Einblutungen kein absolut bindendes Kriterium zur Differenzierung von höhergradigen Astrozytomen.

Abbildung 11.2 a,b zeigt ein niedriggradiges Gliom mit einer flächigen Signalintensitätssteigerung in der FLAIR-Sequenz und einer Signalminderung in der T1-gewichteten Sequenz.

> **Merke**
>
> Niedriggradige Gliome der Großhirnhemisphären sind im Kindesalter selten. Sie weisen in der Regel eine flächige Signalsteigerung in den T2-gewichteten und FLAIR-Sequenzen auf, ohne Zeichen der Einblutung und ohne ein pathologisches Enhancement.

Anaplastische Astrozytome und Glioblastoma multiforme

Anaplastische Astrozytome werden als WHO-Grad-III-Tumoren, das Glioblastoma multiforme als WHO-Grad-IV-Tumor klassifiziert. Diese Tumoren können prinzipiell in jedem Lebensalter auftreten, sind aber bei Kindern insgesamt deutlich seltener als bei Erwach-

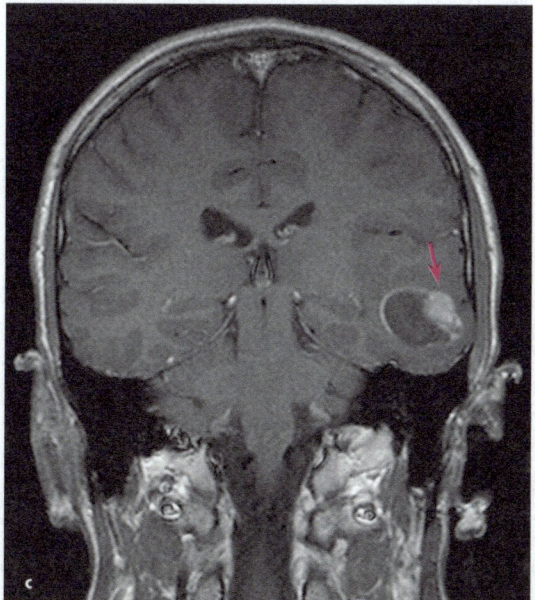

Abb. 11.1c

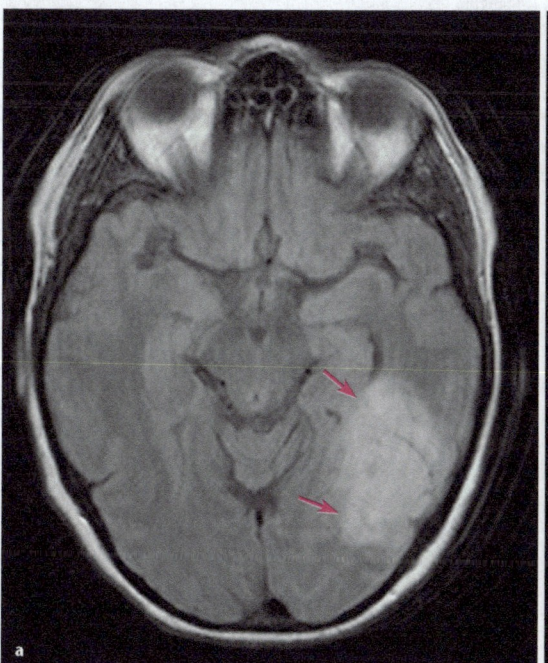
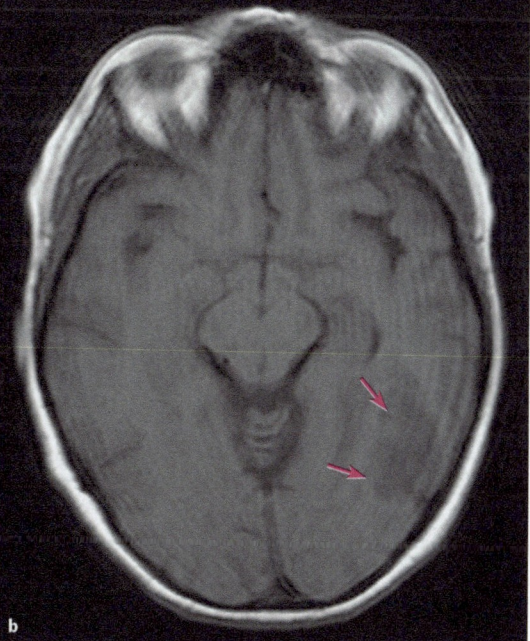

Abb. 11.2 a, b. Niedriggradiges Gliom. a Die axiale FLAIR-Sequenz zeigt eine flächige Signalintensitätssteigerung. **b** Die native T1-gewichtete Sequenz zeigt eine korrespondierende Signalminderung (*Pfeile*)

senen. Sie können primär oder durch Malignisierung aus einem niedriggradigen Astrozytom entstehen. Verschiedene Grunderkrankungen, wie die Neurofibromatose vom Typ 1, das Li-Fraumeni-Syndrom oder das Turcot-Syndrom prädisponieren zur Entwicklung eines höhergradigen Astrozytoms.

Anaplastische Astrozytome betreffen typischerweise vorwiegend die weiße Substanz. Die Proliferationsrate ist deutlich höher als bei niedriggradigen Gliomen.

Von ihrer bildmorphologischen Darstellung – und auch von ihrer Prognose her – liegen sie typischerweise zwischen den niedriggradigen Gliomen und dem Glioblastoma multiforme. In den T2-gewichteten und FLAIR Sequenzen stellen sie sich meist heterogen hyperintens dar. Das Ausbreitungsmuster ist infiltrativ. Ein pathologisches Kontrastmittelenhancement fehlt oft. Wenn es doch vorhanden ist, so ist es meist fleckig bzw. fokal.

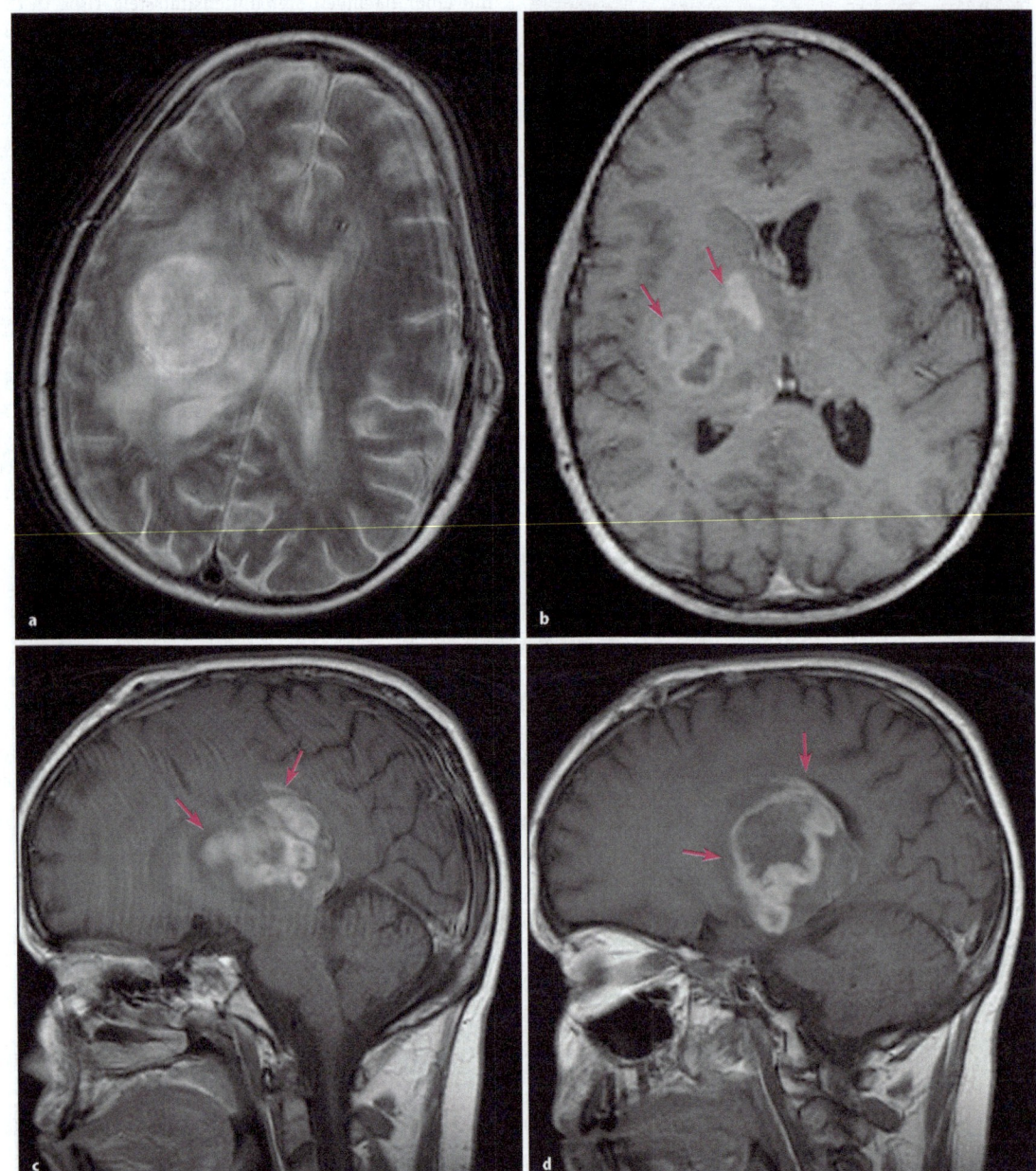

Abb. 11.3 a–d. Glioblastoma multiforme. Die axiale T2-gewichtete Sequenz (**a**) und axiale (**b**) sowie sagittale (**c, d**) T1-gewichtete Sequenzen nach KM-Gabe zeigen einen heterogenen, teilweise KM-aufnehmenden Tumor (*Pfeile*) mit perifokalem Ödem (*Pfeilspitzen*)

Das Glioblastoma multiforme hingegen stellt sich meist auch bildmorphologisch als ausgeprägt heterogener, sehr aggressiver Tumor dar. Es finden sich typischerweise deutliche Nekrosezonen und oft auch Hämorrhagisierungen. Nicht selten zeigt sich auch eine bihemisphärische Ausbreitung über den Balken hinweg. Das Enhancement nach Kontrastmittelgabe ist in der Regel randständig um eine Nekrosezone herum. Perifokal stellt sich ein ausgedehntes, flächiges Ödem dar. Wie auch beim niedriggradigen Gliom und beim anaplastischen Astrozytom, weiß man inzwischen, dass sich pathologische Zellen auch jenseits der MR-morphologisch manifesten Signalalterationen finden.

Abbildung 11.3 a–d zeigt ein Glioblastoma multiforme bei einem 11-jährigen Jungen mit einer Neurofibromatose vom Typ 1. Der Tumor ist sehr heterogen und weist ein ausgeprägtes perifokales Ödem auf.

Merke

Anaplastische Astrozytome und das Glioblastoma multiforme sind bei Kindern relativ selten, können jedoch vorkommen. Das Glioblastoma multiforme ist meist ein sehr heterogener Tumor mit Nekrosezonen, vorwiegend randständigem Enhancement und einer deutlichen perifokalen Ödemzone.

Riesenzellastrozytom

Riesenzellastrozytome sind WHO-Grad-I-Tumoren. Sie weisen ein fokales, subependymales Wachstumsmuster auf, und liegen fast immer nahe des Foramen Monroi. Riesenzellastrozytome sind mit der tuberösen Sklerose assoziiert (s. Kap. 3.3). Sie kommen bei bis zu 15% der Kinder mit einer tuberösen Sklerose vor. Am häufigsten wird die Diagnose im Grundschulalter gestellt. Die Prognose ist gut.

In der MRT stellen sich Riesenzellastrozytome typischerweise als glatt begrenzte, rundliche bis leicht lobulierte Tumoren im Bereich des Foramen Monroi dar. Meist liegt gegenüber der umgebenden weißen Substanz eine relative Hypointensität in der T1-Gewichtung und eine relative Hyperintensität in der T2-Gewichtung vor. Nach Kontrastmittelgabe zeigt sich in der Regel ein kräftiges, homogenes Enhancement. Eine Differenzierung zwischen einem Riesenzellastrozytom und einem im Rahmen der tuberösen Sklerose vorliegenden, subependymalen Knoten kann bisweilen schwierig sein, da auch subependymale Knötchen Kontrastmittel aufnehmen können. Eine Erweiterung des ispilateralen Seitenventrikels im Sinne einer Foramen-Monroi-Blockade sollte jedoch immer an ein Riesenzellastrozytom denken lassen. Zudem spricht ein Wachstum in einer Verlaufs-MRT immer für ein Riesenzellastrozytom.

Abbildung 11.4 a,b zeigt ein Riesenzellastrozytom bei einem Jungen mit tuberöser Sklerose. Es stellt sich ein relativ homogener Tumor im Bereich des Foramen Monroi dar. Zu einem wesentlichen Liquoraufstau ist es jedoch noch nicht gekommen.

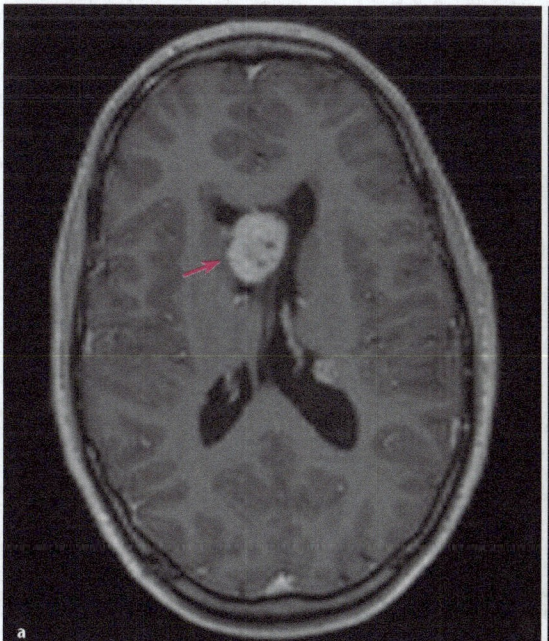 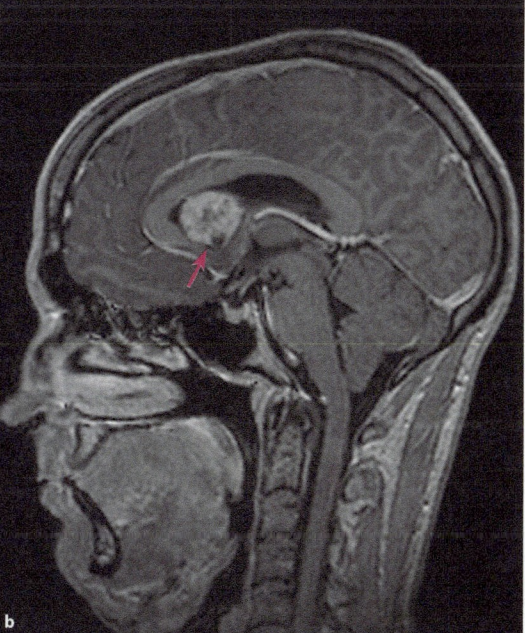

Abb. 11.4 a, b. Riesenzellastrozytom. Axiale (**a**) und sagittale (**b**) T1-gewichtete Sequenzen nach KM-Gabe zeigen einen deutlich KM-aufnehmenden Tumor (*Pfeile*) im Bereich des Foramen Monroi rechts

> **Merke**
>
> Riesenzellastrozytome kommen bei bis zu 15 % der Kinder mit einer tuberösen Sklerose vor. Sie stellen subependymale Raumforderungen im Bereich des Foramen Monroi dar, die ein kräftiges Enhancement und ein Wachstum im Zeitverlauf aufweisen. Es kommt häufig zur Foramen-Monroi-Blockade.

Pleomorphe Xanthoastrozytome

Pleomorphe Xanthoastrozytome werden meist als WHO-Grad-II-Tumoren, gelegentlich – bei Vorliegen von Anaplasien in der Histologie – auch als WHO-Grad-III-Tumoren klassifiziert. Sie werden am häufigsten in der Adoleszenz und im jungen Erwachsenenalter diagnostiziert. Die Prognose ist verhältnismäßig gut, mit einer mittleren Zehnjahresüberlebensrate von etwa 70 %. Die betroffenen Patienten fallen klinisch meist durch Anfälle, gelegentlich auch einmal durch Kopfschmerzen oder fokalneurologische Ausfallserscheinungen auf.

Pleomorphe Xanthoastrozytome – gelegentlich auch als „PXA" abgekürzt – sind meist kortexständige, supratentorielle Tumoren. Am häufigsten sind sie im Temporallappen zu finden. Sie können aber durchaus auch in den anderen Großhirnlappen vorkommen. Pleomorphe Xanthoastrozytome stellen sich in der T2-Gewichtung und in der FLAIR-Sequenz meist hyperintens, in der T1-Gewichtung meist hypointens, oder auch isointens zur grauen Substanz dar. Ihre Binnenstruktur kann recht heterogen sein. Häufig liegt ein liquorisointenser, zystischer Anteil vor. Nach Kontrastmittelgabe zeigt sich meist ein kräftiges, umschriebenes Enhancement. Häufig – und recht charakteristisch – ist eine Art „dural tail", also eine Verdickung und ein vermehrtes Enhancement der angrenzenden Meningen. Man nimmt an, dass dies aus einem Einwachsen in die Hirnhäute resultiert. Ein perifokales Ödem fehlt meist, oder ist allenfalls minimal ausgeprägt.

Differenzialdiagnostisch ist insbesondere an Gangliogliome bzw. Gangliozytome, aber auch an DNET und pilozytische Astrozytome zu denken.

Abbildung 11.5 a–c zeigt ein pleomorphes Xanthoastrozytom bei einem Jugendlichen. Der Tumor ist kortexständig mit einem fast fehlenden perifokalen Ödem und einem angedeuteten „Dural-tail-Zeichen".

> **Merke**
>
> Pleomorphe Xanthoastrozytome sind meist supratentorielle, kortexständige Tumoren. Sie weisen häufig zystische und solide, kontrastmittelaufnehmende Anteile auf. Typisch ist eine Verdickung und ein vermehrtes Enhancement der Meningen („dural tail"), was in etwa 70 % der Fälle auftritt.

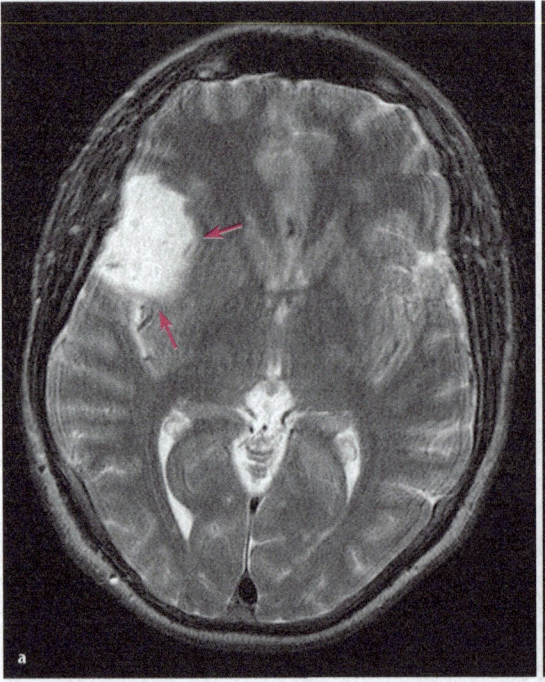 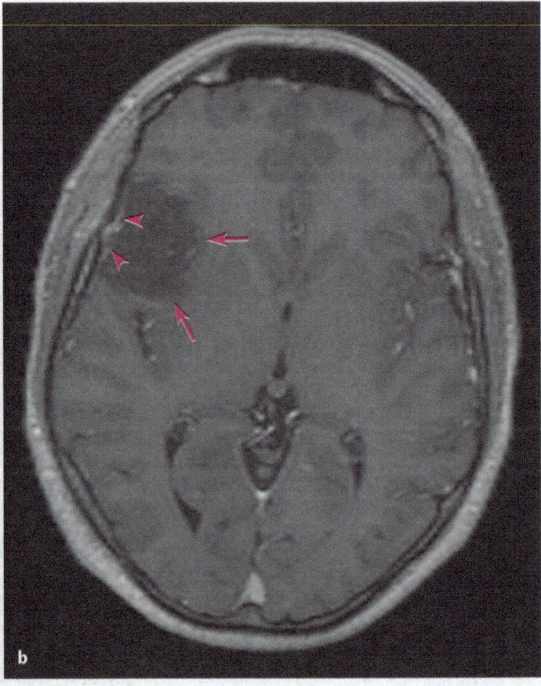

Abb. 11.5 a–c. Pleomorphes Xanthoastrozytom. Die axiale T2-gewichtete Sequenz (**a**) und die axialen (**b**) und sagittalen (**c**) T1-gewichteten Sequenzen nach KM-Gabe zeigen einen kortexständigen Tumor (*Pfeile*) mit einem angedeuteten Enhancement der angrenzenden Meningen (*Pfeilspitzen*) („Dural-tail-Zeichen") und einem fast fehlenden perifokalen Ödem

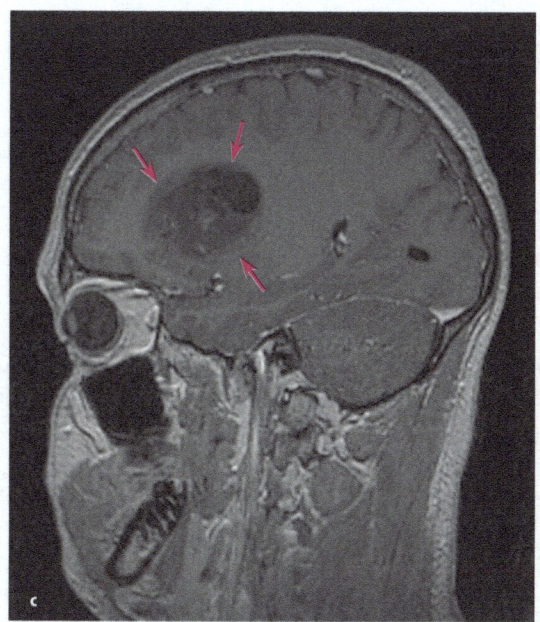

Abb. 11.5c

11.1.2 Oligodendrogliome

Oligodendrogliome sind im Kindesalter außerordentlich selten. Meist werden sie im Erwachsenenalter diagnostiziert.

Oligodendrogliome stellen in der Regel WHO-Grad-II-Tumoren dar, wobei es auch eine anaplastische Unterform gibt, die als WHO-Grad III klassifiziert wird. Klinisch fallen sie häufig durch Anfälle, gelegentlich auch durch Kopfschmerzen oder fokalneurologische Symptome auf.

Magnetresonanztomographisch stellen sich Oligodendrogliome als kortexständige oder subkortikale Tumoren dar. In der CT oder in T2*-gewichteten Sequenzen fallen in bis zu 90 % der Fälle schollige Verkalkungen auf. In T2-gewichteten und FLAIR-Sequenzen sind Oligodendrogliome in der Regel hyperintens mit einer relativ heterogenen Binnenstruktur. Ein perifokales Ödem ist meist allenfalls gering ausgeprägt. Nach Kontrastmittelgabe findet sich in etwa der Hälfte der Fälle ein heterogenes Enhancement. Ein fehlendes Enhancement wird mit einer besseren Prognose in Verbindung gebracht.

Differenzialdiagnostisch ist vor allem an Astrozytome und pleomorphe Xanthoastrozytome, aber auch an Gangliogliome bzw. Gangliozytome und DNET zu denken.

Abbildung 11.6 zeigt eine CT bei einem älteren Patienten mit einem Oligodendrogliom, Abb. 11.7 a–d eine MRT bei einem 14-jährigen Jungen mit einem Oligodendrogliom. Es stellen sich deutliche Verkalkungen des Tumors dar.

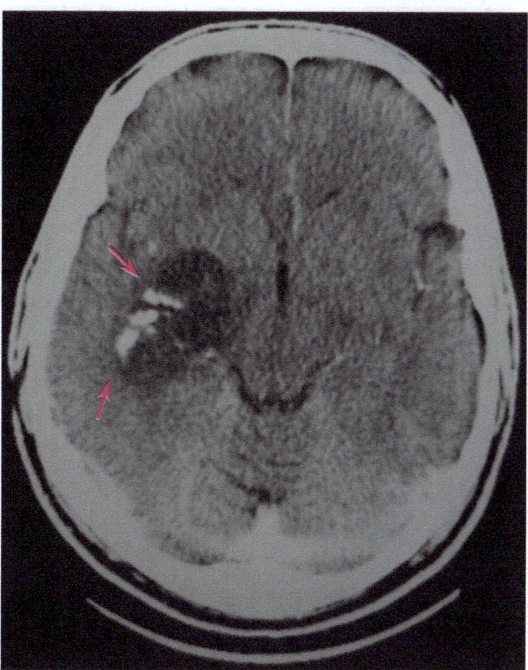

Abb. 11.6. Oligodendrogliom. Die CT zeigt einen rechts temporalen Tumor mit scholligen Verkalkungen (*Pfeile*)

> **Merke**
>
> Oligodendrogliome sind im Kindesalter sehr selten. Sie sind meist kortexständige bis subkortikale Tumoren, die in bis zu 90 % der Fälle schollige Verkalkungen ausweisen.

11.1.3 Gangliogliome und Gangliozytome

Gangliogliome und Gangliozytome lassen sich bildmorphologisch nicht unterscheiden – die Differenzierung beruht rein auf histopathologischen Kriterien. Die Tumoren bestehen aus neuronalen und glialen Komponenten. Sie werden meist als WHO-Grad-I-oder -II-Tumoren klassifiziert. Gelegentlich können aber auch anaplastische Komponenten vorkommen (WHO-Grad III), sehr selten wurden Komponenten eines Glioblastoma multiforme (WHO-Grad IV) beschrieben.

Die Diagnosestellung erfolgt meist erst im späteren Schulalter oder auch im jungen Erwachsenenalter. Die betroffenen Patienten haben oft eine langjährige Anamnese komplex-fokaler Anfälle. Allerdings kann es auch zu einer hypothalamischen Beteiligung mit Essstörungen oder einem Diabetes insipidus oder auch zu chronischen Kopfschmerzen kommen.

Gangliogliome bzw. Gangliozytome sind in der Regel kortexständige Tumoren, die am häufigsten in den Temporallappen auftreten. Meist durchmessen sie nur

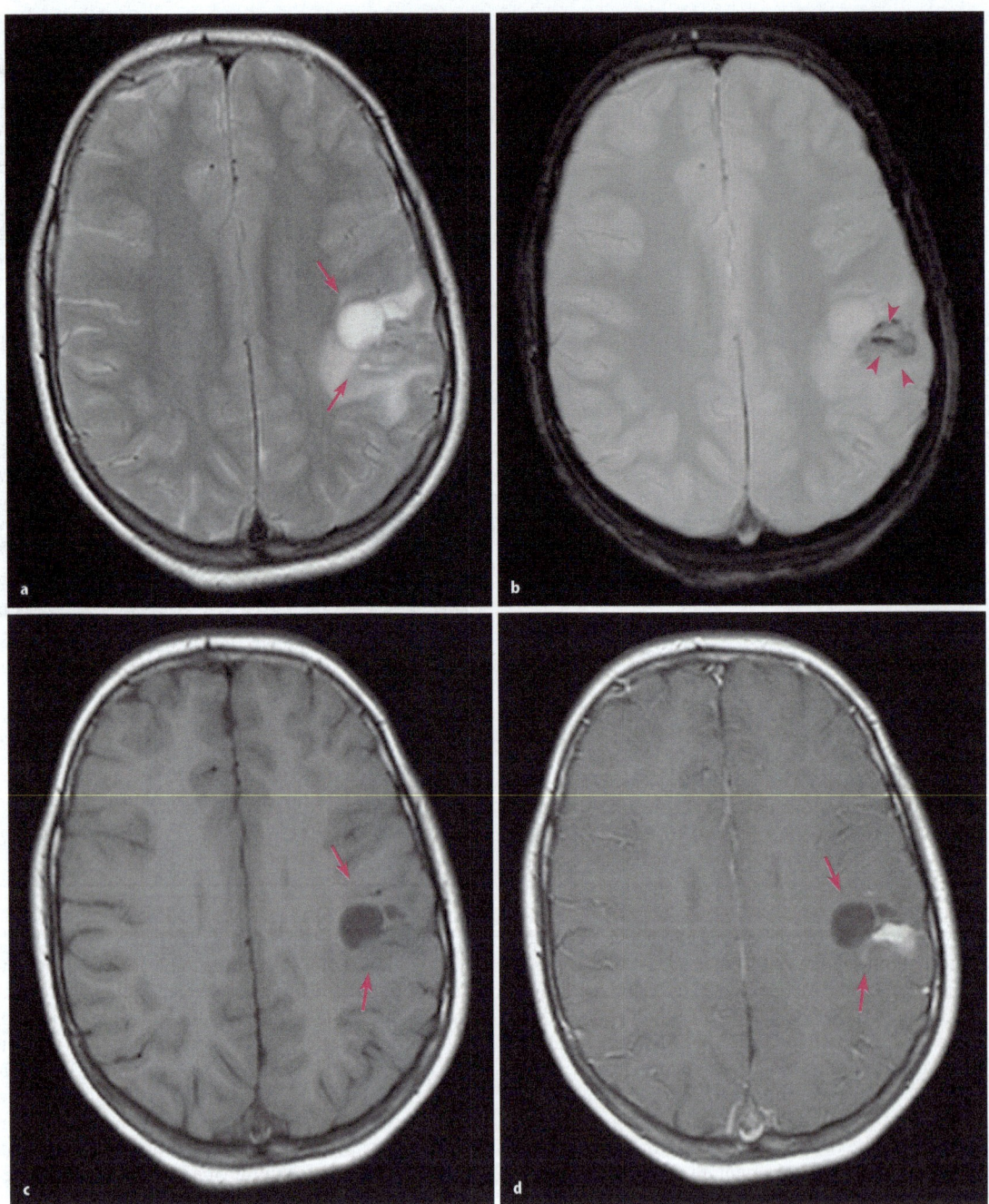

Abb. 11.7 a–d. Oligodendrogliom. Die axiale T2-gewichtete Sequenz (**a**), die axiale T2*-gewichtete Sequenz (**b**) und die axialen T1-gewichteten Sequenzen **c** vor und **d** nach KM-Gabe zeigen einen kortexständigen Tumor (*Pfeile*) mit deutlichen Verkalkungen (*Pfeilspitzen*) und einem heterogenen Enhancement

wenige Zentimeter; bei kleinen Kindern sind sie allerdings oft größer.

Am häufigsten sind Gangliogliome bzw. Gangliozytome zystisch konfiguriert mit einem wandständigen Tumorknoten. Seltener einmal können sie auch vollständig solide sein, mit einer Aufweitung der angrenzenden Gyri. Ein infiltratives Wachstumsmuster ist äußerst selten. Verkalkungen können gelegentlich auftreten. Nach Kontrastmittelgabe kommt es meist zu einem relativ heterogenen Enhancement. Je nach Wachstums-

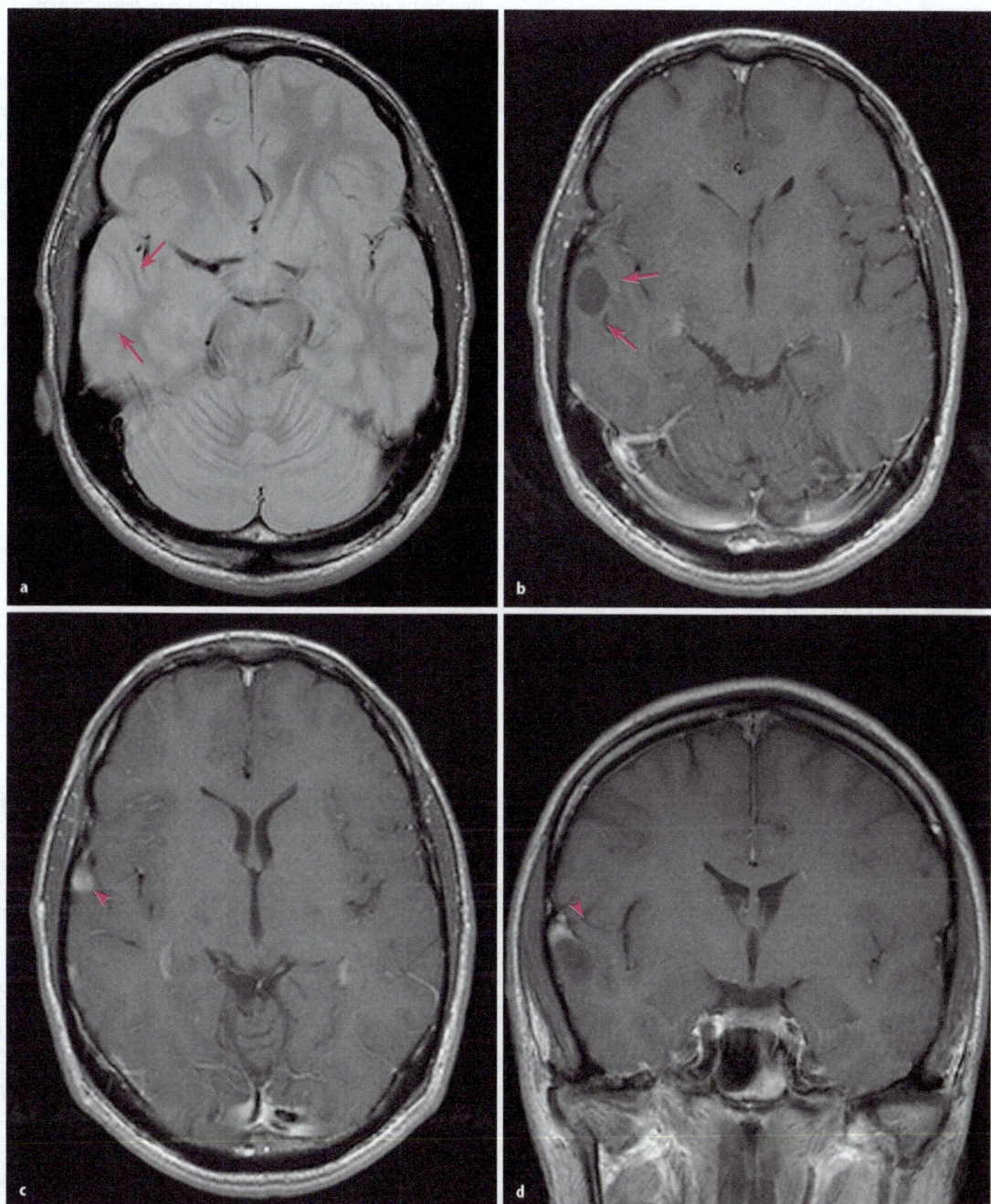

Abb. 11.8 a–d. Gangliogliom. Die axiale FLAIR-Sequenz (**a**) und die axialen (**b, c**) und koronaren (**d**) T1-gewichteten Sequenzen nach KM-Gabe zeigen einen kortexständigen, zystischen Tumor (*Pfeile*) mit einem randständigen, KM-aufnehmenden Tumorknoten (*Pfeilspitzen*)

muster kann es ringförmig oder solide sein, aber durchaus auch fehlen oder nur minimal ausgeprägt sein.

Differenzialdiagnostisch ist vor allem an DNET, aber auch an pleomorphe Xanthoastrozytome, Oligodendrogliome und pilozytische Astrozytome zu denken.

Abbildung 11.8 a–d zeigt ein temporales Gangliogliom mit einer zystischen Konfiguration und einem randständigen, Kontrastmittel aufnehmenden Tumorknoten.

> **Merke**
>
> Gangliogliome und Gangliozytome lassen sich bildmorphologisch nicht unterscheiden. Klinisch manifestieren sie sich häufig durch eine Temporallappenepilepsie. Am häufigsten stellen sie sich als zystische, glatt begrenzte Raumforderung mit einem randständigen Tumorknoten dar, sie können aber auch vollständig solide sein.

11.1.4
Dysembryoplastische neuroepitheliale Tumoren (DNET)

Dysembryoplastische neuroepitheliale Tumoren werden als „DNET" abgekürzt. Sie sind WHO-Grad-I-Tumoren. Betroffene Kinder leiden meist an medikamentös nur schwer zu kontrollierenden Epilepsien mit komplex fokalen Anfällen. DNET treten am häufigsten in den Temporallappen auf, gefolgt von den Frontallappen. Gerade auch im Bereich der Amygdala und des Hippocampus treten sie gehäuft auf. Die Tumoren zeigen keine oder allenfalls eine minimale Größenprogression im Zeitverlauf. Eine neurochirurgische Resektion ist in der Regel kurativ.

In der MRT stellen sich DNET typischerweise als kortexständige Tumoren dar, die glatt begrenzt sind und oft eine keilförmige Konfiguration aufweisen. Die Binnenstruktur ist oft kleinzystisch, sodass sich ein „schwammartiger" Aspekt ergibt. In den T2-gewichteten Sequenzen kommen DNET meist deutlich hyperintens zur Darstellung. In der FLAIR-Sequenz ist die Binnenstruktur oft heterogen, mit einem hyperintensen Randsaum. Nach Kontrastmittelgabe findet sich meist kein pathologisches Enhancement. In bis zu 20% der Fälle kann es jedoch zu einem fokalen Enhancement kommen. Allerdings muss bei dem Vorliegen eines Enhancements immer auch an andere Diagnosen gedacht werden. Die an den Tumor angrenzende Kalotte ist häufig fokal etwas ausgedünnt. In etwa einem Drittel der Fälle kommen Verkalkungen vor.

Differenzialdiagnostisch ist vor allem an Gangliogliome bzw. Gangliozytome, aber auch an ein pleomorphes Xanthoastrozytom, eine neuroepitheliale Zyste oder eine Taylor-Dysplasie zu denken.

Abbildung 11.9 a,b zeigt einen temporomesialen, Abb. 11.10 a–c einen frontalen DNET. Die Tumoren weisen multiple kleine Zysten auf und wirken ein wenig „wie ein Schwamm".

> **Merke**
>
> DNET kommen meist bei Kindern mit langjähriger Epilepsieanamnese vor. Sie stellen sich häufig als „schwammartige", kortexständige Tumoren mit einer kleinzystischen Binnenstruktur und einer keilförmigen Konfiguration dar.

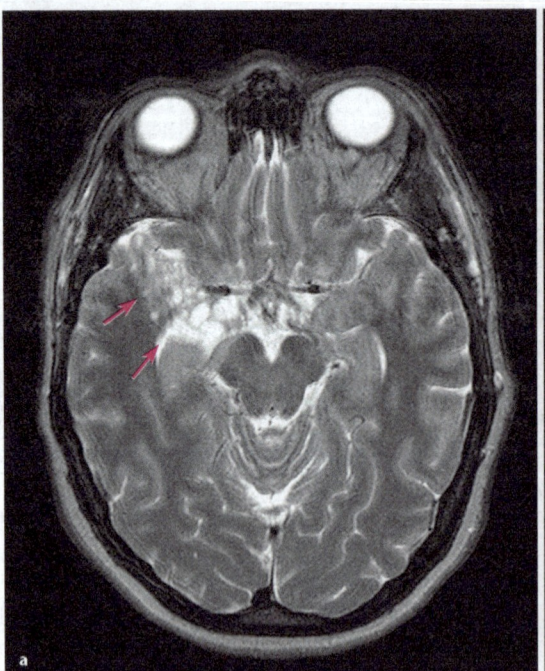
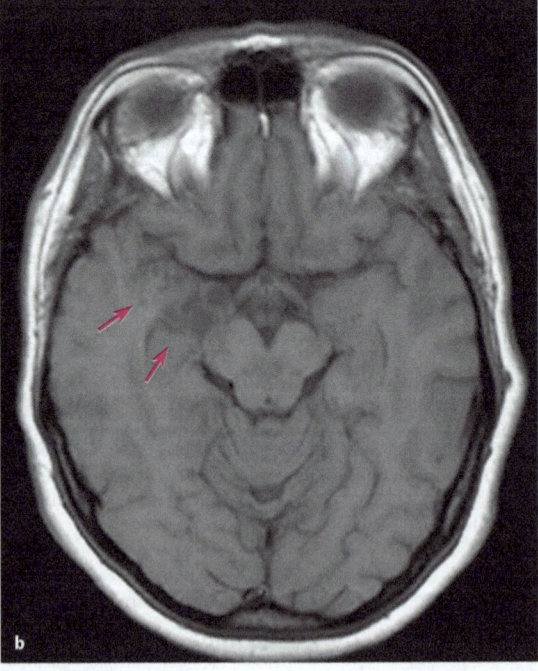

Abb. 11.9 a, b. Temporaler DNET. Die axiale T2-gewichtete Sequenz (**a**) und die axiale T1-gewichtete Sequenz nach KM-Gabe (**b**) zeigen einen temporomesialen Tumor mit einer multizystischen Tumormatrix (*Pfeile*).

11.1 Supratentorielle Tumoren

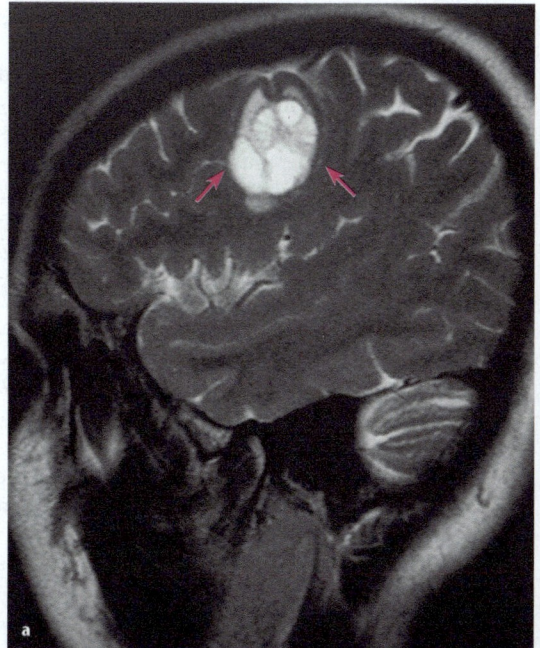

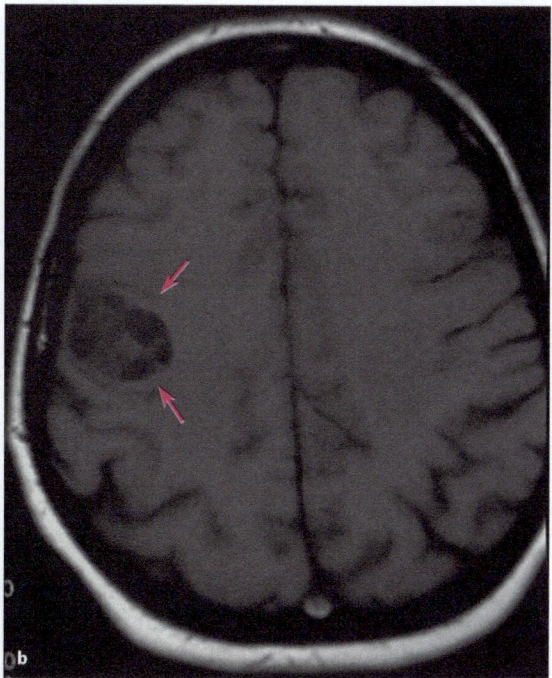

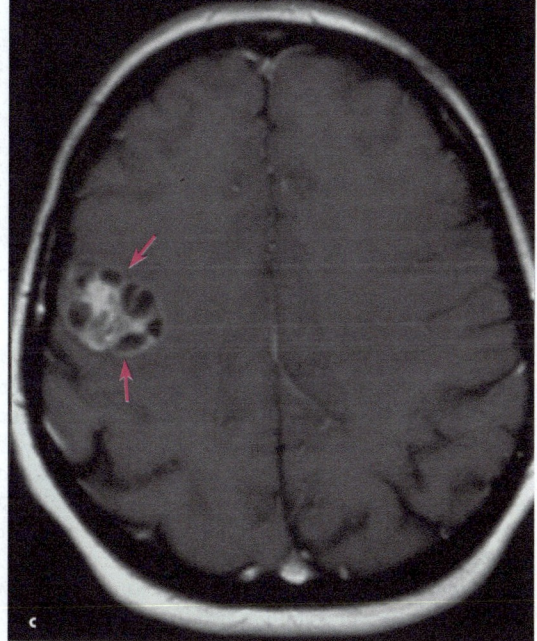

Abb. 11.10 a–c. Frontaler DNET. Die sagittale T2-gewichtete Sequenz (**a**) und die axiale T1-gewichtete Sequenz **b** vor und **c** nach KM-Gabe zeigen einen frontalen, kortexständigen Tumor mit mehreren kleinen Tumorzysten (*Pfeile*)

11.1.5
Desmoplastische infantile Gangliogliome und desmoplastische infantile Astrozytome

Desmoplastische infantile Gangliome, auch als DIG abgekürzt, sowie desmoplastische infantile Astrozytome, auch als DIA bezeichnet, treten vor allem im Säuglings- und Kleinkindalter auf. Die meisten Tumoren werden noch vor dem ersten Geburtstag diagnostiziert. Jungen sind etwas häufiger betroffen als Mädchen. Die betroffenen Kinder fallen meist durch eine Vergrößerung ihres Kopfumfangs auf, gelegentlich auch durch fokalneurologische Ausfallserscheinungen oder Anfälle.

DIG und DIA stellen WHO-Grad-I-Tumoren dar. Wenn eine vollständige neurochirurgische Resektion möglich ist, so ist sie kurativ. Am häufigsten sind sie in den Frontallappen zu finden, gefolgt von den Parietal- und Temporallappen.

DIG bzw. DIA sind meist sehr große, zystische Tumoren der Großhirnhemisphären. Die zystische Komponente des Tumors ist oft sehr ausgedehnt. Es lassen sich jedoch immer auch solide Tumoranteile finden, die ausgeprägt Kontrastmittel aufnehmen. Meist liegt der solide Tumoranteil der Hirnoberfläche zugewandt. Die angrenzenden Meningen sind oft mitbeteiligt und weisen eine Verdickung und ein vermehrtes Enhancement nach Art eines „dural tail" auf. Verkalkungen treten in der Regel nicht auf.

Differenzialdiagnostisch ist vor allem an pleomorphe Xanthoastrozytome, PNET oder supratentorielle Ependymome zu denken. Auch supratentorielle pilozytische Astrozytome und Gangliogliome bzw. Gangliozytome können ein ähnliches Bild bieten, wobei die zystische Komponente meist kleiner ist. Hämangioblastome können zwar bildmorphologisch ähnlich aussehen, kommen aber bei deutlich älteren Patienten vor.

> **Merke**
>
> DIG und DIA werden meist bereits im Säuglingsalter diagnostiziert. Sie sind in der Regel große Tumoren mit einer ausgedehnten zystischen Komponente und einem wandständigen, soliden, kontrastmittelaufnehmenden Tumoranteil.

11.1.6
Astroblastome

Astroblastome sind seltene Tumoren, deren Ursprung nicht ganz geklärt wird – es wird diskutiert, ob sie aus astrozytären oder ependymalen Vorläuferzellen stammen. Die Tumoren können histologisch niedriggradig oder höhergradig sein.

Astroblastome können prinzipiell in jedem Lebensalter auftreten, wobei am häufigsten Kinder und Jugendliche betroffen sind. Säuglinge erkranken hingegen selten.

Die betroffenen Kinder werden meist durch Anfälle oder fokalneurologische Ausfälle klinisch auffällig.

Bildmorphologisch stellen sich Astroblastome meist als große supratentorielle Tumoren mit soliden und zystischen Anteilen dar. Meist besteht eine scharfe Randbegrenzung. Die Binnenstruktur des Tumors stellt sich oft relativ heterogen dar, mit multiplen kleinen Zysten. Ein perifokales Ödem kann fehlen oder ist oft nur gering ausgeprägt. Nach Kontrastmittelgabe findet sich ein heterogenes Enhancement der soliden Tumoranteile. Die zystischen Tumoranteile weisen in der Regel eine randständige Kontrastmittelaufnahme auf.

Differenzialdiagnostisch ist an Ependymome, Oligodendrogliome, höhergradige Astrozytome, PNET und atypische Teratoid-/Rhabdoidtumoren zu denken.

> **Merke**
>
> Astroblastome können niedrig- oder höhergradig sein. Meist sind die Tumoren relativ groß mit soliden und zystischen Tumoranteilen und einem fehlenden oder geringen perifokalen Ödem.

11.1.7
Supratentorielle Ependymome

Ependymome treten bei Kindern häufiger infratentoriell auf (s. Abschn. 11.2.3). In etwa einem Drittel der Fälle sind sie jedoch supratentoriell gelegen, wobei dann eine periventrikuläre – und insbesondere peritrigonale – Lage am häufigsten ist. Eine liquorgene Aussaat ist bei supratentoriellen Ependymomen deutlich seltener als bei den infratentoriellen, da meist kein Anschluss an das Ventrikelsystem besteht.

Wie bei infratentoriellen Ependymomen auch, sind die betroffenen Kinder meist im Kleinkind- oder Kindergartenalter und werden häufig durch Kopfschmerzen, andere Zeichen der intrakraniellen Druckerhöhung oder Anfälle klinisch auffällig.

In der MRT stellen sich supratentorielle Ependymome meist relativ heterogen dar. Es lassen sich solide, deutlich kontrastmittelaufnehmende Tumorareale abgrenzen, aber auch Verkalkungen und Zysten sind häufig. Auch intratumorale Einblutungen können auftreten. Allerdings können sich supratentorielle Ependymome auch einmal homogen darstellen, was zu differenzialdiagnostischen Schwierigkeiten gegenüber Astrozytomen und PNET führen kann.

Differenzialdiagnostisch ist vor allem an atypische Teratoid-/Rhabdoidtumoren und PNET, aber auch an Plexuskarzinome oder Teratome zu denken.

Abbildung 11.11 a–c zeigt ein supratentorielles Ependymom mit einem WHO-Grad II bei einem Jugendlichen. Es stellt sich ein weitgehend zystischer Tumor medial des rechten Seitenventrikels dar.

> **Merke**
>
> Etwa ein Drittel der Ependymome liegt supratentoriell. Supratentorielle Ependymome treten meist im Kleinkind- und Kindergartenalter auf. Am häufigsten stellen sie sich als peritrigonale, deutlich heterogene Tumoren mit Zysten und Verkalkungen bzw. Blutabbauprodukten dar.

11.1.8
Atypische Teratoid-/Rhabdoidtumoren

Atypische Teratoid-/Rhabdoidtumoren sind verhältnismäßig seltene, aber sehr aggressive Hirntumoren bei Kindern. Sie werden als WHO-Grad-IV-Tumoren klassifiziert, die Prognose ist schlecht. Meist erfolgt die Diagnosestellung bereits im Kleinkindalter, Mädchen und Jungen sind etwa gleich häufig betroffen. Etwa 40 % der Tumoren treten supratentoriell auf, etwa 15 % sind bei Diagnosestellung bereits disseminiert.

In der MRT und CT stellen sich die Tumoren meist sehr heterogen dar. Es finden sich in der Regel Einblutungen und zystische Tumorkomponenten. Auch Verkalkungen können vorkommen. In den T2- und T2*-gewichteten Sequenzen zeigen sich also meist deutliche Signalminderungen innerhalb des Tumors. In den FLAIR-Sequenzen stellen sich die zystischen Tumorkomponenten meist hyperintens dar. Nach Kontrastmittelgabe zeigt sich überwiegend ein heterogenes Enhancement. Eine Beteiligung der Meningen mit einer diffus-linearen oder auch nodulären Verdichtung und einem vermehrten Kontrastmittelenhancement kann vorkommen.

11.1 Supratentorielle Tumoren

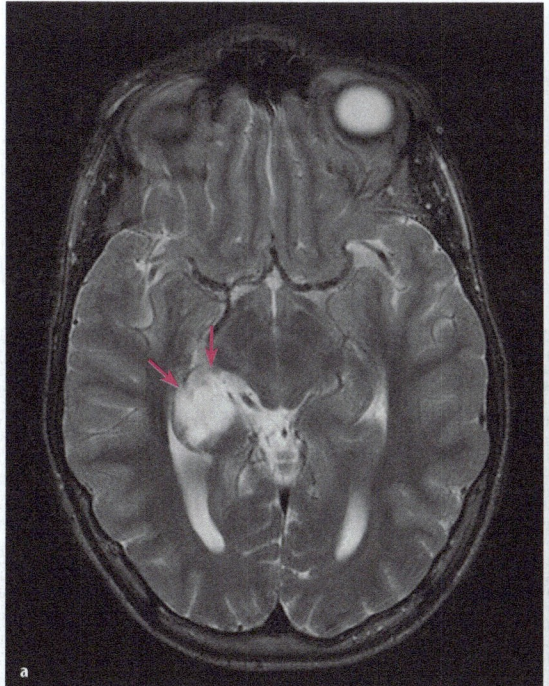
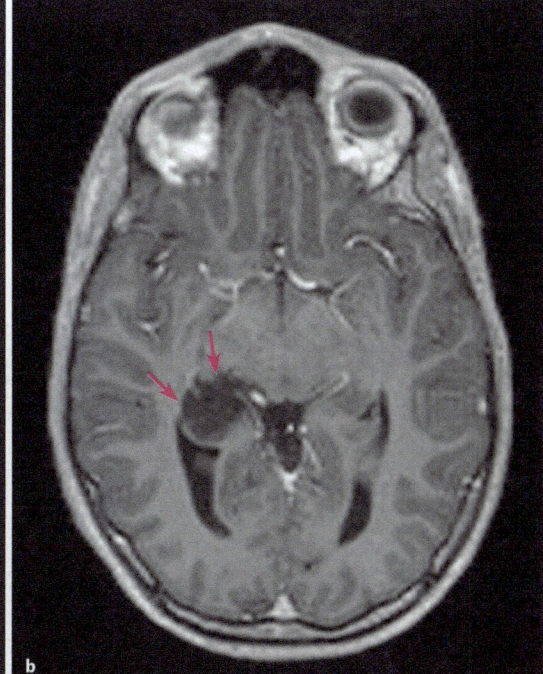
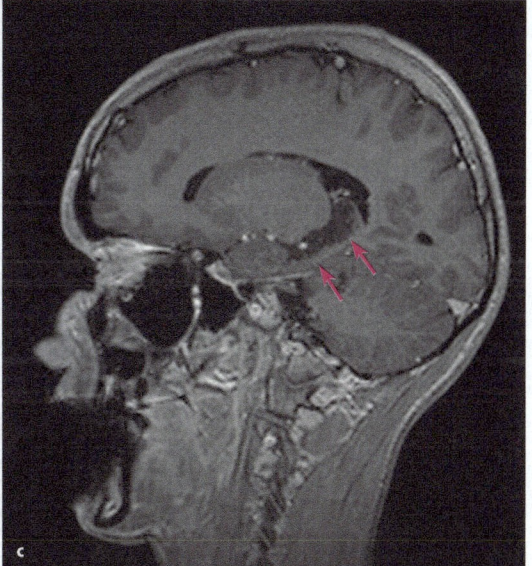

Abb. 11.11 a–c. Supratentorielles Ependymom, WHO-Grad II. Die axiale T2-gewichtete Sequenz (**a**) und die axialen (**b**) und sagittalen (**c**) T1-gewichteten Sequenzen nach KM-Gabe zeigen einen partiell zystischen Tumor medial des rechten Seitenventrikels (*Pfeile*)

Bei der Diagnosestellung sollte immer die gesamte Neuroachse mituntersucht werden, da eine liquorgene Tumoraussaat relativ häufig ist.

Differenzialdiagnostisch ist insbesondere an PNET und an supratentorielle Ependymome zu denken.

Merke

Atypische Teratoid-/Rhabdoidtumoren sind seltene, aggressive Hirntumoren, die vorwiegend im Kleinkindalter diagnostiziert werden. Sie stellen sich meist sehr heterogen dar, mit Zysten, Einblutungen und oft auch Verkalkungen.

11.1.9
Supratentorielle primitive neuroektodermale Tumoren

Bei supratentoriellen primitiven neuroektodermalen Tumoren (s-PNET) liegen histopathologisch relativ ausgedehnte undifferenzierte neuroepitheliale Anteile vor. Sie werden als WHO-Grad-IV-Tumoren klassifiziert. Die Diagnosestellung erfolgt meist im Kleinkind- oder Kindergartenalter. Die betroffenen Kinder werden häufig durch Zeichen des erhöhten Hirndrucks, wie Kopfschmerzen oder eine Zunahme des Kopfumfangs, oder auch durch fokalneurologische Defizite oder epileptische Anfälle klinisch auffällig. S-PNET können innerhalb der Großhirnhemisphären auftreten, wobei sie hier vor allem in kortikal-subkortikaler Lage und im Bereich des Thalamus vorkommen. Zudem ist eine Lage in der Pinealisloge sowie suprasellär möglich.

Zum Zeitpunkt der Diagnosestellung sind s-PNET häufig bereits relativ groß. Sie weisen für ihre Größe lediglich ein geringes perifokales Ödem auf. In etwa 2/3 der Fälle lassen sich Verkalkungen abgrenzen. Auch Einblutungen und Nekrosezonen sind relativ häufig. Nach Kontrastmittelgabe kommt es zu einem meist ungleichmäßigen Enhancement. Eine liquorgene Aussaat tritt oft auf. Hier kann eine kontrastverstärkte FLAIR-Sequenz bei der Diagnose leptomeningealer Metastasen helfen. Zudem sollte immer die gesamte Neuroachse untersucht werden.

Differenzialdiagnostisch ist vor allem an atypische Teratoid-/Rhabdoidtumoren und supratentorielle Ependymome, aber auch an höhergradige Astrozytome zu denken.

Abbildung 11.12 a–d zeigt einen supratentoriellen PNET, der sich als deutlich heterogene Raumforderung mit wenig perifokalem Ödem darstellt.

Merke

S-PNET werden meist im Kleinkind- oder Kindergartenalter diagnostiziert. Sie sind bei Diagnosestellung oft groß mit einem diskrepant gering ausgeprägten peritumoralen Ödem. Verkalkungen und Einblutungen sind häufig.

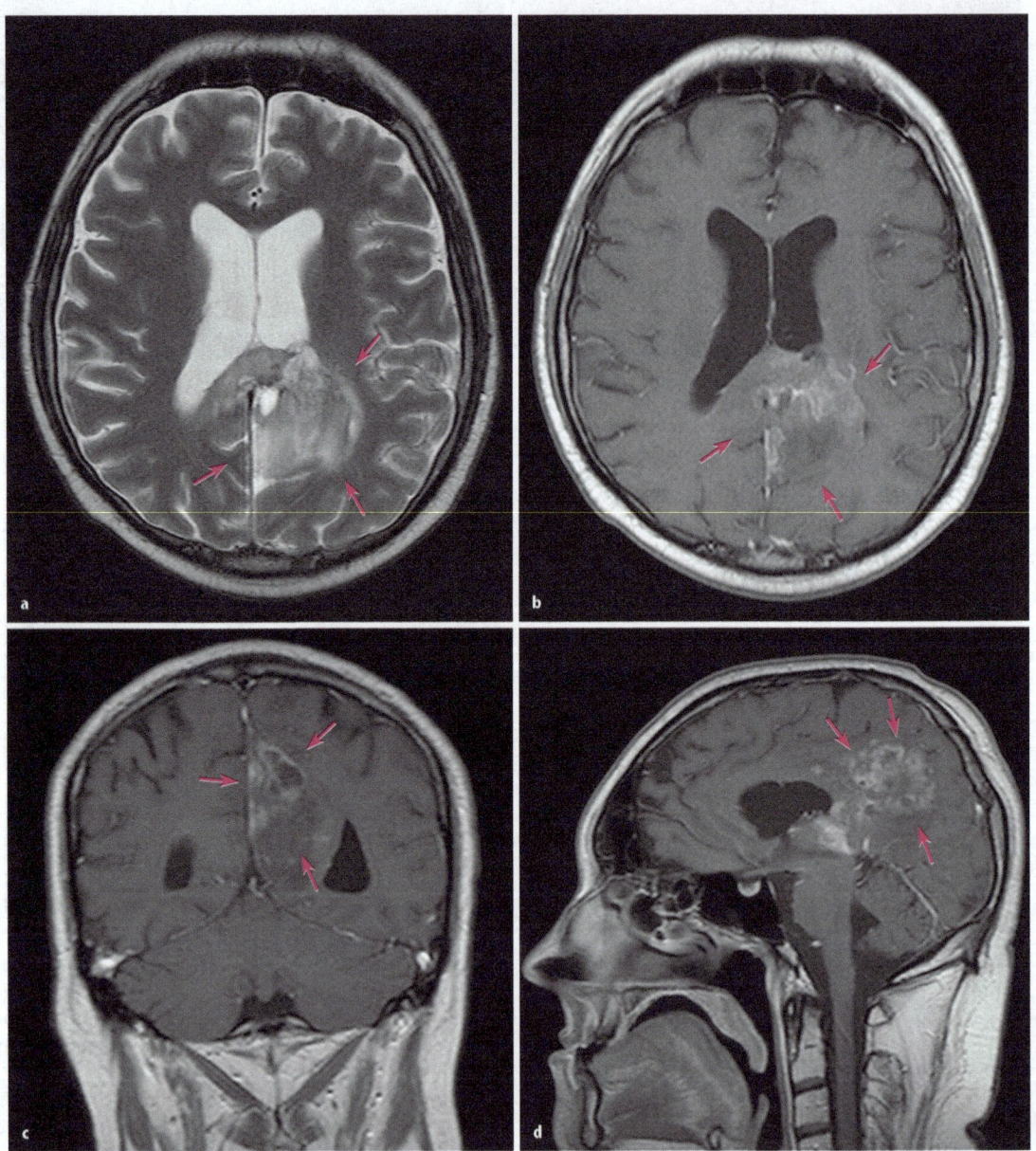

Abb. 11.12 a–d. Supratentorieller PNET. Die axiale T2-gewichtete Sequenz (**a**) und die axialen (**b**), koronaren (**c**) und sagittalen (**d**) T1-gewichteten Sequenzen nach KM-Gabe zeigen einen sehr heterogenen Tumor (*Pfeile*) mit geringem perifokalem Ödem

11.2 Infratentorielle Tumoren

11.2.1 Pilozytische Astrozytome

Pilozytische Astrozytome sind gutartige Tumoren, die als WHO-Grad I klassifiziert werden (s. auch oben, Abschn. 11.1.1). Am häufigsten wird die Diagnose im Schulkindalter gestellt (Tabelle 11.1). Mädchen und Jungen sind etwa gleichermaßen betroffen. Die Kinder werden meist durch Kopfschmerzen, Übelkeit und Erbrechen klinisch auffällig, gelegentlich auch durch eine Ataxie oder durch Hirnnervenausfälle. Bei genauem Nachfragen lässt sich oft eine lange Anamnese, die über Monate oder sogar Jahre gehen kann, eruieren.

Tabelle 11.1. Häufige infratentorielle Tumoren – Klassifikation und klinische Aspekte

	WHO-Grad	Häufigkeit	Klinische Aspekte/ Prognose
Pilozytische Astrozytome	I	Häufig	Meist lange Anamnese Günstige Prognose
Medulloblastome (PNET-MB)	IV	Mittlere Häufigkeit	Meist kurze Anamnese Prognose abhängig von liquorgener Aussaat und Vollständigkeit der Resektion
Ependymome	II/III	Seltener	Liquorgene Aussaat möglich, aber seltener als bei PNET-MB Prognose abhängig von Grad
Atypische Teratoid-/Rhabdoidtumoren	IV	Selten	Sprechen nicht auf Chemotherapie an Außerordentlich schlechte Prognose

Infratentorielle pilozytische Astrozytome gehen überwiegend von den Kleinhirnhemisphären aus. Durch ihre raumfordernde Wirkung komprimieren sie den 4. Ventrikel. Pilozytische Astrozytome stellen sich typischerweise als Zysten mit einem randständigen Tumorknoten dar. Dieser solide Tumorknoten zeigt nach Kontrastmittelgabe ein ausgeprägtes Enhancement. Gelegentlich kann auch die Zystenwand selbst Kontrastmittel aufnehmen.

Die MR-Spektroskopie kann bei pilozytischen Astrozytomen irreführend sein, da sie ein aggressiv wirkendes Muster mit erniedrigtem NAA, erhöhtem Cholin und hohem Laktat aufweisen, obwohl sie benigne WHO-Grad-I-Tumoren darstellen.

Differenzialdiagnostisch ist vor allem an Medulloblastome (PNET-MB), Ependymome und atypische Teratoid-/Rhabdoidtumoren zu denken (Tabelle 11.2). Hämangioblastome können zwar bildmorphlogisch ein ähnliches Bild bieten, treten aber typischerweise erst bei älteren Patienten auf.

Abbildung 11.13 a–d zeigt ein ausgedehntes pilozytisches Astrozytom bei einem 6-jährigen Jungen. Es stellen sich eine große zystische Komponente und ein wandständiger, Kontrastmittel aufnehmender Tumorknoten dar.

Merke

Pilozytische Astrozytome sind die häufigsten infratentoriellen Tumoren bei Kindern. Sie werden am häufigsten im Schulkindalter diagnostiziert und stellen WHO-Grad-I-Tumoren dar. Meist sind sie zystische Tumoren mit einem wandständigen, kontrastmittelaufnehmenden Tumorknoten, die von den Kleinhirnhemisphären ausgehen und den 4. Ventrikel komprimieren.

Tabelle 11.2. Differenzierung häufiger infratentorieller Tumoren bei Kindern

	Altersgruppe (am häufigsten betroffen)	Typischer Entstehungsort	Charakteristische Darstellung in der MRT
Pilozytisches Astrozytom	Schulkinder (5–15 Jahre)	Kleinhirnhemisphären	Zyste mit randständigem Tumorknoten Kompression des 4. Ventrikels Kräftiges Enhancement des soliden Tumoranteils
Medulloblastome (PNET-MB)	Kleinkind- und Kindergartenalter (<5 Jahre)	Vermis	Relativ solide Tumoren Dach des 4. Ventrikels oft nicht abzugrenzen In der nativen CT oft hyperdens (Zellreichtum)
Ependymome	Kleinkind- und Kindergartenalter Zweiter Gipfel im 4. Lebensjahrzehnt	Boden des 4. Ventrikels	Heterogene Tumoren Expansion des 4. Ventrikels Boden des 4. Ventrikels oft nicht abzugrenzen Können sich durch Foramina ausbreiten
Atypische Teratoid-/Rhabdoidtumoren	Meist Säuglinge <1 Jahr	Kleinhirnhemisphären	Sehr heterogen Zysten, Nekrosen, Verkalkungen

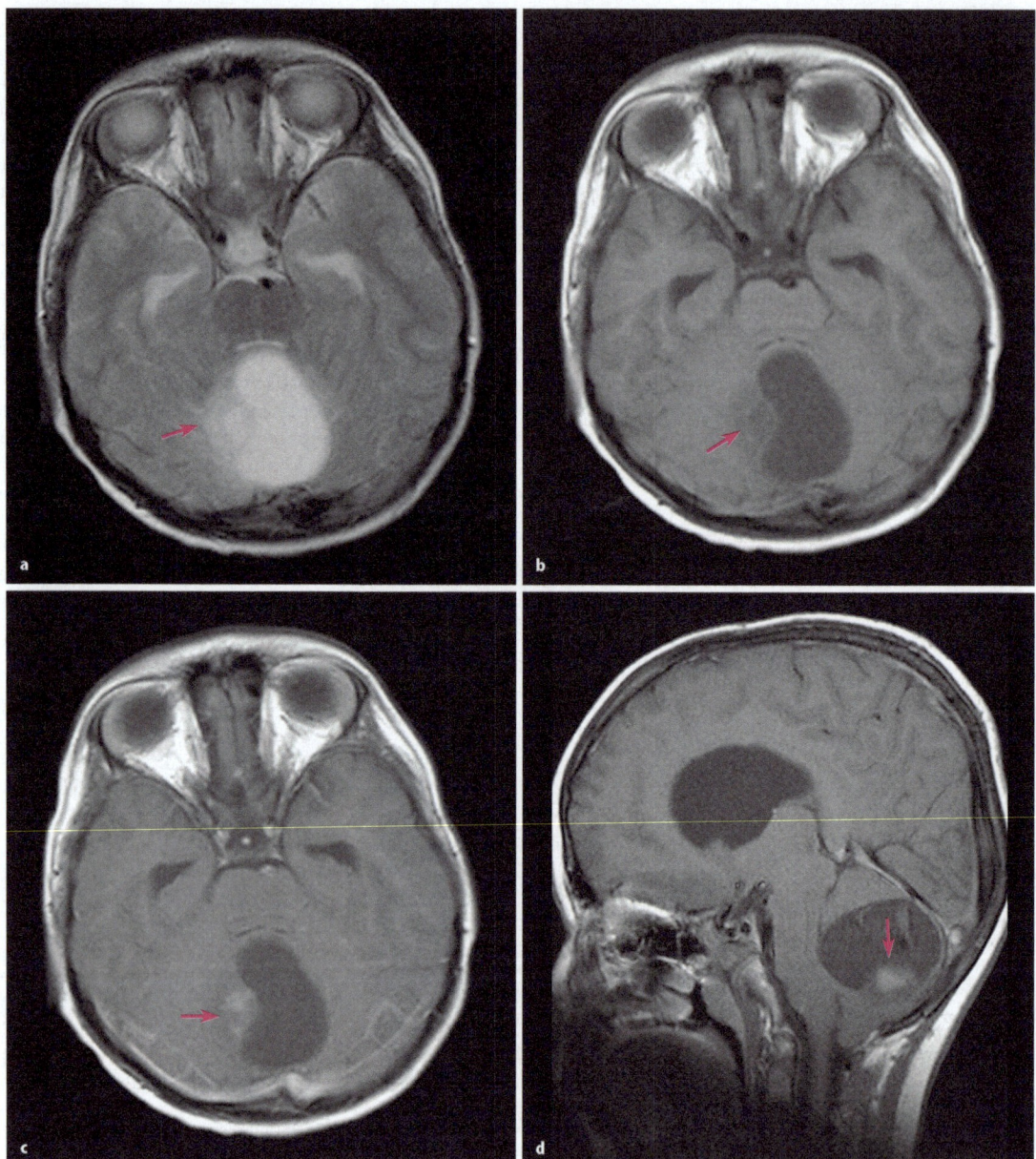

Abb. 11.13 a–d. Infratentorielles pilozytisches Astrozytom. Die axiale T2-gewichtete Sequenz (**a**) und axiale T1-gewichtete Sequenzen **b** vor und **c** nach KM-Gabe sowie **d** koronare T1-gewichtete Sequenzen nach KM-Gabe zeigen einen ausgedehnten zystischen Tumor mit einem randständigen, KM-aufnehmenden Tumorknoten (*Pfeile*)

11.2.2
Medulloblastome

Medulloblastome sind hochmaligne Tumoren, die als WHO-Grad-IV-klassifiziert werden (vgl. Tabelle 11.1). Sie gehören zu der Gruppe der PNET, weswegen sie auch als PNET-MB („primitiver neuroepithelialer Tumor – Medulloblastom") bezeichnet werden. Medulloblastome sind verhältnismäßig häufig – sie stellen etwa 10–15 % der kindlichen Hirntumoren dar. Jungen sind häufiger betroffen als Mädchen. Sie können auch bei Erwachsenen auftreten, sind dann aber wesentlich seltener.

Das Auftreten eines Medulloblastoms kann mit verschiedenen Syndromen assoziiert sein, beispielsweise mit dem Cowden-Syndrom, dem Turcot-Syndrom oder

11.2 Infratentorielle Tumoren

dem Gardner-Syndrom. Besonders zu beachten ist eine Assoziation mit dem Gorlin-Syndrom (Basalzell-Nävus-Syndrom), da hier eine Bestrahlung das Auftreten von Basaliomen begünstigen kann.

Im Gegensatz zu pilozytischen Astrozytomen haben die betroffenen Kinder in der Regel eine deutlich kürzere Anamnese von oft nur wenigen Wochen. Klinisch auffällig werden sie meist durch Kopfschmerzen, Übelkeit und Erbrechen sowie oft auch durch eine Ataxie.

Prognostisch bedeutsam ist bei den betroffenen Kindern die Untersuchung der gesamten Neuroachse präoperativ zum Ausschluss von Abtropfmetastasen sowie die postoperative Untersuchung des Operationssitus zur Beurteilung von evtl. verbliebenem Resttumorgewebe.

Bei Kindern gehen Medulloblastome meist vom Vermis aus. Bei Jugendlichen und Erwachsenen werden sie hingegen häufiger in den Kleinhirnhemisphären gefunden. Im Gegensatz zu Ependymomen ist bei Medulloblastomen oft das Dach des 4. Ventrikels nicht vom Tumor abzugrenzen, wohingegen sie vom Boden des 4. Ventrikels meist gut zu differenzieren sind.

Medulloblastome stellen sich meist als relativ solide Tumoren dar. Aufgrund ihres Zellreichtums stellen sie sich in der nativen CT oft leicht hyperdens dar. In T2-gewichteten Sequenzen findet sich oft eine hypo- bis isointense Signalgebung im Vergleich zur grauen Substanz. Nach Kontrastmittelgabe ist meist ein flächiges, gelegentlich auch ein fleckig-fokales Enhancement zu beobachten. Zysten und Verkalkungen können innerhalb des Tumorgewebes vorkommen, Einblutungen sind hingegen außerordentlich selten. Selten einmal breiten sich Medulloblastome nodulär aus, sodass ein „weintraubenartiges" Bild entsteht.

Abbildung 11.14 a–d zeigt ein Medulloblastom (PNET-MB) bei einem 2-jährigen Mädchen. Der Tumor stellt sich heterogen dar und weist bereits eine meningeale Aussaat auf.

Merke

Medulloblastome sind relativ häufige, maligne Tumoren mit einer vorwiegend kurzen klinischen Anamnese. Sie stellen sich meist als solide, sehr zellreiche Tumoren dar und sind daher oft in der nativen cCT hyperdens, in der T2-Gewichtung hingegen leicht hypo- bis isointens zur grauen Substanz.

In den meisten Fällen liegt zum Zeitpunkt der Diagnosestellung bereits ein Hydrocephalus non-communicans vor. Zudem hat sich der Tumor in bis zu einem Drittel der Fälle bereits liquorgen ausgebreitet. Es kann zu einer diffusen Beteiligung der Meningen, mit einem zuckergussartig vermehrten Enhancement und auch

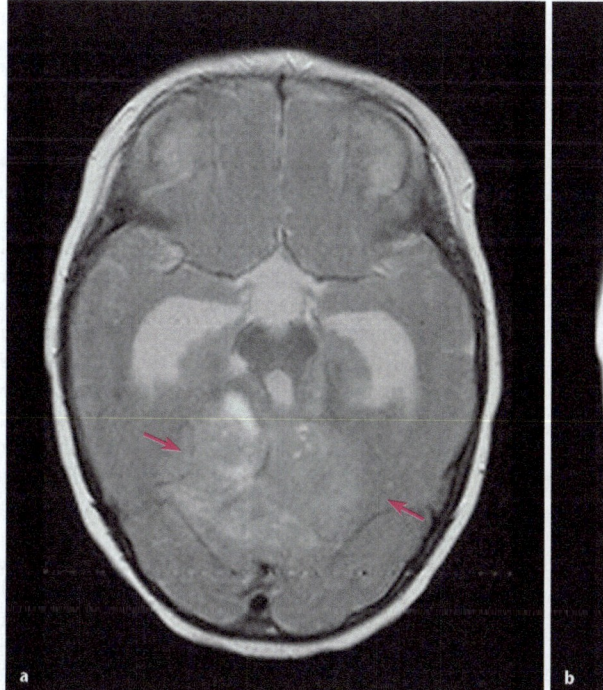
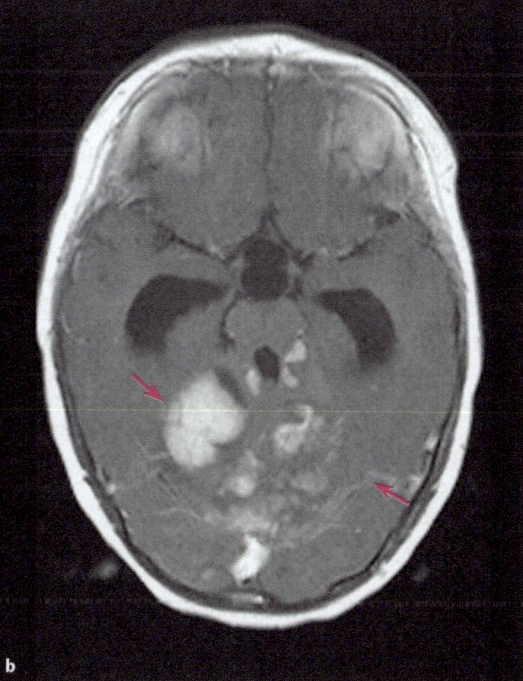

Abb. 11.14 a–d. Medulloblastom (PNET-MB). Die axiale T2-gewichtete Sequenz (**a**) sowie axiale (**b**), koronare (**c**) und sagittale (**d**) T1-gewichtete Sequenzen nach KM-Gabe zeigen einen ausgedehnten, heterogenen, infratentoriellen Tumor (*Pfeile*) mit bereits beginnender meningealer Aussaat

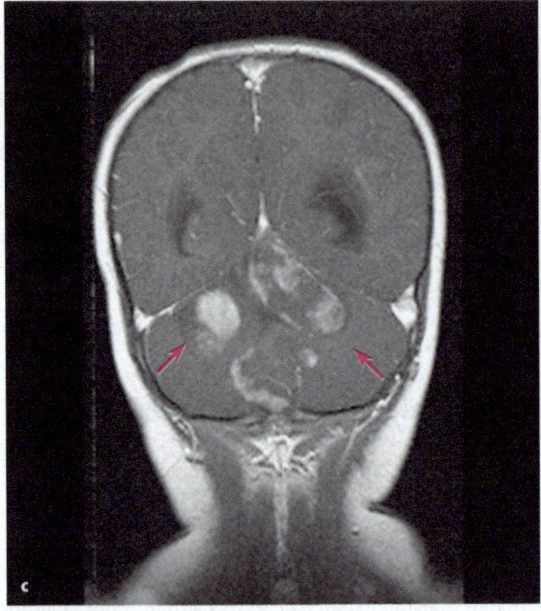 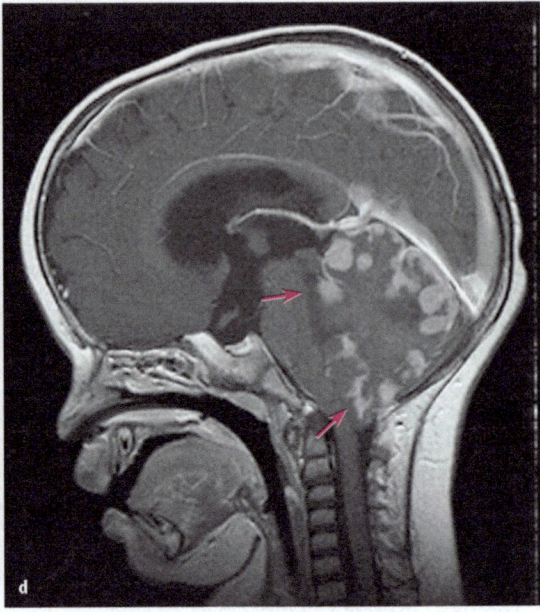

Abb. 11.14 c, d

zu Abtropfmetastasen kommen. Aufgrund der Häufigkeit der liquorgenen Aussaat sollte bei den betroffenen Kindern immer die gesamte Neuroachse, einschließlich kontrastverstärkter T1-gewichteter Sequenzen, untersucht werden. Dies sollte bereits zum Zeitpunkt der Diagnosestellung, also präoperativ, erfolgen, um postoperative Artefakte zu vermeiden und eine umfassende Therapieplanung zu ermöglichen. Liegen Abtropfmetastasen vor, so ist die Prognose des Kindes deutlich schlechter.

Differenzialdiagnostisch ist vor allem an Ependymome sowie, insbesondere bei jungen Kindern, auch an einen atypischen Teratoid-/Rhabdoidtumor zu denken (vgl. Tabelle 11.2).

Merke

Eine liquorgene Aussaat mit einer zuckergussartigen Beteiligung der Meningen oder mit Abtropfmetastasen ist bei Medulloblastomen sehr häufig. Es sollte daher bei Diagnosestellung immer auch die gesamte Neuroachse mit Kontrastmittelgabe untersucht werden.

11.2.3
Ependymome

Ependymome sind in etwa 2/3 der Fälle infratentoriell gelegen (s. Abschn. 11.1.6). Sie werden als WHO-Grad-II-Tumoren klassifiziert, wenn sie histopathologisch gut differenziert sind, und als WHO-Grad-III-Tumoren, wenn sie histopathologisch Zeichen der Anaplasie aufweisen. Infratentorielle Ependymome sind insgesamt deutlich seltener als pilozytische Astrozytome und Medulloblastome (vgl. Tabelle 11.1).

Im Kindesalter treten Ependymome vorwiegend im Kleinkind- und Kindergartenalter auf. Es gibt jedoch einen zweiten Altersgipfel im Erwachsenenalter, der im 4. Lebensjahrzehnt liegt. Meist werden die betroffenen Kinder durch Zeichen des erhöhten Hirndrucks, wie Kopfschmerzen, Übelkeit und Erbrechen klinisch auffällig. Auch eine Ataxie, Paresen oder eine Torticollis können vorkommen.

Ependymome entstehen infratentoriell meist auf dem Boden des 4. Ventrikels. Hochauflösende sagittale Sequenzen können für die Differenzierung von Medulloblastomen hilfreich sein. Ependymome lassen sich in der Regel vom Boden des 4. Ventrikels nicht abgrenzen, wohingegen sich Medulloblastome vom Dach des 4. Ventrikels nicht abgrenzen lassen. Im Gegensatz zu pilozytischen Astroyztomen, die in den Kleinhirnhemisphären entstehen und den 4. Ventrikel komprimieren, gehen Ependymome vom 4. Ventrikel aus und expandieren diesen. Häufig wachsen sie durch die Foramina auch in die basalen Zisternen ein. Allerdings können sie die Kleinhirnhemisphären auch infiltrieren.

Meist stellen sich Ependymome als heterogene Tumoren dar. In etwa der Hälfte der Fälle liegen Verkalkungen vor. Auch Zysten und Einblutungen sind häufig. Nach Kontrastmittelgabe kommt es meist zu einem heterogenen Enhancement. In der MR-Spektroskopie ist NAA deutlich erniedrigt, die Cholin- und Laktat-Peaks sind hingegen erhöht. Im Vergleich zu Medulloblastomen ist das Verhältnis von NAA zu Cholin meist niedriger. Dies kann aber nicht als verlässliches Differenzierungskriterium gelten.

Im Gegensatz zu Medulloblastomen ist eine liquorgene Aussaat bei Ependymomen insgesamt seltener. Da sie aber dennoch in etwa 10 % der Fälle vorkommt, sollte immer die gesamte Neuroachse untersucht werden. Bei anaplastischen Ependymomen und bei sehr jungen Kindern ist eine liquorgene Aussaat insgesamt häufiger.

Differenzialdiagnostisch ist vor allem an Medulloblastome (PNET-MB), aber auch an pilozytische Astrozytome und atypische Teratoid-/Rhabdoidtumoren zu denken (vgl. Tabelle 11.2).

Abbildung 11.15 a–d zeigt ein infratentorielles Ependymom bei einem 6-jährigen Mädchen. Die Binnenstruktur des Tumors ist relativ homogen.

Merke

Infratentorielle Ependymome werden meist im Kleinkind- und Kindergartenalter diagnostiziert. Sie gehen überwiegend vom Boden des 4. Ventrikels aus und können durch die Foramina in die basalen Zisternen einwachsen. Die Binnenstruktur der Ependymome ist meist heterogen.

11.2.4
Atypische Teratoid-/Rhabdoidtumoren

Atypische Teratoid-/Rhabdoidtumoren (s. auch Abschn. 11.1.7) treten in etwa der Hälfte der Fälle infratentoriell auf. Sie sind hochmaligne WHO-Grad-IV-Tumoren, die vor allem im frühen Kindesalter diagnostiziert werden (vgl. Tabelle 11.1).

Atypische Teratoid-/Rhabdoidtumoren sind eine wichtige Differenzialdiagnose zu Medulloblastomen. Sie können radiologisch, aber auch histopathologisch sehr schwierig von diesen zu differenzieren sein. Die betroffenen Kinder sind allerdings meist jünger. Im Gegensatz zu Medulloblastomen sprechen atypische Teratoid-/Rhabdoidtumoren nicht auf eine Chemotherapie an. Ihre Prognose ist außerordentlich schlecht.

Wie bei den supratentoriellen atypischen Teratoid-/Rhabdoidtumoren auch stellen sich infratentorielle atypische Teratoid-/Rhabdoidtumoren in der Regel mit einer sehr heterogenen Binnenstruktur dar. Sie sind meist heterogener als Medulloblastome. Verkalkungen kommen sehr häufig vor. Auch Zysten und Nekrosezonen lassen sich oft abgrenzen. Im Gegensatz zu Medulloblastomen gehen sie meist von den Kleinhirnhemisphären und nicht vom Vermis aus.

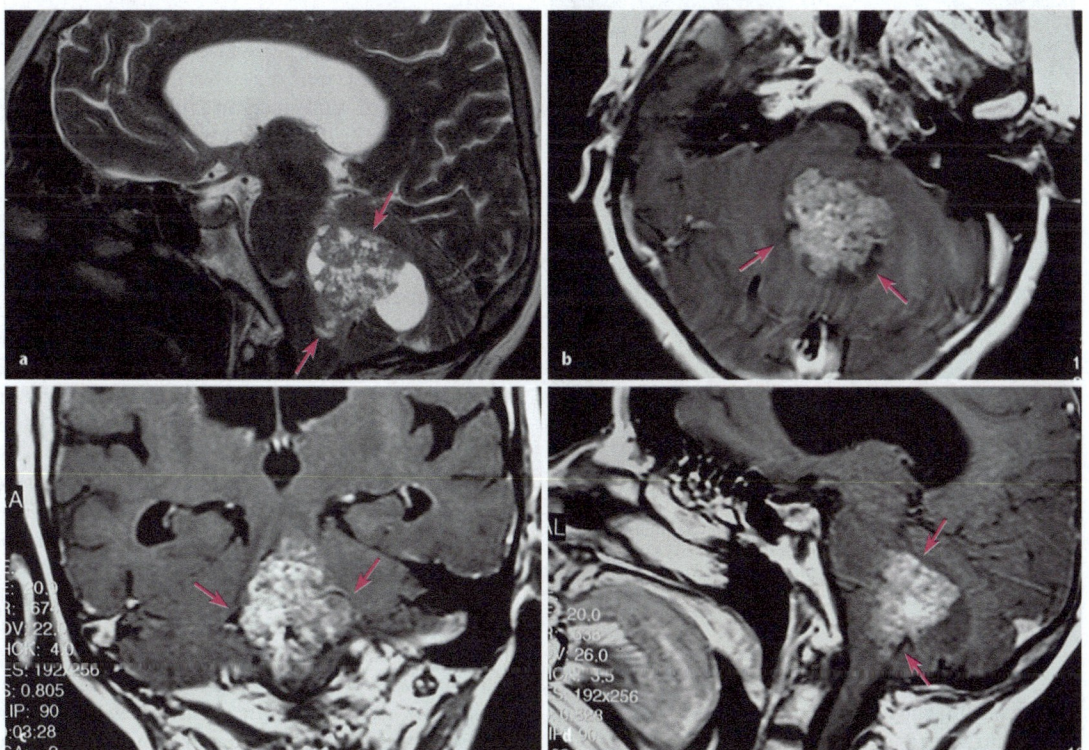

Abb. 11.15 a–d. Infratentorielles Ependymom. Die sagittale T2-gewichtete Sequenz (**a**) sowie axiale (**b**), koronare (**c**) und sagittale (**d**) T1-gewichtete Sequenzen nach KM-Gabe zeigen einen heterogenen, infratentoriellen Tumor (*Pfeile*), der vom Boden des 4. Ventrikels ausgeht

11 Intrakranielle Tumoren bei Kindern

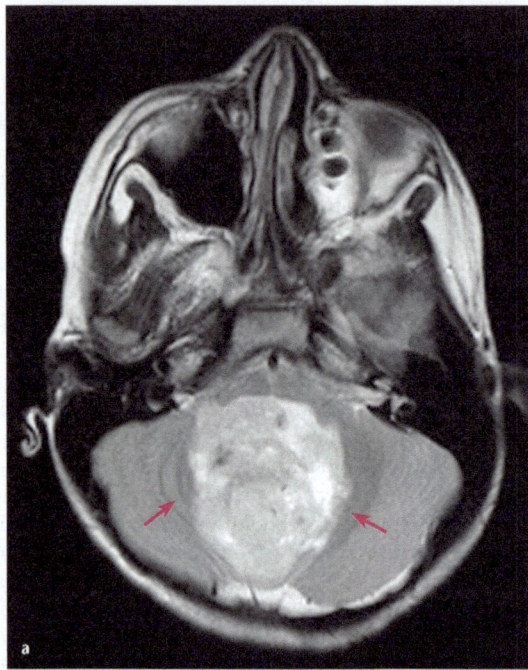

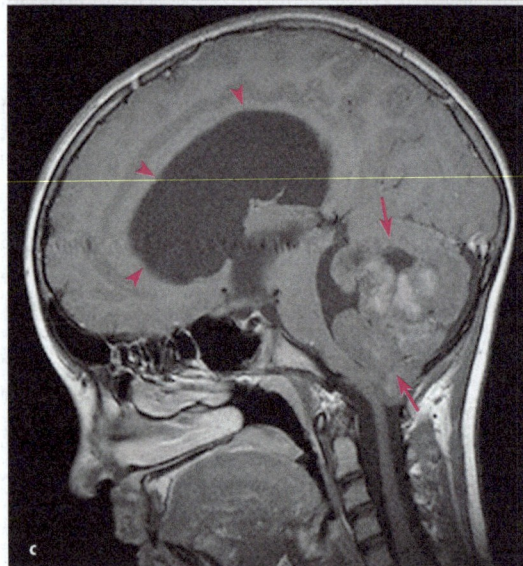

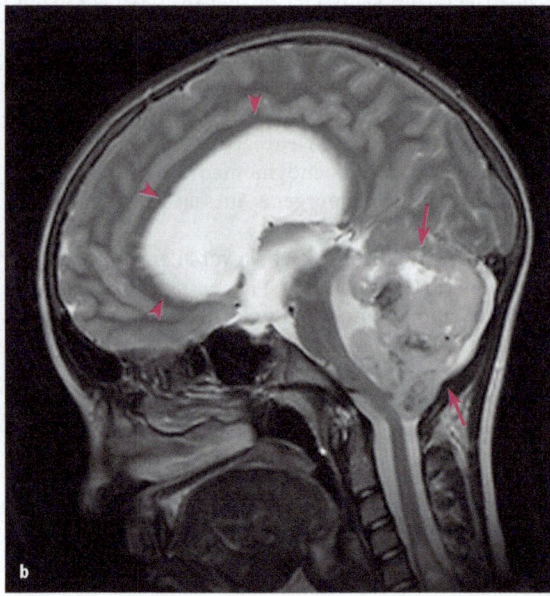

Tumor ist sehr heterogen mit deutlichen Verkalkungen und Nekrosezonen.

Merke

Infratentorielle atypische Teratoid-/Rhabdoidtumoren lassen sich oft nur schwer von Medulloblastomen differenzieren. Sie treten meist bei jüngeren Kindern auf und sind von ihrer Binnenstruktur her in der Regel heterogener. Auch gehen sie meist von den Kleinhirnhemisphären und nicht vom Vermis cerebelli aus.

11.2.5 Hämangioblastome

Hämangioblastome sind Tumoren des Erwachsenenalters und sollen nur der Vollständigkeit halber hier kurz besprochen werden. Das Erkrankungsalter liegt am häufigsten zwischen 40 und 60 Jahren. Etwas ein Drittel der Fälle ist mit einer Hippel-Lindau Erkrankung assoziiert (vgl. Kap. 3.4). Die betroffenen Patienten sind dann meist etwas jünger, jedoch ist auch bei einer Hippel-Lindau Erkrankung die Diagnose eines Hämangioblastoms im Kindesalter außerordentlich selten.

Hämangioblastome treten am häufigsten im Bereich des Kleinhirns, insbesondere in den Kleinhirnhemisphären, auf. Sie können jedoch auch supratentoriell oder spinal auftreten. Wird die Diagnose eines Hämangioblastoms gestellt, so sollte immer die gesamte Neuroachse untersucht werden, da ein synchrones – und auch ein metachrones – Auftreten von Hämangioblastomen häufig ist, insbesondere wenn eine Hippel-Lindau Erkrankung vorliegt.

Abb. 11.16 a–c. Atypischer Teratoid-/Rhabdoidtumor. Die axialen (**a**) und sagittalen (**b**) T2-gewichteten Sequenzen sowie **c** die sagittale T1-gewichtete Sequenz nach KM-Gabe zeigen einen außerordentlich heterogenen, infratentoriellen Tumor (*Pfeile*) mit Verkalkungen und Nekrosezonen. Es liegt bereits ein Hydrozephalus vor (*Pfeilspitzen*)

Differenzialdiagnostisch ist insbesondere an Medulloblastome, aber auch an Ependymome zu denken (vgl. Tabelle 11.2).

Abbildung 11.16 a–c zeigt einen atypischen Teratoid-/Rhabdoidtumor bei einem kleinen Mädchen. Der

In der MRT stellen sich Hämangioblastome in bis zu 2 Drittel der Fälle als zystische Raumforderungen mit einem wandständigen Tumorknoten dar. Dieser Tumorknoten kann „flow voids" aufweisen und zeigt ein ausgeprägtes Enhancement nach Kontrastmittelgabe. In gut einem Drittel der Fälle stellen sich Hämangioblastome solide dar und weisen dann ein homogenes Enhancement auf.

Differenzialdiagnostisch ist insbesondere an pilozytische Astrozytome zu denken, die sich bildmorphologisch identisch darstellen können. Allerdings sind pilozytische Astrozytome Tumoren des Kindesalters, Hämangioblastome hingegen Tumoren des Erwachsenenalters. Zudem ist an Metastasen, vaskuläre Malformationen und Ependymome zu denken.

Abbildung 11.17 a–d zeigt ein Hämangioblastom bei

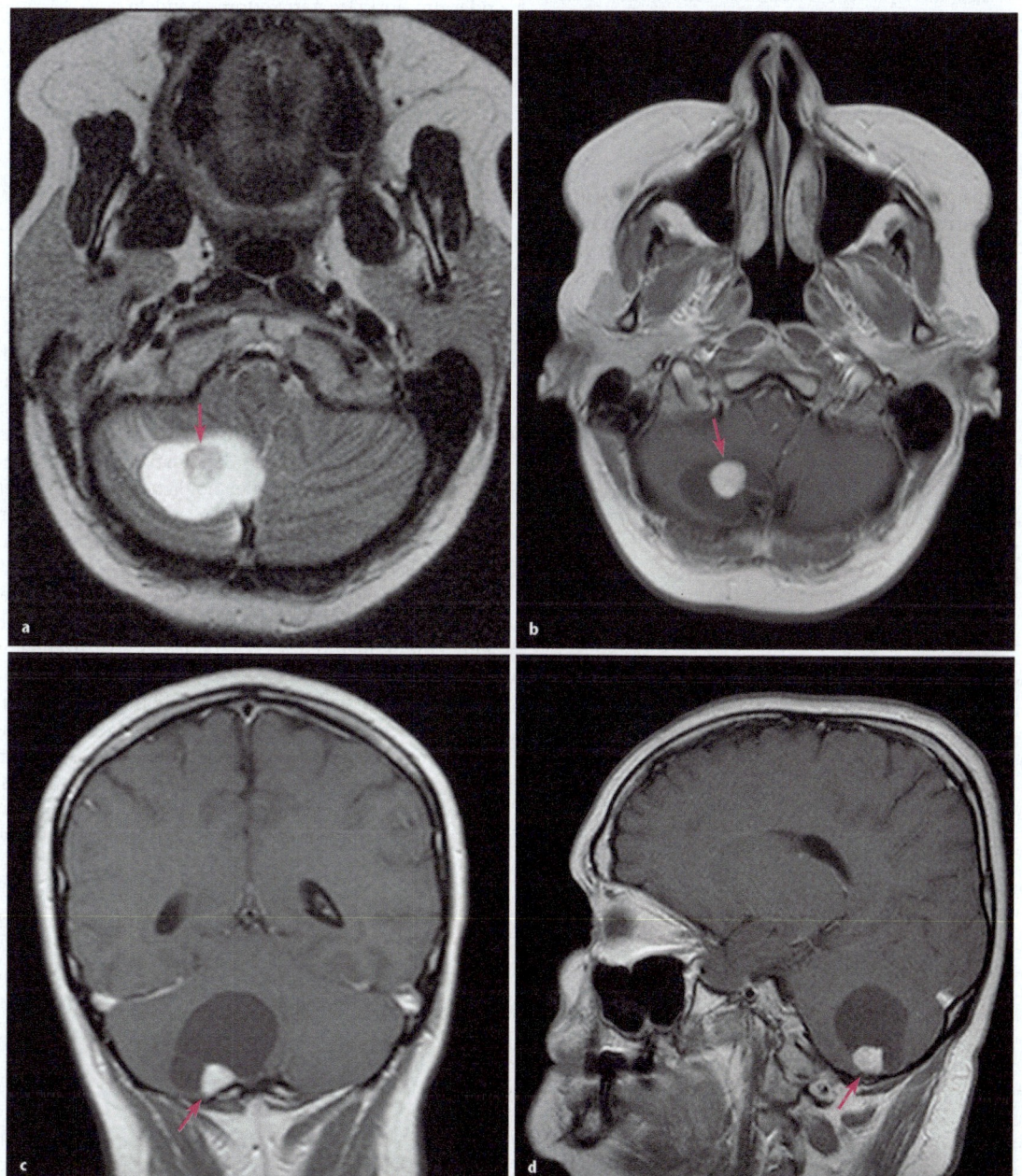

Abb. 11.17 a–d. Hämangioblastom. Die axiale T2-gewichtete Sequenz (**a**) sowie axiale (**b**), koronare (**c**) und sagittale (**d**) T1-gewichtete Sequenzen nach KM-Gabe zeigen einen zystischen Tumor mit einem wandständigen, KM-aufnehmenden Tumorknoten (*Pfeile*)

einer jungen Frau mit einer von Hippel-Lindau Erkrankung. Es stellt sich – ähnlich einem pilozytischen Astrozytom – als zystischer Tumor mit wandständigem, Kontrastmittel aufnehmendem Knoten dar.

Merke

Hämangioblastome sind Tumoren des Erwachsenenalters. Sie treten oft in Assoziation mit einer Hippel-Lindau Erkrankung auf. Meist stellen sie sich als zystische Raumforderungen mit einem wandständigen Tumorknoten dar. Sie können jedoch auch solide sein.

11.2.6 Hirnstammtumoren

Hirnstammtumoren stellen eine heterogene Gruppe an Tumoren dar, die sich von ihrer Präsentation und von ihrer Prognose her deutlich unterscheiden (Tabelle 11.3). Sie können pontin, mesenzephal oder medullär liegen, wobei die Lage für die Prognose entscheidend ist. Hirnstammtumoren können fokal oder diffus wachsen. Zudem unterscheidet man die Gruppe der Hirnstammtumoren, die im Rahmen einer Neurofibromatose vom Typ 1 auftreten.

Die meisten Hirnstammtumoren bei Kindern sind astrozytäre Tumoren, also Hirnstammgliome. Allerdings sollte eine atypische Präsentation immer auch an andere Tumoren, aber auch an nichtneoplastische Prozesse wie Kavernome oder Entzündungen denken lassen. Bei den kindlichen Hirnstammgliomen unterscheidet man tektale Gliome, fokale tegmentale mesenzephale Gliome und diffuse Ponsgliome (Tabelle 11.4). Histologisch kann es sich um pilozytische Astrozytome oder um fibrilläre Astrozytome handeln.

Merke

Kindliche Hirnstammtumoren sind meist Gliome. Man unterscheidet tektale Gliome, fokale tegmentale mesenzephale Gliome und diffuse Ponsgliome sowie die Gruppe der mit einer Neurofibromatose vom Typ 1 assoziierten Hirnstammtumoren.

Tektale Gliome

Tektale Gliome sind in der Regel pilozytische Astrozytome, also WHO-Grad-I-Tumoren. Durch ihre Druckwirkung auf den Aquädukt werden sie meist durch einen Hydrocephalus non-communicans symptomatisch. Selbst kleine tektale Gliome können den Fluss durch den Aquädukt bereits behindern, sodass bei einem Kind mit einem neu diagnostizierten Hydrozephalus immer genau auf das mögliche Vorliegen eines tektalen Glioms geachtet werden sollte – hierfür eignen sich besonders Sequenzen in einer dünnschichtigen sagittalen Schichtführung.

Tektale Gliome haben eine sehr gute Prognose. Meist zeigen sie keine Progression, und es ist lediglich eine Liquorableitung zur Therapie des Hydrozephalus notwendig.

In der MRT stellen sich tektale Gliome als fokale Tumoren der Vierhügelplatte dar. Verkalkungen sind relativ häufig. In der T2-Gewichtung sind tektale Gliome in der Regel hyperintens. Auch in der T1-Gewichtung lässt sich oft eine Hyperintensität nachweisen. Der Aquädukt ist meist komprimiert, das physiologische Flow

Tabelle 11.3. Hirnstammgliome – Klassifikation und klinische Aspekte

	WHO-Grad	Klinische Aspekte/Prognose
Tektale Gliome	I/pilozytische Astrozytome	Hydrozephalus durch Druck auf den Aquädukt Exzellente Prognose, oft nur Liquorableitung nötig
Fokale tegmentale mesenzephale Gliome	I/pilozytische Astrozytome	Relativ gute Prognose Ohne Therapie Progression Können zu Hemiparese führen
Diffuse Ponsgliome	II bis IV/fibrilläre Astrozytome	Sehr schlechte Prognose Kurze Anamnese Liquorgene Aussaat

Tabelle 11.4. Hirnstammgliome – Entstehungsort und magnetresonanztomographische Differenzierung

	Typischer Entstehungsort	Charakteristische Darstellung in der MRT
Tektale Gliome	Vierhügelplatte	Kompression des Aquädukts Verkalkungen relativ häufig Variables Enhancement
Fokale tegmentale mesenzephale Gliome	Hirnschenkel (zwischen oberem Pons und Thalamus)	Oft kommaförmig Scharfe Randbegrenzung Meist Zyste mit wandständigem Tumorknoten Tumorknoten nimmt Kontrastmittel auf
Diffuse Ponsgliome	Pons	Infiltratives Wachstumsmuster Randunscharf Diffuse Auftreibung des Pons Meist keine KM-Aufnahme

11.2 Infratentorielle Tumoren

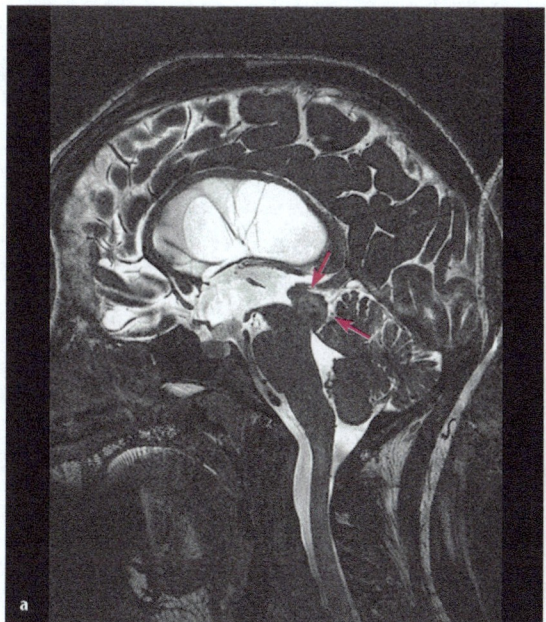
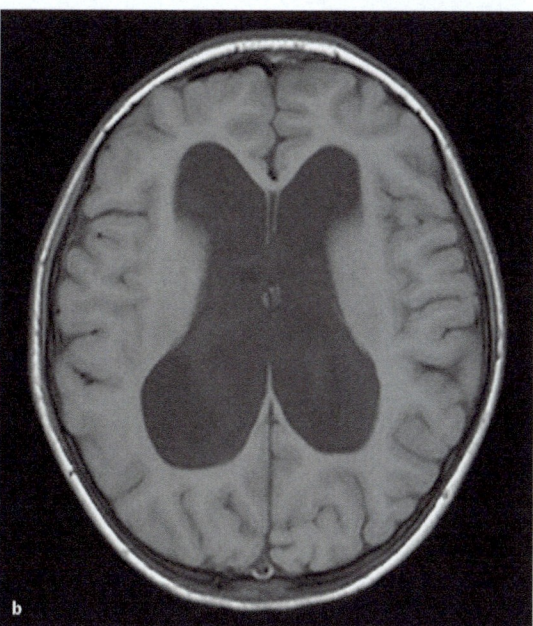

Abb. 11.18 a, b. Tektales Gliom. a Die sagittale T2-gewichtete Sequenz zeigt einen Tumor der Vierhügelplatte (*Pfeile*), der zu einer Kompression des Aquädukts geführt hat. **b** Die axiale T1-gewichtete Sequenz demonstriert einen Hydrozephalus

void innerhalb des Aquädukts lässt sich nicht mehr nachweisen. Nach Kontrastmittelgabe kann es zu einem variablen Enhancement kommen.

Differenzialdiagnostisch ist vor allem an eine kongenitale Aquäduktstenose zu denken. Auch ein Morbus Alexander kann gelegentlich einmal zu einer Auftreibung des Tectum und zu einer Kompression des Aquädukts führen.

Abbildung 11.18 a,b zeigt ein tektales Gliom bei einem 16-jährigen Mädchen. Es ist zu einer Verlegung des Aquaedukts und zu einem Hydrozephalus gekommen.

Merke

Tektale Gliome sind pilozytische Astrozytome mit einem sehr gutartigen Verlauf. Sie werden meist durch einen Hydrozephalus im Rahmen einer Kompression des Aquädukts symptomatisch. Sie stellen sich als fokale, in der T2-Gewichtung meist hyperintense Raumforderungen der Vierhügelplatte dar.

Fokale tegmentale mesenzephale Gliome

Fokale tegmentale mesenzephale Gliome sind ebenfalls in der Regel pilozytische Astrozytome. Sie werden operativ und/oder mit einer Radio-Chemo-Therapie behandelt und haben eine relativ gute Prognose. Anders als bei den tektalen Gliomen kommt es jedoch ohne Therapie zu einer Progression.

Fokale tegmentale mesenzephale Gliome werden oft durch eine Hemiparese klinisch symptomatisch. Sie liegen meist im Hirnschenkel zwischen oberem Pons und Thalamus und haben oft eine kommaförmige bis rundliche Konfiguration.

In der MRT stellen sie sich in der Regel als glatt begrenzte Tumoren dar. Nach kranial dehnen sie sich häufig in den Thalamus aus, selten einmal können sie auch nach kaudal in den Pons reichen. Der betroffene Hirnschenkel ist aufgetrieben.

Fokale tegmentale Gliome weisen oft zystische und solide Tumoranteile auf, sie können aber auch vollständig solide sein. In der T2-Gewichtung besteht eine hohe Signalintensität. Nach Kontrastmittelgabe kommt es zu einem Enhancement, das homogen, heterogen oder auch ringförmig sein kann.

Abbildung 11.19 a–c zeigt ein fokales tegmentales mesenzephales Gliom bei einem kleinen Jungen. Der mesenzephale Tumor stellt sich heterogen dar und weist eine Kontrastmittelaufnahme auf.

Merke

Fokale tegmentale mesenzephale Gliome sind pilozytische Astrozytome. Mit einer Therapie ist die Prognose gut, ohne Therapie kommt es zu einer Progression. Sie stellen sich in der Regel als kommaförmig konfigurierte zystische Raumforderungen mit einem randständigen, deutlich Kontrastmittel aufnehmendem Tumorknoten dar und sind meist im Hirnschenkel zwischen oberem Pons und Thalamus gelegen.

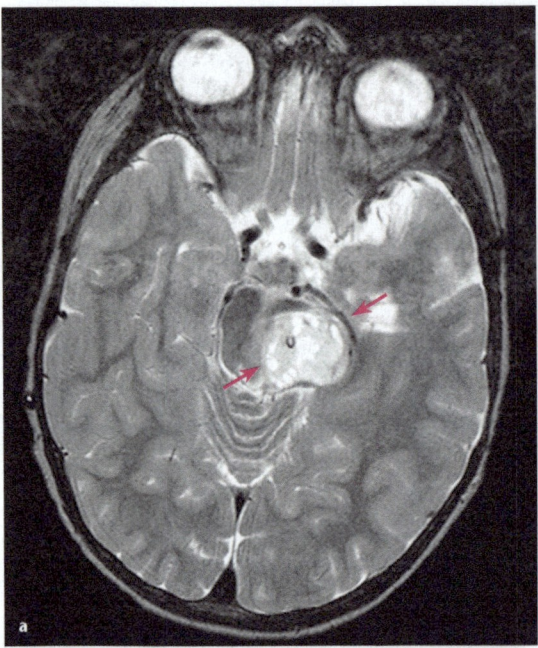
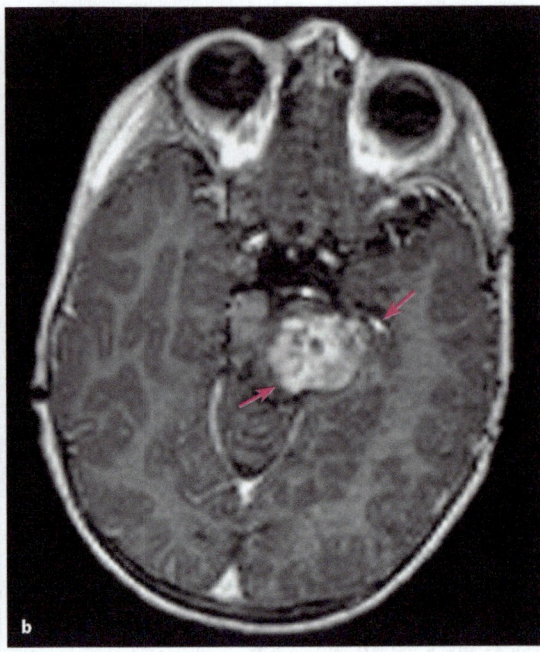
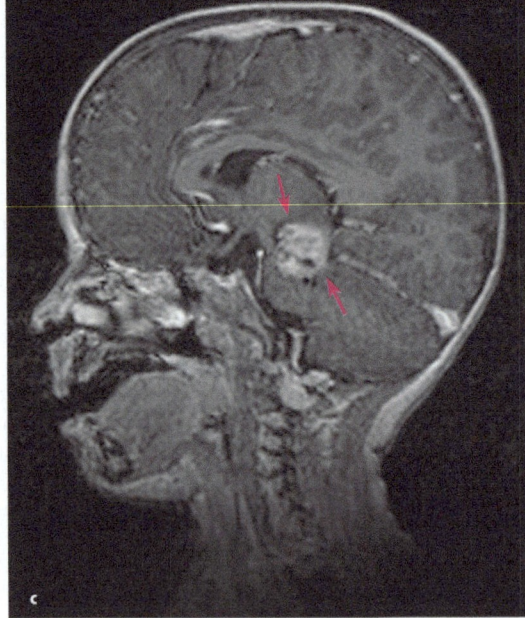

Abb. 11.19 a–c. Fokales tegmentales mesenzephales Gliom. Die axiale T2-gewichtete Sequenz (**a**) sowie axiale (**b**) und sagittale (**c**) T1-gewichtete Sequenzen nach KM-Gabe zeigen einen heterogenen Tumor des Mesenzephalon (*Pfeile*) mit einer KM-Aufnahme

Diffuse Ponsgliome

Diffuse Ponsgliome sind fibrilläre Astrozytome. Je nach histologischem Differenzierungsgrad sind sie WHO-Grad-II-, -III- oder -IV-Tumoren. Ihr Wachstumsmuster ist infiltrativ. Die Prognose von Ponsgliomen ist sehr schlecht. Die meisten Kinder versterben trotz Therapie innerhalb eines Jahres. Häufig kommt es zu einer liquorgenen Aussaat.

Die betroffenen Kinder werden meist durch Kopfschmerzen, Hirnnervenausfälle oder Übelkeit und Erbrechen klinisch auffällig. Die Anamnese ist meist kurz.

Bei Diagnosestellung sind diffuse Ponsgliome meist schon groß. Sie stellen sich in der MRT als ausgedehnte Raumforderungen des Pons dar, die in der T2-Wichtung deutlich hyperintens sind. Die Abgrenzung zum umgebenden Ponsgewebe ist unscharf, der Pons ist deutlich aufgetrieben. Im Gegensatz zu tektalen Gliomen liegt ein Hydrozephalus zum Zeitpunkt der Diagnosestellung nur relativ selten vor. Nach Kontrastmittelgabe ist in den meisten Fällen kein Enhancement zu beobachten. Es kann jedoch zu einer Kontrastmittelaufnahme kommen; die Prognose ist dann überwiegend schlechter.

Differenzialdiagnostisch ist vor allem an nichtneoplastische Erkrankungen zu denken. Hier sind insbesondere Hirnstammenzephalitiden, entzündlich-demyelinisierende Erkrankungen, beispielsweise im Sinne einer akuten disseminierten Enzephalomyelitis (ADEM), eine Hirnstammtuberkulose oder einer Histiozytose zu nennen. Zudem können Hirnstammhamartome oder fokale Signalalterationen im Rahmen einer Neurofibromatose vom Typ 1 („Myelinvakuolen") ein ähnliches Bild bieten.

Abbildung 11.20 zeigt ein diffuses Ponsgliom bei einem 17-jährigen Jungen, das den Pons diffus vergrößert, und das eine deutliche Hyperintensität in der T2-Gewichtung zeigt.

11.2 Infratentorielle Tumoren

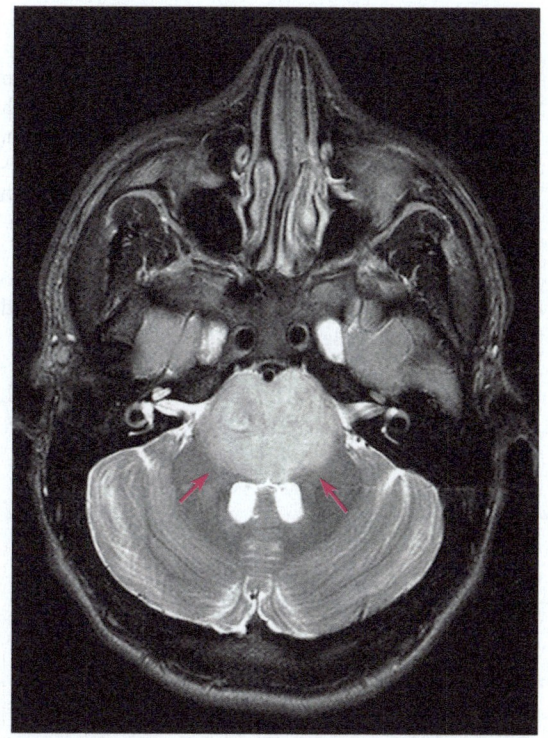

Abb. 11.20. Diffuses pontines Gliom. Die axiale T2-gewichtete Sequenz zeigt eine diffuse Raumforderung des Pons mit einer deutlichen Signalsteigerung (*Pfeile*)

> **Merke**
>
> Diffuse Ponsgliome sind fibrilläre Astrozytome. Sie haben eine schlechte Prognose. In der MRT stellen sie sich als unscharf begrenzte pontine Raumforderungen mit einer deutlichen Signalsteigerung in den T2-gewichteten Sequenzen dar. Ein Kontrastmittelenhancement fehlt häufig.

Sonstige Hirnstammtumoren

Neben den oben genannten Hirnstammgliomen sind noch weitere, etwas seltenere Hirnstammtumoren zu nennen.

Dorsale exophytische medulläre Gliome wachsen fokal exophytisch in den 4. Ventrikel und führen konsekutiv zu einer Liquorzirkulationsstörung. Der Vermis wird häufig nach kranial verlagert. Dorsale exophytische medulläre Gliome haben eine bessere Prognose als diffuse Ponsgliome, sie werden meist als pilozytische Astrozytome, also als WHO-Grad-I-Tumoren klassifiziert. Sie lassen sich am besten in einer dünnschichtigen sagittalen Schichtführung diagnostizieren. In T2-gewichteten Sequenzen stellen sie sich typischerweise deutlich hyperintens dar. Nach Kontrastmittelgabe kann es zu einem variablen Enhancement kommen.

Intrinsische medulläre Gliome wachsen innerhalb der Medulla oblongata und können auch von kaudal in den Pons einwachsen. Sie können diffus oder fokal auftreten. Diffuse medulläre Gliome haben eine deutlich schlechtere Prognose. Fokale medulläre Gliome weisen hingegen nur eine geringes Wachstumspotenzial auf. Sie treten gehäuft im Rahmen einer Neurofibromatose vom Typ 1 auf. Im Bereich der Medulla oblongata können zudem auch Gangliogliome bzw. Gangliozytome vorkommen.

Fokale Ponsgliome sind im Gegensatz zu diffusen Ponsgliomen sehr selten. Sie zeigen eine scharfe Randbegrenzung innerhalb des Pons und haben meist eine hohe Signalintensität.

Diffuse Mittelhirngliome sind ebenfalls sehr selten. Sie sind unscharf begrenzt und wachsen nach kranial in die Großhirnhemisphären und nach kaudal in den Pons ein.

> **Merke**
>
> Bei Hirnstammtumoren ist es außerordentlich wichtig, genau auf die topographische Lage sowie auf die Randbegrenzung zu achten. Hiervon hängt die Prognose des Kindes entscheidend ab.

Hirnstammtumoren bei Neurofibromatose Typ 1

Bei Kindern mit einer Neurofibromatose vom Typ 1 treten Hirnstammtumoren deutlich gehäuft auf. Bei ihnen ist jedoch die Verteilungshäufigkeit im Gegensatz zu Kindern ohne eine prädisponierende Grunderkrankung deutlich unterschiedlich. Bei Kindern mit einer Neurofibromatose vom Typ 1 finden sich Hirnstammgliome besonders häufig in der Medulla oblongata – auf diese Region sollte also bei betroffenen Kindern besonders geachtet werden. Hirnstammtumoren werden bei Kindern mit einer Neurofibromatose vom Typ 1 häufig als Zufallsbefund entdeckt. Sie verhalten sich vom klinischen Verlauf her deutlich gutartiger als Hirnstammtumoren bei Kindern ohne eine prädisponierende Grunderkrankung. Ihre Wachstumsrate ist deutlich langsamer, und viele Tumoren erweisen sich als klinisch und radiologisch stabil. Eine Therapieindikation wird daher bei diesen Kindern sehr zurückhaltend gestellt. Nach ersten Erkenntnissen scheinen Hirnstammtumoren mit benignem Verlauf bei Kindern mit einer Neurofibromatose vom Typ 1 höhere NAA- und Cholin-Peaks in der MR-Spektroskopie aufzuweisen.

> **Merke**
>
> Hirnstammtumoren bei Kindern mit einer Neurofibromatose vom Typ 1 sind besonders häufig in der Medulla oblongata lokalisiert. Sie weisen generell einen gutartigeren Verlauf auf als medulläre oder pontine Gliome bei Kindern ohne eine prädisponierende Grunderkrankung.

11.2.7
Dysplastisches zerebelläres Gangliozytom (Lhermitte-Duclos-Erkrankung)

Dysplastische zerebelläre Gangliozytome werden auch als Lhermitte-Duclos-Erkrankung bezeichnet (s. Kap. 2.2.6). Sie stellen Fehlbildungen des Kleinhirns mit meist raumforderndem Charakter dar und werden als WHO-Grad-I-Tumoren klassifiziert. Die Diagnose wird in der Regel erst im Erwachsenenalter gestellt.

Es besteht eine Assoziation zwischen dem dysplastischen zerebellären Gangliozytom und dem Cowden-Syndrom. Im Rahmen eines Cowden-Syndroms treten multiple Hamartome auf. Zudem ist das Krebsrisiko erhöht, insbesondere für Brustkrebs und für Schilddrüsenkarzinome.

Dysplastische zerebelläre Gangliozytome können asymptomatisch sein und als Zufallsbefund bemerkt werden. Sie können aber auch durch ihre raumfordernde Wirkung zu einem Hydrozephalus und damit zu Kopfschmerzen, Übelkeit, Erbrechen und einem Papillenödem führen. Auch können Kleinhirnsymptome mit Ataxie auftreten.

In der MRT zeigen dysplastische zerebelläre Gangliozytome eine Vergrößerung der Folia. Insbesondere in der T2-Gewichtung weisen sie meist eine charakteristische „zebraartige" Binnenstruktur auf mit einer abwechselnd hyperintensen und hypointensen Signalgebung. In der T1-Gewichtung stellen sie sich hingegen meist iso- bis hypointens dar – auch hier lässt sich meist eine „gestreifte" Binnenstruktur abgrenzen. Durch die raumfordernde Wirkung des Tumors kann es zu einem Tiefertreten der Kleinhirntonsillen und auch zu einer Syrinx kommen. Eine Kontrastmittelaufnahme ist selten.

Differenzialdiagnostisch ist vor allem an eine Zerebellitis, aber auch an eine zerebelläre Dysplasie und an eine tuberöse Sklerose zu denken.

Abbildung 11.21 a–c zeigt ein dysplastisches zerebelläres Gangliozytom (Lhermitte-Duclos). Es stellt sich die charakteristische, „zebraartig" gestreifte Binnenstruktur dar.

> **Merke**
>
> Ein dysplastisches zerebelläres Gangliozytom ist ein Fehlbildungstumor, der auch als Lhermitte-Duclos-Erkrankung bezeichnet wird und der mit dem Cowden-Syndrom assoziiert ist. In der MRT hat der Tumor charakteristischerweise eine „zebraartig" gestreifte Binnenstruktur mit einer Verplumpung der Folia.

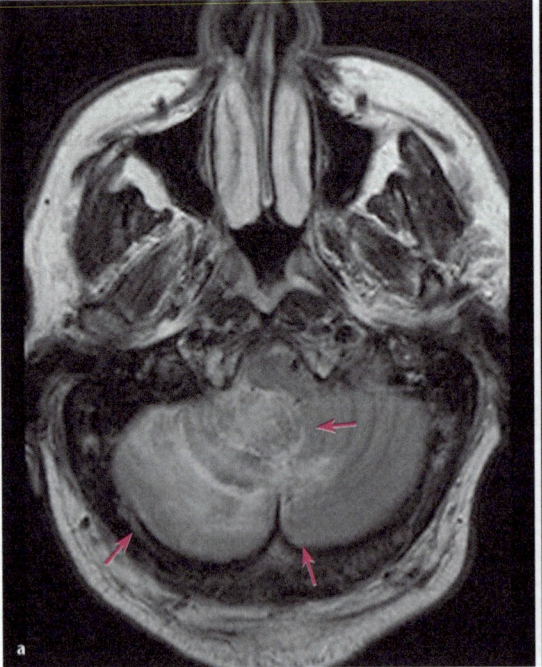
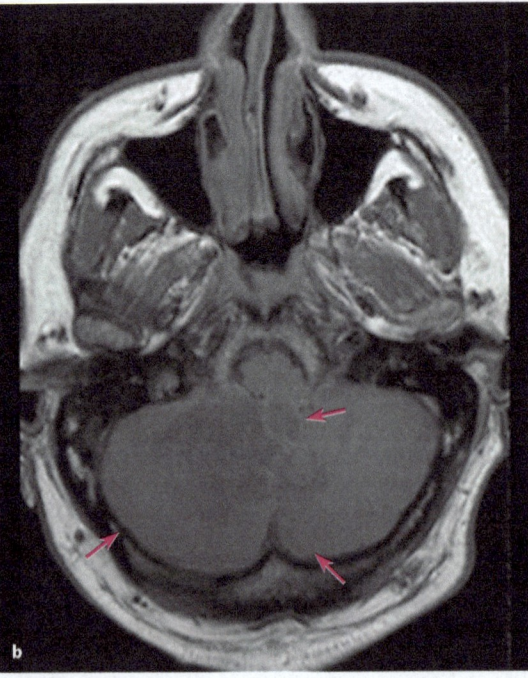

Abb. 11.21 a–c. Dysplastisches zerebelläres Gangliozytom (Lhermitte-Duclos). Die axiale T2-gewichtete Sequenz (**a**) sowie axiale T1-gewichtete Sequenzen **b** vor und **c** nach KM-Gabe zeigen einen Kleinhirntumor (*Pfeile*) mit einer charakteristischen „zebraartig" gestreiften Binnenstruktur

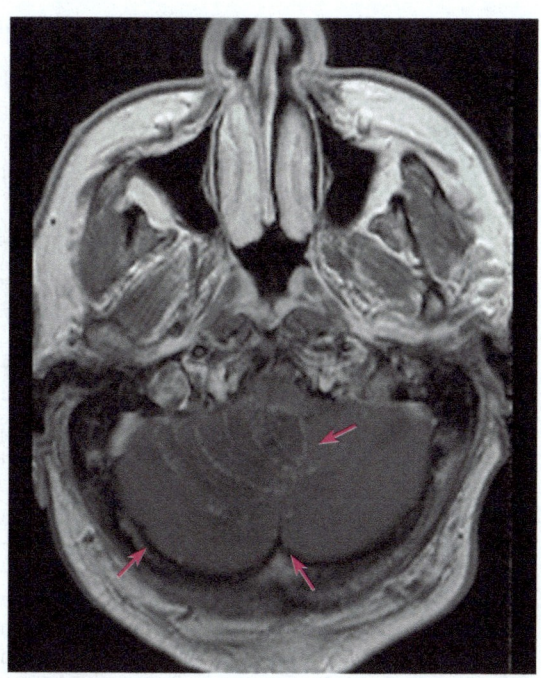

Abb. 11.21 c

11.3 Tumoren der Pinealisloge

Tumoren der Pinealisloge werden bei Kindern häufig bereits früh symptomatisch, da sie eine Druckwirkung auf die Vierhügelplatte und auf den Aquädukt ausüben. Klinisch werden die betroffenen Kinder meist durch Zeichen eines Hydrozephalus oder durch ein Parinaud-Syndrom, also eine vertikale Blickparese, oft mit Nystagmus, auffällig.

Die Diagnosestellung ist sehr wichtig, da viele der Tumoren bei rechtzeitiger Detektion gut therapiert werden können. Prinzipiell sollte in der Schädel-MRT bei Kindern immer auch auf die Pinealisloge geachtet werden. Bisweilen kann allerdings die Differenzierung einfacher, blander Pinealiszysten von anderen Tumoren Schwierigkeiten machen.

Die häufigsten Tumoren der Pinealisloge sind Keimzelltumoren, wie Germinome und Teratome, Pineozytome, Pineoblastome und besonders Pinealiszysten. Gelegentlich können auch Astrozytome der benachbarten Strukturen, beispielsweise tektale Gliome, eine Raumforderung im Bereich der Pinealisloge verursachen. Auch Meningeome können eine Raumforderung im Pinealisbereich hervorrufen – sie sind jedoch bei Kindern außerordentlich selten (Tabelle 11.5).

11.3.1 Germinome

Germinome sind die häufigsten soliden Tumoren der Pinealisloge. Sie betreffen besonders häufig ältere Kinder und Jugendliche. Bei Jungen werden sie etwa 10-mal so oft beobachtet wie bei Mädchen. Wie andere Tumoren der Pinealisloge auch, werden sie klinisch meist durch Kopfschmerzen oder ein Parinaud-Syndrom auffällig.

Germinome kommen außer in der Pinealisloge vor allem suprasellär und selten im Bereich der Basalganglien vor. Ein Auftreten in den Basalganglien ist im asia-

Tabelle 11.5. Tumoren der Pinealisloge – bildmorphologische Charakteristika

	Bevorzugte Altersgruppe	Bildmorphologische Charakteristika
Germinome	Ältere Kinder, Jugendliche	Pinealiskalk im Zentrum der Raumforderung Homogenes Enhancement Oft liquorgene Aussaat mit rasenartiger Auskleidung der Ventrikel
Teratome	Neugeborene, Säuglinge	Kann vor allem bei Neugeborenen sehr groß, evtl. holozephal sein Außerordentlich heterogen Fettäquivalente Anteile
Embryonalzellkarzinome	Jugendliche	Heterogene Binnenstruktur Kleinzystische Anteile Eventuell fettige oder hämorrhagisierte Tumoranteile Heterogenes Enhancement
Pineozytome	Jugendliche	"Explodierter" Pinealiskalk Größe in der Regel <3 cm Meist gut umschrieben Homogenes Enhancement
Pineoblastome	Kleinkinder, Kindergartenalter	"Explodierter" Pinealiskalk Größe in der Regel >3 cm Inhomogene Binnenstruktur mit Zysten und Nekrosen Perifokales Ödem Invasion in benachbarte Strukturen

tischen Raum, insbesondere in Japan und Korea, deutlich häufiger als in Europa. Suprasellare Germinome werden genauer in Abschn. 11.4.3 im Zuge der sellären und perisellären Raumforderungen besprochen.

In der CT sind Germinome der Pinealisloge meist relativ glatt begrenzt, zum Hirnparenchym iso- oder leicht hyperdense Raumforderungen. Die Glandula pinealis wird von der Raumforderung umgeben. Dies bedeutet, dass sich Pinealiskalk, wenn vorhanden, im Zentrum der Raumforderung und nicht in der Peripherie abgrenzen lässt. Nach Kontrastmittelgabe kommt es zu einem diffusen, homogenen Enhancement.

Auch magnetresonanztomographisch stellen sich Germinome der Pinealisloge in der Regel glatt begrenzt und meist rundlich oder lobuliert dar. Sie sind in der T1-Gewichtung meist iso- bis leicht hyperintens zur grauen Substanz und weisen ein ausgeprägtes, homogenes Enhancement auf.

Eine liquorgene Aussaat ist bei Germinomen häufig. Sie breiten sich insbesondere oft entlang des ventrikulären Ependyms aus und führen dort zu einer rasenartigen Auskleidung.

Differenzialdiagnostisch ist vor allem an Teratome, Embryonalzellkarzinome, Pineoblastome und Pineozytome zu denken.

Abbildung 11.22 a,b zeigt ein Germinom mit liquorgener Aussaat bei einem 17-jährigen Jungen.

Merke

Germinome sind die häufigsten soliden Tumoren der Pinealisloge. Sie kommen bei Jungen 10-mal häufiger vor als bei Mädchen. Germinome umgeben die Glandula pinealis und weisen ein ausgeprägtes, homogenes Enhancement auf. Eine liquorgene Aussaat ist häufig.

11.3.2
Teratome

Teratome werden meist bereits im Neugeborenen- oder Säuglingsalter, bisweilen auch bereits in utero, diagnostiziert. Wie Germinome auch, sind sie bei Jungen deutlich häufiger als bei Mädchen. Zudem treten sie bei einem Klinefelter-Syndrom gehäuft auf.

Die betroffenen Kinder fallen meist durch Zeichen eines Hydrozephalus oder durch ein Parinaud-Syndrom auf. Die Pinealisloge ist intrakraniell die häufigste Lokalisation für Teratome. Sie können aber auch suprasellär oder in anderen mittellinienassoziierten Regionen vorkommen (vgl. Abschn. 11.4.4). Bisweilen sind Teratome bei Neugeborenen außerordentlich groß – sie können nahezu das gesamte Neurokranium einnehmen. Die betroffenen Kinder fallen durch eine Makrozephalie auf. Die Diagnose wird meist schon in utero mittels Ultraschall gestellt. Bei einem Neugeborenen

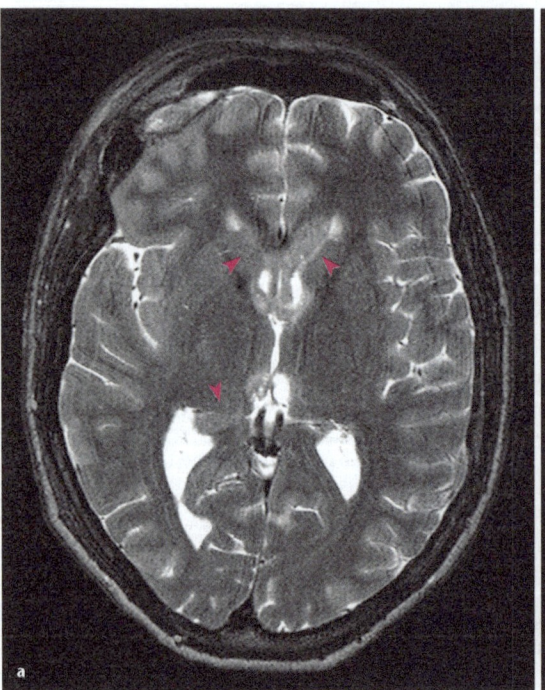 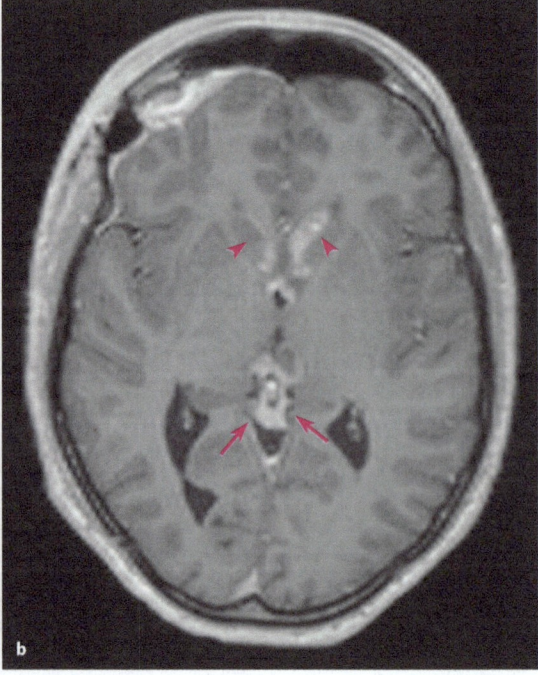

Abb. 11.22 a, b. Germinom mit liquorgener Aussaat. a Die axiale FLAIR-Sequenz und **b** die axiale T1-gewichtete Sequenz nach KM-Gabe zeigen einen Tumor der Pinealisloge (*Pfeile*) mit einer liquorgenen Aussaat (*Pfeilspitzen*)

bzw. Säugling mit einem sehr großen, heterogenen – bisweilen holozephalen – Hirntumor sollte primär an ein Teratom gedacht werden.

Man unterscheidet benigne, „reife" Teratome von unreifen Teratomen und Teratokarzinomen. Teratokarzinome haben im Gegensatz zu reifen Teratomen eine schlechte Prognose.

Teratome bestehen, im Gegensatz zu Epidermoiden oder Dermoiden, aus Anteilen mehrerer Keimblätter. Benigne Teratome stellen sich typischerweise außerordentlich heterogen dar. In der CT lassen sich oft Verkalkungen und auch Fettansammlungen mit negativen Attenuationswerten abgrenzen. Auch in der MRT fällt in der Regel eine deutlich heterogene Signalintensität auf mit teils fettisointensen Intensitäten. Reife Teratome zeigen überwiegend kein Enhancement oder allenfalls eine fokale, geringe Kontrastmittelaufnahme der weichteiligen Komponenten. Ein Enhancement nach Kontrastmittelgabe spricht für maligne Anteile. Teratokarzinome sind meist weniger heterogen als benigne Teratome, zudem sind sie oft etwas randunscharf. Hochmaligne Teratokarzinome sind sogar meist eher homogen mit einem ausgeprägten Enhancement und einem deutlichen perifokalen Ödem.

Differenzialdiagnostisch ist an Dottersacktumoren, Embryonalzellkarzinome, Pineoblastome und Dermoide zu denken.

Abbildung 11.23 a–d zeigt ein Teratom der Pinealisloge bei einem Jungen. Der Tumor stellt sich außerodentlich heterogen dar, mit Verkalkungen und fetthaltigen Anteilen.

> **Merke**
>
> Teratome sind mittellinienassoziierte Tumoren, die aus Anteilen aller 3 Keimblätter bestehen, und die sich typischerweise außerordentlich heterogen darstellen. Bei einem Kontrastmittelenhancement, einer Randunschärfe oder einem perifokalen Ödem muss an eine maligne Degeneration gedacht werden.

11.3.3 Embyronalzellkarzinome

Embryonalzellkarzinome sind maligne Tumoren, die zu den Keimzelltumoren zu rechnen sind. Wie die anderen Keimzelltumoren auch, treten sie vorwiegend in der Mittellinie auf, insbesondere im Bereich der Pinealisloge und suprasellär. Meist betreffen Embryonalzellkarzinome Jugendliche, wobei Jungen etwas häufiger erkranken als Mädchen. Wie Germinome auch, treten Embryonalzellkarzinome gehäuft bei asiatischstämmigen Patienten auf. Auch bei einem Klinefelter-Syndrom werden sie gehäuft beobachtet. Intrakranielle Embryonalzellkarzinome können gelegentlich als Metastasen eines Hodentumors beobachtet werden.

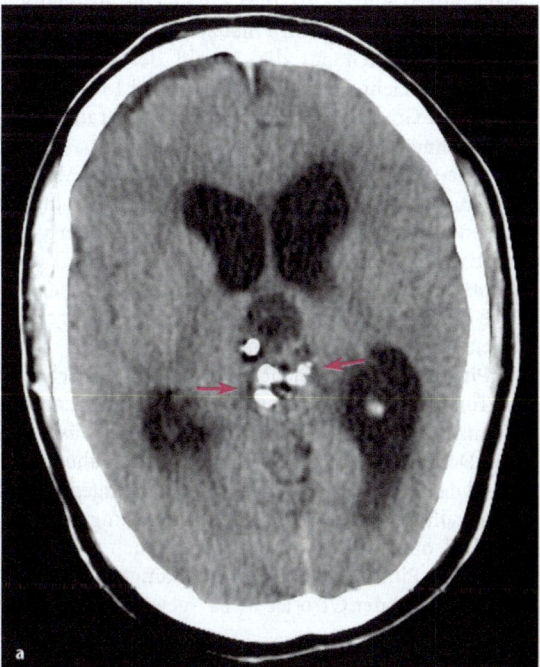
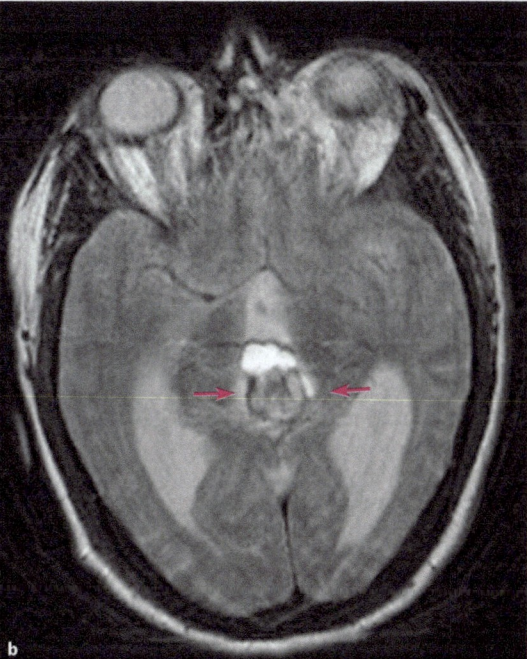

vbb. 11.23 a–d. Teratom der Pinealisloge. Die CT (**a**), die axiale T2-gewichtete Sequenz (**b**) sowie axiale (**c**) und sagittale (**d**) T1-gewichtete Sequenzen nach KM-Gabe zeigen einen außerordentlich heterogenen Tumor der Pinealisloge mit (*Pfeile*) Verkalkungen und fetthaltigen Anteilen

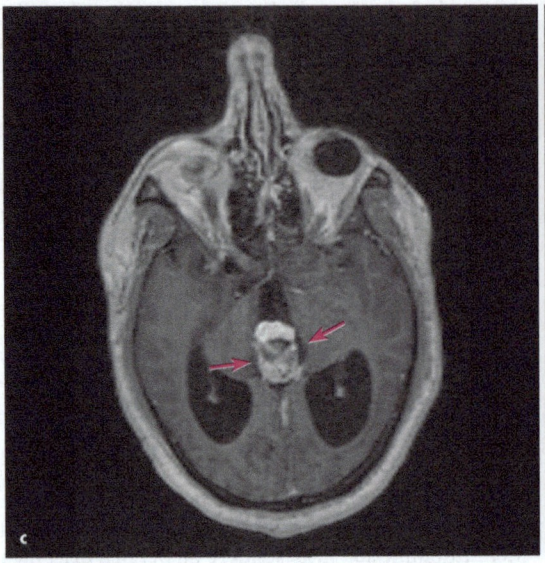 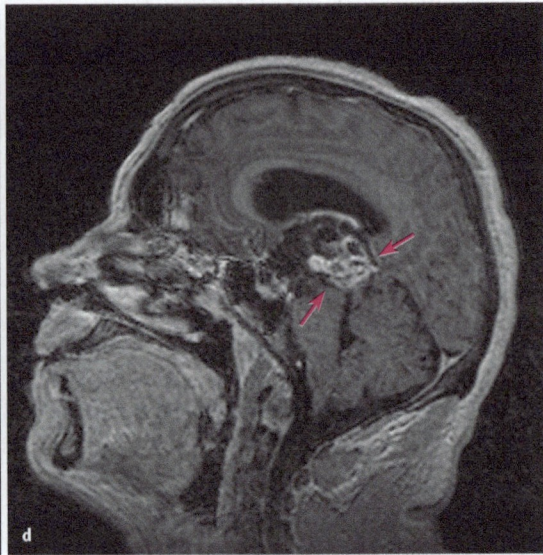

Abb. 11.23 c–d

Klinisch werden die betroffenen Kinder oder Jugendlichen häufig durch Zeichen eines erhöhten Hirndrucks oder auch durch ein Parinaud-Syndrom auffällig.

In der MRT oder CT stellen sich Embryonalzellkarzinome in der Regel als deutlich heterogene Raumforderungen mit kleinzystischen Komponenten dar. Oft finden sich in der nativen T1-Gewichtung Anteile mit einer Signalsteigerung aufgrund von fettigen oder hämorrhagisierten Tumorkomponenten. Nach Kontrastmittelgabe zeigt sich meist ein heterogenes Enhancement. Nicht selten liegt eine liquorgene Aussaat des Tumors vor, sodass immer die gesamte Neuroachse mit Kontrastmittel untersucht werden sollte.

Differenzialdiagnostisch ist vor allem an andere Keimzelltumoren wie Germinome, Teratome bzw. Teratokarzinome, Dottersacktumoren sowie an supratentorielle PNET und Plexuskarzinome zu denken.

> **Merke**
> Embryonalzellkarzinome sind maligne Keimzelltumoren, die bevorzugt mittellinienassoziiert auftreten. Am häufigsten sind Jugendliche betroffen. Die Tumoren weisen eine heterogene Binnenstruktur mit einem unregelmäßigen Kontrastmittelenhancement auf.

11.3.4
Pineozytome

Während Germinome, Teratome und Embryonalzellkarzinome zu den Keimzelltumoren der Pinealisloge gerechnet werden, stellen Pineozytome und Pineoblastome Tumoren des Pinealisparenchyms dar. Pineozytome und Pineoblastome sind insgesamt deutlich seltener als Keimzelltumoren der Pinealisloge.

Pineozytome sind WHO-Grad-II-Tumoren mit einer relativ guten Prognose, wobei es durchaus auch Berichte über ein aggressives Verhalten, insbesondere bei Kindern, gibt. Es existiert zudem eine histopathologische Graduierung von Pineozytomen und Pineoblastomen, die sich auf die Anzahl der vorhandenen Mitosen bezieht. Hierbei steht der Grad 1 für Pineozytome, der Grad 4 für Pineoblastome. Die Grade 2 und 3 haben eine intermediäre Differenzierung.

Pineozytome können prinzipiell in jedem Alter auftreten, werden aber insgesamt häufiger bei Jugendlichen oder jungen Erwachsenen als bei Kindern diagnostiziert. Die betroffenen Patienten fallen oft durch Kopfschmerzen oder andere Hirndruckzeichen auf. Wie bei den anderen Tumoren der Pinealisloge auch, kann ein Parinaud-Syndrom hinzutreten.

Pineozytome stellen sich meist als gut umschriebene Tumoren der Glandula pinealis dar. Im Gegensatz zu Keimzelltumoren gehen sie von der Zirbeldrüse selbst aus. Der physiologische Pinealiskalk wird daher an den Rand der Raumforderung gedrängt, wohingegen er bei Keimzelltumoren von der Raumforderung umgeben wird, also zentral liegt. Man spricht auch von „explodiertem" Pinealiskalk. Die Verkalkungen lassen sich am besten in der CT oder in T2*-gewichteten Sequenzen nachweisen.

Meist sind Pineozytome solide, rundliche bis allenfalls gering lobulierte Tumoren, die sich in den FLAIR- und T2-gewichteten Sequenzen hyperintens darstellen. Nach Kontrastmittelgabe findet sich meist ein homogenes Enhancement. Allerdings können Pineozytome gelegentlich auch zystische Veränderungen aufweisen. Die Differenzierung von einfachen Pinealiszysten kann dann schwer fallen.

Pineozytome durchmessen meist < 3 cm. Die umliegenden Strukturen werden durch die Raumforderung verdrängt und nicht infiltriert. Dennoch kann die Differenzierung von Pineoblastomen bildmorphologisch sehr schwierig sein.

Differenzialdiagnostisch ist vor allem an Pineoblastome und Pinealiszysten, aber auch an Germinome und andere Keimzelltumoren der Pinealisloge zu denken. Gelegentlich kann auch ein Meningeom einen Pinealistumor vortäuschen, wobei dies bei Kindern außerordentlich selten ist.

Abbildung 11.24 a–d zeigt ein Pineozytom bei einem jungen Mädchen. Der Tumor stellt sich rundlich und glatt begrenzt dar und nimmt deutlich Kontrastmittel auf.

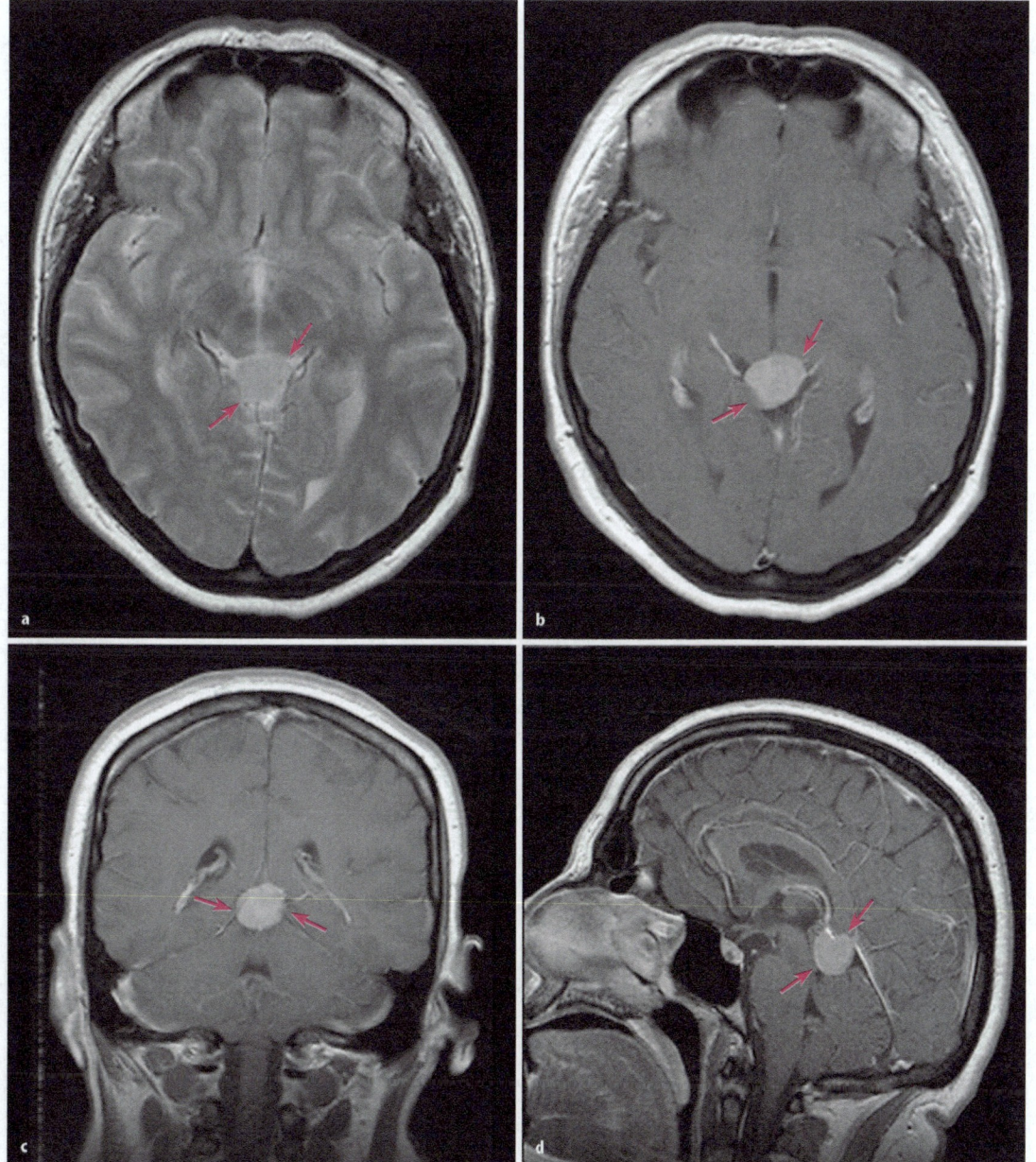

Abb. 11.24 a–d. Pineozytom. Die axiale T2-gewichtete Sequenz (**a**) sowie axiale (**b**), koronare (**c**) und sagittale (**d**) T1-gewichtete Sequenzen nach KM-Gabe zeigen einen soliden, glatt begrenzten, rundlich konfigurierten Tumor der Glandula pinealis (*Pfeile*) mit einer deutlichen KM-Aufnahme

> **Merke**
>
> Pineozytome sind deutlich seltener als Keimzelltumoren der Pinealisloge. Sie sind meist solide, rundliche Tumoren mit einer homogenen Kontrastmittelaufnahme. Allerdings können sie auch zystische Veränderungen aufweisen. Die Differenzierung von Pinealiszysten und Pineoblastomen kann schwer fallen.

11.3.5
Pineoblastome

Pineoblastome sind hochmaligne Tumoren mit einem WHO-Grad IV. Wie in Abschn. 11.3.4 erwähnt, gibt es zudem eine auf der Anzahl an Mitosen basierende, histopathologische Graduierung von Pineozytomen und Pineoblastomen, bei der Grad 1 einem Pineozytom, Grad 4 einem Pineoblastom, und Grad 2 und 3 intermediären Differenzierungsgraden entsprechen. Diese Graduierung korreliert eng mit der Prognose der Patienten.

Wie Pineozytome auch, können Pineoblastome prinzipiell in jedem Alter auftreten. Allerdings betreffen sie häufiger jüngere Kinder, vor allem im Kindergartenalter. Mädchen sind etwas häufiger betroffen als Jungen. Die betroffenen Kinder werden meist durch Zeichen eines erhöhten Hirndrucks und/oder ein Parinaud-Syndrom klinisch auffällig.

Pineoblastome sind zum Zeitpunkt der Diagnosestellung häufig schon sehr große Tumoren, die im Gegensatz zu Pineozytomen meist >3 cm durchmessen. Wie Pineozytome auch, gehen Pineoblastome aus der Glandula pinealis selbst hervor, sodass Pinealisverkalkungen an den Rand gedrängt werden und es zu dem Bild des randständigen, „explodierten" Pinealiskalks kommt. Dies lässt sich besonders gut in der CT oder in T2*-gewichteten Sequenzen nachweisen.

Pineoblastome sind unregelmäßig begrenzt und meist stärker lobuliert als Pineozytome. Von ihrer Binnenstruktur her sind sie meist sehr inhomogen. Sie weisen in der Regel zystische und/oder nekrotische Areale auf. Auch Einblutungen sind häufig. Die soliden Anteile sind oft relativ hyperdens in der nativen CT, und nicht selten leicht hypointens in der T2-Gewichtung. Perifokal lässt sich oft ein Ödemsaum nachweisen. Nach Kontrastmittelgabe kommt es zu einem ungleichmäßigen Enhancement.

Ein Einwachsen in umliegende Parenchymstrukturen ist häufig. Auch eine liquorgene Aussaat wird relativ oft beobachtet. Es sollte daher immer eine intravenöse Kontrastmittelgabe erfolgen und die gesamte Neuroachse untersucht werden.

Differenzialdiagnostisch ist insbesondere an Keimzelltumoren wie Germinome, Teratome oder Embryonalzellkarzinome, aber auch an Pineozytome zu denken.

Abbildung 11.25 a,b zeigt ein Pineoblastom bei einem jungen Mädchen. Der Tumor wächst infiltrativ

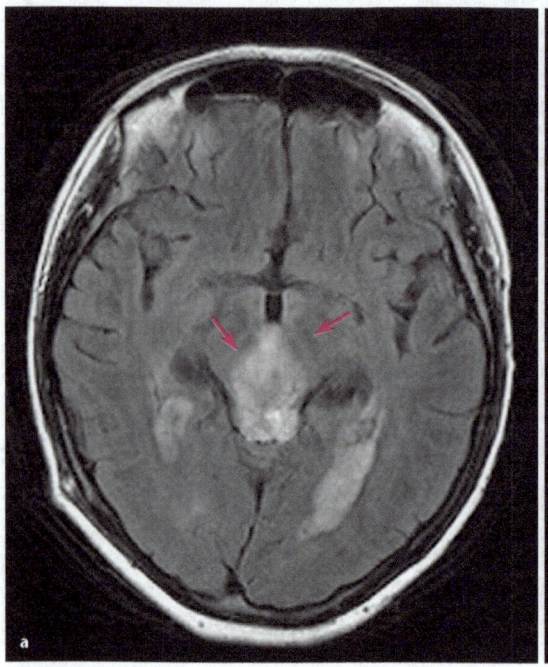
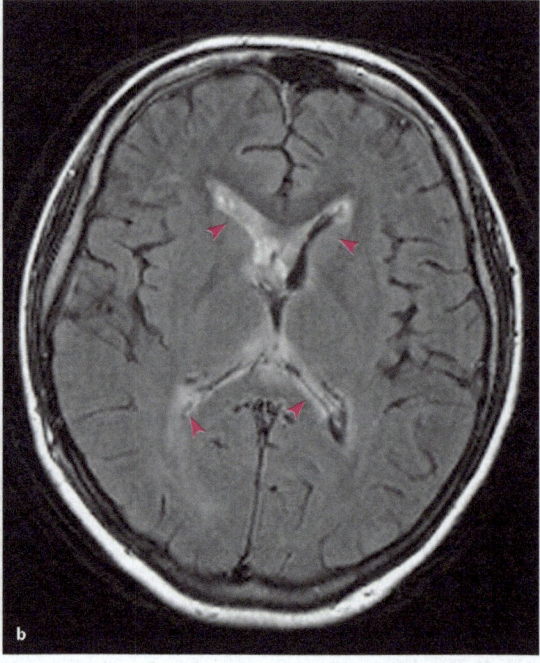

Abb. 11.25 a, b. Pineoblastom. Die axialen FLAIR-Sequenzen zeigen einen ausgedehnten, infiltrativ wachsenden Tumor der Pinealisloge (*Pfeile*) mit einer liquorgenen Ausbreitung in die Seitenventrikel (*Pfeilspitzen*)

und hat sich auf dem Liquorweg in die Seitenventrikel ausgebreitet.

> **Merke**
>
> Pineoblastome sind hochmaligne Tumoren der Glandula pinealis, die zum Zeitpunkt der Diagnosestellung meist schon sehr groß sind. Sie weisen in der Regel eine heterogene Binnenstruktur und Randbegrenzung und eine ungleichmäßige Kontrastmittelaufnahme auf. Ein Einwachsen in umgebende Strukturen und eine liquorgene Aussaat sind häufig.

11.3.6 Pinealiszysten

Pinealiszysten sind nichtneoplastische, mit Gliazellen ausgekleidete Zysten der Glandula pinealis. Sie stellen einen häufigen Zufallsbefund dar und können bisweilen differenzialdiagnostische Schwierigkeiten in der Abgrenzung zu Neoplasien der Pinealisloge, insbesondere zu Pineozytomen bereiten. Autopsieberichte sprechen von einer Inzidenz von bis zu 40 %.

Pinealiszysten werden besonders häufig bei Jugendlichen und jungen Erwachsenen beobachtet. Mädchen bzw. junge Frauen sind deutlich häufiger betroffen als Jungen. Die betroffenen Patienten sind überwiegend asymptomatisch – die Läsion wird nur als inzidenteller Befund bemerkt. Im Gegensatz zu anderen Raumforderungen der Pinealisloge verursachen sie normalerweise keinen Hydrozephalus und kein Parinaud-Syndrom.

In der MRT fallen Pinealiszysten meist in der sagittalen Schichtführung auf. Sie sind in der Regel relativ klein und durchmessen häufig < 1 cm. Pinealiszysten sind in den meisten Fällen glatt begrenzte, zystische Strukturen innerhalb der Glandula pinealis. In der T1-Gewichtung ist der Zysteninhalt in der Regel liquorisointens, in T2-gewichteten und FLAIR-Sequenzen oft etwas hyperintens zu Liquor. Bei größeren Zysten kann der Zysteninhalt gelegentlich hämorrhagisch sein, und auch die Binnenstruktur ist bisweilen etwas heterogener. Nach Kontrastmittelgabe zeigt sich lediglich ein Enhancement der an den Zystenrand gedrängten Glandula pinealis. In Spätaufnahmen kann die Zyste selbst gelegentlich Kontrastmittel aufnehmen, was die Differenzierung von Tumoren erschwert. Es sollte daher immer auf die direkt nach Kontrastmittelgabe angefertigten Sequenzen geachtet werden.

Differenzialdiagnostisch ist vor allem an Pineozytome zu denken. Anhand der MRT alleine kann eine Differenzierung von einem zystischen Pineozytom unmöglich sein, sodass hier immer auch die klinische Symptomatik ausschlaggebend ist. Zudem ist differenzialdiagnostisch an die physiologisch bisweilen halbmondförmige oder ringförmige Struktur der Glandula pinealis, an Arachnoidalzysten und an Epidermoide zu denken.

Abbildung 11.26 a,b zeigt eine kleine Pinealiszyste, die als Zufallsbefund bei einem 2-jährigen Mädchen beobachtet wurde.

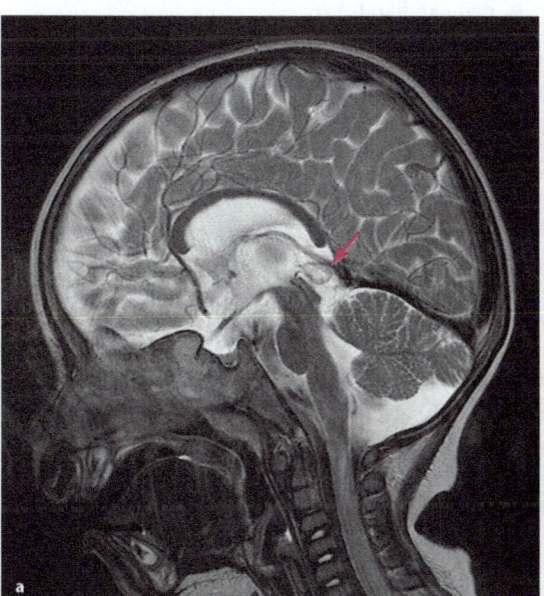
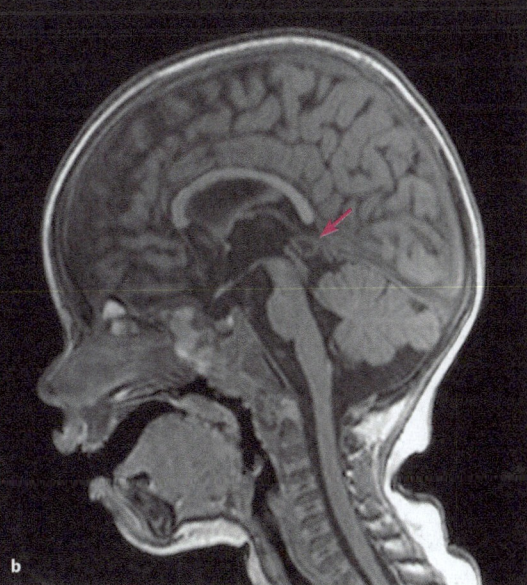

Abb. 11.26 a, b. Pinealiszyste. a Die sagittale T2-gewichtete und **b** die axiale T1-gewichtete Sequenz zeigen eine kleine, liquorisointense Zyste der Glandula pinealis (*Pfeile*)

> **Merke**
>
> Pinealiszysten sind häufige Zufallsbefunde. Sie sind meist relativ klein und glatt begrenzt. In der T1-Gewichtung stellen sie sich in der Regel liquorisointens dar. Die differenzialdiagnostische Abgrenzung insbesondere gegenüber Pineozytomen kann anhand der MRT alleine schwierig bis unmöglich sein.

11.4 Selläre und periselläre Tumoren

Die Sellaregion ist ein verhältnismäßig häufiger Ort für intrakranielle Tumoren bei Kindern – sie sollte daher bei der Befundung immer genau beachtet werden. Tumoren können hierbei von der Hypophyse selbst, vom Hypophysenstiel, vom Chiasma opticum, von embryonalen Zellresten oder auch vom Hypothalamus ausgehen (Tabelle 11.6).

Zur Beurteilung sollte genau auf die Lagebeziehung des Tumors zu Hypophyse, Infundibulum, Chiasma und Hypothalamus geachtet werden. Zudem sollte auch die klinische Symptomatik in die Bewertung einfließen. Hypophysäre und hypothalamische Tumoren können eine Hypophysenunterfunktion, eine Pubertas praecox oder tarda, eine Amenorrhö oder auch einen Diabetes insipidus verursachen.

Gerade bei Kindern mit einem Diabetes insipidus ist es besonders wichtig, auf die Hypophyse und insbesondere auch auf den Hypophysenstiel zu achten. Die Dicke des Infundibulums sollte in keiner Schichtführung 2,6 mm überschreiten. Nicht selten ist jedoch die initiale MRT bei Kindern mit einem Diabetes insipidus unauffällig, da die Ursache bisweilen bildmorphologisch in einem frühen Erkrankungsstadium noch nicht nachgewiesen werden kann. Es ist dann außerordentlich wichtig, diese Kinder in regelmäßigen Abständen von 3–6 Monaten zu kontrollieren, um die Diagnose so frühzeitig wie möglich zu stellen und eine entsprechende Behandlung einleiten zu können.

> **Merke**
>
> Bei Kindern mit einem Diabetes insipidus kann die erste MRT unauffällig sein. Diese Kinder müssen in Abständen von 3–6 Monaten kontrolliert werden, um die Diagnosestellung einer Tumors, einer granulomatösen Erkrankung oder einer lymphozytären Infiltration nicht zu verpassen.

11.4.1 Kraniopharyngeome

Kraniopharyngeome sind benigne dysontogenetische Tumoren, die aus Zellresten der Rathke-Tasche entstehen. Sie werden als WHO-Grad-I-Tumoren klassifiziert, Rezidive sind allerdings gerade bei großen Tumoren recht häufig – die Rezidivrate bei Tumoren mit einem Durchmesser von >5 cm beträgt über 80 %.

Kraniopharyngeome treten am häufigsten bei Schulkindern, insbesondere im Alter zwischen 10 und 15 Jahren auf. Es gibt allerdings einen zweiten Erkrankungsgipfel im Erwachsenenalter, der bei etwa 50 Jahren liegt. Mädchen und Jungen sind gleichermaßen häufig betroffen.

Histopathologisch unterscheidet man 2 Unterformen,

- den adamantinomatösen Typ und
- den papillären Typ.

Adamantinomatöse Kraniopharyngeome betreffen in der Regel Kinder. Sie weisen häufig Zysten mit einem

Tabelle 11.6. Selläre und periselläre Tumoren – bildmorphologische Charakteristika

	Bevorzugte Altersgruppe	Bildmorphologische Charakteristika
Kraniopharyngeome	10–15 Jahre 2. Gipfel etwa 50 Jahre	Bei Kindern adamantinomatöser Typ Zysteninhalt oft hyperintens in der nativen T1-Gewichtung Verkalkungen häufig Enhancement Zystenwände und solide Tumoranteile
Tuber-cinereum-Hamartome	Kleinkindalter	Gut umschrieben Randscharf Nahezu kortexisointens Keine KM-Aufnahme
Germinome	Jugendliche	Meist retrochiasmal Solide Homogenes Enhancement Liquorgene Aussaat häufig
Hypophysenadenome	Jugendliche	Makroadenome häufiger Verzögerte KM-Aufnahme
Rathke-Taschen-Zyste	Eher Erwachsene	Intra- oder suprasellär Hyper- oder hypointens in T1- und T2-Gewichtung In etwa 75 % Knoten in der Zyste Kein Enhancement

meist zähflüssig-öligen Inhalt auf, wohingegen papilläre Kraniopharyngeome häufiger solider wachsen und vor allem Erwachsene betreffen.

Die betroffenen Kinder werden meist mit Kopfschmerzen oder Sehstörungen mit einer bitemporalen Hemianopsie klinisch auffällig. Nicht selten gibt jedoch auch eine Wachstumsverzögerung den Anlass für eine Untersuchung.

Kraniopharyngeome können sellär, prächiasmal oder retrochiasmal gelegen sein. Ein Auftreten im Bereich des Sinus sphenoidalis ist sehr selten.

In der CT weisen etwa 90 % der adamantinomatösen Kraniopharyngeome Verkalkungen auf, wohingegen papilläre Kraniopharyngeome nur selten verkalken. Eine Kontrastmittelaufnahme lässt sich bei etwa 90 % der Tumoren beobachten.

Magnetresonanztomographisch variiert die Signalgebung je nach Zysteninhalt. Bei einem klassischen, adamantinomatösen Kraniopharyngeom kommen die Zysten in der T1-Gewichtung meist deutlich hyperintens zur Darstellung. Sie können jedoch auch hypointens sein oder Spiegelbildungen innerhalb der Zyste aufweisen. In T2-gewichteten und FLAIR-Sequenzen kommt der Zysteninhalt ebenfalls meist hyperintens zur Darstellung. Verkalkungen stellen sich, insbesondere in den T2*-gewichteten Sequenzen, als Signalminderungen dar. Die benachbarten soliden Tumoranteile haben oft eine relativ heterogene Signalgebung. Nach Kontrastmittelgabe findet sich meist ein deutliches Enhancement der Zystenwände sowie eine heterogene Kontrastmittelaufnahme der soliden Tumoranteile.

Das seltenere papilläre Kraniopharyngeom stellt sich hingegen meist homogener und solide dar, mit einer nahezu gleichmäßigen Kontrastmittelaufnahme. Der Tumor kann die angrenzenden Gefäße verdrängen oder ummauern.

Differenzialdiagnostisch ist vor allem an hypothalamische oder chiasmale Astrozytome, aber auch an Hypophysenmakroadenome, Rathke-Taschen-Zysten, suprasselläre Arachnoidalzysten, Keimzelltumoren oder Dermoide bzw. Epidermoide zu denken.

Abbildung 11.27 a–d zeigt ein Kraniopharyngeom bei einem 10-jährigen Jungen. Es liegt ein suprasellärer Tumor mit teils zystischen, teils soliden Komponenten vor, wobei der Zysteninhalt z. T. fetthaltig ist und so bereits in der nativen T1-Gewichtung hyperintens erscheint.

Merke

Kraniopharyngeome sind vor allem im Schulkindalter relativ häufige Tumoren, die zu Sehstörungen oder einer Wachstumsverzögerung führen können. Meist stellen sie sich als heterogene suprasselläre Tumoren mit zystischen Komponenten dar, wobei der Zysteninhalt fettäquivalente Signalintensitäten aufweisen kann. Verkalkungen sind häufig.

11.4.2 Tuber-cinereum-Hamartome

Tuber-cinereum-Hamartome sind verhältnismäßig seltene, nichtneoplastische, kongenitale Malformationen mit einer ektopen Lage neuronalen Gewebes. Sie können im Tuber cinereum des Hypothalamus oder in den Corpora mammillaria auftreten.

Tuber-cinereum-Hamartome werden meist bereits im Kleinkindalter diagnostiziert. Jungen sind wahrscheinlich etwas häufiger betroffen als Mädchen. Die betroffenen Kinder werden meist mit einer – sehr frühen – Pubertas praecox klinisch auffällig. Auch sind gelastische epileptische Anfälle relativ häufig, also Episoden, in denen die betroffenen Kinder anfallsartig lachen oder gelegentlich auch weinen. Diese Anfälle gehen im Verlauf häufig in andere Anfallsformen über, wie komplex-fokale oder auch generalisierte tonisch-klonische Anfälle.

Bei Kindern mit einer zugleich bestehenden Polydaktylie oder anderen Fehlbildungen der Hände sollte an ein Pallister-Hall-Syndrom gedacht werden, also an eine autosomal-dominante Mutation des Chromosoms 7.

Von ihrer Lage her werden Tuber-cinereum-Hamartome nach Valdueza eingeteilt:

- *Typ-I-Hamartome* sind gestielt und meist relativ klein, wobei
  - *Typ-Ia-Hamartome* am Tuber cinereum angeheftet sind,
  - *Typ-Ib-Hamartome* hingegen an den Corpora mammillaria.
- *Typ-II-Hamartome* sind hingegen ungestielt und meist größer, wobei
  - *Typ-IIa-Hamartome* am Boden des 3. Ventrikels und an den Corpora mammillaria sitzen,
  - *Typ-IIb-Hamartome* den Boden und die Wände des 3. Ventrikels verdrängen.

Typ-I-Hamartome werden meist durch eine Pubertas praecox klinisch auffällig; sie können auch asymptomatisch sein. Typ-II-Hamartome werden dagegen meist durch Anfälle und häufig auch durch eine Entwicklungsverzögerung klinisch symptomatisch.

Bildmorphologisch stellen sich Tuber-cinereum-Hamartome meist als relativ kleine, gut umschiebene, suprasselläre Raumforderungen dar. Sie können gestielt sein oder auch im Hypothalamus selbst sitzen. Ihr Durchmesser kann zwischen wenigen Millimetern und mehreren Zentimetern betragen, wobei eine Größe von etwa 1 cm am häufigsten ist.

Die Konfiguration von Tuber-cinereum-Hamartomen ist meist rundlich bis oval, ihre Randbegrenzung ist in der Regel scharf. In den T1-gewichteten Sequenzen kommen Tuber-cinereum-Hamartome meist isointens bis gering hypointens zur grauen Substanz zur Darstellung. Auch in den T2-gewichteten Sequenzen stellen sie sich meist isointens, bis gering hyperintens zum Rindenband ein. Gelegentlich besteht allerdings aufgrund von Glioseformationen eine vermehrte Signalsteigerung in den T2-gewichteten Sequenzen. Zystenbildungen sind außerordentlich selten.

Das wichtigste Unterscheidungskriterium gegenüber anderen suprasellären Tumoren ist jedoch das vollständige Fehlen einer Kontrastmittelaufnahme. Liegt ein Enhancement innerhalb des Tumors vor, sollte gezielt nach einer anderen Diagnose gesucht werden.

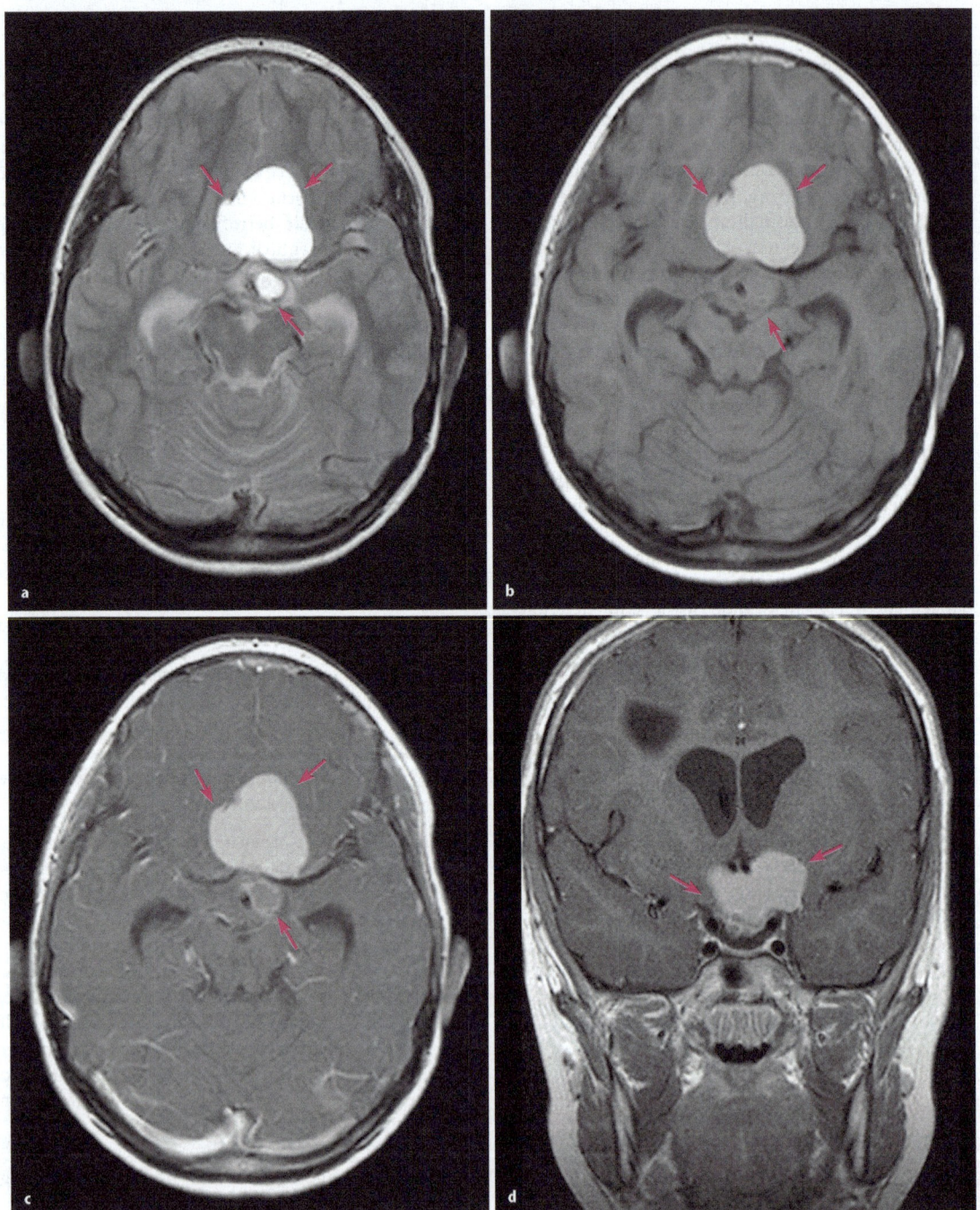

Abb. 11.27 a–d. Kraniopharyngeom. Die axiale T2-gewichtete Sequenz (**a**) und axiale T1-gewichtete Sequenzen **b** vor und **c** nach KM-Gabe sowie **d** koronare T1-gewichtete Sequenzen nach KM-Gabe zeigen einen teils zystischen teils soliden suprasellären Tumor (*Pfeile*) mit einem teilweise bereits in der nativen T1-Gewichtung hyperintensen, fetthaltigen Zysteninhalt

11.4 Selläre und periselläre Tumoren

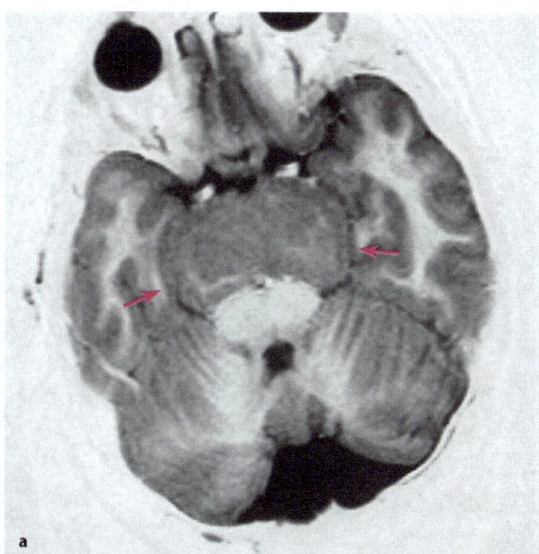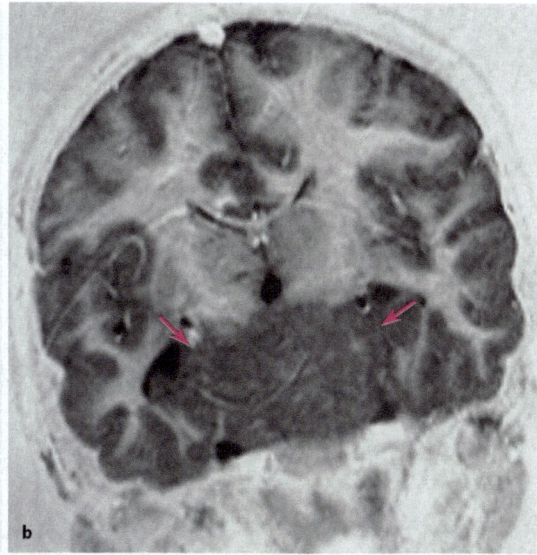

Abb. 11.28 a, b. Tuber-cinereum-Hamartom. Die axialen (**a**) und koronaren (**b**) T1-gewichteten Inversion-recovery-Sequenzen zeigen eine große Raumforderung mit nahezu kortexisointenser Signalgebung (*Pfeile*).

Differenzialdiagnostisch ist vor allen an Kraniopharyngeome und Chiasmagliome, aber auch an Keimzelltumoren, Lipome sowie an eine Langerhans-Zell-Histiozytose zu denken.

Abbildung 11.28 a,b zeigt ein großes Tuber-cinereum-Hamartom bei einem Jungen mit gelastischen Anfällen. Die Raumforderung ist nahezu kortexisointens und weist einen deutlichen raumfordernden Effekt auf.

> **Merke**
>
> Tuber-cinereum-Hamartome sind kongenitale, neuronale Fehlbildungen innerhalb des Hypothalamus. Klinisch werden die betroffenen Kinder häufig bereits im Kleinkindalter durch eine zentrale Pubertas praecox und/oder gelastische Anfälle auffällig. Meist sind Tuber-cinereum-Hamartome gut umschriebene, nahezu kortexisointense Raumforderungen. Sie zeigen keine Kontrastmittelaufnahme.

11.4.3 Germinome

Im Gegensatz zu Germinomen der Pinealisloge kommen suprasellläre Germinome bei Jungen und Mädchen etwa gleich häufig vor. Meist sind ältere Kinder oder Jugendliche betroffen. Die betroffenen Kinder fallen häufig durch einen Diabetes insipidus auf. Auch kann es zu Sehstörungen durch eine Druckwirkung auf das Chiasma kommen. Zudem können hormonelle Dysregulationen auftreten, was bei jüngeren Kindern zu einer Pubertas praecox, aber auch zu Störungen des Wachstums führen kann. Germinome sind insgesamt im asiatischen Raum deutlich häufiger als in Europa.

Suprasellläre Germinome stellen sich meist als retrochiasmal gelegene, solide Raumforderungen mit einer relativ glatten Begrenzung dar. Zysten, Nekrosen und Einblutungen können auftreten, sind aber vor allem bei kleineren Germinomen selten. In der T1-Gewichtung sind Germinome meist iso- bis leicht hyperintens zur grauen Substanz. Die physiologische Hyperintensität der Neurohypophyse in den T1-gewichteten nativen Sequenzen lässt sich meist schon früh nicht mehr abgrenzen. Nach Kontrastmittelgabe kommt es zu einem ausgeprägten, in der Regel homogenen Enhancement. Wie bei den Germinomen der Pinealisloge auch, ist eine liquorgene Aussaat sehr häufig. Es findet sich oft eine Infiltration entlang des Bodens des 3. Ventrikels und entlang der Fornices.

Differenzialdiagnostisch ist vor allem an ein Kraniopharyngeom, an eine Langerhans-Zell-Histiozytose, an eine Sarkoidose oder an ein Chiasmagliom zu denken.

Abbildung 11.29 a–c zeigt ein suprasellläres Germinom bei einem jungen Mädchen. Der Tumor stellt sich von der Signalgebung her weitgehend homogen dar und spannt das Chiasma auf.

> **Merke**
>
> Suprasellläre Germinome betreffen Mädchen und Jungen etwa gleich häufig. Symptomatisch werden sie oft durch einen Diabetes insipidus, Wachstumsstörungen oder eine Pubertas praecox. Sie wachsen in der Regel retrochiasmal und weisen ein kräftiges, homogenes Enhancement auf. Eine Ausbreitung entlang des Bodens des 3. Ventrikels und der Fornices ist häufig.

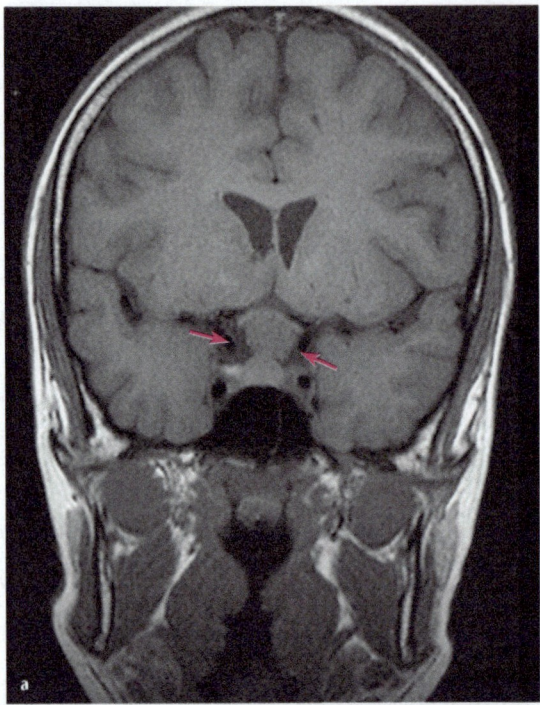
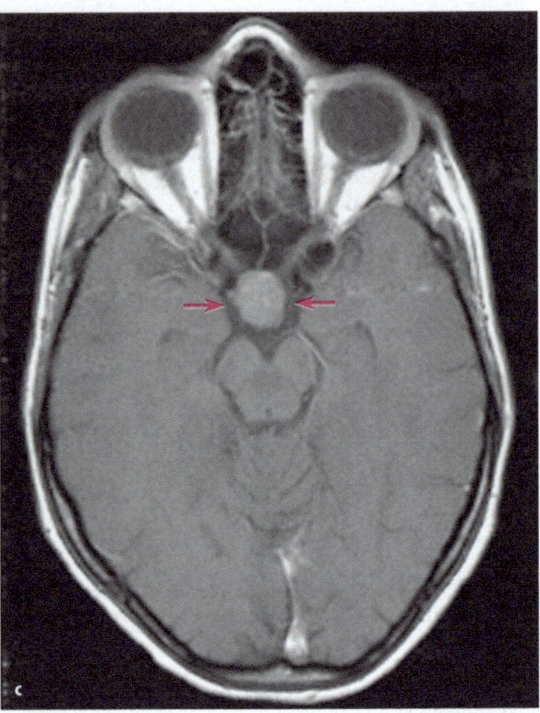
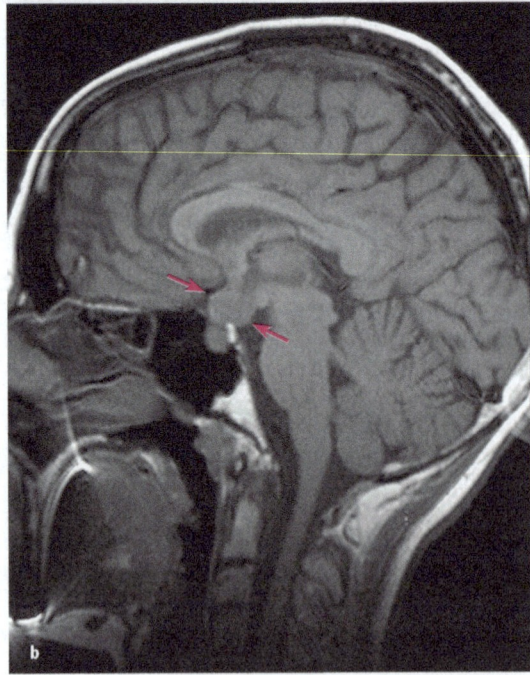

Abb. 11.29 a–c. Supraselläres Germinom. Die nativen koronaren (**a**) und sagittalen (**b**) T1-gewichteten Sequenzen und **c** die axiale kontrastverstärkte Sequenz zeigen eine suprasselläre, von ihrer Signalgebung her relativ homogene Raumforderung (*Pfeile*), die das Chiasma aufspannt

11.4.4
Teratome

Teratome sind typischerweise mittellinienassoziierte Tumoren, die aus Anteilen mehrerer Keimblätter bestehen. Intrakraniell kommen sie am häufigsten in der Pinealisloge vor (s. Abschn. 11.3.2), es ist aber auch eine supraselläre Lage möglich.

Benigne Teratome zeichnen sich vor allem durch ihre ausgeprägte Heterogenität aus. Sie weisen typischerweise kalkhaltige Strukturen, Fettanteile, Weichteilgewebe und zystische Komponenten auf. Eine homogenere Binnenstruktur, unscharfe Randbegrenzungen und eine vermehrte Kontrastmittelaufnahme müssen an eine mögliche maligne Degeneration denken lassen.

Differenzialdiagnostisch ist vor allem an ein Kraniopharyngeom, ein Embryonalzellkarzinom, einen Dottersacktumor, ein Germinom und an ein Dermoid zu denken.

Abbildung 11.30 zeigt ein suprasselläres Teratom bei einem 17-jährigen Jungen. Der Tumor stellt sich heterogen dar, mit teilweise schollige Verkalkungen.

11.4.5
Embryonalzellkarzinome

Embryonalzellkarzinome sind verhältnismäßig seltene Keimzelltumoren, die bevorzugt in der Pinealisloge und supraselllär auftreten. Meist sind ältere Kinder oder Jugendliche betroffen.

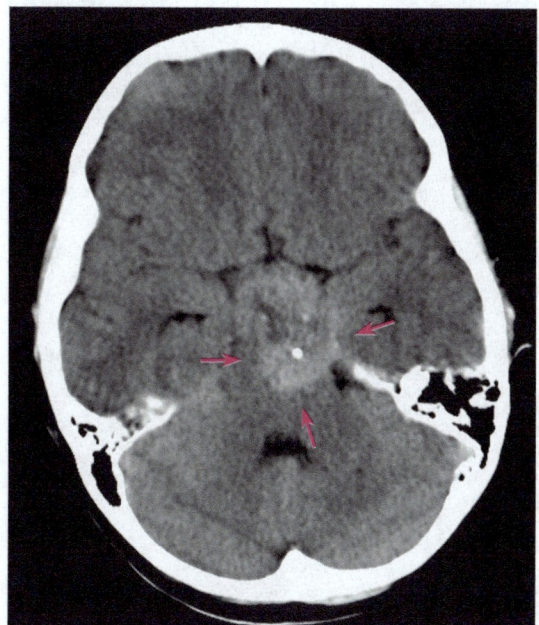

Abb. 11.30. Suprasselläres Teratom. Die native CT zeigt einen heterogenen, teilweise schollig verkalkten Tumor (*Pfeile*)

Sie sind typischerweise von ihrer Binnenstruktur her sehr heterogen. Meist lassen sich zystische Anteile und oft auch Einblutungen oder Fettanteile nachweisen. Nach Kontrastmittelgabe weisen sie in der Regel ein unregelmäßiges Enhancement auf. Da es zu einer liquorgenen Aussaat kommen kann, sollte die gesamte Neuroachse mit Kontrastmittel untersucht werden.

Differenzialdiagnostisch ist vor allen an Kraniopharyngeome sowie an andere Keimzelltumoren, wie Teratome, Dottersacktumoren oder Germinome, zu denken.

Merke

Teratome und Embryonalzellkarzinome können auch suprasellär auftreten. Beide Tumorarten sind von ihrer Binnenstruktur her in der Regel sehr heterogen. Embryonalzellkarzinome weisen jedoch meist ein deutlicheres, heterogenes Enhancement auf.

11.4.6
Hypophysenadenome

Hypophysenadenome sind bei Kindern außerordentlich selten. Wenn sie auftreten, betreffen sie meist Jugendliche. Die klinische Symptomatik hängt von der hormonellen Sekretion des Tumors ab. In etwa einem Viertel der Fälle ist das Adenom hormonell inaktiv. Die betroffenen Kinder werden häufig durch eine Wachstumsverzögerung, eine primäre Amenorrhö bzw. eine Verzögerung der Pubertät klinisch auffällig. Bei Prolaktin-sezernierenden Adenomen fallen die betroffenen Mädchen meist durch eine verzögerte Menarche auf, wohingegen ACTH-produzierende Adenome zu einem Cushing-Syndrom und Wachstumshormon-sezernierende Tumoren zu einem Riesenwuchs führen.

Durch eine raumfordernde Wirkung des Adenoms auf die hypothalamisch-hypophysäre Achse kann es auch zu einer Wachstumsverzögerung kommen, durch Druck auf das Chiasma zu einer bitemporalen Hemianopsie.

Hypophysenadenome sind bei Kindern häufiger Makro- als Mikroadenome.

In seltenen Fällen kann es zu Infarkten und Einblutungen in das Makroadenom kommen. Die betroffenen Kinder werden dann mit akuten Kopfschmerzen und Sehstörungen klinisch auffällig – hier liegt ein akuter Notfall vor, das Chiasma muss meist akut neurochirurgisch entlastet werden.

In der MRT sollten dünnschichtige Sequenzen in sagittaler und koronarer Schichtführung vor und nach Kontrastmittelgabe angefertigt werden. Eine Kontrastmitteldynamik kann gerade bei Mikroadenomen hilfreich sein. Von einem Mikroadenom spricht man bei einem Durchmesser von < 10 mm.

Im Gegensatz zum umliegenden Hypophysengewebe nehmen Mikroadenome in der Regel verzögert Kontrastmittel auf. Das bedeutet, dass sie in frühen Sequenzen relativ hypointens zum umliegenden Gewebe zur Darstellung kommen. In späteren Aufnahmen kommt es zunächst zu einer Isointensität und dann häufig zu einer Hyperintensität, da das Auswaschen des Kontrastmittels aus dem Adenom oft verzögert ist.

Makroadenome haben einen Durchmesser von > 10 mm. Meist nehmen sie homogen Kontrastmittel auf. Es sollte immer genau auf die Lagebeziehung zu Infundibulum, Chiasma und Sinus cavernosus geachtet werden.

Differenzialdiagnostisch ist an Rathke-Taschen-Zysten, Kraniopharyngeome und eine lymphozytäre Hypophysitis zu denken. Aber auch eine einfache Hyperplasie der Hypophyse kann zu differenzialdiagnostischen Schwierigkeiten führen. Gerade in der Pubertät ist die Hypophyse nicht selten nach kranial konvex begrenzt – dies sollte nicht mit einem Adenom verwechselt werden.

Abbildung 11.31 a,b zeigt ein Hypophysenmakroadenom bei einem 16-jährigen Jungen. Die Sella ist etwas aufgeweitet, das Chiasma ist von dem Tumor erreicht. Es liegt ein kräftiges homogenes Enhancement vor.

Abbildung 11.32 a–c zeigt hingegen ein Hypophysenmikroadenom bei einer jungen Frau mit einer Hyperprolaktinämie. Das Mikroadenom stellt sich in der T2-Gewichtung hyperintens dar. In den frühen kontrastverstärkten Sequenzen ist die Kontrastmittelaufnahme im Vergleich zum Hypophysenrestgewebe vermindert, in den späten Sequenzen vermehrt.

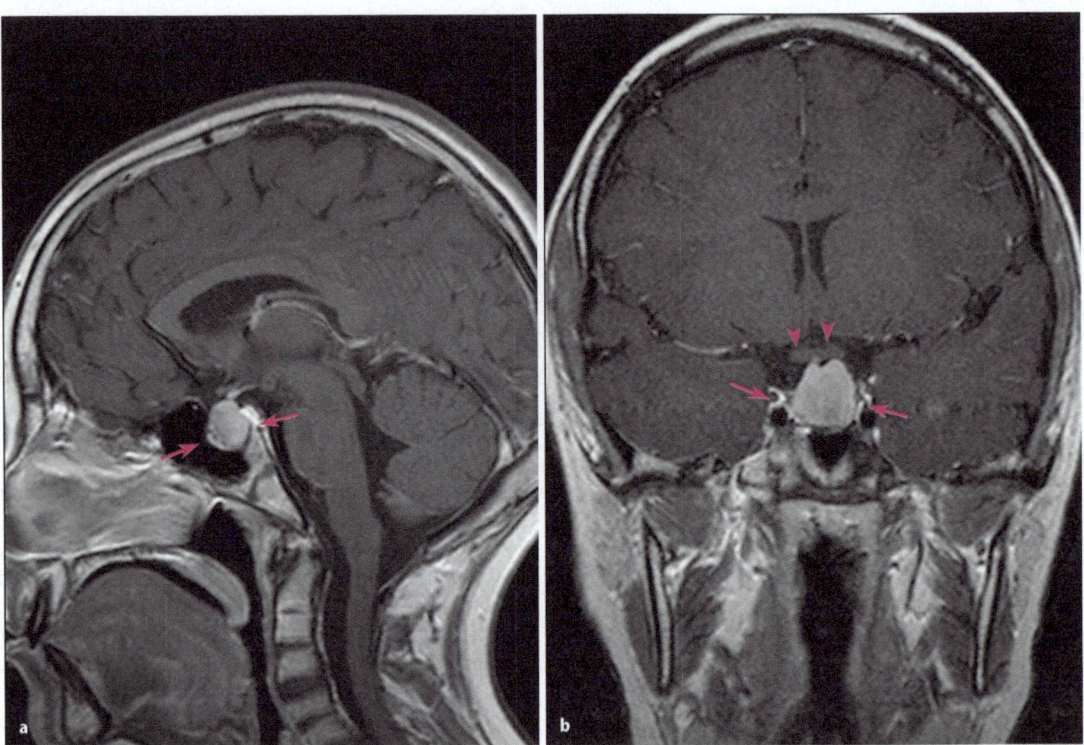

Abb. 11.31 a, b. Hypophysenmakroadenom. Die **a** koronaren und **b** sagittalen T1-gewichteten Sequenzen nach KM-Gabe zeigen einen kräftig KM-aufnehmenden Tumor *(Pfeile)*, der das Chiasma *(Pfeilspitzen)* erreicht hat

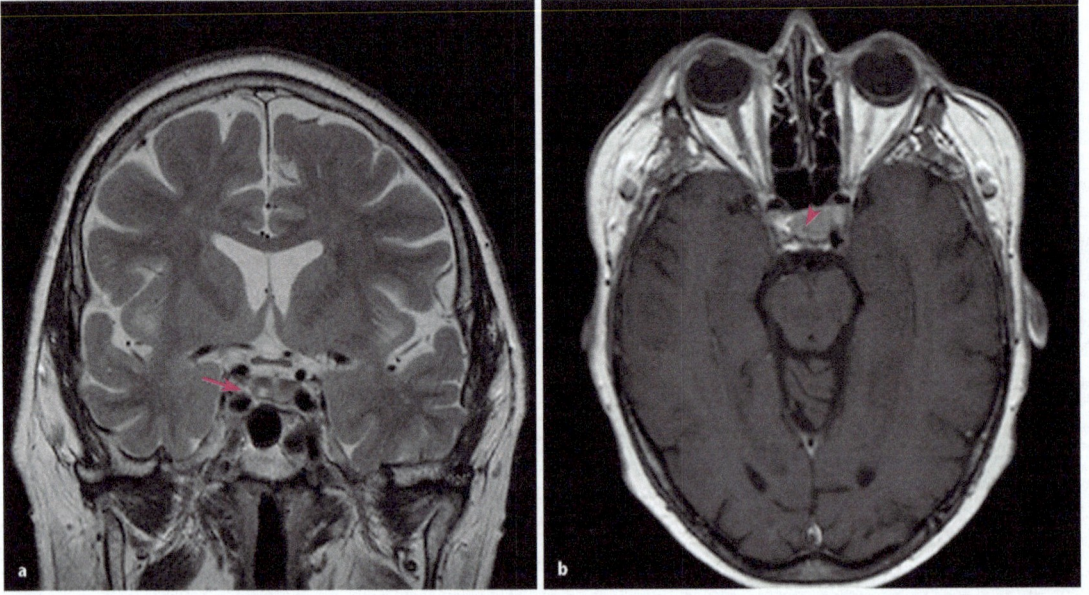

Abb. 11.32 a–c. Hypophysenmikroadenom. a Die T2-gewichtete koronare Sequenz zeigt eine stecknadelkopfgroße Signalsteigerung im rechten Hypophysenvorderlappen *(Pfeil)*. **b** In den frühen kontrastverstärkten axialen T1-gewichteten Aufnahmen liegt eine relative Signalminderung vor *(Pfeilspitze)*

11.4 Selläre und periselläre Tumoren

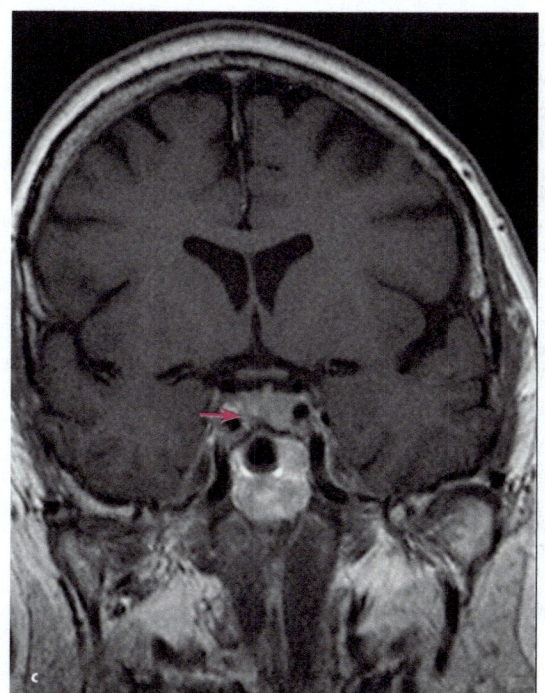

Abb. 11.32 c. In den späteren kontrastverstärkten koronaren T1-gewichteten Aufnahmen zeigt sich hingegen eine vermehrte KM-Aufnahme (*Pfeil*).

> **Merke**
>
> Hypophysenadenome sind bei Kindern selten. Man unterscheidet Mikroadenome mit einem Durchmesser von <10 mm von Makroadenomen. In einer frühen Kontrastmitteldynamik zeigt sich oft ein verzögertes Enhancement des Adenoms.

11.4.7 Rathke-Taschen-Zyste

Rathke-Taschen-Zysten sind Relikte der embryonalen Rathke-Tasche. Während der Embryonalentwicklung entsteht die Adenohypophyse aus der Rathke-Tasche, einer ektodermalen Ausstülpung des Stomodeums vor der Rachenmembran. Hypophysenstiel und Hypophysenhinterlappen werden hingegen aus dem Dienzephalon gebildet.

Rathke-Taschen-Zysten werden bei Kindern verhältnismäßig selten diagnostiziert. Sie werden häufiger bei Erwachsenen beobachtet. Oft sind sie asymptomatisch und fallen nur als Zufallsbefund auf. Bei Kindern können sie jedoch in bis zu 2/3 der Fälle klinisch symptomatisch sein.

Meist werden die symptomatischen Kinder durch eine Hypophysenunterfunktion klinisch auffällig. Auch Sehstörungen oder Kopfschmerzen können auftreten.

In seltenen Fällen kann es zu einer Infektion der Zyste mit Abszessbildung kommen. Die betroffenen Kinder leiden dann meist an Sehstörungen und Fieber.

Magnetresonanztomographisch stellen sich Rathke-Taschen-Zysten als runde, glatt begrenzte Raumforderungen ohne Verkalkungen dar. Sie liegen intra- oder suprasellär. In der T1-Gewichtung sind sie je nach der Zusammensetzung der Zystenflüssigkeit in etwa der Hälfte der Fälle hyperintens, in der anderen Hälfte der Fälle hypointens. Auch in der T2-Gewichtung können sie hyper- oder hypointens zur Darstellung kommen. Gelegentlich kann es auch zu einer Spiegelbildung innerhalb der Zyste kommen. In etwa 3/4 der Fälle lässt sich ein Knoten innerhalb der Zyste abgrenzen, der in der T1-Gewichtung hyperintens, in der T2-Gewichtung hypointens zur Darstellung kommt. Die Zyste selbst nimmt kein Kontrastmittel auf. Allerdings kann das angrenzende Hypophysenparenchym eine Kontrastmittelaufnahme vortäuschen. Nur bei einer – sehr seltenen – Infektion kommt es zu einem randständigen Kontrastmittelenhancement.

Differenzialdiagnostisch ist vor allem an zystische Hypophysenadenome und Kraniopharyngeome zu denken, aber auch an Arachnoidalzysten und Epidermoide.

Abbildung 11.33 a–c zeigt eine Rathke-Taschen-Zyste bei einer jungen Frau. Die Zyste stellt sich liquorisointens dar und nimmt kein Kontrastmittel auf.

> **Merke**
>
> Rathke-Taschen-Zysten sind Relikte der embryonalen Rathke-Tasche. Sie sind glatt begrenzte intra- oder suprasselläre Zysten mit einer variablen Signalgebung. Ein solider intrazystischer Knoten kann vorliegen. Ein Enhancement findet sich hingegen nicht.

11.4.8 Lymphozytäre Hypophysitis

Eine lymphozytäre Hypophysitis ist zwar kein Tumor, soll aber dennoch in diesem Kapitel besprochen werden, da sie differenzialdiagnostische Schwierigkeiten bei der Differenzierung periselllärer Raumforderungen machen kann. Bei einer lymphozytären Hypophysitis kommt es zu einer autoimmunen Entzündung der Hypophyse mit einer Infiltration von Plasmazellen und Lymphozyten. Es können entweder die Adenohypophyse oder die Neurohypophyse, das Infundibulum und der Hypothalamus betroffen sein.

Kinder sind relativ selten betroffen. Meist werden sie durch Sehstörungen, Kopfschmerzen oder Störungen der hypothalamisch-hypophysären Achse auffällig. Besonders häufig ist ein Diabetes insipidus.

In der MRT zeigt sich am häufigsten eine Verbreiterung des Infundibulums. Der Hypophysenstiel durchmisst > 2 mm und verjüngt sich meist nicht mehr nach

11 Intrakranielle Tumoren bei Kindern

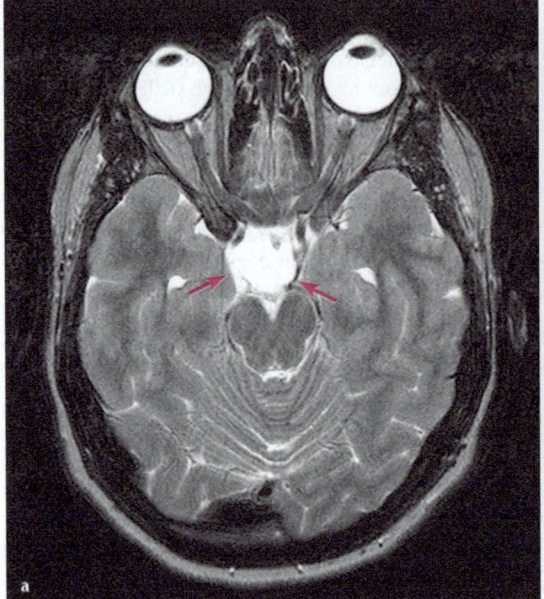

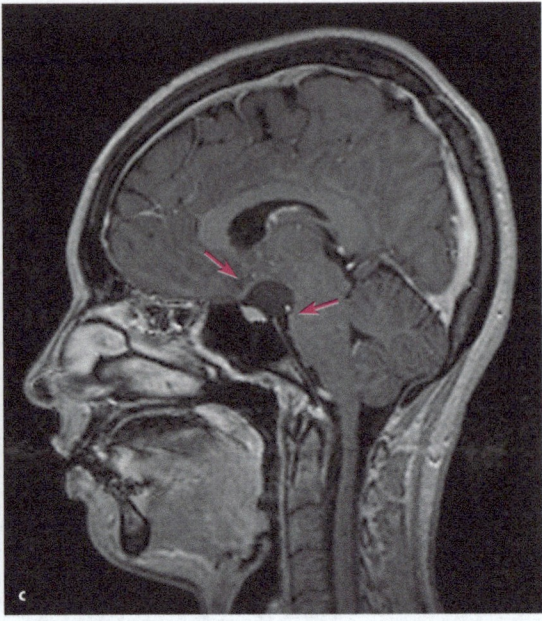

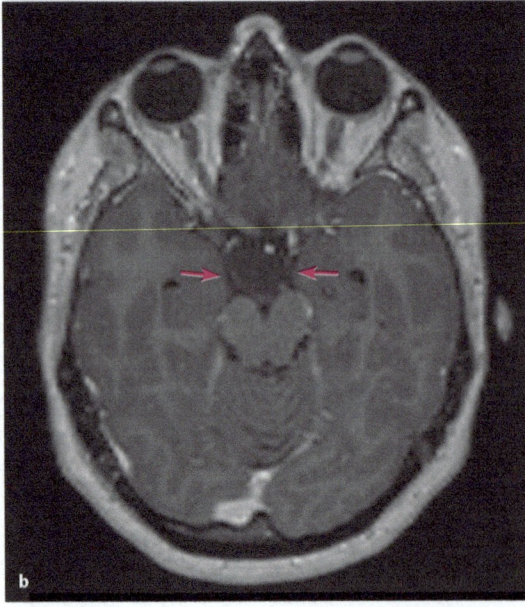

Abb. 11.33 a–c. Rathke-Taschen-Zyste. a Die axiale T2-gewichtete Sequenz und **b** koronare und **c** sagittale T1-gewichtete Sequenzen nach KM-Gabe zeigen eine liquorisointense Zyste (*Pfeile*) in supra- bis retrosellärer Lage

> **Merke**
>
> Die lymphozytäre Hypophysitis ist eine Autoimmunerkrankung, die zu einer Vergrößerung und einem vermehrten Enhancement von Infundibulum, Hypothalamus und/oder der Hypophyse führt. Eine Differenzierung von einer Langerhans-Zell-Histiozytose oder einem suprasellären Germinom kann bisweilen unmöglich sein.

11.4.9
Langerhans-Zell-Histiozytose

Eine Langerhans-Zell-Histiozytose betrifft intrakraniell am häufigsten den Hypophysenstiel. Es kann aber auch zu Granulomen im Hypothalamus, im Subarachnoidalraum, in den Meningen, der Glandula pinealis, dem Plexus choroideus oder auch diffus im Hirnparenchym kommen.

Klinisch werden die betroffenen Kinder meist durch einen Diabetes insipidus auffällig.

In der MRT zeigt sich meist eine Verdickung und eine vermehrte Kontrastmittelaufnahme des Hypophysenstiels. In ausgeprägten Fällen kommt es zudem zu einer hypothalamischen Raumforderung. Liegt klinisch bereits ein Diabetes insipidus vor, so fehlt die charakteristische Hyperintensität der Neurohypophyse in den nativen T1-gewichteten Sequenzen.

Differenzialdiagnostisch ist vor allem an eine lymphozytäre Hypophysitis und an ein suprasellläres Ger-

kaudal. Auch die Hypophyse selbst kann vergrößert sein. Nach Kontrastmittelgabe kommt es zu einem homogenen Enhancement der betroffenen Regionen.

Differenzialdiagnostisch ist vor allem an suprasellläre Germinome und an eine Langerhans-Zell-Histiozytose, aber auch an eine Sarkoidose, ein Lymphom oder eine Tuberkulose zu denken. Diese Erkrankungen lassen sich alleine anhand bildmorphologischer Kriterien nicht differenzieren. Hier müssen andere Faktoren wie die klinische Anamnese, Laborparameter und histologische Befunde in die Beurteilung mit einfließen.

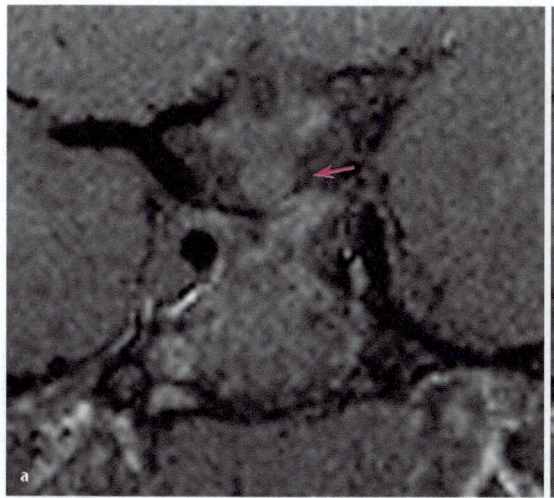
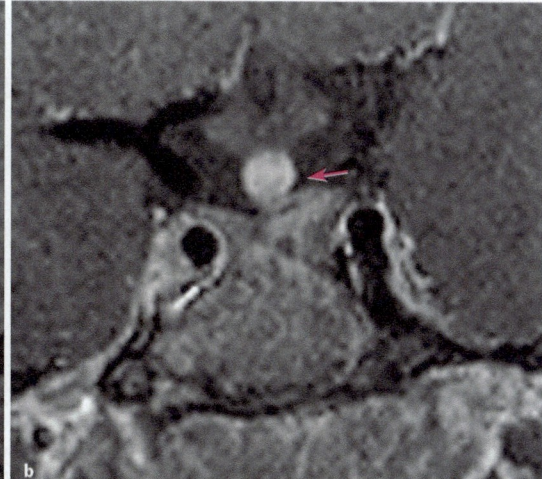
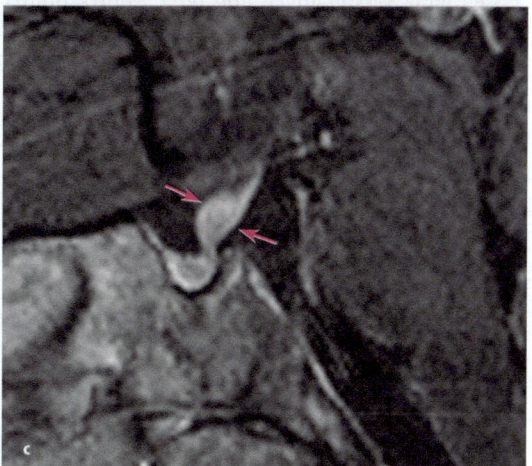

Abb. 11.34 a–c. Langerhans-Zell-Histiozytose des Infundibulums. Die koronaren T1-gewichteten Sequenzen **a** vor und **b** nach KM-Gabe und **c** die sagittale Sequenz nach KM-Gabe zeigen eine deutliche Verdickung des Hypophysenstiels und eine vermehrte KM-Aufnahme (*Pfeile*).

minom, aber auch an ein Lymphom, eine Tuberkulose oder eine Sarkoidose zu denken. Die Differenzierung alleine anhand bildmorphologischer Kriterien kann schwierig bis unmöglich sein.

Abbildung 11.34 a–c zeigt eine Langerhans-Zell-Histiozytose des Infundibulums bei einem Mädchen mit Diabetes insipidus. Der Hypophysenstiel ist verdickt und nimmt vermehrt Kontrastmittel auf.

Merke

Die Langerhans-Zell-Histiozytose kann im Rahmen einer Beteiligung des Infundibulums zu einem Diabetes insipidus führen. Es kommt zu einer Verdickung und einem vermehrten Enhancement des Hypophysenstiels.

11.5 Sonstige extraaxiale Tumoren

Wird die Diagnose eines Hirntumors in der MRT oder in der CT gestellt, so ist es immer wichtig zu differenzieren, ob der Tumor ein intraaxiales oder ein extraaxiales Wachstum aufweist. Intraaxiale Tumoren wachsen innerhalb des Hirnparenchyms, wohingegen extraaxiale Tumoren außerhalb des Hirnparenchyms entstehen, dieses aber verdrängen können.

Zu den extraaxialen Tumoren zählen u. a. die häufigen Arachnoidalzysten, Epidermoide und Dermoide, Tumoren des Plexus choroideus, Schwannome und Meningeome.

11.5.1 Arachnoidalzysten

Arachnoidalzysten, bisweilen auch als Subarachnoidalzysten bezeichnet, sind nichtneoplastische Zysten innerhalb der Arachnoidea, die mit Liquor gefüllt sind. Gefäße und Hirnnerven werden verdrängt, aber nicht ummauert.

Etwas mehr als die Hälfte der intrakraniellen Arachnoidalzysten wird in der mittleren Schädelgrube gefunden. Auch eine Lage im Bereich des Kleinhirnbrückenwinkels und eine suprasselläre Lage sind relativ häufig. Ihre Größe ist außerordentlich variabel – sie können zwischen wenigen Millimetern und mehreren Zentimetern durchmessen. Die Arachnoidalzysten der mittleren Schädelgrube werden nach Galassi in 3 Typen eingeteilt.

- Eine Zyste vom *Typ I* ist klein und ovalär konfiguriert und nimmt lediglich den anterioren Anteil der mittleren Schädelgrube ein. Es handelt sich also um kleine temporopolar gelegene Arachnoidalzysten.

- *Typ-II-Zysten* reichen bis zur Fissura Sylvii, der Temporallappen wird deutlich verdrängt.
- Zysten vom *Typ III* sind sehr groß und füllen die gesamte mittlere Schädelgrube aus. Temporal-, Frontal- und Parietallappen werden verdrängt.

Arachnoidalzysten können in jedem Lebensalter auftreten. Bei Jungen sind sie insgesamt häufiger als bei Mädchen. In den meisten Fällen sind sie asymptomatisch und werden nur als Zufallsbefunde bemerkt. Je nach Lage und Größe können sie jedoch auch durch Kopfschmerzen, eine Hörminderung oder einen Spasmus hemifacialis auffallen. Suprasellärer Arachnoidalzysten können zudem einen Hydrocephalus non-communicans verursachen.

Bildmorphologisch stellen sich Arachnoidalzysten als glatt begrenzte, in allen Sequenzen liquorisointense Zysten ohne Verkalkungen und ohne Kontrastmittelaufnahme dar. In der FLAIR-Sequenz kommt es zu einer vollständigen Suppression des Signals innerhalb der Zyste, also zu einer liquoräquivalenten Hypointensität. In den diffusionsgewichteten Sequenzen zeigt sich keine Diffusionsrestriktion – es liegt also eine hypointense, „dunkle" Signalgebung vor.

Differenzialdiagnostisch ist vor allem an Epidermoide (s. Abschn. 11.5.2), aber auch an subdurale Hygrome, porenzephale und neurenterische Zysten zu denken.

Abbildung 11.35 a,b zeigt eine links temporale Arachnoidalzyste mit einer geringen Verdrängung des Temporallappens. Abbildung 11.36 stellt eine sehr große Arachnoidalzyste dar (Galassi Typ III) mit einer Verdrängung von Temporal-, Frontal- und Parietallappen.

Merke

Arachnoidalzysten sind nichtneoplastische Zysten im Subarachnoidalraum, die in allen Sequenzen liquorisointens sind und weder eine Kontrastmittelaufnahme noch eine Diffusionsrestriktion aufweisen.

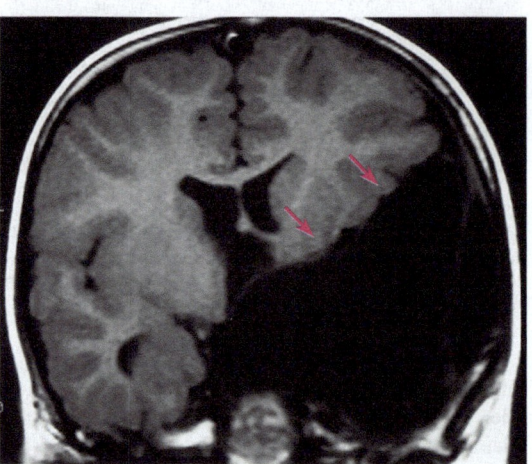

Abb. 11.36. Arachnoidalzyste Galassi Typ III. Die koronare T1-gewichtete Sequenz zeigt eine sehr ausgedehnte Zyste der mittleren Schädelgrube (*Pfeile*), die zu einer Verdrängung von Temporal-, Frontal- und Parietallappen geführt hat (*Pfeile*)

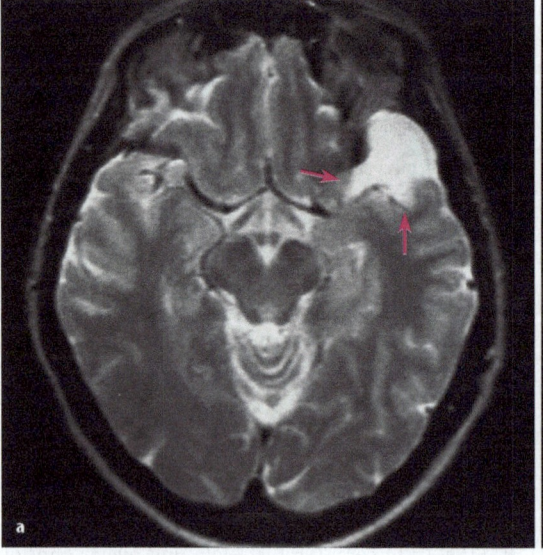
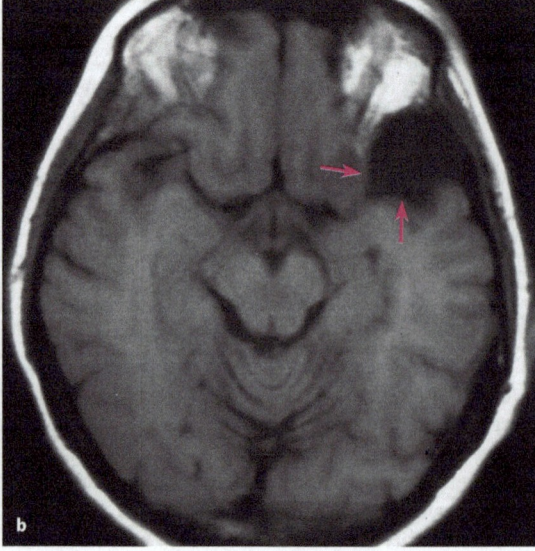

Abb. 11.35 a, b. Temporale Arachnoidalzyste. Die axialen **a** T2-gewichteten und **b** T1-gewichteten Sequenzen zeigen eine liquorisointense temporopolare Zyste (*Pfeile*)

11.5.2
Epidermoide

Epidermoide sind Einschlusszysten, die im Gegensatz zu Dermoiden und Teratomen nur Anteile eines Keimblattes, dem Ektoderm, enthalten. Sie enthalten Keratinschuppen und Cholesterinkristalle. Epidermoide werden häufiger im Erwachsenenalter diagnostiziert, können aber in jedem Alter auftreten und werden durchaus auch im Kindesalter beobachtet. Im Vergleich zu Dermoiden sind sie deutlich häufiger.

Epidermoide werden intrakraniell, am häufigsten intradural im Bereich der basalen Zisternen beobachtet. In etwa der Hälfte der Fälle treten sie im Kleinhirnbrückenwinkel auf. Aber auch im 4. Ventrikel, perisellär, in der Pinealisloge und in der mittleren Schädelgrube kommen sie gehäuft vor. Epidermoide können in seltenen Fällen auch extradural im Bereich der Schädelkalotte auftreten.

Klinisch können Epidermoide oft lange stumm bleiben. Die klinische Symptomatik hängt von der Lage der Raumforderung ab. Hirnnervenausfälle sind häufig, insbesondere des 5., 7. und 8. Hirnnerven. Bei einer perisellären Lage kann es selten einmal zu einer Hypophysenunterfunktion oder zu einem Diabetes insipidus kommen. Auch epileptische Anfälle können auftreten, insbesondere bei einer Lage im Bereich des Temporallappens und der Sylvi-Fissur.

Bildmorphologisch stellen sich Epidermoide meist als lobulierte extraaxiale Raumforderungen dar. Sie können in T1- und T2-gewichteten Sequenzen Arachnoidalzysten ähneln. Im Gegensatz zu diesen weisen sie jedoch in der Regel keine vollständige Suppression in der FLAIR-Sequenz auf, sodass sie hier im Vergleich zu Liquor hyperintens zur Darstellung kommen. Die verlässlichste Sequenz zur Differenzierung von Epidermoiden und Arachnoidalzysten ist jedoch die diffusionsgewichtete Sequenz. Da Epidermoide dicht mit keratinösem Material gepackt sind, weisen sie eine deutliche Diffusionsrestriktion auf, stellen sich also in diffusionsgewichteten Sequenzen mit einer hohen Signalintensität dar. Arachnoidalzysten haben hingegen eine weitgehend freie Diffusion und kommen in den diffusionsgewichteten Sequenzen liquorisointens zur Darstellung.

In den T2-gewichteten Sequenzen sind Epidermoide meist isointens zu Liquor, sie können jedoch auch gering hyperintens sein. T1-gewichtete Sequenzen zeigen oft eine im Vergleich zu Liquor gering hyperintense Darstellung, sie können jedoch auch hier liquorisointens sein. Selten sind so genannte „weiße" Epidermoide, die sich in der T1-Gewichtung hyperintens darstellen. Zur Differenzierung von Dermoiden oder Lipomen kann dann eine fettgesättigte Sequenz hilfreich sein.

Nach Kontrastmittelgabe zeigen Epidermoide in der Regel kein Enhancement. Gelegentlich kann es aller-

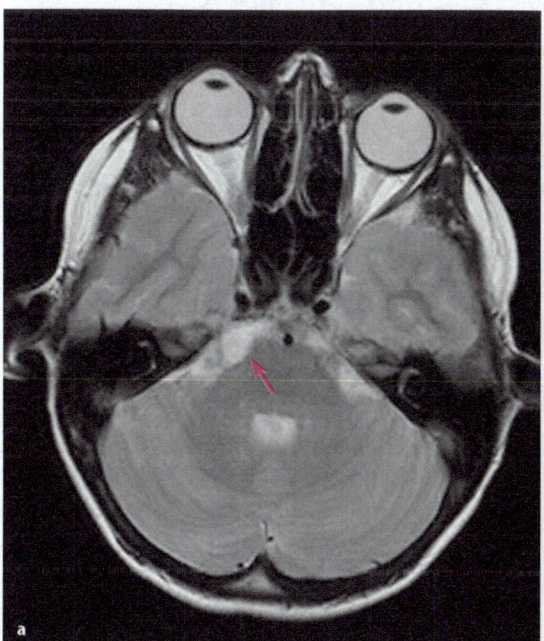
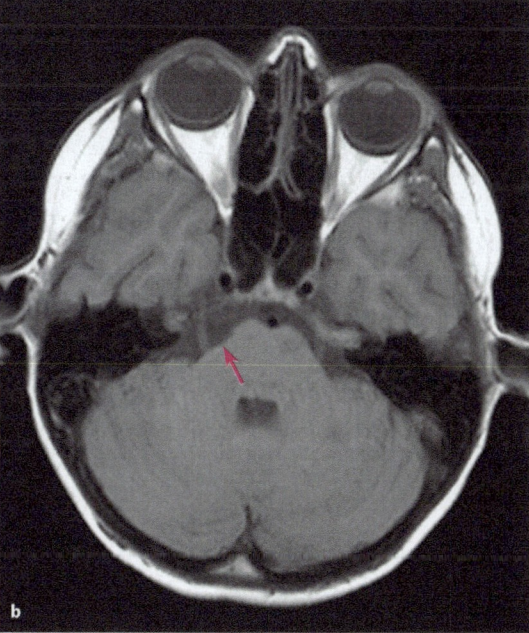

Abb. 11.37 a–d. Kleines infratentorielles Epidermoid. Die axiale T2-gewichtete Sequenz (**a**) und axiale T1-gewichtete Sequenzen **b** vor und **c** nach KM-Gabe zeigen eine kleine, liquorisointense Raumforderung rechts medial des N. trigeminus (*Pfeile*). **d** In den diffusionsgewichteten Sequenzen (b = 500) stellt sich eine ausgeprägte Diffusionsrestriktion dar (*Pfeilspitzen*)

11 Intrakranielle Tumoren bei Kindern

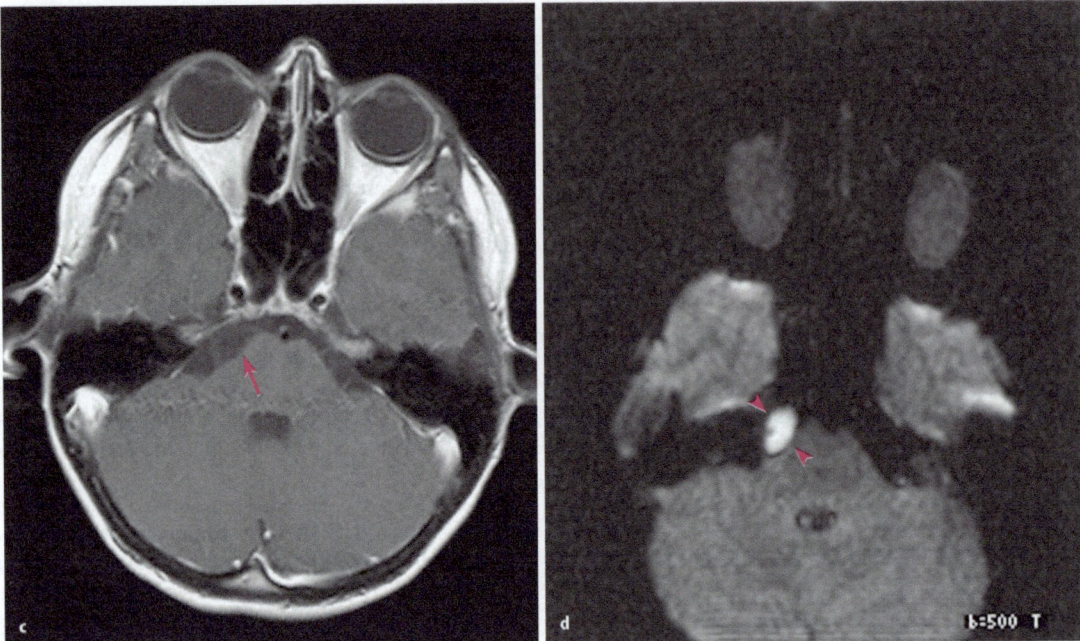

Abb. 11.37 c, d

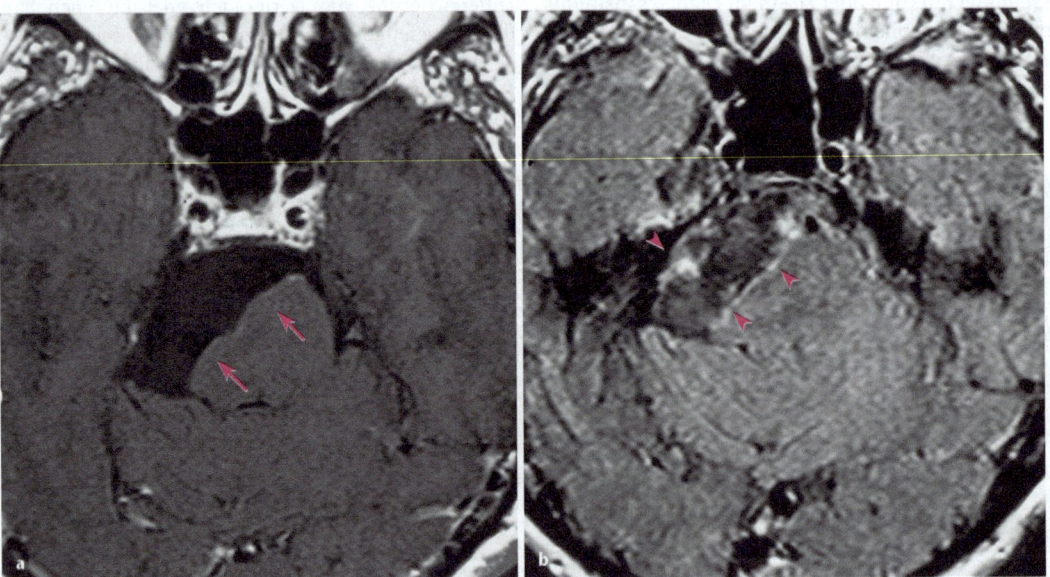

Abb. 11.38 a, b. Großes infratentorielles Epidermoid. a Die axiale T1-gewichtete Sequenz nach KM-Gabe zeigt eine ausgedehnte, liquorisointense Raumforderung mit Verdrängung des Pons (*Pfeile*). **b** In der FLAIR-Sequenz stellen sich hingegen Signalsteigerungen innerhalb der Zyste dar (*Pfeilspitzen*)

dings zu einem minimalen Randenhancement kommen. In den außerordentlich seltenen in der Literatur beschriebenen Fällen einer malignen Degeneration zu einem Plattenepithelkarzinom liegt hingegen eine deutliche Kontrastmittelaufnahme vor.

Differenzialdiagnostisch ist, wie oben diskutiert, vor allem an Arachnoidalzysten zu denken. Aber auch Dermoide, infektiöse Zysten und zystische Tumorn sind ggf. in Erwägung zu ziehen.

Abbildung 11.37 a–d zeigt ein kleines, ventrolateral des Pons gelegenes Epidermoid bei einem Jungen mit Hirnnervenausfällen. Es stellt sich in den konventionellen Sequenzen liquorisointens dar, in den diffusionsgewichteten Sequenzen zeigt sich hingegen eine deutliche Diffusionsrestriktion. Auch das große Epidermoid in Abb. 11.38 a,b stellt sich in der T1-Gewichtung liquorisointens dar, in der FLAIR-Sequenz zeigt sich hingegen eine relative Signalsteigerung.

> **Merke**
>
> Epidermoide sind ektodermale Einschlusszysten. Sie können in T2- und T1-gewichteten Sequenzen Arachnoidalzysten ähneln, weisen jedoch in der FLAIR-Sequenz meist eine geringe Hyperintensität und in den diffusionsgewichteten Sequenzen eine deutliche Diffusionsrestriktion auf.

11.5.3 Dermoide

Auch Dermoide sind Einschlusszysten. Im Gegensatz zu Epidermoiden weisen sie jedoch nicht nur Keratinbestandteile, sondern auch Hautanhangsgebilde auf. Der Zysteninhalt ist fettig und enthält oft auch Schweiß- und/oder Talgdrüsen und Haarfollikel.

Dermoide sind intrakraniell deutlich seltener als Epidermoide. In den meisten Fällen werden sie erst im Erwachsenenalter diagnostiziert, sie können jedoch bereits bei Kindern auftreten.

Die betroffenen Patienten können durch Kopfschmerzen oder durch epileptische Anfälle symptomatisch werden. Auch Hirnnervenausfälle kommen vor. Bei einer suprasellären Lage können auch eine Hypophysenunterfunktion, ein Diabetes insipidus oder Sehstörungen auftreten. Kommt es zu einer Ruptur des Dermoids, so führt dies zu einer Verteilung des Zysteninhalts und zu einer aseptischen Meningitis, die mit einer relativ hohen Morbidität und Mortalität einhergeht. Es kann in diesem Fall zu Vasospasmen mit Infarkten, Anfällen oder einem Hydrozephalus kommen. Wie bei Epidermoiden auch, ist eine maligne Transformation in ein Plattenepithelkarzinom sehr selten, aber möglich.

Dermoide liegen intrakraniell am häufigsten frontobasal, perisellär oder in der hinteren Schädelgrube. In der hinteren Schädelgrube werden sie meist im Bereich des Vermis oder des 4. Ventrikels gefunden. Insgesamt sind Dermoide häufig mittellinienassoziiert.

Wie spinale Dermoide auch, können intrakranielle Dermoide mit einem Dermalsinus assoziiert sein – dieser liegt meist nasofrontal oder okzipital.

Bildmorphologisch ähnelt die Attenuation bzw. die Signalintensität von Dermoiden der von Fett. Dies bedeutet, dass sie sich in nativen T1-gewichteten Sequenzen bereits deutlich hyperintens darstellen. Wird eine fettgesättigte Sequenz angewendet, findet sich eine charakteristische Signalminderung. In den T2-gewichteten Sequenzen zeigt sich hingegen oft eine variable Signalgebung mit hyper- oder hypointensen Elementen. Haare können zu feinen, strichartigen Signalminderungen führen. Bei den seltenen, „dichtgepackten" Dermoiden findet sich hingegen meist eine deutliche Hypointensität des gesamten Dermoids in der T2-Gewichtung.

Kommt es zu einer Ruptur eines Dermoids, so zeigen sich meist zahllose, fettäquivalente Tröpfchen in den Sulci, den Zisternen und intraventrikulär, die sich in der Regel sowohl in der T1- als auch in der T2-Gewichtung hyperintens darstellen. In den Ventrikeln kann es zu Fett-Flüssigkeits-Spiegeln kommen. Nach Kontrastmittelgabe zeigt sich dann eine deutliche Kontrastmittelaufnahme, die wahrscheinlich aus der meningealen Reizung resultiert.

Differenzialdiagnostisch ist vor allem an Epidermoide, aber auch an Teratome, Kraniopharyngeome und Lipome zu denken.

Abbildung 11.39 a–d zeigt ein großes frontobasales Dermoid mit einer weitgehend fettisointensen Signalgebung. Das Dermoid in Abb. 11.40 a,b ist hingegen rupturiert. Es finden sich ausgedehnte Anteile fettisointensen Materials in den Seitenventrikeln und subarachnoidal.

> **Merke**
>
> Dermoide sind fetthaltige Einschlusszysten. Sie können spontan rupturieren und zu einer aseptischen Meningitis mit relativ hoher Morbidität und Mortalität führen. In der T1-Gewichtung stellen sie sich deutlich hyperintens dar.

11.5.4 Neurenterische Zysten

Neurenterische Zysten sind benigne, endodermale Zysten des zentralen Nervensystems. Sie sind intrakraniell sehr selten und werden häufiger im Spinalkanal gefunden. Wenn sie intrakraniell auftreten, so liegen sie in der Regel anterior der Medulla oblongata. Sie können einen asymptomatischen Zufallsbefund darstellen oder durch Kopfschmerzen oder eine lokale Druckwirkung klinisch symptomatisch werden. Prinzipiell werden neurenterische Zysten in jedem Lebensalter diagnostiziert.

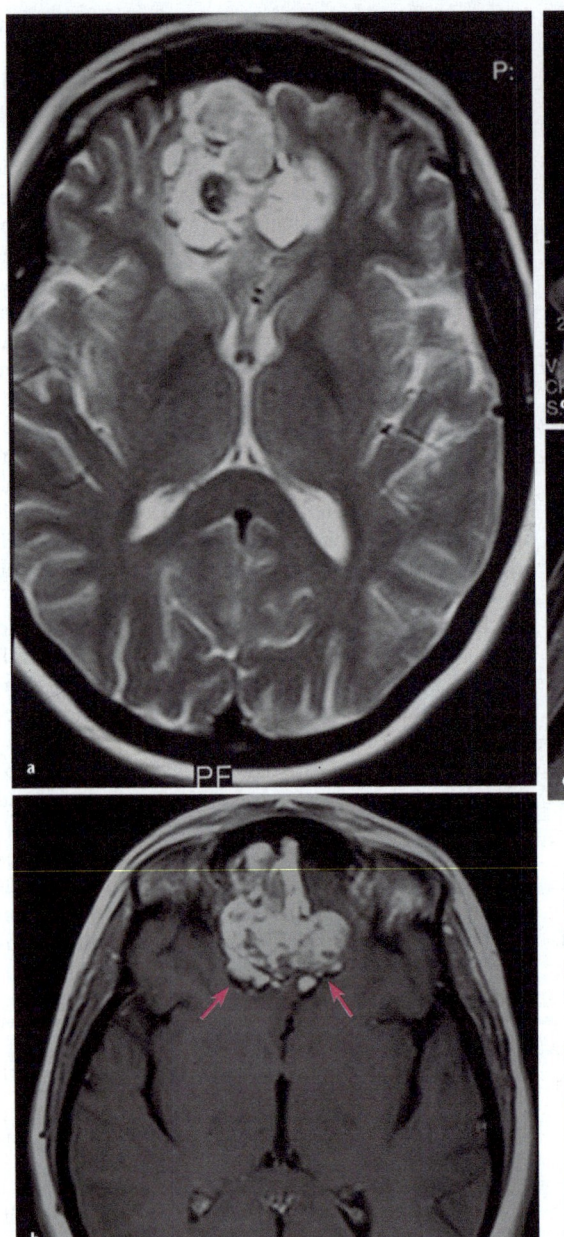
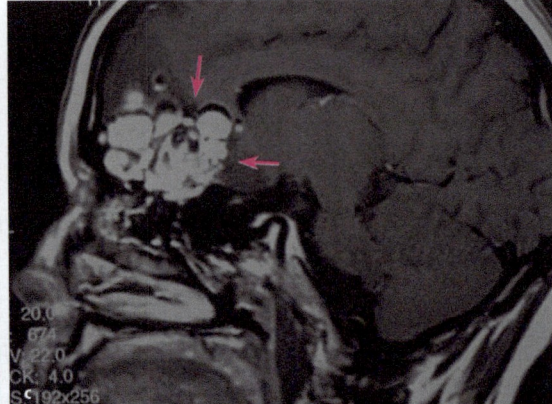
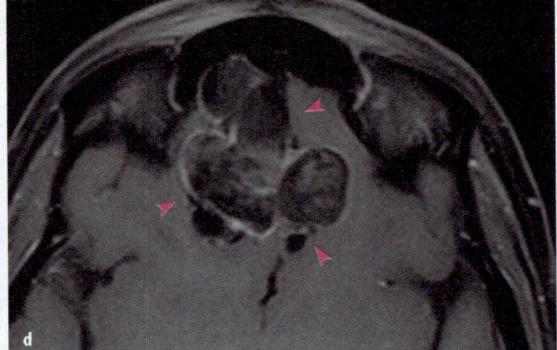

Abb. 11.39 a–d. Frontobasales Dermoid. Die axiale T2-gewichtete Sequenz (**a**) und die axialen (**b**) und sagittalen (**c**) T1-gewichtete Sequenzen zeigen eine weitgehend fettisointense Signalgebung mit einer deutlichen Signalsteigerung in den T1-gewichteten Sequenzen (*Pfeile*). **d** Die axiale, fettunterdrückte, kontrastverstärkte T1-gewichtete Sequenz zeigt hingegen eine Signalminderung (*Pfeilspitzen*)

In der T1-Gewichtung sind neurenterische Zysten im Vergleich zu Liquor meist iso- bis leicht hyperintens. In FLAIR- und T2-gewichteten Sequenzen sind sie in der Regel im Vergleich zu Liquor hyperintens. Nach Kontrastmittelgabe zeigt sich kein Enhancement.

Differenzialdiagnostsich ist an Arachnoidalzysten, Epidermoide und Dermoide zu denken.

Merke

Neurenterische Zysten sind intrakraniell sehr selten. Sie liegen in der Regel anterior der Medulla oblongata und sind in der FLAIR-Sequenz hyperintens zu Liquor.

11.5.5
Neurogliale Zysten

Neurogliale Zysten sind benigne, mit Epithel ausgekleidete Zysten des zentralen Nervensystems. Sie können in der gesamten Neuroachse auftreten. Neurogliale Zysten werden in jedem Lebensalter diagnostiziert. Klinisch können sie durch Kopfschmerzen, epileptische Anfälle oder, je nach Lokalisation, auch durch fokal-neurologische Ausfallserscheinungen symptomatisch werden. Sie können allerdings auch als asymptomatische Zufallsbefunde diagnostiziert werden.

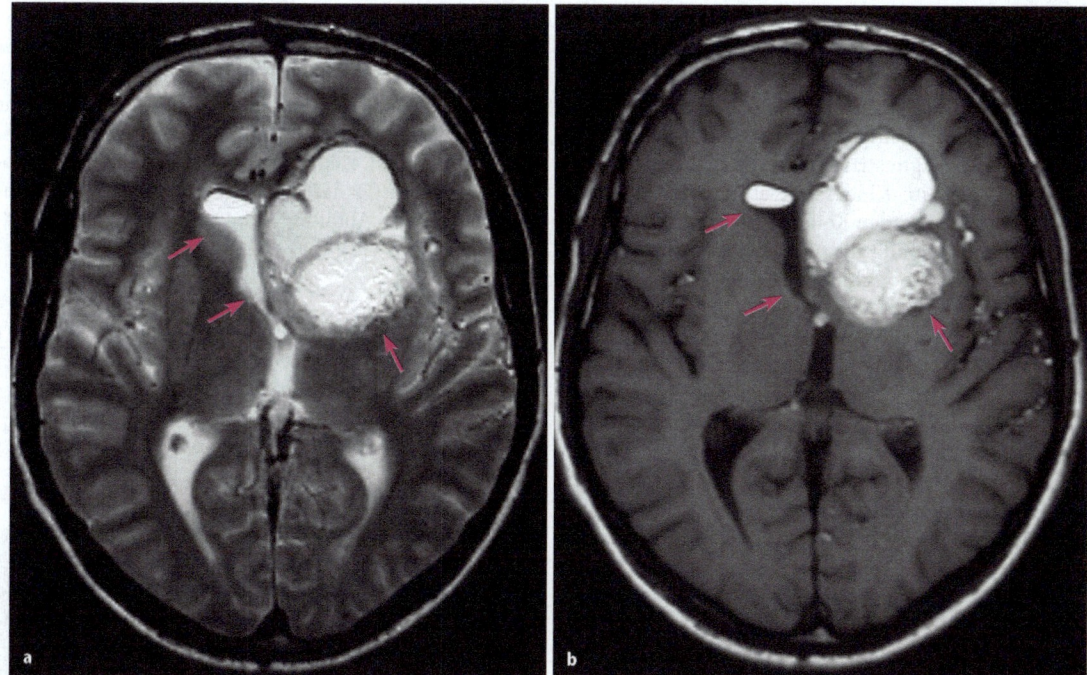

Abb. 11.40 a, b. **Rupturiertes Dermoid.** Die axiale T2-gewichtete Sequenz (a) und die axiale T1-gewichtete Sequenz (b) zeigen ausgedehnte Anteile fettisointensen Materials (*Pfeile*) in den Seitenventrikeln und subarachnoidal

Neurogliale Zysten kommunizieren nicht mit dem Ventrikelsystem. In ihrer Signalgebung gleichen sie Liquor. Umgebend ist eine geringe Signalsteigerung in den T2-gewichteten Aufnahmen möglich. Dies entspricht am ehesten einer geringen randständigen Gliose. Oft liegt allerdings keine perifokale Signalalteration vor. Nach Kontrastmittelgabe zeigt sich kein pathologisches Enhancement. Diffusionsgewichtete Sequenzen zeigen keine Diffusionsrestriktion.

Differenzialdiagnostisch ist vor allem an porenzephale Zysten, Ependymzysten, Arachnoidalzysten, Epidermoide und erweiterte Virchow-Robin-Räume zu denken.

Merke

Neurogliale Zysten könne im Bereich der gesamten Neuroachse auftreten. Sie kommunizieren nicht mit dem Ventrikelsystem und weisen keine oder nur eine geringgradige perifokale Signalalteration auf.

11.5.6
Ependymale Zysten

Ependymale Zysten sind seltene, kongenitale, benigne Zysten, die mit Ependym ausgekleidet sind. Sie werden eher im jungen Erwachsenenalter als im Kindesalter diagnostiziert.

Oft werden ependymale Zysten lediglich als asymptomatischer Zufallsbefund bemerkt. Sie können jedoch auch durch Kopfschmerzen und andere Zeichen eines erhöhten Hirndrucks klinisch symptomatisch werden.

Ependymale Zysten liegen am häufigsten intraventrikulär, insbesondere in den Seitenventrikeln. Sie können jedoch auch im Hirnparenchym oder im Subarachnoidalraum auftreten.

Bildmorphologisch stellen sie sich als flüssigkeitsäquivalente Zysten dar, die weitgehend isointens bzw. isodens zu Liquor sind. Bei einem erhöhten Proteingehalt können auch geringfügige Signalalterationen vorliegen. In den diffusionsgewichteten Sequenzen zeigt sich keine Diffusionsrestriktion. Eine Kontrastmittelaufnahme findet sich nicht.

Differenzialdiagnostisch ist vor allem an Plexuszysten, porenzephale Zysten, neurogliale Zysten und Arachnoidalzysten zu denken.

Merke

Ependymale Zysten sind seltene, kongenitale, mit Ependym ausgekleidete Zysten, die am häufigsten in den Seitenventrikeln zu finden sind. Sie sind weitgehend liquorisointens und nehmen kein Kontrastmittel auf.

11.5.7 Kolloidzysten

Kolloidzysten sind nichtseptierte Zysten im 3. Ventrikel mit einem muzinhaltigen Inhalt. Sie werden bei Kindern seltener diagnostiziert als bei Erwachsenen, können aber auch im Kindesalter auftreten. In fast der Hälfte der Fälle werden Kolloidzysten als asymptomatische Zufallsbefunde diagnostiziert. Ansonsten werden sie durch Kopfschmerzen und seltener einmal durch Übelkeit, Erbrechen, Gang- oder Sehstörungen klinisch auffällig. Die Gefahr der Kolloidzysten besteht darin, dass sie zu einer akuten Foramen-Monroi-Blockade und im Zuge dessen zu einem akuten Hydrozephalus führen können – dies kann zu einer Einklemmung und zum Tod des Patienten führen.

Die Dichte der Kolloidzyste in der CT korreliert mit dem Hydratationszustand des Patienten. In etwa 2/3 der Fälle sind die Zysten hyperdens.

In der MRT korreliert die Signalgebung in den T1-gewichteten Sequenzen mit dem Cholesteringehalt der Zyste. In etwa 2/3 der Fälle sind sie hyperintens. Sie können allerdings auch liquorisointens und dann relativ schwer abzugrenzen sein. In der T2-Gewichtung sind Kolloidzysten häufig isointens zum Hirnparenchym. Sie können aber auch gemischte Signalintensitäten oder Spiegelbildungen aufweisen. In der FLAIR-Sequenz liegt meist eine Hyperintensität vor.

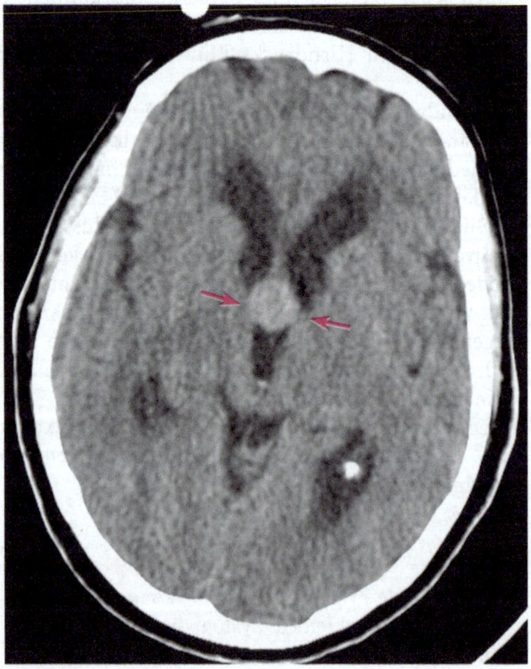

Nach Kontrastmittelgabe findet sich in der Regel keine Kontrastmittelaufnahme. Selten einmal kann es zu einem geringen Randenhancement kommen.

Differenzialdiagnostisch ist an Flussartefakte, eine Neurozystizerkose und Kraniopharyngeome zu denken.

Abbildung 11.41 stellt eine relativ hyperdense Kolloidzyste in der CT dar; die Seitenventrikel sind beginnend erweitert. Abbildung 11.42 a–c zeigt eine Kolloidzyste in der MRT.

Merke

Kolloidzysten sind muzinhaltige Zysten im 3. Ventrikel. Sie können asymptomatische Zufallsbefunde sein, aber auch durch eine Foramen-Monroi-Blockade zu einem akuten Hydrozephalus und zum Tod führen. In der nativen T1-Gewichtung sind sie häufig hyperintens.

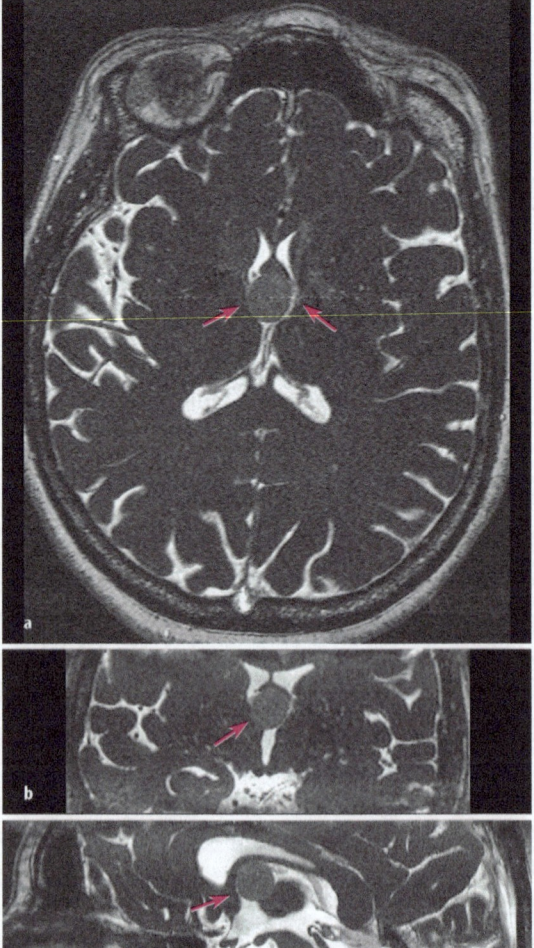

Abb. 11.41. Kolloidzyste. Die CT zeigt eine relativ hyperdense Zyste im 3. Ventrikel (*Pfeile*). Die Seitenventrikel sind beginnend erweitert.

Abb. 11.42 a–c. Kolloidzyste. Die axialen (**a**), koronaren (**b**) und sagittalen (**c**) T2-gewichteten Sequenzen zeigen eine im Vergleich zu Liquor hypointense Zyste im 3. Ventrikel (*Pfeile*).

11.5.8
Plexuspapillome

Plexuspapillome sind intraventrikuläre Raumforderungen, die aus dem Epithel des Plexus choroideus entstehen. Sie werden als benigne WHO-Grad-I-Tumoren klassifiziert. Plexuspapillome werden am häufigsten im Säuglings- und Kleinkindalter diagnostiziert. Im 1. Lebensjahr gehören Plexuspapillome zu den häufigsten Hirntumoren. Jungen sind häufiger betroffen.

Die betroffenen Kinder werden meist durch die Zeichen eines Hydrozephalus klinisch auffällig. Bei Kindern finden sich Plexuspapillome am häufigsten in den Seitenventrikeln, wobei der linke Seitenventrikel häufiger betroffen ist als der rechte. Bei Erwachsenen treten sie hingegen häufiger im 4. Ventrikel auf.

Bildmorphologisch stellen sich Plexuspapillome meist als lobulierte, „blumenkohlartige" Raumforderungen in intraventrikulärer Lage dar, die eine randscharfe Begrenzung aufweisen. In der T1-Gewichtung haben sie meist eine iso- bis hypointense Signalintensität, in der T2-Gewichtung eine iso- bis hyperintense Signalgebung. Innerhalb des Tumors lassen sich oft Auslöschungsartefakte durch Gefäße im Sinne von Flow Voids nachweisen. Auch Verkalkungen oder Blutabbauprodukte können vorhanden sein. Nach Kontrastmittelgabe kommt es zu einem ausgeprägten, meist relativ homogenen Enhancement.

Zudem weisen die betroffenen Kinder in der Regel einen deutlichen Hydrozephalus auf (s. Kap. 9.2).

Differenzialdiagnostisch ist insbesondere an Plexuskarzinome zu denken. Diese sind letztlich bildmorphologisch nicht mit Sicherheit von Plexuspapillomen zu differenzieren, sodass die endgültige Klärung histologisch erfolgen muss. Alternativ ist auch an juvenile Xanthogranulome, Ependymome, eine villöse Hypertrophie und an Gefäßmalformationen zu denken. Intraventrikuläre Metastasen und Meningeome sind hingegen bei Kindern sehr selten.

Abbildung 11.43 a,b zeigt ein Plexuspapillom im Hinterhorn des linken Seitenventrikels bei einem kleinen Jungen. Die angedeutet lobulierte Raumforderung nimmt deutlich Kontrastmittel auf.

Merke

Plexuspapillome sind gutartige Raumforderungen des Plexus choroideus, die in der Regel durch einen Hydrozephalus klinisch symptomatisch werden. Meist sind Säuglinge und Kleinkinder betroffen. Die Differenzierung von Plexuskarzinomen kann schwierig sein.

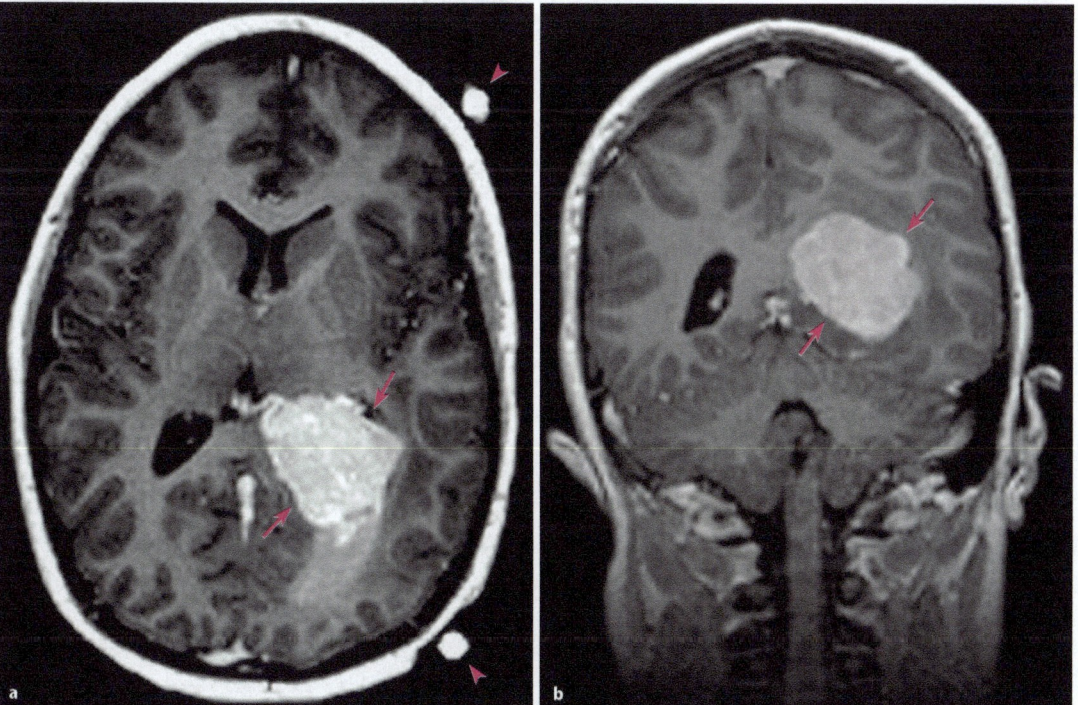

Abb. 11.43 a, b. Plexuspapillom. Die axialen (**a**) und koronaren (**b**) T1-gewichteten Sequenzen nach KM-Gabe zeigen einen angedeutet lobulierten, deutlich KM-aufnehmenden Tumor im Hinterhorn des linken Seitenventrikels (*Pfeile*). Die kleinen Hyperintensitäten auf der Haut entsprechen Stereotaxiemarkern (*Pfeilspitzen*)

11.5.9
Plexuskarzinome

Plexuskarzinome sind maligne Tumoren, die wie Plexuspapillome auch vom Epithel des Plexus choroideus ausgehen. Sie werden als WHO-Grad-III-Tumoren klassifiziert. Die Diagnose wird am häufigsten im Kleinkind- und Kindergartenalter gestellt. Die betroffenen Kinder sind meist etwas älter als Kinder mit Plexuspapillomen.

Plexuskarzinome entstehen fast immer im Seitenventrikel. Die betroffenen Kinder werden oft durch Kopfschmerzen, Übelkeit und Erbrechen klinisch auffällig. Es können jedoch auch fokal-neurologische Symptome hinzutreten.

Bildmorphologisch lassen sich Plexuskarzinome nicht immer von Plexuspapillomen unterscheiden. Sie können eine variable Signalintensität in T1- und T2-gewichteten Sequenzen aufweisen. In der FLAIR-Sequenz lässt sich meist ein peritumorales Ödem abgrenzen. In etwa einem Viertel der Fälle liegen Verkalkungen vor. Auch kann es zu Einblutungen kommen. Nach Kontrastmittelgabe kommt es zu einem heterogenen Enhancement. Oft lassen sich Zeichen einer Ependyminvasion nachweisen. Auch eine liquorgene Aussat ist nicht selten.

Differenzialdiagnostisch ist vor allem an Plexuspapillome, aber auch an Ependymome, subependymale Riesenzelltumoren, zentrale Neurozytome und Gefäßfehlbildungen zu denken.

> **Merke**
>
> Plexuskarzinome sind maligne Tumoren des Plexusepithels. Häufig liegen ein peritumorales Ödem und Zeichen der Ependyminvasion vor. Sie lassen sich bildmorphologisch jedoch nicht immer sicher von Plexuspapillomen differenzieren.

11.5.10
Zentrale Neurozytome

Zentrale Neurozytome sind intraventrikuläre neuroepitheliale Tumoren. Sie werden als WHO-Grad-II-Tumoren klassifiziert. Zentrale Neurozytome können prinzipiell in jeder Altersgruppe, also auch bei Kindern, auftreten. Sie werden jedoch insgesamt häufiger bei jungen Erwachsenen diagnostiziert. Die betroffenen Patienten werden meist durch Kopfschmerzen, epileptische Anfälle oder Zeichen eines erhöhten Hirndrucks klinisch auffällig.

Zentrale Neurozytome weisen meist eine direkte topographische Beziehung zum Septum pellucidum auf und liegen am häufigsten in den Vorderhörnern oder Corpora der Seitenventrikel. Seltener reichen sie in den 3. Ventrikel hinein oder involvieren beide Seitenventrikel. Bildmorphologisch stellen sich zentrale Neurozytome meist als relativ heterogene Tumoren mit zahlreichen intratumoralen Zysten unterschiedlicher Größe dar. Gerade in der T2-Gewichtung weisen sie oft einen „schwammartigen" Aspekt auf. Verkalkungen innerhalb der Tumormatrix sind häufig, und auch Flow Voids können auftreten. Nach Kontrastmittelgabe kommt es in der Regel zu einem kräftigen Enhancement. In den meisten Fällen liegt zugleich ein Hydrozephalus vor. Oft bestehen auch Zeichen einer Foramen-Monroi-Blockade.

Differenzialdiagnostisch ist vor allem an Riesenzellastrozytome, aber auch an Plexuspapillome und Plexuskarzinome zu denken. Eine weitere Differenzialdiagnose sind die seltenen intraventrikulären Ependymome und die Subependymome, wobei letztere bevorzugt bei älteren Patienten disgnostiziert werden.

Abbildung 11.44 a–c zeigt ein zentrales Neurozytom bei einem 15-jährigen Jungen. Es ist bereits zu einem Hydrozephalus gekommen.

> **Merke**
>
> Zentrale Neurozytome sind seltene intraventrikuläre Tumoren neuroepithelialen Ursprungs. Sie liegen in der Regel dem Septum pellucidum an und führen oft zu einem Hydrozephalus. In der MRT haben sie oft eine multizystische Binnenstruktur.

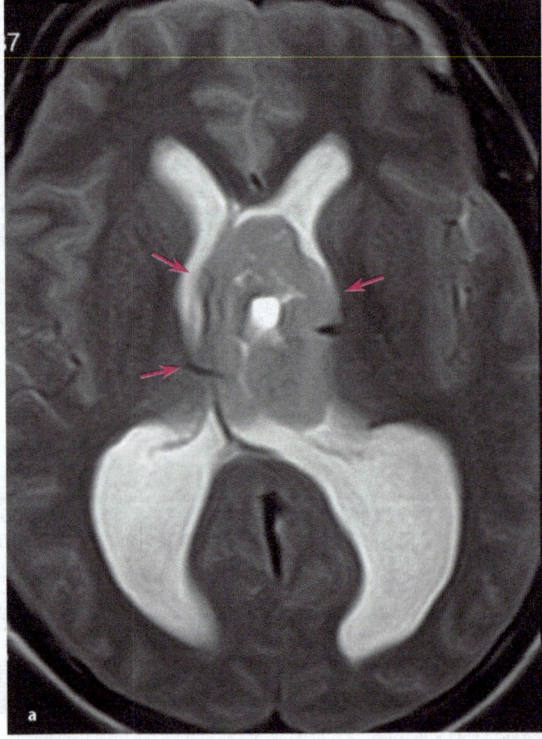

Abb. 11.44 a–c. Zentrales Neurozytom bei einem 15-jährigen Jungen

11.5 Sonstige extraaxiale Tumoren

Kap. 3.2). Am häufigsten werden Schwannome im Bereich des 8. Hirnnerven beobachtet, gefolgt vom 5., 9. und 10. Hirnnerven.

Die betroffenen Kinder sind meist bereits älter. Die klinischen Symptome hängen von der Lokalisation des Schwannoms ab. Sie können aber auch klinisch stumm sein und als Zufallsbefunde beobachtet werden.

Meist stellen sich Schwannome als relativ homogene, in der T2-Gewichtung hyperintense Tumoren dar. Zysten innerhalb des Tumors können vorkommen, sind aber relativ selten. Nach Kontrastmittelgabe kommt es zu einem kräftigen Enhancement. Dies ist meist homogen, kann aber auch ringförmig sein. Abbildung 11.45 a–d zeigt ein Akustikusschwannom bei einer jungen Frau mit einer Neurofibromatose vom Typ 2. Der Tumor wächst aus dem Meatus acusticus heraus und hat einen großen extrameatalen Anteil.

Merke

Schwannome sind benigne Tumoren der Nervenscheiden. Sie sind bei Kindern relativ selten – bei einem Auftreten im Kindes- oder Jugendalter sollte immer an eine mögliche Neurofibromatose vom Typ 2 gedacht werden.

11.5.12 Meningeome

Auch Meningeome sind bei Kindern außerordentlich selten. Wenn sie im Kindesalter auftreten, muss immer an eine Neurofibromatose vom Typ 2 gedacht werden. Es sollte dann auch nach Schwannomen und anderen Meningeomen gesucht werden.

Meningeome sind extraaxiale Tumoren mit einer meist relativ homogenen Signalgebung. Es können jedoch auch Zysten, Nekrosen und Einblutungen vorliegen. Nach Kontrastmittelgabe kommt es in den meisten Fällen zu einem kräftigen, homogenen Enhancement (vgl. Abb. 11.45 a–d). Relativ häufig kommt es zudem zu einem vermehrten Enhancement der Meningen, dem so genannten „Dural-tail-Zeichen". Dies ist allerdings nicht spezifisch.

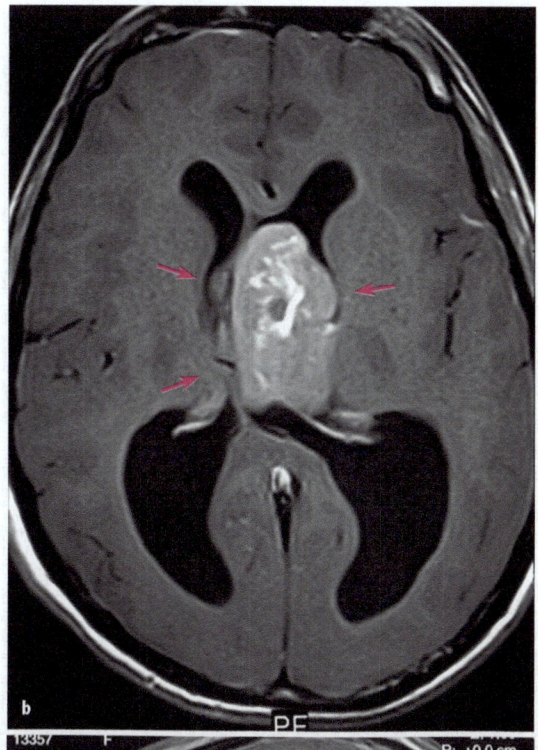

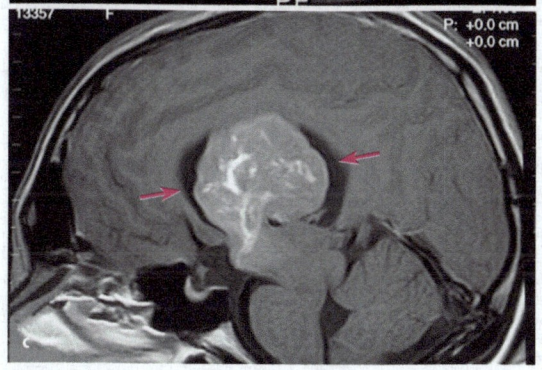

Abb. 11.44 b, c. In der axialen T2-gewichteten Sequenz und in den axialen (**b**) und sagittalen (**c**) T2-gewichteten Sequenzen nach KM-Gabe zeigt sich ein intraventrikulärer Tumor (*Pfeile*) mit engem topographischen Bezug zum Septum pellucidum. Es liegt ein Hydrozephalus vor

11.5.11 Schwannome

Schwannome sind benigne Tumoren, die von den Schwann-Zellen der Myelinscheiden ausgehen. Im allgemeinen klinischen Sprachgebrauch werden sie fälschlicherweise oft als Neurinome bezeichnet. Schwannome werden als WHO-Grad-I-Tumoren klassifiziert. Sie sind bei Kindern deutlich seltener als bei Erwachsenen. Bei einem Auftreten von Schwannomen im Kindesalter sollte immer an die Möglichkeit einer Neurofibromatose vom Typ 2 gedacht werden (s.

11.5.13 Neuroblastommetastasen

Neuroblastommetastasen liegen fast immer extraaxial und zumeist extradural. Intraaxiale Neuroblastommetastasen sind sehr selten. Neuroblastome sind maligne Tumoren, die vom sympathischen Nervensystem ausgehen. Am häufigsten sind Kinder im Säuglings- und Kleinkindalter betroffen. Liegen Metastasen im Bereich des Kraniums vor, so werden die betroffenen Kinder am häufigsten durch „Waschbärenaugen", also durch eine bilaterale livide Verfärbung der periorbitalen Regionen, klinisch auffällig. Im Rahmen eines para-

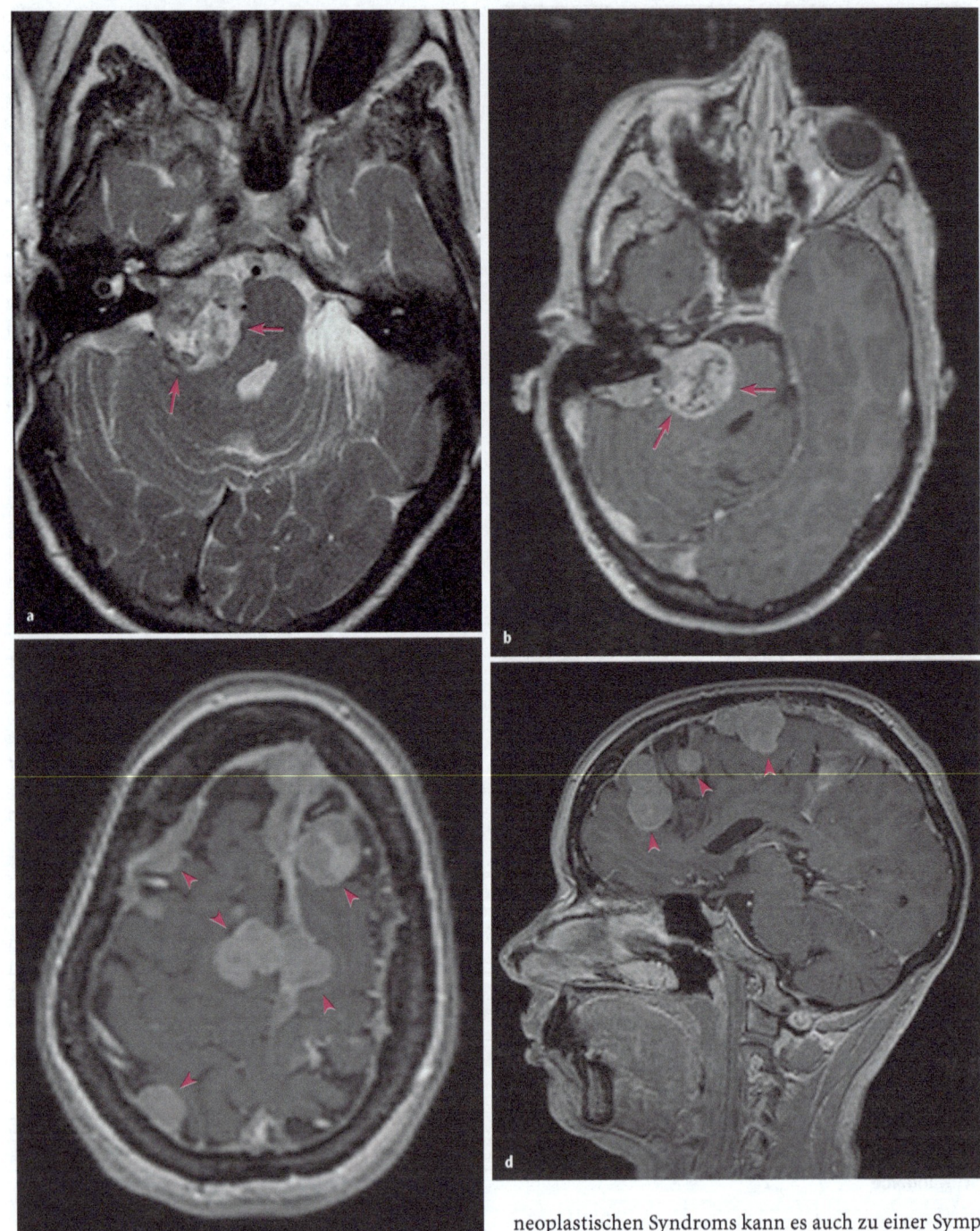

Abb. 11.45 a–d. Schwannome und Meningeome bei einer Neurofibromatose vom Typ 2. Die axiale T2-gewichtete Sequenz (**a**) und die axialen (**b, c**) und sagittalen (**d**) T1-gewichteten Sequenzen nach KM-Gabe zeigen ein rechtsseitiges Akustikusschwannom (*Pfeile*) sowie multiple Meningeome, die teilweise en plaque wachsen (*Pfeilspitzen*)

neoplastischen Syndroms kann es auch zu einer Symptomkonstellation aus Opsoklonus, Myoklonus und Ataxie kommen.

In der CT zeigen sich bei einer orbitalen Beteiligung im Knochenkernel typischerweise spikuläre periostale Ausziehungen („hair-on-end") des knöchernen Orbitatrichters, wobei die Weichteilkomponente des Tumors in der Regel nach intraorbital reicht. Nach Kontrastmittelgabe kommt es zu einem kräftigen Enhancement. Es können aber auch extradurale Metastasen an anderer Stelle, z. B. im Bereich der Schädelbasis oder der Kalotte vorliegen, die ebenfalls spikuläre periostale Ausziehungen und eine weichteilige Komponente aufweisen. Die weichteilige Raumforderung kann sich dabei nach intra- und extrakraniell ausdehnen.

In der MRT stellen sich Neuroblastommetastasen meist relativ heterogen dar, mit einem ebenfalls deutlichen Kontrastmittelenhancement.

Differenzialdiagnostisch ist vor allem an eine Langerhans-Zell-Histiozytose, an ein Ewing-Sarkom und an eine Leukämiemanifestation zu denken.

Merke

Neuroblastommetastasen sind in den meisten Fällen extradural gelegen. Am häufigsten involvieren sie die Orbitae, was klinisch zu bilateralen, livide, periorbitalen Verfärbungen führen kann („Waschbärenaugen"). In der CT zeigen sich spikuläre periostale Ausziehungen und eine weichteilige Raumforderung mit einer deutlichen Kontrastmittelaufnahme.

11.5.14
Leukämie

Kraniale leukämische Infiltrate werden auch als Chlorome oder granulozytische Sarkome bezeichnet. Sie treten am häufigsten im Rahmen einer akuten myeloischen Leukämie (AML) auf. Kinder sind am häufigsten betroffen.

Chlorome können duraständig sein oder auch intraaxial auftreten.

In der nativen CT können sie iso- bis hyperdens zum Hirnparenchym sein, nach Kontrastmittelgabe findet sich eine homogenes Enhancement. In der MRT stellen sich Chlorome in der T1-Gewichtung meist hypo- bis isointens, in der T2-Gewichtung meist iso- bis hyperintens dar. FLAIR-Sequenzen sind besonders sensitiv, wenn es um eine meningeale Beteiligung geht. Nach Kontrastmittelgabe kommt es zu einem deutlichen Enhancement der Läsionen. Es sollte immer auch eine fettunterdrückte Sequenz durchgeführt werden, um die Schädelbasis adäquat beurteilen zu können.

Differenzialdiagnostisch ist vor allem an Neuroblastommetastasen, eine Langerhans-Zell-Histiozytose, ein Ewing-Sarkom oder an Hämatome zu denken.

Merke

Leukämien – insbesondere akute myeloische Leukämien – können intrakraniell zu so genannten Chloromen führen. Diese sind häufig duraständig, können aber auch intraaxial gelegen sein.

Weiterführende Literatur

Allen ED, Byrd SE, Darling CF, Tomita T, Wilczynski MA (1993) The clinical and radiological evaluation of primary brain neoplasms in children. Part II: Radiological evaluation. J Natl Med Assoc 85: 546–553

Rickert CH, Paulus W (2001) Epidemiology of central nervous system tumors in childhood and adolescence based on the new WHO classification: Childs Nerv Syst 17: 503–511

Tzika AA, Vigneron DB, Dunn RS, Nelson SJ, Ball WSJ (1996) Intracranial tumors on children. Small single-voxel proton MR spectroscopy using short- and long echo sequences. Neuroradiology 38: 254–263

Warmuth-Metz M (2003) Post-operative imaging after brain tumor resection. Acta Neurochir Suppl 88: 13–20

Warmuth-Metz M, Kuhl J, Rutkowski S, Krauss J, Solymosi L (2003) Differentialdiagnose infratentorieller Tumoren bei Kindern. Radiologe 43: 977–985

Die Wirbelsäule des Kindes

Embryologische Entwicklung der Wirbelsäule

12.1 Frühe Entwicklung des zentralen Nervensystems

Wie bereits im ersten Kapitel zur embryologischen Entwicklung des Gehirns beschrieben, zeigt sich früh in der Entwicklung des Embryos, um die 3. Woche herum, vom zentralen Nervensystem lediglich eine flache Neuralplatte. Aus dieser Neuralplatte entstehen wenig später Ausstülpungen am Rand, die Neuralwülste. Diese Wülste richten sich auf und werden dann zu den Neuralfalten, die die Neuralrinne einschließen (Schema 12.1). Nach der Verschmelzung dieser beiden Wülste entsteht das Neuralrohr, das am Anfang oben und unten offen ist. Aus dem kaudalen Abschnitt des Neuralrohrs entsteht schließlich das Rückenmark.

12.2 Entwicklung der Wirbelsäule

In der 4. Woche wandern Zellen des Sklerotoms nach medial. Sie bilden dann eine Art Mesenchymsäule um die Rückenmarkanlagen herum. Jedes Sklerotom hat einen dichteren kaudalen und einen lockerer strukturierten kranialen Anteil. Es besteht eine enge topographische Beziehung zu den Myotomen und zum Notochord. Die kaudalen, dichten Anteile der Sklerotome fusionieren schließlich mit den kranialen Anteilen des weiter kaudal gelegenen, folgenden Sklerotoms und bilden so die Wirbelkörper. Der Wirbelkörper wird also intersegmental gebildet.

Das Notochord, auch Chorda genannt, bildet sich zurück; seine residualen Anteile werden zu den Nuclei pulposi. Die Myotome überbrücken die Zwischenwirbelscheiben; sie werden zur paraspinalen Muskulatur.

Abbildung 12.1 zeigt eine persistierende Chorda dorsalis bei einem älteren Patienten. Es finden sich in der Regel nur Einbuchtungen der Deck und Bodenplatten, die verbunden eine etwa zu den Hinterkanten parallele Linie ergeben. Eine persistierende Chorda dorsalis ist meist lediglich ein Zufallsbefund.

Schließen sich Neuralrohr und Wirbelsäulenanlagen nur unvollständig, so kommt es zu Bogenschlussanomalien. Liegt eine schwere Ausprägung vor, kommt es beispielsweise zu einer Spina bifida aperta mit Meningomyelozele. Auf die verschiedenen Störungen der Wirbelsäulen- und Rückenmarkentwicklung soll im nächsten Kapitel näher eingegangen werden.

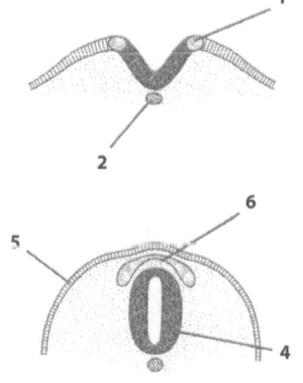
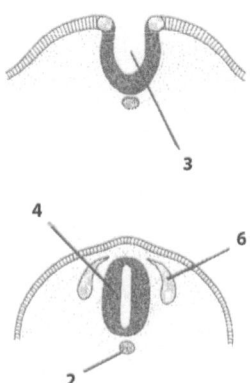

Schema 12.1. Entwicklung des Neuralrohrs. Aus der Neuralplatte entwickelt sich die Neuralrinne, die sich schließlich zum Neuralrohr schließt. Residuale Anteile der Chorda werden schließlich zu den Nuclei pulposi der Bandscheiben. Aus den Neuralleistenzellen in der Intermediärzone entstehen die Spinalganglien. (*1* Neuralplatte bzw. Neuralwülste, *2* Chorda, *3* Neuralrinne, *4* Neuralrohr, *5* Oberflächenektoderm, *6* Neuralleistenzellen bzw. Spinalganglien)

Weiterführende Literatur

Barkovich AJ (2000) Normal development. In: Barkovich AJ (ed) Pediatric Neuroimaging, 3rd edn. Lippincott, Williams & Wilkins, Philadelphia/PA, pp 13–69

Sadler TW, Langman J (1991) Medizinische Embryologie. Die normale menschliche Entwicklung und ihre Fehlbildungen, 9. Aufl. Thieme, Stuttgart

Sze G, Baierl P, Bravo S (1991) Evolution of the infant spinal column: Evaluation with MR imaging. Radiology 181: 819–827

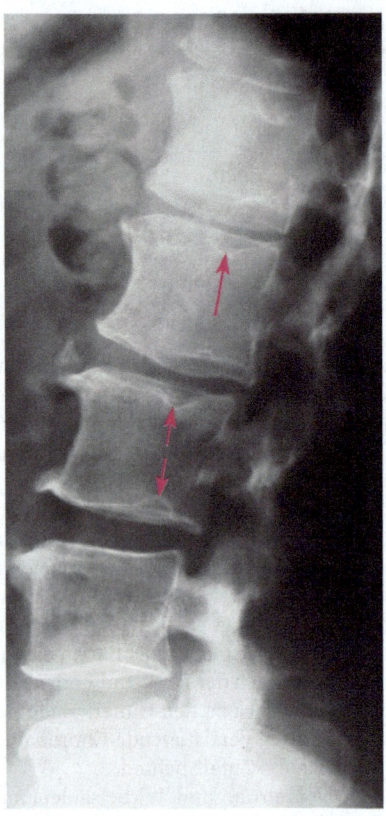

Abb. 12.1. Projektionsradiographische LWS-Aufnahme seitlich bei einem älteren Patienten mit einer **persistierenden Chorda dorsalis**. Es zeigen sich annähernd linear angeordnete Einbuchtungen der Deck- und Bodenplatten der Wirbelkörper. Der Befund stellt hier lediglich einen Zufallsbefund dar, ist aber entwicklungsgeschichtlich interessant

Kongenitale Störungen der kindlichen Wirbelsäule

Kongenitale Malformationen der Wirbelsäule sind eine recht komplexe Gruppe. Sie können isoliert, aber auch im Rahmen eines Syndroms mit Beteiligung von Strukturen außerhalb der Wirbelsäule vorkommen. Am einfachsten sind die kongenitalen spinalen Malformationen aus der embryonalen Entwicklung der einzelnen Strukturen der Wirbelsäule zu verstehen (s. Kap. 12, „Embryologische Entwicklung der Wirbelsäule").

13.1
Spina bifida aperta

Die Spina bifida aperta gehört zur Gruppe der dysraphischen Störungen. Ihr liegt also ein unvollständiger Verschluss des Neuralrohrs im Bereich der Mittellinie zugrunde. Hierbei schließt sich das Ektoderm nicht über dem knöchernen Defekt, sondern lässt diesen offen exponiert; daher kommt die Bezeichnung Spina bifida aperta, also offene Spina bifida, im Gegensatz zur Spina bifida occulta, der verborgenen, mit Haut bedeckten Spina bifida. Durch die Öffnung treten Strukturen des Spinalkanales hindurch, wobei es sich lediglich um einen Durchtritt von Meningen oder aber von Meningen und Myelon handeln kann, entsprechend den Bezeichnungen Meningozele und Meningomyelozele. Im klinischen Sprachgebrauch wird die Spina bifida aperta meist einfach als Meningomyelozele bezeichnet und häufig als „MMC" abgekürzt.

Mit Abstand am häufigsten findet sich eine Zelenbildung im Bereich der Lendenwirbelsäule. Sie kann jedoch prinzipiell in jedem Abschnitt der Wirbelsäule vorkommen. Sie ist in nahezu allen Fällen mit einer Arnold-Chiari-II-Malformation der posterioren Fossa vergesellschaftet (s. Kap. 2, „Kongenitale Störungen des kindlichen Gehirns").

> **Merke**
>
> Liegt bei einem Kind eine Spina bifida aperta mit Meningomyelozele vor, so findet sich fast immer auch eine Arnold-Chiari-II-Malformation. Hierbei besteht sehr häufig zugleich ein Hydrocephalus non communicans.

Die Spina bifida aperta ist eine relativ häufige Störung. Ihre Inzidenz liegt bei etwa 0,6 auf 1.000 Lebendgeburten. Das Auftreten eines unvollständigen Schlusses des Neuralrohrs korreliert eng mit einer Erhöhung des Alphafetoproteins im mütterlichen Serum. Daher wird im Rahmen der Vorsorgeuntersuchungen zur Schwangerschaft häufig das Alphafetoprotein im mütterlichen Serum bestimmt – meist um die 18. Schwangerschaftswoche herum.

Die genaue Ursache der Spina bifida aperta ist bislang noch nicht geklärt. Studien haben jedoch gezeigt, dass die Einnahme von Folsäure während der Frühschwangerschaft protektiv zu wirken scheint. In jüngster Zeit wurden erstmals intrauterine operative Korrekturen der Meningomyelozele durchgeführt. Hierdurch erhofft man sich ein verbessertes neurologisches Ergebnis, da einerseits schädigende mechanische und chemische Einflüsse, wie sie durch Scherkräfte und Fruchtwasser in utero ausgelöst werden, reduziert werden, und andererseits die Arnold-Chiari-II-Situation am kraniozervikalen Übergang nach Korrektur spontan verbessert wird. Die Wirkung einer solchen frühzeitigen Intervention ist jedoch noch sehr umstritten, und die intrauterine Behandlung hat sich noch nicht weitflächig durchgesetzt.

In den meisten Fällen wird ein Neugeborenes mit einer Spina bifida aperta direkt operativ versorgt. Die Diagnose ist in der Regel klinisch eindeutig und eine zusätzliche radiologische Untersuchung würde die Gefahr einer Infektion des zentralen Nervensystems erhöhen. Wenn dennoch nach strenger Indikationsstellung eine präoperative postnatale Bildgebung erfolgen soll, empfiehlt es sich, eine MRT in sagittaler und axialer Schichtführung durchzuführen. Das Neugeborene liegt hierbei in Narkose in Bauchlage. Strengste aseptische Bedingungen müssen eingehalten werden, um eine Infektion der Neuroachse zu vermeiden. Die nicht von Haut bedeckte Dura wölbt sich bei der nicht korrigierten Meningomyelozele durch den Defekt des Neuralrohres nach dorsal hervor. Der Zelensack ist liquorgefüllt. Das Myelon wölbt sich in die Zele hinein und erscheint meist angeheftet. Liegt die Zele im lumbalen oder lumbosakralen Bereich, zeigt sich ein speichenartiger Austritt der Nervenwurzeln, ausgehend von der Anheftungsstelle.

> **Merke**
>
> In der Regel ist eine präoperative postnatale Bildgebung der Spina bifida aperta nicht notwendig. Die Diagnose ist klinisch eindeutig, und die Infektionsgefahr ist sehr hoch.

Sobald die Meningomyelozele operativ korrigiert ist, sollte das neurologische Defizit des Kindes stabil bleiben. Wie oben bereits erwähnt, liegt allerdings bei fast allen Kindern zugleich eine Arnold-Chiari-II-Malformation vor. Diese wiederum prädisponiert zum Auftreten eines Hydrocephalus non communicans. Es ist also wichtig, bei Kindern mit einer Meningomyelozele auf die Entwicklung eines Hydrozephalus zu achten, um ihn rechtzeitig behandeln zu können. Die meisten Kinder benötigen ein Shuntsystem zur Liquorableitung.

Tritt bei einem Kind nach einer operativen Meningomyelozelenkorrektur eine klinisch-neurologische Verschlechterung auf, so muss in der Regel die gesamte Neuroachse untersucht werden. Hierbei sollten axiale und sagittale Schichten durch das Neurokranium angefertigt werden, um die fast immer bestehende Arnold-Chiari-II-Malformation und einen ev. hieraus resultierenden Hydrozephalus darzustellen. Zusätzlich sollte die gesamte Wirbelsäule in koronarer Schichtführung untersucht werden, da zugleich eine Diastematomyelie vorliegen kann. Die Diastematomyelie wird im Folgenden noch genauer erörtert. Außerdem sollten eine sagittale und im Bereich der Dysraphie eine axiale Schichtführung angewandt werden. Hierbei wird nach folgenden Komplikationen gesucht:

- ein Wiederanheften des Myelons im Operationsbereich („retethering"),
- die postoperative Ausbildung eines einengenden Duraringes,
- das Vorliegen eines Epidermoids, Dermoids oder einer Arachnoidalzyste,
- eine postoperative Ischämie oder
- das Auftreten einer Syringomyelie oder Hydromyelie.

Tabelle 13.1 fasst Komplikationen, wie sie nach einer operativen Korrektur einer Spina bifida aperta auftreten, und begleitende Fehlbildungen einer Meningomyelozele zusammen.

> **Merke**
>
> Tritt bei einem Kind nach operativer Zelenkorrektur eine klinisch-neurologische Verschlechterung auf, so muss nach einer Komplikation gesucht werden. Das durch die Meningomyelozele selbst bedingte neurologische Defizit bleibt nach der Operation konstant.

Wird nach einer operativen Korrektur einer Meningomyelozele eine MRT der Wirbelsäule durchgeführt, so zeigt sich weiterhin der bekannte dysraphische Defekt. Er ist jedoch nun postoperativ mit Haut bedeckt. Meist besteht im Bereich der Dysraphie noch eine dorsale Vorwölbung des Duralsacks, die nicht als pathologisch zu werten ist. Abbildung 13.1 zeigt einen Zustand nach operativer Korrektur einer Meningomyelozele. Der Defekt ist nun mit Haut überdeckt. Der Konus steht zwar noch tief, eine Anheftung lässt sich jedoch nicht mehr verzeichnen. Abbildung 13.2 zeigt einen Zustand nach Meningomyelozelenkorrektur bei einem anderen Kind. Auch hier ist der Defekt mit Haut überdeckt. Innerhalb des spinalen Liquorraums finden sich zahlreiche Septierungen, was recht häufig vorkommt. Zusätzlich zeigt sich bei diesem Kind eine deutlich vergrößerte Blase im Sinne einer neurogenen Überlaufblase.

Komplikation bzw. Fehlbildung	Darstellung in der MRT
Hydrocephalus non communicans durch die begleitende Arnold-Chiari-II-Malformation	Erweiterung der inneren Liquorräume Tiefertreten der Kleinhirntonsillen und andere Zeichen der Arnold-Chiari-II-Malformation
Diastematomyelie	Sagittale Durchtrennung des Myelons auf einer Höhe Knöcherner, knorpeliger oder bindegewebiger Sporn
„Retethering"	Wiederanheften des Myelons im ehemaligen Operationsbereich
Intraspinale Raumforderung	Darstellung eines Dermoids, eines Epidermoids, eines Lipoms oder einer Arachnoidalzyste
Postoperatives Auftreten eines einengenden Duraringes	Einschnüren des Myelons Myelopathiesignal auf dieser Höhe
Syringohydromyelie	Liquorisointense Auftreibung innerhalb des Myelons

Tabelle 13.1. Komplikationen und begleitende Fehlbildungen nach einer Meningomyelozelenkorrektur bei Spina bifida aperta

13.1 Spina bifida aperta

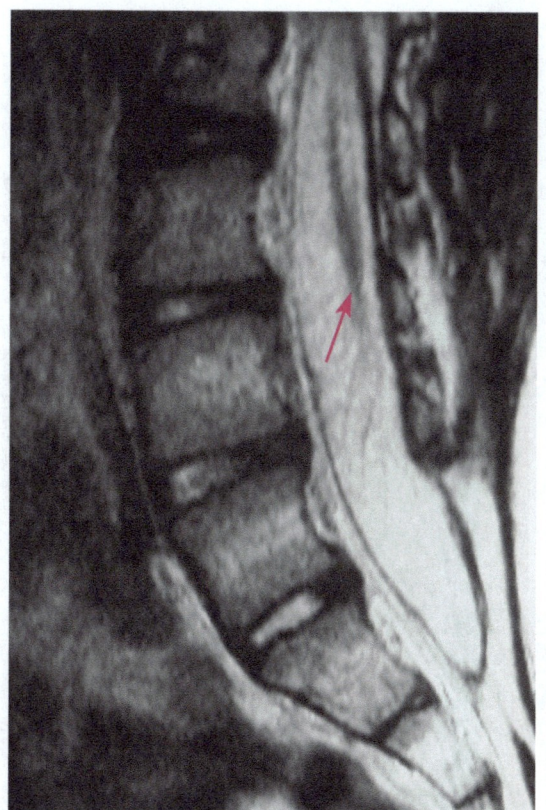

Abb. 13.1. T2-gewichtete sagittale Aufnahmen bei einem Kind mit einem **Zustand nach perinataler operativer Korrektur einer Meningomyelozele**. Der Defekt ist nun mit Haut bedeckt. Der Conus medullaris steht zwar tief (*Pfeil*), eine Anheftung lässt sich jedoch nicht nachweisen

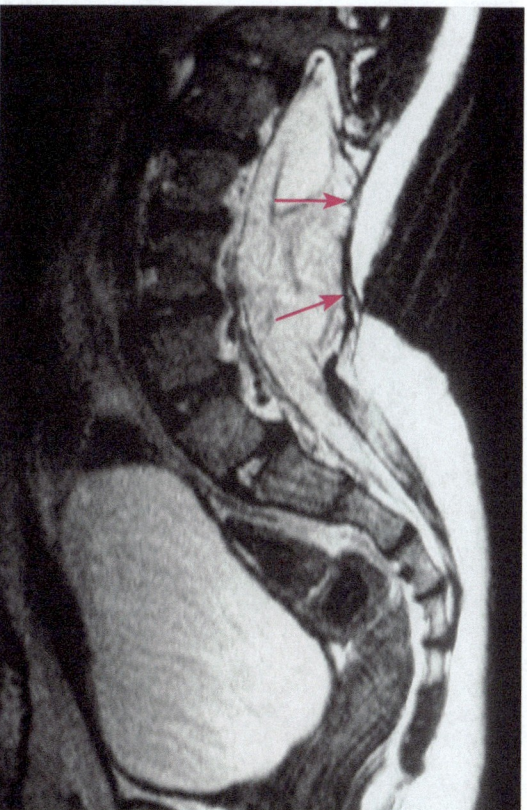

Abb. 13.2. T2-gewichtete sagittale Aufnahmen bei einem 8-jährigen Jungen mit **Zustand nach operativer Zelenkorrektur**. Der Defekt ist ebenfalls mit Haut bedeckt. Im Bereich der Dysraphie besteht noch eine dorsale Vorwölbung des Duralsacks (*Pfeile*), zudem zeigen sich Septierungen im Bereich des Liquorraums

Das Myelon und die Cauda equina sollten nach erfolgreicher Korrektur nicht mehr angeheftet sein. Ein Wiederanheften („retethering") im Rahmen der Narbenbildung ist jedoch häufig. Oft wird diese Wiederanheftung im Rahmen eines Wachstumsschubes symptomatisch. Sie ist in der MRT jedoch bisweilen sehr schwierig zu diagnostizieren. Meist handelt es sich um eine Ausschlussdiagnose, gelegentlich können Phasenkontraststudien weiterhelfen. Zusätzlich empfiehlt es sich bisweilen, die Kinder sowohl in Rücken- als auch in Bauchlage zu untersuchen. Nicht angeheftete Caudafasern folgen der Schwerkraft, und ändern bei einem Lagewechsel ihre Position.

Abbildung 13.3 zeigt ein Retethering bei einem 6-jährigen Mädchen mit einem Zustand nach Meningomyelozelenkorrektur. Das Mädchen war in der letzten Zeit deutlich gewachsen und klagte nun über ausgeprägte Rückenschmerzen und eine zunehmende Schwäche der Beine. Es findet sich eine Wiederanheftung des Myelons im dorsalen Bereich, die operativ gelöst werden konnte.

> **Merke**
>
> Ein Wiederanheften des Myelon nach Zelenkorrektur („retethering") ist häufig und in der MRT oft schwierig zu diagnostizieren. Meist handelt es sich um eine Ausschlussdiagnose.

Eine Spina bifida aperta kommt selten isoliert vor, sondern ist meist mit anderen Fehlbildungen assoziiert.

Wie bereits oben erwähnt, findet man in fast allen Fällen eine Arnold-Chiari-Malformation vom Typ II. Bei der Arnold-Chiari-Malformation vom Typ II zeigen sich die charakteristische Abflachung der posterioren Fossa, tief nach kaudal dislozierte Kleinhirntonsillen und Vermis, eine Knickbildung der Medulla oblongata („medullary kinking"), sowie häufig eine vollständige oder eine partielle Balkenagenesie und eine Hydrozephalusbildung (s. Kap. 2, „Kongenitale Störungen der kindlichen Gehirns"). Abbildung 13.4 zeigt T2-gewichtete MR-Aufnahmen eines 12-jährigen Mädchens

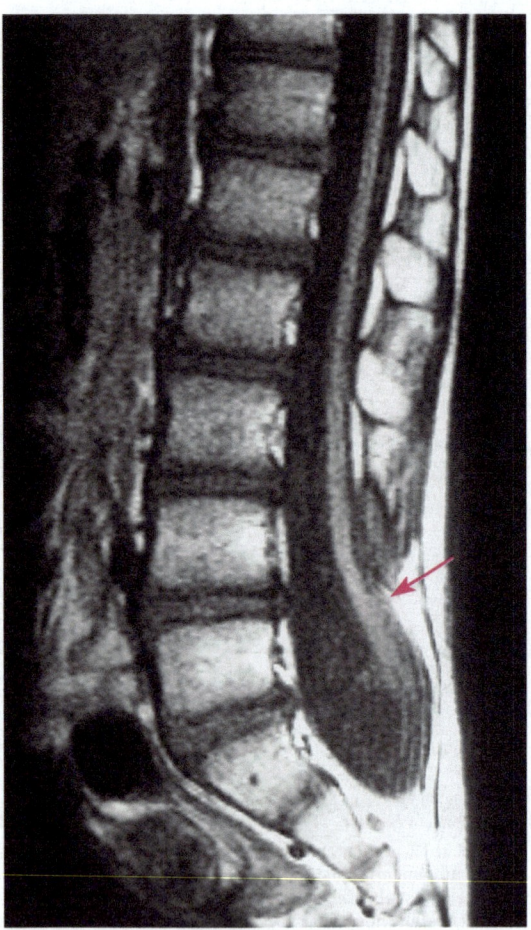

Abb. 13.3. T2-gewichtete sagittale Aufnahmen bei einem 6-jährigen Mädchen mit aktuell zunehmenden Beschwerden bei **Zustand nach postnataler Zelenkorrektur.** Das Myelon erscheint im ehemaligen Operationsgebiet angeheftet, ein „retethering" ist eingetreten (*Pfeil*)

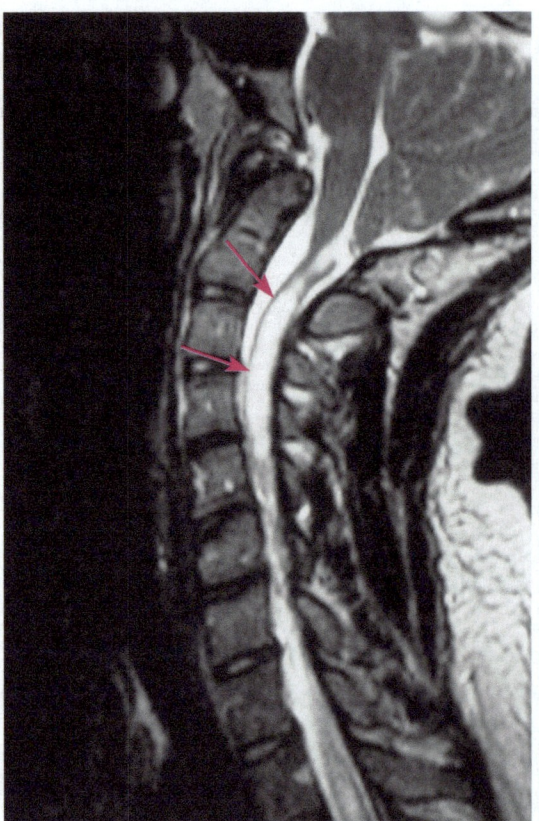

Abb. 13.4. T2-gewichtete sagittale Aufnahmen bei einem 12-jährigen Mädchens mit einem **Zustand nach Meningomyelozelenkorrektur und Arnold-Chiari-II-Malformation**. Es zeigen sich ein Tiefstand der Kleinhirntonsillen, eine schmale, längliche Konfiguration des 4. Ventrikels und eine liquorisointense Syringohydromyelie (*Pfeile*) des Halsmarks

mit einem Zustand nach Meningomyelozelenkorrektur, bei dem zugleich eine Arnold-Chiari-Malformation vom Typ II und eine Syrinx des Halsmarks vorliegt. Der Tiefstand der Kleinhirntonsillen und die längliche, flache Konfiguration des 4. Ventrikels lassen sich gut abgrenzen.

Außerdem treten bei der Spina bifida gehäuft intraspinale Raumforderungen auf – hier sind besonders Lipome, Dermoide, Epidermoide und Arachnoidalzysten zu nennen. Bei den Dermoiden und Epidermoiden wird eine Verschleppung von Zellnestern als Ätiologie diskutiert. Die Hypothese ist hierbei, dass sich epidermale oder dermale Zellen im Spinalkanal ansiedeln und dort wachsen können. So wird beispielsweise auch vermutet, dass eine Liquorpunktion mit „traumatischen" Nadeln zu einer solchen Zellverschleppung und dadurch zur Entstehung von Dermoiden und Epidermoiden führen kann. Die magnetresonanztomographische Darstellung von Dermoiden und Epidermoiden kann schwierig sein, da insbesondere die Epidermoide meist isointens zu Liquor sind. Hier empfiehlt es sich, insbesondere auf die raumfordernde Wirkung mit Verdrängung der umliegenden Strukturen zu achten. Auch hilft eine FLAIR-Sequenz weiter, da sich hier der Dermoid- oder Epidermoidtumor im Vergleich zu Liquor hyperintens darstellt.

Abbildung 13.5 zeigt ein intraspinales Dermoid bei einem Jungen mit Zustand nach Meningomyelozelenkorrektur. Die intraspinale Raumforderung im ehemaligen Operationsgebiet ist hyperintens in der T1-Wichtung. Das Myelon ist innerhalb der Raumforderung angeheftet im Sinne eines „tethered cord".

Bei den ebenfalls nach einer Meningomyelozelenkorrektur häufig vorkommenden Arachnoidalzysten kann es sich um echte Zysten oder aber um postoperativ entstandene Subseptierungen handeln (vgl. Abb. 13.2). Arachnoidalzysten sind im Gegensatz zu

13.1 Spina bifida aperta

Dermoiden und Epidermoiden in allen Sequenzen liquorisointens, sodass es hier für die Diagnosestellung besonders wichtig ist, auf ihre raumfordernde Wirkung zu achten.

> **Merke**
>
> Nach einer Meningomyelozelenkorrektur finden sich gehäuft Epidermoide, Dermoide, Lipome und Arachnoidalzysten. Hierbei ist es wichtig, auf die raumfordernde Wirkung mit Verdrängung der umliegenden Strukturen zu achten.

Bei einer Spina bifida aperta kommt es auch häufig zur Ausbildung einer Hydromyelie. Man nimmt an, dass ihr Auftreten mit der Ausprägung eines zugleich vorliegenden Hydrozephalus korreliert. Die Kinder fallen klinisch meistens durch eine rasch progrediente Skoliose auf. In der MRT stellt sich eine ausgeprägte Erweiterung des Zentralkanals mit fusiformer Aufweitung des Myelons dar. Bei einer ausgeprägten Skoliose empfiehlt sich zunächst die Anfertigung koronarer Schichten, auf denen dann gezielt die sagittale Schichtführung geplant werden kann. Es ist wichtig, dass jeder Abschnitt des Myelons ausreichend dargestellt ist, um eine beginnende Hydromyelie nicht zu übersehen.

Abbildung 13.6 a, b zeigt eine Syringohydromyelie bei einem 7-jährigen Jungen mit einem Zustand nach Meningomyelozelenkorrektur. Es kommt innerhalb des Myelons eine liquorisointense Signalgebung zur Darstellung, die die Weite des physiologischen Zentralkanals bei weitem überschreitet. Das Myelon ist deutlich aufgeweitet und ausgespannt.

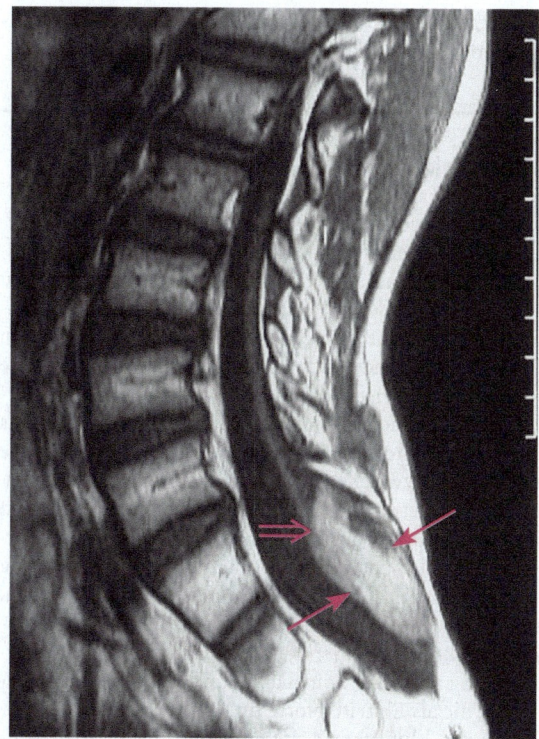

Abb. 13.5. T1-gewichtete sagittale Aufnahme bei einem Jungen mit **Zustand nach Korrektur einer Meningomyelozele.** Im ehemaligen Operationsbereich kommt eine in der T1-Gewichtung hyperintense Raumforderung zur Darstellung, entsprechend einem intraspinalen Dermoid (*Pfeile*). Das Myelon ist innerhalb des Dermoids angeheftet (*Doppelpfeil*)

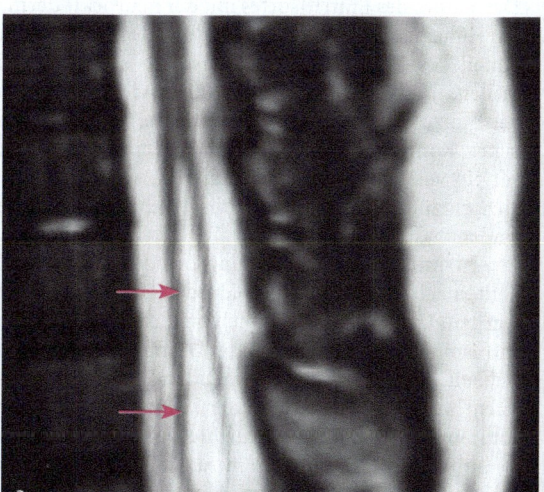
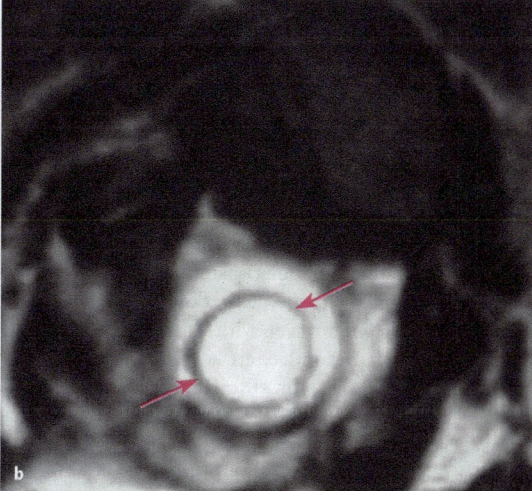

Abb. 13.6. T2-gewichtete **a** sagittale und **b** axiale Aufnahmen bei einem 7-jährigen Jungen mit **Zustand nach postnataler Meningomyelozelenkorrektur und nun zunehmender Skoliose.** Beachte die ausgeprägte Erweiterung des Zentralkanals im Sinne einer fortgeschrittenen Syringohydromyelie (*Pfeile*)

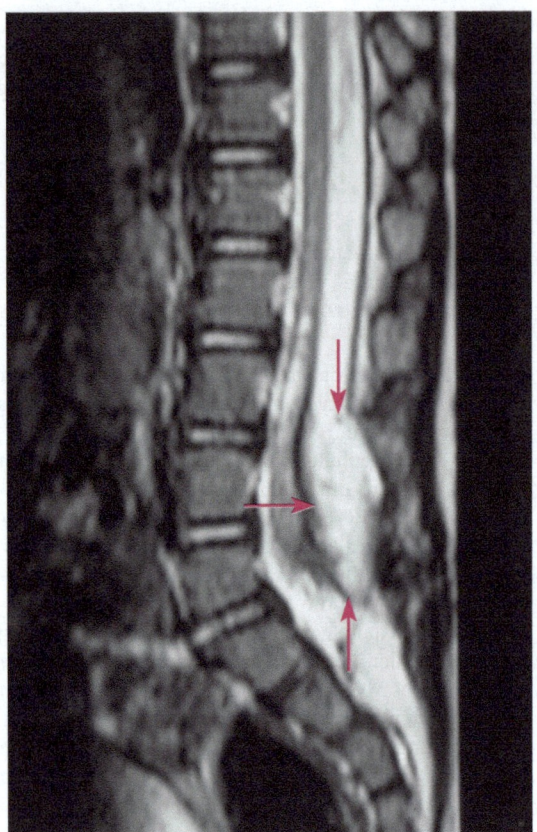

Abb. 13.7. T2-gewichtete sagittale Aufnahme bei einem 2-jährigen Jungen mit einem **intraspinalen Dermoid** (*Pfeile*) **nach Exstirpation eines Dermalsinus**. Die Raumforderung liegt im ehemaligen Operationsgebiet, dorsal des Myelon; das Myelon ist im Bereich des Dermoids angeheftet

Merke

Bei einem Kind mit rasch progredienter Skoliose nach Meningomyelozelenkorrektur muss immer nach einer Hydromyelie gesucht werden.

Außerdem liegt bei Kindern mit einer Menigomyelozele gehäuft eine Diastematomyelie, also eine Aufspaltung des Myelons in 2 Anteile, vor. Auf die genaue Darstellung und Einteilung der Diastematomyelie wird im Folgenden in einem eigenen Unterkapitel eingegangen. Liegt eine Diastematomyelie im Zelenbereich vor, so kann es zu einer Besonderheit kommen: einer Hemimyelozele. Hierbei ist nur eine Hälfte des Myelons in die Zelenbildung involviert. Dies ist allerdings insgesamt recht selten.

Bei Kindern mit einer Spina bifida aperta kommen gehäuft auch orthopädische Störungen vor, insbesondere eine Kyphoskoliose und Dysplasien der Hüfte. Sofern mit dargestellt, sollte man bei der Befundung der MRT auf diese Störungen achten, da sie für die Behandlung des Kindes von Bedeutung sind.

13.2
Dermalsinus

Auch bei einem Dermalsinus findet sich eine nichtphysiologische Verbindung zwischen intraspinalen Strukturen und der Haut. Die Ursache ist hierbei am ehesten in einer Störung der Differenzierung zwischen oberflächlichem und neuralem Ektoderm zu suchen. Bei einem Dermalsinus findet sich eine mit Epithel ausgekleidete Verbindung zwischen Haut und Spinalkanal. Die Verbindung ist hierbei nicht immer vollständig. In etwas über der Hälfte der Fälle wird jedoch eine durchgängige Verbindung zwischen Haut und Spinalkanal beobachtet. Wiederum etwa die Hälfte der Dermalsinus enden in einem Dermoid oder Epidermoid. Klinisch können Dermalsinus also auch durch die raumfordernde Wirkung eines Dermoids oder Epidermoids manifest werden. Häufiger jedoch werden sie erst aufgrund rezidivierender Infektionen bemerkt, da eine unphysiologische Verbindung zwischen Spinalkanal und Hautoberfläche besteht, die als Eintrittspforte für Keime dient.

In der klinischen Untersuchung fällt bei den Kindern meist eine kleine, fokale Einziehung der Haut auf. Gelegentlich findet sich auch ein hyperpigmentierter Nävus oder eine vermehrte Behaarung an der Stelle.

Dorsale Dermalsinus sind meist in der Lumbosakralregion zu finden. Allerdings können sie auch okzipital und thorakal vorkommen. In der MRT zeigt sich ein im Vergleich zum umliegenden Fettgewebe hypointenser, subkutaner Kanal, der sich über mehrere Segmente hinweg ausdehnen kann. Hierbei korreliert das Dermatom des Eintrittsortes mit der neuroektodermalen Höhe der intraspinalen Mündung. Der intrathekale Anteil des Dermalsinus ist meist nur schwer darzustellen. Es empfiehlt sich, stark T1-gewichtete Sequenzen anzufertigen und intravenöses, paramagnetisches Kontrastmittel zu geben. Dermalsinus weisen oft ein verstärktes Enhancement auf, vor allem wenn sich entzündliches Granulationsgewebe im Kanal befindet.

Am intraspinalen Mündungsort des Dermalsinus sollte nach einem Epidermoid oder Dermoid gesucht werden. Umgekehrt sollte auch bei der Diagnose eines intraspinalen Epidermoids oder Dermoids an die Möglichkeit eines zugleich bestehenden Dermalsinus gedacht werden, da 20–30 % aller intraspinalen Dermoidtumoren mit einem Dermalsinus assoziiert sind.

Abbildung 13.7 zeigt ein intraspinales Dermoid bei einem 2-jährigen Jungen, bei dem ein Dermalsinus exstirpiert worden war. Die intraspinale Raumforderung liegt im ehemaligen Operationsgebiet, dorsal des Myelons. Das Myelon ist im Bereich des Dermoids angeheftet, es besteht also die Situation eines Tethered cords. Abbildung 13.8 zeigt ein intraspinales Dermoid bei einem neugeborenen Mädchen, bei dem direkt nach der Geburt ein Dermalsinus aufgefallen war, mit kutanem Eintritt auf Höhe des Sakrums. Das Dermoid kommt in der STIR-Sequenz deutlich hypointens zur Darstellung, da es fetthaltig ist.

Aufgrund der erhöhten Infektionsgefahr kommt es bei einem Dermalsinus auch relativ häufig zu intraspinalen Abszessen. Nach Gabe von intravenösem Kontrastmittel zeigt sich hier dann ein meist ringförmiges Enhancement.

Merke

Dermalsinus verbinden intraspinale Strukturen mit der Hautoberfläche. Es kommt gehäuft zu Infekten und zu Epidermoid- und Dermoidtumoren.

13.3
Myelozystozele

Myelozystozelen sind eine Sonderform der Spina bifida occulta – sie stellen also einen dysraphischen Defekt dar, der vollständig von Haut bedeckt ist. Myelozystozelen finden sich meist auf Höhe der Halswirbelsäule oder des zervikothorakalen Übergangs. Es besteht hierbei eine ausgedehnte Erweiterung des Zentralkanals, der dorsal durch die Spina bifida tritt. Die hierdurch entstandene dorsale Zyste stellt ein Kontinuum des Zentralkanals dar. Es können allerdings Septierungen auftreten. Im Gegensatz zur Spina bifida aperta mit Meningomyelozele sind Kinder mit einer zervikalen Myelozystozele meist klinisch-neurologisch unauffällig oder weisen nur eine milde klinische Symptomatik auf. Es kann sich also auch einmal um einen reinen Zufallsbefund handeln. Die terminale, lumbosakrale Myelozystozele zählt zu den kaudalen Regressionsstörungen und wird im Folgenden genauer erörtert.

In der MRT zeigt sich bei der Myelozystozele eine Bogenschlussanomalie mit Zelenbildung. Der dorsale Anteil des Myelons liegt hierbei im Zelensack. Der Defekt ist mit Haut bedeckt.

Abbildung 13.9 a, b zeigt eine zervikothorakale Myelozystozele bei einem Jungen, der klinisch-neurologisch nahezu asymptomatisch war. Es findet sich eine umschriebene Vorwölbung im Bereich des zervikothorakalen Übergangs. Das dorsale Myelon wölbt sich hierbei in den Zelensack hinein. Die Störung ist mit Haut bedeckt.

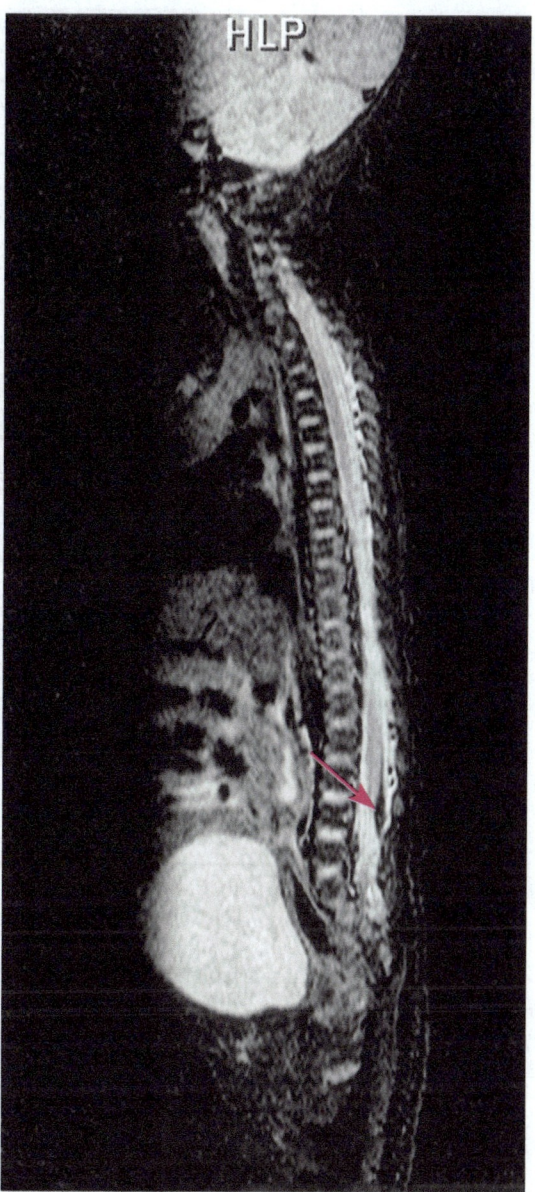

Abb. 13.8. Sagittale STIR-Sequenz bei einem neugeborenen Mädchen mit einem **intraspinalen Dermoid bei einem lumbosakralen Dermalsinus.** Das fetthaltige Dermoid kommt in der STIR-Sequenz deutlich hypointens zur Darstellung (*Pfeil*)

Merke

Myelozystozelen sind eine Form der Spina bifida occulta und finden sich meist auf Höhe der Halswirbelsäule bzw. auf Höhe des zervikothorakalen Übergangs. Der dorsale Anteil des Myelons reicht in den Zelensack. Die Kinder sind häufig klinisch-neurologisch unauffällig.

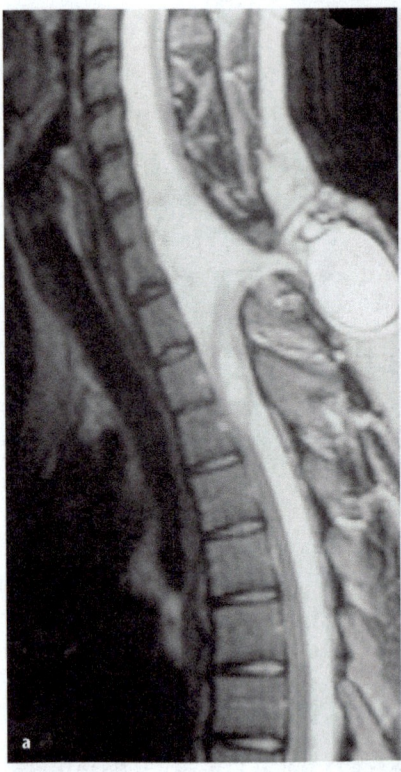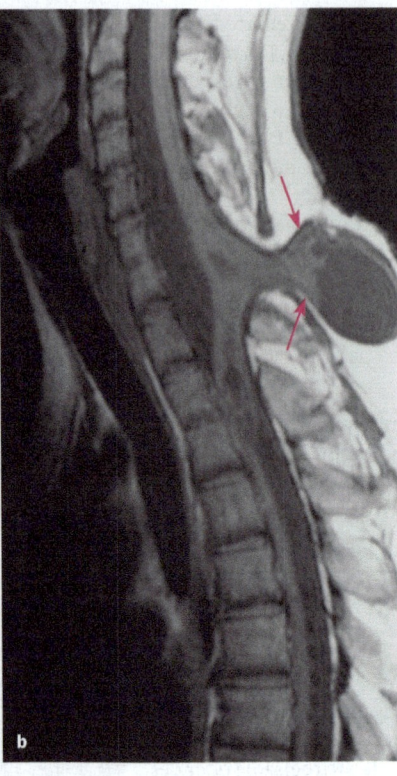

Abb. 13.9. Sagittale **a** T2- und **b** T1-gewichtete Aufnahmen bei einem Jungen mit **zervikaler Myelozystozele.** Der Defekt ist durch Haut bedeckt. Der dorsale Anteil des Myelons wölbt sich in den Zelensack hinein (*Pfeile*)

13.4 Spinale Lipome

Spinale Lipome sind umschriebene fetthaltige Raumforderungen mit Kontakt zu den Hirnhäuten. Hierbei gibt es 3 Hauptkategorien:

- Lipomyelomeningozelen,
- Fibrolipome des Filum terminale und
- intradurale Lipome.

Bei allen spinalen Lipomen ist zu beachten, dass ihre Größe vom allgemeinen Fettgehalt des Körpers abhängt – sie nehmen während der ersten Lebensjahre physiologisch an Volumen zu, wohingegen sie bei einer allgemeinen Gewichtsabnahme wieder an Größe abnehmen können. Tabelle 13.2 fasst die verschiedenen Manifestationsformen der spinalen Lipome zusammen.

Die *Lipomyelomeningozelen* gehören zur Gruppe der okkulten Dysraphien. Es liegt eine Spina bifida occulta mit Meningomyelozele vor. Hierbei ist die Meningomyelozele von einem subkutanen Lipom bedeckt. Eine Sonderform ist das terminale Lipom, bei dem sich das Lipom an einem angehefteten Conus terminalis befindet und durch eine sakrale Spina bifida nach dorsal tritt. Kinder mit einer Lipomeningomyelozele werden

Tabelle 13.2. Manifestationsformen der spinalen Lipome

Art des Lipoms	Darstellung in der MRT
Lipomyelomeningozele	Sonderform der Spina bifida occulta Meningomyelozele durch subkutanes Lipom bedeckt
Intradurales Lipom	Fettisointense Raumforderung Dorsal des Zentralkanals gelegen mit Kontakt zur Pia mater
Filum-terminale-Lipom	Häufig ein Zufallsbefund Länglich konfiguriert und fettisointens Oft relativ weit kaudal gelegen

meist durch neurogene Störungen, wie beispielsweise eine neurogene Blasenstörung, oder aber durch orthopädische Symptome klinisch auffällig. Sie können jedoch auch asymptomatisch sein. Bei der klinischen Untersuchung fällt in der Regel eine teilweise verschiebliche, dorsale subkutane Raumforderung auf.

In der MRT zeigt sich meist ein nach kaudal gezogenes Myelon mit Anheftung im Zelenbereich. Das Lipom selbst liegt extradural und geht in das subkutane Fettgewebe über. Häufig können begleitend Segmentationsstörungen oder eine Syringohydromyelie beobachtet werden. Zu beachten ist, dass die Lipomyelome-

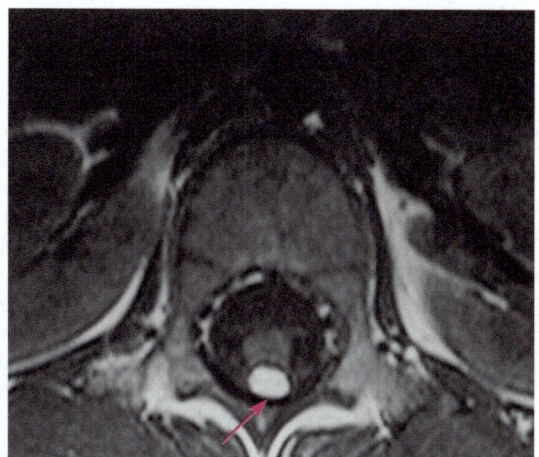

Abb. 13.10. Axiale T1-gewichtete Aufnahmen bei einem Jungen mit einem **intraduralen Lipom**. Die fettisointense Raumforderung liegt dem Myelon von dorsal direkt an (*Pfeil*)

ningozele, anders als die Meningomyelozele im Rahmen der Spina bifida aperta, nicht zum Arnold-Chiari-II-Syndrom gehört. Es gibt jedoch Berichte über eine, wenn auch seltene, Assoziation mit der Chiari-I-Malformation.

Merke

Eine Lipomeningomyelozele ist eine Form der Spina bifida occulta, bei der die Meningomyelozele von einem subkutanen Lipom bedeckt ist.

Intradurale Lipome sind subpial direkt angrenzend an das Myelon gelegen. Sie liegen meist dorsal des Myelons im Bereich der Hals- oder Brustwirbelsäule. Sie können zu einer fokalen Aufweitung des Spinalkanals führen und sind häufig mit anderen Fehlbildungen assoziiert. In der MRT stellt sich fettisointenses Gewebe zwischen dem Zentralkanal des Myelons und der dorsalen Pia mater dar. Abbildung 13.10 zeigt ein intradurales Lipom. Die fettisointense Raumforderung findet sich dorsal des Zentralkanals und liegt dem Myelon direkt an.

Merke

Intradurale Lipome liegen in der Regel dorsal des Zentralkanals.

Eine weitere Manifestationsform des intraspinalen Lipoms ist das Filum-terminale-Fibrolipom. Es zeigt sich bisweilen als reiner Zufallsbefund einer lumbalen MRT. Mit höherem Alter scheinen Filum-terminale-Fibrolipome jedoch zunehmend symptomatisch zu werden, sodass einige Autoren ein primär chirurgisches Vorgehen vertreten, selbst wenn der Patient asymptomatisch ist.

Fibrolipome des Filum terminale sind typischerweise länglich konfiguriert und schmal, mit einer deutlichen T1-Hyperintensität in Relation zum umgebenden Liquor. Sie können oft recht weit kaudal liegen, sodass bei Patienten mit dem klinischen Verdacht auf eine Anheftung axiale T1-gewichtete Aufnahmen der gesamten Cauda equina bis zur Höhe des Os sacrum durchgeführt werden sollten.

Merke

Fibrolipome des Filum terminale können asymptomatisch sein und werden bisweilen als reiner Zufallsbefund einer lumbalen MRT bemerkt. Sie können jedoch im weiteren Verlauf symptomatisch werden und sollten daher im Befund immer beschrieben werden.

13.5 Tethered cord/Filum-terminale-Syndrom

Tethered cord bedeutet übersetzt soviel wie „angeheftetes Rückenmark" (engl. „to tether": anheften, befestigen). Ein Tethered cord ist charakterisiert durch eine meist dorsale Anheftung des Myelons oder der Cauda equina. Das Myelon ist hierbei nach kaudal und dorsal verzogen.

Das Tethered cord ist eine recht häufige Manifestationsform verschiedener kongenitaler spinaler Anomalien. Es kommt beispielsweise bei spinalen Lipomen, bei einer Diastematomyelie, beim Filum-terminale-Syndrom und bei Meningomyelozelen vor. Bei der Besprechung der Komplikationen der Spina bifida aperta wurde es bereits kurz erörtert. Beim Filum-terminale-Syndrom zeigen sich ein verkürztes, verdicktes Filum terminale und ein Konustiefstand, ohne dass ein spinales Lipom oder eine Meningomyelozele zu verzeichnen sind.

Ein Tethered cord kann sich klinisch prinzipiell in jedem Lebensalter manifestieren. Die Symptomatik kann vielgestaltig sein. Betroffene Kinder klagen nahezu immer über Schmerzen, die bei Bewegung verstärkt sind. In der klinischen Untersuchung fallen dann gesteigerte Reflexe der unteren Extremitäten auf. Häufig werden auch eine neurogene Blasenstörung, Parästhesien und eine Lähmung der unteren Extremitäten beobachtet, aber auch eine assoziierte Kyphoskoliose ist nicht selten. Die Diagnose eines Tethered cord oder eines Filum-terminale-Syndroms kann sich bisweilen schwierig gestalten. Physiologischerweise sollte der Konus zwischen BWK 12 und LWK 2 stehen – nach neueren Veröffentlichungen ist dies bereits beim reifen Neugeborenen und nicht erst im späteren Lebensalter der Fall.

Abbildung 13.3 zeigt ein Retethering bei einem Mädchen nach Meningomyelozelenkorrektur. Abbildungen 13.5 und 13.7 zeigen Fälle eines Tethered cord, bei denen das Myelon innerhalb eines Dermoids angeheftet ist.

Merke

> Der Conus medullaris steht physiologisch zwischen BWK 12 und LWK 2. Jede Befundung eines MRT der kindlichen Wirbelsäule sollte eine Angabe des Konusstandes beinhalten.

Bei einer Anheftung des Filum terminale zeigen sich hingegen ein Konustiefstand und ein verdicktes Filum terminale mit einem Durchmesser von über 2,0 mm. Die Messung der Dicke des Filum terminale sollte hierbei auf Höhe des Bandscheibenfaches LWK 5/SWK 1 erfolgen, da dies die verlässlichsten Ergebnisse liefert. Eine Anheftung des Myelons ist häufig auch nach operativer Zelenkorrektur (Retethering) oder in Assoziation mit einem intraspinalen Lipom zu beobachten. In schwerwiegenden Fällen können die Spinalnerven einen horizontalen oder sogar kaudokranialen Verlauf annehmen.

Merke

> Beim Filum-terminale-Sydnrom ist das Filum terminale auf einen Durchmesser über 2,0 mm verdickt. Die Messung sollte hierbei auf Höhe LWK 5/SWK 1 erfolgen.

Der Conus medullaris stellt sich in der MRT durch die Zugwirkung häufig von der Kontur ausgedünnt dar, mit einem unscharfen Übergang zwischen Konus und Filum terminale. Das verdickte Filum verläuft meist geradlinig nach dorsal bis zu seiner Anheftungsstelle. Da jedoch beim liegenden Patienten die Cauda-equina-Fasern physiologischerweise der Schwerkraft folgen, kann bisweilen auch beim Gesunden in der sagittalen Schichtführung eine dorsale Anheftung vorgetäuscht werden. Die Anfertigung axialer Schichten ist bei der Frage nach einer Anheftung also zwingend notwendig. Zusätzlich kann es manchmal hilfreich sein, den Patienten sowohl in Rücken- als auch in Bauchlage zu untersuchen. Auch Phasenkontrastmessungen können die Diagnosestellung erleichtern.

Merke

> Bei der Frage nach einem Tethered cord sollten axiale Schichten der Lendenwirbelsäule angefertigt werden; sagittale Schichten alleine sind nicht ausreichend.

13.6 Kaudale Regressionssyndrome

Kaudale Regressionssyndrome sind durch eine lumbosakrale Agenesie variablen Ausmaßes charakterisiert. Die Bandbreite reicht hier von einem einfachen Fehlen des Os coccygeum bis zu einer vollständigen sakralen oder lumbosakralen Agenesie. Häufig liegt zugleich, wie oben erörtert, eine Anheftung des Myelons im Sinne eines Tethered cord vor.

Abbildung 13.11 a, b zeigt MR-Aufnahmen eines Mädchens mit partieller Agenesie des Sakrums. Das Myelon ist im Bereich des Defekts angeheftet, es besteht also ein Tethered cord. Die Fehlbildung entspricht einem kaudalen Regressionssyndrom.

Assoziierte Fehlbildungen wie urogenitale Malformationen, ein Anus imperforatus oder eine Fusion der unteren Extremitäten (Sirenomelie) treten ebenfalls gehäuft auf. Etwa 10 % der Patienten mit einer kaudalen Regression haben zugleich ein OEIS-Syndrom, bestehend aus einer *O*mphalozele, einer *E*kstrophie der Blase, einem Anus *i*mperforatus sowie *s*pinalen Malformationen (Tabelle 13.3). Weitere 10 % leiden an einem VACTERL-Syndrom, welches durch *v*ertebrale Fehlbildungen, *a*norektale Fehlbildungen, kardiale Malformationen (engl.: *c*ardiac), *t*racheoösophageale Fisteln (engl.: *t*racheo-*e*sophageal), *r*enale Fehlbildungen sowie Anomalien der Extremitäten (engl.: „*l*imbs") charakterisiert ist (Tabelle 13.4). Die kaudale Wirbelsäule sollte also bei allen Patienten mit gastrointestinalen oder urogenitalen Fehlbildungen genau untersucht werden. Zusätzlich sollte natürlich auch in jeder MRT der Wirbelsäule auf die mit dargestellten Strukturen geachtet werden.

Tabelle 13.3. Bedeutung des Akronyms OEIS-Syndrom

Abkürzung	Bedeutung
O	*O*mphalozele
E	*E*kstrophie der Blase
I	Anus *i*mperforatus
S	*S*pinale Fehlbildungen

Tabelle 13.4. Bedeutung des Akronyms VACTERL-Syndrom

Abkürzung	Bedeutung
V	*V*ertebrale Fehlbildung
A	*A*norektale Fehlbildung
C	*K*ardiale Malformation (engl.: *c*ardiac)
T-E	*T*racheoösophagenale Fisteln (engl.: *t*racheo-*e*sopahgeal)
R	*R*enale Fehlbildungen
L	Extremitätenfehlbildungen (engl.: *l*imbs)

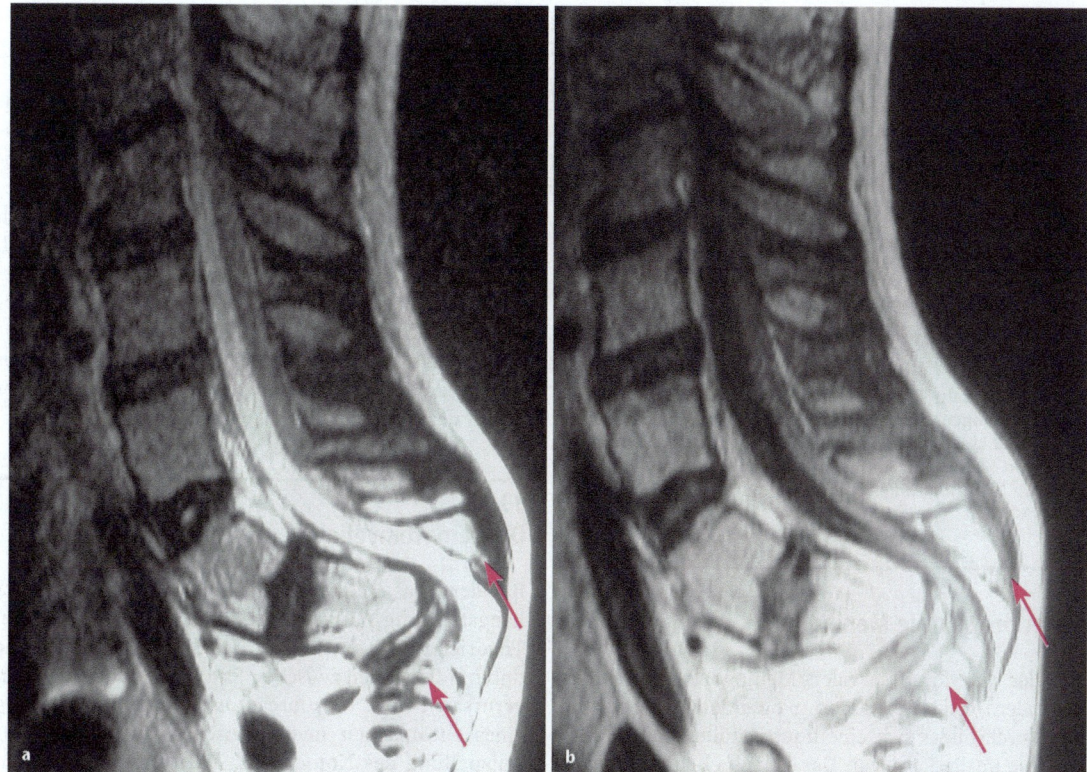

Abb. 13.11. Sagittale **a** T2- und **b** T1-gewichtete Aufnahmen bei einem Mädchen mit einem **kaudalen Regressionssyndrom im Sinne einer partiellen Sakrumagenesie**. Das Os sacrum fehlt zum größten Teil (*Pfeile*); das Myelon ist im Bereich der Defektzone angeheftet

Abbildung 13.12 zeigt eine axiale T1-gewichtete Aufnahme bei einem Jungen mit einer Bogenschlussstörung, bei dem zugleich eine Hufeisenniere und ein intraspinales Lipom vorliegen.

> **Merke**
>
> Kaudale Regressionssyndrome sind häufig mit extraspinalen Malformationen assoziiert. OEIS-Syndrom: *O*mphalozele, *E*kstrophie der Blase, Anus *i*mperforatus, *s*pinalen Malformationen. VACTERL-Syndrom: *v*ertebrale Fehlbildungen, *a*norektale Fehlbildungen, *k*ardiale Malformationen (engl.: *c*ardial), *t*racheoösophageale Fisteln (engl.: *t*racheo-*e*sophageal), *r*enale Fehlbildungen, Anomalien der Extremitäten (engl.: „*l*imbs").

13.7 Terminale Myelozystozele

Die terminale Myelozystozele ist eine Sonderform der oben besprochenen Myelozystozele, die zu den kaudalen Regressionssyndromen zu zählen ist. Hierbei bestehen eine posteriore Spina bifida occulta oder eine partielle sakrale Agenesie. Zugleich liegen in der Regel einer Anheftung des Myelons, also ein Tethered cord, und eine Hydromyelie des angehefteten Myelons vor. Der kaudale Abschnitt des terminalen Myelons erscheint ballonisiert. Der Defekt ist – im Sinne der Spina bifida *occulta* – vollständig mit Haut bedeckt. Auch bei der terminalen Myelozystozele bestehen häufig assoziierte Malformationen, beispielsweise im Rahmen eines OEIS- oder eines VACTERL-Syndroms.

13 Kongenitale Störungen der kindlichen Wirbelsäule

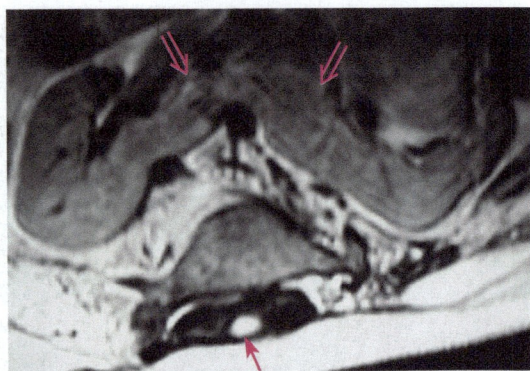

Abb. 13.12 Axiale T1-gewichtete Aufnahme bei einem Jungen mit **einer Bogenschlussstörung, einem intraspinalen Lipom** (*Pfeil*) **und einer Hufeisenniere** (*Doppelpfeile*). Bei der Befundung von MR-Untersuchungen bei Kindern mit kongenitalen spinalen Malformationen sollte immer auch auf die Nieren geachtet werden.

13.8
Anteriore sakrale Meningozele

Bei der anterioren sakralen Meningozele besteht ein ventraler Defekt des Os sacrum oder des Os coccygeum. Hierdurch bildet sich eine liquorgefüllte ventrale Zele aus, die im Becken liegt. Der Zelensack kommuniziert mit dem erweiterten Duralsack meist über einen schmalen liquorgefüllten Kanal. Vor einer geplanten Ligatur des Kanals ist es wichtig, die genaue Lage der Spinalnerven zu evaluieren, da diese durch den Kanal verlaufen können. Hier kommt der MRT eine entscheidende Rolle in der Therapieplanung zu. Anteriore sakrale Meningozelen können isoliert auftreten, sind aber gehäuft bei der Neurofibromatose-1 und dem Marfan-Syndrom zu beobachten. Insgesamt sind sie recht selten.

13.9
Sakrokokzygeale Teratome

Sakrokokzygeale Terotome sind die häufigste perisakrale Raumforderung bei Kindern. Etwa 2/3 der sakrokokzygealen Teratome sind gut differenzierte Teratome, die übrigen sind entweder unreife Teratome oder anaplastische Karzinome. In der MRT stellen sie sich meist – wie Teratome in anderen Körperregionen auch – als glatt begrenzte Raumforderungen mit inhomogener Signalintensität dar. In der Regel besitzen sie sowohl zystische als auch solide Anteile. Sie können prä- oder postsakral liegen, wobei bei den meisten sakrokokzygealen Teratomen der Hauptanteil des Tumors dorsal des Sakrums liegt.

13.10
Diastematomyelie

Bei der Diastematomyelie ist das Myelon in seiner Längsrichtung aufgespalten. Die meisten neueren Theorien gehen davon aus, dass die Diastematomyelie durch Adhäsionen zwischen Ektoderm und Endoderm verursacht wird. Hierdurch kommt es zur Ausbildung eines zusätzlichen neurenterischen Kanals und zur Aufspaltung des Notochords. Das trennende Septum kann bindegewebig, knöchern oder knorpelig sein. Es durchtrennt in der Regel das gesamte Myelon auf der entsprechenden Höhe in sagittaler Richtung und führt dadurch zur Ausbildung von 2 getrennten Myelonsträngen. Hierbei ist die Trennung normalerweise lokal, mit intaktem Myelon oberhalb und unterhalb des Septums. Im Bereich der Teilung weisen beide Anteile des Myelons ihren eigenen Zentralkanal und jeweils eine Hälfte der „Schmetterlingsfigur" der grauen Substanz mit Vorderhorn, Hinterhorn und Nervenwurzel auf. Die beiden Anteile können entweder jeweils ihre

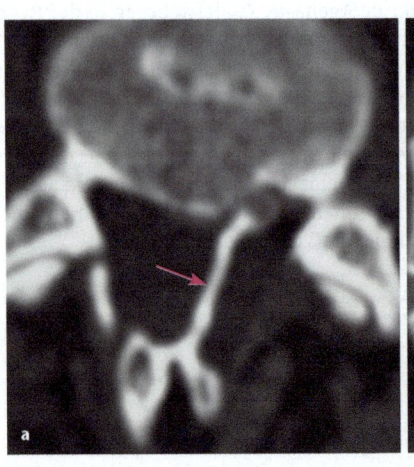
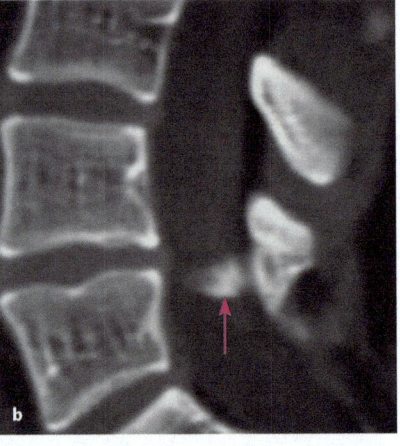

Abb. 13.13. a Axiale CT und **b** sagittale Rekonstruktione bei einem Mädchen mit einer **Diastematomyelie**. Der trennende Sporn ist knöchern (*Pfeil*) – es liegt also eine Split-cord-Malformation vom Typ I vor

eigene Dura haben oder aber von einer gemeinsamen Dura mater umhüllt sein. Wenn eine gemeinsame Dura besteht, ist das Septum immer bindegewebig und die Kinder sind meist asymptomatisch.

> **Merke**
> Die Diastematomyelie ist eine fokale Aufspaltung des Myelon in Längsrichtung.

Von einigen Autoren wurde in letzter Zeit eine neue Klassifikation der Diastematomyelien vorgeschlagen, mit einer Aufteilung in „split cord malformations" (SCM) Typ I und II. Hierbei weist bei der Typ-I-Malformation jeder Anteil des geteilten Myelons seine eigene durale Umhüllung auf; das trennende Septum besteht aus Knorpel oder Knochen mit einem Duraüberzug von beiden Seiten. Bei der Typ-II-SCM hingegen haben beide Anteile des Myelons eine gemeinsame Dura; das Septum ist bindegewebig. Tabelle 13.5 fasst die Formen der Diastematomyelie zusammen.

> **Merke**
> Bei der SCM I ist das trennende Septum knorpelig oder knöchern, jeder Anteil des Myelons hat eine eigene durale Umscheidung. Bei der SCM II ist das trennende Septum bindegewebig, beide Myelonanteile haben eine gemeinsame Dura.

Tabelle 13.5. Formen der Split-cord-Malformationen (SCM-Diastematomyelien)

Form	Charakteristische Darstellung
SCM Typ I	Septum besteht aus Knochen oder Knorpel. Jeder Anteil des Myelons besitzt seine eigene Dura
SCM Typ II	Septum bindegewebig. Gemeinsame durale Umhüllung der Myelonanteile

Die Diastematomyelie kann klinisch in jedem Alter symptomatisch werden. Mädchen sind insgesamt häufiger betroffen als Jungen. Das Leitsymptom sind meist Schmerzen, aber auch neurogene Blasenstörungen und Lähmungen der unteren Extremitäten sind nicht selten. Die Haut über dem betroffenen Abschnitt der Wirbelsäule weist oft Stigmata wie Nävi, Lipome oder eine vermehrte Behaarung auf. Eine Diastematomyelie kann mit der Arnold-Chiari-II-Malformation assoziiert sein. Zudem zeigen sich gehäuft Fehlbildungen der Wirbelkörper, wie Block- oder Schmetterlingswirbel, und intersegmentale, laminäre Fusionen.

Eine Diastematomyelie tritt am häufigsten im Bereich der unteren Brustwirbelsäule und der Lendenwirbelsäule auf. Der Conus medullaris steht hierbei meist tief. CT-Myelographie, CT oder MRT stellen die Trennung des Myelons gut dar. Hierbei bietet die CT den Vorteil der besseren Charakterisierung eines knöchernen Septums, wohingegen die MRT die Struktur des Myelons und die durale Umhüllung meist besser darzustellen vermag. Patienten mit Diastematomyelie weisen meist eine ausgeprägte Kyphoskoliose auf, sodass es sich empfiehlt, bei der MRT zunächst eine koronare Schichtführung anzufertigen, auf der sich dann die sagittalen und axialen Schichten planen lassen. Nach einer Hydromyelie als häufiger Komplikation der Diastematomyelie sollte gezielt gesucht werden. Zudem sollte man genau auf eine mögliche Anheftung einer der Myelonstränge im Sinne einer abortiven Form der Meningozele (Meningocele manqué) achten, da diese zu funktionellen Beeinträchtigungen führen kann.

Abbildung 13.13 a, b zeigt eine CT einer Diastematomyelie. Es liegt eine SCM vom Typ I vor, mit einem knöchernen Septum.

13.11
Enterogene Zysten

Enterogene Zysten entstehen wahrscheinlich durch eine mangelnde Aufteilung von Notochord und Vorderdarm während der Ausbildung des Gastrointestinaltrakts. Sie stellen flüssigkeitsgefüllte Zysten dar, die intradural extramedullär liegen. Meist liegen sie ventral oder ventrolateral des Myelons. Am häufigsten sind enterogene Zysten im Bereich der Brust- und Halswirbelsäule zu finden. In der MRT und CT stellen sie sich allseits glatt begrenzt dar. In den T1-gewichteten Aufnahmen sind sie iso- oder leicht hyperintens im Vergleich zu Liquor, in den T2-gewichteten Aufnahmen iso- oder leicht hypointens. Häufig sind sie mit Störungen der Wirbelkörper assoziiert.

Abbildung 13.14 zeigt eine neurenterische Zyste bei einem jungen Erwachsenen. Die Zyste ist ventral des Myelons gelegen. Die zugehörigen Wirbelkörper weisen eine Blockwirbelbildung auf.

13.12
Segmentale spinale Dysgenesien

Segmentale spinale Dysgenesien resultieren wahrscheinlich aus einer fokalen in utero entstandenen Läsion oder aus einer embryonalen segmentalen Malformation. Die Kinder fallen in der Regel bereits bei Geburt durch eine ausgeprägte Knickkyphose auf. Zusätzlich liegen meist orthopädische Störungen, eine Spastik und eine neurogene Blasenstörung vor. Liegt eine vollständige segmentale Agenesie vor, so besteht bereits bei Geburt eine Paraplegie.

13 Kongenitale Störungen der kindlichen Wirbelsäule

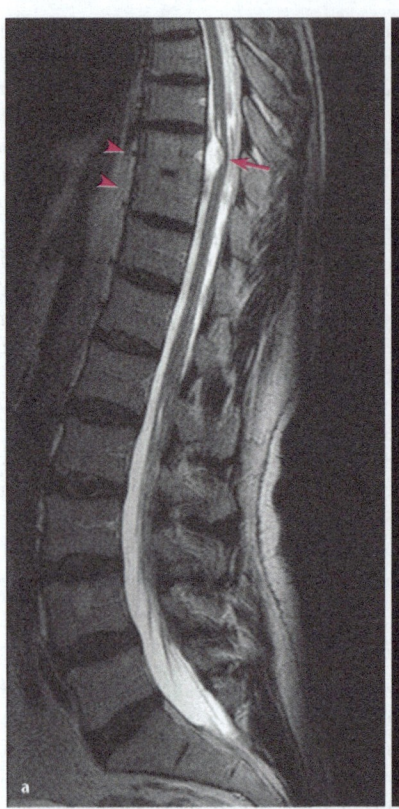
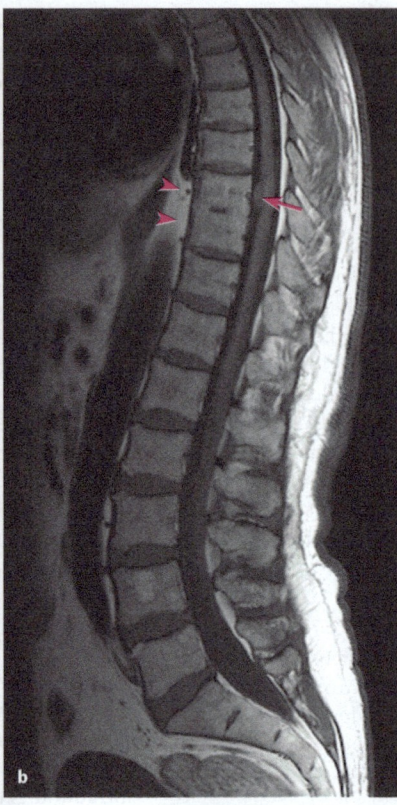
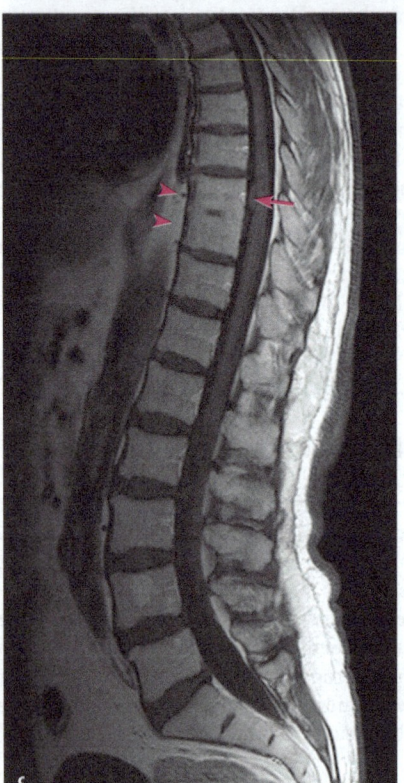

Abb. 13.14 a–c. Neurenterische Zyste. Die sagittale T2-gewichtete Sequenz und die sagittalen T1-gewichteten Sequenzen zeigen eine ventral des Myelons gelegene Zyste ohne pathologische Kontrastmittelaufnahme (*Pfeile*). Es besteht eine Blockwirbelbildung von BWK 9 und 10 (*Pfeilspitzen*)

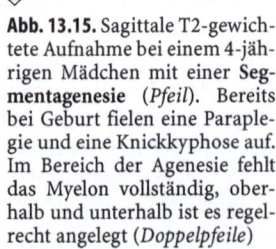

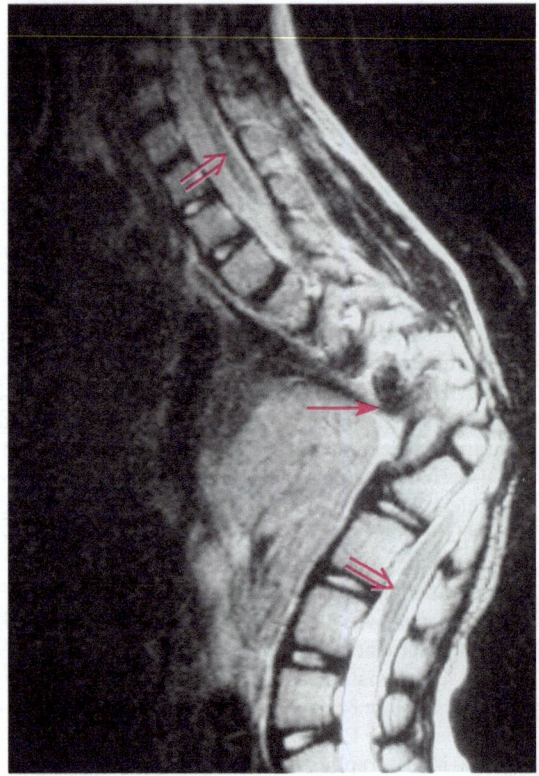

Abb. 13.15. Sagittale T2-gewichtete Aufnahme bei einem 4-jährigen Mädchen mit einer **Segmentagenesie** (*Pfeil*). Bereits bei Geburt fielen eine Paraplegie und eine Knickkyphose auf. Im Bereich der Agenesie fehlt das Myelon vollständig, oberhalb und unterhalb ist es regelrecht angelegt (*Doppelpfeile*)

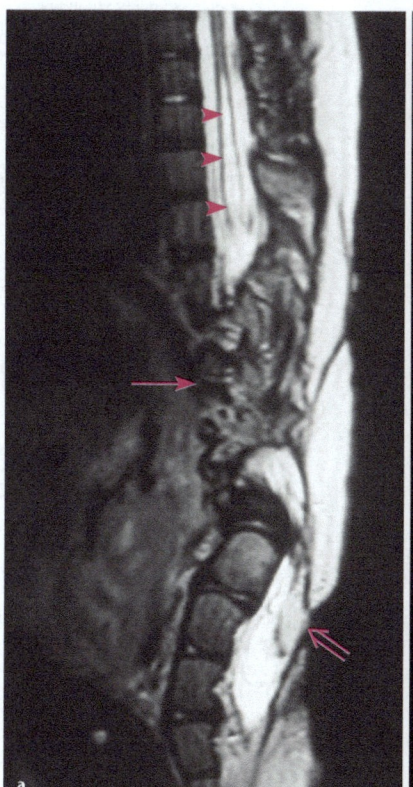 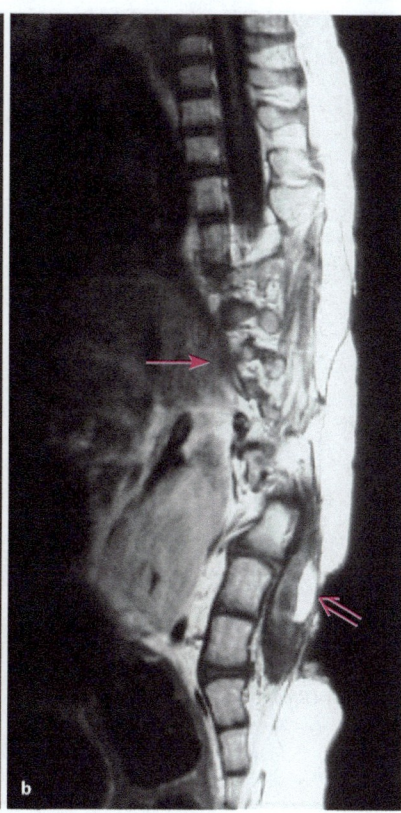

Abb. 13.16. Sagittale **a** T2- und **b** T1-gewichtete Aufnahmen bei einem Jungen mit einer komplexen spinalen Malformation. Es liegen ein Zustand nach Meningomyelozelenkorrektur, eine Segmentdysgenesie (*Pfeile*), ein intraspinales Lipom (*Doppelpfeile*) und eine Syringohydromyelie (*Pfeilspitzen*) vor

Merke

Kinder mit einer segmentalen Dysgenesie fallen durch eine Knickkyphose und eine Paraspastik auf. Das Myelon oberhalb und unterhalb der Dysgenesie ist bildmorphologisch regelrecht.

In der MRT stellen sich auf Höhe der segmentalen Dysgenesie eine Verschmälerung des Myelons sowie eine Fehlbildung der entsprechenden Wirbel dar. Im Fall einer vollständigen segmentalen Agenesie fehlt das Myelon auf dieser Höhe gänzlich. Kranial und kaudal der Dysgenesie stellen sich Spinalkanal und Myelon hingegen regelrecht dar.

Abbildung 13.15 zeigt eine vollständige Segmentagenesie über mehrere Höhen hinweg bei einem kleinen Mädchen, das bereits bei Geburt durch eine Paraplegie und eine Knickkyphose aufgefallen war. Im Bereich der Agenesie fehlt das Myelon vollständig, oberhalb und unterhalb der Segmentagenesie stellt es sich regelrecht dar.

Abbildung 13.16 a, b zeigt eine relativ komplexe Fehlbildung bei einem Jungen, bei dem bei Geburt eine Meningomyelozelenkorrektur durchgeführt worden war. Es findet sich eine Segmentdysgenesie. Zusätzlich stellen sich auch ein intraspinales Lipom und eine Syringohydromyelie dar.

Abbildung 13.17 demonstriert die mildeste Form der segmentalen Dysgenesien. Hier liegt lediglich eine geringgradige Segmenthypogenesie der unteren Lendenwirbelsäule vor.

13.13 Dorsale Meningozele

Bei der dorsalen Meningozele handelt sich um eine dorsale, mit Arachnoidea ausgekleidete Zele, die in der Regel kein Nervengewebe enthält. Sie ist liquorgefüllt. Der dorsale knöcherne Defekt kann klein sein, aber auch über mehrere Segmente reichen. Die Zele ist immer vollständig mit Haut bedeckt. Bei komplexen dorsalen Meningozelen zeigen sich assoziierte Fehlbildungen des Myelons, des Spinalkanals oder der Wirbelkörper.

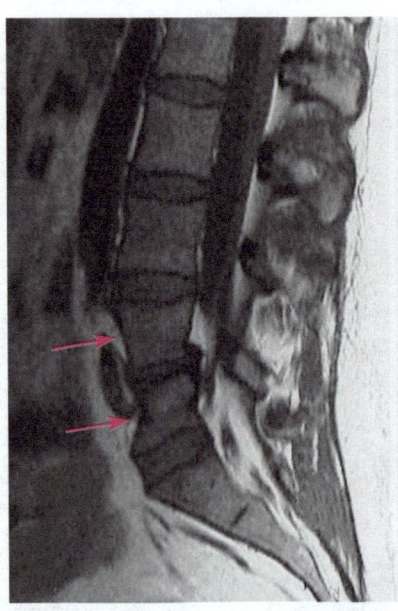

Abb. 13.17. Sagittale T1-gewichtete Aufnahmen bei einer milden Form einer segmentalen Dysgenesie. Hier liegt lediglich eine geringgradige Hypogenesie der unteren Lendenwirbelsäule vor (*Pfeile*)

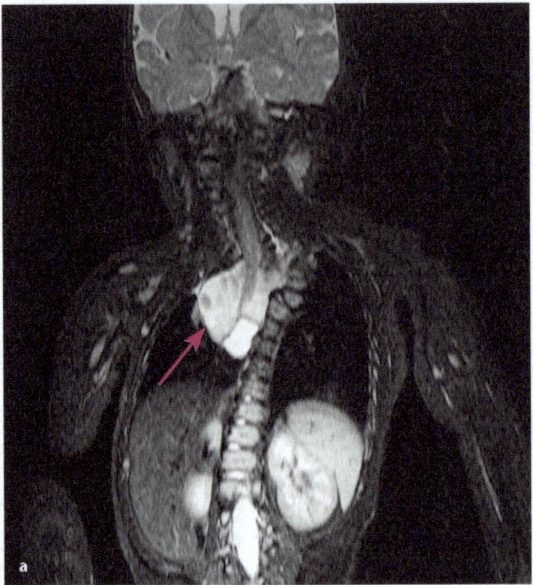

Abb. 13.18. a Koronare STIR-Sequenz sowie sagittale **b** T2- und **c** T1-gewichtete Aufnahmen bei einem kleinen Jungen mit einer lateral austretenden Meningozystozele (*Pfeile*). Es liegen Halbwirbelbildungen vor. Das laterale Myelon reicht z. T. an den Zelensack heran (*Doppelpfeile*)

13.14
Laterale Meningozele

Laterale Meningozelen finden sich meist thorakal, können aber auch lumbal vorkommen. Meist besteht hierbei eine deutliche Knickskoliose mit Austritt der Zele im Bereich des Scheitelpunkts. Laterale Meningozelen sind häufig mit einer Neurofibromatose assoziiert. Auch eine Assoziation mit dem Ehlers-Danlos-Syndrom und dem Marfan-Syndrom ist beschrieben.

Abbildung 13.18 a–c zeigt eine laterale Meningozystozele bei einem kleinen Jungen, bei dem eine Skoliose und ein Brown-Sequard-Syndrom aufgefallen waren. Es finden sich Wirbelkörperfehlbildungen auf der Höhe der Skoliose mit Halbwirbelbildungen. Die Meningozystozele tritt gegenüber des Scheitelpunktes der Skoliose aus. Der laterale Anteil des Myelons reicht in den Zelensack hinein.

Insgesamt lässt sich sagen, dass die komplexe Gruppe der kongenitalen spinalen Malformationen am einfachsten aus ihrer embryonalen Genese heraus zu kategorisieren ist. Bei der klinisch-radiologischen Begutachtung ist einerseits die korrekte Klassifikation im Rahmen der Erstdiagnose wichtig. Andererseits ist es jedoch auch für die Therapie des Patienten entscheidend, im weiteren Verlauf mögliche Komplikationen wie beispielsweise eine Hydromyelie oder ein Wiederanheften des Myelons nach Operation einer Spina bifida aperta zu erkennen. Zudem sollte bei der Diagnosestellung einer kongenitalen spinalen Malformation immer auch auf assoziierte Fehlbildungen, wie z. B. die Diastematomyelie oder das intraspinale Lipom bei der Spina bifida aperta, sowie auf eine mögliche syndromale Einordnung, wie beispielsweise das OEIS- oder VACTERL-Syndrom, geachtet werden.

Weiterführende Literatur

Barkovich AJ (2000) Congenital anomalies of the spine. In: Barkovich AJ (ed) Pediatric neuroimaging. Lippincott, Williams & Wilkins, Philadelphia, pp 621–684

Barkovich AJ, Edwards MS, Cogen PH (1991) MR evaluation of spinal dermal sinus tract in children. AJNR Am J Neuroradiol 12: 123–129

Levy LM, DiChiro G, McCollough DC, Dwyer AJ, Johnson DL, Yang SS (1988) Fixed spinal cord: Diagnosis with MR imaging. Radiology 169: 773–778

McGillicuddy GT, Shucart W, Kwan ES (1987) Intradural spinal lipomas. Neurosurgery 21: 343–346

McLone DG, Dias MS (1991—92) Complications of myelomeningocele closure. Pediatr Neurosurg 17: 267–273

Okumura R, Minami S, Asato R, Konishi J (1990) Fatty filum terminale: Assessment with MR imaging. J Comput Assist Tomogr 14: 571–573

Pang D (1992) Split cord malformation. Part II. Clinical syndrome. Neurosurgery 31: 481–500

Pang D, Dias MS (1993) Cervical myelomeningoceles. Neurosurgery 33: 363–373

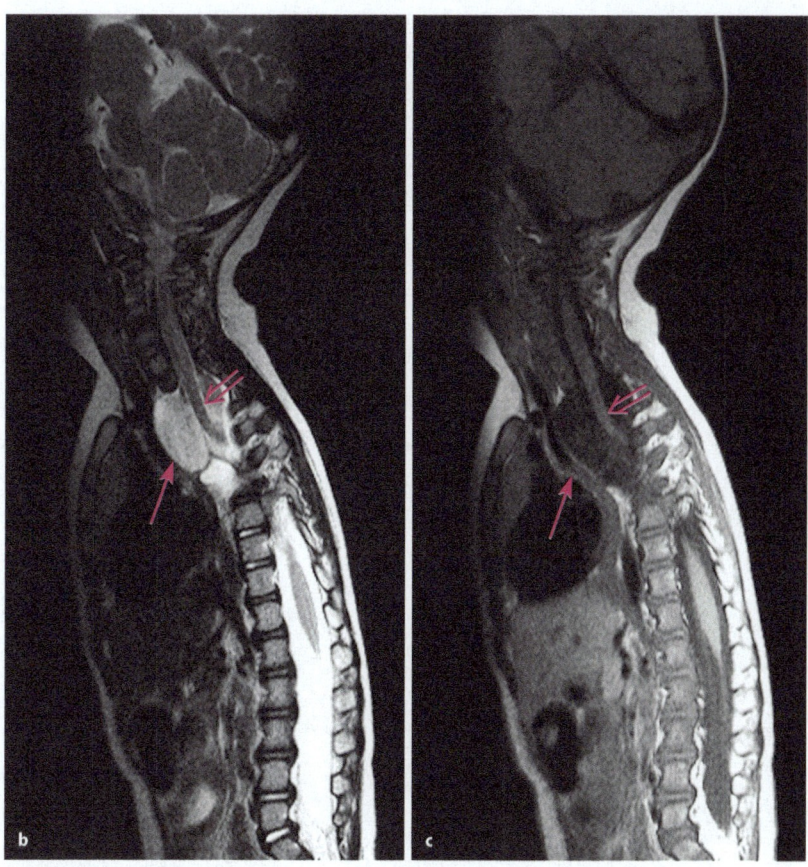

Abb. 13.18 Forts.

Pang D, Dias MS, Ahab-Barmada M (1992) Spilt cord malformation: Part I: A unified theory of embryogenesis for double spinal cord malformations. Neurosurgery 31: 451–480

Raghavan N, Barkovich AJ, Edwards M, Norman D (1989) MR imaging in the tethered spinal cord syndrome. AJR Am J Roentgenol 152: 843–852

Vion-Dury J, Vincentelli F, Jiddane M et al. (1987) MR imaging of epidermoid cysts. Neuroradiology 29: 333–338

Entzündliche Erkrankungen der kindlichen Wirbelsäule

Entzündliche Erkrankungen der Wirbelsäule können die Wirbelkörper und Bandscheiben betreffen und dort zu einer Diszitis und/oder Spondylitis führen. Sie können aber auch im Epiduralraum vorkommen und dort ein spinales Empyem verursachen. Auch Myelon und Nervenwurzeln können entzündlich verändert sein. Es liegt dann eine Myelitis bzw. eine Radikulitis vor. Zudem können auch die spinalen Meningen im Rahmen einer Meningitis entzündet sein.

14.1 Bakterielle Diszitis und Spondylitis

Die Blutversorgung und Lymphdrainage von Wirbelkörpern und Bandscheiben ist beim Kind noch anders als beim Erwachsenen. Die unreife Bandscheibe wird direkt durch Blutgefäße versorgt, während sie später über Diffusion ernährt wird. Auch die knorpeligen Endplatten der Wirbelkörper besitzen noch eine eigene Blutversorgung.

Bei Kindern kann daher eine direkte Infektion der Bandscheibe durch einen hämatogenen Mechanismus vorliegen – es kann also eine isolierte Diszitis entstehen. Auch die knorpeligen Endplatten können auf einem hämatogenen Weg direkt infiziert werden.

Der am häufigsten nachgewiesene Keim ist Staphylococcus aureus, die am häufigste betroffene Lokalisation die Lendenwirbelsäule. Eine Diszitis oder Spondylitis kann jedoch prinzipiell in jedem Anschnitt der Wirbelsäule vorkommen. Die Symptome einer Diszitis oder Spondylitis können gerade bei kleinen Kindern oft unspezifisch sein. Meist sind jedoch Fieber und Schmerzen zu eruieren.

Liegt die Verdachtsdiagnose einer Diszitis oder Spondylodiszitis vor, so ist eine MRT indiziert. Auf eine konventionelle Röntgendiagnostik der Wirbelsäule kann in der Regel bei Kindern verzichtet werden, da typische Veränderungen wie eine Verschmälerung des Zwischenwirbelraumes oder eine Erosion der Deck- und Bodenplatten erst mit einer Verzögerung von mehreren Wochen auftreten.

> **Merke**
>
> Bei der Verdachtsdiagnose einer Diszitis oder Spondylitis im Kindesalter sollte eine MRT angefertigt werden. Projektionsradiographische Aufnahmen sind oft lange falsch-negativ.

In der MRT zeigt sich im frühen Stadium in der Regel eine Signalintensitätsminderung der betroffenen Bandscheibe in der T1-Gewichtung. Meist zeigen sich auch eine Unregelmäßigkeit des Zwischenwirbelraums und bei einer weiter fortgeschrittenen Entzündung eine Höhenminderung des Bandscheibenfachs. Liegt eine Signalerhöhung in der T2-Gewichtung vor, so ist eine beginnende Einschmelzung des Prozesses zu vermuten. Ein Übergreifen auf die benachbarten Wirbelkörper macht sich ebenfalls als Signalintensitätssteigerung in der T2-Gewichtung und Signalintensitätsminderung in der T1-Gewichtung bemerkbar.

Nach Kontrastmittelgabe findet sich ein deutliches Enhancement. Hierbei sollte insbesondere auch auf das Signalverhalten der angrenzenden Wirbelkörper geachtet werden. Liegt auch hier ein Enhancement vor, so ist von einem Übergreifen des Prozesses im Sinne einer Spondylodiszitis auszugehen. Wichtig ist es auch, immer den Intraspinalraum genau zu mustern, um nicht die Entstehung eines spinalen, epiduralen Empyems zu übersehen. Auch sollte auf die paravertebrale Muskulatur geachtet werden, da sich hier ebenfalls Abszesse ausbreiten können. Abbildung 14.1 zeigt eine Spondylodiszitis im LWS-Bereich. Die betroffene Bandscheibe ist deutlich signalerhöht. Die beiden angrenzenden Wirbelkörper sind ebenfalls betroffen.

14.2 Tuberkulöse Diszitis und Spondylitis

Eine tuberkulöse Infektion der Bandscheiben und Wirbelkörper führt zu einer granulomatösen Entzündung. Sie ist vor allem in Entwicklungsländern eine häufige Erkrankung des Kindesalters. Im europäischen Raum hingegen ist sie bei Kindern recht selten, wird jedoch immer wieder, gerade bei eingewanderten Familien, beobachtet.

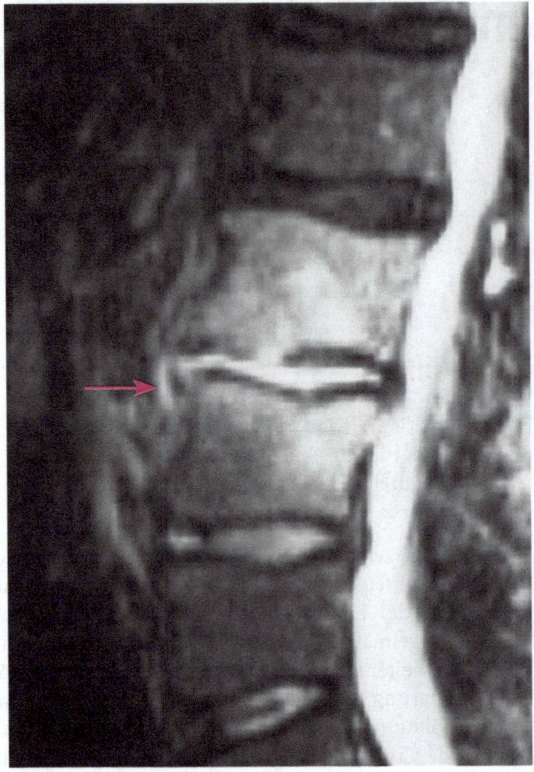

Abb. 14.1. Sagittale STIR-Sequenz bei einer erwachsenen Patientin mit einer **Spondylodiszitis im LWS-Bereich**. Es zeigt sich eine deutliche Signalintensitätssteigerung der betroffenen Bandscheibe (*Pfeil*) und der angrenzenden Wirbelkörper

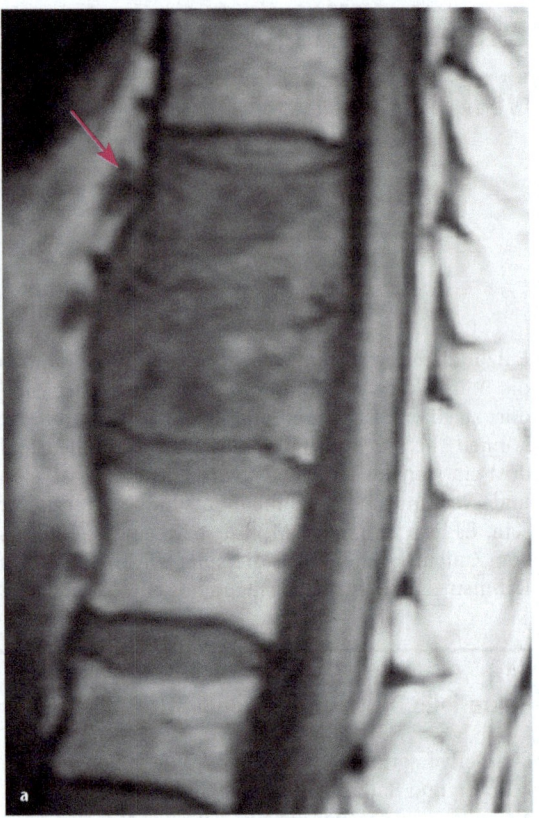

Abb. 14.2. T1-gewichtete **a** sagittale und **b** axiale Aufnahmen bei einer Patientin mit einer **tuberkulösen Spondylodiszitis**. Es kommen bereits ausgeprägte paraspinale Abszesse zur Darstellung (*Pfeile*)

Die Symptome einer tuberkulösen Spondylodizitis können sich schleichend ankündigen und werden nicht selten verschleppt. Bei einer länger bestehenden unbehandelten Infektion kommt es schließlich zu Wirbelkörpereinbrüchen und zu einer Fehlhaltung. Am häufigsten sind Brust- und Lendenwirbelsäule betroffen. Nicht selten sind hierbei mehrere Höhen befallen.

> **Merke**
>
> Die Symptome einer tuberkulösen Spondylodizitis können sich oft schleichend entwickeln. Nicht selten wird die Infektion daher lange verschleppt.

In der Projektionsradiographie findet sich bei der tuberkulösen Spondylodiszitis fast immer bereits eine knöcherne Destruktion. Die Zwischenwirbelräume sind meist deutlich höhengemindert. Wurde die Infektion über einen längeren Zeitraum nicht behandelt, so findet sich oft ein keilförmiger Wirbelkörpereinbruch, der zu einer charakteristischen Knickkyphose und zur Ausbildung eines Gibbus führt. Häufig kommt es schließlich auch zu einer Verschmelzung der Wirbelkörper.

In der CT zeigt sich das Ausmaß der knöchernen Destruktion sehr gut. Auch fallen hier meist schon ausgedehnte Abszesse des angrenzenden Weichteilgewebes auf.

In der MRT lässt sich das genaue Ausmaß der Weichteilbeteiligung sehr gut darstellen. Meist sind ausgedehnte paraspinale Abszesse zu finden. Aber auch auf epidurale Abszesse und auf eine Ausdehnung entlang der Ligamente sollte geachtet werden.

Abbildung 14.2 a, b zeigt eine tuberkulöse Spondylodiszitis. Es besteht bereits eine deutliche paraspinale Abszessbildung. Abbildung 14.3 a, b demonstriert hingegen eine bereits länger bestehende tuberkulöse Spondylodiszitis. Hier ist es bereits zu keilförmigen Wirbelkörpereinbrüchen mit Knickkyphose und Gibbus gekommen.

> **Merke**
>
> Bei einer tuberkulösen Spondylodiszitis ist meist eine ausgedehnte Weichteilbeteiligung zu finden.

14.3
Spinale Empyeme

Spinale Empyeme sind im Kindesalter relativ selten. Sie sollen hier dennoch kurz angesprochen werden, da eine Verzögerung der Diagnose katastrophale Folgen haben kann.

Spinale Empyeme können entweder direkt hämatogen entstehen, oder im Rahmen einer infektiösen Diszitis bzw. Spondylitis fortgeleitet sein. Hämatogen entstandene Empyeme treten nicht selten nach einer abgelaufenen Infektion auf. Zunächst werden Rückenschmerzen bemerkt, im weiteren Verlauf kommt es dann – ja nach Höhe des Befundes – zu einer Kompression des Myelons, der Nervenwurzeln oder zu einem Konus-/Kaudasyndrom.

Ist die Infektion hämatogen verursacht, so findet sich das Empyem normalerweise im dorsalen Anteil des Spinalkanals, dorsal des Myelons. Besteht hingegen eine fortgeleitete Infektion im Rahmen einer Spondy-

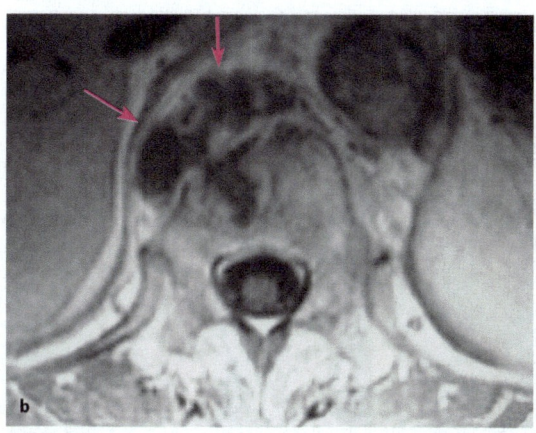

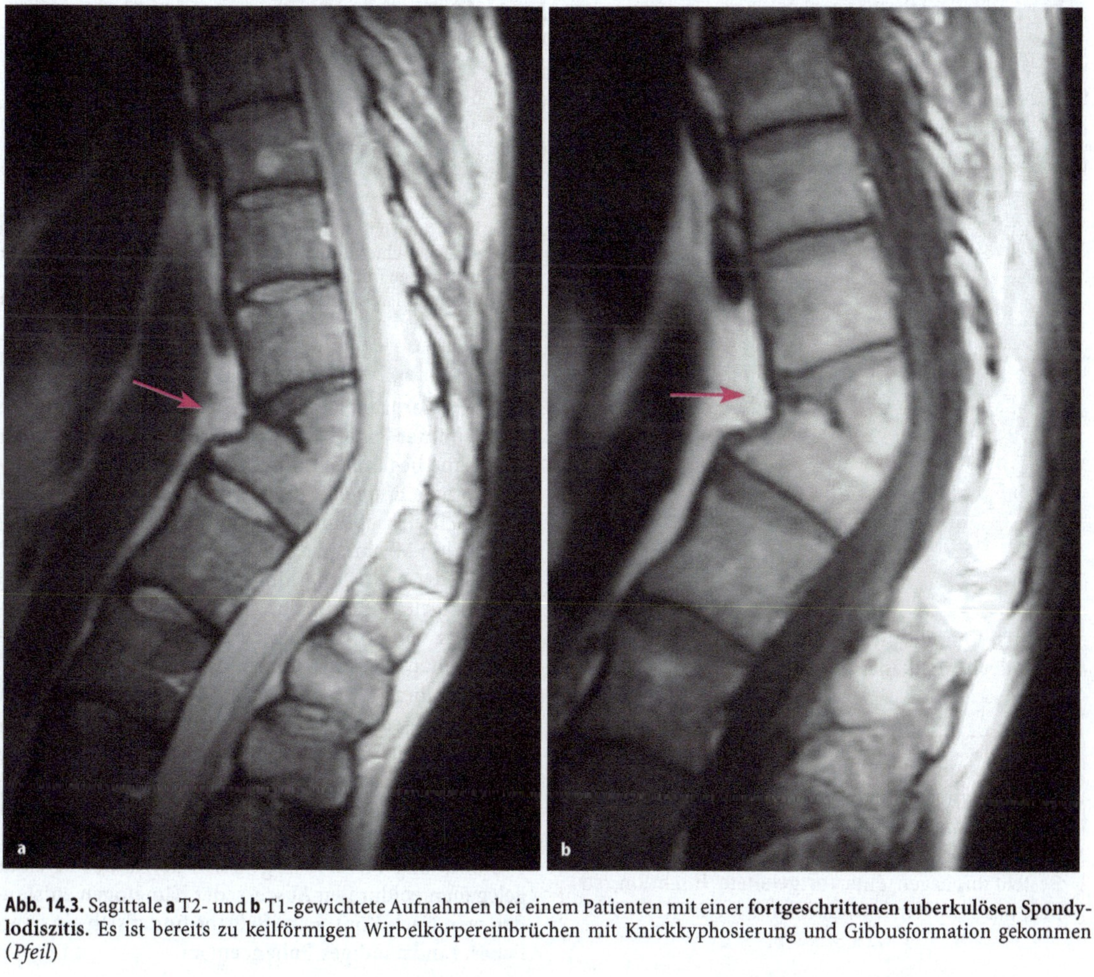

Abb. 14.2b

Abb. 14.3. Sagittale **a** T2- und **b** T1-gewichtete Aufnahmen bei einem Patienten mit einer **fortgeschrittenen tuberkulösen Spondylodiszitis**. Es ist bereits zu keilförmigen Wirbelkörpereinbrüchen mit Knickkyphosierung und Gibbusformation gekommen (*Pfeil*)

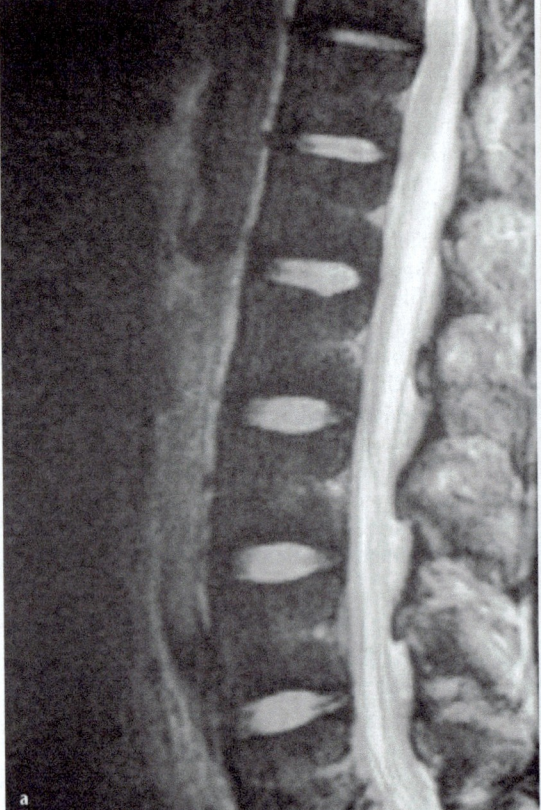
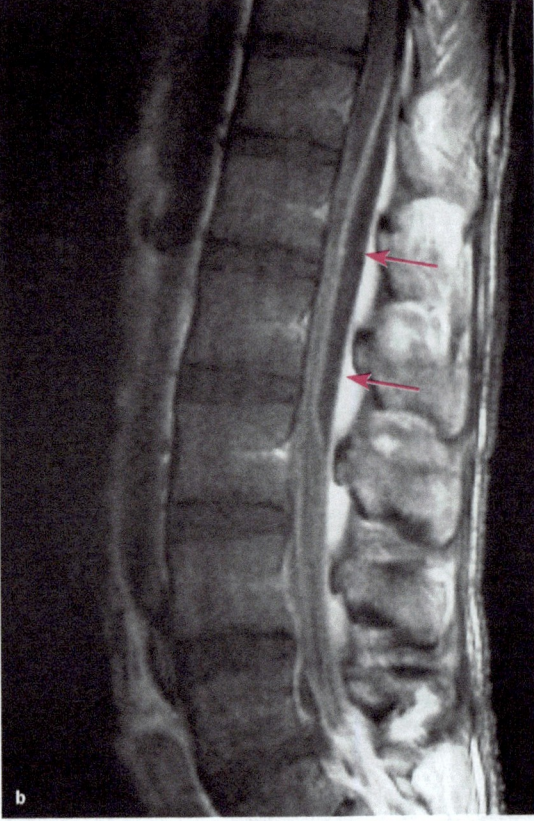
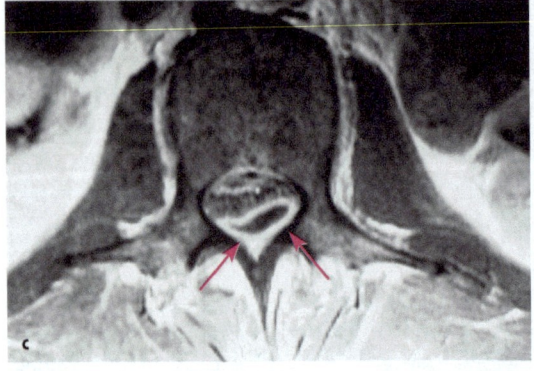

Abb. 14.4. Sagittale **a** T2-gewichtete sowie **b** sagittale und **c** axiale T1-gewichtete Aufnahmen nach Kontrastmittelgabe bei einem Patienten mit einem **hämatogen entstandenen epiduralen Abszess.** Nach Kontrastmittelgabe zeigt sich ein deutliches, randständiges Enhancement (*Pfeile*)

lodiszitis, so findet sich das Empyem im ventralen Abschnitt des Spinalkanals.

> **Merke**
>
> Spinale Empyeme können hämatogen oder durch eine Fortleitung einer Spondylodiszitis entstehen. Liegt ein hämatogener Mechanismus vor, so findet sich das Empyem in der Regel dorsal des Myelons. Besteht hingegen eine fortgeleitete Infektion, so liegt das Empyem im ventralen Anteil.

Bei der Verdachtsdiagnose eine spinalen Empyems sollte immer eine MRT angefertigt werden. Spinale Empyeme liegen fast immer im Epiduralraum. Subdurale spinale Empyeme sind extrem selten. In der MRT zeigt sich eine epidurale Raumforderung, die im Vergleich zum Myelon in der T2-Gewichtung hyperintens, in der T1-Gewichtung hingegen hypointens ist. Liegt eine fortgeleitete Infektion im Rahmen einer Spondylodiszitis vor, so finden sich zusätzlich die oben beschriebenen Veränderungen der Wirbelkörper und Bandscheiben.

Nach Kontrastmittelgabe zeigt sich beim spinalen Empyem ein Enhancement. Im frühen Stadium der Infektion ist dies meist noch homogen. Mit einer zunehmenden Abkapselung des Prozesses tritt schließlich ein ringförmiges oder oväläres Enhancement auf.

Abbildung 14.4 a–c zeigt einen dorsal des Myelons gelegenen epiduralen Abszess, der hämatogen entstanden war. Nach Kontrastmittelgabe findet sich ein deutliches, randständiges Enhancement.

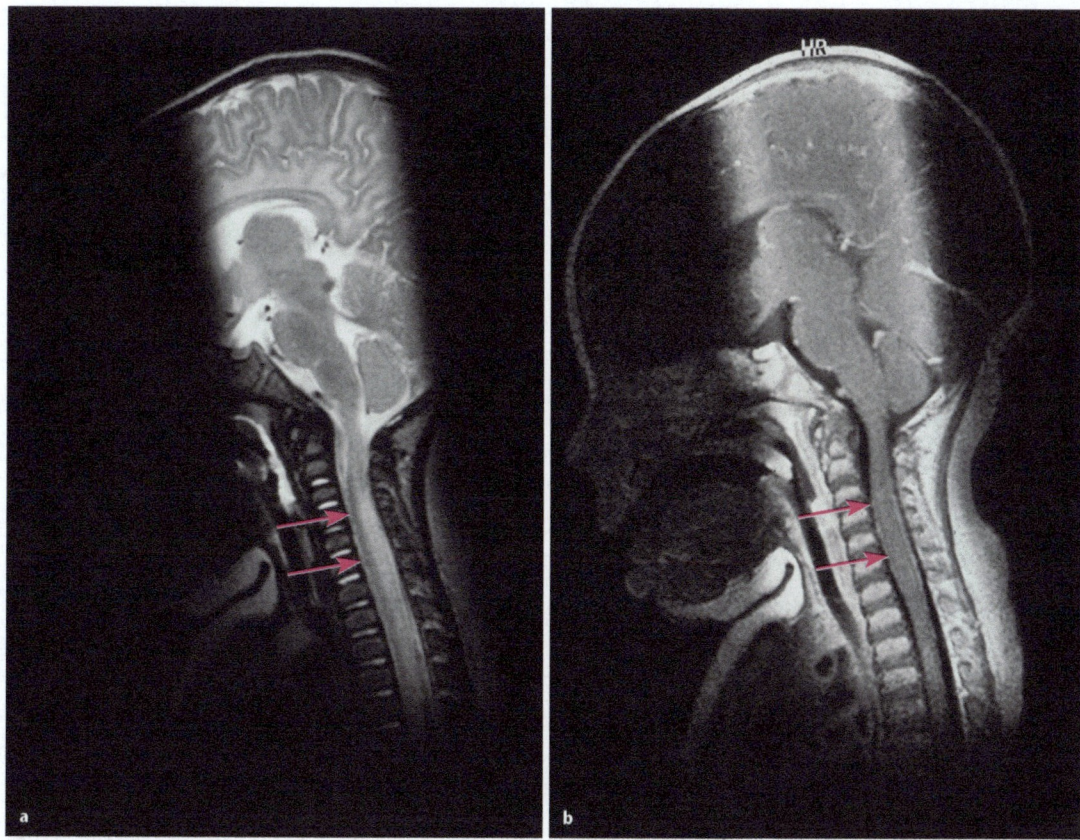

Abb. 14.5. Sagittale **a** T2- und **b** T1-gewichtete Aufnahmen der HWS bei einem 4 Monate alten Mädchen mit einer **Myelitis**, die sich über mehrere Höhen erstreckt (*Pfeile*). Das Myelon ist aufgetrieben und in der T2-Gewichtung deutlich hyperintens

14.4
Myelitis

Eine Myelitis ist eine Infektion des Rückenmarks selbst. Sie entsteht meist durch virale Erreger, nicht selten im Rahmen eines grippalen Infektes. Meist ist dann vorwiegend die graue Substanz betroffen. Mögliche virale Erreger sind das Coxsackie-Virus, das Herpes-simplex-Virus und natürlich das Poliovirus. Häufig kann der Erreger der Myelitis jedoch nicht isoliert werden.

Eine Myelitis kann auch sekundär im Rahmen einer Meningitis oder im Rahmen eines epiduralen Empyems auftreten; hier ist die Ursache dann meist bakteriell-pyogen, bzw. tuberkulotisch bedingt. Es gibt auch eine Form der akuten Querschnittsmyelitis, die nicht infektiös bedingt ist. Sie kann postinfektiös oder auch nach einer Impfung, aber auch im Rahmen von Autoimmunkrankheiten, wie z. B. einem systemischen Lupus erythematodes (SLE), auftreten. Diese Form der Querschnittsmyelitis tritt auch paraneoplastisch auf, wenngleich dies bei Kindern relativ selten ist.

In der MRT findet sich in der Regel eine Signalintensitätssteigerung in den T2-gewichteten Sequenzen. Nach Kontrastmittelgabe kann es zu einem Enhancement kommen; dies ist jedoch nicht obligat. Meist betrifft die Erkrankung mehrer Höhen. Die Darstellung in der MRT ist insgesamt nicht spezifisch – eine sichere artdiagnostische Einordnung ist nicht möglich.

Abbildung 14.5 a, b zeigt eine Myelitis bei einem 4 Monate alten Mädchen. Die entzündlichen Veränderungen reichen über mehrere Höhen. Das Myelon ist in diesem Bereich deutlich aufgetrieben und ausgeprägt hyperintens in der T2-Gewichtung.

14.5
Spinale Meningitis

Wie bei der zerebralen Meningitis auch, kommen als Ursachen für eine spinale Myelitis Bakterien, Viren und Pilze infrage. Eine Sonderform stellt die tuberkulöse Meningitis dar. Die Meningen umhüllen sowohl das Gehirn selbst als auch das Rückenmark. Sie sind als

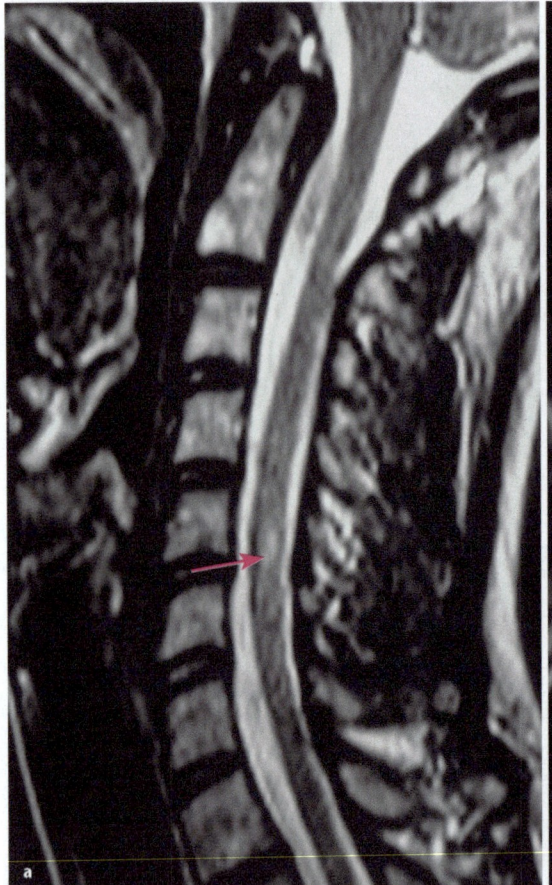
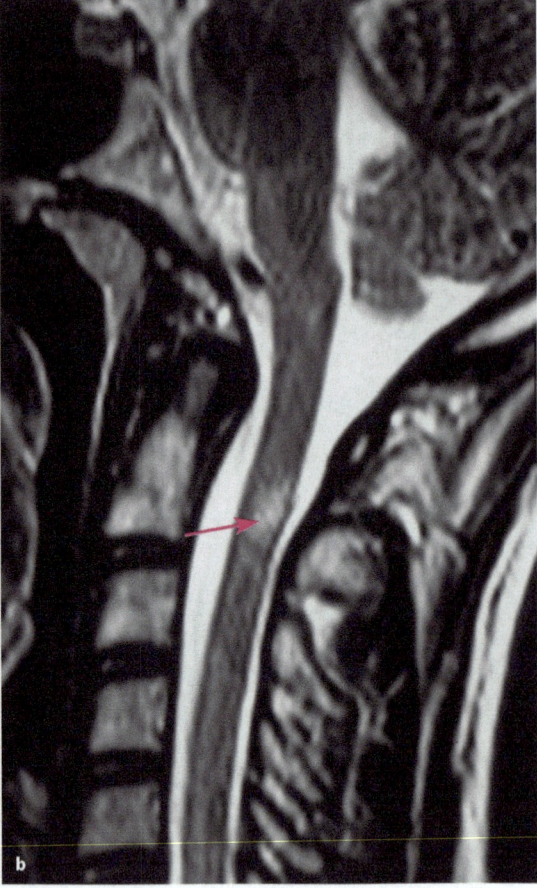
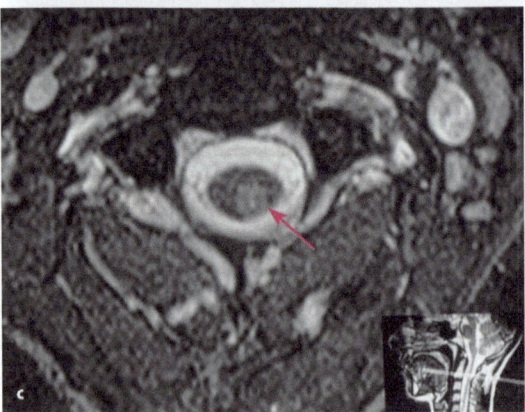

Abb. 14.6. a, b Sagittale und **c** axiale T2-gewichtete Aufnahmen der HWS bei einer jungen Frau mit MS. Es zeigen sich mehrere demyelinisierende Plaques, die in der T2-Gewichtung hyperintens zur Darstellung kommen (*Pfeile*)

seltenen Fällen kann dies sogar eine Raumforderung vortäuschen.

Differenzialdiagnostisch ist bei einem solchen Bild immer auch an eine Meningeosis carcinomatosa bzw. leucaemica zu denken. Zur Klärung müssen hier die klinische Anamnese und der Liquorbefund beitragen. Prinzipiell kann die MRT bei einer Meningitis auch unauffällig sein, insbesondere, wenn sie viral bedingt ist.

Kontinuum anzusehen. Jede Form der Meningitis greift daher mehr oder minder ausgeprägt auch auf die spinalen Meningen über.

In der MRT zeigt sich vor allem ein Enhancement nach Kontrastmittelgabe. Dies kann linear sein und Myelon und Nervenwurzeln zuckergussartig umschließen. Es kann aber auch ein kleinknotiges Enhancement im Bereich der Meningen vorkommen; in

14.6
Radiogene Veränderungen des Myelons

Radiogene Veränderungen des Myelon sind bei Kindern insgesamt recht selten. Die Diagnose sollte nur gestellt werden, wenn das betroffene Segment des Myelons tatsächlich im Bestrahlungsfeld eingeschlossen war, und wenn andere Ursachen der neurologischen Symptomatik ausgeschlossen wurden. Meist tritt die

Symptomatik 1–2 Jahre nach Beendigung der Bestrahlung auf.

In der MRT findet sich üblicherweise eine Hyperintensität in der T2-Gewichtung, die sich in der Regel über mehrere Segmente erstreckt. Ein Enhancement nach Kontrastmittelgabe kann, muss aber nicht vorkommen. Nach mehreren Jahren stellt sich schließlich lediglich eine Ausdünnung des Myelons auf den betroffenen Höhen dar.

14.7
Multiple Sklerose des Myelons

Auch die multiple Sklerose (MS, auch Encephalomyelitis disseminata/E.d. genannt) des Rückenmarks ist bei Kindern, vor allem vor der Pubertät, recht selten. Dennoch ist sie eine Differenzialdiagnose bei Veränderungen des Myelons, die auch bei Kindern und Jugendlichen nicht außer Acht gelassen werden sollte. Mädchen sind insgesamt häufiger betroffen als Jungen.

Die entzündlich-demyelinisierenden Veränderungen der MS können sowohl das Gehirn als auch das Rückenmark betreffen (s. Kap. 5, „Autoimmune und toxisch bedingte Erkrankungen des kindlichen Gehirns"). Eine Sonderform der MS ist die Neuromyelitis optica, auch Devic-Syndrom genannt, bei der die Demyelinisierungen lediglich das Rückenmark und die Nn. optici betreffen.

In der MRT zeigen sich bei der MS des Rückenmarks Läsionen des Myelons, die in der T2-Gewichtung hyperintens zur Darstellung kommen. Ist die Läsion frisch, so kommt es zu einer gewissen Schwellung und zu einem Enhancement nach Kontrastmittelgabe. Im weiteren Verlauf kann dann eine Atrophie des Rückenmarks hinzutreten.

Abbildung 14.6 a–c zeigt Läsionen im Bereich des Halsmarks bei einer jungen Frau mit einer MS. Die Läsionen sind hyperintens in der T2-Gewichtung und lassen sich auf mehreren Höhen nachweisen.

Weiterführende Literatur

du Lac P, Panuel M, Devred P, Bollini G, Padovani J (1990) MRI of disk space infection in infants and children. Report of 12 cases. Pediatr Radiol 20: 175–178

Knebusch M, Strassburg HM, Reiners K (1998) Acute transverse myelitis in childhood: Nine cases and review of the literature. Dev Med Child Neurol 40: 631–639

Numaguchi Y, Rigamonti D, Rothman MI, Sato S, Mihara F, Sadato N (1993) Spinal epidural abscess: Evaluation with gadolinium-enhanced MR imaging. Radiographics 13: 545–559

Sharif HS (1992) Role of MR imaging in the management of spinal infections. AJR Am J Roentgenol 158: 1333–1345

Thrush A, Enzmann D (1990) MR imaging of infectious spondylitis. AJNR Am J Neuroradiol 11: 1171–1180

Traumatische Erkrankungen der kindlichen Wirbelsäule

Verletzungen der Wirbelsäule können bei Kindern im Rahmen der Geburt oder später im Rahmen anderer Verletzungsmechanismen, beispielsweise durch Verkehrsunfälle, entstehen.

Kinder reagieren gerade im Säuglings- und Kleinkindalter noch anders auf spinale Verletzungen. Die Ligamente sind deutlich weicher und dehnbarer, die Facettengelenke sind horizontal ausgerichtet. Hierdurch ist die Wirbelsäule gerade des Säuglings und des Kleinkindes deutlich weniger stabil. Es kann zu ausgedehnten Weichteilverletzungen des Rückenmarks kommen, ohne dass knöcherne Verletzungen auftreten.

15.1 Geburtstraumatische Veränderungen der Wirbelsäule

Je nach dem Verlauf der Geburt können verschiedene Verletzungsmechanismen der Wirbelsäule auftreten. Bei einer Geburt aus der Steißlage heraus kommt es häufiger zu Hyperextensionsverletzungen, in deren Rahmen eine Distraktion der Wirbelsäule auftritt. Bei Entbindungen, bei denen der Kopf des Kindes zuerst geboren wird, treten vor allem Verletzungen der Halswirbelsäule und der oberen Brustwirbelsäule auf.

Im Bereich des Spinalkanals können bei diesen Verletzungen Kontusionsblutungen des Myelons, Durazerreißungen, epi- und subdurale Hämatome, Infarkte und sogar vollständige Durchtrennungen des Rückenmarks entstehen.

Bei einer vermuteten geburtstraumatischen Veränderung der Wirbelsäule sollte eine MRT durchgeführt werden, da prognostisch die Weichteilverletzung und nicht die knöcherne Verletzung der Wirbelsäule im Vordergrund steht. Bei Neugeborenen können massive Verletzungen des Myelons auftreten, ohne dass es zu knöchernen Veränderungen kommt. Daher sind projektionsradiographische Aufnahmen in diesen Fällen in der Regel nicht indiziert. Als alternative Untersuchungsmodalität bietet sich, vor allem wenn eine MRT nicht zur Verfügung steht, die Sonographie der Wirbelsäule an.

In der MRT sollten sowohl T2- als auch T1-gewichtete sagittale Aufnahmen angefertigt werden. Es empfiehlt sich, durch die betroffene Region zusätzlich axiale Sequenzen in T1- und T2-Gewichtung durchzuführen. Bei der Befundung sollte auf eine Blutung des Myelons, auf medulläre Ödeme und auf epi- und subdurale Hämatome geachtet werden. Die schlechteste Prognose besteht bei Neugeborenen mit einer medullären Blutung und natürlich bei Kindern mit einer vollständigen Durchtrennung des Myelons. In der Sonographie zeigen sich bei einer intramedullären Blutung eine Zunahme der Echogenität und eine fokale Schwellung des Myelons.

Nach mehreren Wochen kommt es schließlich zur Atrophie. Das Myelon erscheint auf der betroffenen Höhe deutlich ausgedünnt.

Im Rahmen eines Geburtstraumas kann es auch zu einem Plexusausriss kommen. Abbildung 15.1 zeigt einen Zustand nach einem geburtstraumatischen Plexusausriss bei einem 18 Monate alten Mädchen. Die Neuroforamina kommen „leer" zur Darstellung.

Merke

Bei geburtstraumatischen Verletzungen der Wirbelsäule sollte auf eine intramedulläre Blutung, auf intramedulläre Ödeme, auf epi- und/oder subdurale Hämatome und auf eine mögliche Durchtrennung des Rückenmarks geachtet werden. Es können mehrere Höhen betroffen sein, sodass die gesamte Wirbelsäule genau untersucht werden sollte.

15.2 Spinale Verletzungen bei älteren Kindern

Spinale Traumen kommen bei Jugendlichen deutlich häufiger vor als bei Kleinkindern und Schulkindern. Allerdings weisen Wirbelsäulenverletzungen gerade bei jüngeren Kindern Besonderheiten auf. Wie oben schon besprochen, sind die Bandstrukturen der Wirbelsäule beim Kind deutlich weicher. Zudem sind die Facettengelenke bis zum Alter von etwa 10 Jahren noch horizontal ausgerichtet, und die paravertebrale Muskulatur ist relativ schwach ausgeprägt. Erst ab einem Alter von etwa 14–16 Jahren beginnt die Wirbelsäule, die Stabilität einer Erwachsenenwirbelsäule zu erreichen.

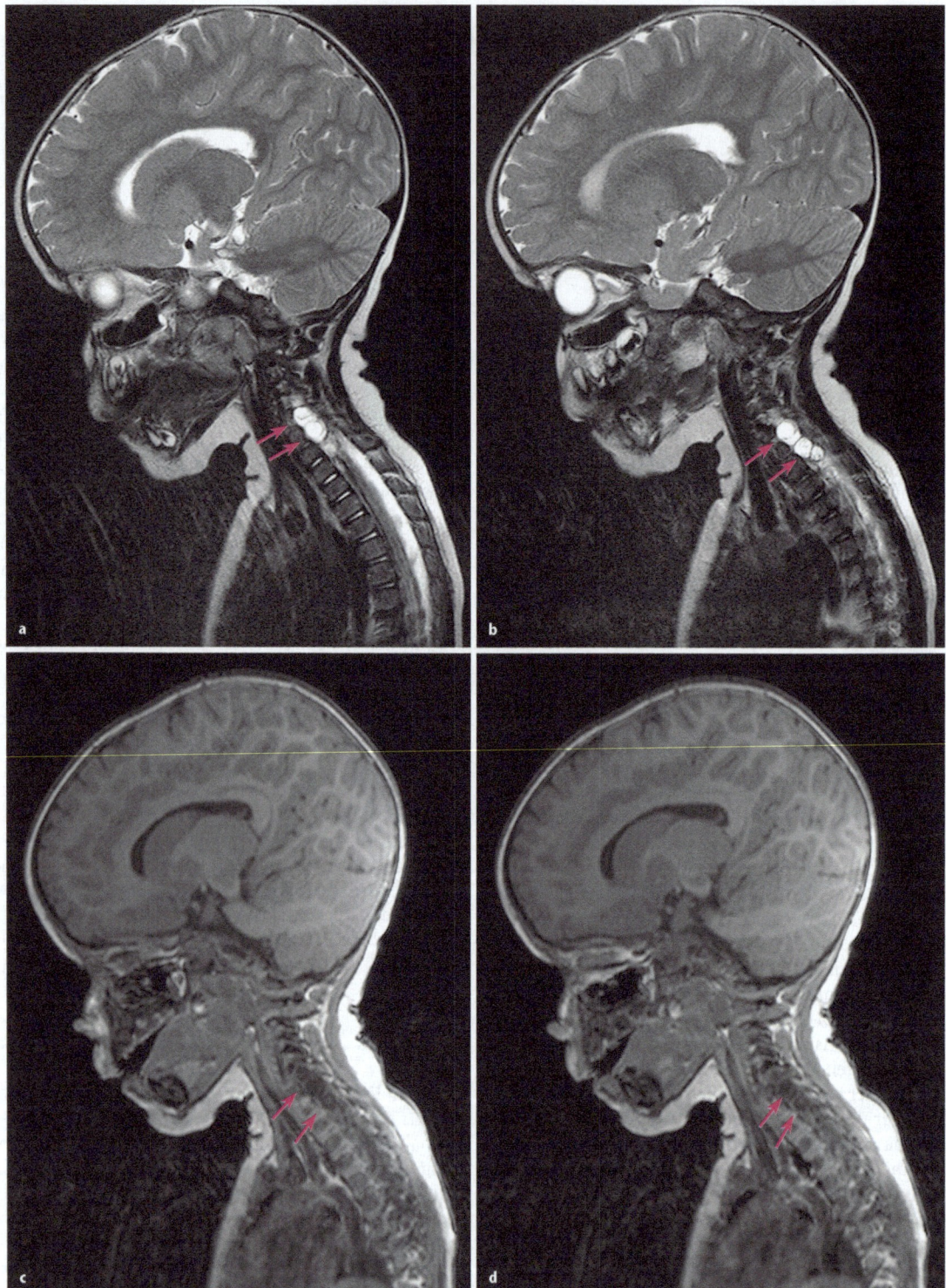

Abb. 15.1 a–d. Geburtstraumatischer Plexusausriss. Die sagittalen T2- **a, b** und T1-gewichteten **c, d** Sequenzen zeigen ein Fehlen der Nervenwurzeln in den nur mit Liquor gefüllten Neuroforamina (*Pfeile*)

15.2 Spinale Verletzungen bei älteren Kindern

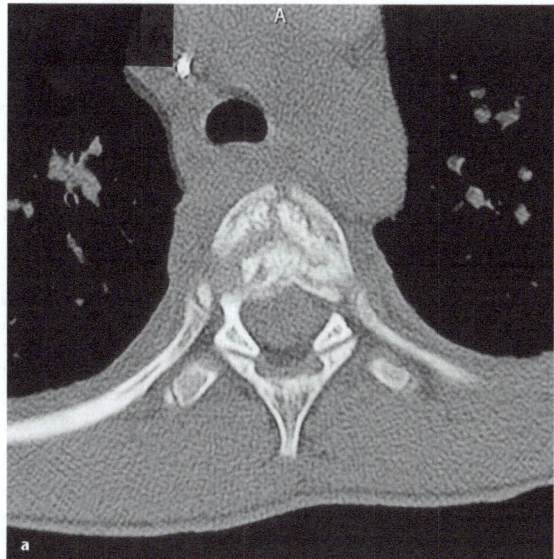
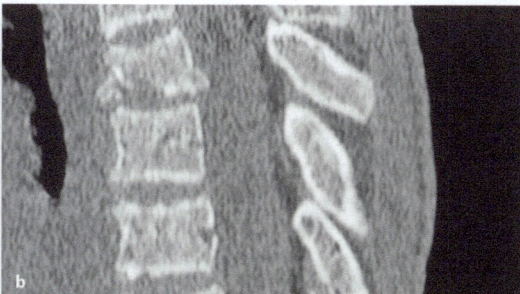
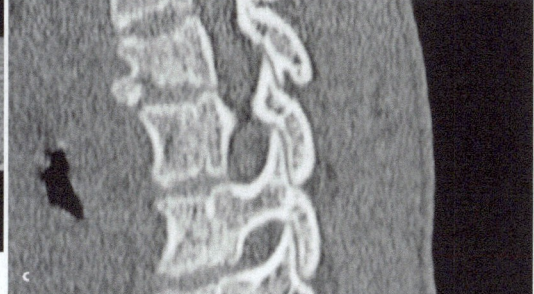
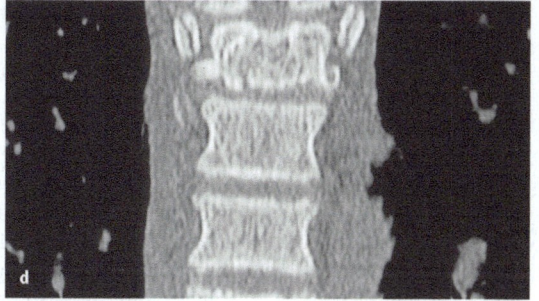

Abb. 15.2. a CT mit **b, c** sagittalen und **d** koronaren Rekonstruktionen bei einem 14-jährigen Jungen nach einem Autounfall. Es zeigt sich ein **Berstungsbruch des BWK 5 mit Beteiligung der Wirbelbögen**

Bei jüngeren Kindern ist es also wichtig, immer daran zu denken, dass es zu ausgedehnten Weichteilverletzungen kommen kann, ohne dass die projektionsradiographischen Aufnahmen Veränderungen aufzeigen. Die Indikation zu einer MRT sollte also entsprechend großzügig gestellt werden, selbst wenn die Röntgenaufnahmen als normal befundet wurden. Dies gilt in besonderem Maße bei Kindern unter 8 Jahren. Bei Kindern mit angeborenen Erkrankungen der Wirbelsäule, wie z. B. einer Achondroplasie oder Mukopolysaccharidosen, muss selbst nach Bagatellverletzungen ganz besonders auf eine mögliche Verletzung der Wirbelsäule und des Rückenmarks geachtet werden.

> **Merke**
>
> Da die Stabilität der Wirbelsäule bei Kindern geringer ist als bei Erwachsenen, können ausgedehnte Weichteilverletzungen mit Beteiligung des Myelons vorliegen, ohne dass knöcherne Verletzungen zu eruieren wären. Normale projektionsradiographische Aufnahmen schließen also ein schweres Trauma nicht aus, die Indikation zur MRT sollte entsprechend gestellt werden.

Bei Kindern unter 8 Jahren kommt es besonders häufig zu Verletzungen der Halswirbelsäule. Die Synchondrose zwischen Dens axis und dem Wirbelkörper des HWKv2 schließt sich in der Regel erst mit etwa 8 Jahren. Tritt ein schweres Trauma in diesem Bereich auf, so kommt es zunächst zu einer Zerreißung der Synchondrose, und nicht, wie beim Erwachsenen, zu einer Densfraktur. Zur Beurteilung, inwieweit das Myelon geschädigt ist, sollte auch hier unbedingt eine MRT angefertigt werden.

Tritt bei kleinen Kindern eine spinale Verletzung ausserhalb der Halswirbelsäule auf, so liegt sie meistens am thorakolumbalen Übergang und im Bereich der Lendenwirbelsäule. Hier finden sich auch die typischen Gurtverletzungen bei Verkehrsunfällen, bei denen nur ein Bauchgurt getragen wurde.

Abbildung 15.2 a–d zeigt einen Berstungsbruch des BWK 5 mit Beteiligung der Wirbelbögen und Facettengelenke bei einem 14-jährigen Patienten nach einem Autounfall.

Abbildung 15.3 zeigt eine Berstungsfraktur des LWK 3 mit Beteiligung der Hinterkante und auch der Wirbelbögen bei einem 15-jährigen Jungen nach einem Verkehrsunfall. Der Spinalkanal ist hochgradig eingeengt.

Bei Jugendlichen kommt es deutlich häufiger zu Wirbelsäulenverletzungen als bei Kindern. Mit zunehmendem Alter treten auch häufiger knöcherne Verletzungen der Wirbelsäule auf. Nicht selten kommt es bei

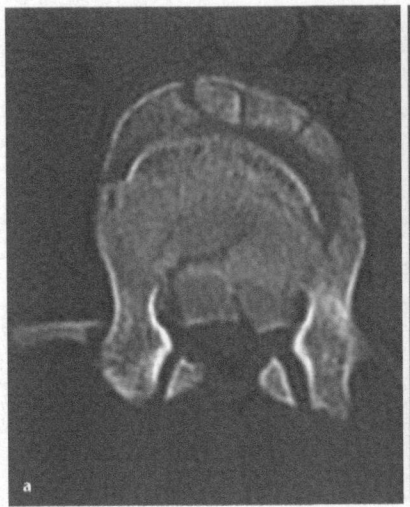 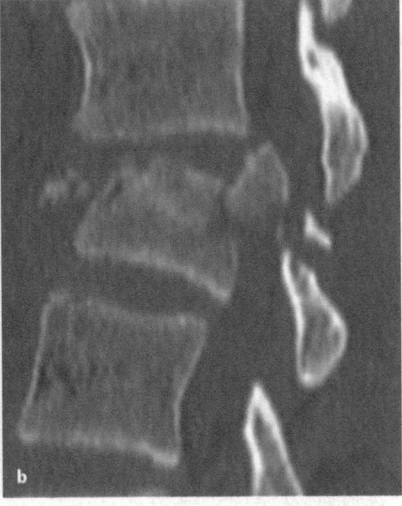

Abb. 15.3 a, b. Berstungsfraktur des LWK3 bei einem 15-jährigen Jungen. Die axiale CT **a** und die sagittale Reformatierung **b** zeigen eine Frakturierung des LWK 3 mit Beteiligung der Hinterkante und einer hochgradigen Einengung des Spinalkanals

Jugendlichen auch zu traumatischen Bandscheibenvorfällen, gerade wenn eine Fraktur des angrenzenden Wirbelkörpers vorliegt.

Zudem können bei Kindern und Jugendlichen Infarkte des Rückenmarks, vor allem im Versorgungsgebiet der A. spinalis anterior, kommen. Dies kann selbst bei verhältnismäßig geringgradigen Traumen und bei einer akuten Überbeanspruchung der Wirbelsäule, wie z. B. beim Leistungsturnen, vorkommen. Oft treten die Symptome hier etwas verzögert nach dem Trauma auf. In der MRT zeigt sich eine Signalintensitätssteigerung im Versorgungsgebiet der A. spinalis anterior, also im vorderen Anteil des Myelons.

Weiterführende Literatur

Ahmann PA, Smith SA, Schwartz JF, Clark DB (1975) Spinal cord infarction due to minor trauma in children. Neurology 25: 301–307

Connolly B, Emery D, Armstrong D (1995) The odontoid synchondrotic slip: An injury unique to children. Pediatr Radiol 25: S129–S133

Felsberg GJ, Tien RD, Osumi AK, Cardenas CA (1995) Utility of MR imaging in pediatric spinal cord injury. Pediatr Radiol 25: 131–135

Keiper MD, Zimmerman RA, Bilaniuk LT (1998) MRI in the assessment of the supportive soft tissues of the cervical spine in acute trauma in children. Neuroradiology 40: 359–363

Roche C, Carty H (2001) Spinal trauma in children. Pediatr Radiol 31: 677–700

Rossitch E Jr, Oakes WJ (1992) Perinatal spinal cord injury: Clinical radiographic and pathologic features. Pediatr Neurosurg 18: 149–152

Silberstein M, Tress BM, Hennessy O (1992) Prediction of neurologic outcome in acute spinal cord injury: The role of CT and MR. AJNR Am J Neuroradiol 13: 1597–1608

Spinale Tumoren bei Kindern

Spinale Tumoren sollten bei Kindern – wie bei Erwachsenen auch – immer eingeteilt werden in intramedulläre und extramedulläre Tumoren, also in Tumoren, die im Myelon entstehen, und solche, die außerhalb des Myelons ihren Ursprung haben. Diese Einteilung entspricht der Einteilung der intrakraniellen Tumoren in intraaxiale und extraaxiale Tumoren. Die extramedullären Tumoren werden weiter differenziert in extramedullär-intradurale Tumoren und in extramedullär-extradurale Tumoren.

Intramedulläre Tumoren führen in der Regel zu einer deutlichen Verbreiterung des Myelons. Extramedulläre Tumoren sind hingegen vom Rückenmark meist gut abgrenzbar. Bei einer entsprechenden Größe verdrängen sie das Myelon statt es zu expandieren. Allerdings ist es unabdingbar, spinale Tumoren in mindestens 2, besser 3 Schichtführungen zu untersuchen, um die Differenzierung zwischen intramedullären und extramedullären Tumoren sicher durchführen zu können – eine einzelne Schichtführung kann hier bisweilen täuschen.

Spinale Tumoren führen bei Kindern oft zu einer schleichend progredienten Symptomatik, sodass es wichtig ist, gerade auch bei Kindern mit teils geringen oder nur langsam zunehmenden Symptomen genau auf das mögliche Vorliegen eines spinalen Tumors zu achten.

> **Merke**
>
> Spinale Tumoren sollten immer eingeteilt werden in intramedulläre, also intraaxiale, und extramedulläre, also extraaxiale, Tumoren. Bei Kindern können sich spinale Tumoren durch eine langsam progrediente, anfangs nur geringgradige klinische Symptomatik bemerkbar machen.

16.1 Intramedulläre Tumoren

Intramedulläre Tumoren machen etwa ein Drittel aller spinalen Tumoren bei Kindern aus. Insgesamt sind spinale Tumoren bei Kindern jedoch deutlich seltener als intrakranielle Tumoren.

Tabelle 16.1. Bildmorphologische Charakteristika der intramedullären Tumoren

	Bildmorphologische Charakteristika
Spinale Astrozytome	Häufigster intramedullärer Tumor bei Kindern Oft eher exzentrisch gelegen Oft eher unscharf begrenzt In etwa 1/3 peritumorale Zysten Einblutungen relativ selten Variable, oft geringe KM-Aufnahme
Spinale Ependymome	Meist zentral im Myelon gelegen Oft sehr randscharf begrenzt Peritumorale Zysten in bis zu 90% Einblutungen relativ häufig Meist relativ kräftige KM-Aufnahme
Myxopapilläre Ependymome	Bei Kindern selten Vom Filum terminale ausgehend Gut umschrieben Einblutungen relativ häufig Meist kräftiges Enhancement

Astrozytome und Ependymome stellen mit Abstand die häufigsten intramedullären Tumoren dar, wobei Astrozytome bei Kindern im Gegensatz zu Erwachsenen deutlich häufiger sind (Tabelle 16.1). Myxopapilläre Ependymome sind hingegen bei Kindern deutlich seltener als bei Erwachsenen.

> **Merke**
>
> Astrozytome sind bei Kindern die häufigsten intramedullären Tumoren, gefolgt von Ependymomen.

Die klinische Symptomatik beginnt bei medullären Tumoren oft schleichend und ist nicht selten undulierend, sodass die Diagnosestellung bisweilen verzögert wird. Am häufigsten werden die betroffenen Kindern durch Schmerzen im Bereich der Wirbelsäule symptomatisch, die meist etwa auf der Höhe des Tumors lokalisiert sind. Zudem kann es zu ausstrahlenden Schmerzen nach Art einer Nervenwurzelreizung oder auch zu einem brennenden Schmerz mit Parästhesien kommen.

Außerdem leiden die betroffenen Kinder oft an Paresen der Extremitäten. Kleinere Kinder fallen häufiger durch ein zunehmendes Fallen oder durch Schmerzen auf, ältere Kinder werden öfter durch eine zunehmende Skoliose oder Gangstörungen symptomatisch. Ein sensorisches Querschnittsniveau tritt bei intramedullären Tumoren hingegen eher selten auf. Auch Blasen- und Mastdarmstörungen sind verhältnismäßig selten.

Zudem können intramedulläre Tumoren zu einem Hydrozephalus führen. Bei einem Kind mit einem Hydrozephalus ungeklärter Ursache sollte also immer auch an einen möglichen spinalen Tumor gedacht werden.

Merke

Die Symptomatik intramedullärer Tumoren kann unspezifisch und bisweilen undulierend sein. Es kann zu Schmerzen, Lähmungen, Gangstörungen, einer Skoliose, aber auch zu einem Hydrozephalus kommen.

16.1.1
Spinale Astrozytome

Nahezu 2/3 aller intramedullären Tumoren bei Kindern sind Astrozytome. Sie können in jedem Alter auftreten, sind aber am häufigsten im Alter von etwa 8–12 Jahren. Jungen und Mädchen sind etwa gleich häufig betroffen. Wie andere Tumoren des Myelons auch, werden sie oft durch Schmerzen oder Lähmungen klinisch symptomatisch, aber auch gehäufte Stürze, eine zunehmende Skoliose oder Zeichen eines erhöhten intrakraniellen Drucks können auftreten.

Intramedulläre Astrozytome liegen bei Kindern am häufigsten im Halsmark.

Die meisten spinalen Astrozytome sind niedriggradig – in bis zu einem Viertel der Fälle handelt es sich jedoch um höhergradige Astrozytome bzw. um ein Glioblastoma multiforme. Dies ist also häufiger als bei Erwachsenen der Fall.

Die Prognose der Kinder hängt neben dem histologischen Grad entscheidend von der Vollständigkeit bzw. dem Ausmaß der chirurgischen Resektion ab. Die Resektabilität ist bei Astrozytomen generell etwas schlechter als bei Ependymomen. Pilozytische Astrozytome haben eine deutlich bessere Prognose als diffuse fibrilläre Astrozytome.

In der MRT stellen sich spinale Astrozytome als Auftreibungen des Rückenmarks dar. Sie erstrecken sich in der Regel über nur wenige Segmente, gelegentlich kann aber auch das gesamte Rückenmark beteiligt sein. Gerade pilozytische Astrozytome haben häufiger eine langstreckige Ausbreitung.

Spinale Astrozytome stellen sich in der T2-Gewichtung in der Regel hyperintens dar, in der T1-Gewichtung hingegen hypo- bis isointens. Selten einmal kann es auch zu Methämoglobinablagerungen und somit zu einer Hyperintensität in der nativen T1-Gewichtung kommen. Meist sind spinale Astrozytome unscharf begrenzt, sie können aber auch glatt begrenzt sein.

In etwas mehr als einem Drittel der Fälle liegen peritumorale Zysten vor. Zudem kann es auch zu einer Syringohydromyelie kommen.

Nach Kontrastmittelgabe findet sich meist ein Enhancement. Dies kann nur Teile des Tumors oder das gesamte Tumorgewebe betreffen. Es kann zu einer kräftigen Kontrastmittelaufnahme oder zu einem geringen Enhancement kommen. Biopsien sollten aus dem kontrastmittelaufnehmenden Areal entnommen werden.

Differenzialdiagnostisch ist vor allem an spinale Ependymome zu denken. Im Vergleich zu spinalen Ependymomen sind Astrozytome oft eher exzentrisch gelegen; zudem zeigen sie meist eine geringere Kontrastmittelaufnahme und eine unschärfere Begrenzung.

Auch seltenere spinale Tumoren, wie Gangliogliome bzw. Gangliozytome, primitive neuroektodermale Tumoren (PNET) und Keimzelltumoren sind in Erwägung zu ziehen.

Zudem müssen spinale Astrozytome von nichtneoplastischen Ursachen wie entzündlichen bzw. entzündlich-demyelinisierenden Erkrankungen differenziert werden.

Abbildung 16.1 a–d zeigt ein pilozytisches Astrozytom des Halsmarks bei einem 3-jährigen Mädchen. Das Myelon ist deutlich aufgetrieben mit einer unregelmäßigen Signalsteigerung in den T2-gewichteten Sequenzen. Die Kontrastmittelgabe ist relativ geringgradig. Abbildung 16.2 a–d zeigt ein pilozytisches Astrozytom des Konus bei einem 16-jährigen Mädchen. Infolge von Einblutungen ist es zu Signalminderungen in den T2-gewichteten Sequenzen gekommen, was bei spinalen Astrozytomen insgesamt relativ selten ist. Nach Kontrastmittelgabe zeigt sich ein kräftiges Enhancement.

Merke

Spinale Astrozytome treten am häufigsten im Halsmark auf. Sie sind meist hyperintens in der T2-Gewichtung und hypointens in der T1-Gewichtung. Einblutungen sind relativ selten. Die Kontrastmittelaufnahme ist variabel. Peritumorale Zysten treten in etwa einem Drittel der Fälle auf.

16.1 Intramedulläre Tumoren

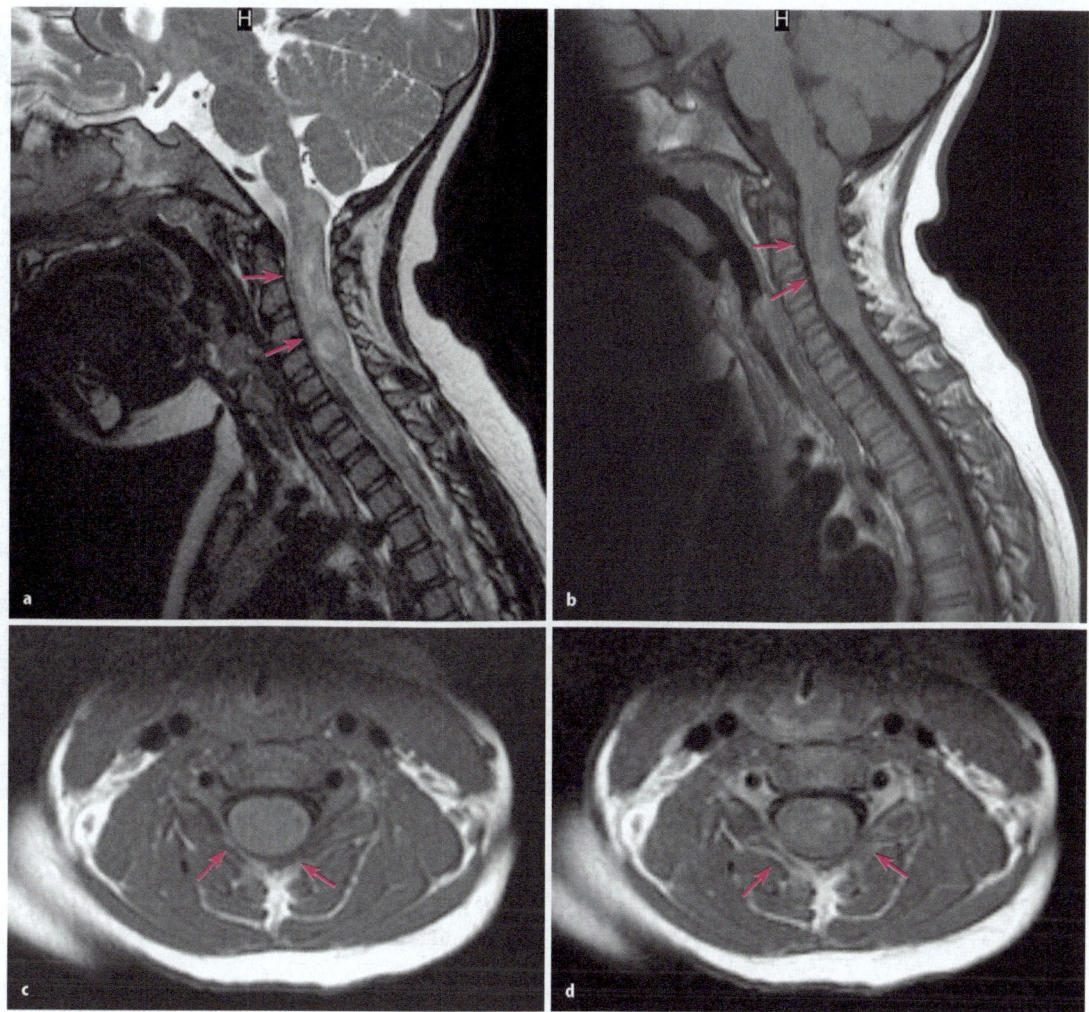

Abb. 16.1 a–d. Astrozytom des Halsmarks. Sagittale **a** T2- und **b** T1-gewichtete Sequenzen sowie axiale T1-gewichtete Sequenzen **c** vor und **d** nach KM-Gabe zeigen einen ausgedehnten intramedullären Tumor (*Pfeile*) mit einer Auftreibung des Halsmarks und einer unregelmäßigen Signalsteigerung in der T2-Gewichtung

16.1.2
Spinale Ependymome

Ependymome stellen knapp ein Drittel der intramedullären Tumoren dar. Wie spinale Astrozytome auch, werden sie meist durch Schmerzen klinisch auffällig. Aber auch Lähmungen sind häufige Erstsymptome. Nicht selten sind die Symptome anamnestisch schon lange präsent – sie können manchmal schon Monate oder Jahre vorhanden sein.

Meist sind spinale Ependymome WHO-Grad-II-Tumoren. Sie können aber auch anaplastisch, also WHO-Grad-III-Tumoren, sein. Neben dem histologischen Grad ist die Vollständigkeit der Resektion ein wichtiger prognostischer Faktor. Im Allgemeinen ist eine vollständige Resektion eines spinalen Ependymoms besser möglich als eines spinalen Astrozytoms. Ein schlechtes prognostisches Zeichen ist eine liquorgene Aussaat des Tumors.

Wie spinale Astrozytome auch, führen intramedulläre Ependymome zu einer Auftreibung des Myelons. In der T2-Gewichtung stellen sie sich in der Regel hyperintens dar. Perifokal zeigt sich meist ein medulläres Ödem.

In einem Drittel bis der Hälfte der Fälle zeigen sich in den T2-gewichteten Sequenzen hypointense Areale, vorzugsweise im Randbereich des Tumors. Dies entspricht Hämosiderinablagerungen im Rahmen von Einblutungen.

In den nativen T1-gewichteten Sequenzen stellen

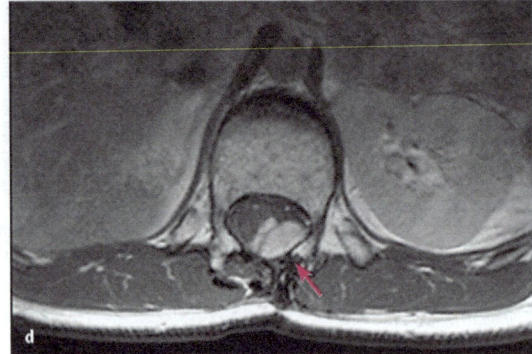

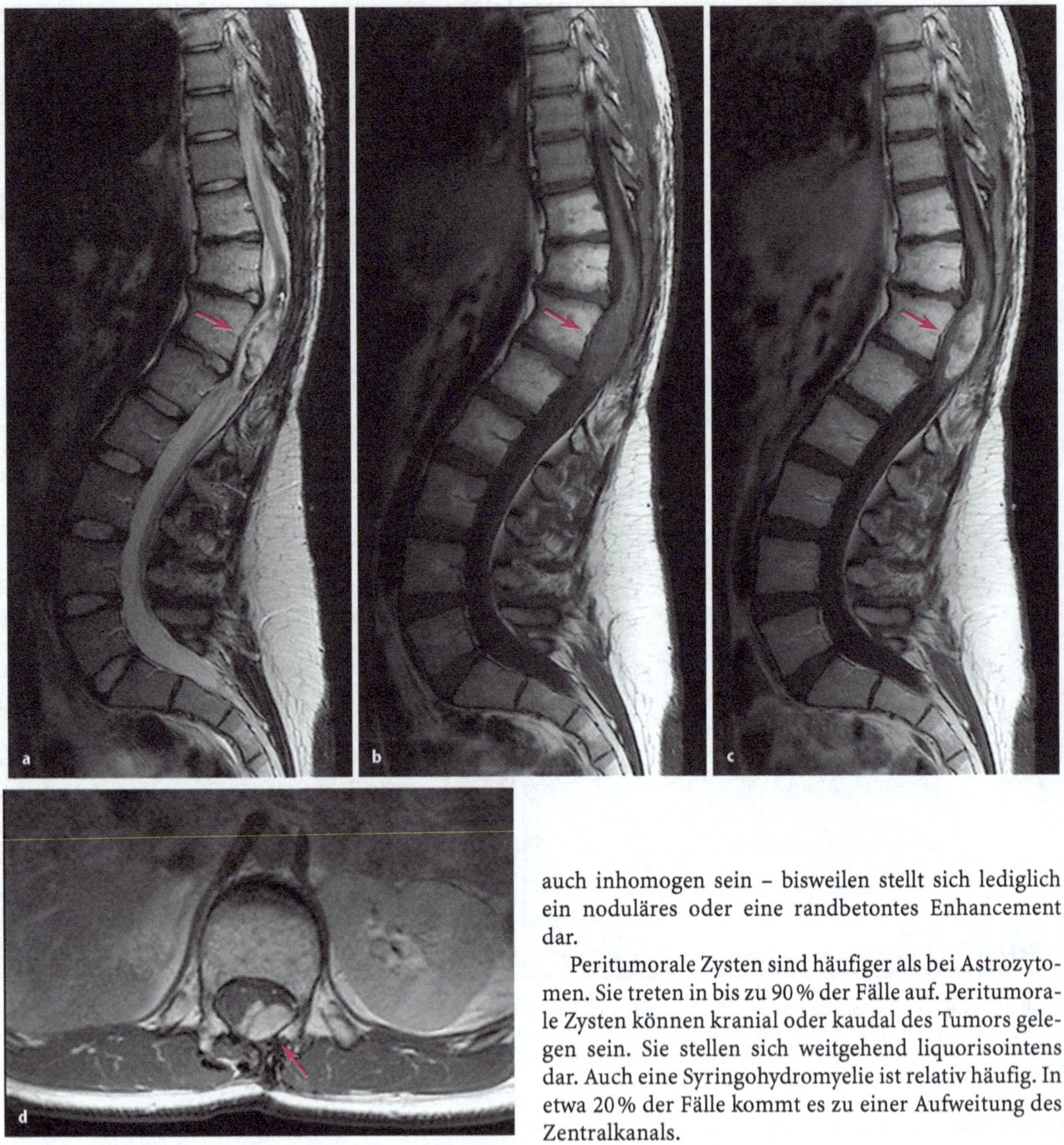

Abb. 16.2 a–d. Astrozytom des Konus. Sagittale T2- (**a**) und T1-gewichtete Sequenzen **b** vor und **c** nach KM-Gabe sowie **d** axiale T1-gewichtete Sequenz nach KM-Gabe zeigen einen relativ heterogenen Tumor des Konus (*Pfeile*) mit einer kräftigen KM-Aufnahme

sich intramedulläre Ependymome meist hypo- bis isointens zum Myelon dar. Bei Einblutungen bzw. Hämorrhagisierungen des Tumors kommt es im Rahmen von Methämoglobinablagerungen zu Arealen mit einer hyperintensen Signalgebung.

Nach Kontrastmittelgabe kommt es in etwa der Hälfte der Fälle zu einem homogenen, kräftigen Enhancement. Die Kontrastmittelaufnahme kann aber auch inhomogen sein – bisweilen stellt sich lediglich ein noduläres oder eine randbetontes Enhancement dar.

Peritumorale Zysten sind häufiger als bei Astrozytomen. Sie treten in bis zu 90 % der Fälle auf. Peritumorale Zysten können kranial oder kaudal des Tumors gelegen sein. Sie stellen sich weitgehend liquorisointens dar. Auch eine Syringohydromyelie ist relativ häufig. In etwa 20 % der Fälle kommt es zu einer Aufweitung des Zentralkanals.

Differenzialdiagnostisch ist vor allem an spinale Astrozytome zu denken. Auch seltenere spinale Tumoren, wie Gangliogliome bzw. Gangliozytome, Keimzelltumoren und PNET sind zu diskutieren. Hämangioblastome sind hingegen bei Kindern außerordentlich selten.

Spinale Ependymome müssen zudem von nichtneoplastischen Ursachen wie entzündlichen bzw. entzündlich-demyelinisierenden Erkrankungen, beispielsweise im Rahmen einer akuten disseminierten Enzephalomyelitis (ADEM), differenziert werden.

Abbildung 16.3 a–d zeigt ein spinales Ependymom des Halsmarks bei einem 8-jährigen Mädchen. Das Myelon ist deutlich aufgetrieben, der Tumor ist dabei relativ scharf begrenzt.

16.1 Intramedulläre Tumoren

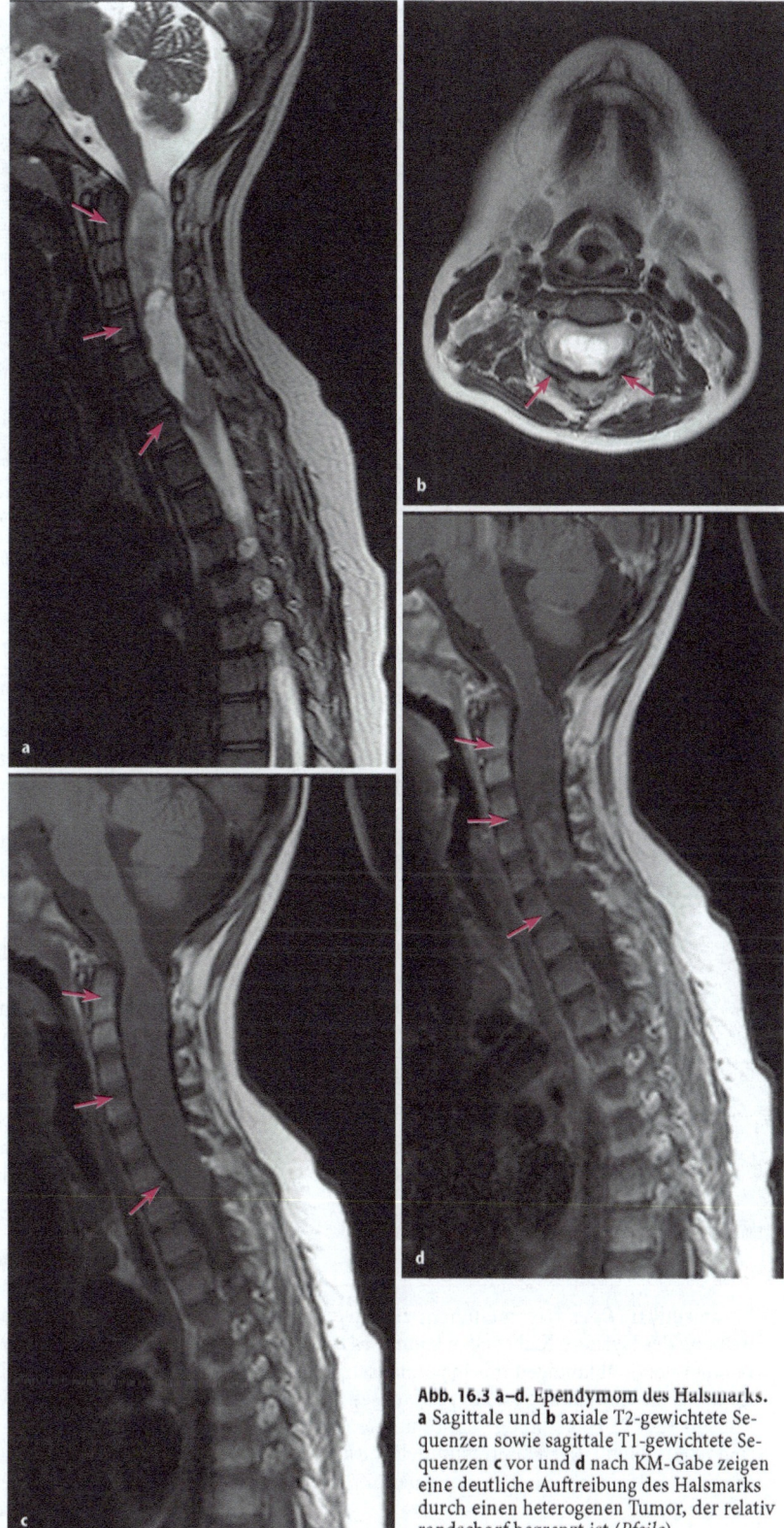

Abb. 16.3 a–d. Ependymom des Halsmarks.
a Sagittale und **b** axiale T2-gewichtete Sequenzen sowie sagittale T1-gewichtete Sequenzen **c** vor und **d** nach KM-Gabe zeigen eine deutliche Auftreibung des Halsmarks durch einen heterogenen Tumor, der relativ randscharf begrenzt ist (*Pfeile*)

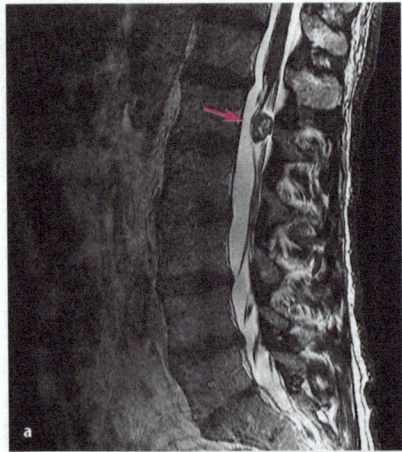

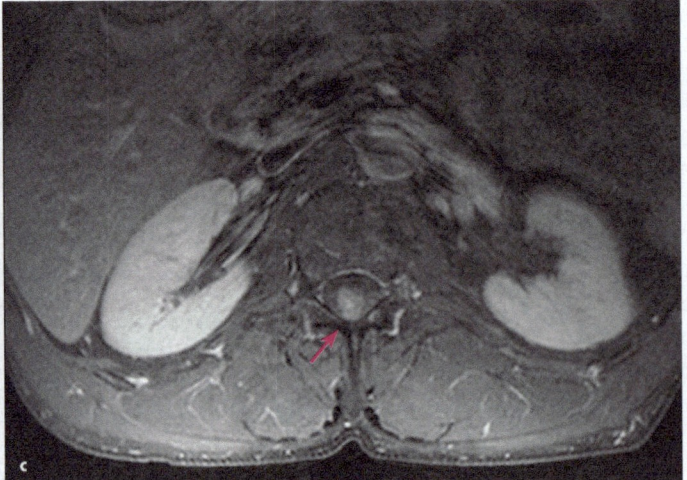

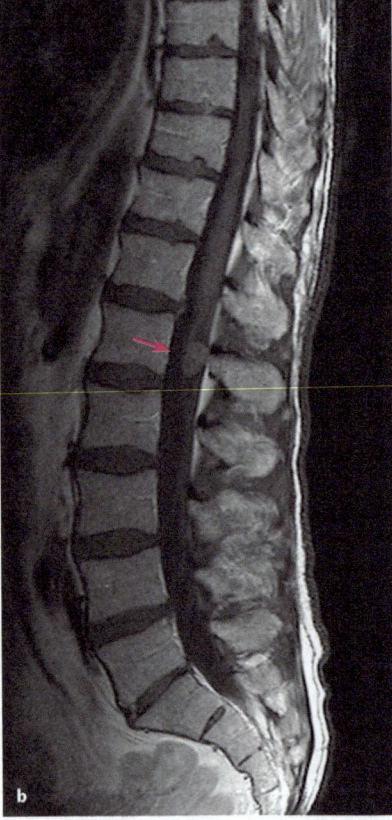

Abb. 16.4 a–c. Myxopapilläres Ependymom. a Sagittale T2-, **b** sagittale T1-gewichtete sowie **c** axiale fettunterdrückte T1-gewichtete Sequenzen nach KM-Gabe zeigen einen gut umschriebenen Tumor des Filum terminale (*Pfeile*) mit einer kräftigen KM-Aufnahme

16.1.3
Myxopapilläre Ependymome

Myxopapilläre Ependymome sind bei Kindern deutlich seltener als bei Erwachsenen. Es handelt sich um langsam wachsende Tumoren, die von Ependymzellen des Filum terminale ausgehen. Myxopapilläre Ependymome haben in der Regel einen sehr gutartigen klinischen Verlauf und eine gute Prognose.

Wie andere medulläre Tumoren auch, werden sie häufig durch Schmerzen klinisch symptomatisch. Sie können sich aber auch durch Lähmungen, Wurzelreizungen oder gelegentlich auch durch Blasen- oder Mastdarmstörungen manifestieren.

Myxopapilläre Ependymome stellen sich meist als gut umschriebene Raumforderungen der Cauda equina bzw. des Filum terminale dar. In der T2-Gewichtung erscheinen sie in den meisten Fällen hyperintens zum Myelon, in den T1-gewichteten Sequenzen sind sie hingegen meist nahezu isointens zum Rückenmark. Sie können zu einer Aufweitung des knöchernen Spinalkanals führen.

Wie bei anderen intramedullären Ependymomen auch, kommt es relativ häufig zu Einblutungen in den Tumor. In den T2-gewichteten Sequenzen stellen sich Hämosiderinablagerungen hypointens dar, während Methämoglobinablagerungen in der nativen T1-gewichteten Sequenz zu hyperintensen Arealen führen.

Nach Kontrastmittelgabe findet sich in der Regel ein ausgeprägtes Enhancement.

Differenzialdiagnostisch ist vor allem an Neurinome und Neurofibrome der Cauda equina zu denken.

> **Merke**
>
> Intramedulläre Ependymome führen zu einer Auftreibung des Myelons. Nicht selten kommt es zu intratumoralen Einblutungen mit hypointensen Arealen in der T2-Gewichtung und hyperintensen Bereichen in der T1-Gewichtung. Peritumorale Zysten sind relativ häufig. Nach Kontrastmittelgabe kommt es meist – aber nicht immer – zu einem kräftigen Enhancement.

16.1 Intramedulläre Tumoren

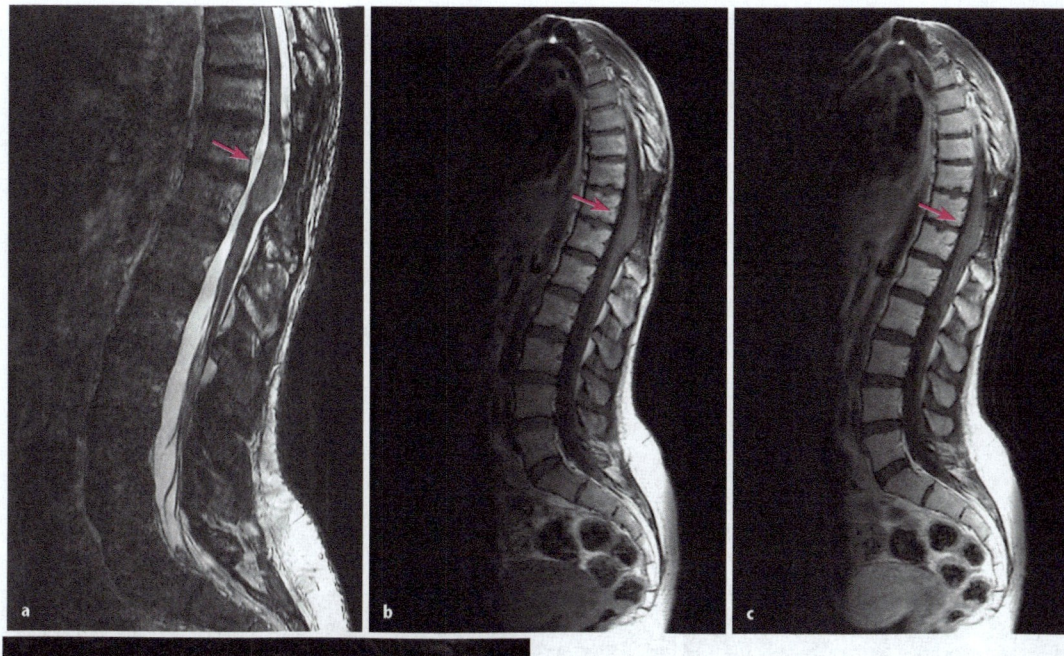

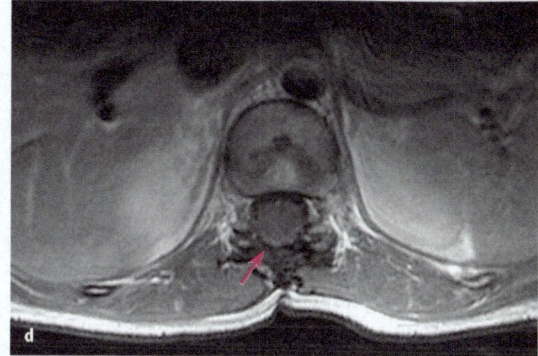

Abb. 16.5 a–d. Spinales Gangliogliom. Sagittale T2- (**a**) und T1-gewichtete Sequenzen **b** vor und **c** nach KM-Gabe sowie **d** axiale T1-gewichtete Sequenz nach KM-Gabe zeigen einen glatt begrenzten, gut umschriebenen Tumor mit einer deutlichen, fokalen Auftreibung des Myelons (*Pfeile*)

Auch Abtropfmetastasen können ein ähnliches Bild bieten. Eine seltene Differenzialdiagnose ist zudem ein Paragangliom der Cauda equina.

Abbildung 16.4 a–c zeigt ein myxopapilläres Ependymom bei einem erwachsenen Patienten. Es zeigt sich ein gut umschriebener Tumor des Filum terminale mit einem kräftigen Enhancement.

> **Merke**
>
> Myxopapilläre Ependymome sind bei Kindern relativ selten. Sie sind gut umschriebene Tumoren des Filum terminale. Einblutungen in den Tumor sind häufig. Nach Kontrastmittelgabe zeigt sich in der Regel ein ausgeprägtes Enhancement.

16.1.4
Sonstige intramedulläre Tumoren bei Kindern

Astrozytome und Ependymome stellen deutlich über 90 % der intramedullären Tumoren bei Kindern dar. Die sonstigen medullären Tumoren sind also außerordentlich selten. Zu ihnen zählen u. a. Gangliogliome bzw. Gangliozytome, Keimzelltumoren, wie Germinome oder Teratome, und PNET. Auch Paragangliome sind möglich, bei Kindern jedoch sehr selten.

Hämangioblastome treten im Kindesalter außerordentlich selten auf, sie kommen eher bei jungen Erwachsenen, insbesondere im Rahmen einer von-Hippel-Lindau-Erkrankung vor.

Intramedulläre Tumoren führen generell zu einer Auftreibung des Rückenmarks. Gangliogliome und Gangliozytome sind meist glatt begrenzt und gut umschrieben. Auch Keimzelltumoren weisen normalerweise eine glatte Randbegrenzung auf. Gerade Teratome sind von ihrer Binnenstruktur her oft äußerst heterogen. Abbildung 16.5 a–d zeigt ein spinales Gangliogliom bei einem jungen Mädchen. Der Tumor ist gut umschrieben und allseits glatt begrenzt; es besteht eine Signalsteigerung in den T2-gewichteten Sequenzen.

Hämangioblastome stellen sich in der T2-Gewichtung meist hyperintens, oft jedoch auch heterogen, teilweise mit Blutabbauprodukten, dar. Bei größeren Hämangioblastomen lassen sich häufig Flussartefakte im Sinne von „flow voids" abgrenzen. Kleinere Hämangioblastome liegen bevorzugt im dorsalen Anteil des Myelons. Eine angrenzende Syrinx ist häufig, auch ein ausgedehntes perifokales Ödem kann vorkommen. Zudem

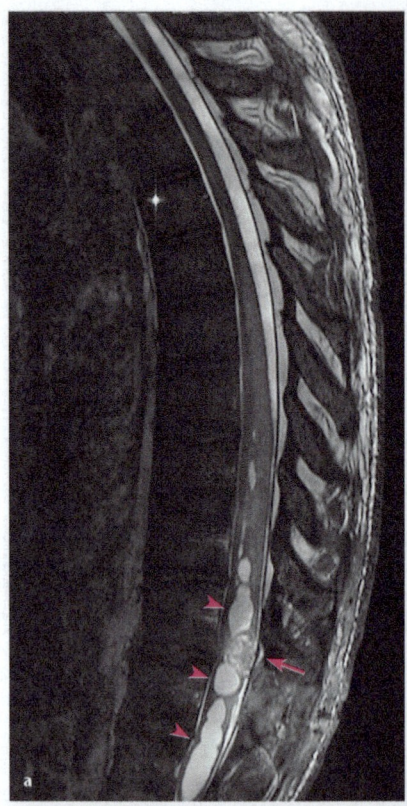
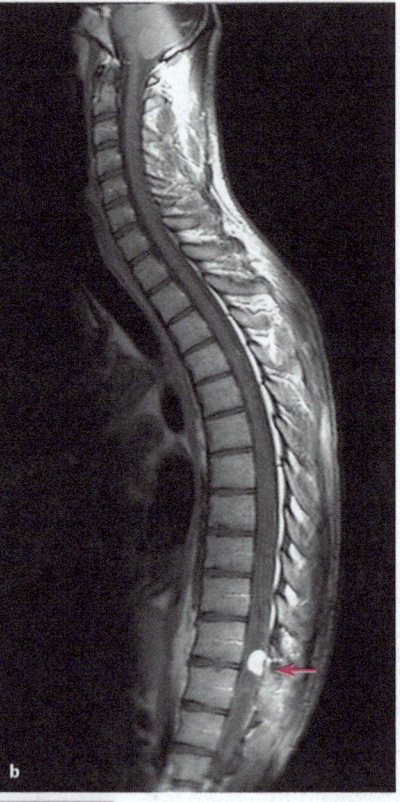

Abb. 16.6 a–c. Spinales Hämangioblastom. Sagittale T2-gewichtete (**a**) und sagittale (**b**) und axiale (**c**) T1-gewichtete Sequenzen nach KM-Gabe zeigen einen kräftig KM-aufnehmenden Tumor (*Pfeile*) mit einer ausgeprägten peritumoralen Syrinxformation (*Pfeilspitzen*).

▷
Abb. 16.7 a, b. Intramedulläre Metastase eines zerebralen anaplastischen Ependymoms. **a** Sagittale und **b** axiale T2-gewichtete Sequenzen zeigen eine fokale Auftreibung des Myelons mit einer Signalsteigerung in der T2-Gewichtung (*Pfeile*)

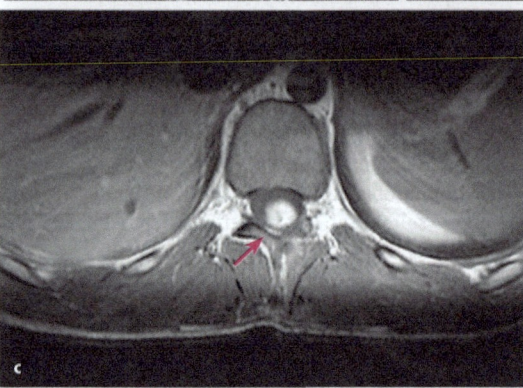

lässt sich oft eine intramedulläre Tumorzyste abgrenzen. Nach Kontrastmittelgabe findet sich meist ein kräftiges Enhancement, das homogen oder heterogen ausgeprägt sein kann.

Abbildung 16.6 a–c zeigt ein Hämangioblastom bei einer jungen Frau mit einer von-Hippel-Lindau-Erkrankung. Der solide Tumoranteil weist eine kräftige Kontrastmittelaufnahme auf. Zudem besteht eine deutliche peritumorale Syrinx.

Intramedulläre Metastasen sind bei Kindern und bei Erwachsenen sehr selten. Es kann zum einen zu einer Metastasierung eines primären intrazerebralen Tumors kommen. Zum andere kann aber auch ein Tumor, der seinen Ursprung außerhalb des zentralen Nervensystems hat, in das Rückenmark metastasieren. Bildmorphologisch kommt es zu einer fokalen Auftreibung des Myelons mit einem meist kräftigen, fokalen Enhancement. Umgebend kann eine Ödemzone vorliegen, eine Syrinx ist hingegen relativ selten.

Abbildung 16.7 a,b zeigt eine intramedulläre Metastase eines anaplastischen Ependymoms bei einem 10-jährigen Mädchen. Das Myelon ist fokal deutlich aufgetrieben. Abbildung 16.8 a,b zeigt intramedulläre Metastasen und Wirbelkörpermetastasen eines Keimzelltumors des Beckens bei einem 2-jährigen Mädchen.

Insgesamt kann es schwierig und oft unmöglich sein, die verschiedenen Formen intramedullärer Tumoren aufgrund von bildmorphologischen Kriterien zu differenzieren. Letztlich ist die histologische Diagnose ausschlaggebend.

16.2 Extramedullär-intradurale Tumoren

Extramedulläre Tumoren werden weiter unterteilt in intradurale und in extradurale Tumoren. Intradurale Tumoren sind dabei deutlich seltener als extradurale. Zu den intraduralen Tumoren zählen Tumoren der

16.2 Extramedullär-intradurale Tumoren

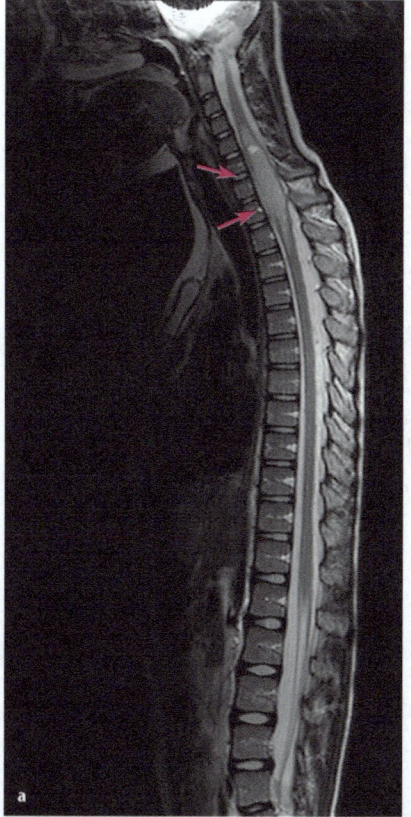

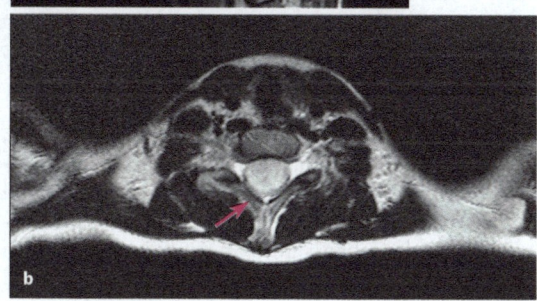

Abb. 16.7 a, b

Tabelle 16.2. Bildmorphologische Charakteristika der extramedullär-intraduralen Tumoren

	Bildmorphologische Charakteristika
Abtropfmetastasen	Am häufigsten bei Medulloblastomen (PNET-MB) Eine KM-Gabe ist zwingend notwendig Noduläre Absiedelungen oder zuckergussartiger Überzug
Epidermoide	Liquorisointens in fast allen Sequenzen Diffusionsrestriktion (hyperintenses Signal)
Dermoide	Oft hyperintens in der nativen T1-Gewichtung Bei Ruptur meningale Reizung
Arachnoidalzysten	Liquorisointens Am häufigsten dorsal des Myelon Verdrängende Wirkung
Meningeome	Bei Kindern sehr selten Deutliche KM-Aufnahme Eventuell „Dural-tail-Zeichen"
Nervenscheidentumoren	In der T2-Gewichtung oft hyperintens Eventuell schießscheibenartige Signalgebung Meist homogene KM-Aufnahme

Nervenscheiden, also Schwannome und Neurofibrome, Dermoide, Epidermoide und Arachnoidalzysten, Abtropfmetastasen sowie Meningeome (Tabelle 16.2). Letztere sind allerdings bei Kindern außerordentlich selten.

Die betroffenen Kinder werden meist durch Zeichen einer Myelopathie klinisch auffällig, also vor allem durch Paresen. Aber auch Schmerzen, Nervenwurzelreizungen, die Ausbildung einer Skoliose oder eine Blasenfunktionsstörungen können auftreten.

16.2.1
Abtropfmetastasen intrakranieller Tumoren

Abtropfmetastasen intrakranieller Tumoren sind bei Kindern relativ häufig. Sie sind in der Regel mit einer schlechten Prognose verbunden. Insbesondere Medulloblastome führen sehr häufig zu spinalen Abtropfmetastasen – sie treten hier in bis zu einem Drittel der Fälle auf. Aber auch Ependymome führen relativ häufig zu Abtropfmetastasen, insbesondere wenn eine anaplastische Form oder ein Tumorrezidiv vorliegen. Zudem können auch Germinome, Pineoblastome, Plexuskarzinome oder höhergradige Astrozytome zu spinalen Abtropfmetastasen führen.

Die betroffenen Kinder werden häufig durch Schmerzen oder Nervenwurzelreizungen klinisch auffällig. Es kann aber auch zu Zeichen einer Myelopathie oder zu einer meningealen Reizung mit Nackensteife kommen.

Merke

Abtropfmetastasen sind bei Kindern häufiger als bei Erwachsenen. Am häufigsten sind sie bei Medulloblastomen (PNET-MB).

In der MRT muss zur Diagnosestellung immer Kontrastmittel gegeben werden, da die Sensitivität der nativen MRT sehr eingeschränkt ist. In T2-gewichteten Sequenzen und auch in nativen T1-gewichteten Sequenzen stellen sich Abtropfmetastasen meist isointens zum Myelon dar. Die Nervenwurzeln kommen häufig verdickt zur Darstellung. Bei einer ausgedehnten liquorgenen Metastasierung kann es gelegentlich zu einer diffusen Signalsteigerung des Liquorraums in den nativen T1-gewichteten Sequenzen kommen. Nach Kontrastmittelgabe zeigt sich ein deutliches Enhancement. Die Kontrastmittelaufnahme kann fokal nodulär sein. Es kann aber

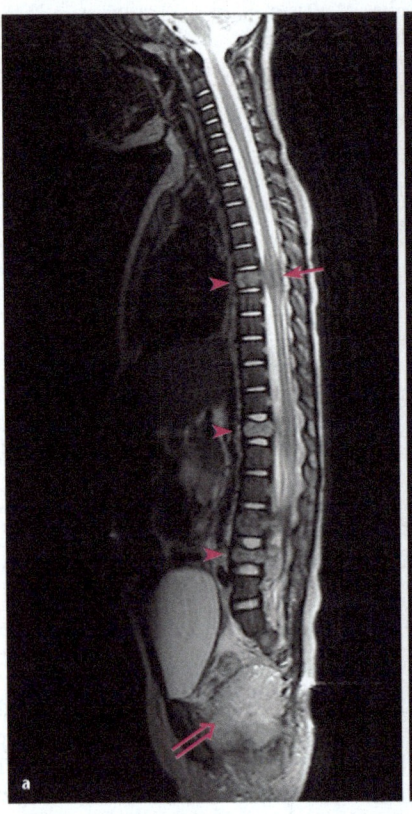 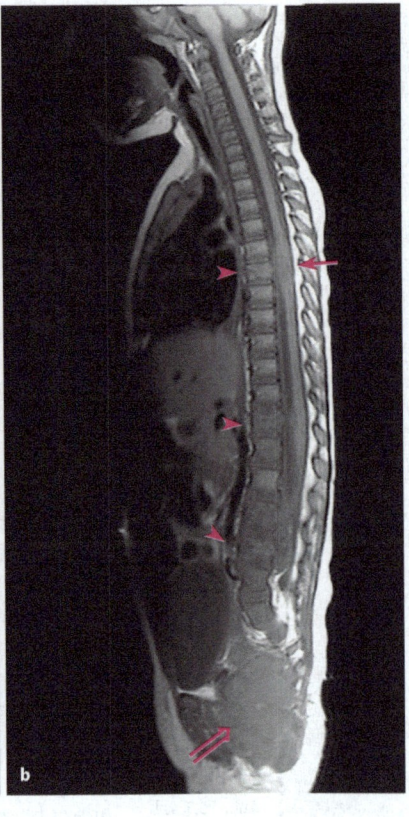

Abb. 16.8 a, b. Intramedulläre Metastase und Wirbelkörpermetastasen eines Keimzelltumors des Beckens (*Doppelpfeile*). Sagittale **a** T2- und **b** T1-gewichtete Sequenzen zeigen eine fokale Auftreibung des Myelons (*Pfeile*) sowie multiple Signalalterationen der Wirbelkörper (*Pfeilspitzen*), die teils einen raumfordernden Effekt mit Einengung des Spinalkanals ausüben

auch zu einem zuckergussartigen Enhancement im Bereich von Myelon, Konus und Cauda equina kommen.

Bei der Suche nach Abtropfmetastasen ist es unabdingbar, die gesamte Neuroachse zu untersuchen. Das Untersuchungsprotokoll sollte hochauflösende T2-gewichtete Sequenzen und fettunterdrückte T1-gewichtete Sequenzen vor und nach Kontrastmittelgabe beinhalten.

Differenzialdiagnostisch ist an eine eitrige oder granulomatöse Meningitis, an kongenitale hypertrophe motorische und sensorische Neuropathien und an andere Neuropathien, die mit einem vermehrten Enhancement der Nervenwurzeln einhergehen können, zu denken.

Abbildung 16.9 a,b zeigt Abtropfmetastasen eines Medulloblastoms bei einem 14-jährigen Mädchen. Im Bereich der Cauda equina zeigen sich mehrere noduläre Raumforderungen mit einer deutlichen Kontrastmittelaufnahme.

> **Merke**
>
> Abtropfmetastasen können nodulär sein oder zuckergussartig Myelon und Nervenwurzeln überziehen. Sie zeigen eine deutliche Kontrastmittelaufnahme. Bei einem Verdacht auf Abtropfmetastasen muss immer die gesamte Neuroachse untersucht werden.

16.2.2
Epidermoide und Dermoide

Epidermoide und Dermoide sind benigne Tumoren, die Anteile der Haut und Hautanhangsgebilde enthalten. Während Epidermoide nur aus Hornschuppen und Cholesterinkristallen bestehen, die von einer Bindegewebskapsel umgeben sind, enthalten Dermoide auch Hautanhangsgebilde, wie Haarfollikel oder Talg- und Schweißdrüsen. Kongenitale Epidermoide und Dermoide können aus embryologischen Zellresten oder auch im Rahmen eines Dermalsinus entstehen. Man nimmt an, dass etwas mehr als ein Drittel aller spinalen Epidermoide erworben sind, und zwar im Rahmen einer Zellverschleppung von dermalen bzw. epidermalen Anteilen. Dies kann im Rahmen einer Operation, beispielsweise bei einem Verschluss einer Meningomyelozele, oder aber nach einer Liquorpunktion (mit traumatischen Nadeln ohne Trokar) der Fall sein.

Die betroffenen Kinder können asymptomatisch sein oder aber durch Zeichen einer Myelopathie oder einer Wurzelreizung klinisch auffällig werden. Wie bei intrakraniellen Dermoiden auch, kann es bei der Ruptur eines spinalen Dermoids zu einer ausgeprägten meningealen Reizung mit entsprechenden Komplikationen kommen.

16.2 Extramedullär-intradurale Tumoren

intradural-extramedulläre Lage ist am häufigsten, eine intramedulläre Lage ist jedoch auch möglich.

Bei einem Verdacht auf ein spinales Epidermoid oder Dermoid sollte immer die gesamte Wirbelsäule untersucht werden. Es ist besonders wichtig, darauf zu achten, dass auch die kaudalen Anteile des Spinalkanals auf Höhe von Sakrum und Steißbein abgebildet sind.

Wie intrakranielle Dermoide auch, können sich spinale Dermoide in den nativen T1-gewichteten Sequenzen hyperintens darstellen. Oft liegen jedoch auch hypointense Areale und/oder Verkalkungen vor. In der T2-Gewichtung sind Dermoide meist hyperintens. Eine Kontrastmittelaufnahme fehlt oft. Es kann jedoch zu einem geringen randständigen Enhancement kommen.

> **Merke**
>
> Epidermoide und Dermoide sind benigne Tumoren, die Hautbestandteile bzw. Hautanhangsgebilde enthalten. Dermoide können in den nativen T1-gewichteten Sequenzen hyperintens sein, sie können aber auch hypointense Areale enthalten.

Epidermoide sind in T1- und T2-gewichteten Sequenzen in der Regel weitgehend liquorisointens. Hier sollte vor allem auf den raumfordernden Aspekt geachtet werden. In diffusionsgewichteten Sequenzen zeigt sich jedoch eine deutliche Diffusionsrestriktion, also ein hyperintenses Signal. Auch in der FLAIR-Sequenz stellt sich meist eine geringe Hyperintensität gegenüber Liquor dar.

Differenzialdiagnostisch ist vor allem an Arachnoidalzysten und neurenterische Zysten zu denken. Zur Differenzierung sollten FLAIR- und diffusionsgewichtete Sequenzen angefertigt werden.

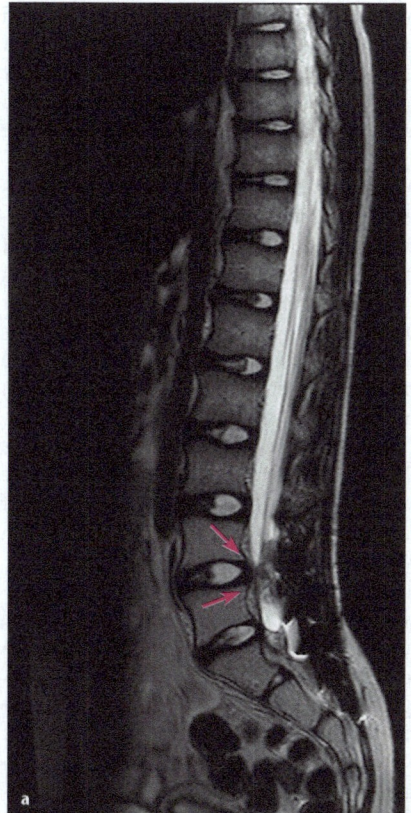
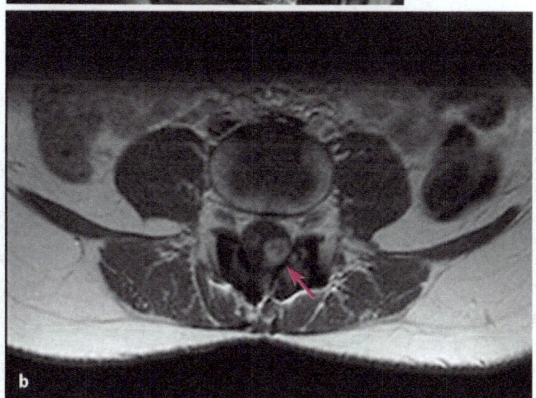

Abb. 16.9 a, b. Abtropfmetastasen eines Medulloblastoms. **a** Sagittale T2-gewichtete und **b** axiale T1-gewichtete Sequenzen nach KM-Gabe zeigen noduläre Raumforderungen der Cauda equina (*Pfeile*), die deutlich Kontrastmittel aufnehmen

> **Merke**
>
> Epidermoide fallen meist primär durch ihre verdrängende Wirkung auf. Sie können in konventionellen Sequenzen weitgehend liquorisointens sein. In diffusionsgewichteten Sequenzen sind sie hingegen deutlich hyperintens, und auch in FLAIR-Sequenzen kommen sie meist relativ hyperintens zur Darstellung.

Dermoide werden meist früher symptomatisch als Epidermoide – spinale Epidermoide in der Regel erst im Erwachsenenalter diagnostiziert.

Dermoide treten mit Abstand am häufigsten im Bereich der Cauda equina bzw. lumbosakral auf. Auch erworbene Epidermoide kommen fast ausschließlich im Bereich der Cauda equina vor, kongenitale Epidermoide dagegen auch im Bereich der Brustwirbelsäule. Die

16.2.3
Meningealzysten/Arachnoidalzysten

Spinale Meningealzysten werden nach Nabors in folgende Untergruppen eingeteilt:

- *Typ I*: extradurale Meningealzysten ohne Anteile der Nervenwurzel,
  - *Typ IA*: extradurale Meningealzysten,
  - *Typ IB*: sakrale Meningozelen.

- *Typ II*: extradurale Meningealzysten mit Anteilen der Nervenwurzel. Diese sind meist perineurale Tarlov-Zysten oder kleine Divertikula der Spinalnerven und werden fast ausschließlich bei Erwachsenen beobachtet.
- *Typ III*: intradurale Meningealzysten.
- *Typ IV*: Zysten der Dura im Bereich des Halsmarks (von Hamberger et al. beschrieben). Diese treten vorwiegend bei Erwachsenen auf.

Die meisten spinalen Arachnoidalzysten bei Kindern sind Typ-III-Zysten. Sie können echte, kongenitale Zysten oder erworbene Septierungen der Arachnoidea darstellen. Gerade bei Jugendlichen kommen aber auch Typ-IA-Zysten vor, bei denen sich die Arachnoidalzyste durch einen Defekt der Dura nach extradural ausdehnt. Diese Zysten sind in der Regel thorakal gelegen.

Spinale Arachnoidalzysten liegen bei Kindern am häufigsten dorsal des Myelons. Durch ihren raumfordernden Effekt können sie zu Symptomen einer Myelopathie oder auch zu Schmerzen führen. Die Symptome werden gelegentlich im Stehen bzw. unter einem Valsalva-Manöver verschlechtert. Die Prognose der betroffenen Kinder ist nach einer vollständigen Resektion sehr gut.

In der Myelographie bzw. post-myelographischen CT stellen sich spinale Arachnoidalzysten als glatt begrenzte extramedulläre Raumforderungen dar. Sie sind meist länglich konfiguriert und werden oft verzögert mit Kontrastmittel gefüllt. Allerdings kann es bei einer breitbasigen Verbindung zum Subarachnoidalraum auch zu einer raschen Kontrastmittelfüllung der Zyste kommen.

In der MRT sind Arachnoidalzysten meist liquorisointens in allen Sequenzen. Durch eine verminderte Pulsatilität kann es jedoch auch zu einer Hyperintensität kommen. Spinale Arachnoidalzysten fallen zunächst meist durch eine Verdrängung des Myelons oder der Cauda equina auf. Stark T2-gewichtete GRE-Sequenzen mit hoher Ortsauflösung, wie beispielsweise eine CISS- („Constructive-interference-in-steady-state-") Sequenz, können helfen, die Septen bzw. die Zystenwände abzubilden. Für die Prognose des Kindes ist es wichtig, die Diagnose einer spinalen Arachnoidalzyste nicht zu übersehen – es sollte daher immer genau auf eine mögliche Verdrängung bzw. auf einen atypischen Verlauf des Myelons geachtet werden.

Differenzialdiagnostisch ist vor allem an Epidermoide, aber auch an durale Ektasien zu denken, wie sie im Rahmen eines Marfan-Syndroms oder einer Neurofibromatose vom Typ 1 vorkommen können.

Abbildung 16.10 a–c zeigt eine spinale Arachnoidalzyste bei einem 3-jährigen Mädchen. Es ist zu einer deutlichen Kompression des Myelons mit beginnendem Myelopathiesignal gekommen.

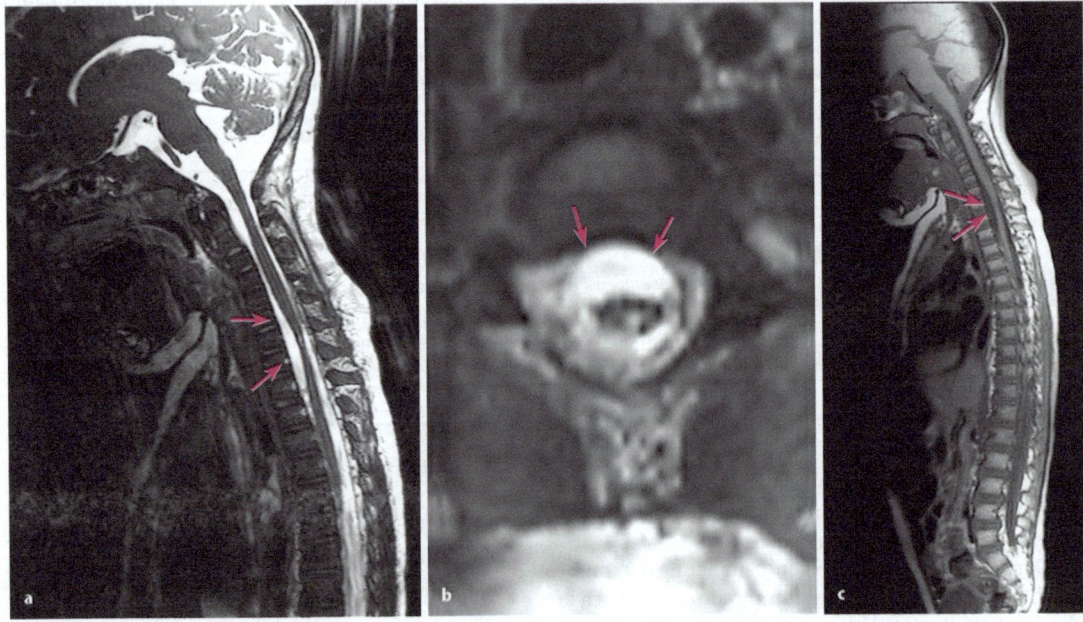

Abb. 16.10 a–c. Spinale Arachnoidalzyste. a Sagittale und **b** axiale T2-gewichtete Sequenzen und **c** sagittale T1-gewichtete Sequenz nach KM-Gabe zeigen eine liquorisointense Raumforderung (*Pfeile*), die zu einer deutlichen Kompression des Myelons mit beginnendem Myelopathiesignal geführt hat

16.2 Extramedullär-intradurale Tumoren

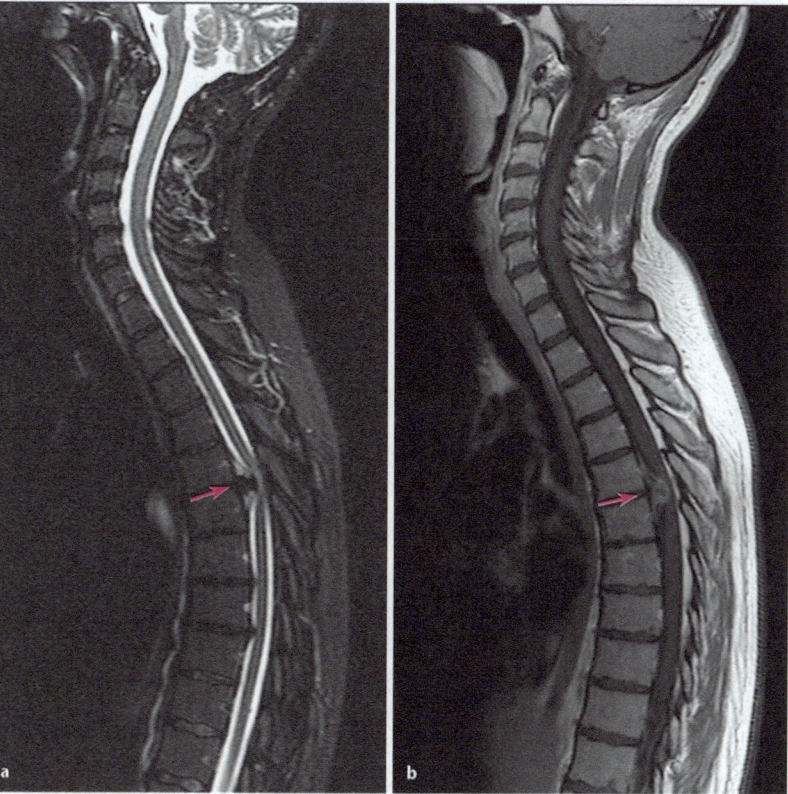

Abb. 16.11 a, b. Spinales Meningeom. **a** Die sagittale T2- und **b** die sagittale T1-gewichtete Sequenz nach KM-Gabe zeigen eine intradural-extramedulläre Raumforderung (*Pfeile*) mit einer vermehrten KM-Aufnahme der angrenzenden Meningen („Dural-tail-Zeichen")

> **Merke**
> Spinale Arachnoidalzysten sind meist in allen Sequenzen liquorisointens. Sie können in der MRT leicht übersehen werden. Es ist daher wichtig, genau auf eine Verdrängung bzw. Auslenkung des Myelons als möglichen Hinweis auf eine spinale Arachnoidalzyste zu achten.

16.2.4
Spinale Meningeome

Spinale Meningeome sind – wie intrakranielle Meningeome auch – bei Kindern außerordentlich selten. Es ist dann vor allem an eine Aberration des Chromosoms 22, insbesondere an eine Neurofibromatose vom Typ 2, zu denken. Die betroffenen Patienten werden in der Regel durch Zeichen einer Myelopathie oder durch eine Nervenwurzelkompression klinisch auffällig.

In der nativen T1-Gewichtung, und meist auch in der T2-Gewichtung, sind spinale Meningeome in der Regel isointens zum Myelon. Nach Kontrastmittelgabe kommt es zu einem kräftigen Enhancement. Angrenzend kann es zu einem „dural tail", also zu einer Verdickung und zu einem vermehrten Enhancement der benachbarten Dura kommen.

Differenzialdiagnostisch ist vor allem an Schwannome oder Neurofibrome, aber auch an Abtropfmetastasen zu denken.

Abbildung 16.11 a,b zeigt ein spinales Meningeom bei einer 25-jährigen Frau mit einer Neurofibromatose vom Typ 2. Nach Kontrastmittelgabe zeigt sich ein „Dural-tail-Zeichen" mit einem vermehrten Enhancement der angrenzenden Meningen.

> **Merke**
> Spinale Meningeome sind bei Kindern außerordentlich selten. Sie zeigen eine deutliche Kontrastmittelaufnahme und oft auch ein angrenzendes „Dural-tail-Zeichen".

16.2.5
Tumoren der Nervenscheiden (Schwannome/Neurofibrome)

Schwannome und Neurofibrome sind beides Tumoren der Nervenscheiden. Während Neurofibrome mit einer Neurofibromatose vom Typ 1 assoziiert sind, treten Schwannome bevorzugt bei einer Neurofibromatose vom Typ 2 auf. Sie können jedoch durchaus isoliert und spontan auftreten, also ohne mit einer Neurofibroma-

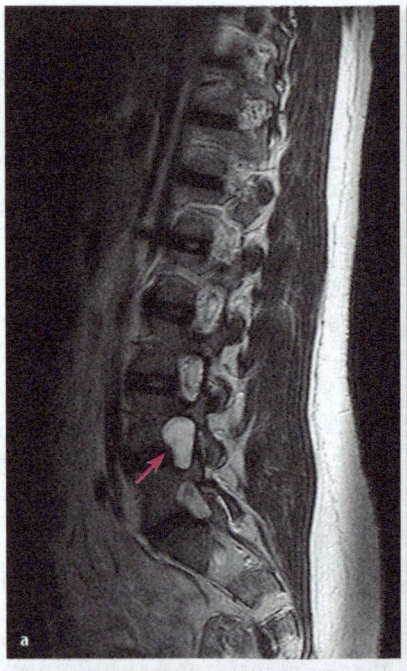
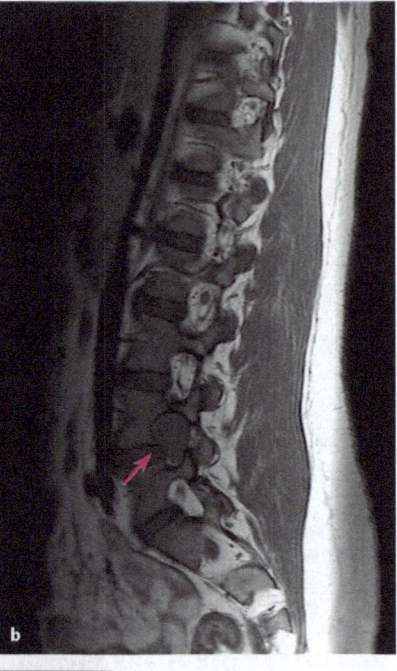
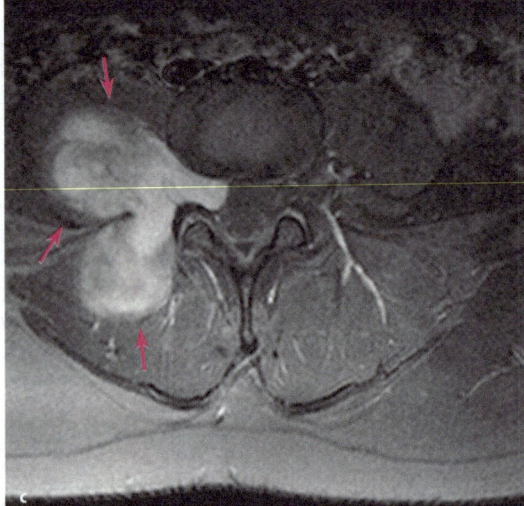

Abb. 16.12 a–c. Spinales Schwannom. Sagittale **a** T2- und **b** T1-gewichtete Sequenzen und **c** axiale fettunterdrückte T1-gewichtete Sequenz nach KM-Gabe zeigen eine deutliche Aufweitung des Neuroforamens bei einem ausgeprägten intra- und extraforaminalen Tumor (*Pfeile*). Es besteht eine deutliche KM-Aufnahme

Histologisch bestehen Neurofibrome aus veränderten Schwann-Zellen und Fibroblasten, Schwannome aus Schwann-Zellen. Sowohl Schwannome als auch Neurofibrome sind benigne WHO-Grad-I-Tumoren. Neurofibrome können jedoch vor allem im Rahmen einer Neurofibromatose vom Typ 1 zu Neurofibrosarkomen entarten, was vor allem bei plexiformen Neurofibromen häufiger geschieht. Diese werden dann als WHO-Grad-III- oder -IV-Tumoren klassifiziert und weisen eine schlechte Prognose auf.

Die betroffenen Kinder werden häufig durch Zeichen einer Nervenwurzelreizung klinisch auffällig, wobei die Schmerzen oft lageabhängig sind. Es kann jedoch auch zu myelopathischen Veränderungen mit Parästhesien und einer progredienten Paraparese kommen. Oft sind die Kinder jedoch asymptomatisch, und die Tumoren werden lediglich als Zufallsbefunde oder im Rahmen einer gezielten Evaluation für eine Neurofibromatose bemerkt.

Spinale Nervenscheidentumoren liegen in der Regel intradural-extramedullär. Sie können jedoch durch die Neuroforamina nach extradural wachsen und nehmen dann eine sanduhrförmige Konfiguration an. Auch eine paraspinale Lage ist möglich.

In der MRT stellen sich Schwannome und Neurofibrome weitgehend identisch dar. Sie sind in T1-gewichteten Sequenzen meist nahezu isointens zum Rückenmark. In T2-gewichteten Sequenzen liegt hingegen oft eine Hyperintensität, gelegentlich aber auch eine Isointensität zum Myelon vor. Gerade bei Neurofibromen kommt es gehäuft zu einer „schießscheibenartigen"

tose vergesellschaftet zu sein. Schwannome sind allerdings bei Kindern insgesamt recht selten – hier sollte immer an eine Neurofibromatose vom Typ 2 gedacht werden.

Merke

Nervenscheidentumoren bei Kindern mit einer Neurofibromatose vom Typ 1 sind in der Regel Neurofibrome, wohingegen es sich bei einer Neurofibromatose vom Typ 2 meist um Schwannome handelt.

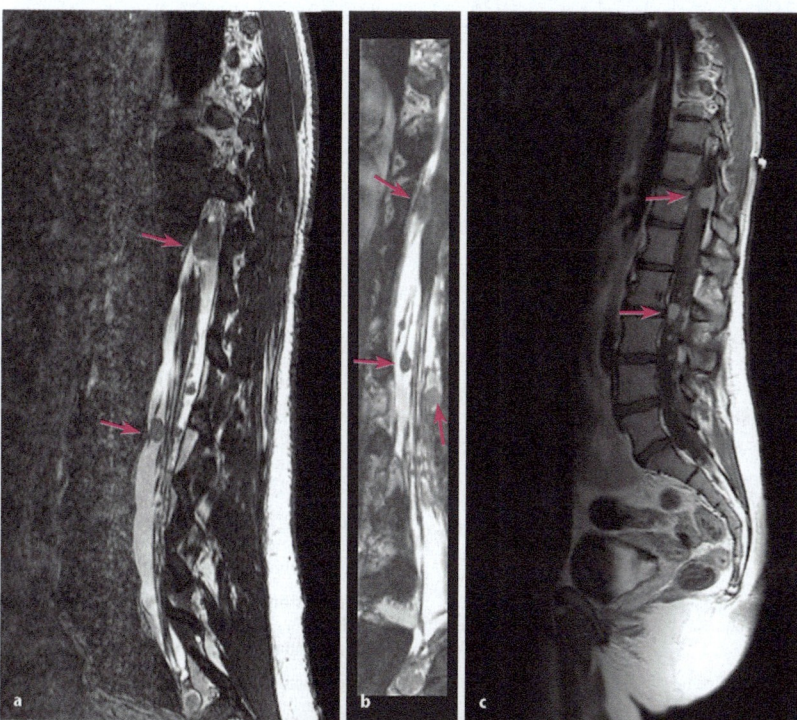

Abb. 16.13 a–d. Multiple Neurofibrome. a Sagittale und **b** koronare T2-gewichtete Sequenzen sowie **c** sagittale und **d** axiale T1-gewichtete Sequenzen nach KM-Gabe zeigen multiple Raumforderungen der Cauda equina und der Nervenwurzeln (*Pfeile*) mit einer deutlichen KM-Aufnahme

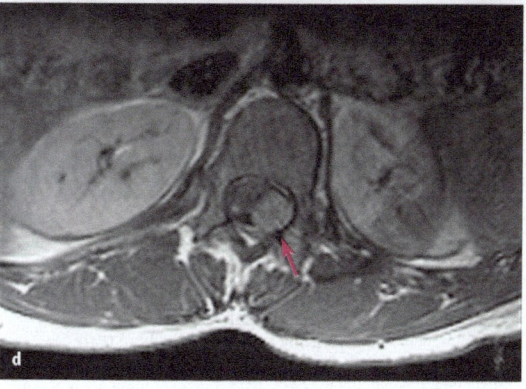

Darstellung, dem so genannten „target sign". Hier liegt in den peripheren Anteilen in der T2-Gewichtung eine hohe Signalintensität, in den zentralen Regionen des Tumors hingegen eine niedrigere Signalintensität vor. Plexiforme Neurofibrome wachsen meist flächig und weisen multiple hypointense Septierungen auf.

Nach Kontrastmittelgabe kommt es meist zu einem relativ homogenen Enhancement. Dies kann jedoch auch geringgradig oder etwas heterogen ausgeprägt sein.

Neurofibrosarkome sind meist durch ein rasches Wachstum gekennzeichnet. Ein Target Sign fehlt hier in der Regel.

Differenzialdiagnostisch ist an Abtropfmetastasen, eine inflammatorische Neuritis und an eine chronische interstitielle demyelinisierende Polyneuropathie (CIDP) zu denken.

Abbildung 16.12 a–c zeigt ein großes Schwannom bei einem jungen Patienten mit Rückenschmerzen. Das Neuroforamen ist deutlich aufgeweitet; der Tumor nimmt deutlich Kontrastmittel auf. Abbildung 16.13 a–d zeigt multiple Neurofibrome der Cauda equina bei einem 14-jährigen Mädchen mit einer Neurofibromatose vom Typ 1.

Merke

Nervenscheidentumoren sind meist weitgehend isointens zum Myelon in T1-gewichteten Sequenzen, hingegen oft hyperintens in T2-gewichteten Sequenzen. Es kann zu einem Target Sign kommen mit einer peripheren Hyperpintensität und zentralen Hypointensität in der T2-Gewichtung. In der Regel findet sich eine relativ homogene Kontrastmittelaufnahme.

Tabelle 16.3. Bildmorphologische Charakteristika von Tumoren der Wirbelsäule (extramedullär-extradural)

	Bevorzugte Lage	Bildmorphologische Charakteristika
Ewing Sarkom	Wirbelkörper	Permeativ wachsend Keine Knochenmatrix Oft Entzündungszeichen
Osteosarkom	Wirbelbögen	Permeativ wachsend Knöcherne Matrix Spiegelbildungen, wenn teleangiektatisch
Osteoblastom	Wirbelbögen	Schmale Übergangszone, Randsklerosierung Größe >1,5 cm Umgebungsreaktion möglich Spiegelbildungen möglich
Riesenzelltumoren	Wirbelkörper	Lytisch-expansiv Schmale Übergangszone Keine Randsklerose
Osteoidosteome	Wirbelbögen	Oft Skoliose, konkav zur Läsion Größe <1,5 cm Zentraler Nidus Ausgedehnte Umgebungsreaktion
Aneurysmatische Knochenzysten	Wirbelbögen	Expansiv Ausdünnung des Kortex Zystische Hohlräume mit Spiegeln
Langerhans-Zell-Histiozytose	Wirbelkörper	Lytische Läsion Wirbelkörpereinbruch Vertebra plana
Hämangiome	Wirbelkörper	Meist Zufallsbefund Meist hyperintens in der T1-Gewichtung Aggressive Form raumfordernd, selten

Tabelle 16.4. Bildmorphologische Charakteristika von extraspinalen Tumoren, die nach epidural wachsen können

	Bildmorphologische Charakteristika
Neuroblastische Tumoren	Neuroblastome, Ganglioneuroblastome, Ganglioneurome Oft aus dem Grenzstrang Ausbreitung durch die Neuroforamina nach epidural
Periphere PNET	Extraossäre Ewing-Sarkome Sehr heterogen Zystische und nekrotische Areale
Leukämien/Lymphome	Osteopenie mit Wirbelkörpereinbrüchen Epidurale Infiltrationen mit Raumforderung Epidural meist isointens zum Myelon Kräftige KM-Aufnahme
Extramedulläre Hämatopoiese	Bei schweren, chronischen Anämien Noduläre Raumforderungen Homogene KM-Aufnahme

16.3
Extradurale Tumoren

Bei extraduralen Tumoren kann es sich zum einen um Tumoren der Wirbelsäule handeln, die den Spinalkanal einengen. Hier ist bei Kindern u. a. an Ewing-Sarkome, Osteosarkome, eine Langerhans-Zell-Histiozytose und aneurysmatische Knochenzysten zu denken (Tabelle 16.3). Zum anderen kann es sich auch um Tumoren handeln, die außerhalb der Wirbelsäule liegen, die jedoch durch ein Wachstum nach intraspinal-extradural zu einer Einengung des Spinalkanals führen. Hier ist an Neuroblastome, Ganglioneurome, Leukämien und Lymphome sowie eine extramedulläre Hämatopoiese zu denken (Tabelle 16.4.).

16.3.1
Tumoren der Wirbelsäule

Tumoren der Wirbelsäule betreffen einen Grenzbereich zwischen muskuloskelettaler Radiologie und Neuroradiologie. Sie können den Spinalkanal und die Neuroforamina einengen und so zu neurologischen Symptomen im Sinne einer Myelopathie oder einer Nervenwurzelreizung führen. Zugleich muss man die klassischen Kennzeichen der Knochentumoren kennen, um die Tumoren richtig differenzieren zu können. Es sollte immer auf die Tumormatrix, die Übergangszone zum normalen Gewebe und eine mögliche Randsklerosierung geachtet werden. Zudem kann die Lage innerhalb des Wirbels Aufschluss über die Tumorentität geben.

Liegt eine Tumor der Wirbelsäule mit einer Einengung des Spinalkanals vor, so ist bei Kindern u. a. an Ewing-Sarkome, Osteosarkome, eine Langerhans-Zell-Histiozytose, aneurysmatische Knochenzysten, Osteoblastome und gelegentlich auch Riesenzelltumoren zu denken. Chordome sind bei Kindern sehr selten. Wir-

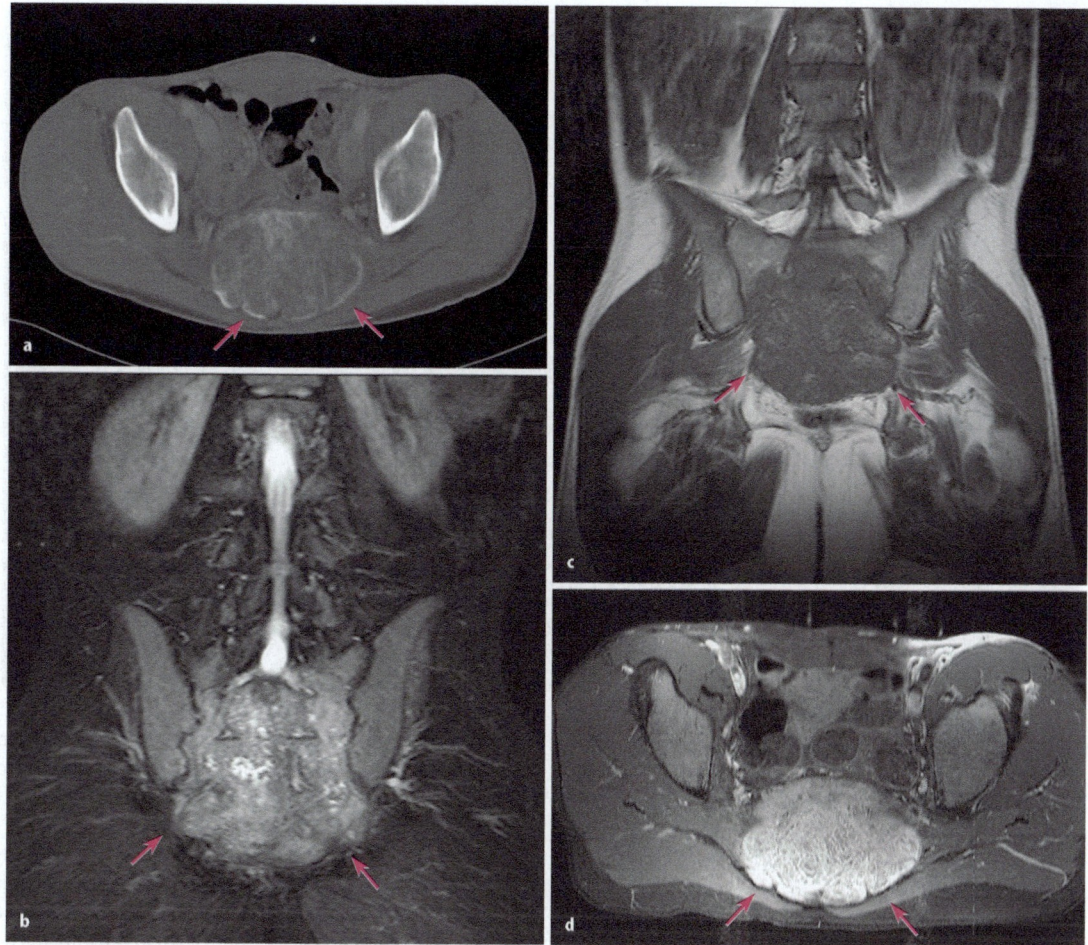

Abb. 16.14 a–d. Ewing-Sarkom des Os sacrum. a Die CT, b die koronare STIR-Sequenz, c die koronare T1-gewichtete Sequenz und d die axiale fettunterdrückte T1-gewichtete Sequenz nach KM-Gabe zeigen einen ausgedehnten Tumor des Os sacrum (*Pfeile*)

belkörperhämangiome sind zwar häufiger, führen aber nur sehr selten zu einer relevanten Einengung des Spinalkanals.

Ewing-Sarkome

Ewing-Sarkome sind bei Kindern relativ häufig – sie stellen nach den Osteosarkomen die zweithäufigsten Knochentumoren bei Kindern dar. Die Wirbelsäule ist meist im Rahmen einer Metastasierung beteiligt, sie kann aber auch der primäre Manifestationsort sein. Meist sind primär die Wirbelkörper betroffen. Gerade das Os sacrum ist oft involviert.

Klinisch werden die betroffenen Kinder am häufigsten durch Schmerzen auffällig. In vielen Fällen treten Fieber und weitere Entzündungszeichen hinzu, so dass differenzialdiagnostisch immer auch an eine Osteomyelitis bzw. eine Spondylodiszitis zu denken ist.

Computertomographisch stellen sich Ewing-Sarkome meist als permeativ wachsende Tumoren der Wirbelsäule dar. Oft lässt sich auch eine weichteilige Raumforderung abgrenzen. Diese weist keine Knochenmatrix auf und verkalkt nicht.

In der T1-Gewichtung stellen sich Ewing-Sarkome hypointens zum umgebenden Knochenmark dar, in der T2-Gewichtung sind sie meist hyperintens. Nach Kontrastmittelgabe kommt es zu einem Enhancement. Oft lassen sich jedoch auch Nekroseareale abgrenzen.

Differenzialdiagnostisch ist an eine Osteomyelitis und an eine Spondylodiszitis, aber auch an ein Osteosarkom, eine Langerhans-Zell-Histiozytose sowie an Lymphome, Leukämien und Neuroblastommetastasen zu denken.

Abbildung 16.14 a–d zeigt ein Ewing-Sarkom des Os sacrum bei einem jungen Mann. Abbildung 16.15 a–d stellt ein Rezidiv eines Ewing-Sarkoms mit Einengung des Spinalkanals bei einem 16-jährigen Jungen dar. Zudem liegen zahlreiche Wirbelkörpermetastasen vor.

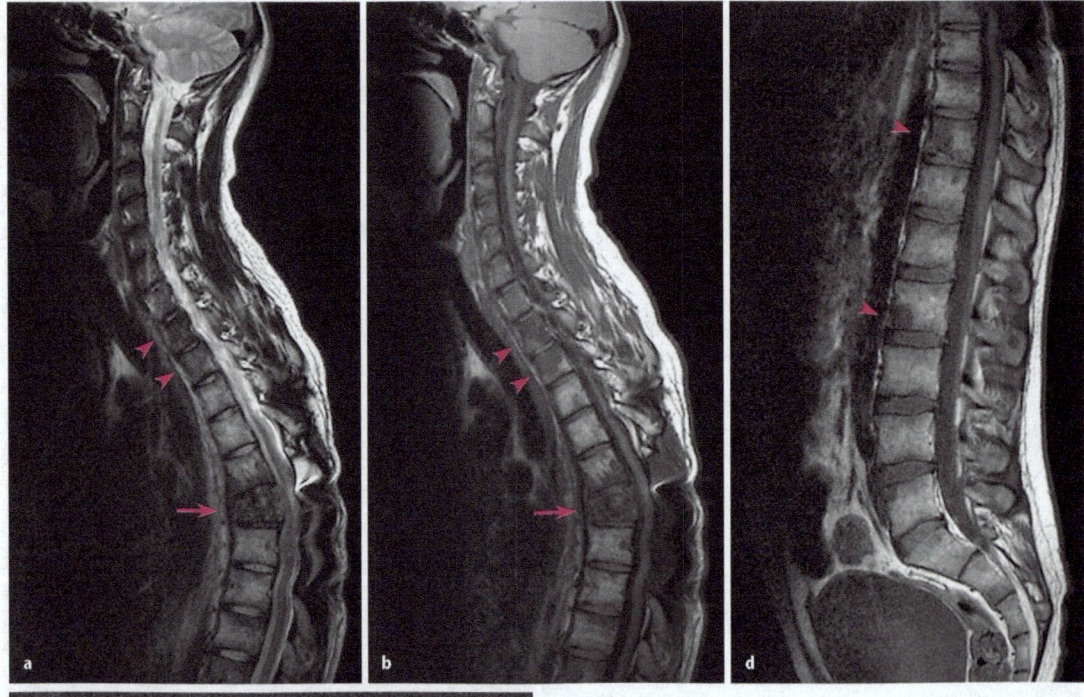

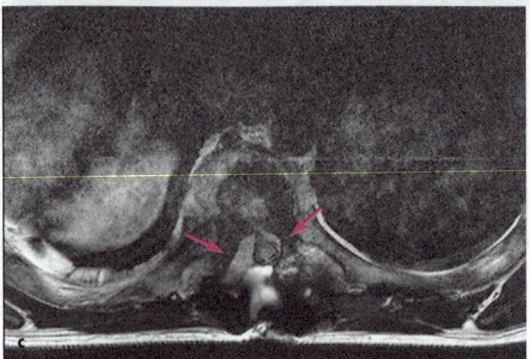

Abb. 16.15 a–d. Ewing-Sarkom, Rezidiv. a Sagittale T2-gewichtete und **b, d** sagittale und **c** axiale T1-gewichtete Sequenzen zeigen einen Rezidivtumor (*Pfeile*) im Bereich der BWS mit Einengung des Spinalkanals sowie zahlreiche Wirbelkörpermetastasen (*Pfeilspitzen*)

> **Merke**
>
> Spinale Ewing-Sarkome entstehen meist in den Wirbelkörpern. Besonders häufig ist das Os sacrum betroffen. Die Kinder leiden oft an Schmerzen und weisen Entzündungszeichen und Fieber auf. Das Wachstum ist permeativ.

Osteosarkome

Osteosarkome sind zwar die häufigsten Knochentumoren bei Kindern. Ein Auftreten im Bereich der Wirbelsäule ist bei Kindern allerdings außerordentlich selten, hier liegt das mittlere Alter höher als bei Osteosarkomen der Extremitäten. Spinale Osteosarkome gehen eher von den dorsalen Anteilen der Wirbelsäule, also beispielsweise von den Wirbelbögen, aus. Die Wirbelkörper können sekundär beteiligt sein.

Spinale Osteosarkome können lytisch oder sklerotisch sein. In der CT stellen sie sich in der Regel mit einem permeativ-mottenfraßartigen Wachstum dar. Eine native CT im Knochenkernel kann helfen, die knöcherne Tumormatrix und das Ausmaß der knöchernen Destruktion abzugrenzen. Die MRT ist hingegen geeignet, den Grad der Einengung des Spinalkanals zu beurteilen.

In der MRT stellen sich Osteosarkome in der Regel hypointens in der T1- und hyperintens in der T2-Gewichtung dar. Innerhalb des Tumors kann es auch zu Spiegelbildungen kommen, insbesondere wenn eine teleangiektatische Form in der Histologie vorliegt. Verkalkungen und Sklerosierungen sind hingegen in der T2-Gewichtung hypointens.

Differenzialdiagnostisch ist an Ewing-Sarkome, aneurysmatische Knochenzysten, Osteoblastome, Lymphome und Chondrosarkome zu denken.

Abbildung 16.16 a,b zeigt ein Osteosarkom des 5. Lendenwirbels bei einem jungen Erwachsenen.

> **Merke**
>
> Spinale Osteosarkome sind bei Kindern selten – das mittlere Alter liegt höher als bei Osteosarkomen der Extremitäten. Meist sind primär die posterioren Anteile der Wirbelsäule betroffen. Bei der teleangiektatischen Form kann es zu Spiegelbildungen kommen.

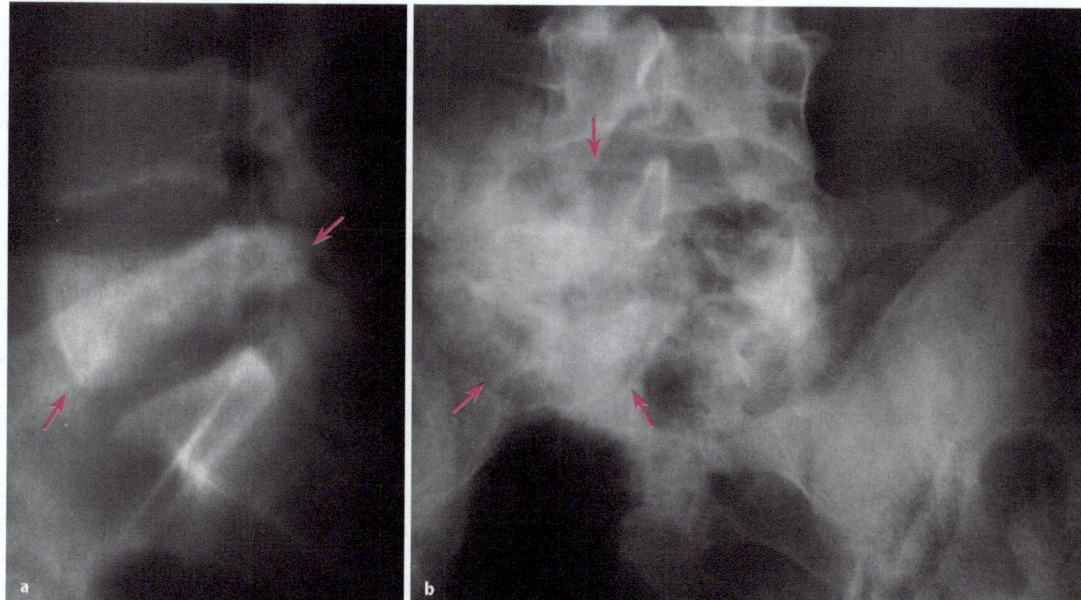

Abb. 16.16 a, b. Osteosarkom. Die konventionellen Röntgenaufnahmen zeigen einen Tumor des 5. Lendenwirbels mit Beteiligung von Wirbelbogen und Wirbelkörper (*Pfeile*)

Osteoblastome

Auch Osteoblastome der Wirbelsäule sind verhältnismäßig selten. Meist sind Jugendliche oder junge Erwachsene betroffen. Jungen erkranken häufiger als Mädchen. Klinisch werden spinale Osteoblastome meist durch Schmerzen symptomatisch, wobei Symptome einer Nervenwurzelkompression oder einer Myelopathie hinzutreten können.

Osteoblastome durchmessen in der Regel > 1,5 cm. In der CT stellen sie sich meist als gut umschriebene Raumforderung der Wirbelbögen dar. Sie können sich auch in den Wirbelkörper hinein ausdehnen. Die Übergangszone ist in der Regel schmal, meist besteht zudem eine Randsklerosierung. Eine Knochenmatrix kann, muss aber nicht vorliegen. Es gibt allerdings auch eine aggressive Unterform des Osteoblastoms, mit einer breiten Übergangszone und einer Zerstörung der Kortikalis. Zudem kann eine entzündliche Reaktion des umgebenden Knochens vorliegen.

In der MRT stellen sich Osteoblastome in der T1-Gewichtung meist hypointens, in der T2-Gewichtung meist hyperintens dar. Es kann zu Flüssigkeitsspiegeln kommen, was eine Differenzierung von aneurysmatischen Knochenzysten schwierig macht. Häufig liegt ein deutliches perifokales Ödem vor. Nach Kontrastmittelgabe zeigt sich ein variables Enhancement.

Differenzialdiagnostisch ist vor allem an Osteosarkome, Chondrosarkome, aneurysmatische Knochenzysten, Chordome, Osteoidosteome und eine Osteomyelitis zu denken.

> **Merke**
>
> Osteoblastome entstehen meist im Wirbelbogen und durchmessen > 1,5 cm. Außer bei aggressiven Unterformen findet sich eine randscharfe Begrenzung mit Sklerosierung. Oft besteht jedoch eine deutliche inflammatorische Reaktion des umliegenden Gewebes.

Riesenzelltumoren

Riesenzelltumoren sind bei Kindern ebenfalls relativ selten. Meist sind Jugendliche oder junge Erwachsene betroffen. Sie können in den Wirbelkörpern oder vor allem im Os sacrum auftreten. Die betroffenen Kinder klagen meist über Rückenschmerzen, die oft nachts am meisten ausgeprägt sind. In etwa einem Drittel der Fälle kommt es zu pathologischen Frakturen.

In der CT stellen sich Riesenzelltumoren als lytische, expansiv wachsende Läsionen dar. Sie haben eine schmale Übergangszone, wobei der Rand meist nicht sklerosiert ist. Eine knöcherne Matrix fehlt, gelegentlich lassen sich jedoch noch residuale Knochentrabekel abgrenzen.

In der T1-Gewichtung stellen sich Riesenzelltumoren mit einer niedrigen bis intermediären Signalintensität dar, in der T2-Gewichtung mit einer hohen bis intermediären Signalintensität. Gelegentlich kann es zu Hämorrhagien mit Hämosiderinablagerungen kommen. Nach Kontrastmittelgabe zeigt sich meist ein heterogenes Enhancement. Oft lassen sich Nekrosezonen abgrenzen.

Differenzialdiagnostisch ist vor allem an Osteosarkome, aneurysmatische Knochenzysten, Osteoblastome und einen Hyperparathyreoidismus zu denken.

Merke

Spinale Riesenzelltumoren entstehen in der Regel in den Wirbelkörpern oder im Os sacrum. Sie wachsen als expansive lytische Tumoren mit einer schmalen Übergangszone und einer meist fehlenden Randsklerosierung.

Osteoidosteome

Osteoidosteome sind gutartige, Osteoid produzierende Tumoren. Sie treten vor allem bei Jugendlichen auf. Die betroffenen Patienten leiden meist an nächtlichen Schmerzen, die sehr gut auf nichtsteroidale Antiphlogistika, wie z. B. Acetylsalicylsäure, ansprechen. Oft bildet sich durch Muskelverspannungen eine Skoliose aus, die zur Seite des Tumors hin konkav ist.

Spinale Osteoidosteome treten fast immer in den Wirbelbögen auf. Am häufigsten sind sie im Bereich der Lendenwirbelsäule. Die meisten Osteoidosteome durchmessen < 1,5 cm.

In der CT stellt sich in der Regel ein zentraler, primär strahlentransparenter Nidus dar, der variabel ossifiziert sein kann. Umgebend zeigt sich meist eine ausgeprägte reaktive Sklerose. Auch die angrenzenden Knochen weisen bisweilen eine vermehrte Sklerosierung auf.

In der MRT zeigt der Nidus eine variable Signalintensität – er kann in der T2-Gewichtung hyper- oder hypointens sein. Umgebend findet sich meist ein deutliches perifokales Ödem. Es ist meist ausgedehnter als der Tumor selbst und kann auch angrenzende Knochen betreffen.

Nach Kontrastmittelgabe kommt es in dynamischen Sequenzen im Bereich des Nidus meist zu einem raschen Enhancement, wohingegen die perifokal-reaktive Zone langsamer Kontrastmittel aufnimmt. Insgesamt wird die Diagnose in der MRT relativ häufig verpasst.

Differenzialdiagnostisch ist an Osteoblastome zu denken, die allerdings meist größer sind als Osteoidosteome. Auch an eine Osteomyelitis, Wirbelbögenfrakturen oder Osteolysen, aber auch an ein Ewing-Sarkom oder ein Osteosarkom ist zu denken.

Abbildung 16.17 a–c zeigt ein Osteoidosteom des Wirbelbogens bei einem 15-jährigen Jungen mit nächtlichen Rückenschmerzen. Es findet sich eine ausgeprägte Umgebungsreaktion mit Sklerose und Ödem.

Merke

Osteoidosteome führen meist zu nächtlichen Schmerzen, die gut auf nichtsteroidale Antiphlogistika ansprechen. Oft liegt eine zur Seite des Tumors konkave Skoliose vor. In der Regel zeigen sich ein zentraler Nidus und eine ausgedehnte reaktive perifokale Zone mit Ödem.

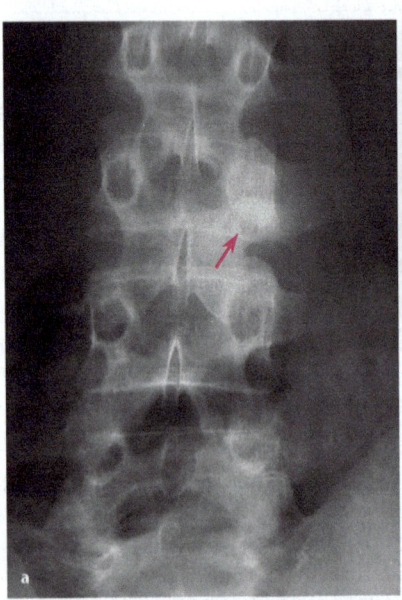
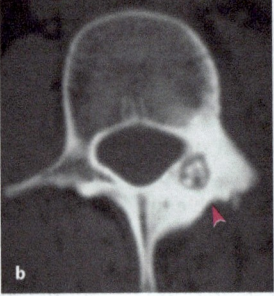
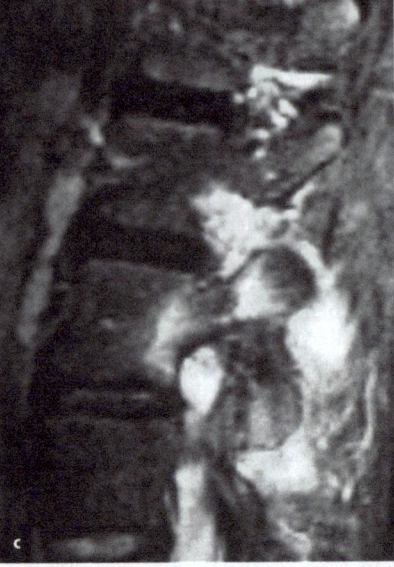

Abb. 16.17 a–c. Osteoidosteom. a Die Röntgenaufnahme zeigt eine Verdichtung des linken Wirbelbogens des 3. LWK (*Pfeil*) und eine rechtskonvexe Skoliose. **b** In der CT finden sich ein zentraler Nidus (*Pfeilspitze*) und eine deutliche umgebende Sklerosierung. **c** In der sagittalen STIR-Sequenz stellt sich ein deutliches perifokales Ödem dar

Aneurysmatische Knochenzysten

Aneurysmatische Knochenzysten sind benigne Knochenläsionen, die dünnwandige, mit Blut gefüllte Hohlräume enthalten. Sie treten meist bei Kindern und Jugendlichen auf. Die betroffenen Patienten leiden oft an nächtlichen Schmerzen und auch an einer Skoliose. Es kann auch zu Kompressionen der Nervenwurzeln und des Myelons kommen.

Aneurysmatische Knochenzysten entstehen in den Wirbelbögen, sie dehnen sich jedoch oft in den Wirbelkörper aus.

In der CT stellen sie sich als expansive Läsionen dar, die zu einer Ausdünnung des Kortex führen. Innerhalb des Tumors stellen sich Flüssigkeitsspiegel dar, bisweilen lassen sich auch dünne knöcherne Septen abgrenzen.

In der MRT zeigen sich typischerweise zystische Hohlräume, die aufgrund von Blutabbauprodukten Flüssigkeitsspiegel enthalten. Die Signalgebung ist dabei variabel. Nach Kontrastmittelgabe findet sich in der Regel ein Enhancement der Septen.

Differenzialdiagnostisch ist vor allem an teleangiektatische Osteosarkome, aber auch an Osteoblastome und Riesenzelltumoren zu denken.

Merke

Aneurysmatische Knochenzysten weisen typischerweise multiple Flüssigkeitsspiegel innerhalb zystischer Hohlräume auf. Sie entstehen in den Wirbelbögen, können sich aber in den Wirbelkörper ausdehnen.

Langerhans-Zell-Histiozytose

Die Langerhans-Zell-Histiozytose besteht aus den Unterformen des eosinophilen Granuloms, der Hand-Schüller-Christian-Erkrankung und der Abt-Letterer-Siwe-Erkrankung. Das eosinophile Granulom ist die häufigste Form mit der besten Prognose.

Eine spinale Manifestationen kann allerdings bei allen 3 Erkrankungsformen auftreten. Sie kann asymptomatisch sein, oder zu Schmerzen und auch Zeichen einer Nervenwurzelreizung oder einer Myelopathie führen.

Bei einer spinalen Beteiligung einer Langerhans-Zell-Histiozytose kommt es zu einer lytischen Läsion mit einem Zusammenbruch des Wirbelkörpers. Eine weichteildichte Raumforderung kann sich nach epidural ausdehnen. Nach Kontrastmittelgabe zeigt sich ein deutliches Enhancement.

Im weiteren Verlauf kommt es zu einer Vertebra plana. Die Bandscheiben von 2 angrenzenden Zwischenwirbelräumen scheinen direkt aneinander zu liegen.

Differenzialdiagnostisch ist an ein Ewing-Sarkom, eine Osteomyelitis, eine Leukämie oder auch an einen Riesenzelltumor zu denken.

Abbildung 16.18 a–c zeigt eine Langerhans-Zell-Histiozytose eines Brustwirbels bei einem 11-jährigen Mädchen. Es ist zu einer Vertebra plana gekommen.

Merke

Eine Langerhans-Zell-Histiozytose kann bei Kindern zu einer pathologischen Wirbelkörperfraktur führen. Es kommt typischerweise im Verlauf zu einer Vertebra plana.

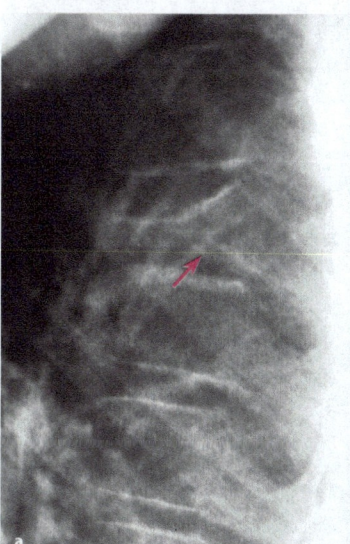
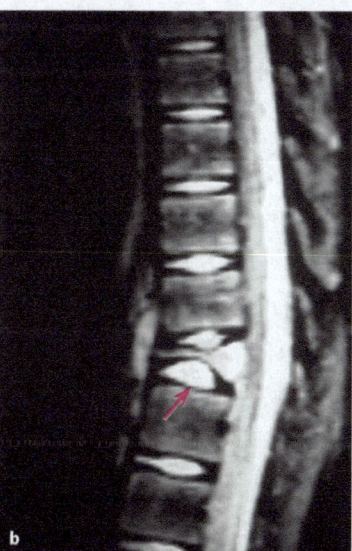
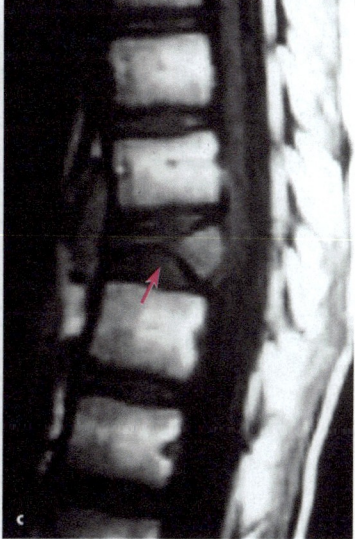

Abb. 16.18 a–c. Langerhans-Zell-Histiozytose. a Die seitliche Röntgenaufnahme und die sagittalen **b** T2- und **c** T1-gewichteten Sequenzen zeigen eine Beteiligung eines BWK mit Ausbildung einer Vertebra plana (*Pfeile*). Der Spinalkanal ist nur gering eingeengt

Wirbelkörperhämangiome

Wirbelkörperhämangiome sind sehr häufige, benigne Tumoren, die meist nur als Zufallsbefunde bemerkt werden. Es gibt jedoch eine aggressive Unterform, die zu einer Ausdehnung in den Epiduralraum führen kann. Im Zuge eines raumfordernden Effekts kann es zu einer Einengung des Spinalkanals mit Kompression des Myelons kommen. Bei aggressiven Hämangiomen werden die betroffenen Patienten durch Schmerzen, Zeichen der Myelopathie und Nervenwurzelreizungen klinisch auffällig.

Hämangiome stellen sich in der CT als hypodense Läsionen des Wirbelkörpers dar, mit rarefizierten, verdickten Trabekeln. Hierdurch entsteht in der axialen Schichtführung ein typisches, „gepunktetes" Muster. Die Binnenstruktur wird auch als „kordstoffartig" bezeichnet.

In der MRT stellen sich einfache Hämangiome typischerweise fetthaltig dar. Sie sind sowohl in der T1- als auch in der T2-Gewichtung hyperintens. Selten können sie allerdings auch hypo- bis isointens in der T1-Gewichtung sein.

Aggressive Hämangiome sind in der T1-Gewichtung hingegen meist hypo- bis isointens, in der T2-Gewichtung hyperintens. Oft kommt es zu einer Ausdehnung nach epidural oder zu einer pathologischen Fraktur. Spinalkanal und Neuroforamina können eingeengt sein.

> **Merke**
>
> Einfache spinale Hämangiome sind häufige Zufallsbefunde. Sie stellen sich meist in der T1- und in der T2-Gewichtung hyperintens dar, können aber auch einmal hypo- oder isointens in der T1-Gewichtung sein. Aggressive Hämangiome können Spinalkanal oder Neuroforamina einengen; sie sind in der T1-Gewichtung meist hypo- bis isointens.

16.3.2 Extraspinale Tumoren mit epiduraler Invasion

Auch außerhalb der Wirbelsäule gelegene Tumoren können nach intraspinal wachsen und so zu neurologischen Symptomen führen. Es kann zu einer Kompression des Rückenmarks mit Zeichen der Myelopathie oder zu einer Einengung der Neuroforamina mit Nervenwurzelsymptomen kommen.

Neuroblastische Tumoren

Zu den neuroblastischen Tumoren zählt das Spektrum aus Neuroblastomen, Ganglioneuroblastomen und Ganglioneuromen.

Ganglioneurome bestehen vorwiegend aus reifen Ganglionzellen. Sie sind die gutartigsten der neurobla-

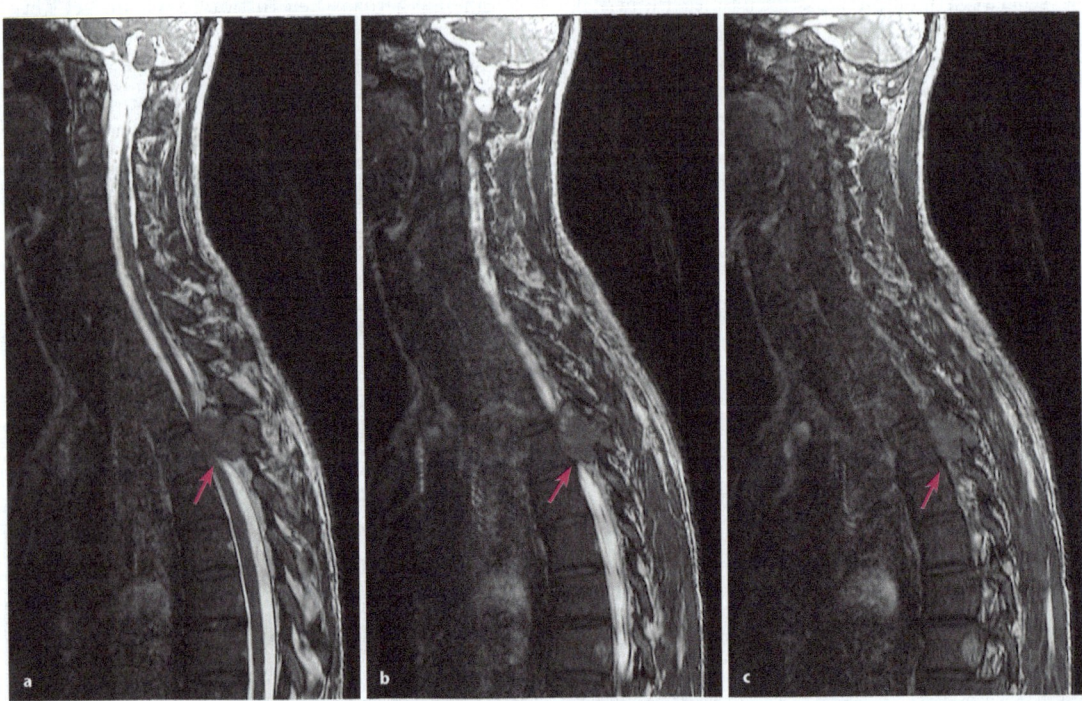

Abb. 16.19 a–c. Ganglioneuroblastom. Die sagittalen T2-gewichteten Sequenzen zeigen einen Tumor, der sich durch das Neuroforamen nach intraspinal ausdehnt und das Myelon komprimiert

stischen Tumoren. Im Gegensatz zu Neuroblastomen sind meist ältere Kinder oder junge Erwachsene betroffen. Ganglioneurome entstehen am häufigsten im hinteren Mediastinum, können aber auch abdominell auftreten. Sie metastasieren nicht, können aber durch die Neuroforamina per continuitatem nach intraspinal einwachsen.

Ganglioneuroblastome liegen von ihrem Differenzierungsgrad her zwischen Ganglioneuromen und Neuroblastomen. Sie sind insgesamt recht selten und treten vor allem bei jungen Kindern auf. Auch sie kommen am häufigsten im Bereich des hinteren Mediastinums und abdominell vor. Im Gegensatz zu Ganglioneuromen können sie jedoch auch in den Knochen metastasieren. Zudem können sie sich auch per continuitatem durch die Neuroforamina nach intraspinal ausbreiten.

Abbildung 16.19 a–c zeigt ein Ganglioneuroblastom bei einem jungen Mädchen, das sich durch ein Neuroforamen nach intraspinal ausdehnt und zu einer Kompression des Myelons geführt hat.

Neuroblastome sind im Kindesalter verhältnismäßig häufige Tumoren, die im sympathischen Nervensystem entstehen. Am häufigsten liegen sie im Nebennierenmark oder im Grenzstrangbereich. Zu einer spinalen Beteiligung kann es durch eine direkte Invasion oder durch eine spinale Metastase kommen. Die betroffenen Kinder sind meist im Säuglings- oder Kleinkindalter. Ein Auftreten nach dem Alter von 10 Jahren ist selten.

In der MRT stellen sich paraspinale neuroblastische Tumoren in der T1-Gewichtung hypo- bis isointens und in der T2-Gewichtung hyper- bis isointens dar. Es können Einblutungen und Nekrosen vorliegen. Nach Kontrastmittelgabe kommt es zu einem heterogenen Enhancement. In der CT können sich kleinfleckige Verkalkungen finden.

Differenzialdiagnostisch ist vor allem an Ewing-Sarkome und an Lymphome zu denken

Merke

Zu den neuroblastischen Tumoren zählen Neuroblastome, Ganglioneuroblastome und Ganglioneurome. Sie können sich durch die Neuroforamina nach intraspinal ausbreiten.

Periphere primitive neuroektodermale Tumoren

Periphere PNET wurden früher als extraossäre Ewing-Sarkome bezeichnet. Prinzipiell können sie in jeder Körperregion entstehen. Wenn sie paraspinal auftreten, können sie durch Neuroforamina nach epidural wachsen. Sie können allerdings auch intraspinal extramedullär auftreten.

In der MRT stellen sich periphere PNET meist sehr heterogen dar. Es lassen sich oft nekrotische oder zystische Anteile abgrenzen. Die soliden Anteile sind meist hypointens im Vergleich zum Rückenmark in der T1-Gewichtung und hyperintens in der T2-Gewichtung. Nach Kontrastmittelgabe kommt es zu einem variablen Enhancement.

Differenzialdiagnostisch ist vor allem an neuroblastische Tumoren, aber auch an Leukämien und Lymphome zu denken.

Merke

Periphere PNET wurden früher als extraossäre Ewing-Sarkome bezeichnet. Von ihrer Binnenstruktur her sind sie meist deutlich heterogen.

Lymphome und Leukämien

Leukämien können zu einer diffusen Beteiligung der Wirbelsäule mit einer Osteopenie führen. Es kann zu lytischen Läsionen und pathologischen Frakturen kommen. Zudem können epidurale Tumoren auftreten, die zu einer Einengung des Spinalkanals mit Kompression des Myelons und Myelopathie führen können. In den meisten Fällen sind sie allerdings asymptomatisch. Epidurale leukämische Raumforderungen werden bei einer akuten myeloischen Leukämie auch als Chlorome oder granulozytische Sarkome bezeichnet. Sie können auch über mehrere spinale Segmente hinweg reichen.

Auch Lymphome können zu epiduralen Raumforderungen führen, die den Spinalkanal einengen und das Myelon komprimieren können. Zudem können sie auch eine Beteiligung der knöchernen Wirbelsäule verursachen.

Epidurale Manifestationen von Leukämien und Lymphomen stellen sich meist isointens zum Rückenmark dar. Nach Kontrastmittelgabe kommt es zu einem kräftigen, homogenen Enhancement. Bei einer Leukämie kommt es zudem häufig zu einer Signalminderung des Knochenmarks in den Wirbelkörpern in den T1-gewichteten Sequenzen. Allerdings kann bei kleinen Kindern auch physiologisch noch hämatopoietisches Knochenmark und daher eine physiologisch niedrige Signalintensität und evtl. auch eine Kontrastmittelaufnahme vorliegen – dies ist für eine leukämische Infiltration nicht spezifisch.

Differenzialdiagnostisch ist vor allem an periphere PNET und an neuroblastische Tumoren zu denken.

Merke

Leukämien und Lymphome können zu epiduralen Manifestationen und auch zu diffusen knöchernen Beteiligungen der Wirbelsäule führen. Bei jungen Kindern kann physiologisch noch hämatopoietisches Mark in der Wirbelsäule vorliegen, mit einer Signalminderung in der T1-Gewichtung und evtl. auch einer Kontrastmittelaufnahme.

Extramedulläre Hämatopoiese

Zu einer extramedullären Hämatopoiese kommt es im Rahmen schwerer, chronischer Anämien. Eine paravertebrale, extramedulläre Hämatopoiese ist bei Kindern relativ selten. Sie tritt vorwiegend bei Kindern mit einer Thalassämie auf. Selten kommt es zu einer epiduralen extramedullären Hämatopoiese, die zu einer Einengung des Spinalkanals und zu einer Kompression des Rückenmarks führen kann. Auch die Nervenwurzeln können komprimiert werden.

Eine extramedulläre Hämatopoiese führt in der Regel zu nodulären Raumforderungen, die in der T1-Gewichtung meist isointens, in der T2-Gewichtung oft leicht hyperintens zum Myelon sind. Nach Kontrastmittelgabe kommt es zu einem meist homogenen Enhancement, das meist gering- bis mittelgradig ist. Das Knochenmark stellt sich in der Regel in allen Sequenzen diffus hypointens dar.

Differenzialdiagnostisch ist an neuroblastische Tumoren, periphere PNET und Lymphome bzw. Leukämien zu denken.

> **Merke**
>
> Eine extramedulläre Hämatopoiese ist im Kindesalter selten, kann jedoch bei einer Thalassämie auftreten. Es kann zu paravertebralen nodulären Raumforderungen kommen, selten einmal auch mit epiduralen Anteilen.

Weiterführende Literatur

Fine MJ, Kricheff II, Freed D, Epstein FJ (1995) Spinal cord ependymomas: MR imaging features. Radiology 197: 655–658

Hähnel S, Sartor K (1997) Tumoren des kraniozervikalen Übergangs. RöFo 167: 331–336

Houten J, Cooper P (2000) Spinal cord astrocytomas. Presentation, management and outcome. J Neurooncol 47: 219–224

Houten J, Weiner H (2000) Pediatric intramedullary spinal cord tumors: special considerations. J Neurooncol 47: 225–230

Jallo G, Freed D, Epstein F (2003) Intramedullary spinal cord tumors in children. Childs Nerv Syst 19: 641–649

Die Augen des Kindes

Embryologische Entwicklung der Augen

Wie schon im Kap. 1, „Embryologische Entwicklung des Gehirns" angedeutet, stülpen sich bereits zu Anfang der 4. Entwicklungswoche 2 kleine Bläschen aus dem dienzephalen Anteil des Neuralrohrs – dies kennzeichnet den Beginn der Entwicklung der Augen (Schema 17.1). Im Verlauf dieser Entwicklungswoche verdichtet sich das darüber liegende Ektoderm schließlich zur Linsenplakode. Darunter nimmt das neuronale Gewebe an Volumen zu, um die Anlage der Retina zu bilden. Wenig später wird das Augenbläschen zum doppelwandigen Augenbecher. Zwischen den beiden Wänden liegt anfangs ein Spaltraum, analog zum Ventrikelsystem des Gehirns (vgl. Schema 17.2 a, b). Dieser verschließt sich im weiteren Verlauf wieder, sodass die beiden Wände direkt aneinander zu liegen kommen.

Im Bereich des Augenbecherstiels besteht eine Augenbecherspalte, in der die A. hyaloidea verläuft (vgl. Schema 17.2 a, b). Durch die Augenbecherspalte wandert außerdem Mesenchym in den Augenbecher. Aus diesem Gewebe entsteht schließlich der Glaskörper. Die Linsenplakode wird im weiteren Verlauf zum Linsengrübchen und wenig später zum Linsenbläschen, das sich in den Augenbecher hineinlegt. In der 7. Woche umschließen die vorderen Anteile des Augenbechers die Linse und bilden hier den Ziliarkörper. Zugleich entsteht die Anlage des Pigmentepithels der Retina im hinteren, äußeren Anteil des Augenbechers.

Zwischen Augenbecher und dem darüber liegenden Epithel wandern schließlich Mesenchym und ektodermale Epithelzellen ein – hieraus entstehen die äußeren Augenmuskeln. Zudem bildet sich aus der inneren Schicht des Mesenchyms die stark vaskularisierte Aderhaut (Choroidea), während aus der äußeren Schicht die Sklera wird.

Der Augenbecherstiel wird schließlich zum N. opticus; die A. hyaloidea verläuft in seinem Zentrum. Die Augenlider entstehen in der 7. Woche, verkleben aber rasch wieder miteinander. Erst im 7. Monat öffnet der Fetus wieder seine Lider.

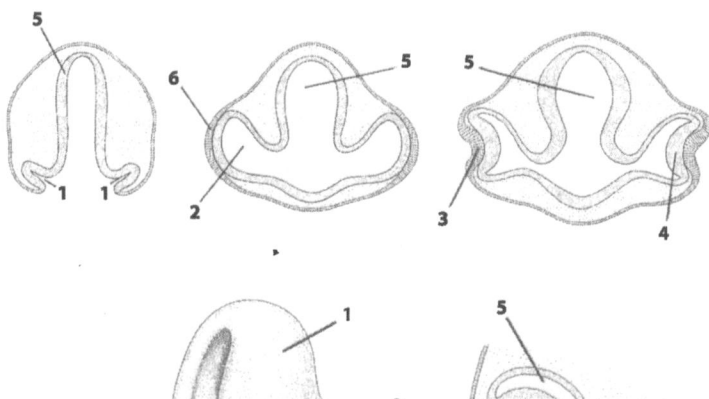

Schema 17.1. Embryonalentwicklung der Augen von etwa der 4. bis zur 5. Gestationswoche. Anfänglich stülpen sich die Augenfurchen ein. Diese werden zu den Augenbläschen und schließlich zu den Augenbechern. (1 Augenfurchen, 2 Augenbläschen, 3 Linsenplakode, 4 beginnende Einstülpung des Augenbechers, 5 Prosenzephalon, 6 Oberflächenektoderm)

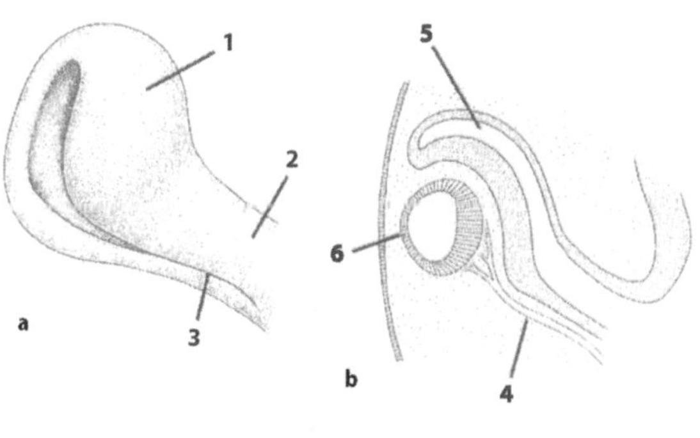

Schema 17.2 a, b. Embryonalentwicklung der Augen in etwa der 6. Gestationswoche. Das Augenbläschen hat sich bereits zum doppelwandigen Augenbecher umgewandelt. Der Sehventrikel lässt sich noch als Spaltraum abgrenzen. In der Augenbecherspalte verläuft die A. hyaloidea. (1 Augenbecher, 2 Augenbecherstiel, 3 Augenbecherspalte, 4 A. hyaloidea, 5 Sehventrikel, 6 Linsenbläschen)

Weiterführende Literatur

Barkovich AJ (2000) Normal development. In: Barkovich AJ (ed) Pediatric Neuroimaging, 3rd edn. Lippincott, Williams & Wilkins, Philadelphia/PA, pp 13–69

Sadler TW, Langman J (1998) Medizinische Embryologie. Die normale menschliche Entwicklung und ihre Fehlbildungen, 9. Aufl. Thieme, Stuttgart

Kongenitale Malformationen des Auges

Nicht selten treten Malformationen des Auges gemeinsam mit anderen kongenitalen Erkrankungen des Nervensystems auf. Meist sind die Augen auf den MRT- oder CT-Untersuchungen zumindest partiell mit dargestellt. Doch zu häufig wird ihnen keine Beachtung geschenkt. Um nicht schwerwiegende Fehlbildungen des Auges zu übersehen, sollte man mit der Embryonalentwicklung des Auges und den wichtigsten Fehlbildungen vertraut sein und den Augen, sofern sie in der Untersuchung mit dargestellt sind, einen kurzen, oder auch längeren, Blick widmen. Tabelle 18.1 fasst die kongenitalen Malformationen des Auges zusammen.

18.1 Anophthalmie

Bei der Anophthalmie fehlen entweder ein oder beide Augen. Es gibt eine sehr seltene Form, die primäre Anophthalmie – hier wird das Auge gar nicht angelegt. Die Ursache beruht wahrscheinlich auf einem Gendefekt. Die sekundäre Anophthalmie ist etwas häufiger und beruht auf einer intrauterinen Schädigung in der 4. Woche, also der Woche, in der die entscheidenden ersten Vorgänge der Augenentwicklung beginnen. Hier kommen vor allem ein Rötelninfektion, Störungen des Vitamin-A-Stoffwechsels und fokale vaskuläre Insulte infrage. Die Anophthalmie ist in der Regel mit schweren intrakraniellen Fehlbildungen verbunden.

In der Schnittbildgebung fehlen bei der Anophthalmie sowohl der Bulbus selbst als auch der N. opticus. Die Tränendrüsen und die äußere Augenmuskulatur sind hingegen angelegt. Insgesamt ist die Anophthalmie sehr selten, meist liegt eher eine stark ausgeprägte Form der Mikrophthalmie vor, mit einer zumindest rudimentären Augenanlage.

Merke

Die Anophthalmie ist sehr selten. Bei ihr fehlt der Bulbus – einschließlich des N. opticus – auf einer oder auf beiden Seiten vollständig.

Tabelle 18.1. Kongenitale Fehlbildungen des Auges

Gruppe		Veränderungen in der MRT oder CT
Anophthalmie		Vollständiges Fehlen der Augenanlage
		Kein Nachweis von Bulbus oder N. opticus
Mikrophthalmie	Persistierender hyperplastischer primärer Glaskörper	Vermindertes Volumen des Bulbus
		Sagittal verlaufende bindegewebige Membran
	Kolobome	Unvollständiger Verschluss der Augenbecherspalte
		Wenn im Bereich der Papille des N. opticus: Morning-glory-Syndrom
	Retinopathie des Frühgeborenen	Exsudate und Narbenbildung
		Chronische Netzhautablösungen
Makrophthalmie		Meist als Folge eines kongenitalen Glaukoms (Buphthalmos)
		Vergrößerung des Augapfels, evtl. längsovale Form
Morbus Coats		Gefäßfehlbildung der Retina
		Exsudate und Netzhautablösungen
		Meist einseitig

18.2 Mikrophthalmie

Bei der Mikrophthalmie ist das Auge zwar angelegt, aber deutlich zu klein. Die Mikrophthalmie ist deutlich häufiger als die Anophthalmie. Auch bei der Mikrophthalmie gibt es primäre und sekundäre Formen. Ursachen der Mikrophthalmie sind primäre Hypoplasien des Auges, ein persistierender primärer Glaskörper, verschiedene intrauterine Infektionen, insbesondere auch die konnatale Rötelninfektion, metabolische und chromosomale Störungen. Bei den metabolischen Störungen ist vor allem an das Lowe-Syndrom zu denken (siehe Kap. 4, „Metabolische Erkrankungen des kindlichen Gehirns"). Sekundäre Formen treten vor allem bei Frühgeborenen auf und beruhen meist auf einer Retinopathie oder auf Infektionen.

Einige der Unterformen der Mikrophthalmie, die in ihrer Darstellung in der MRT recht charakteristisch sind, sollen im Folgenden besprochen werden.

Abbildung 18.1 a–e zeigt eine sehr ausgeprägte, bilaterale Mikrophthalmie bei einem neugeborenen Mädchen. Der N. opticus ist beidseits angelegt, die Bulbi sind deutlich volumengemindert. Auf der einen Seite fehlt die Linse, auf der anderen ist sie angelegt.

18.2.1 Persistierender, hyperplastischer primärer Glaskörper

Liegt ein persistierender, hyperplastischer primärer Glaskörper vor, so haben sich das Bindegewebe des primären Glaskörpers und die A. hyaloidea, die initial den Glaskörper versorgt, im Zuge der Entwicklung nicht zurückgebildet. Klinisch fallen bei den betroffenen Kindern eine Leukokorie und eine Mikrophthalmie auf.

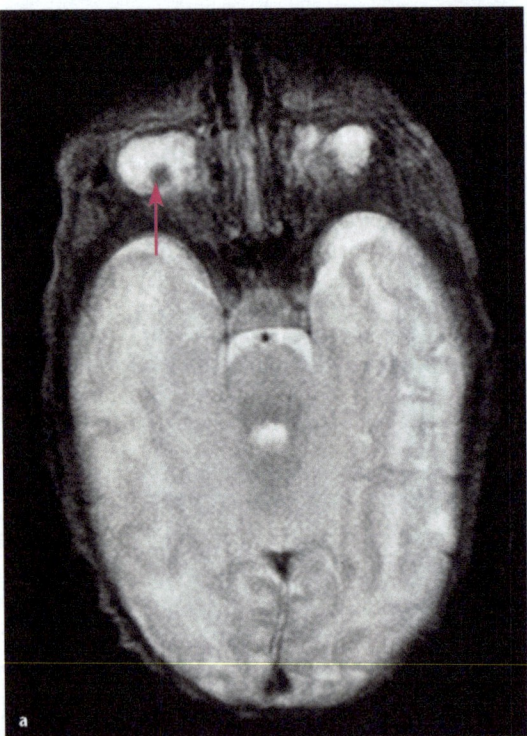

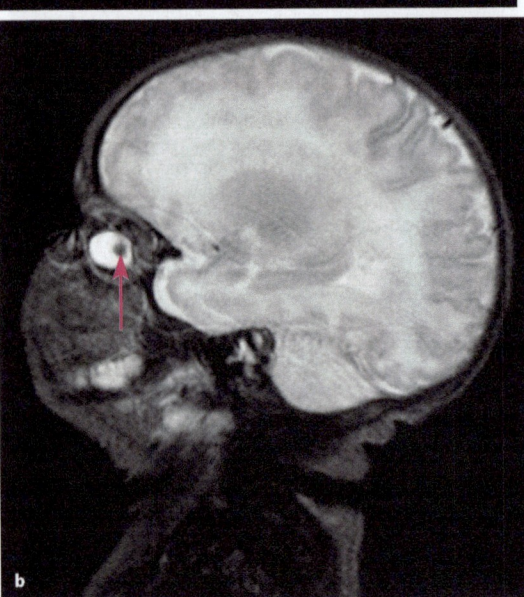

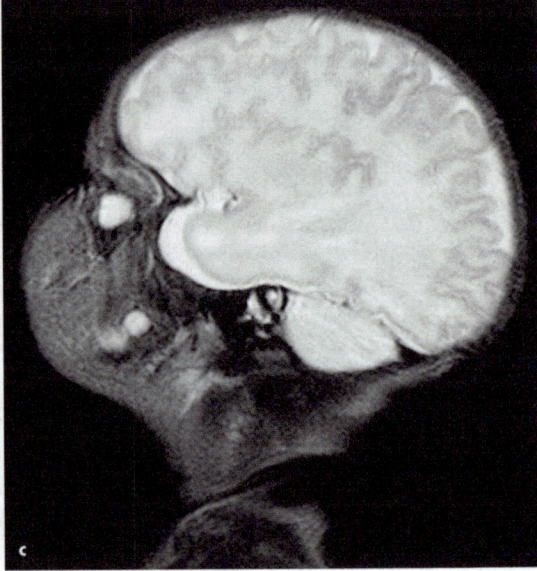

Abb. 18.1. T2-gewichtete **a** axiale und **b, c** sagittale Aufnahmen sowie axiale **d** FLAIR- und **e** T1-gewichtete Aufnahmen bei einem neugeborenen Mädchen mit **bilateraler Mikrophthalmie**. Der N. opticus ist beidseits angelegt, der Bulbus deutlich größenreduziert. Auf der einen Seite ist die Linse angelegt, jedoch luxiert (*Pfeile*), auf der anderen Seite ist sie nicht angelegt

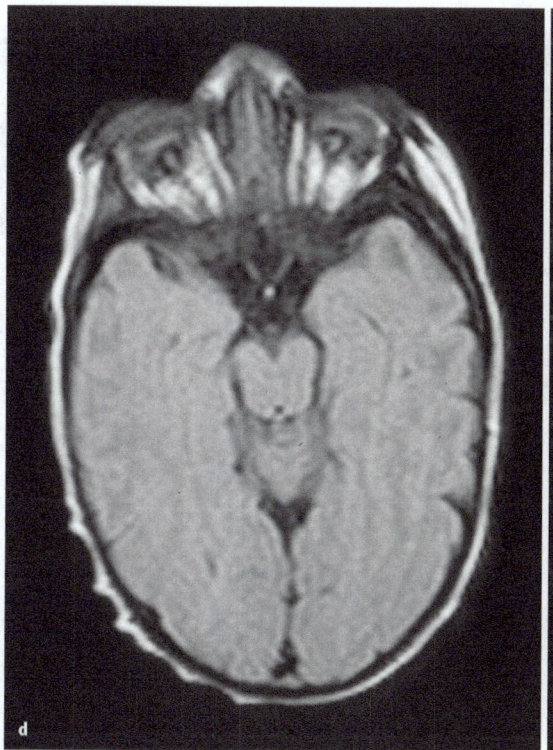
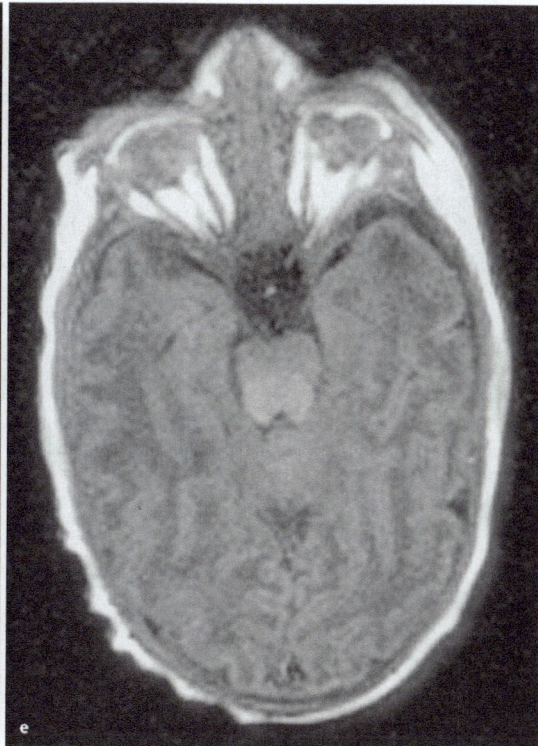

Abb. 18.1 d, e

In der CT- oder MRT-Untersuchung zeigt sich außer der Mikrophthalmie vor allem ein sagittal verlaufendes bindegewebiges Septum. Wichtig ist vor allem, ein Retinoblastom nicht mit einem persistierenden, hyperplastischen primären Glaskörper zu verwechseln, und umgekehrt. Beide werden klinisch durch eine Leukokorie auffällig. Es ist wichtig, bei der Diagnose eines persistierenden, hyperplastischen primären Glaskörpers immer auf das Vorliegen des vertikalen Septums zu achten.

Abbildung 18.2 a, b zeigt einen persistierenden, hyperplastischen primären Glaskörper bei einem kleinen Jungen. Es kommen eine Mikrophthalmie und das oben beschriebene vertikale Septum zur Darstellung.

Merke

Ein persistierender, hyperplastischer primärer Glaskörper ist durch eine Mikrophthalmie und ein in sagittaler Richtung verlaufendes bindegewebiges Septum gekennzeichnet.

18.2.2
Kolobome

Kolobom ist ein Überbegriff – er kann für jede Verschlussstörung im Augenbereich stehen. Normalerweise schließt sich die Augenbecherspalte im Lauf der 7. Woche. Ein Iriskolobom liegt vor, wenn die Spalte nur im Bereich der Iris verbleibt. Diese nicht seltene Veränderung ist in der Schnittbilddiagnostik nicht zu sehen.

Liegt die Spalte jedoch im Bereich der Papille, also am Austritt des N. opticus aus der Retina, so zeigt sich eine charakteristische Vorwölbung des hinteren Anteil des Bulbus. Diese Konstellation kommt bei dem, im Kap. 2, „Kongenitale Störungen des kindlichen Gehirns" schon kurz erwähnten, seltenen „Morning-glory-Syndrom" vor – hier findet man meist auch eine Balkenagenesie und andere Fehlbildungen.

Selten einmal kann die Anlage der embryonalen Retina so proliferieren, dass eine Zyste entsteht und sich diese in den Bulbus hinein entwickelt. Von außen kann das Auge – durch die Größe der Zyste bedingt – sogar vergrößert wirken. Der Bulbus selbst ist jedoch immer zu klein, entsprechend einer Mikrophthalmie. Diese Sonderform des Koloboms wird auch „Mikrophthalmie mit Zystenbildung" genannt.

18 Kongenitale Malformationen des Auges

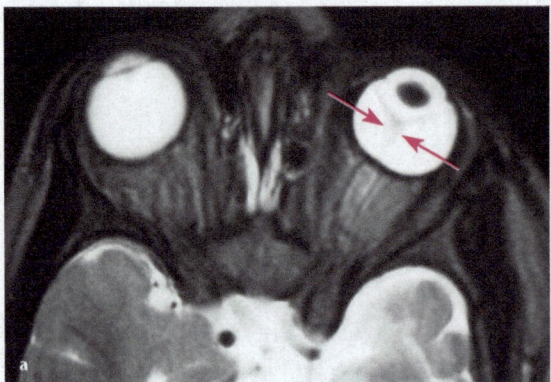

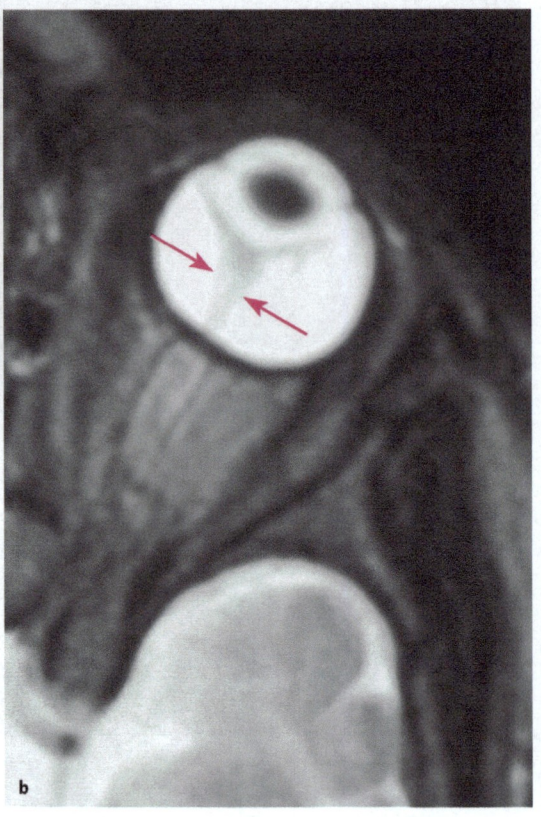

Abb. 18.2 a, b. T2-gewichtete axiale Aufnahmen bei einem Jungen mit einem **einseitigen persistierenden, hyperplastischen primären Glaskörper**. Beachte die sagittal verlaufende Membran (*Pfeile*)

> **Merke**
>
> Ein Kolobom entspricht einer Spalte im Bereich der Augenanlage. Es ist meist durch einen unvollständigen Verschluss der Augenbecherspalte in der 7. Woche bedingt. Das relativ häufige Iriskolobom lässt sich als isolierte Form in der Schnittbilddiagnostik nicht nachweisen.

18.2.3
Retinopathie des Frühgeborenen

Die Retinopathie des Frühgeborenen ist eine Erkrankung, die zu einer sekundären Mikrophthalmie führen kann. Sie ist ein Resultat einer Sauerstoffbehandlung, die zu einer Vasokonstriktion und schließlich zu einer Ischämie und Neovaskularisation der Retina führt. Es kommt zu Exsudaten und zur Narbenbildung; nicht selten besteht auch eine chronische Netzhautablösung.

In der MRT und CT stellt sich die Erkrankung in der Regel bilateral, aber in gewissem Maße asymmetrisch dar. Wichtig ist wiederum, diese Erkrankung nicht mit einem Retinoblastom zu verwechseln, und umgekehrt. Hier hilft einerseits die Anamnese weiter. Andererseits kann sich auch die Durchführung einer CT empfehlen, da Retinoblastome – im Gegensatz zur Retinopathie beim Frühgeborenen – meist Kalkeinlagerungen aufweisen.

> **Merke**
>
> Bei der Retinopathie des Frühgeborenen kommt es zu einer Mikrophthalmie durch Exsudate und Narbenbildung. Es kann eine chronische Netzhautablösung vorliegen.

18.3
Makrophthalmie

Bei der Makrophthalmie ist der Bulbus vergrößert. Die häufigste Ursache dafür ist ein angeborenes Glaukom, auch „Buphthalmos" genannt. Hierbei liegt eine Resorptionsstörung für die Tränenflüssigkeit vor. Meist ist das kongenitale Glaukom bilateral. Es kann isoliert vorkommen, ist jedoch bei der Neurofibromatose-1, beim Sturge-Weber-Syndrom und beim Marfan-Syndrom häufiger.

In der MRT zeigt sich eine globale Vergrößerung des Bulbus, der auch angedeutet längsoval konfiguriert sein kann.

> **Merke**
>
> Die häufigste Ursache für eine Makrophthalmie im Kindesalter ist das kongenitale Glaukom („Buphthalmos").

18.4
Morbus Coats

Bei der Coats-Erkrankung liegt eine Gefäßmissbildung der Retina vor. Hierdurch kommt es zu Exsudaten und schließlich zu einer Ablösung der Netzhaut. Die Erkrankung ist meist einseitig und kommt bei Jungen – meist im Grundschulalter – gehäuft vor. Im Gegensatz zu den oben beschriebenen Erkrankungen hat der Bulbus meist eine normale Größe.

In der MRT und CT kommt vor allem die Netzhautablösung zur Darstellung. In der MRT weist das Exsudat in der T2-Gewichtung eine homogene Steigerung der Signalintensität auf, in der CT zeigen sich meist keine
Verkalkungen. Dies erlaubt eine Abgrenzung vom Retinoblastom.

Weiterführende Literatur

Bilaniuk LT, Farber M (1992) Imaging of developmental anomalies of the eye and orbit. AJNR Am J Neuroradiol 13: 793–803

Davis PC, Hopkins KL (1999) Imaging of the pediatric orbit and visual pathways: Computed tomography and magnetic resonance imaging. Neuroimaging Clin N Am 9: 93–114

Murphy BL, Griffin JF (1994) Optic nerve coloboma (morning glory syndrome): CT findings. Radiology 191: 59–61

Sherman JL, McLean IW, Brallier DR (1983) Coats' disease: CT-pathologic correlation in two cases. Radiology 146: 77–78

Tumoren des Auges im Kindesalter

Tumoren des Auges sind bei Kindern nicht selten. Sie können isoliert vorkommen, aber auch Teil eines Syndroms sein. Bisweilen sehen Tumoren der Augen auch kongenitalen Veränderungen ähnlich – es ist daher wichtig, die einzelnen Merkmale genau zu kennen und zu unterscheiden. Tabelle 19.1 gibt einen Überblick über die verschiedenen orbitalen Tumoren im Kindesalter.

19.1
Retinoblastom

Das Retinoblastom ist bei Kindern der häufigste Tumor der Augen. Es kommt überwiegend bei Säuglingen und Kleinkindern vor. Klinisch fällt als erstes meist eine Leukokorie, also ein weißer Reflex des Auges, auf. Dies lässt zwar immer an ein Retinoblastom denken, ist aber nicht spezifisch – Ursache einer Leukokorie können beispielsweise auch ein persistierender hyperplastischer primärer Glaskörper, eine Frühgeborenenretinopathie, Infektionen des Auges oder eine Coats-Erkrankung sein (s. Kap. 18, „Kongenitale Malformationen des Auges").

Ein Teil der Retinoblastome ist genetisch bedingt. Es wird dann autosomal-dominant vererbt und kommt gehäuft bilateral vor. Bei MR-Untersuchungen, bei denen der Verdacht auf ein Retinoblastom erhoben wird, sollte daher immer auch genau auf die Gegenseite geachtet werden. Prinzipiell können bei Kindern mit Retinoblastomen kleinzellige Tumoren auch im so genannten „dritten Auge" des Menschen, also im Bereich der Glandula pinealis vorkommen. Auch diese Region sollte daher immer genau beachtet werden. Selten einmal können diese Tumoren auch perisellär oder im Bereich des 4. Ventrikels entstehen. Tritt ein Retinoblastom an 3 Stellen zugleich auf, also in beiden Bulbi sowie intrakraniell, so nennt man dies ein „trilaterales Retinoblastom".

Tabelle 19.1. Tumoren der Orbita im Kindesalter

Lage des Tumors	Art des Tumors	Darstellung in MRT/CT
Bulbär	Retinoblastom	Meist deutliche Verkalkungen Kann sich von der Retina ausgehend bis nach intrakraniell ausdehnen
N. opticus	Optikusgliom	Gehäuft bei Kindern mit NF-1 Deutliches Enhancement und fusiforme Auftreibung des Nerven
Extrabulbär, intraorbital	Hämangiom	Extrakonale oder intrakonale Lage Meist Flow voids abgrenzbar Cave: Differenzialdiagnose zu Rhabdomyosarkom
	Lymphangiom	Septiert und lobuliert Einzelne Zysten oft unterschiedliche Signalintensität durch Einblutungen und Proteingehalt Eventuell Spiegelbildung
	Rhabdomyosarkom	Aggressives Wachstum Häufig intrakranielle Ausdehung
	Neuroblastommetastasen	Meist permeative Destruktion des angrenzenden Knochens Meist deutliche Einblutungen
	Chlorome der Orbita	Diffuse Infiltration des retroseptalen Fettkörpers Respektieren der anatomischen Grenzen
	Plexiforme Neurofibrome	Bei Kindern mit NF-1 Kein Respektieren der anatomischen Grenzen Immer auf eine mögliche Beteiligung des Sinus cavernosus achten

19 Tumoren des Auges im Kindesalter

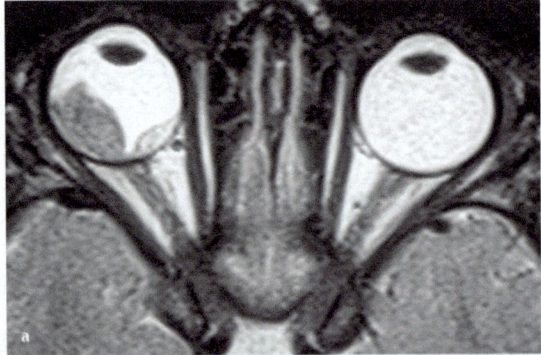

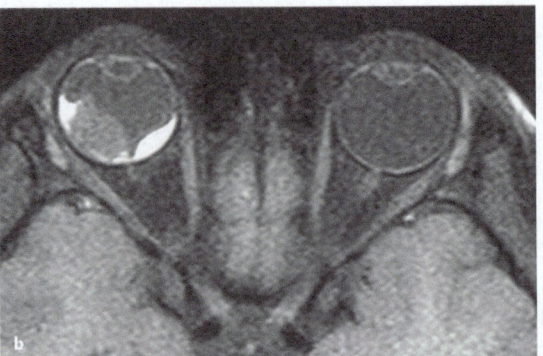

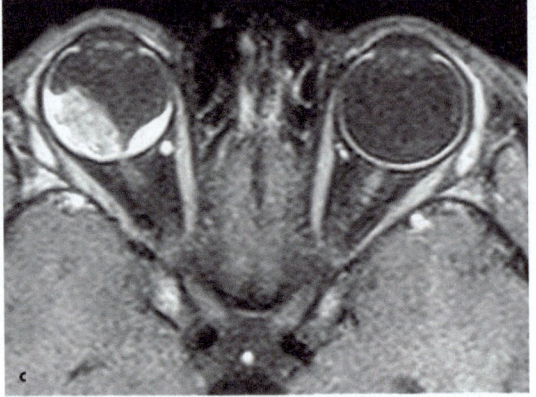

Abb. 19.1 a–c. Retinoblastom des rechten Auges. In der axialen T2-gewichteten Sequenz und in den axialen, fettgesättigten T1-gewichteten Sequenzen vor (**b**) und nach (**c**) Kontrastmittelgabe zeigt sich ein Tumor der Retina, der sich in den Bulbus hinein ausdehnt. Im Randbereich ist es zu Einblutungen gekommen. Nach Kontrastmittelgabe zeigt sich ein Enhancement. (Bild mit freundlicher Genehmigung von Prof. S. Hähnel, Heidelberg)

> **Merke**
>
> Retinoblastome können uni-, bi- oder sogar trilateral vorkommen. Es sollte daher immer genau auf die Gegenseite, auf die Pinealisregion und auf den Bereich der Sella und des 4. Ventrikels geachtet werden.

In der CT stellen sich Retinoblastome fast immer partiell verkalkt und hyperdens dar. Liegt ein noduläres Wachstum vor, was meistens der Fall ist, so findet sich ein gut umschriebener Tumor, der in der Regel eine rundliche bis oväläre Konfiguration hat. Nach Kontrastmittelgabe zeigt sich eine ungleichmäßige Aufnahme. Der Tumor entsteht in der Retina und dehnt sich in den Bulbus hinein aus. Er kann sich aber auch über den N. opticus nach intrakraniell ausbreiten. Die CT stellt die Verkalkungen des Tumors am besten dar und bietet für die differenzialdiagnostische Einordnung entscheidende Vorteile gegenüber der MRT. Allerdings lässt sich die genaue Ortsausdehnung des Tumors in der MRT meist besser erfassen, insbesondere, wenn sich das Retinoblastom nach intrakraniell ausgebreitet hat.

In der MRT ähnelt das Signalverhalten des Tumors sowohl in der T1- als auch in der T2-Gewichtung dem der grauen Substanz. Oft ist die Signalintensität durch die Verkalkungen im Tumor recht inhomogen. Nach Kontrastmittelgabe zeigt sich, wie in der CT auch, ein inhomogenes Enhancement.

Liegt eine diffus-infiltrative Form des Retinoblastoms vor, so ist sie oft deutlich schwieriger abzugrenzen. Verkalkungen sind bei dieser Unterform verhältnismäßig selten, und auch eine Ausbreitung nach intrakraniell findet sich in der Regel nicht.

Differenzialdiagnostische Erwägungen zum Retinoblastom sind in Tabelle 19.2 aufgeführt. Aufgrund der verschiedenen therapeutischen Strategien ist es immer wichtig, das Retinoblastom genau gegenüber anderen Erkrankungen abzugrenzen.

Abbildung 19.1 zeigt ein Retinoblastom des rechten Auges bei einem 2,5 Jahre alten Jungen. Im Randbereich des Tumors ist es zu Einblutungen gekommen. Nach Kontrastmittelgabe zeigt sich eine Kontrastmittelaufnahme.

Tabelle 19.2. Differenzialdiagnosen zum Retinoblastom

Diagnose	Veränderungen in der MRT oder CT
Morbus Coats	Ablösen der Retina durch blutige und cholesterinhaltige Sekretionen Keine Verkalkungen
Toxocariasisinfektion	Granulomatöse Infektion durch die Larven Ablösung der Retina mit Einblutungen; keine Verkalkungen
Persistierender hyperplastischer primärer Glaskörper	Vertikales Septum Keine Verkalkungen Mikrophtalmie
Retinale Hamartome	Astrozytäre Hamartome, die bei der tuberösen Sklerose auftreten können verkalken

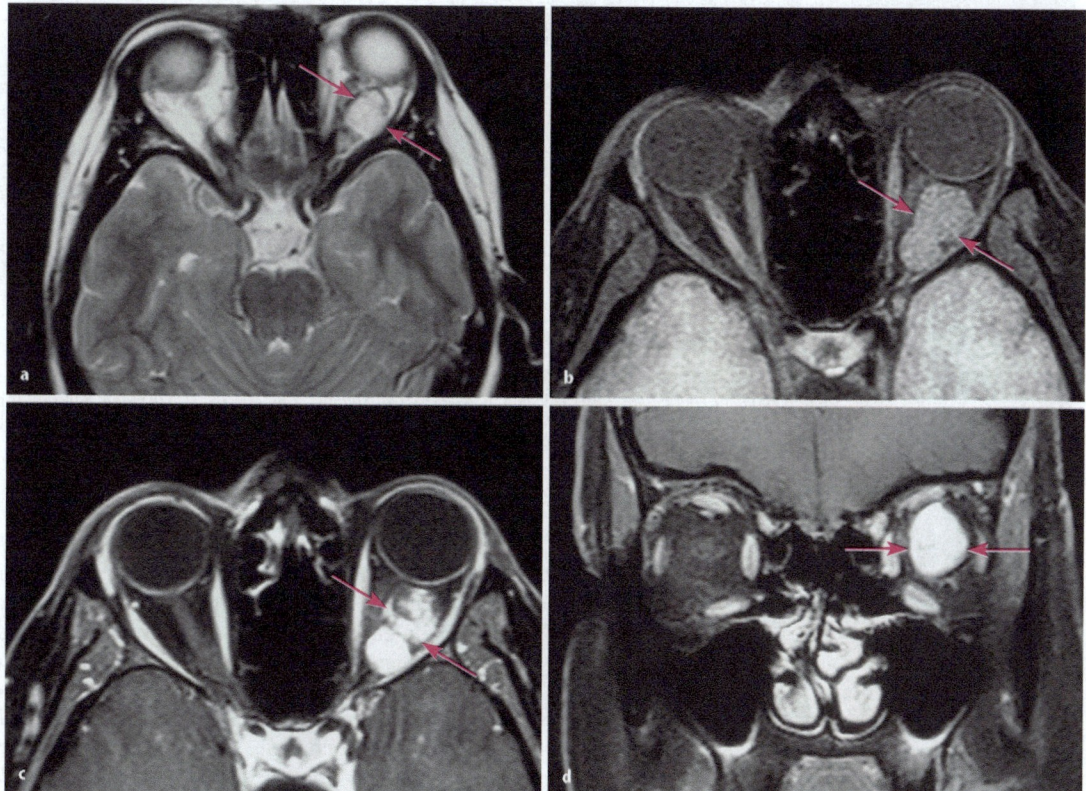

Abb. 19.2. a Axiale T2-gewichtete Aufnahme sowie **b, c** fettunterdrückte T1-gewichtete Aufnahmen vor und nach Kontrastmittelgabe in axialer und **d** koronarer Schichtführung bei einem **retrobulbären Hämangiom** (*Pfeile*). Es zeigen sich einzelne „flow voids" und ein deutliches Kontrastmittelenhancement

Merke

Retinoblastome sind in den meisten Fällen verkalkt. Die CT kann hier wertvolle differenzialdiagnostische Informationen liefern. In der MRT ähnelt das Signalverhalten des Tumors der grauen Substanz, durch die Verkalkungen ist die Signalintensität jedoch meist inhomogen. Nach Kontrastmittelgabe zeigt sich ein Enhancement.

19.2 Hämangiome der Orbita

Orbitale Hämangiome sind bei Kindern häufig. Sie liegen außerhalb des Bulbus, aber innerhalb des Orbitatrichters, und entsprechen kapillären Hämangiomen. Meist fallen sie schon bald nach der Geburt durch eine Protrusio bulbi auf. In den ersten Lebensmonaten wachsen sie rasch. Im 2. Lebensjahr sistiert das Wachstum jedoch in der Regel, und die Hämangiome beginnen zu involutieren.

Die Lage intraorbitaler Hämangiome ist meist retrobulbär. Hierbei kann die Raumforderung außerhalb oder innerhalb der äußeren Augenmuskeln liegen, entsprechend einer extra- oder intrakonalen Lage.

In der MRT sind die Hämangiome in der T2-Wichtung meist hyperintens gegenüber Muskel und auch gegenüber Fettgewebe, wohingegen sie hypointens im Vergleich zu Flüssigkeiten zur Darstellung kommen. In der T1-Gewichtung zeigt sich ebenfalls eine leichte Hyperintensität gegenüber Muskel; gegenüber Fettgewebe sind die Tumoren jedoch hypointens.

Die Begrenzung der Hämangiome stellt sich oft recht unscharf dar. Nach Kontrastmittelgabe findet sich ein deutliches, homogenes Enhancement. Äußerst charakteristisch für ein orbitales Hämangiom ist die Darstellung kleiner Signalauslöschungen, entsprechend tubulären „flow voids", also Flussartefakten, im Bereich von Gefäßen.

Die wichtigste Differenzialdiagnose zum orbitalen Hämangiom ist das Rhabdomyosarkom der Orbita. Hier ist es besonders wichtig, auf das Signalverhalten der Raumforderung und auf das Vorliegen von Flow voids zu achten.

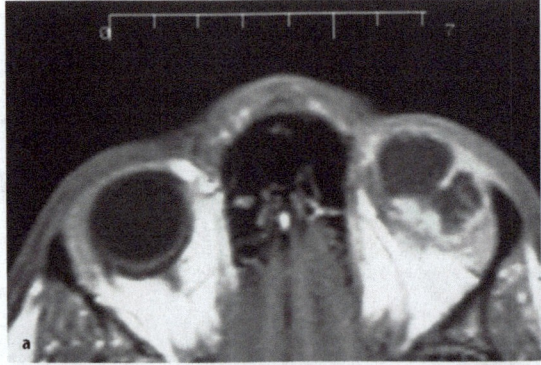
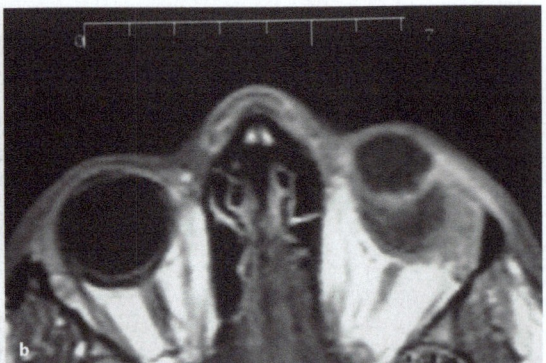
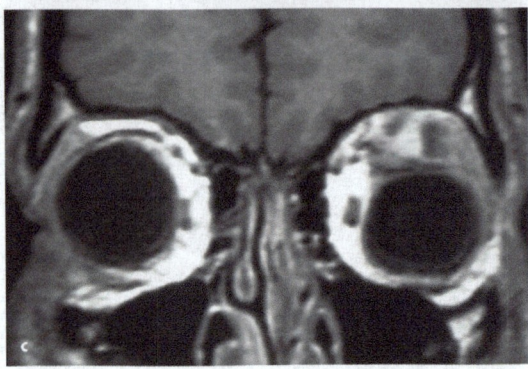

Abb. 19.3. a, b Axiale und **c** koronare T1-gewichtete Aufnahmen nach Kontrastmittelgabe bei einem 16-jährigen Jungen mit einem **Rhabdomyosarkom der Orbita**. Der Bulbus ist durch den Tumor infiltriert und nach kaudal verdrängt

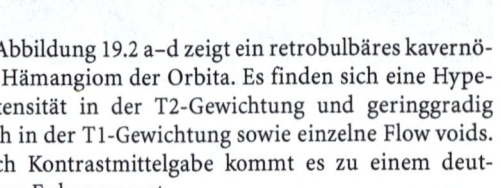

Abbildung 19.2 a–d zeigt ein retrobulbäres kavernöses Hämangiom der Orbita. Es finden sich eine Hyperintensität in der T2-Gewichtung und geringgradig auch in der T1-Gewichtung sowie einzelne Flow voids. Nach Kontrastmittelgabe kommt es zu einem deutlichen Enhancement.

Merke

Die Differenzialdiagnose zwischen einem retrobulbären Hämangiom und einem orbitalen Rhabdomyosarkom ist nicht immer einfach zu stellen. Es sollte besonders auf das Signalverhalten und auf Flussartefakte geachtet werden.

19.3
Lymphangiome der Orbita

Auch orbitale Lymphangiome sind bei Kindern relativ häufig. Im Gegensatz zu Hämangiomen fallen sie allerdings meist erst nach dem 1. Lebensjahr auf. Klinisch machen sie sich meist durch eine rezidivierende Protrusio bulbi bemerkbar – diese tritt durch Einblutungen, aber auch im Rahmen grippaler Infekte auf und bildet sich in der Regel spontan wieder zurück.

In der MRT und CT stellen sich Lymphangiome meist recht heterogen dar. Sie können kleine Kalkstippchen und Blutabbauprodukte enthalten und sind in der Regel subseptiert und lobuliert. Gegenüber Muskel zeigt sich eine leichte Hyperintensität in der T2- und eine Hypointensität in der T1-Gewichtung. Allerdings kann das Signalverhalten durch Blutabbauprodukte und einen variablen Eiweißgehalt der Zysten variieren. Gelegentlich kommt es auch zu Spiegelbildungen durch Sedimentationsphänomene, die dann recht charakteristisch sind. Das Enhancement nach Kontrastmittelgabe ist meist heterogen.

19.4
Rhabdomyosarkome der Orbita

Rhabdomyosarkome sind ebenfalls relativ häufige kindliche Tumoren der Orbita. Wie Hämangiome und Lymphangiome liegen Rhabdomyosarkome außerhalb des Bulbus. Sie sind jedoch maligne und weisen ein aggressives Wachstum auf. Ihre Abgrenzung gegenüber den anderen extrabulbären, orbitalen Raumforderungen ist daher sehr wichtig.

Nicht selten wachsen Rhabdomyosarkome nach intrakraniell oder brechen in den Sinus cavernosus ein. In der CT sind sie meist hirnisodens; nach Kontrastmittelgabe weisen sie ein homogenes Enhancement auf. Besteht der Verdacht auf ein Einwachsen in den Knochen, sollte immer auch eine Rekonstruktion im Knochenkernel und eine Beurteilung in der entsprechenden Fensterung erfolgen.

In der MRT sind Rhabdomyosarkome gegenüber Muskel in der T1-Gewichtung isointens, in der T2-Wichtung hyperintens. Gerade in der T2-Gewichtung kann das Signalverhalten jedoch auch heterogen sein. Nach Kontrastmittelgabe kommt es, wie in der CT auch, zu einer homogenen Aufnahme. Eine intrakranielle Ausdehnung des Tumors lässt sich insbesondere

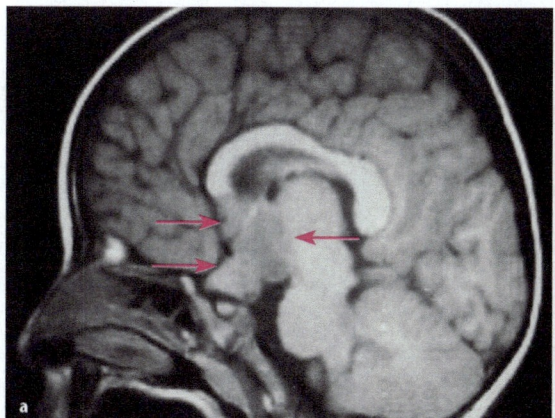
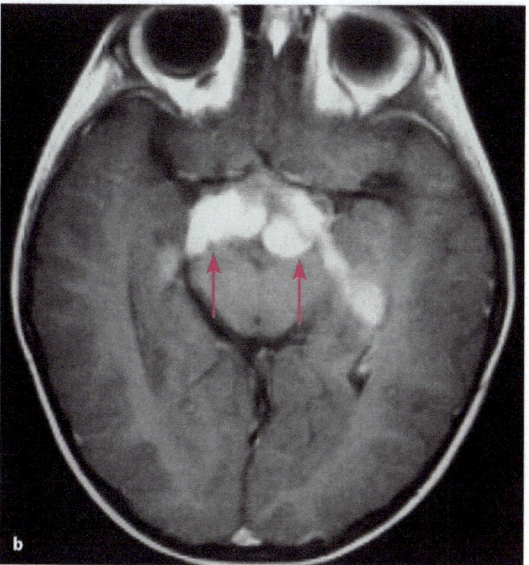

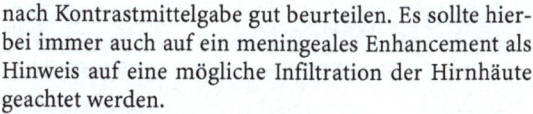

Abb. 19.4. a Sagittale T1-gewichtete Aufnahme vor und **b** axiale T1-gewichtete Aufnahme nach Kontrastmittelgabe bei einem Kind mit einem **Chiasmagliom bei einer Neurofibromatose vom Typ 1** (*Pfeile*)

nach Kontrastmittelgabe gut beurteilen. Es sollte hierbei immer auch auf ein meningeales Enhancement als Hinweis auf eine mögliche Infiltration der Hirnhäute geachtet werden.

Abbildung 19.3 a–c zeigt ein Rhabdomyosarkom der Orbita bei einem 16-jährigen Jungen. Der Tumor hat den Bulbus infiltriert und verdrängt.

Merke

Bei extrabulbären, orbitalen Raumforderungen sollte differenzialdiagnostisch bei Kindern immer auch an ein Rhabdomyosarkom gedacht werden.

Abbildung 19.4 a, b zeigt ein Gliom des Chiasmas bei einem Kind mit Neurofibromatose vom Typ 1. Bei Kindern mit dieser Erkrankung muss immer genau auf das Chiasma und auf die Nn. optici geachtet werden.

Merke

Gliome des N. opticus kommen gehäuft bei Kindern mit einer Neurofibromatose vom Typ 1 vor. Sie können einen oder beide Sehnerven sowie das Chiasma involvieren.

19.5
Optikusgliome

Gliome des N. opticus kommen bei Kindern mit einer Neurofibromatose vom Typ 1 deutlich gehäuft vor (s. Kap. 3, „Phakomatosen"). Histologisch stellen sie in der Regel niedriggradige Gliome dar, meist vom Typ des pilozytischen Astrozytoms. Allerdings kommen höhergradige Gliome des N. opticus durchaus vor.

Optikusgliome können isoliert in einem Nerven vorkommen, aber auch ein bilaterales Auftreten oder eine Beteiligung des Chiasma opticum sind nicht selten. Sie führen zu einer diffusen, kolbenförmigen Auftreibung des Nerven. Hierbei kann der Nerv selbst noch abgrenzbar, oder aber durch den Tumor diffus aufgetrieben sein. In der CT stellt sich häufig der aufgeweitete Canalis nervi optici gut dar. In der MRT lässt sich die genaue Ausdehnung des Tumors meist besser abgrenzen. Nach Kontrastmittelgabe zeigt sich ein ausgedehntes Enhancement.

19.6
Chlorome der Orbita

Chlorome werden auch granulozytische Sarkome genannt. Sie können bei Kindern mit einer akuten myeloischen Leukämie (AML) vor allem im Rahmen einer Blastenkrise auftreten. Selten einmal kann ein Chlorom der Orbita auch die Erstmanifestation einer Leukämie sein.

Die Kinder fallen meist durch ein Protrusio bulbi auf, gelegentlich kommen jedoch auch entzündlich anmutende Veränderungen hinzu.

Orbitale Chlorome treten meist im retroseptalen Fettgewebe auf. Sie infiltrieren das Fettgewebe diffus, respektieren jedoch anatomische Grenzen. Recht häufig treten sie bilateral auf, sodass immer auch auf die Gegenseite geachtet werden sollte.

In der MRT zeigt sich im Vergleich zu Muskel eine Hypointensität in der T1-Gewichtung und eine geringgradige Hyperintensität in der T2-Gewichtung. Nach Kontrastmittelgabe kommt es zu einem homogenen Enhancement.

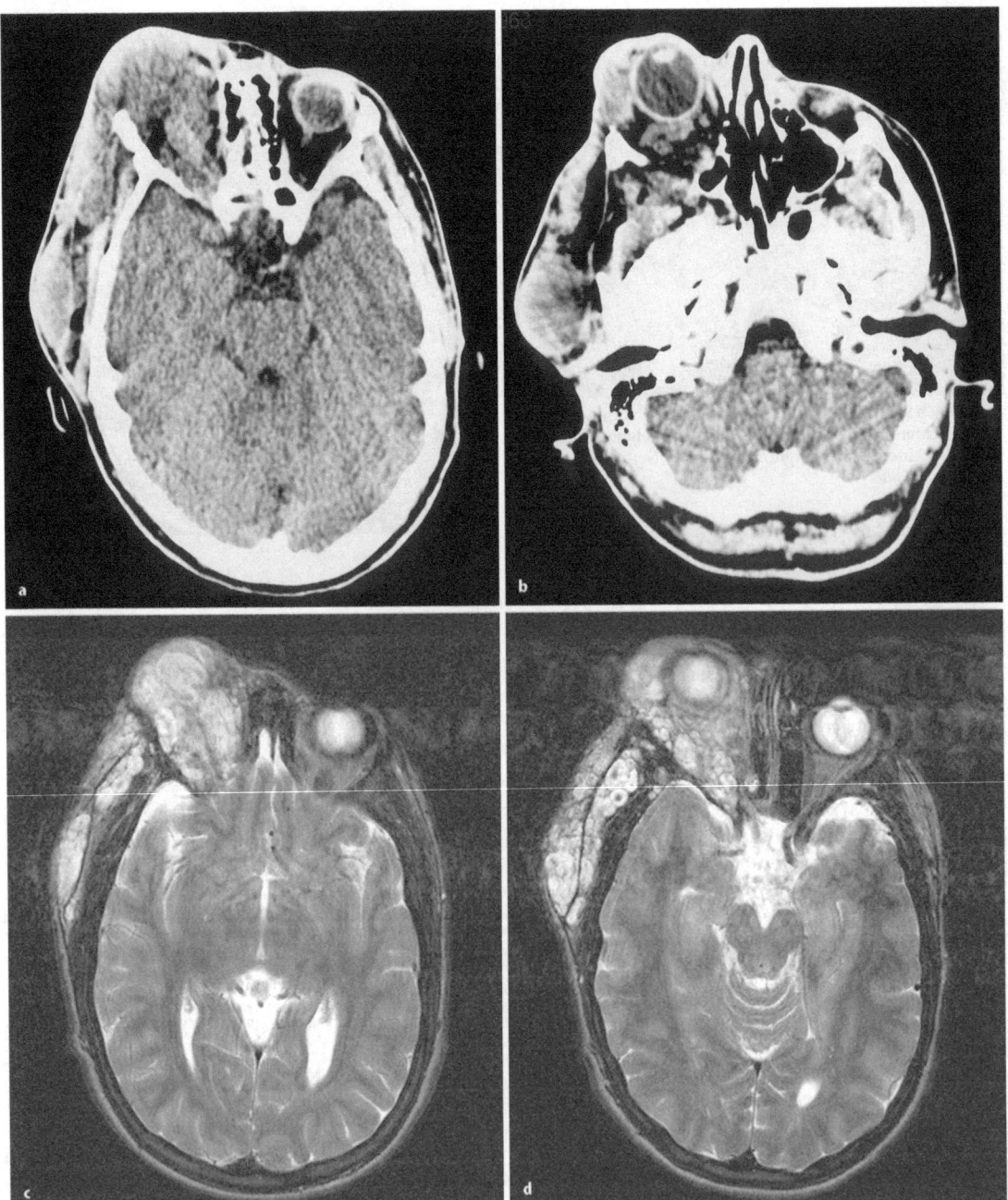

Abb. 19.5. a, b Axiale CT- und **c, d** T2-gewichtete Aufnahmen bei einem 15-jährigen Mädchen mit einem **plexiformen Neurofibrom der rechten Orbita**. Der Tumor breitet sich sowohl extra- als auch intraorbital aus

19.7
Neuroblastommetastasen

Auch Metastasen eines Neuroblastoms können in der Orbita vorkommen. Oft sind diese Raumforderungen bilateral. Die Kinder fallen meist durch eine rasch progrediente Protrusio bulbi auf. Das Neuroblastom ist als Grundleiden in der Regel bereits bekannt.

Der knöcherne Orbitatrichter ist bei Neuroblastommetastasen meist mitbeteiligt. In der CT zeigt sich ein permeatives Destruktionsmuster. Oft finden sich Einblutungen in das Tumorgewebe. In den nichteingebluteten Arealen ist die Raumforderung in der Regel sowohl in der T1- als auch in der T2-Gewichtung isointens zu Muskelgewebe. Nach Kontrastmittelgabe findet sich eine deutliche Aufnahme.

19.8
Plexiforme Neurofibrome

Wie im Kap. 3, „Phakomatosen", besprochen, treten plexiforme Neurofibrome bei der Neurofibromatose vom Typ 1 auf. Im Bereich der Orbita werden sie meist durch eine Protrusio bulbi und einen Visusverlust auffällig.

In der MRT zeigt sich eine meist recht große Raumforderung, deren Ränder unscharf begrenzt sind. Sie können eine sowohl intra- als auch extraorbitale Beteiligung aufweisen. Die anatomischen Grenzen werden hierbei nicht respektiert.

Es ist wichtig, beim Vorliegen eines plexiformen Neurofibroms immer auf eine mögliche Beteiligung des Sinus cavernosus zu achten.

Abbildung 19.5 a–d zeigt ein großes, plexiformes Neurofibrom der Orbita bei einem 15-jährigen Mädchen mit einer Neurofibromatose vom Typ 1. Der Tumor breitet sich sowohl intra- als auch extraorbital aus.

Weiterführende Literatur

Banna M, Aur R, Akkad S (1991) Orbital granulocytic sarcoma. AJNR Am J Neuroradiol 12: 255–258

Graeb DA, Rootman J, Robertson WD, Lapointe JS, Nugent RA, Hay EJ (1990) Orbital lymphangiomas: Clinical, radiologic and pathologic characteristics. Radiology 175:417–421

Hopper KD, Sherman JL, Boal DK, Eggli KD (1992) CT and MR imaging of the pediatric orbit. Radiographics 12: 485–503

Maya MM, Heier LA. Orbital CT (1998) Current use in the MR era. Neuroimaging Clin N Am 8: 651–683

Provenzale JM, Weber AL, Klintworth GK, McLendon RE (1995) Radiologic-pathologic correlation: Bilateral retinoblastoma with coexistent pinealoblastoma (trilateral retinoblastoma). AJNR Am J Neuroradiol 16: 157–165

Smirniotopoulos JL, Bargallo N, Mafee MF (1994) Differential diagnosis of leukokoria: Radiologic-pathologic correlation. Radiographics 14: 1059–1079

Warner MA, Weber AL, Jakobiec FA (1996) Benign and malignant tumors of the orbital cavity including the lacrimal gland. Neuroimaging Clin N Am 6: 123–142

Yousem DM, Lexa FJ, Bilianuk LT, Zimmerman RA (1990) Rhabdomyosarcomas in the head and neck: MR imaging evaluation. Radiology 177: 683–686

Glossar radiologischer Fachbegriffe

Dieses kurze Glossar soll helfen, sich mit einigen Fachbegriffen und Prinzipien der Radiologie vertraut zu machen. Hierbei liegt der Schwerpunkt auf Techniken, die in der Kinderneuroradiologie häufig verwendet werden, insbesondere natürlich auf der MRT. Ein solches Glossar kann und soll ein Lehrbuch bzw. einen weiterführenden Text der MR-Physik selbstverständlich nicht ersetzen. Es soll vielmehr eine erste Orientierung geben. Zur Vertiefung sei auf die weiterführende Literatur verwiesen.

AC-PC-Linie: Die AC-PC-Linie ist eine gedachte Verbindung zwischen der Commissura anterior und der Commissura posterior. An ihr wird in der Regel die axiale Schichtführung bei der Darstellung des Gehirns ausgerichtet.

CT/Computertomographie: In der Kinderneuroradiologie wird die CT vor allem in der Notfalldiagnostik, zum Nachweis intrakranieller Verkalkungen und zur Darstellung vorzeitiger Synostosen der Schädelnähte eingesetzt. Für andere Fragestellungen eignet sich meist die *MRT* besser, aufgrund der fehlenden Belastung mit Röntgenstrahlen und der besseren Darstellbarkeit von Hirnparenchymkontrasten. In letzter Zeit sind als Weiterentwicklung der Spiral-CT Multidetektor-Computertomographen entwickelt worden, die eine hervorragende Bildrekonstruktion in allen Raumrichtungen und eine schnelle Bildakquisition ermöglichen.

Diffusionsgewichtete Sequenzen: Die diffusionsgewichtete MRT beruht auf der ungerichteten Brown-Molekularbewegung. Diese Molekulardiffusion führt allgemein zu einer Reduktion des Signals in der *MRT*. Man kann spezielle Sequenzen verwenden, die für solche Diffusionseffekte besonders sensitiv sind. Ist die Diffusion eingeschränkt, z. B. durch eine Zellschwellung im Rahmen eines zytotoxischen Ödems, so stellt sich dieses Areal signalreich, also hyperintens dar. Ein Beispiel hierfür ist das frühe Stadium einer zerebralen Ischämie. Ist die Möglichkeit zur Diffusion jedoch rhöht, z. B. innerhalb einer Zyste, so stellt sich diese signalarm, also hypointens dar.

EPI-(„echo-planar-imaging"-)Sequenzen: Hierbei findet nur eine Hochfrequenzanregung statt, auf die eine Serie von *Spin-* bzw. *Gradientenechos* unterschiedlicher Phasenkodierung folgt. Die EPI-Bildgebung erlaubt eine deutliche Reduktion der Akquisitionszeit und wird beispielsweise in der *Diffusionswichtung* und in der funktionellen MRT eingesetzt.

FLAIR-(„fluid-attenuated-inversion-recovery"-)Sequenz: Die FLAIR-Sequenz ist eine *Inversion-recovery-Sequenz*, bei der die *TI-Zeit* sehr lang ist (in der Regel 1.800–2.500 ms). Dies entspricht dem „Nulldurchgang" von Flüssigkeiten. Flüssigkeiten werden also in der Bildgebung unterdrückt und stellen sich somit signalarm, also hypointens („dunkel") dar. Die FLAIR-Sequenz hat in der Kinderneuroradiologie weitgehend die *protonendichtegewichtete Sequenz* verdrängt. Sie eignet sich besonders gut zur Darstellung periventrikulärer Gliosen, da die Gliosezonen hyperintens, der angrenzende Liquor jedoch hypointens erscheinen.

Fourier-Transformation: Die Fourier-Transformation ist ein mathematisches Verfahren, das die in der *MRT* gemessenen Sinus- und Kosinusschwingungen in räumliche Verteilungen umrechnet. Hierbei werden Frequenz- und Phasenkodierschritte in räumliche Verteilungen entlang der X- und Y-Achse umgewandelt.

Gadolinium-Chelate: Gadolinium-Chelate sind die in der MRT am häufigsten verwendeten Kontrastmittel. Sie basieren auf dem Element Gadolinium (Gd^{3+}, ein Element der seltenen Erden), das aufgrund seiner physikalischen Eigenschaften paramagnetisch ist. Da Gadolinium als Element toxisch ist, muss es an einen Chelatkomplex gebunden werden. Es wird dann im Allgemeinen sehr gut vertragen; allergische Reaktionen sind jedoch möglich, wenn auch recht selten. Beispiele für Gadolinium-Chelate sind Gd-DTPA (Magnevist), Gd-DTPA-BMA (Omniscan) oder Gd-HP-D03 A (ProHance).

Gradientenecho(GRE-)Sequenzen: Bei der GRE-Sequenz wird der Anregungsimpuls mit einem variablen Flipwinkel, der unter 90° liegt, eingestrahlt. Es wird kein 180°-Impuls hinzugefügt. Die Spins werden hingegen mit einem Gradienten rephasiert. Hierdurch kann die *TR* und damit die gesamte Akquisitionszeit deutlich reduziert werden. GRE-Sequenzen sind suszeptibilitätsempfindlich. Die Art der Gewichtung hängt hierbei vor allem von der Größe des Flipwinkels ab.

Hochfeld-MRT: Von einem Hochfeld-MR-Tomographen spricht man in der Regel ab einer Magnetfeldstärke von 1,0 Tesla. In der Kinderneuroradiologie kommen vor allem MR-Geräte mit Feldstärken von 1,0 oder 1,5 Tesla zum Einsatz. Von Mittelfeldgeräten spricht man bei einer Magnetfeldstärke von 0,5–0,9 Tesla, von Niederfeldgeräten bei einer Magnetfeldstärke unter 0,5 Tesla.

Hounsfield-Einheiten (HE): Hounsfield-Einheiten sind ein Maß für die Dichtewerte in der CT. Hierbei ist Wasser der Referenzwert mit einer Dichte von 0 HE. Luft hat eine Dichte von –1.000 HE, entsprechend dem niedrigsten Wert in der Skala. Nach oben ist die Skala der Hounsfield-Einheiten offen. In der CT wird generell von Dichtewerten, also beispielsweise Hyperdensitäten oder Hypodensitäten, gesprochen, im Gegensatz zu den Signalintensitäten der MRT.
Hounsfield-Einheiten im Gewebe werden wie folgt berechnet:

$$HE_{Gewebe} = 1.000 \times (Dichtewert_{Gewebe} - Dichtewert_{Wasser}) / Dichtewert_{Wasser}$$

Inversion-recovery(IR-)Sequenz: Bei der IR-Sequenz wird die Magnetisierung zuerst durch einen 180°-Impuls invertiert. Nach einer „time to inversion" (*TI*) wird ein 90°-Impuls eingestrahlt. Diesem folgt ein weiterer 180°-Puls (analog zur *Spinecho-Sequenz*). Durch den Inversionsimpuls können T1-Kontraste besonders deutlich dargestellt werden. Hierdurch lassen sich in der Kinderneuroradiologie kortikale Strukturen vor allem auch bei einem noch nicht vollständig myelinisierten Marklager sehr gut darstellen. Zudem sind Abwandlungen der Sequenzen durch Wahl einer unterschiedlichen *TI* möglich – es entstehen dann beispielsweise *FLAIR*- und *STIR*-Sequenzen.

K-Raum: Der K-Raum ist eine Auflistung der Summationszahlen der Resonanzfrequenzen; diese sind schachbrettartig angeordnet. Jedes Pixel des K-Raumes enthält dabei Informationen des gesamten Bildes. Durch die Peripherie des K-Raums werden vor allem die Konturen, durch das Zentrum des K-Raums die Details des Bildes bestimmt.

MRT/Magnetresonanztomographie: Die MRT beruht auf dem Prinzip der Kernspinresonanz. Atome mit einer unpaaren Nukleonenzahl weisen eine Kreiselbewegung auf, die als Präzession bezeichnet wird. Sie richten sich in einem externen Magnetfeld parallel oder antiparallel zum Hauptmagnetfeld aus. Werden Hochfrequenzwellen eingestrahlt, deren Frequenz der Präzessionsfrequenz entspricht, so nehmen die Kerne Energie auf und werden aus ihrer vorherigen Anordnung ausgelenkt. Zudem präzedieren die Spins nun in Phase. Bei der Rückkehr in den energieärmeren Zustand wird eine elektromagnetische Strahlung als Resonanzsignal ausgesendet. Dieses Resonanzsignal kann gemessen und schließlich in Bildinformationen umgewandelt werden.

PACS/"picture archiving and communication system": In letzter Zeit werden viele radiologische Abteilungen auf einen vollständig digitalen Betrieb umgestellt. Das PACS dient hierbei der Verwaltung und Archivierung der digitalen Bilder. Es verbindet und organisiert die verschiedenen digitalen Systeme und transportiert die Daten. Innerhalb des PACS gibt es ein „data management system" (DMS), ein „information management system" (IMS) und ein „information storage system" (ISS).

Paramagnetische Substanzen: Paramagnetische Substanzen besitzen unpaare Elektronen in ihrer äußeren Schale und haben auch ohne Anlage eines äußeren Magnetfeldes ein Dipolmoment. Wird ein äußeres Magnetfeld angelegt, so bildet sich eine Gesamtmagnetisierung der paramagnetischen Substanz in Richtung des äußeren Magnetfeldes aus. Die Substanzen besitzen also eine positive Suszeptibilität. Sie eignen sich gut zur Herstellung von MR-Kontrastmitteln, z. B. als *Gadolinium-Chelate*.

Protonendichte(PD)-gewichtete Sequenz: Bei der PD-gewichteten Sequenz ist die *TR* lang (etwa 1.500–2.000 ms) und die *TE* kurz (unter etwa 20 ms). Der Gewebekontrast beruht auf der Dichte der Protonen. Heute wird in der Kinderneuroradiologie häufiger die FLAIR-Sequenz anstelle der PD-gewichteten Sequenz verwendet.

RIS/"radiological information system": Das RIS entspricht dem Computersystem, in dem die radiologischen Befunde verwaltet und gespeichert werden. Zudem können mit Hilfe des RIS Arbeitslisten und Patientendateien erstellt werden. In der Regel kommunizieren *PACS* und RIS miteinander.

SAR/"specific absorption rate": Die SAR ist ein Maß für die Energie, die bei einem Hochfrequenzimpuls in das Gewebe eingestrahlt wird. Ihre Einheit ist Watt pro Kilogramm. Die in Deutschland empfohlenen Grenzwerte liegen bei 1 W/kg für Ganzkörperuntersuchungen und bei 5 W/kg für Teilkörperuntersuchungen (außer Orbita). Die meisten MR-Geräte starten eine Sequenz nicht, wenn die SAR-Grenzwerte überschritten sind.

Schichtführungen in der MRT: In der Regel werden in der Kinderneuroradiologie axiale, sagittale und koronare Schichtführungen angefertigt. Die axiale Schichtführung orientiert sich hierbei normalerweise an der *AC-PC-Linie*, die sagittale Schichtführung am Verlauf der Falx cerebri. Wird eine Pathologie im Bereich des Temporallappens vermutet, so empfiehlt es sich, eine spezielle Temporallappenkippung, die sich am Verlauf des Temporallappens orientiert, und eine zweite Ebene, die darauf senkrecht steht, anzufertigen.

Signalintensitäten in der MRT: In der MRT wird prinzipiell von Signalintensitäten gesprochen und nicht, wie in der *CT*, von Dichtewerten (Densitäten). Ist eine Substanz in der MRT im Vergleich zum umliegenden Gewebe signalreich, so bezeichnet man sie als hyperintens. Ist sie in Relation zum umliegenden Gewebe signalarm, so bezeichnet man sie als hypointens. Hat eine Substanz hingegen die gleiche Signalintensität wie ein anderes Gewebe, so bezeichnet man sie als isointens.

Spinecho(SE)-Sequenz: Die SE-Sequenz besteht aus einem 90°-Anregungsimpuls, der die Spins in die transversale Ebene auslenkt, und einem hierauf folgenden 180°-Impuls, der die Spins invertiert und rephasiert. Das Spinecho wird im Moment der Rephasierung gemessen.

STIR-("short-time-to-inversion-recovery"-)Sequenz: Bei der STIR-Sequenz wird das TI kurz gewählt. Hierdurch liegt der „Nulldurchgang" der Fettprotonen genau in der Inversionszeit. Das Fettsignal wird dadurch unterdrückt. In der Kinderneuroradiologie eignet sich die STIR-Sequenz beispielsweise zur Darstellung der Augen, wenn das Signal des retrobulbären Fettgewebes unterdrückt werden soll.

T1-gewichtete Aufnahmen: In T1-gewichteten Aufnahmen werden Substanzen mit einer kurzen T1-Relaxationszeit – also beispielsweise Blut im Methämoglobin-Stadium, Fett oder paramagnetische Kontrastmittel – hyperintens, also signalreich („hell") abgebildet. Substanzen mit einer langen T1-Relaxationszeit, wie z. B. Flüssigkeiten, stellen sich hingegen hypointens, also signalarm („dunkel") dar. In der T1-Gewichtung kommt Liquor signalarm zur Darstellung.

T1-gewichtete Sequenz: In der T1-gewichteten Sequenz sind sowohl das *TR* kurz (unter etwa 500 ms) als auch das *TE* kurz (unter etwa 30 ms).

T1-Relaxationszeit: Die T1-Relaxationszeit wird auch Spin-Gitter- oder longitudinale Relaxationszeit genannt. Die T1-Relaxationszeit entspricht 63,21% der Zeit, die benötigt wird, damit sich der ausgelenkte Vektor der Magnetisierung wieder parallel zum Hauptmagnetfeld ausrichtet. Die T1-Relaxationszeit wird nicht durch Inhomogenitäten des äußeren Magnetfeldes beeinflusst, sie ist phasenunabhängig.

T2-gewichtete Aufnahmen: In T2-gewichteten Aufnahmen stellen sich Substanzen mit einer kurzen T2-Relaxationszeit, wie beispielsweise eisen- oder kalkhaltige Strukturen, hypointens, also signalarm („dunkel") dar, wohingegen sich Substanzen mit einer langen T2-Relaxationszeit, z. B. Flüssigkeiten, hyperintens, also signalreich („hell") abbilden. In der T2-Gewichtung kommt Liquor signalreich zur Darstellung.

T2-gewichtete Sequenz: In der T2-gewichteten Sequenz sind sowohl das *TR* lang (etwa 2.000–3.000 ms) als auch das *TE* relativ lang (etwas 80–200 ms).

T2-Relaxationszeit: Die T2-Relaxationszeit wird auch Spin-Spin- oder transversale Relaxationszeit genannt. Sie entspricht der Zeit, in der die in Phase präzedierenden Spins ihre Phasenkohärenz verlieren. Die T2-Relaxationszeit ist weitgehend unabhängig von der Stärke des äußeren Magnetfeldes. Sie beruht auf den Wechselwirkungen der einzelnen Spins untereinander.

TE/"time to echo": Die Echozeit. Sie stellt die Zeit zwischen der Mitte des Anregungsimpulses und dem Maximum des Echos dar (vgl. auch *Spinecho-Sequenz*).

TI/"time to inversion": Die Inversionszeit. Sie entspricht der Zeit, die zwischen dem initialen 180°-Impuls einer *Inversion-recovery-sequenz* und dem nachfolgenden 90°-Impuls vergeht. Durch Variation der TI können verschiedene Unterformen der Inversion-recovery-Sequenz kreiert werden, beispielsweise die *FLAIR*- oder *STIR*-Sequenzen.

TR/"time to repeat": Die Repetitionszeit. Sie entspricht der Zeit, die zwischen 2 Anregungsimpulsen vergeht (vgl. auch *Spinecho-Sequenz*).

Weiterführende Literatur

Elster AD, Burdette JH (2001) Questions and answers in magnetic resonance imaging, 2nd edn. Mosby, St. Louis

Laubenberger T, Laubenberger J (1999) Technik der medizinischen Radiologie. Diagnostik, Strahlentherapie, Strahlenschutz, 7. Aufl. Deutscher Ärzte Verlag, Köln

Link TM, Heppe A (1998) Physikalische und technische Grundlagen der Radiologie. Fragen und Antworten, 2. Aufl. Springer, Berlin Heidelberg New York Tokyo

Reiser M, Semmler W (Hrsg) (2002) Magnetresonanztomographie, 3. Aufl. Springer, Berlin Heidelberg New York Tokyo

Sartor K (Hrsg) (2006) Neuroradiologie, 3. Aufl. Thieme, Stuttgart

Sachregister

Abstand, mamillopontiner 208, 213
Abszess, epiduraler 324
–, intrazerebraler 128
Abtropfmetastasen, spinale 341
AC-PC-Linie 375
ADC, siehe apparent diffusion coefficient
ADEM, siehe Enzephalomyelitis, akute disseminierte
Adrenoleukodystrophie 85, 86, 91
Agyrie 25, 27, 28
Ahornsiruperkrankung 85, 87
Aicardi-Syndrom 15, 35
Akustikusschwannom, bilaterales 58
Alexander-Erkrankung 90, 93
Aneurysma
– AVM-assoziiert 182
– dissecans 191
– disseziiertes 191
– familiäre Erkrankung 190
– fusiformes 189
– geschätztes Rupturrisiko 189
– intrakranielles 187
– mykotisches 189
– nichtdisseziiertes 190
– sakuläres 189
Angiom, retinales 67
Angiomatose
– enzephalotrigeminale 70
– meningeofaziale 70
Angiomyolipom der Niere 61
Anophthalmie 361
apparent diffusion coefficient (ADC) 170, 177
Aquäduktstenose 211–214
Arachnoidalzyste 215, 285, 341
– spinale 343
Arhinenzephalie 41
Arnold-Chiari-Malformation 42, 43, 303, 306
Arteria-carotis-Sinus-cavernosus-Fistel (CCF) 184
Arteriitis temporalis 172
Asphyxie, perinatale 156
Assoziationsfaser, peritrigonale 88
Astroblastom 254
Astrozytom
– anaplastisches 245
– desmoplastisches infantiles 253
– pilozytisches 53, 216, 244
– – infratentorielles 257
– spinales 333, 334
– supratentorielles 243

Ataxie
– des Kindesalters
– – mit gestörter Myelinisierung 93 f.
– mit selektivem Vitamin-E-Mangel 106
– spinozerebelläre 106
Ataxie-Teleangiektasie 74
Atrophie, infantile olivoponozerebelläre 106, 107
AVM, siehe Malformation, arteriovenöse
Azidurie, mevalonische 106

Balken, sekundäre Schädigungen 12
Balkenagenesie 11, 13
Balkendysgenesie 44
Balkenlipom 17
Basalzell-Nävus-Syndrom 74
bat wing fourth ventricle 46
battered child syndrome 237
beaked tectum 43
Blutung
– intrakranielle
– – Stadien in der MRT 224
– intraventrikuläre 234

Café-au-lait-Flecken 51
Canavan-Erkrankung 102
Candida-Infektion, zerebral 134
Caput succedaneum 225
Carotis-cavernosus-Fistel 184
CCF, siehe Arteria-carotis-Sinus-cavernosus-Fistel
Chiari-Malformation
– Typ 1 41
– Typ 2 42
Chlorom 297
– der Orbita 371
Chorda 301
– dorsalis, persistierende 302
Chorioidea-Angiom 74
Closed-lip-Schizenzephalie 33
Cobblestone-Lissenzephalie 29
Cockayne-Syndrom 93, 94, 97
Cogan-Syndrom 15
Cord-Zeichen 174
Corpus-callosum-Hypogenesie 11
Coup-und-Contrecoup-Kontusion 230
Cowden-Syndrom 47, 268
CRASH-Syndrom 216
CT-Angiographie 170

DAI, siehe diffuse axonal injury
Dandy-Walker-Komplex 45, 46

Dandy-Walker-Malformation 45
Dandy-Walker-Variante 45
DASV, siehe duraler arteriovenöser Shunt mit aneurysmaler Dilatation der V. Galeni
Demyelinisierung, toxisch bedingte 114
Deoxyhämoglobin 224
Dermalsinus 308, 309
Dermoid 289, 306, 341
– intraspinales 307, 309
– spinales 342
Dextroskoliose 57
Diabetes insipidus 276
Diastase, okzipitale 223
Diastematomyelie 304, 314
Dienzephalon 7
diffuse axonal injury (DAI) 231
Digitale Subtraktionsangiographie (DSA) 163
– Katheterauswahl 164
– Kontrastmittel 164
– Nachsorge 164
– Risiken 163
Dissektion 166, 168, 173
Diszitis
– bakterielle 321
– tuberkulöse 321
Djindjian-Merland-Klassifikation 183
DNET, siehe Tumor, dysembryoplastischer neuroepithelialer
DSA, siehe digitale Subtraktionsangiographie
duraler arteriovenöser Shunt
– mit aneurysmaler Dilatation der V. Galeni (DASV) 195, 199
Dural-tail-Zeichen 295
Duraring 304
Dysembryoplastischer neuroepithelialer Tumor (DNET) 252
Dysgenesie, segmentale spinale 315
Dysplasie
– des Os sphenoidale 51, 57
– durale 58
– fokale kortikale
– – mit Ballonzellen 25
– – ohne Ballonzellen 36
– septooptische 40
– transhemisphärische kortikale 25
Dystrophie, neuroaxonale 98, 100

Echo-planar-imaging-(EPI-)Sequenz 375

Einklemmung
- aszendierende transtentorielle 236
- bilaterale deszendierende transtentorielle 236
- subfalzine 236
- tonsilläre 236
- unilaterale deszendierende transtentorielle 236
Einklemmungssyndrom 236
Embryonalzellkarzinom 269
- der Pinealisloge 271
- suprasellares 280
Empty-delta-Zeichen 174
Empty-triangle-Zeichen 174
Empyem 324
- spinales 323
- subdurales 139
Entwicklung, embryologische 3
Enzephalomalazie, multizystische 147
Enzephalomyelitis, akute disseminierte (ADEM) 109, 110
Enzephalozele 19
- atretische 19
- okzipitale 19
Ependymom
- infratentorielles 260
- myxopapilläres 333, 338
- spinales 333, 334
- supratentorielles 254
Epidermoid 287, 306, 341
- spinales 342
- weißes 287
EPI-Sequenz 375
Ethibloc 182
Ewing-Sarkom 348, 349

Filum-terminale-Syndrom 311, 312
Fistel, durale arteriovenöse 183
fluid-attenuated inversion recovery (FLAIR) Sequenz 375
Fourier-Transformation 375
Friedreich-Ataxie 106
Frühsommermeningoenzephalitis (FSME) 133, 134
FSME, siehe Frühsommermeningoenzephalitis
Fukosidose 98, 101
Fukuyama-Dystrophie 30

Gadolinium-Chelate 375
Galaktosämie 93, 96
Galassi-Klassifikation 285
Gamma-Knife 182
Gangliogliom 249
- desmoplastisches infantiles 253
- spinales 339
Ganglioneuroblastom 355
Ganglioneurom 354
Gangliozytom 249
- dysplastisches zerebelläres 268
- spinales 339
Geburtstrauma
- der Wirbelsäule 329
- extrakranielles 225
- intrakranielles 223
- mechanisches 224
Gerinnungsstörung 241
Germinom 276

- der Pinealisloge 269
- suprasellares 279
Gewebekleber 182
Glaskörper, persistierender, hyperplastischer primärer 362–364
Glioblastoma multiforme 245
Gliom
- des Hirnstamms 53
- des Nervus opticus 51
- dorsales exophytisches medulläres 267
- fokales tegmentales mesenzephales 264, 265
- intrinsisches medulläres 267
- niedriggradiges 244
- tektales 264
Gliozele 19
Globoidzell-Leukodystrophie 85
Glutarazidurie 103
- Typ I 102
Glykoproteinsyndrom mit Kohlehydratmangel 106
Gorlin-Syndrom 74, 76
Gradientenecho-(GRE-)Sequenz 375
GRE, siehe Gradientenecho
Grenzzoneninfarkt 154
Gyrierung 5

Hallervorden-Spatz-Erkrankung 98
Hämangioblastom 262
- des Kleinhirns 67
- spinales 69, 339
Hämangiom 348
- der Orbita 369
- kavernöses 192
- retrobulbäres 369
Hämatom
- epidurales 227
- subdurales 220, 221, 228
- - neonatales 223
- subgaleales 225
Hämatopoiese, extramedulläre 356
Harnstoffzyklus, Störung 96
HE, siehe Hounsfield-Einheit
Hemimegalenzephalie 23, 24
Herniation
- transdurale 236
- transkranielle 236
Heroin 116
Herpes-simplex-Enzephalitis 129
- neonatale 126
Heterotopie 30
- bandförmige 25, 28–30
- fokale subkortikale 30, 32
- subependymale 30, 31
Heuber-Manöver 185
Hippel-Lindau-Syndrom siehe von Hippel-Lindau-Syndrom
Hirn- und Sinusvenenthrombose 173
Hirnabszess 128
- hämatogener 127
Hirnblutung 178
Hirninfarkt 169
- arterieller ischämischer 165
Hirnödem
- traumatisch bedingtes 234
- vasogenes 234
- zytotoxisches 234
Hirnschaden, hypoxischer 157

Hirnstammtumor 264
Hirnvenenthrombose 173
Histoacryl 182
HIV-Infektion
- konnatale 121, 125
- neonatale 121
HMG-CoA-Lyase-Mangel 96
Holoprosenzephalie 36
- alobäre 37
- lobäre 39
- semilobäre 39
Homozystinurie 85, 86
Hounsfield-Einheit (HE) 376
HSV-Enzephalitis 130, 132
HSV-II-Infektion, neonatale 121
Huntington-Erkrankung, juvenile 98, 100
Hydranenzephalie 148
Hydrocephalus
- communicans 204, 217
- hypersecretorius 204, 210
- malresorptivus 204
- non communicans 204, 211
Hydrozephalus 207
Hyperglyzinämie, nichtketotische 98
Hyperhomozystinämie 85, 86
Hypogenesie
- Corpus callosum 11
- zerebelläre 47
Hypomelanosis Ito 74, 76
Hypophysenadenom 276, 281
Hypophysitis, lymphozytäre 283
Hypoplasie 47
- pontozerebelläre 107
- X-chromosomale zerebelläre 107
Hypotonus, intrakranieller 42
Hypoxe Schädigung
- beim frühgeborenen Kind 149
- beim reif geborenen Kind 154
- beim älteren Kind 157

Incontinentia pigmenti 74, 76
Interhemisphärenzyste 17, 18
Inversion-recovery-(IR-)Sequenz 376
Ischämie, traumatisch bedingte 235

Joubert-Syndrom 46

Kalottenfraktur 237, 240
Katheterangiographie 163, 164
Kavernom 192
Kearns-Sayre-Syndrom 102, 10, 106
Kernikterus 159
Kindesmisshandlung 237
Kleinhirnatrophie 106
Kleinhirnhypoplasie 106
Knochenzyste, aneurysmatische 348, 353
Knötchen, subependymale 62
Kokzidomykose 134
Kolloidzyste 292
Kolobom 363
Kolpozephalie 13
Kontusionsblutung 230, 239
Krabbe-Erkrankung 85, 86
Kraniopharyngeom 276
K-Raum 376
Kryptokokken 134

Sachregister

Langerhans-Zell-Histiozytose 348, 353
- des Hypophysenstiels 284
Lävoskoliose 57
Leigh-Syndrom 102, 103
Leukämie 297, 348, 355
Leukenzephalitis, progressive multifokale (PML) 125, 126, 131
Leukodystrophie 80
- metachromatische 85, 88
- mit Trichothiodystrophie 95
- mit unspezifischen Verteilungsmuster 96
- periphere weiße Substanz 90
- tiefe weiße Substanz 80
Leukomalazie, periventrikuläre (PVL) 149, 151, 152
Lhermitte-Duclos-Syndrom 47, 268
Linearbeschleuniger 182
Lipom
- Balkenlipom 17
- intrakranielles 16
- spinales 310, 311, 314
Lipomyelomeningozele 310
Liquorunterdrucksyndrom 42
Lisch-Knötchen 51
Lissenzephalie 25
- Cobblestone-Lissenzephalie 29
- „figure 8 lissencephaly" 27
- klassische 26
- Pflasterstein-Lissenzephalie 29
- Spektrum 25
Lösungsmittel 116
Lowe-Syndrom 85, 87
Low-grade-Gliom 244
Lückenschädel 44
Lupus erythematodes, systemischer (SLE) 113
Lymphangioleiomyomatose 61
Lymphangiom der Orbita 370
Lymphom 348, 355

Makrophthalmie 361, 364
Malaria 135
- zerebrale 137
Malformation
- arteriovenöse (AVM) 177, 178
- vaskuläre 57
Marinesco-Sjögren-Syndrom 107
Matrixzone, germinale 6, 21
medullary kinking 43
Medulloblastom 258
Megacisterna magna 45, 46
Melanose, neurokutane 74
MELAS-Syndrom 102, 103, 105
Menigealzyste, spinale 343
Meningeom 59, 341
- intrakranielles 295
- spinales 60, 345
Meningitis
- bakterielle 136
- spinale 325
- tuberkulöse 139, 141, 142
- virale 136, 138
Meningoenzephalozele 19
Meningomyelozele 303, 305
Meningozele 19
- anteriore sakrale 314
- dorsale 317

- laterale 58, 318
Meningozystozele 318
Menke-Erkrankung 241
Mesenzephalon 8
Metastasen, intramedulläre 340
Metenzephalon 8
Methämoglobin 224
Migration 6
Mikrolissenzephalie 23
Mikrophthalmie 361, 362
Miller-Dieker-Syndrom 26
molar tooth sign 46
Morbus
- Coats 361, 365
- Wegener 172
Morning-glory-Syndrom 363
Moya-Moya-Syndrom 199, 200
- Klassifikation 204
MRT, diffusionsgewichtete 169, 170
MS, siehe Multiple Sklerose
Mukolipidose Typ IV 85, 87
Multiple Sklerose (MS) 326
- des Kindesalters 109, 111
- des Myelons 327
Muscle-Eye-Brain-Erkrankung 30
Muskeldystrophie, Merosin-negative kongenitale 85, 87, 92
Myelenzephalon 8
Myelinisierung 80
- Physiologie 79
- terminale Zonen 152
Myelinvakuolen 52
Myelitis 325
Myelozystozele 309, 310
- terminale 313

Naevus flammeus 70
Nävussyndrom, epidermales 74, 76
Nervenscheidentumor 341
Nervus-opticus-Gliom 51
Neuralrohr 301
Neuroangiographie 163
Neuroblastom 355
Neuroblastommetastasen 295, 372
Neurofibrom 57
- plexiformes 55, 373
- spinales 345
Neurofibrosarkom 57
Neurofibromatose
- Typ 1 51
- - Hirnstammtumoren 267
- Typ 2 58
Neurofibrosarkom 57
Neurosarkoidose 114
Neurotoxine 116
Neurozytom, zentrales 294
Nidus 178, 196
Nieman-Pick-Erkrankung 98, 99
Notochord 301

OEIS-Syndrom 312
Oligodendrogliom 249
Onyx 182
Open-lip-Schizenzephalie 33
Optikusgliom 53, 54, 371
Orbita
- Chlorom 371
- Hämangiom 369
- Lymphangiom 370

- Rhabdomyosarkom 370
Organisation, kortikale 6
Osteoblastom 348, 351
Osteoidosteom 348, 352
Osteosarkom 348, 350

Pachygyrie 25, 27, 28
PACS, siehe picture archiving and communication system
Panenzephalitis, subakute sklerosierende (SSPE) 112, 134
Paraneoplasien 119
Parry-Romberg-Syndrom 74–76
Peliäus-Merzbacher-Erkrankung 93, 94
Perfusions-CT 170
Perfusions-MRT 169, 170
Pflasterstein-Lissenzephalie 29
Phenylketonurie 85, 87
picture archiving and communication system (PACS) 376
Pilzinfektion des Gehirns 134
Pinealiszyste 275
Pineoblastom 269, 274
Pineozytom 269, 272
Plexuskarzinom 294
Plexuspapillom 210, 293
PML, see progressive multifokale Leukenzephalitis 125
PNET, siehe Tumor, primitiver neuroektodermaler
Polymikrogyrie 28, 35
- bilaterale, operkuläre 35
Ponsgliom, diffuses 264, 266
Porenzephalie 145
Primitiver neuroektodermaler Tumor (PNET)
- peripherer 348, 355
- supratentorieller 255
Probstbündel 12
Pubertas praecox 276
PVL, siehe Leukomalazie, periventrikuläre

Radiogene Veränderungen 117
- des Myeloms 326
radiological information system (RIS) 376
Rasmussen-Enzephalitis 131
Rathke-Taschen-Zyste 276, 283
Regressionssyndrom, kaudales 312, 313
retethering 304–306
Retinoblastom, trilaterales 367
Retinopathie des Frühgeborenen 364
Rett-Syndrom 98, 100
Rhabdoidtumor
- infratentorieller 261
- supratentorieller 254
Rhabdomyom des Herzens 61
Rhabdomyosarkom der Orbita 370
Rhombenzephalosynapsis 47
Riesenzellastrozytom 63, 247
Riesenzelltumor 348, 351
RIS, siehe radiological information system
Rötelninfektion, konnatale 121, 124
Rubinstein-Taybi-Syndrom 15

Sachregister

SAB, siehe Subarachnoidalblutung
Sacculus endolymphaticus 69
Sakrumagenesie 313
SAR, siehe specific absorption rate
Schädel-Hirn-Trauma 238
Scherverletzung 231, 238
Schizenzephalie 33
- closed lip 33
- open lip 33
Schlaganfall
- Frühdiagnostik 169
- Ursachen 165
Schlitzventrikelsyndrom 220, 222
Schwannom 59
- der Hirnnerven 295
- spinales 345
SCI, siehe subcortical injury
SCM, siehe split cord malformation
Segmentdysgenesie 315, 317
Sequenz
- diffusionsgewichtete 375
- Protonendichte-(PD-)gewichtete 376
shaken baby syndrome 237
Short-time-to-inversion-recovery-(STIR-)Sequenz 377
Shuntdysfunktion 219, 220
Shuntinfektion 220
Shuntsystem 218
Sinusvenenthrombose 173
Sklerose, tuberöse 61
specific absorption rate (SAR) 376
Spetzler-Martin-Klassifikation 181, 182
Spina bifida aperta 43, 303
Spinecho-(SE-)Sequenz 377
split cord malformation (SCM) 315
- Typ I/II 315
Spondylitis
- bakterielle 321
- tuberkulöse 321
Spondylodiszitis, tuberkulöse 322
SSPE, siehe Panenzephalitis, subakute sklerosierende
Stenogyrie 44
Sturge-Weber-Syndrom 70

Subarachnoidalblutung (SAB) 189
- traumatische 229, 238
subcortical injury (SCI) 233
Subtraktionsangiographie, digitale (DSA) 163
- Katheterauswahl 164
- Kontrastmittel 164
- Nachsorge 164
- Risiken 163
Syphilis, konnatale 121, 125
Syringohydromyelie 43, 304, 307

T1/T2-Relaxationszeit 377
Telenzephalon 4
Teratoid, atypisches 254, 261
Teratom 269
- der Pinealisloge 270
- sakrokokzygeales 314
- suprasellares 280
Tethered-cord-Syndrom 311, 312
Toxoplasmose
- Infektion 122
- konnatale 121, 122
Tuber-cinereum-Hamartom 276, 277
Tumor
- der Pinealisloge 269
- extraduraler spinaler 348
- extramedullär-intraduraler 340
- extraspinaler mit epiduraler Invasion 354
- intramedullärer spinaler 333
- neuroblastischer 348, 354

Überdrainagesyndrom 222
Ulegyrie 155

V.-Galeni-aneurysmale Dilatation (VGAD) 195, 198
V.-Galeni-aneurysmale Malformation (VGAM) 195
- choroidale 196
- murale 196
V.-Galeni-Varix 195, 199
VACTERL-Syndrom 312
Van-der-Knaap-Leukodystrophie 93
Varizella-Zoster-Enzephalitis 133, 172

Vaskulitis 165, 172
Vaskulopathie 165
Ventrikel
- gefangener 4. 43, 216
- Index 208, 210
- Winkel 208, 211
Ventrikulitis 129, 220
Ventrikulostomie 219
VGAM, siehe V.-Galeni-aneurysmale Malformation
von Hippel-Lindau-Syndrom 67
Vorderhorndurchmesser 208, 212

Walker-Warburg-Syndrom 30
Wilson-Syndrom 102
Wirbelkörperhämangiom 354
Wirbelsäule, geburtstraumatische Veränderung 329
Wolfram-Syndrom 106

Xanthoastrozytom, pleomorphes 248

Zele
- atretische 20
- frontoethmoidale 19
- nasopharygeale 20
Zellweger-Syndrom 102
Zephalhämatom 225
Zerebellitis, paraneoplastische 118
Zerebralparese, infantile 149
Zerebritis, bakterielle 126
Zeroid-Lipofuszinose, neuronale 98, 101
Zystadenom, papilläres 69
Zyste
- enterogene 315
- ependymale 291
- interhemisphärische 17
- neurenterische, intrakranielle 289
- neurogliale 290
- porenzephale 145
Zystizerkose 135, 136
- zerebrale 134
Zytomegalievirus-(CMV-)Infektion 123
- konnatale 121

Printed by Printforce, the Netherlands